このシールをはがすと Web 付録にアクセスするための ID とパスワードが記載されています（xxv 頁参照）.

← ここからはがしてください.

WEB 付録利用のライセンスは，本書 1 冊につき 1 つ，個人所有者 1 名に対して与えられるものです．第三者への ID・パスワードの提供・開示は固く禁じます．また図書館・図書施設など複数人の利用を前提とする場合には，WEB 付録を利用することはできません．
※図書館・図書施設では，このページを切り取ったうえでお貸出しください.

Standard Textbook

標準外科学

第17版

監修

田邉　稔　柏市立柏病院・院長／
　　　　　東京医科歯科大学（現 東京科学大学）名誉教授

編集

池田　徳彦　東京医科大学主任教授
大木　隆生　東京慈恵会医科大学教授
猪股　雅史　大分大学教授
篠原　　尚　兵庫医科大学主任教授

医学書院

標準外科学

発　行	1976 年　6 月 15 日	第 1 版第 1 刷	1999 年　6 月 15 日	第 8 版第 2 刷
	1978 年　2 月　1 日	第 1 版第 4 刷	2001 年　4 月 15 日	第 9 版第 1 刷
	1979 年　1 月 15 日	第 2 版第 1 刷	2003 年　8 月　1 日	第 9 版第 3 刷
	1981 年　2 月　1 日	第 2 版第 5 刷	2004 年　4 月　1 日	第 10 版第 1 刷
	1982 年　5 月　1 日	第 3 版第 1 刷	2005 年 10 月 15 日	第 10 版第 2 刷
	1984 年　2 月 15 日	第 3 版第 4 刷	2007 年　5 月 15 日	第 11 版第 1 刷
	1985 年　3 月 15 日	第 4 版第 1 刷	2010 年　3 月 15 日	第 12 版第 1 刷
	1987 年　8 月　1 日	第 4 版第 4 刷	2013 年　3 月　1 日	第 13 版第 1 刷
	1988 年　2 月　1 日	第 5 版第 1 刷	2015 年　1 月　1 日	第 13 版第 2 刷
	1990 年　1 月 15 日	第 5 版第 3 刷	2016 年　2 月　1 日	第 14 版第 1 刷
	1991 年　3 月 15 日	第 6 版第 1 刷	2018 年　2 月　1 日	第 14 版第 2 刷
	1994 年　3 月　1 日	第 6 版第 4 刷	2019 年　1 月 15 日	第 15 版第 1 刷
	1995 年　4 月　1 日	第 7 版第 1 刷	2022 年　3 月　1 日	第 16 版第 1 刷
	1996 年 12 月　1 日	第 7 版第 3 刷	2025 年　2 月　1 日	第 17 版第 1 刷　©
	1998 年　5 月 15 日	第 8 版第 1 刷		

監　修　田邉　稔

編　集　池田徳彦・大木隆生・猪股雅史・篠原　尚

発行者　株式会社　医学書院

　　　　代表取締役　金原　俊

　　　　〒113-8719　東京都文京区本郷 1-28-23

　　　　電話　03-3817-5600（社内案内）

印刷・製本　三美印刷

本書の複製権・翻訳権・上映権・譲渡権・貸与権・公衆送信権（送信可能化権
を含む）は株式会社医学書院が保有します.

ISBN978-4-260-05660-1

本書を無断で複製する行為（複写，スキャン，デジタルデータ化など）は，「私
的使用のための複製」など著作権法上の限られた例外を除き禁じられています.
大学，病院，診療所，企業などにおいて，業務上使用する目的（診療，研究活
動を含む）で上記の行為を行うことは，その使用範囲が内部的であっても，私的
使用には該当せず，違法です. また私的使用に該当する場合であっても，代行
業者等の第三者に依頼して上記の行為を行うことは違法となります.

JCOPY　〈出版者著作権管理機構　委託出版物〉

本書の無断複製は著作権法上での例外を除き禁じられています.
複製される場合は，そのつど事前に，出版者著作権管理機構
（電話 03-5244-5088，FAX 03-5244-5089，info@jcopy.or.jp）の
許諾を得てください.

執筆 （執筆順）

田邉　稔	柏市立柏病院・院長／東京医科歯科大学(現 東京科学大学)名誉教授
織田　順	大阪大学大学院教授
板野　理	国際医療福祉大学教授
川井　学	和歌山県立医科大学教授
神野　浩光	帝京大学教授
永安　武	長崎大学学長
豊岡　伸一	岡山大学大学院教授
竹政伊知朗	大阪国際メディカル＆サイエンスセンター特別顧問
掛地　吉弘	神戸大学大学院教授
篠原　尚	兵庫医科大学主任教授
若井　俊文	新潟大学大学院教授
絹笠　祐介	東京科学大学大学院教授
佐野　圭二	帝京大学教授
橋口　尚幸	在コロンビア大使館医務官(前 順天堂大学大学院教授)
渡部　広明	島根大学教授
大毛　宏喜	広島大学病院教授
吉住　朋晴	九州大学大学院教授
竹内　裕也	浜松医科大学教授
守瀬　善一	藤田医科大学主任教授
島田　英昭	東邦大学大学院教授
松原　久裕	千葉大学大学院教授
武冨　紹信	北海道大学大学院教授
小野　稔	東京大学大学院教授
伊達　洋至	京都大学大学院教授
池上　徹	東京慈恵会医科大学教授
大段　秀樹	広島大学大学院教授
家入　里志	鹿児島大学学術研究院教授
古川　俊治	慶應義塾大学法科大学院教授，医学部外科教授
日比　八束	藤田医科大学教授
井本　滋	杏林大学教授
臼田　実男	日本医科大学大学院教授
千田　雅之	獨協医科大学主任教授
池田　徳彦	東京医科大学主任教授
宮地　鑑	北里大学主任教授
志水　秀行	慶應義塾大学教授
前田　剛志	国際医療福祉大学教授
大木　隆生	東京慈恵会医科大学教授
大塚　崇	東京慈恵会医科大学教授
北川　雄光	慶應義塾大学教授
小濱　和貴	京都大学大学院教授
山本聖一郎	東海大学教授
長谷川　傑	福岡大学教授
猪股　雅史	大分大学教授
三澤　健之	帝京大学教授
調　憲	群馬大学教授
大塚　隆生	鹿児島大学教授
中村　雅史	九州大学大学院教授
佐々木　章	岩手医科大学教授
吉田　寛	日本医科大学大学院教授
坂野比呂志	名古屋大学大学院教授
藤野　明浩	慶應義塾大学教授

歴代執筆者一覧 （五十音順）

愛甲　孝	青木　克憲	青木　達哉	青木　照明	青木　春夫
渥美　和彦	跡見　裕	阿保七三郎	池永　達雄	磯野　可一
伊藤　英明	今村　洋二	今村　正之	岩井　武尚	岩﨑　昭憲
岩﨑　洋治	岩渕　眞	江里　健輔	大井　龍司	太田　和夫
大谷　吉秀	大辻　英吾	岡　厚	岡　正朗	岡島　正純
緒方　卓郎	岡本　高宏	小川　純一	小川　道雄	冲永　功太
奥村明之進	奥山　明彦	織田　成人	小原　孝男	於保　健吉
恩田　昌彦	柿田　章	加来　信雄	掛川　暉夫	葛西　眞一
加藤　治文*	加藤　紘之	加藤木利行	兼松　隆之	鎌野　俊紀
川副　浩平	川田　志明	河邉　香月	北川　龍一	北島　政樹*
北野　正剛*	許　俊鋭	楠　正人	黒田　達夫	桑野　博行
小林　紘一	小林　展章	古森　公浩	小柳　仁*	小山　研二
近藤　哲	近藤　丘	今野　弘之	坂井　義治*	坂本　照夫
佐々木　巖	佐治　重豊	佐藤　文明	澤　芳樹	澤口　重徳
塩﨑　均	重松　宏	信田　重光	篠澤洋太郎	柴　忠明
島田　光生	島津　久明*	清水　信義	白石　憲男	白日　高歩
杉尾　賢二	杉町　圭蔵	鈴木　宏志	砂川　正勝	炭山　嘉伸
相馬　智*	高島　茂樹	高田　忠敬	田嶋　定夫	田島　知郎
田中　聰	田中　雅夫	田邊　達三*	谷田　達男	谷村　弘
田林　晄一	峠　哲哉	徳田　裕	土肥　雪彦	富田　正雄
長町　幸雄	中村　輝久	中村　治彦	西巻　正	二村　雄次
韮澤　融司	野守　裕明	袴田　健一	蓮見　昭武	畠山　勝義*
花﨑　和弘	羽生富士夫	馬場　秀夫	平川　弘聖	平澤　博之
福嶋　教偉	福島　亮治	福田　修	藤澤　武彦	藤正　巖
古川　欽一	古川　博之	古屋　清一	堀　原一	前田耕太郎
幕内　雅敏	正岡　昭	益田　宗孝	松田　暉	松野　正紀*
松本　純夫	三島　好雄	宮崎　勝	武藤　輝一*	武藤徹一郎
門田　康正	安田　慶秀	安富　正幸	安原　洋	山上　裕機
山岸　久一	山崎　洋次	山城　守也	山髙　篤行	山名　秀明
山村　武平	横森　欣司	吉村　了勇	吉村　陽子	米田　正始
若林　剛*	鷲尾　正彦	渡邊　剛	渡邉　聡明	渡邊　昌彦
渡部　祐司	渡邊　洋宇			

（＊は歴代監修者・編集者）

第 17 版 序

　医学生への講義のシラバスの中には"推薦図書"という項目がある．毎年改訂を要するので，その度に外科の教科書として何を推薦すべきか，世に出ている関連書籍を調べる機会がある．外科学の教科書としての基本条件は何か？　それは感染，免疫，創傷治癒など，外科学に共通する総論を備えていること，そして各論では臓器・疾患別に偏りなく網羅的に解説していることであろう．医学部図書館の"外科学"の書棚には国内外の多くの関連書籍が並ぶ．見渡すと，そのような"外科全集的教科書"の多くは古い発行年のものであることに気付く．最近の出版物は明らかに各専門分野に分かれていて，トピックごとに数多くの書籍が並ぶ．数年前に発行されたものでさえ既に古く見えてしまい，書籍の新陳代謝の激しさを窺わせる．医学の各領域で新しい知見が洪水のように溢れ出る今日，1 冊の本ですべてを網羅するのは容易ではない．したがって，このような医学書の分化と短命化の流れは必然なのである．

　それでも半世紀以上にわたり，外科学の教科書として生き残っている数少ない名著がある．洋書の代表は『Sabiston Textbook of Surgery』であり，和書の代表格が本書『標準外科学』である．『Sabiston』の初版発行は 1936 年，最新版は 2022 年発行の第 21 版，単純計算で約 4 年ごとに改訂していることがわかる．一方，『標準外科学』は 1976 年に初版が発行され，3 年ごとに 17 回の改訂を重ね，今日に至っている．絶え間なく進歩する医学情報を網羅するには数年ごとの継続的な改訂は必須であり，歴代の編者・執筆者のご苦労に感謝すると共に敬意を表したい．

　今回の第 17 版改訂では，全執筆者 51 名中 12 名の新規の執筆者をお迎えした．各種統計，疾患の診断基準，診療ガイドライン，がん取り扱い規約などに関する基本情報はそれぞれのバージョンアップに合わせて内容を更新した．ロボット支援手術，がん免疫療法・ゲノム医療など，ここ数年で進歩著しい分野については新知見を盛り込んだ．図表や手術の動画はさらなる充実を図ったが，前版と同様に載せることができなかった画像を Web 上で提示した．Web 上の動画 20 本，画像 72 点の過半数は前版より差し替えまたは追加となっている．最近では重い書物を持ち歩かない傾向がさらに強まっている．専門分野ごとに次々と新たな書籍が発行され，ネット上に情報が溢れる今日の医学界ではあるが，外科学を網羅する"この一冊"の必要性が失われることはない．『標準外科学』が，全国の医学生や研修医の座右の書となり続けることを願ってやまない．

2025 年 1 月

編　者

初版 序

　著者らが医学生として外科学を学んだのは二十数年前になる．その間の外科学の進歩は目覚ましく，卒後医局員として四苦八苦しながら理解に努めた新しい疾患の概念や治療法などは，当然のことながら教科書の数行あるいは数頁におさまっている．情報過多の昨今，医学もその例外ではなく，学生諸君は豊富な情報の整理に右往左往せざるを得ないというのが現状であろう．

　著者らが実際に医学部の教壇に立って痛感することは，疾患の概念を単なる丸暗記ではなく，実際にベッドサイドで患者の前に立った時に応用できるような，実践的な知識として身に付けさせることが，いかに困難な作業であるかということである．今日の医学教育は small group teaching に重点が置かれ，旧来の系統的講義よりは患者を主体とした臨床実習をすべきことが提唱されている．したがって，著者らが学んできた道とはかなり違った方法論が要求され，またそれに即した教科書が必要となる．

　昭和 29 年に医学部を卒業して第一線で教育と診療に携わっている 15 人の同志が，鳩首討議を重ねた結果，この冒険を敢えてしてみようということになった．もちろん教育に造詣の深い諸先輩の編集した教科書や，世界の名著と言われる Christopher や Rhoad & Moyer の教科書などの完璧さには到底及ぶべくもないが，唯一の強みと言えることは，学生諸君の悩みが奈辺にあるかを著者らがじかに肌で感じていることである．

　まず，基本方針として次のような事柄を掲げた．

1) undergraduate から国家試験に合格して研修医に至るまでの手引書であること．
2) handy な一冊本であること――ベッドサイドへ持ち込めるノート的感覚のものであり，疑問に応じて活字で確認しなおすという基本的動作が容易であること．
3) 総論は basic surgery とも言えるものであるから，基礎で学んだ知識をいかに臨床に適用するかの考え方を十分に盛り込み，更に up-to-date の概念をも入れるようにすること．
4) 従来の形態学偏重の外科学から，できるだけ生理や生化学的感覚を盛り込み，機能的外科学をも重視すること．
5) 疾患を疫学的な面からも捉えるようにすること．
6) 膨大な情報を，多少偏っても重点的な捉え方で記述し，疾患の成り立ちと症状との関係，そして治療法を把握させること．

　更に本書の特徴を挙げると，第一に実地診療に必要な外科的原則を総論に盛り込んだことであろう．すなわち，外科的診断法を新たに設けたこと，輸液は外科的侵襲に対する生体反応の中で，具体的かつ実践的な考え方で理解を深めるよう努力したこと，損傷，炎症，腫瘍などの外科的基本疾患については，臨床に即した考え方で項目を立て，治療については最近の新しい薬剤などにも触れてある．今日のトピックスであるショック，臓器移植，人工臓器については，basic な考えから将来の展望までかなり専門的に記載してある．

　各論は従来通りの項目立てではあるが，実地臨床に即して思い切った取捨選択をし，

重複はできるだけ避けてある．原則的には，本書をマスターすれば，眼前の患者の疾患をともかく診断しその患者の処置方針が分かるはずである．

　計画は大きく理想は遠大であるが，一冊本という限られた紙面でこれを遂行することは容易ではない．幸い執筆者が同年代であることもあって，チームワークが作業をはかどらせ，ようやく上梓の運びとなった．

　しかし，出来上がってみると配列や内容にはまだまだ不満が残るが，学生諸君の声に刺激され一応上梓することにした．ベッドサイドのノートとして余白に不十分な点をどんどん書き込み，補って活用していただきたいと願望するものである．そして，われわれ第一線の臨床家の日頃の医療に対する理念を行間から読み取っていただき，外科的原則の何たるかを学んでいただければ幸甚である．

　昭和51年 陽春

相馬　　智
武藤　輝一

目次

総論

第1章 外科の歴史と外科医の医療への貢献
田邉 稔 2

1. 外科学の誕生と歴史 ———————— 2
2. 医療人としての外科医 ———————— 10
3. インフォームド・コンセントと癌の告知，尊厳死 ———————— 11
4. 新しい外科手術導入と安全性 ———————— 11
5. 外科の専門医制度 ———————— 12

第2章 外科侵襲の病態生理
織田 順 13

Ⓐ 神経内分泌（ストレス）反応 ———————— 13
Ⓑ 組織低灌流，低酸素 ———————— 14
Ⓒ 免疫細胞の活性化シグナル ———————— 14
  1. pathogen-associated molecular patterns（PAMPs）———————— 14
  2. damage-associated molecular patterns（DAMPs）———————— 14
  3. サイトカイン産生と好中球活性化，細胞死 — 15
  4. NETs/NETosis と血管内皮細胞障害 ———————— 16
Ⓓ 血管内皮細胞とグリコカリックス ———————— 16
Ⓔ サイトカインストーム ———————— 17
Ⓕ SIRS と CARS，PIICS ———————— 17

第3章 ショック
板野 理 19

Ⓐ ショックの概念 ———————— 19
  1. ショックの定義 ———————— 19
  2. 酸素運搬と組織酸素代謝 ———————— 19
Ⓑ ショックの分類と病態 ———————— 20
  1. 分類 ———————— 20
  2. 病態 ———————— 20

3. 原因と機序 ———————— 20
Ⓒ ショックの症状，診断 ———————— 21
  1. 症状 ———————— 21
  2. 診断 ———————— 22
Ⓓ ショックに付随する病態 ———————— 25
  1. 虚血/再灌流障害 ———————— 25
  2. 多臓器機能不全症候群 ———————— 26
  3. 播種性血管内凝固 ———————— 26
  4. 急性呼吸促迫症候群 ———————— 26
  5. bacterial translocation ———————— 28
  6. 二次性腹部コンパートメント症候群 ———————— 28
Ⓔ ショック治療の基本指針 ———————— 28
  1. 初期治療 ———————— 28
  2. 心原性ショック ———————— 28
  3. 循環血液量減少性ショック ———————— 29
  4. 心外閉塞・拘束性ショック ———————— 29
  5. 血液量分布不均衡性ショック ———————— 29

第4章 外科的診断法
30

Ⓐ 病歴 ———————— 川井 学 30
  1. 主訴 ———————— 30
  2. 現病歴 ———————— 30
  3. 既往歴 ———————— 31
  4. 家族歴 ———————— 31
  5. 生活歴 ———————— 31
Ⓑ 診察 ———————— 32
  1. 全身所見 ———————— 32
  2. 局所所見 ———————— 33
Ⓒ 頸部の診察法 ———————— 34
  1. 視診 ———————— 34
  2. 触診 ———————— 34
Ⓓ 乳房の診察法，乳腺疾患の診察法 ——— 神野浩光 35
  1. 問診 ———————— 35

❷ 視・触診 ———————————— 35

❸ 症状, 所見 ———————————— 36

❹ 画像診断 ———————————— 37

❺ 確定診断 ———————————— 38

Ｅ 胸部の診察法 ——————— 永安　武 39

❶ 肺の診察法 ———————————— 39

　　Ａ．視診 ———————————— 39

　　Ｂ．触診 ———————————— 40

　　Ｃ．打診 ———————————— 40

　　Ｄ．聴診 ———————————— 41

❷ 心臓・血管系の診察法 —————— 42

　　Ａ．視診, 触診および打診 ——— 42

　　Ｂ．聴診 ———————————— 42

Ｆ 腹部の診察法 ——————— 川井　学 43

❶ 診察の手順 ———————————— 43

❷ 視診 ———————————————— 44

❸ 聴診 ———————————————— 45

❹ 打診 ———————————————— 45

❺ 触診 ———————————————— 45

Ｇ 直腸・肛門の診察法 ————————— 46

❶ 視診 ———————————————— 47

❷ 触診 ———————————————— 47

❸ 直腸指診 ———————————— 47

❹ 肛門鏡診 ———————————— 47

Ｈ 脈管系の診察法 ——————————— 48

❶ 下肢動脈性閉塞疾患 ——————— 48

❷ 下肢静脈血栓 ———————————— 49

Ｉ 胸部画像診断 —————— 豊岡伸一 50

❶ 胸部X線 ———————————— 50

❷ CT ———————————————— 50

❸ MRI ———————————————— 52

❹ PET ———————————————— 52

❺ その他の核医学検査 ——————— 53

Ｊ 腹部画像診断 ————— 竹政伊知朗 53

❶ 超音波検査 ———————————— 53

❷ CT ———————————————— 54

❸ MRI ———————————————— 54

❹ 消化管造影 ———————————— 56

❺ 核医学検査 ———————————— 57

❻ 内視鏡検査 ———————————— 58

Ｋ 術前シミュレーション, ナビゲーション手術

　———————————— 川井　学 58

Ｌ 生検 ———————————————— 60

第5章 無菌法（消毒法および滅菌法）

掛地吉弘　61

Ａ 歴史と概念 ———————————— 61

❶ 歴史 ———————————————— 61

❷ 感染制御と消毒・滅菌 —————— 61

❸ 各種ガイドライン ——————— 61

Ｂ 消毒法 ———————————————— 62

❶ 物理的消毒法 ———————————— 62

❷ 化学的消毒法 ———————————— 62

❸ 生体に対する消毒法 ——————— 63

❹ 主な微生物に対する消毒法 ——— 65

Ｃ 滅菌法 ———————————————— 68

❶ 物理的滅菌法 ———————————— 68

❷ 化学的滅菌法 ———————————— 68

第6章 手術用器械と基本手技

篠原　尚　70

Ａ 手術用器械 ———————————— 70

❶ 組織の切離・剝離に使う手術器械 — 70

❷ 組織の把持・牽引に使う手術器械 — 71

❸ 組織の縫合・接着に使う手術器械 — 73

❹ 内視鏡手術で使用する器械 ——— 75

❺ ロボット支援手術で使用する器械 — 76

Ｂ 手術基本手技 ———————————— 77

❶ 皮膚切開 ———————————— 77

❷ 剝離 ———————————————— 77

❸ 止血 ———————————————— 78

❹ 縫合法 ———————————————— 79

❺ ドレナージ法 ———————————— 84

❻ 外科的気道確保法 ——————— 86

第7章 基本的外科処置

若井俊文　88

Ａ 管腔臓器への挿管 ——————— 88

❶ 消化管 ———————————————— 88

❷ 気道 ———————————————— 89

❸ 尿道 ———————————————— 90

Ｂ 体腔・臓器の穿刺・挿管 ————— 90

❶ 胸腔穿刺・ドレナージ —————— 90

❷ 心囊穿刺・ドレナージ —————— 90

❸ 腹腔穿刺・ドレナージ —————— 90

❹ 肝胆道系穿刺・ドレナージ ——— 90

Ｃ 血管の穿刺 ———————————— 91

❶ 動脈穿刺・挿管 —————— 91
❷ 静脈穿刺・挿管 —————— 92

第8章 内視鏡外科，ロボット支援手術
絹笠祐介 94

❶ 内視鏡外科の歴史 —————— 94
❷ 内視鏡外科の現状 —————— 94
❸ 内視鏡外科の特徴 —————— 95
❹ 二酸化炭素気腹が人体に及ぼす影響 —— 96
❺ ロボット支援手術の歴史 —————— 96
❻ ロボット支援手術の現状 —————— 96
❼ ロボット支援手術の特徴 —————— 97
❽ 新しい手術機器の開発 —————— 97

第9章 出血，止血，輸血
佐野圭二 99

Ⓐ 出血 —————— 99
❶ 出血の定義 —————— 99
❷ 出血量と症状 —————— 99
❸ 出血の診断 —————— 99
Ⓑ 止血 —————— 102
❶ 止血の機序 —————— 102
❷ 止血法 —————— 102
Ⓒ 輸血 —————— 104
❶ 輸血の種類 —————— 104
❷ 輸血に必要な検査 —————— 104
❸ 輸血の副作用 —————— 105
❹ アフェレーシス —————— 106

第10章 損傷
橋口尚幸 107

Ⓐ 損傷の定義・分類 —————— 107
❶ 損傷の定義 —————— 107
❷ 損傷の分類 —————— 107
Ⓑ 創傷治癒 —————— 108
❶ 正常皮膚の構造と生理作用 —————— 108
❷ 皮膚損傷の治癒過程 —————— 108
Ⓒ 特殊な損傷 —————— 109
❶ 熱傷 —————— 109
❷ 凍傷，凍瘡 —————— 109
❸ 電撃傷 —————— 110
❹ 光線性眼障害 —————— 112
❺ 減圧症 —————— 112

❻ 高山病 —————— 112
❼ 急性放射線障害 —————— 113
❽ 溺水・溺死 —————— 114

第11章 外傷外科
渡部広明 115

Ⓐ 外傷外科の背景 —————— 115
Ⓑ 外傷初期診療 —————— 115
❶ primary survey と蘇生 —————— 116
❷ secondary survey —————— 119
Ⓒ 外傷患者の生理学的特徴 —————— 119
Ⓓ damage control surgery（DCS）の考え方 —— 119
Ⓔ 各臓器損傷の病態と治療 —————— 120
❶ 頭部外傷 —————— 120
❷ 顔面外傷 —————— 120
❸ 頸部外傷 —————— 121
❹ 胸部外傷 —————— 122
❺ 腹部外傷 —————— 124
❻ 骨盤外傷 —————— 125
❼ 脊椎・脊髄外傷 —————— 127
❽ 四肢外傷 —————— 127

第12章 外科的感染症
大毛宏喜 128

Ⓐ 外科領域で遭遇する感染症 —————— 128
Ⓑ 市中感染症 —————— 128
❶ 腹腔内感染症 —————— 128
❷ 皮膚軟部組織感染症 —————— 130
Ⓒ 医療関連感染症 —————— 131
❶ 手術部位感染症 —————— 131
❷ 抗菌薬関連下痢症 —————— 135
Ⓓ 治療上注意を要する原因微生物 —————— 136
❶ MRSA —————— 136
❷ ESBL 産生菌 —————— 137
❸ CRE —————— 137
❹ 嫌気性菌 —————— 137
❺ *Candida* 属 —————— 138

第13章 急性腹症
吉住朋晴 139

❶ 急性腹症とは —————— 139
❷ 急性腹症の診断 —————— 139
　　1．臨床症状 —————— 139

2．既往歴 ——————————— 141
3．身体所見 ——————————— 141
4．血液・尿検査所見 ————————— 143
5．画像診断 ——————————— 144
6．腹腔穿刺 ——————————— 146
7．腹腔鏡検査 —————————— 146
❸治療 ————————————————— 146

第14章 腫瘍
竹内裕也　148

❶腫瘍の定義 ——————————————— 148
❷発癌 ——————————————————— 148
❸腫瘍の生物学的特徴 —————————— 151
1．発育形式 ——————————— 151
2．発育速度 ——————————— 151
3．良性腫瘍と悪性腫瘍 ——————— 151
4．腫瘍の成育形態 ————————— 152
5．転移 ———————————————— 153
6．血管新生 ——————————— 155
❹病態と症状 ——————————————— 155
❺疫学 ——————————————————— 158
❻診断 ——————————————————— 160
1．腫瘍の存在診断 ————————— 160
2．組織学的診断法 ————————— 162
3．遺伝子診断 —————————— 162
4．腫瘍マーカー ————————— 163
❼病期 ——————————————————— 164
❽治療 ——————————————————— 165
1．良性腫瘍に対する手術 —————— 165
2．悪性腫瘍に対する手術 —————— 165
3．放射線療法 —————————— 167
4．化学療法 ——————————— 168
5．内分泌療法 —————————— 171
6．がんゲノム医療 ————————— 171
7．分子標的療法 ————————— 171
8．免疫療法 ——————————— 171
9．画像下治療 —————————— 172
10．レーザー治療 ————————— 172
11．温熱療法 ——————————— 172
12．遺伝子治療 —————————— 173
13．緩和ケア ——————————— 173
14．治療効果判定法 ————————— 173

第15章 外科と免疫
守瀬善一　175

Ⓐ 自然免疫と抗原提示による獲得免疫の誘導 —— 175
Ⓑ 獲得免疫 ——————————————— 176
Ⓒ 手術侵襲と免疫反応 ————————— 179
Ⓓ 腫瘍免疫 ——————————————— 180
Ⓔ 移植免疫 ——————————————— 181

第16章 外科と分子生物学
島田英昭　183

Ⓐ 外科領域における分子生物学の基本事項 —— 183
❶ ドライバー遺伝子とパッセンジャー遺伝子 — 183
❷ がん抑制遺伝子 ——————————— 183
❸ 遺伝性/家族性腫瘍 ————————— 183
❹ がん遺伝子パネル検査とがんゲノム医療 — 185
❺ 癌以外の分子生物学的診断法 ————— 185
Ⓑ 癌領域における分子標的と分子標的薬剤 —— 185
❶ 乳癌のセンチネルリンパ節生検 ———— 186
❷ 胃癌・乳癌 —————————————— 190
❸ 大腸癌 ———————————————— 190
❹ 肝臓癌 ———————————————— 191
❺ 肺癌 —————————————————— 191
❻ GIST ————————————————— 192
Ⓒ 免疫チェックポイント阻害薬 —————— 194

第17章 高齢者の外科
松原久裕　195

Ⓐ 高齢者の外科の現状 ————————— 195
Ⓑ 高齢者の生理と術前評価・管理 ————— 196
❶ 全身状態 ——————————————— 196
❷ 循環器 ———————————————— 198
❸ 呼吸器 ———————————————— 198
❹ 肝機能 ———————————————— 199
❺ 腎機能 ———————————————— 199
❻ 栄養状態 ——————————————— 199
❼ 糖代謝 ———————————————— 200
❽ 免疫機能 ——————————————— 200
❾ 創傷治癒 ——————————————— 200
❿ 認知機能 ——————————————— 200
⓫ 口腔ケア，プレハビリテーション ——— 201
Ⓒ 高齢者の術後管理 —————————— 201

目 次 ● xiii

第18章 臓器移植
202

A 臓器移植 ——————— 武冨紹信 202
1 発展の歴史 ——————————— 202
2 発展と法的整備 ————————— 202
3 拒絶反応とその治療 ——————— 205
4 臓器採取と臓器保存 ——————— 207
B 肝臓移植 ——————————— 208
1 歴史 ——————————————— 208
2 適応疾患 ——————————— 208
3 手術 ——————————————— 208
4 術前・術後管理 ————————— 210
5 予後 ——————————————— 211
C 膵臓移植 ——————————— 211
1 歴史と現状 —————————— 211
2 適応 ——————————————— 211
3 手術 ——————————————— 212
4 術前・術後管理 ————————— 212
5 成績 ——————————————— 212
D 小腸移植 ——————————— 212
1 歴史 ——————————————— 212
2 適応 ——————————————— 212
3 手術 ——————————————— 213
4 術後管理 ——————————— 213
5 予後 ——————————————— 213
E 腎臓移植 ——————————— 213
1 歴史と現状 —————————— 213
2 適応 ——————————————— 213
3 手術 ——————————————— 213
4 術前・術後管理 ————————— 214
5 成績 ——————————————— 214
F 膵島移植 ——————————— 214
1 歴史と現状 —————————— 214
2 適応 ——————————————— 214
3 手術 ——————————————— 215
4 移植後の管理 ————————— 215
5 成績 ——————————————— 215
G 心臓移植 ——————— 小野 稔 215
1 歴史 ——————————————— 215
2 適応 ——————————————— 215
3 適合と手術 —————————— 216
4 移植後免疫抑制療法 ——————— 217
5 移植後慢性期合併症 ——————— 219
6 予後 ——————————————— 220
H 心肺同時移植 ————————— 220

1 歴史 ——————————————— 220
2 適応 ——————————————— 220
3 手術 ——————————————— 221
I 肺移植 ——————— 伊達洋至 222
1 歴史 ——————————————— 222
2 適応基準と適応疾患 ——————— 223
3 移植術式 ——————————— 224
4 ドナー ——————————————— 225
5 移植後の免疫抑制療法と拒絶反応 —— 225
6 移植後の主な術後合併症とその対策 — 225
7 成績 ——————————————— 226

第19章 人工臓器
池上 徹 227

1 人工臓器の定義 ————————— 227
2 人工臓器の種類 ————————— 228
3 人工心臓 ——————————— 228
4 人工心肺, 人工肺, 大動脈内バルーンパンピ
ング, 経皮的補助循環用ポンプカテーテル — 230
5 人工弁 ——————————————— 232
6 人工血管 ——————————— 233
7 人工腎臓 ——————————— 234
8 人工肝臓 ——————————— 237
9 人工膵臓 ——————————— 238

第20章 再生医学
大段秀樹 240

A 総論 ——————————————— 240
1 幹細胞の特定あるいは誘導（細胞源） —— 241
2 幹細胞から成熟機能細胞への分化誘導因子
（シグナル因子） ————————— 244
3 足場材料と実質臓器の作製 ———— 244
4 ダイレクトリプログラミング ———— 245
5 再生医療の実用化のための免疫制御 — 245
6 ゲノム編集技術を用いた再生医療 —— 245
B 各論 ——————————————— 245
1 組織再生 ——————————— 245
　A．皮膚 ——————————————— 245
　B．骨, 軟骨 —————————————— 246
　C．血液, 血球 ————————————— 247
　D．血管再生 —————————————— 247
　E．網膜, 角膜 ————————————— 248
2 臓器再生 ——————————— 248
　A．心臓 ——————————————— 248

B．肝臓 ——————————— 249
C．腎臓 ——————————— 250
D．膵臓 ——————————— 250
❸ 組織および臓器再生の展望 —————— 251

第21章 術前術後管理と術後合併症
家入里志 252

Ⓐ 手術侵襲による生体反応の基本 ———— 253
Ⓑ 術前管理 ——————————— 254
❶ 手術前の評価 —————————— 254
❷ 栄養，水分，電解質 ———————— 255
❸ 感染対策 ——————————— 257
❹ 代謝，内分泌 —————————— 258
❺ 血液・凝固異常 ————————— 259
❻ 循環器 ———————————— 259
❼ 呼吸器 ———————————— 260
❽ 消化管 ———————————— 260
❾ 肝 ————————————— 260
❿ 腎 ————————————— 261
Ⓒ 術後管理と合併症 ————————— 262
❶ 総論 ———————————— 262

❷ 検査と管理 —————————— 262
❸ 栄養，水分，電解質 ———————— 263
❹ 感染対策 ——————————— 263
❺ 代謝，内分泌 —————————— 265
❻ 血液・凝固異常 ————————— 265
❼ 循環器 ———————————— 265
❽ 呼吸器 ———————————— 266
❾ 消化管 ———————————— 267
❿ 肝 ————————————— 268
⓫ 腎 ————————————— 268
⓬ 脳血管障害 —————————— 269
⓭ 精神障害 ——————————— 269
Ⓓ 緩和ケア ——————————— 269

第22章 外科とリスクマネジメント
古川俊治 271

❶ 医療安全対策の基本概念 —————— 271
❷ 過去の医療過誤研究 ———————— 271
❸ 院内安全対策 —————————— 271
❹ 事故発生時の対応と医療事故調査制度 — 275
❺ 医療従事者の法的責任 ——————— 277

各論

第23章 頸部
日比八束 282

Ⓐ 頸部の臨床的解剖 ————————— 282
❶ 体表頸部の指標となる解剖学的構造物 — 282
❷ リンパ節 ——————————— 282
❸ 甲状腺，副甲状腺 ————————— 282
❹ 甲状腺・副甲状腺手術に関与する血管 — 283
❺ 甲状腺・副甲状腺手術に関与する神経 — 284
Ⓑ 甲状腺の位置と機能 ———————— 284
❶ 甲状腺の位置と触診 ———————— 284
❷ 甲状腺の機能 —————————— 284
Ⓒ 甲状腺の腫大 —————————— 284
◆ びまん性甲状腺腫を呈する疾患 ———— 285
❶ 単純性甲状腺腫 ————————— 285
❷ Basedow(バセドウ)病(Graves 病) ——— 285
❸ 慢性甲状腺炎(橋本病) ——————— 285
❹ 悪性リンパ腫 —————————— 286
◆ 結節性甲状腺腫を呈する疾患 ———— 286

❶ 腫瘍様病変 —————————— 286
❷ 良性腫瘍 ——————————— 286
❸ 悪性腫瘍 ——————————— 286
❹ 結節性甲状腺腫の診断 ——————— 287
Ⓓ その他の甲状腺疾患 ———————— 289
❶ 甲状腺機能亢進症を呈する疾患 ——— 289
❷ 急性化膿性甲状腺炎 ———————— 290
Ⓔ 甲状腺手術や頸部リンパ節郭清術の合併症 — 290
Ⓕ 副甲状腺の位置と機能 ——————— 291
❶ 副甲状腺の位置と数 ———————— 291
❷ 副甲状腺の役割 ————————— 291
Ⓖ 副甲状腺機能亢進症 ———————— 292
❶ 原発性副甲状腺機能亢進症 ————— 292
❷ 続発性(二次性)副甲状腺機能亢進症 —— 293
Ⓗ 頸部リンパ節腫をきたす疾患 ———— 294

目　次 ● **XV**

第24章 乳腺

井本　滋　295

Ⓐ 解剖と機能 ──────────── 295
  ❶ 解剖 ──────────────── 295
  ❷ 機能 ──────────────── 295
Ⓑ 形態異常 ──────────── 296
  ❶ 副乳 ──────────────── 296
  ❷ 陥没乳頭 ──────────── 296
Ⓒ 炎症 ──────────────── 296
  ❶ 急性乳腺炎 ──────────── 296
  ❷ 慢性乳腺炎(乳輪下膿瘍) ───── 296
  ❸ 乳腺脂肪壊死 ─────────── 296
  ❹ Mondor(モンドール)病 ────── 296
Ⓓ 乳腺症 ──────────────── 297
Ⓔ 良性腫瘍 ──────────── 298
  ❶ 乳腺線維腺腫 ─────────── 298
  ❷ 乳管内乳頭腫 ─────────── 299
Ⓕ 葉状腫瘍 ──────────── 300
Ⓖ 悪性腫瘍 ──────────── 300
  ❶ 乳癌 ──────────────── 300
  ❷ 乳腺肉腫 ──────────── 315
Ⓗ 男性乳腺疾患 ──────────── 316
  ❶ 女性化乳房 ──────────── 316
  ❷ 男性乳癌 ──────────── 316

第25章 胸壁および胸膜

臼田実男　317

胸壁　317

Ⓐ 胸壁の解剖 ──────────── 317
  ❶ 骨性胸壁 ──────────── 317
  ❷ 筋性胸壁 ──────────── 317
  ❸ 胸壁の血管・神経 ───────── 317
Ⓑ 胸壁の変形 ──────────── 318
  ❶ 漏斗胸 ──────────── 318
  ❷ 鳩胸 ──────────────── 319
  ❸ 頚肋 ──────────────── 319
Ⓒ 胸壁の良性腫瘍 ─────────── 319
  ❶ 軟骨腫 ──────────── 319
Ⓓ 胸壁の悪性腫瘍 ─────────── 319
  ❶ 軟骨肉腫 ──────────── 319
  ❷ 骨肉腫 ──────────── 319
  ❸ 形質細胞腫 ──────────── 319
  ❹ Ewing(ユーイング)肉腫 ───── 319

  ❺ 軟性胸壁の肉腫 ─────────── 319

胸膜　320

Ⓐ 胸膜の解剖 ──────────── 320
  ❶ 壁側胸膜 ──────────── 320
  ❷ 臓側胸膜 ──────────── 320
Ⓑ 気胸 ──────────────── 320
  ❶ 自然気胸(特発性気胸) ────── 320
  ❷ その他の気胸 ─────────── 323
Ⓒ 乳び胸 ──────────────── 323
  ❶ 胸管の解剖と生理 ───────── 324
  ❷ 原因 ──────────────── 324
  ❸ 症状,診断 ──────────── 324
  ❹ 治療 ──────────────── 324
Ⓓ 膿胸 ──────────────── 324
  ❶ 急性膿胸 ──────────── 325
  ❷ 慢性膿胸 ──────────── 325
Ⓔ 胸膜腫瘍 ──────────── 326
  ❶ 孤立性線維性胸膜腫瘍 ────── 326
  ❷ 悪性胸膜中皮腫 ─────────── 326

胸部外傷　328

Ⓐ 胸壁損傷 ──────────── 328
  ❶ 肋骨骨折 ──────────── 328
  ❷ 胸壁動揺(フレイルチェスト) ─── 328
  ❸ 外傷性気胸,外傷性血胸 ────── 329
Ⓑ 胸部の損傷 ──────────── 329
  ❶ 肺挫傷 ──────────── 329
  ❷ 気管・気管支損傷 ───────── 330
  ❸ 横隔膜損傷 ──────────── 330
  ❹ 心挫傷 ──────────── 331
  ❺ 穿通性心臓外傷 ─────────── 331
  ❻ 大血管損傷 ──────────── 331

第26章 気管・気管支および肺

332

  ❶ 肺の解剖 ────────── 千田雅之　332
  ❷ 呼吸生理 ──────────── 336
  ❸ 肺疾患診断のための検査 ────── 337
Ⓐ 先天性疾患 ──────────── 339
  ❶ 肺分画症 ──────────── 339
  ❷ 先天性肺気道奇形 ───────── 339
  ❸ 先天性気管支閉鎖症 ─────── 340
  ❹ 気管食道瘻 ──────────── 340
  ❺ 気管支原性嚢胞 ─────────── 340

⑥ 肺動静脈瘻 ———————————— 340

Ⓑ 炎症性疾患 ———————————— 340

① 肺結核症 ———————————— 340

② 非結核性抗酸菌症 ——————— 341

③ 肺化膿症 ———————————— 341

④ 肺真菌症 ———————————— 341

Ⓒ 気管支拡張症および肺嚢胞性疾患 — 342

① 気管支拡張症 ———————— 342

② 巨大気腫性嚢胞 ——————— 343

③ 肺気腫 ———————————— 343

④ Swyer-James(スワイヤー-ジェームス)症候群

———————————————— 343

Ⓓ 良性腫瘍 ————————— 池田徳彦 343

① 肺過誤腫 ———————————— 343

② 硬化性肺胞上皮腫 —————— 346

③ 扁平上皮乳頭腫 ——————— 346

Ⓔ 悪性腫瘍 ———————————— 347

① 肺癌 ————————————— 347

② 転移性肺腫瘍 ———————— 362

開胸法,肺切除術および閉胸法 363

① 開胸法 ———————————— 363

② 肺・気管支の手術術式 ———— 364

③ 閉胸法 ———————————— 365

第27章 心臓

366

先天性心疾患 宮地 鑑 366

Ⓐ 左-右短絡を主とする疾患(非チアノーゼ性
肺血流増加疾患) ———————— 366

◆ 左心系容量負荷を呈する疾患 ——— 366

① 動脈管開存症 ———————— 366

② 心室中隔欠損症 ——————— 367

③ 房室中隔欠損症(心内膜床欠損症) — 368

④ 総動脈幹(遺残)症 —————— 370

⑤ 大動脈中隔欠損 ——————— 371

⑥ Valsalva(ヴァルサルヴァ)洞動脈瘤(破裂) — 372

◆ 左心系容量負荷を呈しない疾患 —— 372

① 心房中隔欠損症 ——————— 372

② 部分肺静脈還流異常症 ———— 374

Ⓑ 右-左短絡を主とする疾患(チアノーゼ性
心疾患) ————————————— 374

◆ 両心室形態を有する疾患 ————— 374

① Fallot(ファロー)四徴症 ——— 374

② 両大血管右室起始症 ————— 376

③ 完全大血管転位症 —————— 377

④ 総肺静脈還流異常症 ————— 379

⑤ 三心房心 ———————————— 380

⑥ 修正大血管転位症 —————— 381

◆ 両心室形態を有しない疾患(単心室症) — 382

① 単心室症 ———————————— 382

② 三尖弁閉鎖症 ———————— 385

③ 左心低形成症候群 —————— 385

④ 無脾症候群, 多脾症候群 ——— 386

Ⓒ 大動脈の形成異常を主とする疾患 — 387

① 大動脈縮窄症 ———————— 387

② 大動脈弓離断症 ——————— 388

③ 血管輪, 肺動脈スリング ——— 389

Ⓓ 弁の異常を主とする疾患 ————— 390

① Ebstein(エプスタイン)病 —— 390

② 左室流出路狭窄 ——————— 390

A. 弁性狭窄 ———————— 391

B. 弁上狭窄 ———————— 391

C. 弁下狭窄 ———————— 392

③ 肺動脈弁狭窄症 ——————— 392

④ 純型肺動脈閉鎖症 —————— 393

Ⓔ 冠動脈異常を主とする疾患 ———— 394

① 左冠動脈肺動脈起始症〔Bland-White-Garland
(ブランド-ホワイト-ガーランド)症候群〕 — 394

② 冠動脈瘻 ———————————— 394

後天性心疾患 志水秀行 395

Ⓐ 心臓血管外科手術のアプローチ ——— 395

Ⓑ 体外循環 ———————————— 395

Ⓒ 心筋保護法 ———————————— 396

Ⓓ 手術のリスク評価 ———————— 396

Ⓔ ハートチーム ——————————— 396

Ⓕ 心臓弁膜症 ———————————— 397

① 弁膜症の外科治療 —————— 397

② 人工弁の種類 ———————— 397

③ 僧帽弁閉鎖不全症 —————— 398

④ 僧帽弁狭窄症 ———————— 400

⑤ 大動脈弁閉鎖不全症 ————— 401

⑥ 大動脈弁狭窄症 ——————— 403

⑦ 三尖弁閉鎖不全症 —————— 406

⑧ 感染性心内膜炎 ——————— 406

Ⓖ 虚血性心疾患 ——————————— 407

① 冠動脈の解剖 ———————— 407

② 冠動脈の狭窄度 ——————— 407

③ 狭心症と心筋梗塞 —————— 407

④ 冠動脈疾患の治療 ————————— 408

⑤ 狭心症 —————————————— 408

⑥ 虚血性心疾患に伴う急性期機械的合併症 —— 411

　A．左室自由壁破裂 ————————— 411

　B．心室中隔破裂，心室中隔穿孔 ——— 411

　C．乳頭筋断裂 ——————————— 411

Ⓗ 不整脈外科手術 ————————————— 412

① 心房細動に対する手術 ———————— 412

　A．メイズ手術，肺静脈隔離術 ———— 412

　B．左心耳閉鎖術・切除術 —————— 412

② 心室頻拍の手術 —————————— 412

Ⓘ 重症心不全 ——————————————— 412

Ⓙ その他の後天性心疾患 ————————— 415

① 心臓腫瘍 ————————————— 415

② 心臓外傷 ————————————— 415

③ 収縮性心膜炎 ——————————— 415

第28章 血管

417

① 血管と循環 ————————— 前田剛志 417

② 血行動態と流体力学 ————————— 417

Ⓐ 大動脈疾患 ——————————————— 418

① 大動脈縮窄症 ——————————— 418

② 大動脈弁輪拡張症 ————————— 418

③ 大動脈解離 ——————————— 418

④ 大動脈瘤 ———————————— 421

　A．胸部大動脈瘤 ————————— 423

　B．胸腹部大動脈瘤 ———————— 425

　C．腹部大動脈瘤 ————————— 426

⑤ 慢性動脈閉塞症（大動脈腸骨動脈閉塞症）—— 428

⑥ 高安病（大動脈炎症候群）—————— 428

⑦ 急性腸管虚血,慢性腸管虚血（腹部アンギーナ）- 429

◆ 人工血管 ——————————————— 430

◆ 血管内治療 —————————————— 430

① デバイスと治療成績 ———————— 430

② 大動脈・腸骨動脈領域の血管内治療 ——— 431

③ 大動脈瘤・大動脈解離の血管内治療 ——— 432

Ⓑ 肺動脈疾患 ——————————————— 434

① 肺動脈血栓塞栓症 ————————— 434

Ⓒ 大静脈疾患 ——————————————— 435

① 上大静脈閉塞（上大静脈症候群）——— 435

② 下大静脈閉塞〔Budd-Chiari（バッド-キアリ）

症候群〕——————————————— 436

Ⓓ 四肢その他の末梢循環障害 ——— 大木隆生 436

◆ 末梢動脈疾患————————————— 437

① 診断と治療 ——————————— 437

② 閉塞性末梢動脈疾患 ———————— 440

　A．閉塞性動脈硬化症 ——————— 440

　B．Leriche（ルリッシュ）症候群 ——— 442

　C．糖尿病性足疾患 ———————— 443

　D．Buerger 病（閉塞性血栓血管炎）——— 444

　E．急性動脈閉塞症 ———————— 445

③ 頸動脈疾患 ——————————— 446

　A．頸動脈狭窄症 ————————— 446

④ 腎動脈疾患 ——————————— 446

　A．腎動脈瘤 ——————————— 446

　B．腎動脈狭窄症 ————————— 447

⑤ 内臓動脈疾患 —————————— 448

　A．内臓動脈瘤 ————————— 448

　B．閉塞性疾患 —————————— 449

⑥ その他 ————————————— 450

　A．四肢の末梢動脈瘤 ——————— 450

　B．Raynaud（レイノー）病 ————— 450

　C．膝窩動脈捕捉症候群 —————— 451

　D．膝窩動脈外膜嚢腫 ——————— 451

　E．胸郭出口症候群 ———————— 451

⑦ 血管損傷 ————————————— 452

◆ 末梢静脈疾患 ————————————— 452

① 診断と治療 ——————————— 452

◆ 下肢静脈疾患の病態と治療 ——————— 453

　A．下肢静脈瘤 —————————— 453

　B．血栓性静脈炎 ————————— 454

　C．深部静脈血栓症 ———————— 455

　D．慢性静脈不全症 ———————— 455

　E．その他の静脈疾患 ——————— 456

第29章 縦隔および横隔膜

大塚　崇 457

縦隔

457

Ⓐ 縦隔腫瘍 ——————————————— 457

① 症状 —————————————— 458

② 診断 —————————————— 459

③ 治療の原則 ——————————— 460

Ⓑ 縦隔腫瘍の診断・治療 ————————— 461

① 胸腺上皮性腫瘍 —————————— 461

② 胚細胞腫瘍 ——————————— 462

③ 神経原性腫瘍 —————————— 463

④ 先天性嚢胞 ——————————— 463

⑤ リンパ性腫瘍 —————————— 463

⑥ 縦隔内甲状腺腫 ——————— 464

⑦ 縦隔内副甲状腺腫瘍 ——————— 464

⑧ 縦隔の間葉系腫瘍 ——————— 464

Ⓒ 胸腺の非腫瘍性疾患 ——————— 464

① 無形成，低形成 ——————— 464

② 退縮 ——————— 464

③ 肥大 ——————— 464

④ 重症筋無力症 ——————— 464

Ⓓ 縦隔気腫 ——————— 465

Ⓔ 縦隔血腫 ——————— 465

Ⓕ 縦隔炎 ——————— 466

① 急性縦隔炎 ——————— 466

② 慢性縦隔炎 ——————— 466

横隔膜 466

Ⓐ 横隔膜ヘルニア ——————— 467

① Bochdalek 孔ヘルニア ——————— 467

② 胸骨後ヘルニア ——————— 467

③ 食道裂孔ヘルニア ——————— 467

④ 外傷性ヘルニア ——————— 468

Ⓑ 横隔膜挙上症(横隔膜弛緩症) ——————— 469

Ⓒ 横隔膜麻痺 ——————— 469

第30章 食道

北川雄光 470

① 食道の解剖 ——————— 470

② 食道の生理 ——————— 471

Ⓐ 食道損傷 ——————— 472

① 機械的損傷 ——————— 472

② 特発性食道破裂，Boerhaave(ブールハーフェ)
症候群 ——————— 473

③ 腐食性食道炎 ——————— 473

④ Mallory-Weiss(マロリー–ワイス)症候群 ——————— 473

Ⓑ 食道の炎症性疾患 ——————— 473

① 胃食道逆流症 ——————— 474

② Barrett(バレット)食道 ——————— 475

Ⓒ 食道機能異常 ——————— 475

◆ 原発性食道運動異常 ——————— 475

① アカラシア ——————— 475

② びまん性食道痙攣 ——————— 477

③ ジャックハンマー食道 ——————— 477

◆ 二次性食道運動異常 ——————— 477

① Chagas(シャーガス)病 ——————— 477

② 強皮症 ——————— 477

③ その他 ——————— 478

◆ 食道憩室 ——————— 478

① 咽頭食道憩室 ——————— 478

② 気管分岐部憩室 ——————— 478

③ 横隔膜上憩室 ——————— 478

Ⓓ 良性腫瘍 ——————— 478

① 平滑筋腫 ——————— 479

② 血管腫 ——————— 479

③ 顆粒細胞腫 ——————— 479

Ⓔ 悪性腫瘍 ——————— 479

① 疫学 ——————— 479

② 食道癌の病理組織型と罹患危険因子 ——————— 479

③ 食道癌の発育進展形式 ——————— 480

④ 症状，発見の契機 ——————— 480

⑤ 診断 ——————— 481

⑥ 治療 ——————— 485

第31章 胃および十二指腸

小濵和貴 492

① 胃・十二指腸の解剖 ——————— 492

② 胃・十二指腸の検査 ——————— 495

Ⓐ 機能異常 ——————— 496

① 急性胃拡張 ——————— 496

② 胃下垂 ——————— 496

③ 胃軸捻転症 ——————— 496

④ 上腸間膜動脈症候群 ——————— 497

Ⓑ 胃・十二指腸の異物 ——————— 497

Ⓒ 胃炎 ——————— 498

Ⓓ 胃・十二指腸潰瘍 ——————— 498

Ⓔ 胃腫瘍(胃癌以外) ——————— 500

① 胃ポリープ ——————— 500

② 胃粘膜下腫瘍 ——————— 501

③ 胃神経内分泌腫瘍 ——————— 502

④ 悪性リンパ腫 ——————— 503

⑤ MALT リンパ腫 ——————— 504

Ⓕ 胃癌 ——————— 504

① 疫学 ——————— 504

② 分類 ——————— 504

③ 浸潤，転移および進行度 ——————— 506

④ 症状 ——————— 508

⑤ 診断 ——————— 508

⑥ 治療 ——————— 511

⑦ 再発 ——————— 518

⑧ 周術期の合併症 ——————— 519

⑨ 後期合併症 ——————— 520

Ⓖ 十二指腸腫瘍 ——————— 521

- ❶ 十二指腸腺腫 ——————————— 521
- ❷ 十二指腸癌 ——————————— 521
- Ⓗ 胃・十二指腸憩室 ——————— 523
- Ⓘ 十二指腸損傷 ————————— 523

第32章 小腸
山本聖一郎　524

- Ⓐ 小腸の解剖 ————————————— 524
- Ⓑ 小腸の生理 ————————————— 524
- Ⓒ 小腸の炎症性疾患（Crohn 病を除く）——— 524
  - ❶ 腸結核 ————————————— 524
  - ❷ Behçet（ベーチェット）病 ————— 524
  - ❸ 放射線腸炎 ——————————— 525
- Ⓓ 血管性病変 ————————————— 525
  - ❶ 腸間膜動脈閉塞症 ——————— 525
  - ❷ 腸間膜静脈硬化症 ——————— 525
  - ❸ 非閉塞性腸間膜虚血 —————— 525
- Ⓔ 小腸の腫瘍 ————————————— 525
- Ⓕ 腸閉塞 ——————————————— 530
  - ❶ 機械的腸閉塞 ————————— 530
    - Ａ．単純性（閉塞性）腸閉塞 ——— 530
    - Ｂ．複雑性（絞扼性）腸閉塞 ——— 530
  - ❷ 機能的腸閉塞 ————————— 532
    - Ａ．麻痺性腸閉塞 ——————— 532
- Ⓖ 腸重積症 —————————————— 532

第33章 結腸
長谷川傑　533

- Ⓐ 結腸の解剖 ————————————— 533
- Ⓑ 結腸の生理 ————————————— 534
- Ⓒ 結腸癌 ——————————————— 534
  - ❶ 病態 ——————————————— 534
  - ❷ 検査 ——————————————— 538
  - ❸ 治療 ——————————————— 539
    - Ａ．治療方針 —————————— 539
    - Ｂ．狭窄病変に対するステント治療 ——— 540
    - Ｃ．内視鏡治療 ————————— 540
    - Ｄ．手術 ——————————— 540
- Ⓓ 大腸ポリープ ——————————— 544
  - ❶ 大腸腺腫 ——————————— 544
  - ❷ 過誤腫性ポリープ ——————— 544
  - ❸ 過形成性ポリープ ——————— 544
  - ❹ 炎症性ポリープ ———————— 544
- Ⓔ 大腸ポリポーシス，遺伝性大腸疾患 ——— 544

- ❶ 家族性大腸腺腫症 ——————— 545
- ❷ その他のポリポーシス ————— 545
- ❸ Lynch 症候群 ————————— 547
- Ⓕ 大腸粘膜下腫瘍 ——————————— 547
  - ❶ 消化管間質腫瘍 ———————— 548
  - ❷ 悪性リンパ腫 ————————— 548
  - ❸ 神経内分泌腫瘍（カルチノイド）——— 548
  - ❹ その他の良性腫瘍 ——————— 548
- Ⓖ 潰瘍性大腸炎 ——————————— 548
- Ⓗ Crohn（クローン）病 ———————— 550
- Ⓘ 虫垂炎 ——————————————— 551
- Ⓙ 大腸憩室症 ————————————— 553
- Ⓚ 虚血性大腸炎 ——————————— 556
- Ⓛ S 状結腸軸捻転 ——————————— 556

第34章 直腸および肛門管
猪股雅史　557

- ❶ 直腸および肛門管の区分 ————— 557
- ❷ 直腸および肛門管の構造 ————— 557
- ❸ 直腸および肛門管の血管系 ———— 559
- ❹ 直腸および肛門管のリンパ系 ——— 559
- ❺ 直腸および肛門管の神経系 ———— 559
- ❻ 排便の生理 ——————————— 560
- Ⓐ 直腸および肛門管の先天的疾患 ——— 560
- Ⓑ 直腸および肛門管の損傷と異物 ——— 561
  - ❶ 損傷 ——————————————— 561
  - ❷ 異物 ——————————————— 561
- Ⓒ 直腸および肛門管の炎症および類似疾患 ——— 561
  - ❶ Crohn（クローン）病 —————— 561
  - ❷ 潰瘍性大腸炎 ————————— 562
  - ❸ 放射線照射性直腸炎 —————— 562
  - ❹ 直腸粘膜脱症候群 ——————— 562
  - ❺ 急性出血性直腸潰瘍 —————— 562
- Ⓓ 肛門疾患 —————————————— 563
  - ❶ 直腸肛門周囲炎，直腸肛門周囲膿瘍 ——— 563
  - ❷ 痔瘻 ——————————————— 563
  - ❸ 裂肛 ——————————————— 565
  - ❹ 痔核 ——————————————— 565
  - ❺ 直腸脱 ————————————— 567
  - ❻ 肛門機能不全 ————————— 569
  - ❼ 肛門疾患と混同しやすい疾患 ——— 570
- Ⓔ 直腸および肛門管の腫瘍 ————— 570
- ◆ 良性腫瘍 —————————————— 570
- ◆ 悪性腫瘍 —————————————— 570
  - ❶ 直腸癌 ————————————— 570

❷肛門管癌 ——————————— 576
❸その他の悪性腫瘍 ——————— 576

第35章 腹壁，臍，腹膜，大網および後腹膜
田邉　稔　578

❶腹壁・腹膜・後腹膜・大網・小網・臍の
解剖 ————————————————— 578
❷腹膜の病態生理と主要徴候 ————— 579
Ⓐ先天異常 ———————————————— 580
Ⓑ損傷 —————————————————— 580
Ⓒ炎症 —————————————————— 581
◆腹壁の炎症 —————————————— 581
❶急性炎症 ——————————————— 581
❷慢性炎症および炎症性腫瘤 ———— 581
◆腹膜の炎症（腹膜炎）————————— 581
❶急性（続発性細菌性）汎発性腹膜炎 —— 582
❷急性（続発性細菌性）限局性腹膜炎，腹腔内
膿瘍 ————————————————— 585
❸その他の腹膜炎 —————————— 586
◆大網の炎症 —————————————— 586
Ⓓ腫瘍 —————————————————— 586
❶腹壁の腫瘍 ————————————— 586
❷腹膜の腫瘍 ————————————— 586
❸後腹膜腫瘍 ————————————— 587
❹大網の腫瘍 ————————————— 587
Ⓔその他 ———————————————— 587

開腹・閉腹術
587

❶皮膚切開の種類 —————————— 587
❷筋膜切開 ——————————————— 588
❸腹膜切開 ——————————————— 588
❹閉腹 —————————————————— 588

第36章 ヘルニア
三澤健之　589

Ⓐヘルニア総論 ———————————— 589
❶ヘルニアの定義 —————————— 589
❷ヘルニアの構造 —————————— 589
❸ヘルニアの発生 —————————— 590
❹ヘルニアの分類 —————————— 590
❺ヘルニアの症状 —————————— 590
❻ヘルニアの診断 —————————— 590
❼ヘルニアの治療 —————————— 592
❽ヘルニアの合併症 ————————— 592

Ⓑ鼠径部ヘルニア ——————————— 593
❶鼠径部の解剖 ———————————— 594
❷鼠径部ヘルニアの分類 —————— 595
❸鼠径部ヘルニアの手術適応 ———— 596
❹鼠径部ヘルニアの外科治療 ———— 596
Ⓒ臍帯ヘルニア ———————————— 599
Ⓓ腹壁ヘルニア ———————————— 599
❶腹壁ヘルニアの治療 ——————— 599
❷原発性腹壁ヘルニア ——————— 600
❸腹壁瘢痕ヘルニア ————————— 600
Ⓔ骨盤部ヘルニア ——————————— 601
❶閉鎖孔ヘルニア —————————— 601
❷坐骨ヘルニア ———————————— 601
❸会陰ヘルニア ———————————— 602
Ⓕ内ヘルニア ————————————— 602
❶腹膜窩ヘルニア —————————— 603
❷異常裂孔ヘルニア ————————— 604

第37章 肝臓
調　憲　605

❶肝臓の解剖 ————————————— 605
❷肝臓の機能と肝予備能評価および肝再生 —— 607
❸肝臓の画像検査 —————————— 609
Ⓐウイルス性肝炎 ——————————— 612
❶A型肝炎 —————————————— 612
❷B型肝炎 —————————————— 612
❸C型肝炎 —————————————— 613
❹D型肝炎 —————————————— 613
❺E型肝炎 —————————————— 613
ⒷNASH，NAFLD —————————— 613
Ⓒ急性肝不全 ————————————— 614
Ⓓ肝膿瘍 ———————————————— 614
❶細菌性肝膿瘍 ———————————— 614
❷アメーバ性肝膿瘍 ————————— 615
❸肝包虫症（肝エキノコックス症）——— 615
Ⓔ肝囊胞 ———————————————— 615
Ⓕ肝損傷 ———————————————— 616
Ⓖ肝腎症候群 ————————————— 616
Ⓗ肝肺症候群，portopulmonary hypertension —— 616
Ⓘ良性腫瘍 ——————————————— 616
❶肝血管腫 ——————————————— 616
❷限局性結節性過形成 ——————— 616
❸肝細胞腺腫 ————————————— 617
Ⓙ悪性腫瘍 ——————————————— 617
❶肝細胞癌 ——————————————— 617

❷ 肝内胆管癌 ——————— 620

❸ 転移性肝癌 ——————— 621

❹ その他の悪性腫瘍 ————— 623

肝臓の手術 623

Ⓐ 肝切除術 ——————— 623

❶ 肝切除術の種類 ————— 625

❷ 切除領域の同定方法 ———— 625

❸ 出血の制御 ——————— 626

❹ 肝切離法 ——————— 626

❺ 周術期管理 ——————— 626

Ⓑ 肝移植 ——————————— 627

第38章 胆囊および肝外胆道系
大塚隆生 628

Ⓐ 総論 —————————— 628

❶ 胆囊・肝外胆道系の解剖 —— 628

❷ 胆囊・肝外胆道系の生理・機能 — 629

❸ 胆道疾患の診断 ————— 629

❹ 治療 ——————————— 631

Ⓑ 各論 —————————— 631

❶ 解剖変異と先天性疾患 —— 631

❷ 胆道損傷 ——————— 632

❸ 急性胆囊炎，急性胆管炎 — 632

❹ 胆石症 ——————— 634

❺ 胆道腫瘍 ——————— 637

❻ その他の腫瘍類似病変 —— 642

第39章 膵臓
中村雅史 645

❶ 膵の解剖・発生 ————— 645

❷ 膵の機能 ——————— 646

❸ 膵疾患の検査法と手順 —— 646

Ⓐ 膵の奇形 ——————— 648

❶ 膵・胆管合流異常 ———— 648

❷ 膵管癒合不全 ————— 649

❸ 輪状膵 ——————— 649

❹ 迷入膵 ——————— 650

Ⓑ 膵損傷 ——————— 650

Ⓒ 膵炎 ——————————— 651

❶ 急性膵炎 ——————— 651

❷ 慢性膵炎 ——————— 654

Ⓓ 囊胞性膵疾患 ————— 655

❶ 真性囊胞 ——————— 655

A．先天性囊胞 ————— 655

B．貯留囊胞 ——————— 656

C．腫瘍性囊胞 ————— 656

❷ 仮性囊胞 ——————— 657

Ⓔ 膵腫瘍(膵管癌，膵腺房細胞癌，膵神経内分泌腫瘍) ——— 660

❶ 浸潤性膵管癌(いわゆる膵癌) — 660

A．膵頭部癌 ——————— 661

B．膵体尾部癌 ————— 663

❷ 膵腺房細胞癌 ————— 663

❸ 膵神経内分泌腫瘍 ———— 663

A．インスリノーマ ——— 663

B．ガストリノーマ ——— 664

C．グルカゴノーマ ——— 664

D．WDHA 症候群 ———— 664

Ⓕ 非機能性膵神経内分泌腫瘍 — 665

膵臓の手術 665

❶ 膵囊胞消化管吻合術 ———— 665

❷ 膵管ドレナージ術 ———— 665

❸ 膵切除術 ——————— 665

第40章 減量・代謝改善手術
佐々木章 668

Ⓐ 肥満症の診断と治療目標 —— 668

Ⓑ 減量・代謝改善手術の種類と手術適応基準 —— 669

❶ 手術の種類 ——————— 669

❷ 手術適応基準 ————— 670

Ⓒ 減量・代謝改善手術の効果 — 670

❶ 減量成績 ——————— 670

❷ 肥満関連健康障害に対する効果 — 671

Ⓓ 糖尿病に対する改善機序 —— 671

第41章 脾臓および門脈
吉田　寛 672

脾臓 672

❶ 脾臓の解剖 ——————— 672

❷ 脾臓の生理と機能 ———— 673

Ⓐ 脾臓と関連した疾患 ———— 673

❶ 脾腫瘍 ——————— 673

❷ 脾囊胞 ——————— 674

❸ 脾動脈瘤 ——————— 674

❹ 脾膿瘍 ——————— 674

⑤副脾 —————————————— 674

⑥遊走脾 ————————————— 674

⑦無脾症候群，多脾症候群 ——— 674

⑧脾損傷 ————————————— 674

⑨血液疾患 ———————————— 674

Ⓑ **脾機能亢進症** ————————— 676

Ⓒ **脾臓の治療** ————————— 676

❶脾摘術 ————————————— 676

❷部分的脾動脈塞栓術 —————— 677

門脈圧亢進症 677

❶門脈系の解剖 ————————— 677

Ⓐ **門脈圧亢進症とは** ————— 677

Ⓑ **門脈圧亢進症の病因** ————— 677

❶肝硬変 ————————————— 677

❷特発性門脈圧亢進症 —————— 679

❸肝外門脈閉塞症 ———————— 679

❹Budd-Chiari（バッド-キアリ）症候群 —— 679

❺その他 ————————————— 679

Ⓒ **門脈圧亢進症の症状** ————— 680

❶食道静脈瘤 ——————————— 680

❷胃静脈瘤 ———————————— 682

❸異所性静脈瘤 —————————— 682

❹門脈圧亢進症性胃腸症 ————— 682

❺脾腫，脾機能亢進症 —————— 682

❻腹水 —————————————— 682

❼肝性脳症 ———————————— 682

Ⓓ **門脈圧亢進症の診断** ————— 682

Ⓔ **門脈圧亢進症の治療** ————— 683

❶緊急食道・胃静脈瘤出血に対する治療手順 — 683

❷バルーンタンポナーデ法 ———— 683

❸薬物療法 ———————————— 684

❹内視鏡的治療 —————————— 684

❺interventional radiology（IVR） ————— 685

❻手術療法 ———————————— 686

第42章 リンパ系
坂野比呂志　689

❶リンパ系の解剖 ———————— 689

❷リンパ系の生理 ———————— 690

❸リンパ系の検査 ———————— 691

❹リンパ系の異常 ———————— 692

　Ａ．外的損傷 ——————————— 692

　Ｂ．炎症 ————————————— 692

　Ｃ．リンパ浮腫 —————————— 692

　Ｄ．腫瘍 ————————————— 695

　Ｅ．乳びうっ滞（逆流） —————— 695

第43章 小児外科
697

❶小児の生理学的特徴 ———— 家入里志 697

❷小児の輸液管理 ———————— 697

❸小児の周術期管理 ——————— 698

❹栄養管理 ———————————— 698

❺出生前診断 ——————————— 699

❻内視鏡外科手術，ロボット支援手術 ——— 699

Ⓐ **顔面，頸部** —————————— 699

❶正中頸嚢胞，正中頸瘻（甲状舌管嚢胞，甲状舌管瘻） ——— 699

❷側頸嚢胞，側頸瘻（鰓原性嚢胞，鰓原性瘻） — 700

❸梨状窩瘻 ———————————— 701

Ⓑ **気管・気管支，肺，縦隔，胸壁** — 701

❶声門下狭窄症 —————————— 701

❷気管狭窄症 ——————————— 701

❸気管・気管支軟化症 —————— 702

❹先天性嚢胞性肺疾患 —————— 702

❺肺葉性肺気腫 —————————— 703

❻気胸，膿胸 ——————————— 703

❼縦隔腫瘍 ———————————— 704

Ⓒ **食道** ———————————— 藤野明浩 704

❶先天性食道閉鎖症 ———————— 704

❷先天性食道狭窄症 ———————— 705

❸食道アカラシア ———————— 706

Ⓓ **横隔膜** ————————————— 706

❶先天性横隔膜ヘルニア（Bochdalek 孔ヘルニア，胸腹裂孔ヘルニア） —— 706

❷横隔膜挙上症，横隔膜弛緩症 —— 707

❸食道裂孔ヘルニア ———————— 707

Ⓔ **胃** ——————————————— 708

❶胃食道逆流症 —————————— 708

❷新生児胃破裂 —————————— 708

❸肥厚性幽門狭窄症 ———————— 708

Ⓕ **十二指腸** ———————————— 709

❶先天性十二指腸閉鎖症・狭窄症 —— 709

Ⓖ **小腸，大腸** —————————— 710

❶先天性小腸閉鎖症・狭窄症 ——— 710

❷壊死性腸炎 ——————————— 710

❸特発性腸穿孔，限局性腸穿孔 —— 711

❹腸回転異常症 —————————— 711

❺Meckel（メッケル）憩室 ————— 712

⑥ 腸重積症 ——————— 713

⑦ 重複腸管(腸管重複症) ——— 714

⑧ 腸管ポリープ・ポリポーシス ——— 714

⑨ 急性虫垂炎 ——————— 715

H 直腸・肛門 ——————— 715

① Hirschsprung(ヒルシュスプルング)病 ——— 715

② 鎖肛・直腸肛門奇形 ———— 717

③ 肛門周囲膿瘍・乳児痔瘻 ——— 718

④ 裂肛 ————————— 718

I 肝・胆・膵 —————— 718

① 胆道閉鎖症 ————— 718

② 先天性胆道拡張症，膵胆管合流異常症 ——— 719

J 腹壁，臍，鼠径部 ——— 家入里志 721

① 臍帯ヘルニア —————— 721

② 腹壁破裂 ——————— 722

③ 臍ヘルニア —————— 722

④ 尿膜管遺残 —————— 722

⑤ 鼠径ヘルニア ————— 723

⑥ 精巣(陰囊)水瘤，精索水瘤 ——— 723

⑦ 停留精巣 ——————— 724

⑧ 精巣捻転症 —————— 724

K 泌尿器 ———————— 725

① 水腎症 ———————— 725

② 多囊胞性異形成腎 ———— 726

③ 膀胱尿管逆流症 ————— 726

④ 尿管瘤 ———————— 727

⑤ 後部尿道弁 —————— 727

⑥ 尿道下裂 ——————— 728

⑦ 包茎 ————————— 728

L 小児固形腫瘍 ————— 729

① 神経芽腫 ——————— 729

② Wilms(ウィルムス)腫瘍(腎芽腫) ——— 731

③ 肝悪性腫瘍 —————— 732

④ 胚細胞腫瘍 —————— 732

⑤ 横紋筋肉腫 —————— 734

⑥ 血管腫 ———————— 734

⑦ リンパ管腫 —————— 735

■和文索引 —————————————————————————— 737

■欧文索引 —————————————————————————— 751

〈凡例〉

- 本文中，アンダーラインが付された記述は，学習上重要であることを示します．
- Point で，記憶すべき知識，理解すべき事柄を箇条書きに整理しました．
- Frontier では，本文の記載に関連する一歩先を行く情報を提供します．

Web 付録の使い方・収載画像・動画一覧

　Web 上でご利用いただける付録を用意いたしました．本書の記載に関連する画像（写真，図表）および動画を閲覧いただけます．本書とあわせ理解を深めるためにご活用ください．

　Web 付録には下記 URL からアクセスしてください．ログインのための ID・パスワードは表紙裏のシールに記載されています．

　　　　https://www.igaku-shoin.co.jp/book/detail/114333/appendix

- Web 付録は予告なしに変更・修正・配信の停止が行われることがあります．
- 書籍の付録のため，ユーザーサポートの対象外とさせていただきます．
- Web 付録利用のライセンスは，本書 1 冊につき 1 つ，個人所有者 1 名に対して与えられるものです．第三者への ID・パスワードの提供・開示は固く禁じます．また図書館・図書施設など複数人の利用を前提とする場合には，Web 付録を利用することはできません．
- 提供期間：2027 年 12 月 28 日まで

◆ Web 付録収載画像・動画

外科の歴史と外科医の医療への貢献〔第 1 章〕
- 画像1　ローマ時代の医療（→3 頁参照）
- 画像2　Claudius Galenus（→3 頁参照）

外科的診断法〔第 4 章〕
- 画像3　中分化型肝細胞癌の超音波画像（→53 頁参照）
- 画像4　直腸癌，縦隔リンパ節転移の FDG-PET/CT 画像（→58 頁参照）

無菌法（消毒法および滅菌法）〔第 5 章〕
- 画像5　熱水を利用した自動洗浄消毒器（→62 頁参照）
- 画像6　内視鏡用の自動洗浄消毒器（→62 頁参照）
- 動画1　手洗い手順（石けん液）（→65 頁参照）
- 動画2　手指消毒手順（アルコール消毒液）（→65 頁参照）
- 画像7　高圧蒸気滅菌装置（オートクレーブ）（→68 頁参照）
- 画像8　酸化エチレンガス（EOG）滅菌装置（→68 頁参照）
- 画像9　過酸化水素低温ガスプラズマ滅菌装置（→68 頁参照）
- 画像10　バイオロジカルインジケーター（生物学的インジケーター）の判定機器（→68 頁参照）
- 画像11　高圧蒸気滅菌された手術器具（→68 頁参照）
- 画像12　酸化エチレンガス（EOG）で滅菌された器具（→68 頁参照）
- 画像13　過酸化水素低温ガスプラズマ法で滅菌された手術器具（→68 頁参照）
- 画像14　コンテナを用いた滅菌（→68 頁参照）
- 画像15　不織布を用いた滅菌（→68 頁参照）

手術用機械と基本手技〔第6章〕

- ▶ 動画3　腹腔鏡手術のトロッカー挿入場面（➡76頁参照）
- ▶ 動画4　ロボット支援手術における術者の様子（➡76頁参照）
- ▶ 動画5　ロボットを使った縫合結紮（ドライラボ）（➡77頁参照）
- 画像16　Bellocqタンポン法（➡78頁参照）
- ▶ 動画6　糸結び：両手法(a)（➡79頁参照）
- ▶ 動画7　糸結び：両手法(b)（➡80頁参照）
- ▶ 動画8　糸結び：片手法(c)（➡80頁参照）
- ▶ 動画9　糸結び：片手法(d)（➡80頁参照）
- ▶ 動画10　器械結び・縫合（➡80頁参照）
- 画像17　気管カニューレ（➡86頁参照）
- 画像18　経皮的輪状甲状靱帯穿刺法（➡87頁参照）

内視鏡外科，ロボット支援手術〔第8章〕

- ▶ 動画11　ロボット支援手術（➡96頁参照）

外傷外科〔第11章〕

- 画像19　大量血胸と不安定型骨盤骨折による後腹膜出血（➡117頁参照）
- 画像20　FAST（➡117頁参照）
- 画像21　腹部damage control surgeryにおける一時的閉腹法（➡120頁参照）
- 画像22　開放性気胸（➡122頁参照）
- 画像23　胸部大動脈損傷（➡123頁参照）
- 画像24　左横隔膜損傷（➡124頁参照）
- 画像25　横隔膜損傷（➡124頁参照）
- 画像26　肝損傷のCT（➡124頁参照）
- 画像27　perihepatic packing後のCT画像（➡124頁参照）
- 画像28　腎茎部損傷（腎動静脈損傷）と腎損傷（➡125頁参照）
- 画像29　膵損傷（➡125頁参照）
- 画像30　小腸・腸間膜損傷の大量出血症例（➡125頁参照）
- 画像31　造影CT（動脈相）における恥骨部周囲の動脈性出血（➡126頁参照）
- 画像32　第4頸椎前方脱臼による頸髄損傷（頸椎CT）（➡127頁参照）

乳腺〔第24章〕

- ▶ 動画12　乳房部分切除術とセンチネルリンパ節生検（➡310頁参照）

気管・気管支および肺〔第26章〕

- ▶ 動画13　胸腔鏡下左上葉切除術＋縦隔リンパ節郭清（➡360頁参照）

結腸〔第33章〕

- ▶ 動画14　リンパの流れ（➡537頁参照）
- ▶ 動画15　CT air enema（➡538頁参照）

▶️ 動画 16 横行結腸切除・上腸間膜血管周囲のリンパ節郭清（➡541 頁参照）

直腸および肛門管〔第 34 章〕

▶️ 動画 17 腹腔鏡下低位前方切除術（➡574 頁参照）

ヘルニア〔第 36 章〕

🖼 画像 33 滑脱ヘルニア（sliding hernia）の例（➡589 頁参照）

🖼 画像 34 腹部のヘルニアの分類（➡590 頁参照）

🖼 画像 35 小児ヘルニアの触診法（silk sign）（➡591 頁参照）

🖼 画像 36 鼠径部除圧下伏臥位 CT 撮影法（➡592 頁参照）

🖼 画像 37 Hesselbach 三角，鼠径部の腹壁構造，神経の走行（➡594 頁参照）

🖼 画像 38 外鼠径ヘルニアの筋膜解剖（➡595 頁参照）

🖼 画像 39 2021 年度版 日本ヘルニア学会 鼠径部ヘルニア分類（JHS 分類 2021）（➡595 頁参照）

🖼 画像 40 外鼠径ヘルニアの種類と精索・陰嚢水腫（➡595 頁参照）

🖼 画像 41 鼠径部ヘルニアに対する代表的な術式（➡596 頁参照）

🖼 画像 42 Marcy 法（➡597 頁参照）

🖼 画像 43 Bassini 法（➡597 頁参照）

🖼 画像 44 McVay 法（➡597 頁参照）

🖼 画像 45 Lichtenstein 法（➡598 頁参照）

🖼 画像 46 メッシュプラグ法（➡598 頁参照）

▶️ 動画 18 経腹的腹膜外修復法（TAPP）〔動画提供：早川俊輔先生〕（➡598 頁参照）

🖼 画像 47 メッシュによるヘルニア門の閉鎖（➡600 頁参照）

🖼 画像 48 上腹部正中の腹壁ヘルニアに対するメッシュの留置位置（➡600 頁参照）

🖼 画像 49 原発性腹壁ヘルニアの発生位置（➡600 頁参照）

🖼 画像 50 Richter ヘルニアを呈したポート（トロッカー）サイトヘルニア（➡601 頁参照）

🖼 画像 51 内側から見た閉鎖孔と閉鎖管（➡601 頁参照）

🖼 画像 52 坐骨ヘルニアのヘルニア門（骨盤内より）（➡601 頁参照）

🖼 画像 53 会陰ヘルニアの発生部位（➡602 頁参照）

🖼 画像 54 腸間膜裂孔ヘルニアと腸間膜内ヘルニア（➡602 頁参照）

🖼 画像 55 傍十二指腸ヘルニアが生じる腹膜の陥凹部（➡603 頁参照）

🖼 画像 56 左傍十二指腸ヘルニアと右傍十二指腸ヘルニア（➡603 頁参照）

🖼 画像 57 盲腸周囲ヘルニアの発生部位（➡603 頁参照）

🖼 画像 58 S 状結腸間膜窩ヘルニア，S 状結腸間膜内ヘルニア，S 状結腸間膜裂孔ヘルニア（➡603 頁参照）

🖼 画像 59 横行結腸間膜窩ヘルニア（➡603 頁参照）

🖼 画像 60 Winslow 孔ヘルニア（➡603 頁参照）

🖼 画像 61 下腹部腹壁背側面の解剖と膀胱上窩ヘルニア（➡603 頁参照）

🖼 画像 62 Roux-en-Y 再建に関連する医原性内ヘルニア（Petersen's hernia を含む）（➡604 頁参照）

肝臓〔第 37 章〕

🖼 画像 63 右肝切除前後の造影 CT（➡609 頁参照）

🖼 画像 64 肝血管腫の CT（➡611 頁参照）

xxviii ● Web 付録の使い方・収載画像・動画一覧

画像 65 肝嚢胞の造影 CT（➡611 頁参照）

画像 66 肝血管腫の MRI（➡611 頁参照）

画像 67 肝炎ウイルスの特徴（➡612 頁参照）

画像 68 劇症肝炎の肝移植適応ガイドライン：スコアリングシステム（➡614 頁参照）

画像 69 細菌性肝膿瘍の造影 CT（➡615 頁参照）

画像 70 肝細胞癌の進行度分類（➡618 頁参照）

画像 71 肝切除における標準的な開腹法と腹腔鏡下肝切除の開腹創の比較（➡625 頁参照）

動画 19 腹腔鏡下肝切除術（➡625 頁参照）

動画 20 右肝切除術（➡625 頁参照）

画像 72 3D 画像を用いた術前シミュレーション（➡625 頁参照）

総論

1	外科の歴史と外科医の医療への貢献	1
2	外科侵襲の病態生理	2
3	ショック	3
4	外科的診断法	4
5	無菌法 (消毒法 および 滅菌法)	5
6	手術用器械と基本手技	6
7	基本的外科処置	7
8	内視鏡外科, ロボット支援手術	8
9	出血, 止血, 輸血	9
10	損傷	10
11	外傷外科	11
12	外科的感染症	12
13	急性腹症	13
14	腫瘍	14
15	外科と免疫	15
16	外科と分子生物学	16
17	高齢者の外科	17
18	臓器移植	18
19	人工臓器	19
20	再生医学	20
21	術前術後管理と術後合併症	21
22	外科とリスクマネジメント	22

第1章 外科の歴史と外科医の医療への貢献

　外科という言葉は英，独，ラテン語でsurgery, Chirurgie, chirurgiaと呼ばれる．これはギリシア語のcheiro（手）とergon（わざ）を合わせた言葉で，直接には"手のわざ"を意味する．代表的なものは手で血液を触れて治療する「手術」である．創成期には手術も主として外傷に始まり，体表面の病巣に対して施行されたことから，このような医療を内科（medicine）に対して「外科」と訳されてきた．しかし，19世紀後半になると全身麻酔や消毒法の確立により，開腹手術をはじめとして直接内臓に達する手術が続々と行われるようになり，いわゆる近代外科の幕開けとなった．その結果，外科学は，臓器や疾患，あるいは年齢や性別など数多くの専門分野に分かれていった．また，近代外科において手術の標準化と拡大化が次々と達成されてきたが，20世紀末には内視鏡外科手術やsentinel node理論に基づくリンパ節郭清の個別化が導入され，手術の低侵襲化や機能温存に目が向けられるようになった．

　近年，社会の発展にあわせ医学，医療のあり方も激しい変化を受けている．すなわち，医学部の入学試験のあり方，教養教育，卒前医学教育，卒前臨床研修，卒後臨床研修，医学系大学院教育，専門医教育についても検討されている．そのようななか，外科学も確実に発展している．

1 外科学の誕生と歴史

1 ● 古代の外科学

　古代における医学に関する情報は限られているが，有史に入り文字がつくられるようになると，発掘資料から当時の医療の様子を垣間見ることができる．古代メソポタミア文明のハムラビ法典（紀元前18世紀頃）（図1-1）には，手術の治療費用や不成功時の罰則に関する具体的な記載があり，すでに職業としての外科医が存在していたことが窺える．古代エジプトでは，当時最も医学が進歩していたと考えられている．紀元前1600年頃に書かれたエドウィン・スミス・パピルスは最も古い医学書の1つであり，人体解剖，診断，治療，予後診断など外傷に関する情報が網羅されている．これらの知識はそれ以前1000年ほどの間に培われたとされている．

　歴史的古代ギリシアでは紀元前8世紀頃より都市国家であるポリスが形成されるようになり，紀元前5世紀に入るとアテネを中心とした民主制が全盛期を迎える．この時期に発展した芸術や文化は，その後の西洋文明に大きな影響を与えた．医学も同様に発展を遂げた結果，外科が学問的な体系をもつに至った．「医聖」または「医学の祖」とされるHippocrates（B.C. 460～370頃，図1-2a）はこの時代に活躍した医師である．Hippocratesの功績は，病気を自然現象として捉え，それ以前の呪術や迷信から切り離したことにある．

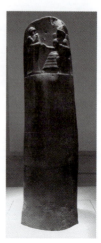

図1-1　ハムラビ法典
（ルーブル美術館蔵，フランス）

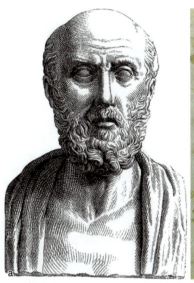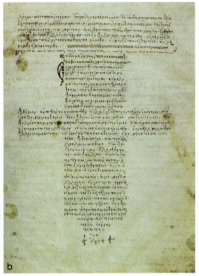

図 1-2　Hippocrates
a：Hippocrates（紀元前 460-370 頃）は古代ギリシアの医師で，『医学の祖』とされている．それまでの呪術的医療と異なり，病気を自然現象として捉え，科学に基づく医学の基礎をつくった．
b：Hippocrates の誓いは，医師の医療倫理・任務などに関するギリシア神への宣誓文である．内容を抜粋すると，「（前略）………自分の能力と判断に従い，患者の身分の相違を問わず医術を行う．養生の処方を書き，決して人を害したり死を招くような薬を処方や治療はしない．流産を起こすペッサリーを女性に与えるようなこともしない．他人の生活について秘密を遵守する．………」など．北米のほぼすべての医学校の卒業式で誓われている．

つまり，医学を観察と経験に基づく科学へと発展させたことにあり，その後の西洋医学の原点となった．没後編纂された「Hippocrates 全集」には，症例記録，講義録，研究記録などが記載され，内容は内科，外科，食事，薬剤，環境など多岐にわたる．外科的には切開，穿頭術，骨折や脱臼の整復などの記載がある．侵襲の多い外科医療を展開したがゆえに Hippocrates の誓い（図 1-2b）は，今日なお医師のあり方について強く訴えるものとなっている．ギリシアはその後マケドニアの支配を経てローマ帝国に併合され，それに伴いギリシア医学はアテネからアレキサンドリア，そしてローマへと受け継がれていく（画像 1）．古代ローマ時代の百科全書学者である Cornelius Celsus（B.C. 25 頃～A.D. 50 頃）は著書 "De Medicina"（医学論）の中で炎症の四主徴（発赤，主張，熱感，疼痛）を呈示した．Claudius Galenus（A.D. 129～216）（画像 2）は臨床医としての多くの経験や人体解剖によって体系的な医学を確立し，古代における医学の集大成をなした．特に『身体諸部分の用途について』などの著書を残し，その後ルネサンスに至るまで約 1500 年もの間，ヨーロッパ医学の基幹となった．

2 ● 中世以降の外科学

4 世紀末に入ると，ゲルマン民族の大移動が始まりローマ帝国が分裂，その後 14 世紀にルネサンスおよび宗教改革が始まるまでの約 1000 年間は，汎ヨーロッパ的な王権および宗教間の闘争が繰り返された．医療に従事する僧侶も手を血液や膿汁で汚すことを好まず，外科的治療は理髪師や錬金術師の手に任されていた．この混乱の時代を中世と呼び，宗教による圧迫を受けた医学にとっても暗黒時代であった．その間，ギリシア医学は

Web 付録
画像 1：ローマ時代の医療
画像 2：Claudius Galenus

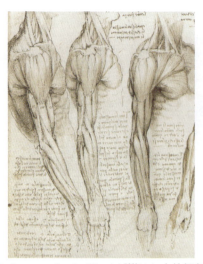

図1-3 Leonardo da Vinci が描いた人体解剖図

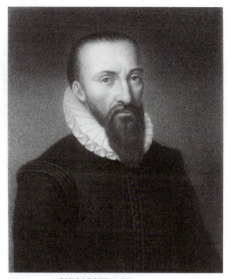

図1-4 近代外科医の祖 Ambroise Paré

社会的混乱に陥ったヨーロッパを離れ，アラビアが継承することになったが，1158年，北イタリアのボローニャにヨーロッパ最古の大学が設立され，その後の大学を中心とした医学の発展の礎となった．

14世紀中頃に西ヨーロッパではペストが大流行し，全人口の1/3が死亡したとされている．その後15世紀末になると，古代ギリシア・ローマの学問・知識の復興を目指す文化運動，ルネッサンスが始まり，やがて西欧全域に広がった．この時期に Leonardo da Vinci が正確な人体解剖図（図1-3）を描くなど，医学を科学として扱う機運が高まった．近代外科医の祖とされる Ambroise Paré（1510～1590，図1-4）は，理髪師からフランスの王室公式外科医となり，血管結紮による止血法や四肢切断術などの種々の術式，さらに包帯法，外科機器などを考案し，近代外科の発展において重要な功績を残した．当時医師とは内科医を指し，創処置や解剖は身分の低い床屋外科医に任されていたが，Paré が近代外科学の源流となる『大外科学全集』をまとめ，王の侍医にまで上りつめたことにより，外科医の社会的地位が確立した．「我包帯す，神，癒し賜う」(Je le pansai, Dieu le guérit.) という Paré の言葉は外科医にとっての不滅の名言である．

13世紀頃より，イタリア，イギリスなどに医学校の設立が続き，ルネサンス後は実証的な自然科学の方法論をもって，解剖学，生理学，病理学など外科学の基礎となる分野が次々に体系づけられた．17世紀に入りイギリスの医師 William Harvey は，血液が循環していることを初めて唱え（1628年），次々と問題を解決していく Harvey の業績に対して学生から，「われわれ，次の世代の医師にはもはや未知の分野は残っていないのではないか」という質問が寄せられるほどであった．この学生の質問に対して Harvey は，「創造と革新の機会は過去と同様無限にある」と答えたという．

これまで困難な道を切り開いてきた先輩たちに礼を尽くし，後に続く若い開拓者たちに力を委ねるために医学教育が進められてきた．1731年には，フランスのパリに外科専門学校 Académie royale de chirurgie が創立された．一方，それまで医学において遅れていたドイツのベルリンにも Collegium medico-chirurgicum が設立され，ようやく医学の一分野としての外科の立場が認められることになったのである．

3● 日本における外科学の発展

一方，日本では西洋医学の導入は1543年のポルトガル船の種子島漂着以降であり，外科治療の導入は1557年ポルトガル人外科医であり宣教師

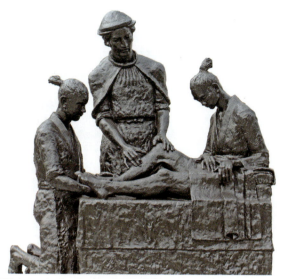

図 1-5　Luis de Almeida の像
ポルトガル人外科医であり宣教師でもあった Almeida は豊後府内（現在の大分）に日本初の病院をつくり，わが国に初めて西欧医学を導入した．

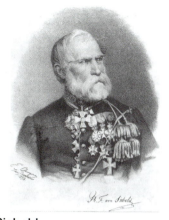

図 1-6　Siebold
Siebold はドイツ人医師であったが，オランダ人と偽って日本に入国したといわれている．長崎出島外に"鳴滝塾"を開設し，西洋医学（蘭学）教育を行った．

でもあった Luis de Almeida（図 1-5）により，私費を投じて豊後（現在の大分）に建設された 100 床を有する育児院兼病院で行われたものが最初である．17 世紀に入ると江戸幕府は鎖国政策を導入したため，海外との交易は長崎出島におけるオランダおよび中国に限定された．そのため，西欧医学の輸入は出島のオランダ人医師を経由したものとなる．長崎のオランダ語通訳官であった楢林鎮山（1648〜1711）の著書『紅夷外科宗伝』は楢林流外科の教科書として用いられたが，Paré の著作『外科全集』のオランダ語訳から多くの引用がある．ドイツ人医師である Siebold（図 1-6）は東洋学研究を深めるため 1823 年に来日してオランダ商館医となり，1824 年には出島外に鳴滝塾を開設し，西洋医学（蘭学）教育を行った．南蛮医学の普及は，やがてわが国の解剖学の発展につながった．ドイツ人医師 Johann Adam Kulmus による解剖書『Ontleedkundige Tafelen』（いわゆるターヘル・アナトミア）のオランダ語訳版が杉田玄白，前野良沢らにより翻訳され，『解體新書』（1774年）（図 1-7）として発刊された．一方で，西洋医学と漢方を取り混ぜた医学も発展し，なかでも 1804 年に蔓陀羅華（チョウセンアサガオ）を主剤とした麻酔薬・通仙散による全身麻酔の下で乳癌手術を成功させた華岡青洲（1760〜1835）（図 1-8）はその代表各である（世界で初めての全身麻酔下の手術）．これは William Morton（1819〜1868）のエーテル麻酔公開実験に先立つこと 40 年前である．清州の手術は世界初の全麻下外科手術として認定され，シカゴにある米国国際外科学会栄誉館に遺品が納められている．

　長い鎖国の間，長崎出島を唯一の西洋文明文化への入り口として，青年たちは蘭学を通して医学を学んだ．長崎伝来の蘭学を大阪で展開したのは 1838 年開塾の緒方洪庵（1810〜1863）による適塾であり，3,000 人もの塾生が集った．これが近代日本の学問的基礎固めに大いに役立った．長崎遊学を終えた福澤諭吉（図 1-9）は，3 年間洪庵のもとで蘭学修行をした．諭吉にとって適塾時代は，いわばその後の教育者，啓発者，"医学は外科より始まる"（1885 年）とも述べた医の擁護者としての方向を決めた時代といえるであろう．諭吉が江戸に出て開いた蘭学塾は，築地鉄砲洲，現在の聖路加国際病院の地にあり，記念碑が建てられている．洪庵の師，蘭医の Erdewin Niemann に西洋外科学の人家と称された佐藤泰然も学んだが，泰然は 1843 年に千葉佐倉の地に順天堂を開設した．私立の医学校の始まりである．

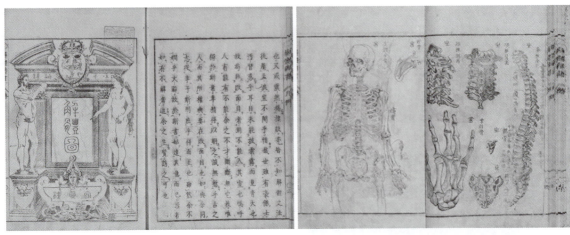

図 1-7　解體新書
杉田玄白，前野良沢らにより西欧の解剖書が和訳され，『解體新書』として発刊された．
(国立国会図書館デジタルコレクション)

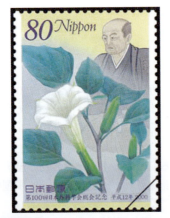

図 1-8　華岡青洲
華岡青洲は 1804 年に麻酔薬・通仙散による全身麻酔下の乳癌手術を成功させた．主剤となったチョウセンアサガオと清州の肖像は，西暦 2000 年に開催された第 100 回日本外科学会の記念切手に描かれた．

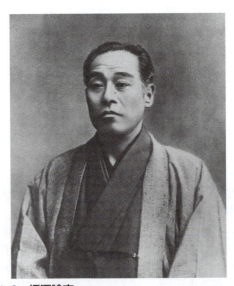

図 1-9　福澤諭吉
福澤諭吉は若き日に緒方洪庵の主催する適塾(大坂)で蘭学を学んだ．緒方洪庵は蘭医学者でもあったため，適塾には診療所が併設されており，医学教育も行っていた．適塾の診療所はその後の大阪大学医学部に繋がり，福澤は江戸に蘭学塾を開き(1858 年)その後慶應義塾と命名(1868 年)，1917 年に医科を開設した．

　明治維新とともに明治 2 年(1869)には Willis をまねいて医学校(大学東校)がつくられた．東京大学医学部の前身である．ドイツ医学の導入により Müller, Schultze, Scriba の順に職を奉じ外科の教鞭をとった．明治 12 年からは日本人医師の卒業生を輩出，明治 20 年以降，日本人外科医が全国の大学に赴任し，近代外科学発展の礎をつくることになった．その後，長くドイツ医学の影響を受けていた日本にも第二次世界大戦後は米国医学が怒濤のごとく押し寄せた．戦後一時期，日本医学は米国一辺倒の感があったが，外科も例外ではなかった．しかし，先人の努力により，また，第二次世界大戦後の日本の国際化により，現在日本の外科は世界の指導的レベルに達している．また，外科が臓器別など多くの分野に分かれ，発展をするなかで，外科から分かれた人工臓器や臓器

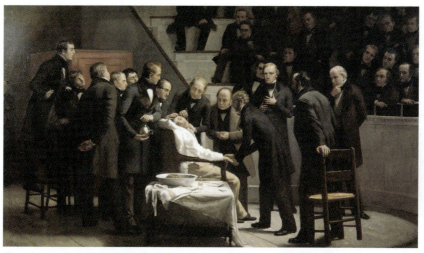

図 1-10　William Morton によるエーテル麻酔の公開実験の様子(1846 年，米国マサチューセッツ総合病院)
実験が行われた 10 月 16 日は "エーテルデイ" として米国の記念日になっている．

移植の分野も新しい独自の分野として著しい発展を遂げている．切除の外科から機能再建の外科への歩みが大きな潮流として始まり，機能の廃絶した臓器や組織を置換する置換外科を実現するために，人工臓器や臓器移植が外科の治療体系のなかに組み込まれ，大きな貢献をしている．

4 ● 近代外科学における革命的進歩

西欧におけるルネッサンス以降，医療行為や人体解剖を科学として扱う潮流が高まり，そのなかで外科学を体系化した Paré は近代外科医の祖とされている．しかし一方で，手術に伴う疼痛や感染を制御し，現在に通ずる本格的な外科治療が可能になったのは，数々のイノベーションがもたらされた 19 世紀以降である．古代からアヘン，大麻，曼陀羅華，大量アルコールなどが疼痛対策として用いられていたが，手術に伴う疼痛制御は全く不十分なものであった．しかし，Wells が笑気(1844 年)，Morton がエーテル(1846 年)，Simpson がクロロホルム(1847 年)を用いた全身麻酔法を発明したことにより，術中の痛みからの解放という人類の夢が達成された．特に，William Morton が行ったマサチューセッツ総合病院におけるエーテル麻酔の公開実験(1846 年，図 1-10)は有名であり，その会場は "エーテルドーム" として現在も保存・公開されている．その後，Semmelweis による塩素水を用いた手指消毒法(1847 年)，また Pasteur の腐敗現象の報告(1861 年)に基づいた Lister らによるフェノールを用いた制腐消毒法(1867 年)が考案された．さらに Terrillon による無菌法(1883 年)，von Bergmann による昇汞を用いた滅菌法(1886 年)や Schimmelbusch による煮沸消毒器(1889 年)の考案により，無菌法が確立された．

これら全身麻酔・消毒法・無菌法の発明と von Esmarch(1823～1908)による駆血帯の使用は，その後の外科手術を飛躍的に進歩させることになった．すなわち，von Langenbeck(1810～1887)の子宮全摘術，Thiersch(1822～1895)の植皮術(1874 年)，Volkmann の直腸癌手術(1878 年)，Billroth(図 1-11)の胃癌に対する幽門側胃切除術(1881 年)などの新しい術式の成功例が報告されるようになった．また Fleming によるペニシリン(1929 年)，Domagk によるサルファ剤(1932 年)の発見はその後の抗生物質の進歩の引き金となり，また Landsteiner による ABO 血液型の発見(1900 年)は輸血の普及につながり，外科における大手術の実施を可能とした．

5 ● 臓器移植の発展

古くから外科的治療の中心は "病巣の除去" または "傷の修復" であったが，19 世紀以降のさまざ

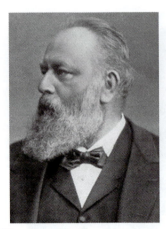

図 1-11　Theodor Billroth
オーストリアの外科医 Billroth は，1881 年に世界初の胃癌に対する胃切除を行った．

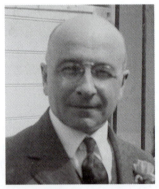

図 1-12　Alexis Carrel
Carrel は血管吻合法と臓器移植の動物実験を行い，ノーベル生理学・医学賞を受賞した．

まなイノベーションにより病的臓器を置換する臓器移植の発想が芽生え始めた．Alexis Carrel（図 1-12）はそれまで不可能とされた血管吻合法を開発し，その後動物を用いた臓器移植実験の成果により 1912 年にノーベル生理学・医学賞を受賞した．1954 年には Murray によって一卵性双生児間の腎移植が行われ，ヒトにおける臓器移植の初の成功例となった（1990 年ノーベル生理学・医学賞を受賞）．1960 年代に入ると，肝臓移植（Starzl，米国，1963 年），肺移植（Hardy，米国，1963 年），心臓移植（Barnard，南ア連邦，1967 年）など多くの臓器分野で"世界初"の移植が行われたが，免疫抑制療法や移植手技が未発達であったため術後早期死亡が相次ぎ，一般医療として受け入れられることはなかった．しかし，1980 年代に入り，シクロスポリンとステロイドの組み合わせにより拒絶反応の制御が可能になると，肝，腎，心移植の施行数と長期成績は飛躍的に向上し，一般医療として普及するようになった．1990 年前後には，タクロリムスなどさらに強力な免疫抑制剤の登場と移植手技の発達により，生体部分肝移植，多臓器同時移植，小腸や肺移植など，より困難な臓器移植が実用化されるようになった．

わが国においても，千葉大学の中山らによる肝移植（1964 年），札幌医科大学の和田らによる心臓移植（1968 年）が第一例目として行われたが，術後長期生存には至らなかった．特に，心移植初例（いわゆる"和田移植"）は提供者の脳死判定に疑義が指摘され，その後約 30 年間にわたり，わが国の脳死下臓器提供を停滞させる一因となった．海外において脳死臓器移植がますます発展するなか，わが国においてもこの医療の開始を願う国民の声が大きくなり，1997 年に「臓器移植法」が施行され，移植を目的とした脳死下臓器提供が合法的に可能になった．さらに改正臓器移植法が 2010 年に施行され，小児からの脳死下臓器提供や，脳死者の家族の承諾のみによる臓器提供が可能となった．臓器移植法のもとで初めて脳死下臓器提供が行われたのは 1999 年であるが，これらの社会的基盤の整備により提供件数は毎年増加傾向を示し，2023 年には 132 件になった．しかし，年間 16,000 例以上の脳死・心臓死ドナーが存在する米国やその他の欧米諸国と比べると，いまだ遙かに及んでいないことも事実である．

一方，日本はもとより欧米も含め，臓器提供者不足は万国共通の問題である．最近では発生工学手法の核移植が可能となったことから，複数遺伝子を改変した異種移植用のブタの開発が進みつつある．2022 年に米国メリーランド大学病院で，遺伝子改変ブタからヒトへの初の心臓移植が実施され，レシピエントは術後 60 日間生存した．わが国においても遺伝子改変ブタの臓器による移植計画が進行しつつあり，今後の発展が期待されている．

6 ● 外科手術の低侵襲化，個別化への流れ

これまで外科学の発展に伴い，拡大化や標準化

を達成してきた外科手術は，20世紀末より低侵襲化や個別化をはかる動きをみせ始めている．その潮流の代表的なものが内視鏡外科手術である．20世紀末に導入された内視鏡外科手術は，創痛が少ない，美容上優れている，機能が温存される，侵襲が軽減されるなどさまざまな利点が広く認識され，現在では消化器，呼吸器，循環器，乳腺，甲状腺をはじめ，あらゆる臓器の良悪性疾患で行われるようになった．消化器領域では，腹腔鏡下胆嚢摘出術が1990年代に標準手術となり，腹腔鏡下胃癌・大腸癌手術はわが国において2019年にはそれぞれ約14,400例，約59,400例が施行されている．その結果，悪性疾患においても開腹手術と遜色のない成績が得られることが報告されている．

内視鏡外科手術の急速な発展に伴い，内視鏡外科手術用「ロボット」の開発も盛んに進められている．「ロボット手術」は，従来の人間の手を用いた方法ではできなかった治療を可能とするために，最新のコンピュータ技術を駆使して体系化されたもので，別名「コンピュータ外科手術」「精密手術」ともいう．1990年代前半に米国で開発された内視鏡誘導装置 AESOP（Automated Endoscopic System for Optimal Positioning）は，術者の音声指示で内視鏡を至適位置に誘導するシステムであったが，術者が1人で手術を行う solo surgery を可能にした．やや遅れて同じ米国で開発されたマスタースレーブマニピュレータ装置（master-slave manipulator system）は，master（主人，術者）が slave（奴隷，装置）を自由自在に遠隔操作する装置で，戦場や到達不可能な場所における遠隔手術（telesurgery）を行うことを目的として開発されたものであった．マスタースレーブマニピュレータ装置の代表格である da Vinci™（米国 Intuitive Surgical 社）は1997年より臨床応用が開始され，7つの自由度の鉗子をもち，繊細な操作が可能で，心臓外科，消化器外科などの各種手術にその威力を発揮している．2001年には，Jacques Marescaux がニューヨークに置いたマスタースレーブマニピュレータ装置を操作してフランスの腹腔鏡下胆嚢摘出術を成功させ，遠隔手術が実際に可能であることを証明した（trans-atlantic surgery；リンドバーグ手術）．

その後，ロボット支援下手術の普及は著しく，2023年1月には，世界で約7,500台の da Vinci が導入され，わが国では約570台超が稼働するまでに至っている．また，これまでにロボット支援手術の多くが保険収載されており，いずれも施行症例数が増加している．さらに，これまで da Vinci 一強が続いていたが，2020年に hinotori™（日本，メディカロイド社）が，2023年には Saroa（日本，リバーフィールド社）や Hugo™（米国，メドトロニック社）が臨床導入され，それぞれの機能を生かした術式が考案されつつある（図1-13）．今後，さらなるロボットの小型化，容易な操作性，廉価，触覚や力覚の提示・フィードバック装置の開発などの実現化とともに，クリニカル・エビデンスの集積が期待されている．

外科学の新しい潮流のもう1つの流れは，sentinel node 理論に基づいた個別化癌治療である．sentinel node navigation surgery とも呼ばれるこの治療は，癌からのリンパ流を最初に受けるリンパ節のみを生検し，ここに転移がなければ他のリンパ節に転移している確率が非常に低いため，標準的なリンパ節郭清を省略できるという概念である．Morton が1990年代前半に四肢の悪性黒色腫に対して実施してから，乳癌，消化器癌などに急速な普及をみせている．色素法，ラジオアイソトープ法などで sentinel node を同定し，そのリンパ節の術中迅速病理診断をもとに個別にリンパ節郭清の適応を決定するのである．微小転移の問題などまだ解決すべき問題はあるものの，この手法の確立により各種の癌にこれまで一律に行われていたリンパ節郭清を，症例によっては縮小あるいは省略ができ，手術の低侵襲化に大きな役割を果たした．

内視鏡外科手術，ロボット支援手術，sentinel node navigation surgery などさまざまな新しい外科手術は，まだ国内外で十分に一般化しているとはいえないものの，最近，インターネット上で各種手術光景を閲覧できる Web サイトが出現し，外科医が世界中どこにいても容易に手術方法の情報を得ることができるようになっている．このような外科の新しい潮流は目覚ましい速度で本流へと変化を遂げるであろう．

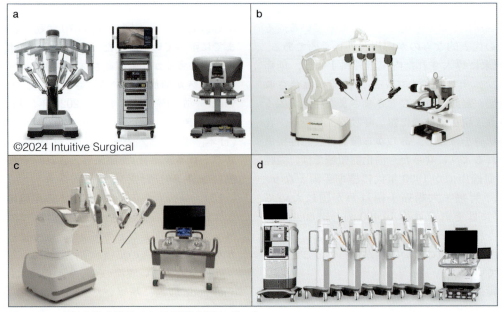

図 1-13　次々と臨床導入される手術支援ロボット
　a：da Vinci Xi Surgical System，**b**：hinotori™ Surgical Robot System（画像提供：メディカロイド），**c**：Saroa サージカルシステム（画像提供：リバーフィールド），**d**：Hugo™ RAS システム（画像提供：メドトロニック）

❷ 医療人としての外科医

　外科診療の基本は手術であり，それを中心として手術適応の決定，術前・術中・術後管理（周術期管理）が加わる．したがって，外科医は手術を中心とした外科治療を通じて医療に貢献していくことになる．手術は決して芸術ではなく，科学でなければならない．安全な麻酔管理に患者を任せることのできる現在，スピードよりは安全性，確実性，そして患者の術後長期にわたる quality of life（QOL）を考えなければならない．とはいえ無意味に手術時間を浪費することは，それだけ手術侵襲が大きく手術後の経過を不良のものとする可能性がある．そのためにも日頃，手術手技の習熟に励むことが必要となる．また，近年，低侵襲手術の研究が進み，また，内視鏡外科手術，カテーテルインターベンションなどさまざまな新しい術式が開発されている．

　一方で，華岡青洲の言葉に"内外合一，活物窮理"とあるように，外科医は内科的にも十分な知識を備えていなければならない．それらの知識を適切な手術適応の決定や慎重かつ確実な周術期管理に活かさなければならない．これらが伴ってこそ，不必要な手術をなくし，また安全な手術を行いうるのである．外科の歴史が始まって幾星霜，近代外科学の進歩には目覚ましいものがあるが，外科医のあり方には変わりがない．自らの野心や功名心を捨てて，病人を救おうとする誠実さこそ，本当に外科医に求められている姿といえよう．

　外科医が全力を投入して病気の完治や患者の延命効果をはかるのは当然であるが，侵襲の大きい治療を行っても術後合併症がなく，日常の生活に支障がないのが治療のあるべき姿である．患者が治療後に重篤な合併症に苦しみ悩むのであれば治療の価値は半減する．患者の生命・生活・人生の質（QOL）を軽視して行う治療は決して医療の本来のあり方ではない．常に患者の立場に立って，十分なインフォームド・コンセント（後述）を前提とし，QOL を十分に念頭に置いて治療にあたらなければならない．

　人における生物医学的研究に携わる医師のあり方についての宣言が，フィンランドのヘルシンキにおける第 18 回世界医師会総会で行われた（The

Declaration of Helsinki, 1964). このヘルシンキ宣言は，A：前文，B：すべての医学研究における基本原則，C：診療と結びついた医学研究における追加的原則，の3章からなり，まさに生命倫理学(medical ethics)の原則であり，外科学や外科医療にも必須の内容が含まれている．この宣言はその後何度か修正され，今日に至っている．

さらに，脳死ドナーからの臓器移植や体外受精など倫理面での問題があるものについて，すべての医学部・医科大学や病院で倫理委員会がつくられ，生命倫理の確立と患者の人権擁護に力点が置かれている．脳死からの臓器摘出による移植についての法律は1997年10月に施行され，施行後20年を経て，771例の脳死臓器移植が施行された（2021年7月まで）．長年臓器移植の研鑽に励んできたわが国の医師たちにも脳死ドナーからの臓器移植の現場が与えられることとなった．欧米の移植先進国に遅れること30年が経過したが，生命倫理や人権擁護のシステムは詳細を究めている．

❸ インフォームド・コンセントと癌の告知，尊厳死

医の倫理について最近，特に強調されているのはインフォームド・コンセント(informed consent：IC)である．この言葉は1957年のカリフォルニア州控訴裁判所で初めて使用されたといわれ，第18回世界医師会総会のヘルシンキ宣言のなかでも使用されている．日本医師会ではICを「説明と同意」と表現しているが，実際には患者に疾患についてわかりやすく「説明」し，患者がこれを「理解」し，かつ「納得」し，診療（診断と治療）に「同意」することである．これまでのように診療方針を医師に一任するというpaternalism(父権主義，温情的干渉主義)と呼ばれる医師の裁量権上位の立場ではなく，医師の説明に対する理解と納得のあとで患者自らが診療方針を選択する(自己決定権；self-determination)ということである．ICは外科手術の裁判から始まった言葉であり，それだけ外科に関連が深い．

癌の告知(truth telling)はICの1つである．癌の告知率は米国や北欧では90%以上であるが，わが国では1990年代までは20%程度であった．しかし，わが国での癌の告知率は上昇しつつあり，告知率97.1%という癌治療専門の施設もある．早期癌では告知率は高いが，治療不能な進行癌での告知は必ずしも容易ではない．できるだけ患者に不安感，焦燥感，ショックを与えないように段階的告知などの工夫が必須である．医師は癌の告知以後にも配慮しなければならない．癌患者が人生観や死生観(thanatopsis)あるいは生きがいをもっていると癌の告知は容易である場合もある．

安楽死(euthanasia)を最近は尊厳死(death with dignity)と呼ぶことが多い．わが国では時に消極的に尊厳死が行われてきたが，積極的尊厳死に関する1995年の裁判では安楽死に必須の4要件が示された．しかし積極的尊厳死は殺人であるとする意見もあり，今後の慎重な検討が必要であるとする意見も少なくない．

❹ 新しい外科手術導入と安全性

近年，外科医の研鑽や医工連携による医療機器の開発によって，外科手術の新しい術式開発や手術機器の導入が進められている．これらは，手術を受ける患者に貢献することを意図して開発されているものの，手術によっては技術難易度が高く，不慣れなことに起因する有害事象の発生が危惧されている．そこで，技術的に難易度の高い外科手術を安全に患者へ提供できるよう，そして施行する外科医を擁護するために，新規導入予定の外科手術の技術評価や導入後に有害事象が発生した場合の再発防止に関する社会制度が整備されてきた．

高難度新規手術の導入に際しては，特定機能病院において倫理委員会のみならず技術評価委員会で評価を受けるシステムの設立が義務づけられている．一方，万一，導入した高難度手術により有害事象が発生した場合には，施設内の医療管理部門での院内調査を行い，その調査報告を受けた医療事故調査・支援センターが情報を収集・分析することにより再発防止につなげる制度が設立されている〔第22章「外科とリスクマネジメント」の「事故発生時の対応と医療事故調査制度」の項(→275頁)参照〕．

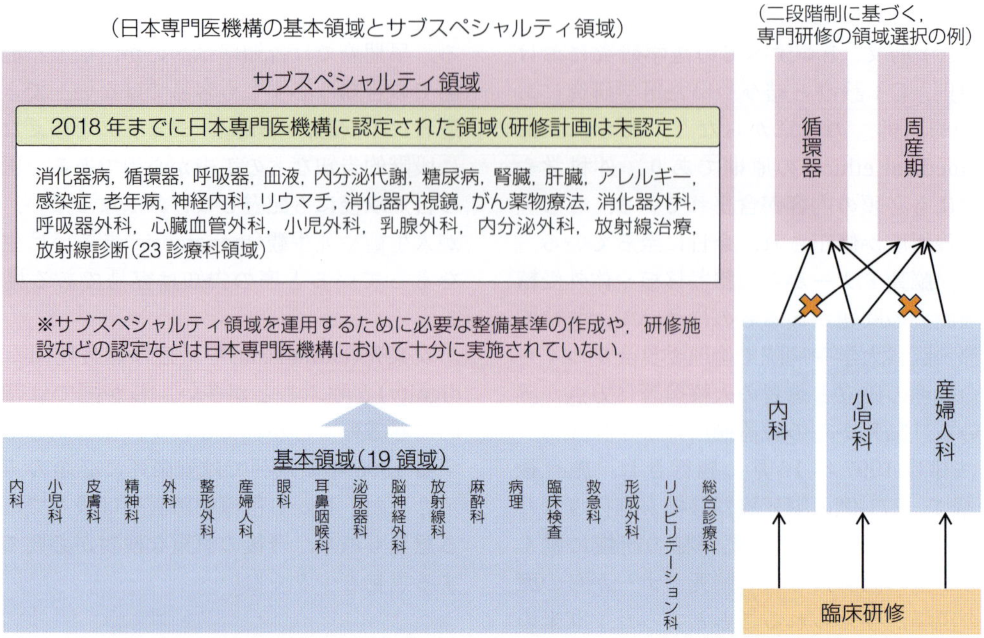

（日本専門医機構の基本領域とサブスペシャルティ領域）

サブスペシャルティ領域

2018年までに日本専門医機構に認定された領域（研修計画は未認定）

消化器病，循環器，呼吸器，血液，内分泌代謝，糖尿病，腎臓，肝臓，アレルギー，感染症，老年病，神経内科，リウマチ，消化器内視鏡，がん薬物療法，消化器外科，呼吸器外科，心臓血管外科，小児外科，乳腺外科，内分泌外科，放射線治療，放射線診断(23 診療科領域)

※サブスペシャルティ領域を運用するために必要な整備基準の作成や，研修施設などの認定などは日本専門医機構において十分に実施されていない．

基本領域（19 領域）

内科　小児科　皮膚科　精神科　外科　整形外科　産婦人科　眼科　耳鼻咽喉科　泌尿器科　脳神経外科　放射線科　麻酔科　病理　臨床検査　救急科　形成外科　リハビリテーション科　総合診療科

（二段階制に基づく，専門研修の領域選択の例）

循環器　周産期

内科　小児科　産婦人科

臨床研修

図 1-14　専門医の基本領域とサブスペシャルティ領域

（厚生労働省：医道審議会医師分科会医師専門研修部会．平成 30 年度　第 5 回資料 https://www.mhlw.go.jp/content/10803000/000492681.pdf）

❺ 外科の専門医制度

　近年，情報開示の考え方が進み，患者が自分を担当する医師の専門分野や専門医など資格取得状況を知る権利についての議論が進んでいる．一方，臓器ごとに過度に分化された医療体制の弊害も指摘されており，外科専門医制度では一般外科研修を充実させることで総合外科医の育成にも注力している．また，卒後研修，専門医資格取得の努力に見合う待遇を医師も求めている．このように，国民と社会に信頼される専門医制度の整備がわが国の医療制度のために必須であるという考え方を行政，日本医師会，医学会の 3 者が共通の認識としてもつこととなり，2018 年 4 月から日本専門医機構の運営による専門医制度が始まった．新しい専門医制度は，「初期臨床研修」から

「基本領域専門医」，そして「サブスペシャルティ領域専門医」へと連続的・段階的にキャリア形成が行われる制度設計である（図 1-14）．このような外科学のなかにおける分科と統合が車の両輪のごとく調和がとられ，外科学のますますの発展が期待される．

　これと並行して，現在施行されている 2 年間の初期臨床研修に外科の必修化が認められた．内科，外科，小児科，救急診療を必修とした総合診療研修のなかで外科系の診療科がどのような研修カリキュラムを提供すべきかが検討されている．

　このように外科医を取り巻く環境は日々刻々と変わりつつある．外科医はこれらの環境の変化を柔軟に捉えながらも，本来の外科医の姿を決して見失ってはならない．

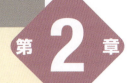

第2章 外科侵襲の病態生理

外科的侵襲には，組織損傷や出血，それに伴う阻血(低灌流)，疼痛，感染などがある．
- 組織への低灌流，阻血あるいは虚血再灌流障害
- 神経内分泌(ストレス)反応
- 凝固経路の刺激
- 組織の損傷や病原体の侵入による免疫細胞の刺激と，それによるサイトカインなどのメディエータの産生

が過度であると血管内皮細胞の活性化を引き起こし，炎症細胞の流入，接着，血管透過性の亢進を生じて細胞障害，臓器不全へと陥っていく(図2-1)．

A 神経内分泌(ストレス)反応

生体に侵襲が加わると，受容体を介して中枢神経に伝達され，
- 視床下部-下垂体-副腎皮質系を中心とした内分泌系(コルチゾール，グルカゴン，アルドステロン，ADH，GHなど)
- 交感神経-副腎髄質系を介する自律神経系の反応(アドレナリン，ノルアドレナリンなど)

により，循環，代謝に影響するほか，免疫細胞刺激，血液凝固促進が惹起される(図2-2)．

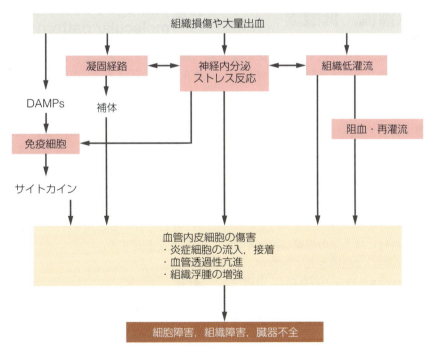

図2-1 手術侵襲後に組織障害，臓器不全に至る経路
組織低灌流，再灌流障害，神経内分泌(ストレス)反応と，炎症による免疫細胞の刺激からサイトカインなどのメディエータの産生，凝固経路活性化により損傷部位だけでなく遠隔，全身性に損傷を与えうる．DAMPs：damage-associated molecular patterns

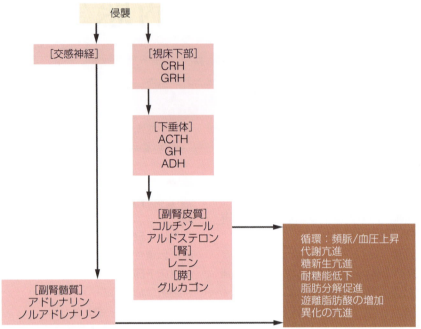

図 2-2 侵襲に対する神経内分泌反応
侵襲は受容体を介して中枢神経に伝達され，視床下部-下垂体-副腎皮質系を中心とした内分泌系，交感神経-副腎髄質系を介する自律神経系の反応により，循環，代謝に影響する．

B 組織低灌流，低酸素

血圧低下による組織灌流圧の低下，赤血球の変形能の低下，微小血栓などにより組織へ十分量の酸素を運搬ができなくなると組織の低酸素をきたす．血管内皮障害やミトコンドリア機能不全による酸素利用障害も影響する．

C 免疫細胞の活性化シグナル（図2-3）

侵襲反応は，古典的には上記の組織低灌流や神経内分泌（ホルモン産生）で説明されてきたが，免疫反応が細菌などの外因性物質のみならず，内因性シグナルによっても起動されることが明らかになり，手術侵襲や外傷，敗血症，急性呼吸促迫症候群（acute respiratory distress syndrome：ARDS）などの炎症に起因する病態の多くが同様のメカニズムに基づくことがわかってきた．

1 pathogen-associated molecular patterns（PAMPs）

細菌やウイルスなどの病原体由来で，炎症を活性化する物質パターンを病原体関連分子パターン（pathogen-associated molecular patterns：PAMPs）と呼び，ヒト生体内に侵入すると免疫反応を引き起こす．PAMPs は，Toll-like receptor（TLR）に代表されるパターン認識受容体（pattern recognizing receptors：PRRs）によって認識されると，自然免疫反応を活性化する．例えば，グラム陰性菌の細胞膜に存在する LPS が PRR である TLR4 に結合すると，サイトカイン産生を誘導して炎症を惹起する．

2 damage-associated molecular patterns（DAMPs）

PRRs が結合するのは外因性の PAMPs のみではなく，外傷や感染で損傷した組織や壊死しようとする細胞から放出される内因性分子パターンも PRRs により認識され，同様の自然免疫反応が誘

C 免疫細胞の活性化シグナル ● 15

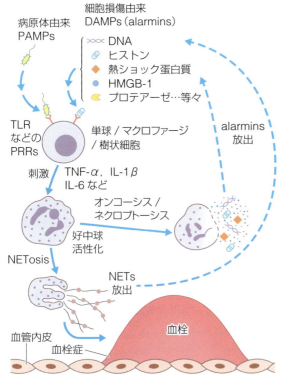

図 2-3　侵襲における DAMPs, PAMPs から始まる組織障害

手術侵襲や重度外傷，熱傷などの侵襲下で，DAMPs が細胞膜上の特定の受容体(pattern recognition receptors: PRRs)に結合すると，単球，マクロファージ，樹状細胞などの標的細胞が活性化する．さらにサイトカインを介して好中球を活性化し，オンコーシスや neutrophil extracellular traps (NETs)放出を伴う NETosis といった細胞死を誘導する．NETs はそもそも病原体に対して全身に播種しないようにする宿主の防御反応であるが，血管内皮細胞障害による組織循環障害を引き起こしうる．好中球の細胞死に伴って alarmins が放出されると，PRRs を介して再び標的細胞が活性化されることになる．病原体由来の分子パターン(PAMPs)からの反応も同様である．

導され，その後の生体反応も共通していることが判明してきた．この分子パターンの総称を傷害関連分子パターン(damage-associated molecular patterns：DAMPs)と呼び，これには alarmin とも呼ばれる細胞内のさまざまな物質がある．PRRs に DAMPs や前述の PAMPs が結合したあとの代表的なシグナル伝達経路に NF-κB (nuclear factor-kappa B)や AP-1 (activator protein-1)などの転写因子活性の上昇があり，mRNA 産生が亢進し，炎症性メディエータが産生される．DAMPs はもともと傷害部位周囲で炎症反応を惹起する働きをもつと考えられているが，全身に循環すると遠隔臓器障害の原因となりうる．

ヒストンは核内に多く含まれる蛋白であるが，血中に遊離すると高い障害性に関連する(人工的に投与すると，肺では好中球の集積・出血・血栓形成を引き起こし，凝固反応を活性化することが知られている)．同じく核内物質である HMGB-1 は細胞死を誘導する死のメディエータと呼ばれ，高い組織障害性をもつ．核内から DNA やヒストンが細胞質内のミエロペルオキシダーゼなどの組織障害性蛋白質を伴って細胞外に放出され，これらが DAMPs として機能する．アデノシン三リン酸(ATP)やもともとが細菌由来のミトコンドリア DNA は細胞質から放出され炎症を惹起する．

> **Frontier**
>
> **アポトーシスとネクローシス**
>
> 　炎症惹起作用をもつ核内物質などの DAMPs は，宿主の細胞死であるアポトーシスにおいても同様に放出されているはずである．しかしこれらは効率よく代謝され血中レベルは低値にとどまる．一方，大きな侵襲で多くの細胞が一度にネクローシスに陥った場合には，ヌクレアーゼによる分解が間に合わず，血中濃度が増加する．この増加を重症度の指標とする試みもある．

❸ サイトカイン産生と好中球活性化，細胞死

　PAMPs/DAMPs が，単球/マクロファージや樹状細胞の PRRs に認識されると，TNF-α，IL-1β，IL-6 ほかのサイトカインが産生され，それを介して好中球が活性化される．

　活性化された好中球はアポトーシス，(細胞内分子の再利用を伴う)オートファジーのほか，オンコーシスやネクロトーシス，そして後述のネトーシス(NETosis)などさまざまな細胞死をきたす．このうちオンコーシス/ネクロトーシスは，アポトーシス(能動的な細胞死)と異なる，過大な侵襲により生じる細胞死であり，炎症反応と密接に関係する．細胞が障害される過程で細胞膜チャネルの開放から細胞膜蛋白質が分解され，流入した細胞外液が細胞の膨化，融解をきたす．その際に前述の alarmins が放出，拡散され DAMPs として周囲の炎症が惹起される．ネクローシスに能動的に誘導される細胞死はネクロトーシスと呼ば

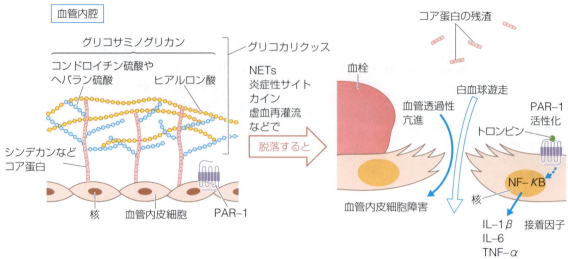

図 2-4 グリコカリックスの構造と障害
グリコカリックスは，細胞膜に固定されたシンデカンなどのコア蛋白とそこに枝のように結合するヘパラン硫酸やコンドロイチン硫酸などのグリコサミノグリカン，さらにそこに結合するヒアルロン酸などの物質からなり，血管内皮細胞の保護や抗凝固，水分保持などさまざまな機能を果たしている．この構造は脆弱で，NETs や炎症性サイトカイン，虚血などにより脱落すると，血管内皮細胞が障害され透過性亢進をきたす．

れる．放出された DAMPs はさらに単球/マクロファージ表面の PRRs に結合する．

4 NETs/NETosis と血管内皮細胞障害

好中球が細胞死に際して NETosis をきたす際には，核内から DNA による編目状の骨格にヒストンやミエロペルオキシダーゼ，エラスターゼなどの核蛋白が付着する構造（NETs）が放出される．これらはまた DAMPs としても機能する．この NETosis により，凝固が活性化され，また血小板活性化や血管内皮細胞障害を生じ免疫血栓を形成して，病原体の全身への播種を防ぐとされている．一方でミエロペルオキシダーゼやエラスターゼは殺菌性をもつ蛋白であるため，宿主に対しても障害的に作用し，血管内皮細胞障害，組織循環障害から臓器不全の要因になりうる．

活性化された好中球や血小板からは，さらに tissue factor を発現したマイクロパーティクルが多量に放出され，これらによっても凝固が活性化する．

D 血管内皮細胞とグリコカリックス

毛細血管の表面，つまり血管内皮細胞は，血流凝固を抑制するため血流との摩擦が少ないように構成されている．また血管透過性調節なども重要である．この調整には血管内皮細胞表面の数 μm のところに存在する構造体であるグリコカリックスが重要な役割を担っている．グリコカリックスは細胞膜に結合しているコア蛋白（シンデカンを代表とするプロテオグリカンやグリコプロテインなど）に糖鎖構造グリコサミノグリカン（ヘパラン硫酸やコンドロイチン硫酸，ヒアルロン酸など）で構成される複合体で，通常では血管内皮細胞で合成され細胞表面に移動し，剝離していくというサイクルを繰り返しつつ，常に一定の構造を保ってその役割を果たしている（図 2-4 左）．ヘパラン硫酸にはアンチトロンビンや活性化プロテイン C，組織因子経路阻害因子（tissue factor pathway inhibitor：TFPI）などが結合して抗凝固活性を維持している．

グリコカリックスには①血管バリア機能の調節，②循環血液量の調節（水分保持），③円滑な

血球細胞の血管内移動，④ NO を介した血管平滑筋の調節機能，⑤ 血管内皮細胞の保護，⑥ 炎症反応・凝固能の調節，などさまざまな生理学的意義が判明してきている．

グリコカリックス層は非常に脆弱であり，活性化好中球が NETs を形成すると，ヒストン，ミエロペルオキシダーゼ，好中球エラスターゼによりグリコカリックスは障害され血管内皮から脱落（shedding）する（図 2-4 右）．この脱落は虚血再灌流障害，敗血症，高血糖などによっても生じる．急激にグリコカリックス層が破壊されると上記の修復（新陳代謝）機構では間に合わず，血管内皮障害が進行し血管透過性の亢進をきたす．これが毛細血管から間質へのアルブミンや血液成分の漏出，浮腫形成を引き起こし，さらに血管外への遊走白血球による細胞傷害などが加わり遠隔臓器障害が引き起こされる．血管内皮細胞の抗凝固機能が低下し，それに伴い血小板-白血球複合体による微小血栓が形成され，微小循環障害により全身の臓器障害がさらに進行する．

また凝固亢進によりトロンビンが過剰に産生されると細胞表面の protease-activated receptor（PAR）を活性化する．活性化された PAR は細胞内の NF-κB などの転写因子を介して TNF-α や IL-1β，IL-6 などの炎症性サイトカインの産生と分泌，intercellular adhesion molecule-1 (ICAM-1), vascular cell adhesion molecule-1 (VCAM-1) などの接着因子が発現して炎症性細胞の接着が活性化される．

Frontier
グリコカリックスの障害マーカー

グリコカリックスが障害されて血管内皮から剝がれると，グリコカリックスの成分が遊離し残渣として血中に存在するようになる．この残渣の濃度でグリコカリックスの障害の程度を推定できる．シンデカン（SDC）-1 はグリコカリックスのコア蛋白であり，グリコカリックスの障害マーカーとしての有用性についてはさまざまな検討がなされている．心臓手術や高エネルギー外傷，熱中症などでも内皮の傷害が起こることが知られており，特に人工心肺を用いた心臓手術では人工心肺を用いない手術よりも本マーカーの値が大きく上昇する．グリコカリックスは一度脱落すると元の状態に戻るのにはある程度時間がかかるため，いかに脱落を予防するか，また修復を促すような物質を解明することは関心事である．

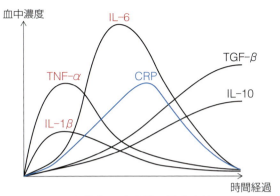

図 2-5 手術侵襲後の炎症性，抗炎症性サイトカインの血中濃度の概念図
（参考のために CRP を記載している）

E サイトカインストーム

大手術などの侵襲に対しての生体の反応はきわめて精密かつ複雑で，その一部を前項までに示したが，臨床的な病勢を日常的に理解する際には各種バイオマーカーの動向が重要である．これまで述べた複雑な機序の結果，炎症性メディエータが典型的にはどういう挙動をとるのかを図 2-5 に示す．食道癌手術や膵頭十二指腸切除術などの大手術侵襲に対する典型的パターンでは，まず TNF-α や IL-1β が産生され，これらにより炎症反応が惹起され，他のサイトカインの産生を誘導する．IL-6 や IL-8 の産生と，遅れて IL-10 などの抗炎症性サイトカインが産生されるようになる．このうち現時点で臨床症例で使用しやすいのは，メディエータ的に安定し測定しやすい IL-6 である．なお，ごく日常的に測定されている CRP は侵襲に対する反応としては若干遅れるものの，ほどよく安定しレンジも過大でなく，安価で有用なバイオマーカーである．

F SIRS と CARS，PIICS

手術侵襲による生体の反応は，外傷や熱傷と同じく，まずは病原体ではなく損傷した組織自体により活性化される．これまでに述べた機序のような炎症反応が優位な状態を systemic inflammatory

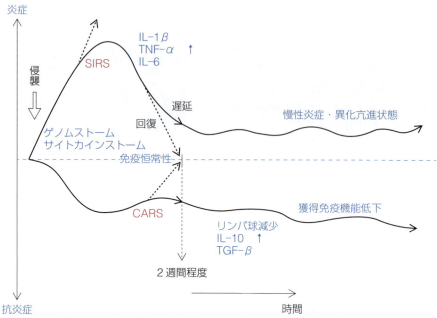

図 2-6 大手術，外傷，熱傷，敗血症などの侵襲後に起こる免疫応答の概念図
SIRS，CARS の状態から十分に回復しない場合，慢性重症疾患の状態に陥り，免疫抑制の亢進と持続的炎症，異化亢進状態が併存する PIICS (persistent inflammation, immunosuppression, and catabolism syndrome) の状態が持続する．

response syndrome (SIRS) と呼ぶ．SIRS は感染によっても引き起こされる．American College of Chest Physicians と Society of Critical Care Medicine の合同委員会 (1992) が定めた以下の 4 項目 ① 体温 <36℃ または >38℃，② 脈拍 >90 回/min，③ 呼吸数 >20 回/min あるいは $PaCO_2$ <32 Torr，④ 白血球数 >12,000/mm³，あるいは <4,000/mm³，または 10% を超える幼若球出現，のうち 2 項目以上を満たすときに SIRS とする診断基準が臨床的で簡便，迅速であるため重症患者のスクリーニングとして広く浸透している．この SIRS に対する生体反応として，IL-10 やトランスフォーミング増殖因子 (transforming growth factor-β：TGF-β) などの抗炎症性サイトカインが初期から放出され，compensatory anti-inflammatory response syndrome (CARS) と呼ばれる．

侵襲の初期にはシグナル伝達物質，炎症性サイトカイン，細胞接着分子をコードする多数の遺伝子の活性化「ゲノムストーム」とそれに続くサイトカインの急増「サイトカインストーム」として捉えられる．急性期にこれらの反応が過剰になることが，この時期のショックの遷延や多臓器不全，死亡転帰の原因となりうる．

SIRS が消退し回復すると免疫恒常性を取り戻すが，重度侵襲では一命をとりとめたもののその後炎症状態が慢性的に持続し，むしろ獲得免疫機能の低下をきたし，また異化亢進状態が続く．こういった免疫機能の恒常性の破綻を示す persistent inflammation, immunosuppression, and catabolism syndrome (PIICS) の概念が提唱されている (図 2-6)．入院の長期化，炎症所見の持続，適切な栄養摂取にもかかわらない体重減少，低アルブミン血症，免疫抑制などの臨床所見を呈し，長期的な予後改善を障害している．現時点では PIICS に対する特別な治療法はなく，早期リハビリテーションや適切な栄養管理など，基本的な治療をより確実に行い予防に努めることが重要であるとされている．

第3章 ショック

A ショックの概念

1 ショックの定義

ショックとはさまざまな原因から引き起こされる全身の急性循環不全のことである．ショックは単に低血圧ということではない．急性の循環不全に伴い重要臓器や細胞の機能維持に必要な血液循環が得られず，組織で引き起こされる低酸素状態のことである．

2 酸素運搬と組織酸素代謝

生命活動の維持には組織に十分な酸素が供給される必要がある．体に取り込まれた酸素は正常な細胞内のミトコンドリア内ではクエン酸回路（TCA回路）による好気的代謝に不可欠である．クエン酸回路は解糖の最終段階であるピルビン酸から生成されたアセチルCoAが回路に組み込まれ，酸化されることによって，生命維持に必要なエネルギー源となるATP（adenosine triphosphate）産生を行っている．しかし急性の循環不全により組織への酸素供給が急激に低下すると，ミトコンドリア内での好気的代謝は障害され，嫌気的代謝によって代償されるようになる．その結果ピルビン酸から乳酸が代謝されるようになり，血中に乳酸が蓄積することで代謝性アシドーシスをきたす（図3-1）．

組織への酸素供給が低下する原因はショックの原因によって異なる．出血性（循環血液量減少性）ショックや心原性ショックでは組織への酸素供給

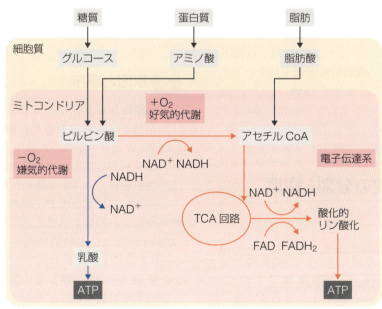

図3-1　TCA回路

20 ● 第3章　ショック

表3-1　ショックの分類

心原性ショック（cardiogenic shock）
- 心筋性
- 不整脈

循環血液量減少性ショック（hypovolemic shock）
- 出血性ショック
　（外傷，消化管出血，子宮外妊娠破裂など）
- 体液喪失（脱水，熱中症，広範囲熱傷など）

心外閉塞・拘束性ショック（obstructive shock）
- 肺血栓塞栓症
- 心タンポナーデ
- 緊張性気胸

血液量分布不均衡性ショック（distributive shock）
- 敗血症性ショック（感染症）
- アナフィラキシーショック（薬物，ハチ，食物など）
- 神経原性ショック（脊髄損傷，血管迷走神経反射）

が需要を下回ることで嫌気性代謝へと移行し乳酸が蓄積する．一方敗血症性ショックでは体内の炎症反応に伴い酸素需要が著明に亢進し，酸素供給が追い付かなくなることで相対的な酸素不足の状態となり，嫌気的代謝で代償されるようになる．このような組織低酸素による嫌気的代謝の亢進はショックに伴い血圧が低下する以前から起こっており，この状態を代償性ショックと呼ぶ．さらに組織低酸素の状態が持続することで血圧低下が生じるようになり，この状態を非代償性ショックと呼ぶ．中心静脈血酸素飽和度と血中乳酸値をモニタリングすることで，早期にショックの治療に介入することが可能となる．通常安静時の動脈血酸素飽和度はほぼ100%，中心静脈血の酸素飽和度は75%程度であるが，これが70%以下に低下した場合は，組織への酸素供給が低下していることを意味する．また，血中乳酸値は最も鋭敏なショックのマーカーとなるとされている（基準値<2 mmol/L または<18 mg/dL）．

B ショックの分類と病態

1 分類

　ショックはその原因により，① 心原性ショック（cardiogenic shock），② 循環血液量減少性ショック（hypovolemic shock），③ 心外閉塞・拘束性ショック（obstructive shock），④ 血液量分布不均衡性ショック（distributive shock）の4つに分類される（表3-1）．しかしこれらの分類は絶対的なものではなく，循環不全の引き起こされた患者ではこれらの複数の要因が混在していることも多い．

2 病態

　ショックの病態を理解するうえでは心臓から組織への酸素供給量（delivery O_2：$\dot{D}O_2$）に影響を与える因子の理解が重要である．ショックでは$\dot{D}O_2$が低下することで組織の酸素供給が間に合わなくなり，嫌気性代謝に移行する．$\dot{D}O_2$は1分間に心臓が送り出す酸素の量（mL/min）で動脈血酸素含有量（oxygen content：CaO_2），心拍出量（cardiac output：CO）により規定される（表3-2）．

　臓器灌流を維持するためには最低限の血圧が必要である．ショックの診療では昇圧目標を平均動脈血圧（mean arterial pressure：MAP）≧65 mmHgとされることが多いが，MAP≧65 mmHgであれば最低限の臓器灌流量が得られると考えられているからである．

　生体では$\dot{D}O_2$低下がみられると最低限の血圧を維持するために末梢血管が収縮し，代償性に1回拍出量（stroke volume：SV）を増加させることでMAPを維持するように反応する．このタイミングで適切な治療介入が得られない場合には生体の代償機構は破綻し，MAPの低下をもたらし，生命活動の維持が困難になる．

3 原因と機序

1 ● 心原性ショック

　心原性ショックは急激な心機能（心収縮力，心拍出量）の低下で起こるショック状態をいう．急性心筋梗塞や心筋炎などが原因による心収縮力低下や弁膜症によりSVが低下したとき，徐脈による心拍数低下のときにCOが低下する．また頻脈性不整脈で心拍数が異常に上昇した場合も，左室に血液が流入する時間が減少することにより，SVおよびCOが低下する．

2 ● 循環血液量減少性ショック

　循環血液量減少性ショックは出血，脱水，熱傷部位からの体液喪失による極度の循環血液量減少

表3-2 ショックの病態における各因子の動き

	心原性ショック	循環血液量減少性ショック	心外閉塞・拘束性ショック	血液量分布不均衡性ショック
病態	心収縮力低下	循環血液量低下	左室充満不全	血管透過性亢進
酸素供給量($\dot{D}O_2$)	↓	↓	↓	↑
心拍出量(CO)	↓	↓	↓	↑
心拍数(HR)	↑	↑	↑	↑
1回拍出量(SV)	↓	↓	↓	↓
平均動脈血圧(MAP)	↓	↓	↓	↓
末梢血管抵抗	↑ or →	↑	↑	↓

酸素供給量($\dot{D}O_2$)＝動脈血酸素含有量(CaO_2)×心拍出量(CO)×10
動脈血酸素含有量(CaO_2)＝1.34×ヘモグロビン量(Hb)×動脈血酸素飽和度(SaO_2)
心拍出量(CO)＝1回拍出量(SV)×心拍数(HR)

によって起こされる状態をいう．多くは出血性ショックであり，外傷によるショックの90％は出血性ショックである．脱水や熱傷によるショックは成人では稀であるが，体液量の割合の多い小児では起こりやすい．血液量が減少することで左室前負荷が低下し，続いてSVが低下する．COを増加させるために代償性に心拍数の増加がみられるが，代償しきれない場合はCOが低下し，$\dot{D}O_2$も低下する．代償性に後負荷も上昇し，一時的にMAPは保たれるが，治療介入が遅れると状態が悪化し代償性変化が破綻してMAPが低下する．

3 ● 心外閉塞・拘束性ショック

心外閉塞・拘束性ショックは胸腔内圧・心嚢内圧の上昇によって静脈還流が減少し，左室充満不全からCOが減少することによるショックの状態である．急性肺血栓塞栓症や心タンポナーデ，緊張性気胸が代表的な病態である．肺血栓塞栓症では血栓による肺動脈の閉塞により，心タンポナーデでは心臓の拡張障害により，緊張性気胸では胸腔内圧の上昇に伴い静脈還流が低下することにより，COが低下しショックに陥る．SVおよびCOが低下し，最終的に$\dot{D}O_2$とMAPも低下する．

4 ● 血液量分布不均衡性ショック

血液量分布不均衡性ショックでは末梢血管の拡張によって低血圧をきたす．敗血症性ショック，アナフィラキシーショック，神経原性ショックが代表的なものである．敗血症性ショックでは初期には発熱，酸素消費量亢進などの感染症状に伴い，COが増加する時期がある．末梢血管は拡張して四肢が温かいためwarm shockという．しかし，徐々に発熱，酸素消費量亢進などを代償できなくなると，末梢血管が虚脱した状態となり，ショックは不可逆的となる．著明な後負荷低下のためMAPが低下し，皮膚などに血流がとられてしまい，重要臓器の血液灌流量が減少する．代償性に心収縮力や心拍数が増加することで$\dot{D}O_2$が増加するが，MAP低下により重要臓器の灌流は改善しない．後述する多臓器機能不全症候群(MODS)の原因として最も多い病態であり，播種性血管内凝固(DIC)を併発しやすい．

C ショックの症状，診断

症状

ショックは全身の血流低下により生命活動の維持が保てなくなる病態であり，治療の遅れは致命的になりうる．

ショックの症状として古典的に呼吸不全(pulmonary insufficiency)，冷汗(perspiration)，顔面蒼白(pallor)，脈拍微弱(pulselessness)，肉体的・精神的虚脱(prostration)の頭文字をとった5Pが知られている．毛細血管再充満時間(capillary refilling time：CRT)は指の爪床を蒼白になるまで圧迫し，圧迫を解除した際に色調がもとに戻るまでの時間を指すが，2秒以上かかる場合には末梢循環が遅延していると判断する．

一般的にショックでは循環不全の徴候として顔

表 3-3　ショックの診断基準

1. 血圧低下

収縮期血圧 90 mmHg 以下
- 平時の収縮期血圧が 150 mmHg 以上の場合：
  平時より 60 mmHg 以上の血圧下降
- 平時の収縮期血圧が 110 mmHg 以下の場合：
  平時より 20 mmHg 以上の血圧下降

2. 小項目（3 項目以上を満たす）

① 心拍数　100 回/min 以上
② 微弱な脈拍
③ 爪床の毛細血管再充満時間の遅延（2 秒以上）
④ 意識障害（JCS 2 桁以上または GCS 10 点以下），不
　穏，興奮状態
⑤ 乏尿・無尿（0.5 mL/kg/hr 以下）
⑥ 皮膚蒼白と冷汗，または 39℃ 以上の発熱（感染症性
　ショックの場合）

1. 血圧低下と**2. 小項目**3 項目以上でショックと診断する.

面蒼白や脈拍微弱の所見を認めるが，ショックに対する初期の身体的反応として交感神経緊張の状態となり，末梢血管が収縮することで血圧が維持されているものの，頻脈や冷汗が観察されやすい．交感神経緊張状態が持続することで炎症性サイトカインが産生され，肉体的・精神的虚脱を生じる．また，ショックに伴い組織の酸素需要が低下すると嫌気的代謝により乳酸が蓄積され，代謝性アシドーシスの状態に傾く．これに対して生体の防御機能として呼吸性に代償するように呼吸性アルカローシスを生じ，頻呼吸が生じる．また，炎症性サイトカインの産生に伴い肺などの血管透過性亢進が起こり，肺拡張能が障害されることで呼吸不全へとつながる．

低血圧はショックの最も特徴的な症状とされているが，ショックの初期は必ずしも低血圧をきたすとは限らない．身体の代償機構が破綻すると低血圧をきたし，ショックが顕在化する．

Point　ショックの 5P

- 呼吸不全（pulmonary insufficiency）
- 冷汗（perspiration）
- 顔面蒼白（pallor）
- 脈拍微弱（pulselessness）
- 肉体的・精神的虚脱（prostration）

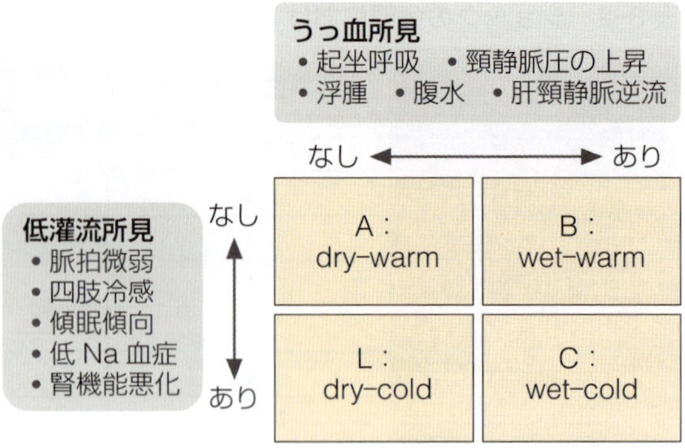

図 3-2　Nohria-Stevenson 分類

② 診断

Ⓐ ショックの初期評価

ショックの原因の判断には問診，身体所見，X線検査，血液検査，心電図などから総合的に判断される．ショックの診断基準として多く用いられているものを表に示す（**表 3-3**）．一般にショックでは収縮期血圧が 90 mmHg 未満の低下を認める場合，かつ臓器灌流の低下に伴う症状の出現を認める場合に診断する．意識状態の変化は脳血流の，尿量減少は腎血流の低下によるものである．また，皮膚および四肢末梢の冷感は皮膚血流の低下によるものであり，出血性ショックや心原性ショックで認められる．一方で血流量分布不均衡性ショックの際には末梢の冷感は認められず，むしろ血管拡張により四肢末梢が温かくなるのが特徴である．

Ⓑ 心原性ショック

心疾患の存在を前提として，① 収縮期血圧 90 mmHg 未満もしくは通常より 30 mmHg の血圧低下，② 乏尿（20 mL/hr 未満）・無尿，③ 意識障害，④ 末梢血管収縮（四肢冷感，冷汗）をすべて満たす病態を心原性ショックと診断する．心原性ショックの原因としては心筋梗塞が最も多い（51%）．

急性期の心原性ショックの対応としてまず身体所見にて重症度を判定する（**図 3-2**）．本分類から肺うっ血および組織低灌流の有無を評価することができる．同分類の profile C または L では心原

表3-4 ショック指数と出血量（米国外科学会分類）

分類	Class Ⅰ	Class Ⅱ	Class Ⅲ	Class Ⅳ
ショック指数	0.5〜1.0	1.0〜1.5	1.5〜2.0	2.0<
出血量	<750 mL	750〜1,500 mL	1,500〜2,000 mL	2,000 mL<
出血量（%循環血液量）	<15%	15〜30%	30〜40%	>40%
血圧	不変	収縮期血圧不変/拡張期血圧上昇	収縮期血圧低下/拡張期血圧低下	収縮期血圧低下/拡張期血圧低下
脈拍数	<100	>100	>120	>140
呼吸数	14〜20	20〜30	30〜40	>40 か無呼吸
意識レベル	軽度の不安	不穏状態	不穏から昏迷	半昏睡，昏睡
皮膚所見	顔色やや不良	蒼白，末梢軽度冷感，毛細血管再充満時間延長	四肢冷感，湿潤，チアノーゼ	体温低下，チアノーゼ

性ショックの可能性がある．

心機能が低下すると腎血流の低下をきたし，尿量も低下する．その結果循環血液量をはじめとする体液量の貯留をきたし，左心室への負荷（前負荷）が増大する．一方で低下した血圧を維持するために末梢血管の抵抗も増大することから後負荷も増大し，ますます心臓への負荷がかかる状態となる．

C 循環血液量減少性ショック

酸素はヘモグロビンと結合して組織へ運搬されるが，出血によりヘモグロビンが減少すると臓器へ供給される酸素の量が低下し，組織は低酸素に陥る．出血ではヘモグロビンの喪失だけでなく，循環血液量の減少により心拍出量が低下し，酸素供給量の低下につながる．

出血性ショックの重症度分類として米国外科学会の分類が知られている．ショック指数（shock index）は心拍数を収縮期血圧で割って算出できる便利な指標であり，出血性ショックの重症度を反映している（表3-4）．正常では0.5（60/120）程度であるが，出血が増えるにつれて増加する．ショック指数が1を超えると750 mLを超える出血が予想され，頻脈や頻呼吸などの症状が出現する．この時点では低血圧を示さないことが多いがすでに血中乳酸値は上昇していることが多く代償性ショックの状態である．頻呼吸は乳酸アシドーシスを呼吸性に代償するための生体反応である．このまま出血がコントロールされない状態が持続すると代償機構が破綻してしまうため，この時点でショックを認識することが重要である．

出血性ショックではヘモグロビンだけでなく血漿も同時に失われるため，凝固因子の喪失に伴い止血機構が働きにくくなる．出血が継続し非代償性ショックの状態になるとアシドーシス，低体温，凝固異常を認めるようになり，この段階まで進行すると救命が困難となる．

D 心外閉塞・拘束性ショック

心外閉塞・拘束性ショックでは心臓または大血管の充満または駆出を阻害する物理的因子によって引き起こされる．肺血栓塞栓症はエコノミークラス症候群としても知られているが，血栓による肺動脈の閉塞により，心臓への血流が途絶することで心停止に至る．心タンポナーデでは心臓の拡張障害により，心拍出量が低下することでショックとなる．緊張性気胸では胸腔内圧の上昇に伴い静脈還流が低下することにより，心拍出量が低下しショックに陥る．

外傷によるショック患者で出血による原因が否定された場合には，心タンポナーデや緊張性気胸について考慮する必要がある．右心系に負荷がかかるため，内頸静脈の怒張を認めるほか，呼吸音の減弱，皮下気腫，心音の減弱などからも本病態を疑う必要がある．

E 血液量分布不均衡性ショック

1 敗血症性ショック

敗血症は感染症に対する生体反応が調整不能な病態であり，生命を脅かす臓器障害が導かれる病態である．敗血症性ショックは敗血症のなかでも「急性循環不全により細胞障害および代謝異常が

表3-5 SOFAスコアとqSOFA

SOFAスコア

スコア	0点	1点	2点	3点	4点
意識：Glasgow Coma Scale	15	13〜14	10〜12	6〜9	<6
呼吸：Pao_2/Fio_2	≧400	<400	<300	<200 および 呼吸補助	<100 および 呼吸補助
循環	MAP≧70 mmHg	MAP<70 mmHg	ドパミン<5 μg/kg/min あるいはドブタミンの併用	ドパミン5〜15 μg/kg/min あるいはノルアドレナリン≦0.1 μg/kg/min あるいはアドレナリン≦0.1 μg/kg/min	ドパミン>15 μg/kg/min あるいはノルアドレナリン>0.1 μg/kg/min あるいはアドレナリン>0.1 μg/kg/min
肝：血漿ビリルビン値(mg/dL)	<1.2	1.2〜1.9	2.0〜5.9	6.0〜11.9	≧12.0
腎：血漿クレアチニン値	<1.2	1.2〜1.9	2.0〜3.4	3.5〜4.9	≧5.0
腎：尿量(mL/日)				<500	<200
凝固：血小板($\times10^3/\mu L$)	≧150	<150	<100	<50	<20

qSOFA

- 意識変容
- 呼吸数≧22 回/min
- 収縮期血圧≦100 mmHg

感染症もしくは感染の疑いがある患者で上記2項目以上が陽性の場合は敗血症を疑い，SOFAスコアを評価する．

重度となり，ショックを伴わない敗血症と比べて死亡の危険性が高まる状態」と敗血症診療ガイドラインで定義されている．敗血症性ショックでは輸液蘇生をしても MAP 65 mmHg 以上を保つためにノルアドレナリン持続投与などの血管収縮薬を必要とし，かつ血清乳酸値が2 mmol/L（18 mg/dL）を超える病態とされている．臨床的にショックが疑われる場合でも血清乳酸値が2 mmol/L 未満の場合は厳密には敗血症性ショックに含めず，その後も血清乳酸値を評価しながらプレショック状態として対応する．

敗血症と関連深い病態として SIRS（systemic inflammatory response syndrome；全身性炎症反応症候群）が知られている．敗血症はなんらかの感染症が原因となるが，血液中に微生物が検出される菌血症とは区別される．敗血症に類似する状態は血液中に微生物が存在していなくても生じることが明らかにされており，SIRS の概念が導入された．以前の敗血症の診断基準としては「感染症が疑われる状態において，SIRS を満たす場合」と定義され，菌血症とは区別されるようになった．一方でこの定義では敗血症に伴う臓器障害の進展や生命予後における診断特異性が低いことが問題とされていた．

そこで新しい敗血症の診断基準では臓器障害の程度をスコアリングできるような SOFA（Sequential Organ Failure Assessment）スコアおよび quick SOFA（qSOFA）を用いるようになった（表3-5）．感染症もしくは感染の疑いがあり，SOFA スコアの合計2点以上の急上昇を伴う場合に敗血症と確定診断する．救急外来や一般病棟では SOFA スコアでの早期評価が難しいため qSOFA を用いて評価し，3項目のうち2項目以上が存在し敗血症が否定できない場合には，臓器障害に関する検査や早期治療介入を推奨している．

敗血症性ショックではショックの4病態である① 心原性ショック，② 循環血液量減少性ショック，③ 心外閉塞・拘束性ショック，④ 血

液量分布不均衡性ショックのいずれも増悪しうる可能性がある．血管透過性が亢進することによる心拘束性要因の増悪，易出血性，さらに血中カテコールアミン濃度が上昇している時間が長い場合の敗血症性ショックでは，心筋細胞のカルシウム過負荷によりアドレナリン作動性β受容体刺激による心拡張不全，不整脈の増悪，血管拡張増悪などの病態学的に負の側面が生じる．

2 ● アナフィラキシーショック

アナフィラキシーは薬剤（ペニシリン系抗菌薬，アスピリン，非ステロイド性消炎鎮痛薬，放射性造影剤），ラテックス，昆虫刺傷，食物が一般的な原因で発症するが，5%は原因を同定できない．アナフィラキシーショックはこれらのアレルゲンに対するⅠ型アレルギー反応により引き起こされるショックであり，肥満細胞からさまざまな血管作動性メディエーターが放出されることにより起こる．最も多い症状は皮膚症状で90%程度に認められるが，さらに呼吸器系，循環器系，神経系，胃腸管系にわたる多彩な症状を認めることも多い．特に喉頭浮腫や気道浮腫は窒息を引き起こし致命的となるため，迅速な対応が不可欠である．

3 ● 神経原性ショック

神経原性ショックは脊髄損傷に伴って起こる病態であり，交感神経支配が途絶えるために末梢血管が拡張することで血圧が低下する状態である．

D ショックに付随する病態

1 虚血/再灌流障害

虚血/再灌流障害は虚血状態にある臓器，組織に血流再灌流が起こった際に，その臓器・組織内の微小循環においてさまざまな毒性物質の産生が

Frontier

RUSH examによる超音波所見

近年は超音波を用いたショックのすばやい鑑別法（rapid ultrasound in shock and hypotension examination：RUSH exam）が有効といわれている．本評価ではポンプ（心機能），タンク（循環血動態），パイプ（大動脈疾患）を評価する．

Step 1：ポンプ（the pump）

心原性ショック，心外閉塞・拘束性ショックが最も早く増悪する可能性があるため，まず心エコーから行う．心エコーでは心嚢水の貯留，心室の収縮性，右室の拡張を評価する．

心嚢水の貯留からは閉塞・拘束性ショックの有無，心室の収縮性の状態からは心原性ショックの有無を判断することができ，右室の拡張は肺塞栓のサインとなる．

Step 2：タンク（the tank）

下大静脈（inferior vena cava：IVC），内頸静脈，胸腔，腹腔，骨盤腔を評価し，循環血動態に問題ないか判断する．まず下大静脈径を評価することで循環血流量を評価する．IVCが虚脱しているようであれば循環血流の減少が考えられる．同様に内頸静脈径の評価でも循環血液量を評価できる．さらにE-FAST（extended-focused assessment with sonography for trauma）で胸腔，腹腔，骨盤腔を評価し，出血を疑う液体貯留がないか評価する．肺も超音波で観察し肺水腫の有無について評価を行う．さらに肺の胸膜の呼吸性移動を確認することで気胸の有無についても確認する．

Step 3：パイプ（the pipe）

最後に大動脈瘤や大動脈解離，深部静脈血栓症の存在を除外する目的で胸部・腹部大動脈，および鼠径部と膝窩で大腿静脈と膝窩静脈を評価する．

表　RUSH examにおけるstepごとの評価

	心原性ショック	循環血液量減少性ショック	心外閉塞・拘束性ショック	血液量分布不均衡性ショック
ポンプ 心機能の評価	心拡大 心収縮力の低下	心房・心室の虚脱 心収縮力の増強	心収縮力の増強 心嚢液貯留 心内血栓	心収縮力の増強（敗血症初期） →心収縮力の減弱（敗血症晩期）
タンク 循環血動態の評価	IVCの拡張 外頸静脈の拡張 腹水，胸水	IVCの虚脱 外頸静脈の虚脱 腹腔・胸腔内液体貯留	IVCの拡張 外頸静脈の拡張	IVCの虚脱/正常 腹腔・胸腔内液体貯留
パイプ 大動脈疾患の評価	所見なし	腹部大動脈瘤 大動脈解離	深部静脈血栓症	所見なし

惹起され引き起こされる障害をいう.

　ショックに陥ると臓器血流の低下に伴い組織は低酸素に陥る. 組織内では虚血時に ATP が異化されヒポキサンチンが生じるが, 血流が再開されると, キサンチンオキシダーゼによってキサンチンが産生されるとともに活性酸素が大量に産生される. 活性酸素はミトコンドリアに存在するミトコンドリア膜透過性遷移孔に作用し, その結果ミトコンドリアの機能が低下し, エネルギー産生が停止し, 臓器障害が引き起こされる. 局所だけでなく全身の主要臓器に障害をきたす可能性がある. 特に脳, 肺, 肝, 腎などが標的臓器となり, 多臓器障害をきたしうる.

　代表的な例が四肢の圧迫解除後の虚血/再灌流障害で, 横紋筋融解によるミオグロビン血症と高カリウム血症, 急性腎不全を起こす(圧挫症候群, クラッシュ症候群). また, 心停止蘇生後に起こる虚血/再灌流障害は脳浮腫やさまざまな臓器障害の原因となっており, 心停止後症候群(post-cardiac arrest syndrome：PCAS)と呼ばれ注目されている. PCAS により心停止後に自己心拍が再開しても, その後の心筋機能不全により半数以上の患者が死亡するともいわれている.

❷ 多臓器機能不全症候群

　従来は多臓器不全(multiple organ failure：MOF)という用語が用いられていたが, 救命によって回復しうることから多臓器機能不全症候群(multiple organ dysfunction syndrome：MODS)という用語が用いられるようになった. MODS は重症傷病が原因となって起こった制御不可能な炎症反応(過剰なサイトカイン)による2つ以上の臓器・系の進行性の機能障害である. 中枢神経, 心, 肺, 肝, 腎, 消化管などの各臓器に限らず凝固系, 免疫系, 内分泌系などの生理学的システムの機能障害も含んでいる.

　MODS の約 70% が敗血症に起因する敗血症性MODS である. MODS に陥る可能性の高い病態に対しては早期から治療介入を行い, MODS へ進展させないことが重要であると考えられている.

❸ 播種性血管内凝固

　播種性血管内凝固(disseminated intravascular coagulation：DIC)はさまざまな原因で微小血管内血栓形成が多発かつ持続し, 凝固因子の消費による出血傾向と微小循環不全による臓器障害をきたす重篤な病態である. DIC をきたすことが多い疾患としては悪性腫瘍, 白血病, 感染症が知られている. 悪性腫瘍細胞や白血病細胞の表面に凝固反応を開始させる組織因子(tissue factor：TF)が発現することで, 通常の止血時と同様な凝固カスケードが活性化されて全身に血栓が生じる. 感染症の場合には細菌の産生するエンドトキシン(発熱物質)などが白血球や単球やマクロファージの表面に TF を発現させて凝固カスケードが活性化され, 血管内凝固が起こる. その結果臓器血流が低下し, 多臓器障害の原因となる. 一方で血栓形成による凝固因子の消費と, 血栓を溶解するための線溶系の亢進により, 制御不能な出血を呈することがある.

　日本血栓止血学会により 2017 年に新しい DIC の診断基準が作成された. 原因となる疾患によってどの診断基準を使用するかが示されている(図3-3, 表3-6). このアルゴリズムでは敗血症などの感染症が原因の場合には診断基準(感染症型)を使用するよう示されており, 一般止血検査項目(血小板数, FDP, フィブリノゲン, プロトロンビン時間比), 分子マーカー(アンチトロンビンⅢ, トロンビン-アンチトロンビンⅢ複合体, 可溶性フィブリン), 肝不全の有無をもとに DIC を診断する[第9章「出血, 止血, 輸血」の「止血」の項(➡102 頁)参照].

❹ 急性呼吸促迫症候群

　急性呼吸促迫症候群(acute respiratory distress syndrome：ARDS)は原因となる疾患に引き続いて急性に発症する非心原性肺水腫である. 病理学的にはびまん性肺細胞傷害(diffuse alveolar damage：DAD)を呈することが典型的である. 高頻度な原因としては, 肺炎や胃内容物の誤嚥などに起因する直接肺障害によるものと敗血症, 外傷・熱傷などによるショック, 多量輸血に伴う間接肺障害によるものが知られている. 炎症に伴い産生

D ショックに付随する病態

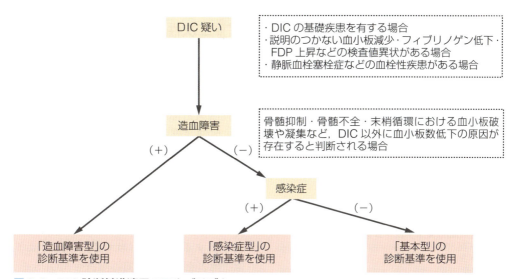

図 3-3　DIC 診断基準適用のアルゴリズム
〔日本血栓止血学会 DIC 診断基準作成委員会：日本血栓止血学会 DIC 診断基準　2017 年版．日血栓止血会誌 28: 382, 2017 より〕

表 3-6　DIC 診断基準

	項目	基本型		造血障害型		感染症型	
一般止血検査	血小板数 ($\times 10^4/\mu L$)	12< 8< ≤12 5< ≤8 ≤5 24時間以内に30%以上の減少	0点 1点 2点 3点 +1点			12< 8< ≤12 5< ≤8 ≤5 24時間以内に30%以上の減少	0点 1点 2点 3点 +1点
	FDP ($\mu g/mL$)	<10 10≤ <20 20≤ <40 40≤	0点 1点 2点 3点	<10 10≤ <20 20≤ <40 40≤	0点 1点 2点 3点	<10 10≤ <20 20≤ <40 40≤	0点 1点 2点 3点
	フィブリノゲン (mg/dL)	150< 100< ≤150 ≤100	0点 1点 2点	150< 100< ≤150 ≤100	0点 1点 2点		
	プロトロンビン時間比	<1.25 1.25≤ <1.67 1.67≤	0点 1点 2点	<1.25 1.25≤ <1.67 1.67≤	0点 1点 2点	<1.25 1.25≤ <1.67 1.67≤	0点 1点 2点
分子マーカー	アンチトロンビン(%)	70< ≤70	0点 1点	70< ≤70	0点 1点	70< ≤70	0点 1点
	TAT, SF, または F1+2	基準範囲上限の 2 倍未満　0点，2 倍以上　1点					
	肝不全	なし　0点，あり　−3点					
	DIC 診断	6点以上		4点以上		5点以上	

TAT：トロンビン-アンチトロンビン複合体，SF：可溶性フィブリン，F1+2：プロトロンビンフラグメント 1+2
〔日本血栓止血学会 DIC 診断基準作成委員会：日本血栓止血学会 DIC 診断基準　2017 年版．日血栓止血会誌 28: 384, 2017 より〕

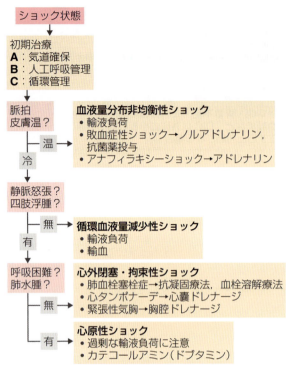

図 3-4 ショックの初期治療

されたサイトカインにより肺上皮細胞や内皮細胞の障害が起こり，血管透過性が亢進することで肺水腫を生じる．急速に進行し発症後の死亡率は30〜58% といわれておりきわめて予後が悪い疾患である．ARDSに対しては呼吸器管理や呼吸不全に対する管理を行うが，ARDSの生命予後を直接改善できる治療薬はない．

5 bacterial translocation

腸管には100兆個のバクテリアが常在しているが，通常は腸管粘膜バリアにより腸管内に維持されている．ショックによる全身の循環不全による腸管虚血と再灌流障害はこのバリアを破綻させ，腸管リンパ節や血流を介して腸管内細菌の全身への播種を引き起こす．この変化を bacterial translocation という．腸管機能や腸管細菌叢を保全し，bacterial translocation を防ぐうえでも全身の循環動態が許す限り，敗血症患者においても早期から経腸栄養を開始することが勧められている．

6 二次性腹部コンパートメント症候群

腹部コンパートメント症候群(abdominal compartment syndrome：ACS)とは腹腔内高血圧(intra-abdominal hypertension：IAH)に起因する腹腔内臓器障害の増悪を特徴とする症候群である．健常な成人では腹腔内圧は 5〜7 mmHg であるが，腹腔内圧が 12 mmHg 以上が持続する状態がIAHと定義されている．二次性腹部コンパートメント症候群とは腹部以外の原因に由来するものを指し，大量出血により大量輸血を要するものや敗血症などで毛細血管透過性が亢進し，大量輸液を要するものが相当する．IAHでは多臓器の血流障害を及ぼし，臓器障害や MODS をきたす．早期に腹腔内圧を下げる内科的治療が開始される必要があり，内科的治療に抵抗性の場合には外科的減圧術が考慮される．

E ショック治療の基本指針

1 初期治療

ショックの治療に際しては原因に応じた迅速な介入が不可欠である．まず行うべき治療として気道確保(Airway)，呼吸管理(Breathing)，循環管理(Circulation)は不可欠である．心原性ショックを除いてショックの循環管理では十分な輸液負荷による循環血流量の維持が重要である．通常上肢に輸液ルートを確保し，細胞外補充液を 20 mL/kg の急速投与で開始する(図 3-4)．

2 心原性ショック

すべての心原性ショックの患者には原因疾患の同定とともにそれに対する治療も並行する必要がある．体液貯留が認められない患者では生理食塩液やリンゲル液の補液を試みる．心拍出量を増加させるために強心薬の投与を行う．第一選択はドブタミンで両心不全の場合は PDEⅢ阻害薬の併用を検討する．

必要に応じて右心カテーテル(Swan-Ganz カテーテル)を挿入し肺動脈楔入圧や心拍出量をモニタリングする．このような内科的治療に反応し

ない場合には大動脈内バルーンパンピング(intra-aortic balloon pumping：IABP)や，経皮的心肺補助(percutaneous cardiopulmonary support：PCPS)を考慮する．さらに心筋梗塞に起因するようであれば経皮的冠動脈インターベンション(percutaneous coronary intervention：PCI)および冠動脈バイパス(coronary artery bypass grafting：CABG)などの血行再建を行う．心筋梗塞以外であれば心不全に即した治療を行いながら原因疾患に対する対応を行う．

③ 循環血液量減少性ショック

外傷に伴う出血性ショックの治療に際しては出血源の早期発見と早期止血により出血を最小限に抑え，組織灌流を回復させ血行動態を安定させることである．外傷性出血患者では 1/3 が病院到着時にすでに凝固障害を伴っており，凝固障害を合併すると MODS や死亡率が有意に増加する．循環血液量の減少を細胞外液で補うとともに，凝固障害を防ぐために可及的早期に輸血を行うことが重要である．

④ 心外閉塞・拘束性ショック

心外閉塞・拘束性ショックの治療では原因となっている病態の解除することが第一である．肺血栓塞栓症に対しては急性期であれば組織プラスミノーゲンアクチベーター(tPA)投与による血栓溶解療法やヘパリンによる抗凝固療法を行う．心タンポナーデに対しては心嚢ドレナージとともに原因となっている疾患の治療を行う．循環が維持できない場合は肺血栓内膜除去術などの外科的治療も考慮する．緊張性気胸の多くは外傷性の要因が多く，受傷機転や臨床症状から緊張性気胸が疑われる場合にはただちに穿刺のうえ胸腔ドレナージを行うことが必要である．

⑤ 血液量分布不均衡性ショック

1 ● 敗血症性ショック

敗血症性ショックの管理においては初期蘇生に引き続いて，原因となる感染症の診断と感染症治療のみならず，ICU における全身管理が重要となる．敗血症/敗血症性ショックに対しては国際的なガイドラインとして Surviving Sepsis Campaign Guidelines (SSCG)が，また本ガイドラインの日本版である日本版敗血症診療ガイドライン2020 (J-SSCG2020)が知られている．取り扱われている内容は敗血症/敗血症性ショックの患者に対する感染症の治療にとどまらず，呼吸・循環管理をはじめ，ICU における全身管理がほとんど網羅されている．

感染症の診断を行ううえでは検体の採取による病原微生物の同定がきわめて重要であり，適切な治療につながるため抗菌薬投与前に血液培養を採取することが推奨されている．そして抗菌薬の治療開始が遅滞することのないように早期の抗菌薬治療の開始が望まれる．疑わしい感染巣ごとに患者背景，疫学や迅速微生物診断法に基づいて原因微生物を推定し，経験的抗菌薬治療を開始する．初期治療では広域抗菌薬が使用されるが，感染源が判明してきたら狭域抗菌薬に変更すること(de-escalation)が勧められる．敗血症性ショックに対しては初期輸液とともに昇圧薬の第一選択薬としてノルアドレナリンが使用される．

2 ● アナフィラキシーショック

アナフィラキシー時には末梢血管拡張と毛細血管透過性亢進により循環血液の血管外漏出が起こり，反応発症後 10 分までに循環血液量が 37% まで減少し，補液の大量投与が必要になる．喉頭浮腫や気道浮腫による窒息は致死的となるため，輪状甲状靱帯切開や緊急気管切開が必要になる場合がある．アナフィラキシーショックに対する治療は，強力な血管収縮作用と心収縮作用をもつアドレナリンが第一選択薬である．最近ではアナフィラキシーショックのリスクのある患者には自己注射可能なアドレナリン注射(エピペン®)が処方される．

3 ● 神経原性ショック

神経原性ショックでは低血圧にもかかわらず末梢は温かく，頻脈にならないのが特徴である．神経原性ショックに対しては十分な輸液負荷に加えてノルアドレナリンなどの血管収縮薬を投与して血圧の維持を図る．

第4章 外科的診断法

A 病歴 medical history

患者の診察では，まず問診から始めるが，一連の流れを習得しておく必要がある．

病歴には一般的に以下を取る必要がある．

- **主訴**：患者が訴える身体の不調や苦痛のうち主要なもの
- **現病歴**：現在問題となっている症状の始まりや経過，症状の内容や程度
- **既往歴**：患者が出生時から現在まで罹患した疾患，手術歴，服薬中の処方，薬の副作用やアレルギー，出産経験など
- **家族歴**：本人とその近親者の健康（病気）情報
- **生活歴/社会歴**：生活背景や職業，生活環境など

客観的臨床能力試験である OSCE (Objective Structured Clinical Examination：オスキー)の到達目標は非常に参考になる．診察を始める前には，医師は自分の名前を言って自己紹介することや患者本人の確認を忘れてはならない．その後，主訴を聞き，次いで現病歴・既往歴の聴取といった流れである．また，常に客観的な立場をとるべきで，病歴聴取に際しては偏見をもたないこと，思いつきの判断をしないこと，早急に結論を出そうとしないことが重要である．そのためには，患者をリラックスさせて遠慮なく話せる雰囲気を作り出すなどのインタビュー技法が必要である．また，着席に際して患者と問診医の目（視線）の高さがほぼ同一であるように椅子の高さを調整する気配りも必要であり，医師が患者を正面視するのではなく，斜めから見る位置が望ましいこともある．病歴を取ることを通じて，診察医は患者の身体的・精神的状態の概要を知ることができる．

1 主訴 chief complaint

全身倦怠感，嘔吐，便秘などといった身体の異常についての患者の主な訴えを主訴と定義する．たとえ些細なことでも患者の訴えは一つ残らず丁寧に聞き出して記載するように心がける．それがのちの病態の理解に役立つことも多い．医師側が頻度の高い病気を想定して聞き出すことも重要であるが，全く別の疾患を持ち合わせている可能性にも常に注意しなければならない．

2 現病歴 history of present illness

現病歴を把握する際には，発熱，疼痛，腫脹，腫瘤，嘔吐，便通，出血の聴取は重要である．特に「いつから（発症日時）どのように（発症様式）発症したのか」「どのような症状が，どの部位に，どの程度，どのような経過で起こったのか」というような順で聴取する．ただし，外科的手術を含む救急処置が必要な症例では，できるだけ簡潔かつ速やかに聴取することが求められる．また，質問する際は，専門用語を多用することなく，聞き出すことが肝要である．

> **Point** 外科的診断において重要な聴取項目
> - 発熱 ・疼痛 ・腫脹 ・腫瘤 ・嘔吐
> - 便通 ・出血

いつから（発症日時）どのように（発症様式）発症したのか：症状によっては，ゆっくり（慢性）と発症するものから，正確な時刻を明らかにできるほど突発的（発作的）に発症するものまである．特に急性疾患の場合は正確に聴取する．例えば，消化器急性疾患が考えられる場合は，食事や便通との関係など各疾患に特有の関連事項（→各論の該当箇所参照）を洩らさずに聴取すべきである．慢性疾

患では，家族の問診も助けになることがある．

　どのような症状が，どの部位に，どの程度，どのような経過で起こったのか：その性状は「刺すような」「締めつけられるような」「焼け付くような」「うずくような」などさまざまなものがある．またその症状が起こる誘因として，外傷あるいは内科疾患の有無，発病前の患者の状態(例えば，暴飲・暴食の有無)などについて，訴えの内容に応じて聴取する．経過については，急性か慢性か，安静時か労作時か，体重の増減など，訴えに応じて必要と思われる経過について聴取する．さらに，その症状を増悪させる状況，軽快させる状況の聴取も重要である．

- **発熱**：悪寒戦慄を伴うか否か，微熱か高熱かなどについて聴取する．
- **疼痛**：痛みはどの領域の外科疾患にも高頻度で出現するので，どのような特徴があるかを把握する目的で以下の5項目について質問するとよい．
  - ① **疼痛部位**：ある一定の場所と特定できるか，何となくぼんやりした領域か，あるいは疼痛の場所が移動するかなどが重要である．そのほか，左右差の有無，痛みが放射状に広がるか，一方向に放散するかなどを確認する．
  - ② **疼痛の出現時期**：朝か昼か夜間か，あるいは食後か，動作後か，持続性か間欠性か変動性か，1日の回数などを確認する．
  - ③ **疼痛の性状**：疝痛か，鈍痛か，灼熱痛か，自発痛か，圧痛か，運動痛かなど，また痛みの始まりや終息が突然か徐々か，その他全身症状(悪心，嘔吐，発汗，睡眠障害など)を伴っているかなどを確認する．
  - ④ **疼痛の軽減・増強**：食事摂取，休息，姿勢，運動，咳，服薬などによる疼痛の変化についても確認しておくとよい．
  - ⑤ 疼痛発作がある間はどうしているか．
- **腫脹**：部位，経過，発赤の有無，発熱と疼痛の有無について聴取する．
- **腫瘤**：部位，疼痛，発赤，大きさ，増大などの速度や経過，硬さなどについて聴取する．
- **嘔吐**：内容，量，吐物の性状(血性か，黒色か，粘液・泡沫の混入の有無など)，回数，食事との関連などについて聴取する．

- **便通・便の性状**：回数，色調，粘液便，便柱の太さ，軟便，下痢便，水様便などについて聴取する．
- **体表開口部からの出血**：喀血，吐血，下血などの性状と量，出血の間隔，食欲，睡眠，体重減少の有無，倦怠，脱力，発汗，咳嗽，喀痰などについても聴取する．

❸ 既往歴

　過去に罹患した疾患と経過，女性であれば月経や妊娠などを確認する．手術歴があれば術式，輸血の有無などを確認する．近医より抗凝固薬などが処方されている場合もある．<u>抗凝固薬を中止せずに手術を行うと出血がコントロールできないのできわめて危険であり，医療事故につながることを認識すべきである</u>．近年，ジェネリック(後発)医薬品が増えているために，服用している薬剤について詳しく聴取し，確認することが重要である．また，薬剤を含めアレルギー歴を聴取する．既往歴や内服薬に関する情報量が十分ではないと判断した場合，かかりつけ医や手術を受けた病院に診療情報の提供を求めることも非常に重要である．

❹ 家族歴

　遺伝性腫瘍における家族歴聴取は，子ども，兄弟姉妹，両親，おじ・おば，姪・甥，祖父母，いとこなど，3世代にわたる親族の情報がすべて含まれるものが，完全な家族歴とされる．個人情報保護には配慮しながらも，近親者の健康状態や死因，遺伝性疾患の有無などについて詳しく聴取すべきである．家族性ポリポーシスなどのように同じ臓器に発症する場合もあるが，多発性内分泌腫瘍のように多臓器に発症する場合もあることに注意する．B型肝炎のような垂直感染の可能性も考慮し聴取を行う．

❺ 生活歴

　生活習慣病，悪性腫瘍のリスク，地域感染症などの診断に重要である．生活環境，職業，海外居住ないしは地方病発生地での居住の有無，嗜好品

や飲酒歴，喫煙歴（喫煙指数＝本数/日×年数）などが大切である．特に，飲酒量や喫煙量は過少申告する傾向があるので，丁寧に聞き出すことが大切である．また，喫煙者は術後呼吸器合併症の頻度が増えることを十分伝え，外科的疾患では外来受診時からの禁煙指導も必要である．

B 診察 physical examination

診察は，診療において最も基本となる行為であり，外科領域では特に視診・触診所見が重要視され，手術適応や術式選択の判断につながることがある．ここでは外来および入院患者に対する一般的な診察の手順と所見の記載法について述べる．

問診時に着衣のまま患者の表情，姿勢，身体の動作などから全身状態を短時間で推測する．高齢者や日常生活動作に不便のある患者には転倒予防などの安全を図り，同時にカーテンやついたてなどを利用しプライバシーに配慮した環境で診察する．ベッドに仰向けになってもらい，腹部を十分に露出し，可能な限り心窩部から恥丘，鼠径部までの範囲を診察できるようにする．診察の前後には衛生的手洗いや聴診器などの器具の消毒を行う．一般的には，患者の右側に立って右手で診察することが推奨される．

診察の手順と診察時の患者体位を**表4-1**に示す．

❶ 全身所見

全身所見の把握は患者をリラックスさせた状態で，診察や手技の内容に応じて適切なコミュニケーションを図る．

1 ● 全身状態（体型・体格，動作）

まず，肥満，やせ，低身長，筋肉質などの体型・体格を観察する．前述の病歴を考慮し，急激な体重減少は栄養障害を伴った悪性疾患の可能性が高い．また，小児の場合は発達や成長の程度を把握しておく．

脱衣の動作や歩行状態から，麻痺や振戦，不随意運動の有無を知る．全身痙攣は脳挫傷，脳腫瘍などの脳外科疾患が多いが，低（高）血糖，薬物中

表4-1 診察の手順と患者体位および注意点

手順
視診（inspection）→聴診（auscultation）→
打診（percussion）→触診（palpation）

患者体位
視診・聴診・打診：十分な診察範囲を確保するために両膝を伸ばした状態．
触診：腹壁の緊張をとるために膝を軽く曲げる．膝の下へ枕を挿入する．

注意点：
- 痛みのある部位の打診や叩打診および触診は，過度に苦痛を与えないように最後に行う．
- 血液や感染性物質の付着部位，正常でない皮膚，正常でも汚染されている可能性のある皮膚（例えば便失禁や尿失禁のある患者の皮膚）との接触が予測できる場合は手袋を使用．

毒，小児では熱性痙攣などがある．意識障害としては，ショック（失血性，菌血症），肝性昏睡，術後の脱水や電解質異常などがある．

顔貌には，消化管穿孔や重症膵炎などの激烈な痛みを訴える苦悶様顔貌のほか，ホルモン異常から惹起されることが多い仮面様顔貌，満月様顔貌などがある．破傷風では開口不能となる．

2 ● 体温

触診では，まず皮膚の乾燥，湿潤を把握する．乾燥状態では脱水や電解質異常，悪液質などがあり，湿潤状態は発熱，発汗，ショックなどを考える．発熱は触診である程度把握でき，外科領域では各種化膿性疾患のほか，術後の手術部位感染（surgical site infection：SSI）が重要となる．SSIは皮膚，皮下組織の感染（表層SSI；superficial incisional SSI），深部軟部組織（筋膜，筋肉）の感染（深部SSI；deep incisional SSI），臓器/腔の感染（臓器/腔SSI；organ/space SSI）に分けられる．つまり，創感染は表層SSIであり，消化管の縫合不全や腹腔内膿瘍は臓器/腔SSIである．さらに術野外感染症として，呼吸器感染症や尿路感染症，カテーテル感染症などがあげられる．感染症を伴っていなくても，高度の脱水，輸血，静脈血栓，腹腔内や胸腔内出血，甲状腺クリーゼなどでも発熱を伴う．また，時間経過に伴う熱型を把握することは原因病態の診断や術後合併症の早期発見には重要である．

3 ● 脈拍・血圧

脈拍は通常，患者の掌を上に向けて左右の橈骨動脈で同時に計測する．脈拍数のほか，左右差，不整脈の有無，大きさ，緊張度，動脈壁の性状（動脈硬化の程度）を診察し，患者の状況を把握する．血圧測定の詳細については他書に譲る．

4 ● 呼吸

呼吸状態はバイタルサインの1つであり，呼吸する体位や呼吸回数，リズム，呼吸の深さを観察する．1分間25回以上の呼吸を頻呼吸(tachypnea)といい，心筋梗塞，弁膜症などの重篤な心疾患や敗血症，髄膜炎などの熱性疾患が原因として多い．なお，過呼吸(hyperpnea)は深い呼吸で呼吸数の増加を伴わないものを指し，激しい情動に惹起される心因性の過換気症候群は呼吸の数と深さが増すもので多呼吸(polypnea)と呼ばれ，頻呼吸とは全く別物である．糖尿病性代謝アシドーシスで呈するKussmaul大呼吸も呼吸数の増加とともに深さを増した特有の呼吸を呈する．一方，頭蓋内圧亢進状態や麻酔時などには1分間12回以下の呼吸である徐呼吸(bradypnea)が観察される．また，アルコール臭，ケトン臭などの口臭や体臭にも留意する．

5 ● 皮膚

皮膚の観察は非常に重要で，蒼白，黄染，紅潮，チアノーゼ，色素沈着，発疹，皮下出血などがある．カルチノイド症候群は顔面や四肢に潮紅発作をきたす．黄染のうち閉塞性黄疸は外科的処置の対象となり，家族性溶血性黄疸は脾臓摘出術の適応となる．慢性肝疾患における手掌紅斑や低酸素に伴う太鼓ばち指など，手指や爪も十分に観察する．浮腫は全身性か局所性かを区別する．

また，悪性腫瘍や炎症などの外科疾患では，所属リンパ節の触知が重要となる．大きさ，硬度，移動性，圧痛などを確かめる．通常，炎症性病変では軟らかく，かつ扁平に大きく腫大し，圧痛を認めることが多い．一方，悪性腫瘍では硬いもの，あまり大きくなく，圧痛を伴うことも少ないとされる．

② 局所所見

外科領域で必要な局所所見は，腫脹やその部の色調変化，腫瘤の触知，圧痛の有無，潰瘍や瘻孔形成，分泌物の有無などである．

a 腫脹 swelling

局所が異常に膨れ上がった状況を示し，その病変部位や範囲，性状，境界，発赤や熱感，自発痛や圧痛の有無を診断する．痛みを伴う腫脹に発熱，熱感があれば炎症性であることが多く，切開などの外科的処置が必要となることがある．性状の表現としてはびまん性(diffuse)や限局性(circumscribed)，平坦(flat)，円錐状(conical)，卵形(oval)，紡錘状(spindle-shaped)，浮腫状(edematous)などの記載を行う．主として腹部で腹水，鼓腸，腫瘍などによる腹部の張りを膨隆(distension)と表現する．

b 腫瘤 tumor

腫脹に比較して塊状の膨隆を示し，腫脹は視診で判断することが多いが，腫瘤は触診にて診断されることが多い．腫瘍外科では最も重要な所見で，以下の項目を診断する．

- **大きさ**(size)：測定可能なものは正確に記載すべきであるが，便宜的には小さいものから粟粒大(miliary sized)，小豆大(azuki sized)，そら豆大(bean sized)，くるみ大(walnut sized)，鳩卵大(pigeon-egg sized)，鶏卵大(hen-egg sized)，手拳大(fist sized)，小児頭大(child's head sized)などと表現される．

- **硬度**(consistency)：腫瘤の硬さの表現として，軟らかい順に，軟(soft)，弾性軟(elastic soft)，弾性硬(elastic hard)，硬(hard)と表現する．例えば，囊腫はelastic soft，肉腫はelastic hard，癌ではhardと表現されることが多い．

- **圧痛**(tenderness)：圧迫により生ずる痛みのこと．炎症，腫瘤，異物の存在，圧迫点の直下の臓器の腫大などを示唆している．

- **表面の性状**(surface)：腫瘤の触診から，平滑(smooth)，粗大結節状(coarse rough)，凹凸不整(irregular)，結節状(nodulated)などと表す．一般に良性腫瘍では表面smoothで，悪性ではirregularであることが多い．

- **境界**(border)：一般に良性腫瘍では周囲との健常組織との境界が明瞭(sharp)であることが多

く，浸潤傾向のある悪性腫瘍では境界不明瞭(indistinct)である．

- **移動性**(mobility)：腫瘤の基底組織との癒着，またはそれを覆う皮膚との癒着の有無についての所見．つまり，皮膚がつまみ上げられれば皮膚との可動性があり，基底組織上で腫瘤が上下左右に可動性があれば，癒着がなく移動性良好(mobility good)とする．
- **波動**(fluctuation)：皮下などの液体の貯留を触診によって証明する方法．腫瘤の片側に手指あるいは手掌を置き，その反対側を叩打した際にその衝動が対側で触知する場合，液体の貯留が疑われる．囊胞，膿瘍，腹水貯留の診断に不可欠である．しかしながら，液体の貯留がなくても，脂肪腫など軟らかい腫瘤でも波動を触知することがあり，仮性波動(pseudofluctuation)という．
- **透過性**(transparency)：腫瘤の片側に光源を置いて反対側から見ると，被膜が薄く内容が透明な液体では光を透見することができる．陰囊水腫などの診断にこの方法を用いる．
- **圧縮性**(compressibility)：圧迫により腫瘤が一時縮小し，圧迫解除により元の形や大きさに戻る場合を圧縮性があるという．血管腫，静脈瘤，ヘルニアでみられる所見である．
- **捻髪音**(crepitation)：腫脹や腫瘤部を把持した際，髪を捻るようなプチプチした感触を得ることがある．骨折や皮下気腫で認められる．
- **拍動性**(pulsation)：動脈瘤，急性炎症性腫瘍，動脈直上に存在する腫瘍や肉腫のような血管に富む腫瘍などを触知すると拍動を認めることがある．腹部では大動脈瘤や総腸骨動脈瘤が腹壁を介して拍動性に触知することが多い．
- **振戦**(thrill)：心血管雑音が体表面に伝達された部位で触知される振動覚のことで，大動脈狭窄や心室中隔欠損の収縮期雑音などはしばしば振戦を伴う．大動脈瘤，大動脈炎症症候群でも触知されることがある．

C 頸部の診察法

坐位で行うのが原則であるが，鎖骨上窩リンパ節の診察にあたっては，仰臥位でも行う習慣をつけることが重要である．左右両側を比較し，顔面や口腔との関連に注意して観察する．

視診

解剖学的構造の変化の有無，左右差や病変が正中線上にあるかどうかを観察する．甲状腺腫大など前頸部中央の病変があるときには上を向くと所見が著明になる．甲状腺や喉頭気管に付着する病変は嚥下運動とともに動くので，唾液を飲み込ませると所見を把握しやすくなる．

静脈拡張を起こす病変や，頸部下部から縦隔にかけて存在する病変は，口と鼻を閉じていきませる(Valsalva操作)と病変が縦隔より頸部に上がり観察しやすくなる．

運動制限は，外傷，骨折，脱臼，筋疾患，リンパ節炎などに起因する．

項部硬直は，髄膜炎に伴う髄膜刺激症状のことがあり，注意を要する．

触診

甲状腺の触診では患者の正面に対坐し，両手母指で甲状軟骨，輪状軟骨，頸部気管を確認し，これらと胸鎖乳突筋の間にある甲状腺(側葉)を触診する(図4-1a)．男性では上甲状切痕によって甲状軟骨を容易に確認できるが，女性では上甲状切痕が判然としないことが多いが輪状軟骨は正中にはっきりと触知できる．甲状腺に異常があれば，全体としてびまん性(diffuse)に，あるいは部分的に結節性(nodular)に腫瘤として触知できる．

甲状腺の腫瘤であれば嚥下運動に際して移動する．場合によって検者が患者の後ろに回って，両手の第2・3指を中心に甲状腺両葉を比較しながら触知できる(図4-1b)．甲状腺癌のなかで最も頻度の高い乳頭癌は，硬く触知する．2番目に頻度の高い濾胞癌は比較的軟らかい．

頸部の腫脹ないし腫瘤形成を伴う疾患は非常に多く，既往歴，経過，疼痛および発熱の有無，局在部位，局所所見などが鑑別診断に重要である．正中頸囊胞は舌骨と関係が深いので，舌を出させると上昇する．側頸部には側頸囊胞のほかに血管腫，リンパ管腫が好発する．リンパ節腫脹は炎症，悪性腫瘍の転移，Hodgkinリンパ腫，白血病

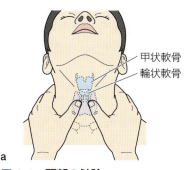
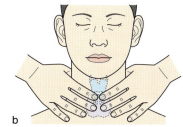

図 4-1　頸部の触診
a：甲状腺の触診法：甲状腺の大きさ，表面の性状，硬さ，腫瘤の可動性，気管その他周辺組織との関連，リンパ節腫大の有無などをつかむ．
b：後方からの頸部触診法．

などが多い．リンパ節腫脹が軟らかく，有痛性の場合には"炎症"，硬く無痛性で可動性がない場合には"悪性腫瘍"が考えられる．"結核性リンパ節炎"は節周囲炎を伴い，数個のリンパ節が癒着し大きな腺塊を形成するのが特徴である．また結核性では軟化，自潰して瘻孔となり，チーズ片様物質を含む薄い膿を分泌する．頸部リンパ節へは口腔，咽頭部，肺，消化器系などの悪性腫瘍が転移する．鎖骨上窩リンパ節の腫脹したものを触知するには坐位のみでなく，仰臥位にすると触知しやすい場合もある．頸部リンパ節腫脹の確定診断のためには，しばしば生検が必要となる．頸部は各部位により起こりやすい病変の特徴がある．

① **頤下部**：正中頸囊胞，皮様囊胞
② **前頸部**：甲状腺，副甲状腺（上皮小体），胸腺
③ **側頸部**：耳下腺，顎下腺，皮様囊腫，好酸球肉芽腫，頸動脈球腫瘍，脂肪腫，神経腫，血管腫，リンパ管腫
④ **左鎖骨上窩**：Virchow リンパ節

診断を確定するためには画像診断は必須であるが，甲状腺腫瘤の正診率は CT 検査より超音波検査のほうが勝っており，さらに吸引細胞診も同時に施行可能なことから，診断確定のために速やかな超音波検査が望まれる．

D　乳房の診察法，乳腺疾患の診察法

問診および視・触診から得られる情報は，その後の画像診断および病理診断への進み方を決める重要な第一歩である．また，乳癌の場合は，視・触診で得られた情報（腫瘍径，皮膚への浸潤およびリンパ節の状況など）は病期診断の決定に必要である．

1　問診

症状（乳房腫瘤や乳房痛など）の出現時期とその後の経過を確認する．また，閉経前女性の場合は月経周期に伴う症状の変化についても確認する．また，以下の項目も重要である．

- これまでの乳房に関する検診歴や受診歴
- 初経時期，閉経時期，妊娠・出産・授乳歴および月経状況
- 婦人科診察歴，ホルモン補充療法や経口避妊薬の内服歴

さらに，家族歴においては，特に遺伝性乳癌卵巣癌症候群（hereditary breast and ovarian cancer syndrome：HBOC）を念頭に置き，乳癌，卵巣癌，卵管癌，腹膜癌などの有無についても確認する．

2　視・触診

視・触診にあたっては，患者に上半身を脱衣していただく．坐位に加えて背臥位でも行う．最初は両上肢を下垂した状態で診察し，その後，挙上した状態でも行う．

視診では，まず，乳房の形状の左右の対称性を

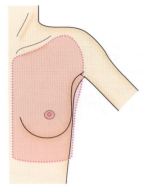
図4-2　乳房の触診範囲

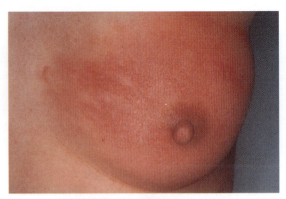
図4-4　炎症性乳癌

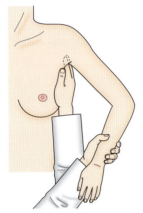
図4-3　腋窩リンパ節の触診

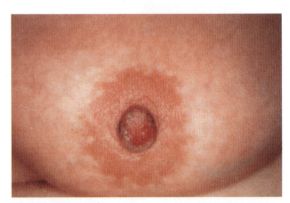
図4-5　Paget病

確認し，次に，皮膚陥凹，えくぼ症状(dimpling sign)，発赤，浮腫，潰瘍などの皮膚所見をチェックする．また，乳頭(陥凹，左右の対称性，表面のびらん)の観察も行う．

　乳房の触診においては，乳房が円形ではなく腋窩方向にも広がっていることに留意する．鎖骨，胸骨，中腋窩線，肋骨下端で囲まれた範囲をもれなく触診する(図4-2)．触診は必ず両手で行い，指先ではなく指の腹を用いる．

　乳輪から乳頭直下部をつまむように軽く圧迫し，乳頭分泌の有無を調べる．分泌を認めた場合は，両側性か片側性か，単孔か多孔か，性状(漿液性，乳汁様，混濁の有無)，色調(黄色，白色，茶褐色)を確認する．分泌液は塗抹細胞診に提出する．

　さらに，頸部，鎖骨上，鎖骨下および腋窩領域のリンパ節腫脹の有無について確認する．腋窩リンパ節の触診においては，患者の前腕を検者が保持しながら，腋窩に深く差し入れた指先を胸壁に押し付けて行う(図4-3)．リンパ節を触知した場合はその硬さ，可動性，リンパ節どうしの癒合についてチェックする．

3 症状，所見

　皮膚の発赤を認めた場合は炎症性乳癌と乳腺炎の鑑別が重要となる．炎症性乳癌の場合は発赤(図4-4)に加えて，橙皮様変化(peau d'orange)を伴うことがある．皮膚陥凹や乳頭陥凹は乳癌以外でも，炎症や外傷の治癒過程により引き起こされることがある．乳頭のびらん(湿疹様変化)を認めた場合は，Paget(パジェット)病を考える(図4-5)．

　乳房のしこり(腫瘤，硬結)では，自覚した時期，その後のサイズや形状の変化，月経周期との関係を聴取する．さらに，その大きさ(長径と短

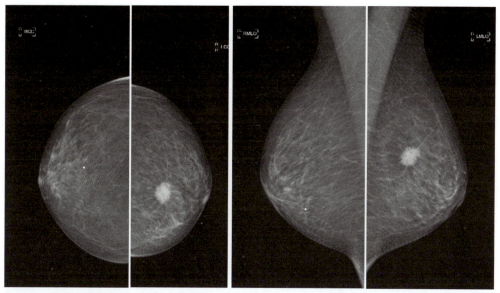

図 4-6　乳癌に特徴的なスピキュラ像

径)，位置(6時方向など)および乳頭からの距離を計測する．形状(円形，多角形など)，硬さ(硬，軟など)，周囲との境界の状況(明瞭，不明瞭)，可動性，表面の性状(平滑，顆粒状など)，圧痛についても確認する．しこりの上の皮膚を両側から寄せ，皮膚陥凹が初めて明らかとなるえくぼ症状の有無も確認する．えくぼ症状は，Cooper 靱帯を巻き込むような病変(乳癌の浸潤や外傷の治癒過程)により引き起こされる．

腋窩，鎖骨上，鎖骨下および頸部リンパ節に関しても，触知する場合，その大きさ，個数，硬さ，可動性，リンパ節どうしの癒合について確認する．

以上の所見に関してはすべて診療録に正確に記録する．

4 画像診断

1● マンモグラフィ

専用の装置を用いることにより，乳房を圧迫して単純X線撮影をする検査である．頭尾方向と内外斜位の2方向撮影を行う．乳房の画像診断の基本であり，病変は腫瘤や石灰化として描出される．腫瘤辺縁のスピキュラ(図 4-6)と微細石灰化の集簇(図 4-7)が乳癌に特徴的な画像所見である．

2● 乳房超音波検査

乳房超音波検査では，体表専用の10 MHz 前後の高周波数探触子を用いる．マンモグラフィとともに乳房の画像診断の基本である．画像診断以外にも，超音波ガイド下の穿刺吸引細胞診や針生検にも用いられる．さらにドプラ法により腫瘤の血流の状態，エラストグラフィにより病変の硬さをみることもできる．また，被曝がないために妊婦であっても検査が可能である．乳癌に特徴的な超音波画像としては，境界不明瞭，halo(境界部高エコー)，内部エコー不均一，前方境界線の断裂，高い縦横(D/W)比があげられる(図 4-8)．

3● 乳房 MRI

乳房を撮影する際にはうつ伏せになり乳房を下垂させて，乳房専用のコイルを用いて撮影する．良悪性の鑑別に有用であるが，偽陽性が多いことに留意する．また，乳癌の広がり診断にも有用である．原則，ガドリニウム造影剤を使用するため，検査前に血清クレアチニンなどの腎機能評価が必須である．

4● 乳房 CT

乳癌の広がり診断に用いられる．MRI と比較すると撮影速度が速く，体位を手術時と同じ仰向けで撮影できるなどの利点があるが，低い組織コ

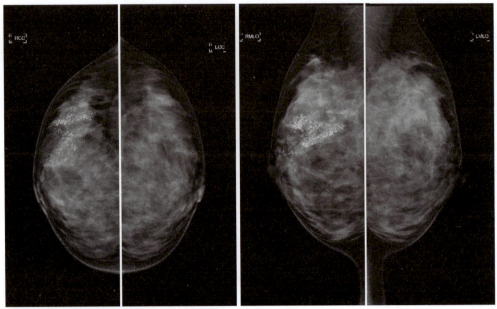

図 4-7　乳癌に特徴的な微細石灰化集簇像

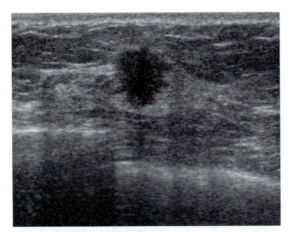

図 4-8　乳癌の超音波画像

ントラストや放射線被曝などの欠点がある．やはり，造影剤が必須である．

⑤ 確定診断

　視・触診および画像診断にて得られた診断を確定するためには，生検が必要である．良性病変が疑われた場合は生検せずに経過観察することもあるが，悪性病変が疑われた場合は，治療を開始する前に，生検により診断を確定する必要がある．

1 ● 細胞診

　空の注射器に 21〜23 G の針を装着し，超音波ガイド下に腫瘤を穿刺吸引することにより，針内に細胞成分が採取される．その後，スライドグラスに針内の内容物を吹き付けることにより標本を作製する．乳頭分泌液や囊胞内容穿刺液も細胞診に供される．皮膚潰瘍や乳頭びらんの症例では捺印細胞診や擦過細胞診を行う．細胞診は細い針を用いるために低侵襲ではあるが，偽陽性および偽陰性が多いという問題点がある．細胞診の報告様式は検体を検体適正(adequate)，検体不適正(inadequate)に分け，適正とされた検体はさらに，正常あるいは良性(normal or benign)，鑑別困難(indeterminate)，悪性の疑い(suspicious for malignancy)，悪性(malignant)の 4 つに細分類される．

2 ● 組織診

　針生検は腫瘤に 14〜18 G の針を挿入し，その組織の一部を採取する方法である(図 4-9)．陰圧をかけることにより多量の組織採取が可能となる吸引式組織生検もある．腫瘤に対しては超音波ガイド下に，石灰化病変に対してはマンモグラフィガイド下(ステレオガイド下)に行う．外科的生検には，腫瘤全体を切除する摘出生検(excisional

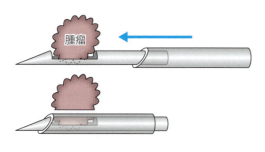
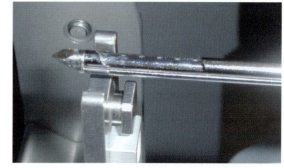

図 4-9　組織診（針生検）

biopsy）と腫瘍の一部を摘出する切開生検（incisional biopsy）とがある．良性腫瘍の場合，摘出生検がそのまま治療となる．

組織診では，良悪性の鑑別に加えて，乳癌の場合は，浸潤の有無，組織型，ホルモン受容体やHER2蛋白の発現を調べることも可能となる．

E　胸部の診察法

外科における胸部の診察では，会話が可能な通常の外来や入院患者のほかに，問診がとれないような外傷の緊急搬送患者や人工呼吸器管理中の術後患者などが対象となる機会も少なくないため，限られた情報のなかで診察することも想定しておかなければならない．したがって視診，触診，打診，聴診の順に一般的な診察のポイントを把握するとともに，特徴的な所見を呈する疾患や特殊な病態との関係を把握し，診療の場で診断に役立てることが重要である．

1　肺の診察法

肺の診察は通常は坐位で行うが，正常肺は鎖骨上まで広がっていることに留意する．

A　視診

胸部の形状や変形，左右差の有無，皮疹，皮下血管の状態，呼吸状態などを観察する．

1　皮膚の異常

皮疹，着色斑，発赤，膨隆，手術痕の有無を観察する．頸部，胸部，上肢の浮腫や皮下静脈の怒張なども同時に観察する．頸静脈の怒張が認められる疾患として，肺血栓塞栓症，上大静脈症候群，収縮性心膜炎，うっ血性心不全などがある．クモ状血管腫（vascular spider）は肝硬変や妊娠に伴って認められる．

2　胸郭の変形

先天的な変形として，骨部が高度に陥凹する漏斗胸（funnel chest）や逆に突出する鳩胸（pigeon chest）などがあり，いずれも肋軟骨の変形を伴うことが多い．後天的な変形として肺気腫や慢性閉塞性肺疾患（chronic obstructive pulmonary disease：COPD）患者などでみられる胸郭の前後径の拡大したビール樽状胸（barrel chest）がある．Marfan（マルファン）症候群は胸郭の変形を伴いやすい．

3　呼吸・胸郭運動の異常

呼吸数，深さ，リズム，胸郭の動きに注意する．外肋間筋の収縮・弛緩による呼吸型を胸式呼吸，横隔膜の収縮・弛緩による呼吸型を腹式呼吸と呼び，通常安静時の呼吸は主に腹式呼吸である．正常呼吸数は成人で1分間に14〜20回である．以下に代表的な異常呼吸（図 4-10）を示す．

- **頻呼吸**：呼吸数が1分間に25回以上のもので，種々の呼吸器疾患，過換気症候群，心不全で起こる．
- **徐呼吸**：呼吸数が1分間に12回以下のもので，頭蓋内圧亢進，モルヒネ中毒でみられる．
- **Kussmaul 呼吸**：糖尿病性ケトアシドーシス，腎不全に伴う尿毒症，昏睡時などにみられる規

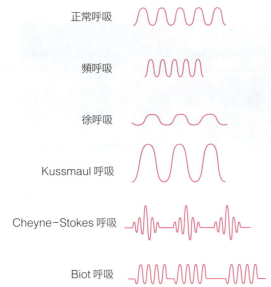

図 4-10　異常呼吸の種類

則正しく続く異常に深い呼吸で Kussmaul の大呼吸とも呼ばれる．
- Cheyne-Stokes 呼吸：呼吸の深さと数が漸増し，次に漸減したのちに無呼吸となる状態を周期性に繰り返す．頭蓋内圧亢進による延髄の呼吸中枢障害でみられる．
- Biot 呼吸：同じ深さの頻呼吸とそれに続く無呼吸が繰り返される．Cheyne-Stokes 呼吸と同様に呼吸中枢障害でみられる．
- 起坐呼吸：臥位で増強し，坐位で緩和する呼吸困難で心不全，肺水腫，気管支喘息の重積発作でみられる．

4 ● その他の視診の際に注意すべき徴候
- 奇異呼吸(paradoxical respiration)：① 左右が対称的な動きでない，② 胸部と腹部の動きが同調していない，③ 胸郭の一部が他と逆の動きをする(吸気時に陥凹し，呼気時に突出する)現象で，それぞれの例として ① 一側の無気肺，気胸，血胸，気道内異物，② 横隔神経麻痺，呼吸筋疲労，③ 胸壁動揺などがあげられる．
- 胸壁動揺(フレイルチェスト；flail chest)：外傷による多発肋骨骨折などで連続する 3 本以上の肋骨がおのおの前後 2 か所以上で骨折した場合に，この部分が奇異呼吸を呈する状態で呼吸不全を伴うことが多い．

- 上大静脈症候群：腫瘍やリンパ節の浸潤・圧排による上大静脈の閉塞によって起こる．顔面，腕の浮腫や頸部，胸壁の表在性静脈の怒張がみられる．
- Horner(ホルネル)症候群：縦隔腫瘍や Pancoast 肺癌などによる胸部上部交感神経節の障害により，瞳孔縮小，眼球陥凹，眼裂狭小，患側の発汗異常などがみられる．
- 女性化乳房：内分泌性の症状の 1 つとして肝硬変，甲状腺腫瘍，肺癌，精巣腫瘍などにみられる．

B 触診

皮膚の湿乾，浮腫，圧痛，腫瘤，熱感や皮下気腫の有無などを調べる．

皮下気腫では，雪を握ったときの感触によく似た"握雪感"が特徴的である．

また，背部から胸郭の伸展性と声音振盪をみる．声音振盪は両手の尺側を胸壁に当て，低音で長く伸ばして「ひとーつ，ふたーつ」と発声させ，振動の強さで胸郭内部の異常を推測する．肺気腫，気胸，胸水貯留の患側で減弱し，肺炎，胸膜癒着で亢進する．

C 打診

主に肺の含気状態と心・肝との境界を定める．

1 ● 打診音の種類
- 清音(低調の共鳴音)：正常肺組織では左右，前後，上下の差がない．
- 濁音(持続が短く，振動が減弱)：肺炎，無気肺，胸水貯留など肺の含気の低下を示す．
- 鼓音(高調で長く持続する共鳴音)：気胸，肺気腫，空洞など含気量の増加を示す．

2 ● 肺肝境界

右鎖骨中線で肺と肝との境界を示し，深呼吸時に約 3〜5 cm の呼吸性移動がある．
- 上昇する疾患：胸水貯留，無気肺，横隔神経麻痺
- 下降する疾患：慢性肺気腫
- 消失する疾患：消化管穿孔

表4-2　主な副雑音の分類

米国胸部疾患学会の分類	英語表記	わが国の従来の分類	音の特徴	呼吸相	疾患
粗い 断続性ラ音	coarse crackle	湿性ラ音（水泡音）	プツプツ ブクブク	吸気（初期から中期）	慢性気管支炎 肺炎 肺水腫
細かい 断続性ラ音	fine crackle	湿性ラ音（捻髪音）	パリパリ	吸気（後半にかけて増強）	間質性肺炎 肺線維症
高音性 連続性ラ音	wheeze	乾性ラ音（笛音）	ピーピー ヒューヒュー	主に呼気終末期	気管支喘息
低音性 連続性ラ音	rhonchus	乾性ラ音（いびき様音）	グーグー	主に呼気，時に吸気でも聴取	COPD 気管支喘息 気管支拡張症

D 聴診

1 ● 正常呼吸音

気管・気管支呼吸音と肺胞呼吸音に分けられる.

- 気管呼吸音（tracheal breath sounds），気管支呼吸音（bronchial breath sounds）：太い気道に近い胸壁，すなわち喉頭，気管，肩甲骨間部，胸骨両側などで聴取され，筒の中に空気を吹き込むときに生じる音とよく似ており，高調で呼気の際により大きく聴こえる.
- 肺胞呼吸音（vesicular breath sounds）：木の葉の間を風が吹き抜けるような音で，静かに呼吸しているとき，胸壁上で吸気時に聴取され，呼気のときにはよく聴こえないのが特徴である.

2 ● 異常呼吸音（副雑音以外）

- 呼吸音の減弱・消失：片側性として無気肺，気胸，胸水貯留，胸膜肥厚などがあり，両側性の場合には肺気腫を疑う.
- 気管支呼吸音の聴取：肺炎，無気肺，肺線維症などの肺組織が硬く変化する病変では高音が伝達しやすくなるため，気管支呼吸音が生理的には聴かれない肺底区などの部位で聴こえる.

3 ● 副雑音（ラ音）adventitious sounds

健康人の肺では聴くことのない異常な呼吸音を副雑音（ラ音）という. 断続性ラ音と連続性ラ音に大別され，その他の副雑音として胸膜摩擦音やストライダーがある. 現在は米国胸部疾患学会の分類が一般的に用いられているが，わが国の従来の分類との比較では，断続性ラ音が湿性ラ音，連続性ラ音が乾性ラ音に相当する. さらに粗い断続性ラ音が水泡音，細かい断続性ラ音が捻髪音，高音性の連続性ラ音が笛音（てきおん），低音性の連続性ラ音がいびき様音に相当する. 主な副雑音の分類を整理したものを表4-2に示す.

- 断続性ラ音（discontinuous sounds）：断続性ラ音は病変が細気管支から肺胞に存在し，主に吸気時に聴かれる. 音の性質によって粗い断続性ラ音（coarse crackle）と細かい断続性ラ音（fine crackle）に分けられる. 粗い断続性ラ音は「プツプツ」「ブクブク」という水泡音に例えられ，慢性気管支炎，肺炎，肺水腫で吸気の初期に聴かれる. 一方，細かい断続性ラ音は「パリパリ」という捻髪音に例えられ，間質性肺炎や肺線維症で吸気の後半に聴かれるのが特徴で，血圧計のマンシェットを外すときの音に似ており，ベルクロ・ラ音（Velcro rale）と呼ばれることがある.
- 連続性ラ音（continuous sounds）：連続性ラ音は病変が比較的太い気管支に存在し，主に呼気時に音楽的な音色で一定時間途切れずに聴こえ，高音性（wheeze）と低音性（rhonchus）に分けられる. 高音性連続性ラ音は「ピーピー」「ヒューヒュー」という笛音に例えられ，気管支喘息で呼気時に強く聴かれる. 一方，低音性連続性ラ音は「グーグー」といういびき様音に例えられ，気道内分泌物が貯留するCOPD，気管支喘息，気管支拡張症などで聴かれる.

4 ● 肺外の異常音

- 胸膜摩擦音（pleural friction rub）：臓側胸膜と壁側胸膜が呼吸運動によってすれる音である.

炎症で胸膜面が粗くなったときに呼気と吸気の両方で聴かれ、皮の表面をこすり合わせるときに起こる「ギューギュー」という音に似ている。結核性、膠原病性、癌性などの各種胸膜炎の際に聴かれる。

- **ストライダー**（stridor）：喉頭、咽頭、上部気管などの上気道閉塞によって生じる高い音で、時に高音性連続性ラ音と間違えることがあるが、ストライダーは吸気のときに強く聴こえることで区別できる。

② 心臓・血管系の診察法

心臓・血管系の診察は原則として仰臥位（入院患者では上体を30〜45度挙上）で行うが、左側臥位や坐位でわかりやすい所見もある。頸動静脈の診察は甲状腺やリンパ節と同時に行う。

Ⓐ 視診、触診および打診

頸静脈は外頸静脈と内頸静脈があり、その怒張は静脈圧の指標となり、特に右心系の循環異常を知ることができる。通常、頸静脈圧は吸気で下降し、呼気で上昇する。吸気時に頸静脈怒張が増強する Kussmaul 徴候は収縮性心膜炎や心タンポナーデなどに特徴的である。

心尖拍動（apex beat）の位置や強さ、広がりを坐位、仰臥位で視診および指先・手掌で確認する。正常では左第5肋間で左鎖骨中線上またはやや内側で触知する。心尖拍動が鎖骨中線より外側で2肋間以上に触知されると左室拡大が疑われる。振戦(thrill)は心臓弁口の狭窄、房室中隔欠損などで生じる渦流や乱流が胸壁に伝わり触知される。

Ⓑ 聴診

聴診器による心音の聴取には、低音の聴取に適しているベル型と高音に適している膜型の両方を使う。

聴診部位は僧帽弁領域が心尖部、三尖弁領域は第4〜5肋間胸骨左縁、肺動脈領域は第2〜3肋間胸骨左縁、大動脈弁領域は第2〜3肋間胸骨右縁である。

正常な心音はⅠ音とⅡ音からなり、Ⅰ音は僧帽弁と三尖弁の閉鎖音で心尖部に強く聴かれ、Ⅱ音は肺動脈弁と大動脈弁の閉鎖音で心基部に強く聴かれる。頸動脈か橈骨動脈の拍動を触れながら、拍動と一致する音がⅠ音である。Ⅱ音は大動脈弁が閉まる音（Ⅱ$_A$）と肺動脈弁が閉まる音（Ⅱ$_P$）によって構成される。吸気時にⅡ$_P$が遅れるため、呼吸による生理的なⅡ音の分裂が起こる。

1 ● 心音の異常

- **Ⅰ音の分裂**：右脚ブロックで聴かれることがある。
- **Ⅱ音の分裂**：正常とは逆に呼気時にⅡ音が分裂する奇異性分裂は大動脈弁狭窄、左脚ブロックで起こる。Ⅱ$_A$とⅡ$_P$の間隔が呼吸によらず一定する固定性分裂は、心房中隔欠損症で起こる。
- **過剰心音**：Ⅲ音は拡張早期に心室に血液が充満する音で、Ⅳ音は拡張後期に心房の収縮により生じる音である。ともに左側臥位で心尖部にベル型で強く聴こえる。Ⅲ音、Ⅳ音が聴かれる場合には、疾走する馬の足音に似ていることから奔馬調律(gallop rhythm)と呼ばれ、心不全のサインである。

2 ● 心雑音（表 4-3）

- **収縮期雑音**：Ⅰ音とⅡ音との間に聴かれる雑音をいう。雑音がⅠ音から離れて始まりⅡ音の前で終われば収縮期駆出性雑音(systolic ejection murmur)、Ⅰ音からⅡ音まで連続すれば全収縮期雑音(pansystolic murmur)である。疾患以外の収縮期駆出性雑音として妊娠、発熱、貧血、甲状腺機能亢進症などに認められる機能性雑音(functional murmur)がある。全収縮期雑音は収縮期逆流性雑音(systolic regurgitant murmur)とも呼ばれる。高調音であり、僧帽弁閉鎖不全症、三尖弁閉鎖不全症、心室中隔欠損症が代表的な疾患である。
- **拡張期雑音**：Ⅱ音より連続して始まる拡張早期雑音とⅡ音から少し遅れて始まる拡張中期雑音に分けられる。拡張早期雑音は逆流性雑音であるため高調音として膜型聴診器で聴かれ、大動脈弁閉鎖不全症や肺動脈弁閉鎖不全症が代表的な疾患である。拡張中期雑音は低調音で拡張期ランブル(rumbling murmur)と呼ばれ、僧帽弁狭窄症が代表的な疾患である。前収縮期雑音

表4-3　心雑音の種類と代表的疾患

収縮期雑音				拡張期雑音			
名称	特徴	心音図	主な疾患	名称	特徴	心音図	主な疾患
収縮期駆出性	Ⅰ音が聴こえる漸増漸減型	[Ⅰ◁▷Ⅱ]	大動脈弁狭窄症 肺動脈弁狭窄症 閉塞性肥大型心筋症 心房中隔欠損症 房室中隔欠損症 機能性雑音（妊娠・発熱・貧血・甲状腺機能亢進症）	拡張早期逆流性	漸減性 Ⅱ音がマスクされて聴こえにくい	[Ⅱ◁ Ⅰ]	大動脈弁閉鎖不全症 肺動脈弁閉鎖不全症
				拡張中期/拡張期ランブル	Ⅱ音から離れて始まる僧帽弁開放音から始まる	[Ⅱ 開放音 ◁]	僧帽弁狭窄症 三尖弁狭窄症
全（汎）収縮期/収縮期逆流性	Ⅰ音がマスクされ聴こえにくい 収縮期全般に同じ音量で一定	[Ⅰ▥Ⅱ]	僧帽弁閉鎖不全症 三尖弁閉鎖不全症 心室中隔欠損症	前収縮期	拡張後期に始まりⅠ音まで続く	[Ⅱ ▷Ⅰ]	僧帽弁狭窄症（心房の収縮で起こる）

往復性雑音		
特徴	心音図	主な疾患
収縮期雑音と拡張期雑音がともに存在 Ⅱ音で心雑音がいったん途切れる	[Ⅰ ◁▷ Ⅱ ▷ Ⅰ]	大動脈弁狭窄症＋（相対的・器質的）大動脈弁閉鎖不全症 肺動脈弁狭窄症＋（相対的・器質的）肺動脈弁閉鎖不全症

連続性雑音		
特徴	心音図	主な疾患
Ⅱ音で途切れずに，Ⅱ音を越えて続く 収縮期から拡張期に通して続く 心外性雑音である	[Ⅰ ◁▷ Ⅱ ◁▷ Ⅰ]	動脈管開存症 冠動静脈瘻・肺動静脈瘻 Valsalva洞動脈瘤破裂

（presystolic murmur）は拡張後期に始まりⅠ音まで続く漸増性の雑音で，心房の収縮で起こる．

- **往復性雑音**：収縮期と拡張期の両方に聴かれる雑音で，大動脈弁狭窄症＋大動脈弁閉鎖不全症，肺動脈弁狭窄症＋肺動脈弁閉鎖不全症などで起こる．
- **連続性雑音**：収縮期，拡張期を通して聴かれる雑音で，動脈管開存症，冠動静脈瘻，Valsalva洞動脈瘤破裂など大動脈と静脈系のシャントで起こる．
- **Austin Flint 音**：僧帽弁狭窄症様の拡張期ランブルで，大動脈から左室への急速な逆流に起因する僧帽弁尖の振動または軽度の閉塞によって起こる．
- **Rivero-Carvallo 徴候**：吸気時に増強し呼気時に減弱する全収縮期雑音で，三尖弁閉鎖不全症などで吸気時の右室への静脈還流量増加により起こる．

Point　心雑音が聴取される病態・疾患

- 収縮期駆出性雑音：妊娠，発熱，貧血，甲状腺機能亢進症
- 全収縮期雑音：僧帽弁閉鎖不全症，三尖弁閉鎖不全症，心室中隔欠損症
- 拡張早期雑音：大動脈弁閉鎖不全症
- 拡張中期雑音（拡張期ランブル）：僧帽弁狭窄症
- 連続性雑音：動脈管開存症，冠動静脈瘻，Valsalva洞動脈瘤破裂
- Austin Flint 音：大動脈閉鎖不全
- Rivero-Carvallo 徴候：三尖弁閉鎖不全

F　腹部の診察法

① 診察の手順

　腹部の診察をする際には，まずその旨を告げ了承を得るとともに，手指や聴診器をあらかじめ暖めておくなど診察に伴う不快，疼痛に十分配慮する．患者の体位は仰臥位とし，上肢は両脇か胸に

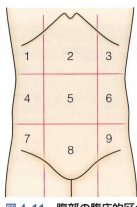

図 4-11　腹部の臨床的区分

1. 右季肋部
2. 心窩部
3. 左季肋部
4. 右側腹部
5. 臍部
6. 左側腹部
7. 右下腹部
8. 恥骨上部
9. 左下腹部

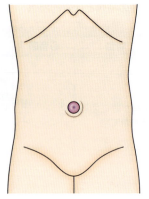

図 4-12　Sister Mary Joseph's nodule

置き，上は胸骨下半分から恥骨まで十分に腹部を露出させ，腹壁の緊張を取り除くために下肢は両膝屈曲位を原則とし，患者の右側から診察を行う．鼠径ヘルニアや大腿ヘルニアの嵌頓を見逃さないためにも鼠径部まで十分診察することが重要である．診察の過程で，場合によっては右側臥位や左側臥位での診察を追加する．

　診察の手順は患者の苦痛が少ない順に行うべきで，打診や触診の刺激により腸音が変化する可能性があることや，打診や触診を先に行うと痛みが増強してその後の診察が十分行えないことがあるため，視診→聴診→打診（触診）→触診（打診）の順に診察する．腹部全体を観察し，9領域（1. 右季肋部，2. 心窩部，3. 左季肋部，4. 右側腹部，5. 臍部，6. 左側腹部，7. 右下腹部，8. 恥骨上部，9. 左下腹部）に従って下記の項目をチェックし所見を記載する（図 4-11）．

2　視診

　腹壁の異常を以下の注意点に従ってチェックする．両膝を伸展させた状態で視診を行うと，腹部の輪郭・形状および腫瘤の有無の判断が容易になる．

- **皮膚の色調・瘢痕**：黄疸，斑状形成（Frontier 参照），色素沈着（カフェオーレスポット）など腹壁の色調の変化をよく観察する．また，下腹部を中心とした皮膚線条（最初は赤紫色だが次第に褪色）は急激に皮膚が伸展され線維組織が破壊されることにより生じ，妊娠に伴うことが多いが Cushing 症候群に伴う中心性肥満でも

生じる．手術瘢痕があれば過去にどのような手術が行われたか確認することにより，現在の愁訴と既往疾患との因果関係が判明することもある．腹腔鏡手術の創は小さく目立たないので注意して観察しないとわからないことがある．

> **Frontier**
>
> **斑状形成（mottling）**
>
> 　皮膚の色調が紫の網状になり，一見して「色が悪い」と感じる状態．末梢循環不全でアシドーシスを伴っている場合にみられる．急性腹症関連では腸管壊死に伴う敗血症の際にみられ，この所見があるときにはすでに呼吸障害を起こしていることが多い．

- **腹壁の緊張・膨隆**：鼓腸（腸閉塞）や腹水，腹部腫瘤などでは腹壁が膨隆することがある．また，悪性腫瘍による悪液質や著しい栄養障害の場合は反対に陥凹する．脱水が高度となると皮膚の緊張感（ツルゴール：turgor）が低下する．鼠径ヘルニアや大腿ヘルニアがあると腹圧を加えることにより鼠径部が膨隆することがある．
- **臍部の異常**：臍ヘルニアによる膨隆，遺残尿膜管による分泌物の付着，さらには感染による発赤，腫脹，排膿，悪性腫瘍の臍への血行性転移による Sister Mary Joseph's nodule（図 4-12）など，臍にはいろいろな異常が生じるので見逃してはならない．
- **腸管蠕動不穏**：やせた患者で器質性腸閉塞（イレウス）など消化管が拡張し蠕動が亢進している場合は，腸管の蠕動が腹壁を介して観察できる場合がある．
- **静脈怒張**：腹壁の静脈怒張は主要静脈内圧が上

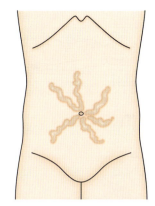

図 4-13　メドゥーサの頭

昇し側副血行路が発達することにより生じ，下大静脈系では側腹壁の静脈怒張，門脈系では臍を中心とした静脈の怒張（メドゥーサの頭：caput medusa）（図 4-13）が観察される．
- **動脈の拍動**：やせた患者では，心窩部から臍部にかけ腹部大動脈の拍動がみられることがあり，動脈瘤の有無を念頭に置かなければならない．

③ 聴診

腸雑音はまず腹壁への刺激を最小限にとどめるよう聴診器を腹壁に当てて聴取する．また，聴診器で腹壁を押したり揺らしたりしながら腸音がどのように変化するか聴取することが重要である．腸雑音は，食後や空腹時には 2〜5 秒で聴取できるが，通常は 10 秒程度に 1 回くらい聴取でき，それでも聞こえないときは最低で 30 秒以上十分に時間をかけて聴診しないと消失しているかどうかは判断できない．腸雑音の程度は，亢進（hyper active），正常（norm active），低下（hypo active），消失（silent：30 秒以上腸雑音を聴取しない）の 4 段階に分けて評価する．
- **腸閉塞**：器質性腸閉塞では腸雑音が亢進し，金属音（metallic sound）を聴取できる．逆に麻痺性腸閉塞では腸雑音は低下，消失する．腸閉塞で腸管内に腸液が多量に貯留したときには，聴診器を腹壁に置き腹壁に振動を与えることで腸液とガスの混在により振水音が聴取できる．
- **血管病変**：腹部大動脈や腎動脈の狭窄，動脈瘤では収縮期雑音を聴取できる．腎動脈の狭窄は腎血管性高血圧の原因となるが，上腹部の持続性，高調性の血管雑音が特徴である．動静脈痕では連続性雑音を聴取する．

④ 打診

打診は腹壁直下の臓器あるいは内容物の状態を鑑別する手段で，その響き方を腸管内のガスの充満などで起こる鼓音（tympanic：よく響く高い音）と肝や脾などの実質臓器ならびに腹水などガスのない正常臓器の濁音（dull：響かない硬い音）の大きく 2 つに分け，腹部全体にわたって丹念に行う（図 4-11）．
- **肺肝境界（肝濁音界：liver span）**：右鎖骨中線上で肝と肺の境界をチェックする．通常は第 6 肋骨下縁から第 7 肋骨上縁にあり，胸水貯留や無気肺，急性肝炎や腫瘍による肝腫大などで頭側に移動し，肺気腫などがあれば尾側に移動する．
- **Traube 三角**（第 6 肋骨と肋骨弓，前腋窩線で囲まれた範囲）：左側では打診上鼓音を発する胃泡が存在するが，脾腫があれば脾濁音界が増大し，Traube 三角で鼓音が消失する．
- **腹部膨隆**：鼓腸，腹水，囊胞性の腫瘍などが原因となる．鼓腸は鼓音を呈し，腹水や囊胞性腫瘍は濁音を呈する．腹水は体位により濁音の範囲が変化するが，腫瘍の場合は変化しない．
- **腹膜刺激症状**：打診による腹壁の振動で疼痛を訴えることがある．この疼痛は触診による反跳性疼痛に比して弱い痛みとされているが，再現性がある場合は限局性の腹膜炎症所見を鋭敏に診断できるよい方法である．

⑤ 触診

触診に先立ちリラックスした環境をつくり，患者の腹壁の緊張を完全に取り除く必要がある．腹痛を訴える場合は痛みのない部位から触診を始める．まず，手掌全体で力を入れることなく腹壁全体を軽く診察し，腹壁の緊張状態や腫瘤の表面の性状などを観察する（浅い触診）．次に指先に力を入れて臓器の状態，腫瘤の存在，性状などの所見を得る（深い触診）．
- **腹壁の緊張**：腹部全体を軽く触りながら腹部の

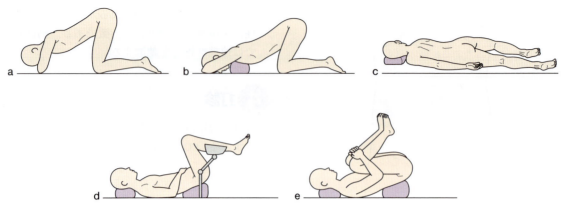

図 4-14 肛門診察のための体位
a：膝肘位，b：膝胸位，c：Sims' position（左側臥位），d，e：砕石位．
〔a，b，d，e：和田達雄（監修）：新外科学大系第 24 巻 A 直腸・肛門の外科 I（小山靖夫），p 56，中山書店，1991 より〕

硬さを判断し，板状硬（rigidity：消化管穿孔などによる汎発性腹膜炎のときにみられる），硬（hard），軟（soft）の 3 段階に分類する．筋性防御（muscular defense）は腹壁を軽く圧迫すると筋肉の緊張が反射的に増強して硬く触れるようになる現象で，限局性に認められるときは急性胆囊炎や急性虫垂炎など限局性の炎症が腹膜に波及している（腹膜刺激症状）．急性胆囊炎では，Murphy の徴候（右肋弓下の圧痛による吸気の途絶）を確認する．一方，麻痺性イレウスでは腸管拡張による腹部膨満を認めるものの，腹壁は軟で筋性防御は認めない．

- 圧痛（tenderness）：範囲，程度，再現性を観察する．腹壁，腹腔，腹部内臓器のみならず後腹膜腔に炎症がある場合，炎症の場所に一致して圧痛を認める．急性虫垂炎では右下腹部の McBurney の圧痛点（右上前腸骨棘と臍を結ぶ線を 3 等分し，右から 1/3 の部位）を同定し，圧痛の有無を確認する．
- 反跳痛（rebound tenderness：Blumberg 徴候）：腹壁をゆっくり圧迫していた手指を急に離すと疼痛が増強する現象で，顔をしかめることも多い．壁側腹膜の刺激症状で，炎症が腹膜に波及したことを意味する（腹膜刺激症状）．はっきりしない場合は，つま先立ちから急に踵を降ろした際に腹部に響くかを確認する（踵落とし衝撃試験）．
- 腫瘤の触知：腫瘤を触知した場合，位置，大きさ，形状，硬さ，表面の性状，可動性，拍動の有無，呼吸性移動の有無，圧痛の有無，他臓器との関係などをチェックし，原発臓器，部位の推定，切除が可能かどうかなどを判断する．
- 腹水の有無：腹腔に液体が多量に貯留すると，左手掌を一側の腹壁に当て対側の腹壁を右手ではじくように打つと，その波動が左手掌に伝わることによる波動運動がみられる．看護師の手の側面を腹部正中線に縦に立ててもらってから行うと，波動運動が明確となる．また，体位により濁音境界線が移動（shifting dullness）すれば腹水の可能性が高い．
- 温度差：腹壁の炎症があったり，汎発性腹膜炎があると限局的な皮膚温の上昇（胸壁と腹壁の温度差）が観察できることがある．

G 直腸・肛門の診察法

肛門部の疼痛，脱出，腫脹，搔痒，便失禁，下血，便通異常がある場合，あるいは消化器疾患が疑われる患者で病因のはっきりしない場合などに肛門と直腸の診察が必要となる．診察の体位としては，膝肘位，膝胸位，左側臥位，砕石位などがあるが（図 4-14），通常は左側臥位である．診察において羞恥心や恐怖心をとるように努め，プライバシー保護に気を配る必要がある．

1 視診

肛門輪の病変部位を記載する場合，腹側（恥骨方向）の中央を 12 時，背側（尾骨方向）を 6 時とし，時計盤と同様に 1〜12 時を位置づけする（図4-15）．
- **肛門周囲の皮膚**：皮膚の病変の有無やその特徴〔膿瘍，瘻孔，Paget 病（パジェット）など〕
- **分泌物**：性質と排出部位，便漏出の有無
- **腫脹**：肛門周囲のコンジローマ，外痔核など

視診で重要なことは腹圧を加えて努責させ，痔核や脱肛の状況を診察する．排便時に脱肛するか否かを問診しておくことが大切である．

2 触診

肛門周囲の手術創瘢痕，瘻孔開口部などの硬さを診る．肛門周囲膿瘍で発赤のある部位での圧痛の有無を診る．

3 直腸指診

手袋をはめた示指にキシロカイン®ゼリーなどの潤滑剤を付け，まず肛門周囲の圧痛と硬結を調べ，肛門周囲にも十分潤滑剤を塗り，指を肛門内に静かに挿入して直腸指診（digital rectal examination）を行う（図4-16）．肛門管では全周にわたって括約筋の状態と狭窄の有無を調べる．次いで挿入した指と母指の間に肛門組織を挟み，炎症・硬結の有無，必要に応じてゾンデを用いて瘻孔の方向や直腸に開口しているかどうかを挿入指で調べる．それから，指をさらに深く挿入して，直腸の前壁で男性では前立腺，女性では子宮頸部・腟部を触れる．まず，直腸の狭窄の有無を調べた後，挿入した指を静かに回して全周にわたって直腸壁を触れ，ポリープやその他の腫瘍性病変の大きさ，表面の性状，可動性，部位（肛門縁より何 cm，何時方向）などについて記載する．直腸以外の組織，直腸子宮窩あるいは直腸膀胱窩なども検索し，Douglas（ダグラス）窩膿瘍や癌転移（Schnitzler's metastases）などについても検索する．
- **双手診**：左手を下腹部に当て圧迫しながら直腸内右示指との間で，直腸や骨盤内臓器を挟むようにする．双手診により通常より奥にある病変を触知可能となるし，女性では子宮や付属器の状態なども触知できる．

最後に指を抜いた際に，付着している便の色調と性状，あるいは血液・粘液・膿などの付着の有無をみる．

4 肛門鏡診

肛門鏡の挿入は肛門指診と同様に静かに行う．

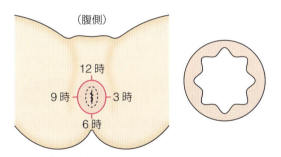

図4-15 肛門輪の位置の名称と肛門診察時に使用される模式図

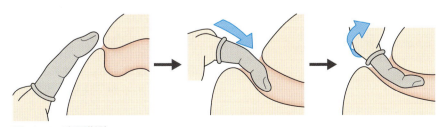

図4-16 直腸指診
挿入した指を 360 度回転して，直腸壁を全周にわたり，十分に触診する．

最初は尾骨・仙骨に沿う方向で挿入して軽い抵抗を感じてから，先端を少し腹側に向けて空気を挿入して直腸を広げながら内腔をみて奥に挿入する．最も奥に挿入してから，徐々に抜去しながら直腸全周にわたって観察する．歯状線の全周を観察する際にはゆっくりと少しずつ内痔核の有無を診る．歯状線を越えて抜去してから，もう一度軽く挿入する方向に押し込むようにすると，先端に肛門周囲を直視下に観察することができ，特に外痔核の様子がみやすくなる．

> **Point　直腸診による診断で重要なもの**
> - 消化器疾患：直腸癌，肛門癌，Schnitzler 転移，裂肛，痔核，痔瘻，Crohn（クローン）病など
> - 泌尿器科疾患：前立腺肥大症，前立腺癌など
> - 婦人科疾患：子宮内膜症，子宮筋腫など
> - その他：骨盤腹膜炎，Douglas 窩膿瘍など

脈管系の診察法

ここでは，下肢動脈性閉塞疾患と下肢静脈血栓の診察について述べる．

1 下肢動脈性閉塞疾患

1 下肢動脈性閉塞疾患の分類

下肢動脈性閉塞疾患には急性期と慢性期症状がある．急性動脈閉塞の症状としては"6つのP"，すなわち疼痛(pain)，脈拍消失(pulselessness)，蒼白(pallor/paleness)，知覚鈍麻(paresthesia)，運動麻痺(paralysis/paresis)，虚脱(prostration)を認める．具体的な症状として「歩くとふくらはぎが痛くなって，少し休むとまた歩ける(間欠性跛行)」「じっとしていても足が痛い」「足が冷たい」「足先の色が悪い」などがある．

> **Point　急性動脈閉塞の"6つのP"**
> 1. 疼痛(pain)
> 2. 脈拍消失(pulselessness)
> 3. 蒼白(pallor/paleness)
> 4. 知覚鈍麻(paresthesia)
> 5. 運動麻痺(paralysis/paresis)
> 6. 虚脱(prostration)

慢性下肢虚血の臨床症状の重症度分類としてはFontaine分類が知られている．Ⅰ度は無症状もしくは冷感やしびれ感，Ⅱ度は間欠性跛行，Ⅲ度は安静時の疼痛，Ⅳ度は潰瘍や壊死で，虚血の進展過程に応じた病態の重症度を表現するものとして以前から広く用いられている．

> **Point　Fontaine 分類**
> Ⅰ度：無症状もしくは冷感や下肢のしびれ
> Ⅱ度：歩行により下腿(ふくらはぎ)が痛くなり，立ち止まって休むと症状が改善し，再び歩行することができる(間欠性跛行*)
> Ⅲ度：安静時でも(歩行や運動しなくても)常に足に疼痛を自覚
> Ⅳ度：強い疼痛を伴い潰瘍や壊死をきたす
> ＊：200m以下の歩行で症状が出現する場合，比較的下肢虚血が重症である可能性がある．間欠性跛行の診断においては，腰部脊柱管狭窄症や椎間板ヘルニアなどの神経疾患によって生じる神経性間欠性跛行の鑑別が重要．

2 下肢動脈性閉塞疾患の診察

a 問診
下肢動脈性閉塞疾患の発症に影響を及ぼす主な危険因子として加齢，糖尿病，喫煙，慢性腎不全や透析治療が特に重要であることが知られている．これらの危険因子に注意して，既往歴や生活歴の問診を行うことが大切である．

b 視診
下肢のチアノーゼ，冷感，蒼白，下肢の萎縮，爪の変形，脱毛，潰瘍，壊死などがないかをチェックする．

c 触診
下肢動脈の触診可能部位としては大腿動脈，膝窩動脈，後脛骨動脈，足背動脈がある．動脈拍動の有無・左右差を確認する．

d 挙上・下垂試験
- **挙上試験**：患者を仰臥位とし，両下肢を挙上して30〜60秒間足趾を屈伸させて足底部を観察すると，正常肢では色調の変化はないが，虚血肢では蒼白になる．中等度以上に虚血が進行している場合にみられる．
- **下垂試験**：挙上試験に続き，椅子などに腰掛けて両下肢を下垂させ，足の色調が回復するまでの時間を観察する．正常肢では10秒前後で元の色調に戻るが，狭窄・閉塞があると1分以上遅れる．

その他，下肢動・静脈のドプラシグナルの有無，知覚消失や安静時疼痛の存在，筋力低下の有

H　脈管系の診察法　●　49

表4-4　下肢動脈性閉塞疾患の診断

検査	特徴
足関節上腕血圧比 （ankle brachial pressure index:ABI）	足関節収縮期血圧/上肢収縮期血圧で，通常は足の血圧のほうが高いので，1.0以上が正常となるが，足の血流に異常があると1.0未満となり，特に0.9未満では下肢閉塞性動脈硬化症の可能性が高い．
下肢動静脈エコー検査	カラードプラ法は動静脈の血管内血流の状態を検索できる標準的検査である．パルスドプラ法では血流速度や血流波形で定量的に，カラードプラ法ではカラー表示で定性的に血流状態を評価することができる．しかし，下腿動脈の詳細な全体像は把握が困難という点がある．
CTアンギオグラフィ	造影剤を使用し，下肢動脈性閉塞疾患では動脈の狭窄形態と狭窄率の判断，動脈の石灰化の程度，壁在血栓側副路の有無，病変部末梢側のrun-offの評価や血管外の情報が得られる．深部静脈血栓症から肺血栓塞栓症が疑われる場合に施行される頻度が増加する．
MRアンギオグラフィ	ガドリニウム造影剤による血液のT1短縮効果を利用して血管腔を高信号として描出する方法．CTと比較した際の利点としては，放射線被曝を伴わない，非造影検査ならば重度の腎機能障害例でも可能などがあげられる一方で，欠点としては空間分解能に劣る，ステント留置後では材質によっては内腔情報が得られないということがある．
下肢血管造影	血管内腔を骨などの背景に影響されず描出できる．動脈造影では造影剤の流れを経時的に観察し，動脈の閉塞や狭窄部位を診断できる．静脈造影では，静脈充塡欠損や血栓輪郭造影の確実な所見を得ることができる．最も信頼性の高い確定診断の基準検査であるが，侵襲性が高く，血管内腔の情報のみで外部情報は得られない．

無が有用な徴候である．

3 ● 下肢動脈性閉塞疾患の診断

　下肢動脈性閉塞疾患の診断においては，足関節上腕血圧比（ankle brachial pressure index：ABI）が有用である．間欠性跛行の重症度評価としては，歩行距離（無症状歩行距離，最大歩行距離）測定，トレッドミル歩行によるABIの回復時間が有用である．また，組織内のオキシヘモグロビンとデオキシヘモグロビンの経時的変化を測定する近赤外分光法（near infrared spectroscopy：NIRS），サーモグラフィによる皮膚の温度低下の色調による表示や，指尖容積脈波による足趾の虚血のスクリーニングも有用である．さらに皮膚血流の測定として，皮膚を加温し充血状態における酸素分圧を経皮的に測定する$tcpO_2$がある．「2022年改訂版 末梢動脈疾患ガイドライン」では下肢動脈性閉塞疾患や下肢静脈血栓症を形態的に確定診断する検査法としてMDCTによるCTおよび造影MRAが推奨されている．

　表4-4に下肢動脈性閉塞疾患の診断のための検査とその特徴を示す．

❷ 下肢静脈血栓

1 ● 下肢静脈血栓の分類

　下肢静脈血栓症は，表在静脈（筋膜より浅い静脈）の血栓性静脈炎と深部静脈（筋膜より深い静脈）の深部静脈血栓症がある．血栓性静脈炎は静脈瘤，外傷が原因で表在静脈に炎症が発症し血栓を伴う．深部静脈血栓症は静脈の内皮障害，血液の凝固亢進，静脈の血流停滞の成因によって深部静脈に血栓が発生する．

2 ● 下肢静脈血栓の理学的所見

　血栓性静脈炎では表在静脈の炎症を起こした静脈の走行が皮膚を通して発赤として認められる．炎症を起こした血管を中心に腫脹，疼痛，硬結などを認める．深部静脈血栓症では下肢の腫脹，疼痛（自発痛，静脈性跛行，下腿部痛）あるいは色調変化（大腿部や下腿部の赤紫色）を視診する．また，触診により下腿筋に圧痛を認める．また，Homansテスト（膝を軽く押さえて足関節を背屈させると，腓腹部に疼痛が生じる）やLoewenbergテスト（下腿に血圧測定用のカフを巻き加圧すると，100〜150 mmHgの圧迫で疼痛が生じ

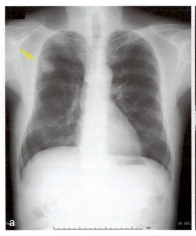
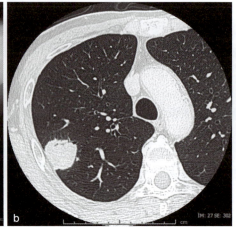

図 4-17　胸部画像診断（右上葉肺癌）
a：胸部X線（矢印：異常影），b：CT像．

る）が陽性となる．

I 胸部画像診断

近年の画像診断技術の進歩により，胸部病変の局在診断および質的診断の精度が顕著に向上している．加えて，立体的3D再構築画像により気管支や血管の正確な解剖学的把握が可能となり，手術時のナビゲーションとしても正確かつ安全な情報源として活用されるようになってきた．また，画像診断は人工知能による診断との相性がよいことが示唆されており，今後，各種画像診断において自動診断システムの開発が加速することが予想される．

1 胸部X線

最も基本的な検査方法である胸部X線は，デジタル画像処理技術の進歩により，より鮮明な画像が得られるようになった．これにより，微細な病変や初期の異常も検出しやすくなっている．また，人工知能を活用した自動解析システムの開発により，肺癌などの病変の発見や診断の精度向上に寄与している．最も簡便であり，第一に行うべき検査であるとされ，胸部の全体像を捉えることができる（図4-17a）．さらに，経時的な変化を比較検討することでその有用性は高まることがある．

撮影方法は立位正面の背腹方向（PA）で深呼吸位での撮影が原則であるが，ポータブル撮影の際は坐位あるいは臥位での腹背方向撮影（AP）が行われる．また，側面，斜位の撮影は病変の前後方向の局在を把握するために行われ，側臥位正面（デクビタス）の撮影は気胸や少量の胸水の描出に有用である．読影においては，まず撮影体位や画質を確認し，画像が読影に適したものかを判断する．そのうえで，肺野，肺門，縦隔，横隔膜，骨，軟部組織の状況を検討する．肺野などについて左右の比較により異常陰影を同定しやすくなる．また，心臓や大血管，横隔膜ではシルエットサインの有無を判断することで病変と構造物の位置関係を把握できる．透過性の減弱や亢進の所見も重要であり，それぞれを引き起こす病態を知っておく必要がある．可能であれば経時的な画像と比較し，変化や差異を評価する．

2 CT

CT（computed tomography）は胸部疾患に対する画像診断において最も中心的な役割を担っている．単純X線に比較し，組織間コントラストが高く，より解像度が高い画像が得られ，存在診断ならびに質的診断に必須な検査である（図4-17b）．腫瘍をはじめ種々の病変について，陰影の性状や周囲臓器との関係などが診断できる．

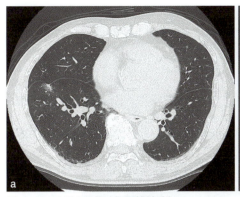
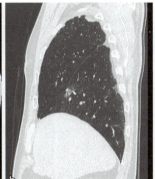
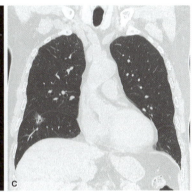

図4-18　HRCT像(右下葉肺癌)
a：水平断，b：冠状断，c：矢状断．
充実成分とすりガラス成分からなる結節であり，胸膜陥入像を認める．

特に肺疾患の局在や質的診断において有用な検査であり，肺の病変が観察しやすい肺野条件ではびまん性肺疾患やすりガラス陰影を呈する末梢型肺癌の検出に優れる．また，縦隔や胸壁の病変が観察しやすい縦隔条件では肺門・縦隔リンパ節転移の有無や，縦隔腫瘍や胸壁腫瘍の診断に有効である．なお，ヨード造影剤を使用した造影CTでは，血管病変や血管近傍のリンパ節の同定と評価，腫瘍の質的診断に役立つ．肺癌のCT診断においては，すりガラス濃度(吸収域)，胸膜陥入像，スピキュラ(毛羽立ち様陰影)，血管収束像，ノッチ(分葉)などが特徴的な所見である．

　CT装置では検出器で得られた投影データから画像データを作成するが，検出器が多列化した多列検出器型CT〔multi-detector-row CT：MDCT，あるいはマルチスライスCT(multi-slice CT：MSCT)ともいう〕が登場し，短時間に広い範囲の撮影ができ，多くのデータを得ることができるようになった．現在320例が普及しつつあり160 mmの範囲を1回転0.35秒で撮影可能となっている．微細な肺の構造を詳細に観察するには，高分解能CT(high-resolution CT：HRCT)が適している．1〜2 mm以下の薄いスライスで撮影され，肺組織の微細な異常を高い解像度で描出でき，特にびまん性肺疾患の診断や結節・腫瘍性病変の質的診断に有用である．MDCT以降のCTでは広範囲のHRCTデータを取得でき，このデータを水平断以外に冠状断，矢状断などの任意の方向の画像に再構成することができる．これは

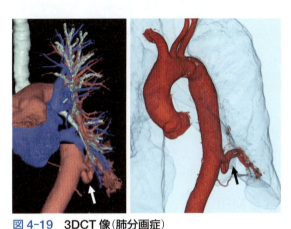

図4-19　3DCT像(肺分画症)
矢印：下行大動脈から左肺下葉に流入する異常血管．

多断面再構成断面(multiplanar reconstruction：MPR)と呼ばれ，例えば病変と連続する既存構造物との位置関係の診断に有用である(図4-18)．また，実際の気管支鏡のように気道の内腔面から気道粘膜面を内視鏡で観察した像を模した画像作成も可能である(virtual bronchography)．その他，MPR技術により気管支，肺動静脈，大動脈などのさまざまな構造物の立体的な画像が作成できる3次元CT(3 dimension CT：3DCT)(図4-19)がある．これにより，構造や病変を空間的に理解しやすくなり，外科手術の計画時に，病変や解剖学的構造を3次元的に視覚化でき，より正確な手術アプローチが可能となる．

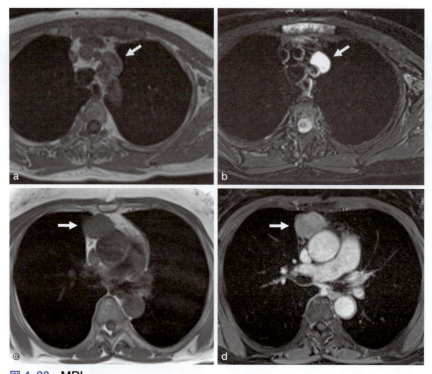

図4-20 MRI
気管支原性嚢胞(**a**：T1強調像で低信号，**b**：T2強調像で高信号)，胸腺腫(**c**：T1強調像，**d**：造影効果あり).

❸ MRI

　MRI (magnetic resonance imaging)は核磁気共鳴現象を利用して，生体内のプロトン(H^+)から放射される信号を検出し画像化する検査で，生体の水分と脂肪が主な信号源となる．MRIは任意の方向での断層像の作成が可能であり，組織分解能が高いため，条件の変更(T1強調像，T2強調像，造影)により，同一断面で異なる画像が得られることから質的診断が可能である(図4-20)．特に胸壁病変や縦隔の腫瘍性・嚢胞性病変の質的診断には有用であり，CTでは描出しにくい神経，血管，靱帯，軟骨などの詳細な観察にも利用される．そのため，肺尖部肺癌の腕神経叢や鎖骨下動静脈などへの浸潤の評価，その他の肺癌や縦隔腫瘍の胸壁，大動脈や肺動静脈などの血管，横隔膜への浸潤の評価に診断価値が高く，手術における切除範囲の決定に有用である．

❹ PET

　PET (positron emission tomography)は陽電子を放出する放射性同位元素を用いた先進的な断層撮影法である．^{18}F-FDG (fluorodeoxyglucose：フルオロデオキシグルコース)は通常，癌組織において正常組織に比べて糖代謝が亢進していることが知られている．そのため，胸部腫瘍の画像診断におけるPET-CT検査では，^{18}F-FDGを静脈投与し，糖代謝の亢進部位を画像化するPETと，CTを組み合わせた画像を得ている．肺腫瘍や縦隔腫瘍などの良悪性の質的診断，リンパ節転移診断，遠隔転移診断(脳以外)による病期診断に有用であり，手術を含む治療方針決定の重要な一助となる(図4-21)．注意点として，10 mm未満の小型肺癌やすりガラス陰影主体の肺腺癌では偽陰性となることが多いが，一方で活動性の炎症性腫瘤やサルコイドーシス，塵肺やリンパ節の非特異的な反応性変化では偽陽性を示すことがある．また，悪性腫瘍の生物学的悪性度を評価する可能性

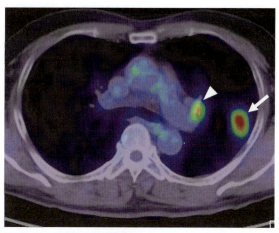

図 4-21　PET-CT（肺癌）
FDG 集積を左肺の原発巣（矢印）と肺門部リンパ節（矢頭）に認める．

が示唆されており，薬物療法や放射線治療の効果評価にも有用である．

5 その他の核医学検査

骨シンチグラフィは ^{99m}Tc に結合したリン酸化合物（methylene diphosphonate：MDP, hydroxymethylene diphosphonate：HMDP）が，新しい骨組織や修復中の骨組織に集積する性質を利用した検査法である．この検査では，薬剤を静脈投与し，ガンマカメラを使用して画像を撮影する．癌の骨転移や肺性肥大性関節症の診断に有用であり，単純な骨折や炎症においても異常所見が検出されることがある．骨転移の診断は，FDG-PET によって代替可能である．

肺血流シンチグラフィは ^{99m}Tc-MAA を静脈投与して行う検査で，肺血流の分布を評価する目的で用いられ，肺動脈血栓塞栓症の診断や，左右シャント率の測定に有効である．肺換気シンチグラフィでは，^{133}Xe や ^{81}Kr などの放射性ガスを吸入し，肺の換気領域を調べる．肺換気血流シンチグラフィによる換気-血流ミスマッチの検出は，肺血栓塞栓症において診断価値が高い．また，ミスマッチが生じている肺は，本来の肺の機能であるガス交換が適切に行われていないことを示すため，肺切除手術を計画している患者における術式決定に施行されることがある．

J 腹部画像診断

腹部画像診断では，超音波検査，CT をはじめ，MRI や PET など，検査種別は多岐にわたる．近年，放射線診断機器装置の普及と画像診断技術の発展により，より高精度な画像作成や腹部疾患の正確かつ迅速な診断が可能となった．正確な画像診断は，治療内容や手術術式の決定においてきわめて重要である．

1 超音波検査

1 原理

超音波とは「人間の耳で聞くことを目的としない音波」である．生体内を超音波が進むとき，組織の音響インピーダンスに差があると一部の超音波は反射する．超音波画像は反射波の強度と反射までの時間を画像化したものである．周波数が高いほど分解能が高くなるが，到達距離は短くなる．腹部領域では，一般に 3.5〜5.0 MHz が多く用いられる．

2 撮像モード

反射波の振幅の大きさを輝度の高低で表示して得られる B（brightness）モードが，腹部超音波検査の基本である．ドプラ法は血流情報を B モード画像に重ねてカラー表示する方法であり，血流の方向は，プローブに向かう血流は赤，遠ざかる血流は青で表現される．造影超音波検査は数 μm のマイクロバブルを内包させた造影剤（ペルフルブタンマイクロバブル：ソナゾイド®）を経静脈投与し，血管像の強調や，マイクロバブルが肝 Kupffer 細胞に貪食されることで Kupffer イメージングが可能となる．このことから，肝腫瘍性病変の存在・質的診断を行うことに用いられている 画像 3．

3 どのように用いられるか

実質臓器である肝臓，膵臓，腎臓，実質臓器で

Web 付録
画像 3：中分化型肝細胞癌の超音波画像

はないが空気を含まない胆嚢などの診断で有用である．肝囊胞では，囊胞内成分の音響インピーダンスが均一であるため，内部は無エコーに描出される．また，囊胞での超音波の減衰が少ないため，後方エコーは増強する．胆嚢結石症など，周囲の組織との音響インピーダンスの差が大きく異なる組織の境界では，超音波の強い反射が起こり，後方に音響陰影(acoustic shadow)を伴う強い白色として描出される．

また，肝腫瘍の生検やラジオ波焼灼療法(radiofrequency ablation：RFA)，急性胆嚢炎に対する経皮経肝胆嚢ドレナージ，術後膿瘍のドレナージなどを行う際には，経皮的穿刺のガイドとして用いられる．

② CT

1 ● 原理

CT はガントリー内の X 線管球が高速回転しながら X 線を照射し，被写体を透過して検出器に入射した多数の投影データを計算し画像を再構成する検査である．現代医療において必要不可欠な役割を果たしている CT は研究開発が活発に行われ，1999 年頃に登場した多列検出器型 CT (multi-detector-row CT：MDCT)によって高速撮影が可能となった．腹部領域では，呼吸運動や消化管蠕動によるモーションアーチファクトの問題が克服され，より高精度に画像の作成と解析を行うことができるようになった．現在の MDCT は体軸方向に 64 列以上の管球を配置した装置が多く，スライス厚 0.5 mm の設定でも数秒の呼吸停止で体幹部の撮影が可能である．CT 像の観察には基本的に横断像(axial)が用いられるが，体軸方向の観察には冠状断像(coronal)，矢状断像(sagittal)が有効であるため，これらの画像も広く用いられている．

2 ● 造影法

造影 CT では組織のコントラストを高め，血行動態を診断するため，主に経静脈的に造影剤が投与される．腹腔内臓器の病変の鑑別，描出，病期診断には，造影剤を急速静注して経時的に撮像するダイナミック CT が有用である．

現在造影 CT 検査で投与されるヨード造影剤は，ほとんどが水溶性の非イオン性造影剤である．造影剤の副作用は，軽微なものを含めれば全体の 2～3% に発生するとされる．造影剤アレルギー既往のある患者や喘息患者への投与は注意が必要である．また造影剤は腎排泄性であることから，腎機能が低下している患者では造影剤腎症にも注意が必要である．ビグアナイド系糖尿病薬との併用は，乳酸アシドーシスとなる危険性がある．

3 ● どのように用いられるか

腹部領域において，腹水や遊離ガス(free air)，腫瘍性病変の局在やリンパ節，遠隔転移診断などに用いられてきた CT だが，近年は病変部が mm 単位の小さなもの，あるいは内部に微細な構造を有するものの性状まで診断に求められることも多い．MDCT は微細な変化の描出に最も適したモダリティである．MRI や超音波内視鏡などほかのモダリティとの連携も必要であるが，比較的容易に多相の薄いスライスでのダイナミック CT が可能となったこともあり，腹腔内病変の局所進展度，遠隔転移の診断をより詳細に診断することができる(図 4-22)．マルチフェーズフュージョンでは，異なるフェーズのデータを 3 次元的に重ねることができる．このように作成した画像による評価は，術前シミュレーションにおいて重要であるとともに，近年では術中に構築画像を確認しながら手術を行う，ナビゲーション手術への応用も進んでいる(図 4-23，24)．

③ MRI

1 ● 原理

MRI は強力な静磁場内に置いた対象に，ラジオ波を用いて生体内の水素原子核(プロトン)の核磁気共鳴(nuclear magnetic resonance：NMR)現象を利用して信号を取得し，得られた生体内部の信号を画像化している．MRI の信号強度に影響する因子に縦緩和時間(T1)と横緩和時間(T2)があり，T1 は NMR 信号回復の指標，T2 は NMR 信号持続の指標である．MRI の基本的なシークエンスは，T1 が短い組織を高信号(白色)で表した T1 強調画像(T1 weighted image：T1WI)と T2 が長い組織を高信号で表した T2 強調画像(T2

J 腹部画像診断 55

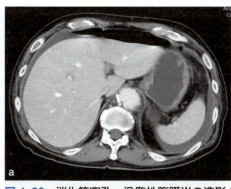
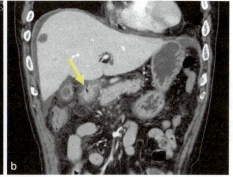

図 4-22　消化管穿孔，汎発性腹膜炎の造影 CT 像
a：横断像，b：冠状断像．
上腹部に腹水および遊離ガス(free air)を認める．十二指腸壁に肥厚および途絶を認め(矢印)，十二指腸穿孔が疑われた．

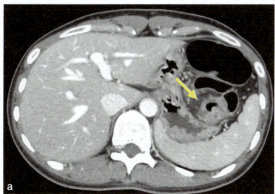
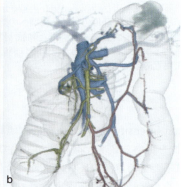

図 4-23　大腸癌の造影 CT と大腸/血管 3DCT のフュージョン画像
a：脾彎曲部結腸に壁肥厚を認める(矢印)．
b：腫瘍が緑色で示され，脈管は赤が下腸間膜動脈系，黄色が上腸間膜動脈系，青が静脈系を示している．腫瘍への流入血管が明らかとなり，血管切離やリンパ節郭清の術前シミュレーションに有用である．

weighted image：T2WI)である．水は T1WI で低信号，T2WI で高信号となり，脂肪は T1WI で高信号，T2WI で中等度信号(灰色)となり，空気などプロトンを含まない組織は T1WI，T2WI ともに低信号(黒色)となる．最近ではより高性能な超高磁場 3 T(テスラ)装置が普及しはじめ，従来の 1.5 T 装置と比較し，課題であった解像度の向上や撮像時間の短縮が得られるようになった．

2● 撮影法

MRI 撮影法は多数存在するが，本項では拡散強調画像，MRCP，EOB 造影 MRI について解説する．

- **拡散強調画像**(diffusion weighted image：DWI)：組織内のプロトン拡散(主に水分子のブラウン運動による)の程度を画像化したものである．悪性腫瘍や血腫，膿瘍などは，細胞密度や粘稠度の上昇に伴い拡散能が低下するため，DWI で高信号となる．悪性腫瘍の病変検出や治療後の評価などに用いられる．
- **MR 胆道膵管造影**(magnetic resonance cholangiopancreatography：MRCP)：非常に強い T2WI (heavy T2WI)を利用して胆管や膵管内の水分のみを高信号に抽出することにより，胆管・膵管像をつくることができる．近年は，マルチスライス法で撮影し，再構成した MIP

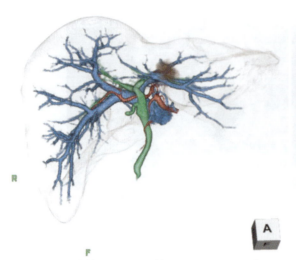

図 4-24 肝血管 3DCT と胆管 3DCT のフュージョン画像

脈管は，赤が肝動脈系，青が門脈系，緑が胆管を示す．腫瘍は茶色で示されており，腫瘍の位置と腫瘍への流入血管が理解できる．フュージョンにより胆管と動脈，門脈の3次元的な位置関係がわかることから，肝門操作時の解剖学的な理解に有用である．

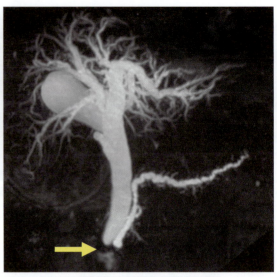

図 4-25 十二指腸乳頭部癌の MRCP 画像

十二指腸乳頭部の腫瘍により，遠位胆管，膵頭部主膵管の途絶および肝門側胆管，尾側膵管の拡張を認める（矢印）．

(maximum intensity projection；最大値輝度投影法)画像を用いる3次元撮影法が主流である．造影剤は不要であり，ERCP のように合併症の心配がなく，非侵襲的に胆管・膵管の走行や閉塞・狭窄，陰影欠損の有無を評価することができる．胆管・膵管の閉塞の有無にかかわらず，その全体像の描出が可能であり，閉塞部の上流の胆管や膵管の評価を行える（図 4-25）．

- **EOB 造影 MRI**：ガドキセト酸ナトリウム（Gd-EOB-DTPA）は現在肝造影 MRI に用いる造影剤の主流となっている．従来から細胞外液性造影剤として用いられてきた Gd-DTPA に肝細胞への特異性をもたせている．投与後数十秒〜数分間で血管内から細胞外液腔に分布することからダイナミック撮像が可能であり，同時に細胞膜トランスポーターによる肝細胞への取り込みにより，投与後 15〜20 分後に肝細胞相が得られる．肝細胞相では T1WI で正常肝実質は造影剤の取り込みにより高信号を呈するが，肝細胞癌や転移性肝癌など多くの肝腫瘍は EOB の取り込みがないため，肝実質より低信号となる（図 4-26）．

4 消化管造影

消化管，胆道，膵管に造影剤を直接投与して，その形態や病変の有無を評価する．

1 上部消化管造影

経口的に造影剤を投与し，透視台の上で患者の体位を変えながら X 線撮影を行い，食道，胃，十二指腸の形態を評価する．立位充盈像による胃の伸展性評価や，発泡剤を服用することで粘膜面の微小な病変を描出することができる．低侵襲かつ短時間で行えることから，内視鏡検査とともに，上部消化管癌の検診に用いられている．造影剤の進行をモニタリングすることも可能であり，胃排泄能や運動障害などの評価に有用である．

2 下部消化管造影

経肛門的に造影剤を注入し，結腸・直腸の病変の部位や形態を評価する．検査時に糞便が残ると詳細な画像が得られないため，前処置が必要である．大腸 3DCT の進歩により，実施される頻度は減少している．

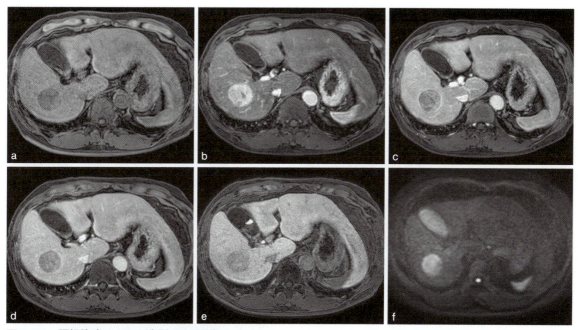

図 4-26　肝細胞癌の EOB 造影 MRI 画像
a：造影前，b：早期相，c：門脈優位相，d：移行相，e：肝細胞相，f：拡散強調画像．
肝腫瘍は，造影前は低信号で，早期相で濃染し，門脈優位相から移行相にかけて洗い出し（wash out）を示す．肝細胞相で低信号，拡散強調画像では拡散障害が示唆される．

3 ● 内視鏡的逆行性胆道膵管造影 endoscopic retrograde cholangiopancreatography（ERCP）

内視鏡的に Vater 乳頭部にチューブを挿入し，胆道および膵管を逆行性に造影する．急性膵炎などの合併症に注意を要する．膵胆道系悪性腫瘍の組織診断や閉塞性黄疸への胆道減圧，ステント挿入にも応用されている．

4 ● 造影剤

上下部消化管造影で用いられる造影剤には，非水溶性の硫酸バリウムと水溶性のガストログラフィン®がある．硫酸バリウムは粘膜面への付着が良好であり二重造影での粘膜面の評価に有用であるが，穿孔症例では重篤なバリウム性腹膜炎を引き起こす可能性があるため，穿孔の可能性がある場合には刺激のより少ない水溶性造影剤を使用する．ガストログラフィン®は粘膜面への付着が悪く病変の詳細な評価には不向きだが，消化管腔外への流出があっても再吸収されるため，安全である．ERCP での造影剤は通常ウログラフィン®を用いる．

5　核医学検査

核医学とは，ごく微量の放射性同位元素（radioisotope：RI）を投与し，その体内での分布を画像化する検査である．投与された RI 標識薬剤は，特定の臓器や病気の部位に取り込まれ，そこから放出される γ 線などの消滅放射線を検出して画像化する．核医学における断層像を撮影する技術には SPECT（single photon emission computed tomography）および PET（positron emission tomography）があるが，本項では PET を解説する．

1 ● 原理

PET とは，サイクロトロンで製造された陽電子放出核種を用いる核医学検査である．陽電子放出核種から 180 度方向に放出される 1 対の消滅放射線を，対向する 2 つの検出器で検出して画像化する．PET 検査で最も用いられている核種は ^{18}F-FDG（^{18}F-fluorodeoxyglucose：FDG）である．癌細胞が正常細胞よりもはるかに多くのブドウ糖を消費することと，FDG が腫瘍内で FDG-6 リン酸の状態でトラップされることにより，悪性

腫瘍の多くが高集積となる画像4．PET画像はCTやMRIと比べると解剖学的な情報がわかりにくいため，この欠点を補うべく全身のPETとCTを一度に撮影することができるPET/CT一体型装置が主流である．

2 ● どのように用いられるか

悪性腫瘍は良性腫瘍よりも多くFDGを取り込むため，腫瘍が悪性か良性かを判別するための質的診断に役立つ．また，リンパ節転移や遠隔転移などの病期診断や，癌治療後の効果判定，再発の診断を行うこともできる．ただし，1 cm以下の微小な癌の検出能は低いことと，炎症など癌以外の病変でも陽性となりうることに注意を要する．

6 内視鏡検査

新しい技術による診断，組織診断としての生検，治療としての止血術，腫瘍の内視鏡的切除，狭窄拡張術，ステント留置など内視鏡の役割はさらに拡大している．

1 ● 内視鏡のさまざまな検査方法

- **NBI**（narrow band imaging；**狭帯域光観察**）：光源にフィルターを挿入し，ヘモグロビンの吸収領域以外の波長光をカットすることで，血管を強調した画像を得る．早期食道癌，胃癌，大腸癌の診断に有用である．
- **拡大内視鏡検査**：通常の内視鏡の80倍の倍率で病変の観察ができる．食道粘膜癌の診断や，大腸癌の質的診断や深達度診断に用いられる．また，色素散布法の併用は，正常組織とのコントラストが増強され，微小病変の同定や癌の深達度診断に有用である．
- **超音波内視鏡検査**（endoscopic ultrasonography：EUS）：体表で用いるより高周波の5〜30 MHzの超音波を用い，内視鏡的に超音波検査を行う．消化管病変の深達度診断，粘膜下腫瘍や膵腫瘍の評価などに用いられる．また，EUS下に穿刺吸引（endoscopic ultrasound-guided fine needle aspiration：EUS-FNA；超音波内視鏡下吸引針生検）を行うことで，粘膜下腫瘍や膵腫瘍の組織診断，腫大リンパ節の転移診断などにも用いることができる．近年は，経消化管的に胆道にアプローチするEUS下胆道ドレナージや，腹腔内膿瘍ドレナージにも応用されている．
- **カプセル内視鏡検査**：カプセル型の内視鏡を内服し，撮影された画像を解析する．内視鏡の届きづらい小腸病変の診断に有用である．
- **ダブルバルーン内視鏡検査**：スコープ先端とスコープ外筒先端にバルーンを有する．これを用いて小腸を手繰り寄せるように内視鏡を進めることで通常の内視鏡では到達が難しい深部小腸の観察が可能である．

> **Frontier**
> **AIによる画像診断**
>
> 医療現場において，作業の効率化や診断の質の向上などの課題解決へ向け，AI（artificial intelligence）技術の活用が注目されている．画像診断はAIの早期実用化が可能と考えられている分野であり，その技術開発が進んでいる．近年ではCTやMRIの技術革新が進んだことで，高解像度の画像データの大量蓄積が可能となり，それをディープラーニングへ利用することで分析精度が向上している．すでにCTでの肺癌検出やMRIでの脳動脈瘤の検出，内視鏡での微小病変の検出など，各分野において高い診断精度が報告されており，近い将来，臨床で実用化される可能性は高い．AIによる画像診断の普及により，診断精度の均一化や診断速度の上昇など，医療水準の向上が期待されるとともに，医師の負担軽減につながる可能性がある．

K 術前シミュレーション，ナビゲーション手術

病巣部と周辺の脈管解剖との位置関係を把握し，手術手順を計画すること（術前シミュレーション）は，安全な手術を実施するうえで重要である．また，術中において，計画通りに手術を行えているかを評価する方法として，ナビゲーション手術が開発されてきた．

1 ● 術前シミュレーション

CT，MRIなどの画像情報は2次元であるが，画像診断機器の高性能化，コンピュータの画像処理技術の進歩により，これらの2次元データを

Web付録
画像4：直腸癌，縦隔リンパ節転移のFDG-PET/CT画像

もとにした病巣部および脈管解剖の画像抽出・3次元再構築が容易となった．この結果，病巣と周辺解剖との立体的な位置関係を術前に把握できるようになった．例えば，3次元(3D)シミュレーションソフトを用いた"肝臓3D解析"によって，脈管の支配領域を計算・画像化することも可能であり，内部を透視することのできない肝臓の手術手順や切除範囲のシミュレーションが術前にできる(図4-27)．術前シミュレーションの最大の利点は，以前は外科医の頭の中で行っていた手術のシミュレーションを，可視化してスタッフ全員で共有できることである．

2 ● ナビゲーション手術

術前・術中の画像などの情報の支援を受けて手術を行うことをナビゲーション手術という．術前画像データから構築された3次元画像と，手術中に3次元位置センサーや透視装置を用いることで，治療対象の位置と手術操作部の位置をそれぞれ確認しながら行うことが可能となる．肝臓外科領域においては，切除区域の同定が術中では重要となるが，近赤外光にて蛍光特性を有する色素(indocyanine green：ICG)を，切除域あるいは残存域に灌流させ，近赤外光観察装置を用いることで，その切除境界が可視化できるようになる(図4-28)．その他，腫瘍外科の領域では，センチネルリンパ節ナビゲーション手術が，活用されている．センチネルリンパ節とは，癌が転移する際，一番初めに転移をきたすリンパ節のことを意味する．トレーサー〔放射性同位元素(RI)やICG〕を病巣部に注射し，RIカウンターや近赤外光観察装置を用いて観察することで，リアルタイムにリンパ流が確認され，センチネルリンパ節が同定される．同部位を生検し，術中迅速病理診断にて癌の転移がなければ，リンパ節郭清範囲の縮小が可能となる．

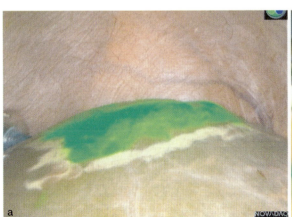

図4-27 3次元(3D)シミュレーションソフトを用いた"肝臓3D解析"
腫瘍(赤色)と，門脈(ピンク色)・静脈(青色)の位置関係が立体的に示されている．

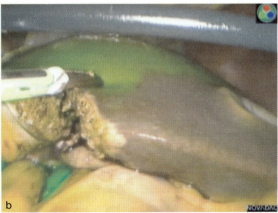

図4-28 近赤外光観察装置を用いたICGによる肝ナビゲーション手術
a：近赤外光観察装置を用いたICGによる肝S8区域の可視化．
b：ICGによって可視化された部分の肝臓を切除．

生検

　病変組織の一部を採取して病理組織学的診断を行う方法を生検(biopsy)と呼び，最終診断を得る手段となる．また，近年のがんゲノム解析の発展に伴い，がん生検材料より分子標的治療薬の感受性に影響するがん遺伝子の変異の有無を検出して，適切な薬物治療を選択する方法としても用いられつつある．

　生検方法には，①穿刺針を用いて組織を得る針生検(needle biopsy)，②外科的に切開して，あるいは内視鏡観察下に病変組織の一部を得る生検(surgical biopsy, endoscopic biopsy)，③病変部が小さいときに病変組織を全切除する生検(excisional biopsy)などの方法がある．針生検法では，超音波走査下に対象物を観察しながら針を穿刺し，採取が行われることが多い．対象臓器が膵臓の場合は，超音波内視鏡を用いることで，経胃的に採取することが可能となる．対象臓器が甲状腺などの場合は，注射筒に陰圧をかけて採取する吸引針生検(fine needle aspiration biopsy：FNAB)が行われることもある．

　また，悪性腫瘍手術の術中においては，切除断端に病変がないことを確認するために，切除断端組織を病理検査に術中提出することがある．ただちに病理組織学的診断を得ることで，切除範囲の決定に役立てている．

第5章 無菌法（消毒法および滅菌法）

A 歴史と概念

1 歴史

19世紀までの手術は，無麻酔で患部を切除あるいは切断するため，大変な苦痛を強いられた．その後，麻酔法の発展により術中の苦痛は軽減したものの，術後は感染症により傷口が膿み，敗血症により多くの患者が命を落とした．

オーストリアのSemmelweisは1847年に処置前の手洗いにより産褥熱の発症数を減少させることを発見したが，当時は支持を得られなかった．その後，フランスのPasteurやドイツのKochによって細菌学が発展すると，1867年にイギリスのListerが傷口の化膿は細菌によるものと考え，患部や手術器具を石炭酸（フェノール）で消毒して感染症を激減させることに成功し，消毒法が広く受け入れられるようになった．

1883年にフランスのTerrillon，1886年にドイツのBergmannによって手術器具を煮沸や蒸気で滅菌することが導入され，無菌手術が行われるようになった．さらに1890年に米国のHalstedによって手術用のゴム手袋が開発され，今日の手術の形へと近づいた．

日本では東京帝国大学外科教授の佐藤三吉が1890年代に無菌手術を初めて採用した．

2 感染制御と消毒・滅菌

感染制御とは，感染症の発生を事前に防止すること（prevention）と，発生した感染症が広がらないよう管理すること（control）を意味する．

感染症が成立するには以下の3要件が必要である．① 原因微生物が存在する，② 感染経路が存在する，③ 宿主に感受性がある．感染制御とは，これらの要件の少なくとも1つを無効にすることである．ワクチン接種は ③ に対する対策であり，一般的な感染制御では ② の感染経路を遮断することが重要とされる．消毒・滅菌は，① の原因微生物を無効にする対策である．

消毒とは，対象とする微生物を感染症の惹起しえない水準まで殺滅または減少させる処理法である．滅菌とは，すべての微生物を対象とし，それらすべてを殺滅または除去する処理法である．

3 各種ガイドライン

感染制御において，米国疾病管理予防センター（Centers for Disease Control and Prevention：CDC）が1996年に発行し，2007年に改訂した「隔離予防策のガイドライン」が基本となっている．このガイドラインは，標準予防策（standard precautions）と感染経路別予防策（空気予防策，飛沫予防策，接触予防策）という2つの方法から成り立っている．標準予防策はすべての患者に適用され，感染経路別予防策は感染力の強い，重篤な病態を引き起こす疾患に対し追加される（➡ Frontier 参照）．

日本では「感染症の予防及び感染症の患者に対する医療に関する法律」（感染症法）が1998年に制定された．新型インフルエンザや新型コロナウイルスなどの新興感染症に対する対策整備のためにつど改正されている．消毒・滅菌に関しては，厚生労働省より通知されている「感染症法に基づく消毒・滅菌の手引きについて」に具体的に示されており，1999年には「消毒と滅菌のガイドライン」が発行され，2020年に改訂第4版が出版されている．2020年版には厚生労働省より2014年に通知された「医療機関における院内感染対策について」を受けて最新の知見が盛り込まれている．

Frontier

標準予防策（standard precautions）

患者と医療者を感染から守るために行われる標準的な対策．感染症の有無にかかわらず，すべての患者の血液，体液，分泌物，排泄物は感染の危険があるとみなし対応する．具体的には，手洗い，手袋・マスク・ガウンなどの正しい着用，咳エチケット，器具や器材の正しい取り扱い，個室隔離，環境やリネンの処理などがある．

B 消毒法

消毒法には湿熱などを用いる物理的消毒法と，消毒薬を用いる化学的消毒法がある（📷画像 5, 6）．熱水や蒸気を用いる方法は，有効で安全かつ経済的な消毒法である．熱が使用できない場合に化学的消毒法を利用する．消毒薬は，濃度，温度，接触時間などにより効力が変化する．

1 物理的消毒法

① **熱水法**：70〜93℃の熱水で 10 分間など対象物によって決められた時間で消毒する方法．効果が確実であり，残留毒性が少ない，ランニングコストが安いなどの利点がある．洗浄，消毒，乾燥の工程が組み込まれたウォッシャーディスインフェクターも普及しており，手術器具の滅菌前にも利用される．

② **蒸気消毒法**：100℃の蒸気中に 30〜60 分間留置する方法．

③ **煮沸法**：沸騰水の中に沈めて 15 分以上煮沸する方法．

④ **間歇法**：熱水または蒸気で 1 日 1 回消毒し，これを 3〜6 日繰り返す．消毒が終了するたびに常温下で残った芽胞を発芽させ，消毒を繰り返す．

⑤ **紫外線法**：紫外線を照射して微生物を殺滅する方法．照射表面だけしか効力がなく，死角となる部分への効果は期待できない．

上記 ①〜③ は芽胞を除く一般細菌やウイルス

[QRコード] **Web 付録**
画像 5：熱水を利用した自動洗浄消毒器
画像 6：内視鏡用の自動洗浄消毒器

を水準以下に死滅または不活化できるが，④⑤ は不確実な方法である．

2 化学的消毒法

消毒薬の有効性や安全性を考慮し，対象に応じて消毒方法を選択する．

① **浸漬法**：容器に消毒薬を入れ，器具などを浸漬して薬液と接触させる方法．

② **清拭法**：ガーゼ，モップなどに消毒薬を染み込ませ，表面を拭き取る方法．

③ **散布法**：スプレーで消毒薬を撒く方法であり，清拭では消毒不可能な隙間や割れ目にのみ適応される．空間などの環境に対する散布や噴霧は消毒法として推奨されていない．

④ **灌流法**：チューブ，カテーテル，内視鏡など細い内腔構造をもつ器具に消毒薬を灌流する方法．

● **消毒水準からみた消毒の分類**

消毒は，効果水準によって分類することができる（➡ **Point** 参照）．

また，それぞれの消毒薬には抗微生物スペクトルがあり，対象となる微生物に有効性が確認されている消毒薬を選択することが重要である（表5-1）．

Point 滅菌および消毒の効果水準

- **滅菌**：芽胞を含むすべての微生物を殺滅
- **高水準消毒**：芽胞が多数存在する場合を除き，すべての微生物を殺滅
- **中水準消毒**：ほとんどの微生物を殺滅するが，必ずしも芽胞を殺滅しない
- **低水準消毒**：消毒薬に抵抗性や耐性を有する菌以外の微生物を殺滅

● **感染の危険度による分類**

医療器具や環境を感染の危険度に応じて分類しており，各処理法が決められている（表 5-2）．

クリティカル器具である手術器具などは病院内に設置されている各種滅菌装置を用いて滅菌される．セミクリティカル器具である軟性内視鏡（気管支内視鏡，消化器内視鏡など）は高水準消毒薬を用いて灌流法にて消毒される．体温計はセミクリティカル器具であるが，中または低水準消毒でよい．

表 5-1 消毒薬の抗微生物スペクトラム，適応部位

効果水準	主な消毒薬	芽胞	ウイルス エンベロープなし	ウイルス エンベロープあり	糸状真菌	結核菌	酵母真菌	耐性緑膿菌	一般細菌	環境	金属器具	非金属器具	手指・皮膚	粘膜	排泄物による汚染
高水準消毒	過酢酸	←	―	―	―	―	―	―	→	×	△	○	×	×	△
	フタラール	←	―	―	―	―	―	―	→	×	○	○	×	×	△
	グルタラール	←	―	―	―	―	―	―	→	×	○	○	×	×	△
中水準消毒	次亜塩素酸ナトリウム	←	―	―	―	―	―	―	→	○	×	○	×	×	○
	ポビドンヨード		←	―	―	―	―	―	→	×	×	○	○	○	×
	アルコール製剤			←	―	―	―	―	→	○	○	○	○	×	×
低水準消毒	第四級アンモニウム塩						←	―	→	○	○	○	○	○	△
	両性界面活性剤				△*1	←	―	―	→	○	○	○	○	○	△
	クロルヘキシジングルコン酸塩						←	―	→	○	○	○	○	×	×
	オラネキシジングルコン酸						←	―	→	×	×	×	○*2	×	×
その他	熱水		←	―	―	―	―	―	→	△*3	○	△*4	×	×	△*3

○：使用可能，△：注意して使用，×：使用不可.
＊1 効果が得られにくいが，高濃度の場合や時間をかければ有効となる場合がある.
＊2 手術部位皮膚消毒のみ. ＊3 使用場所による. ＊4 素材による.

表 5-2 リスク分類と処理法

リスク分類	対象	例	処理法
クリティカル	無菌の組織や血管系に挿入するもの	手術用器械，インプラント器材，針	滅菌，高水準消毒（化学滅菌）
セミクリティカル	粘膜または創のある皮膚と接触するもの	人工呼吸器回路，麻酔関連器材，内視鏡	高水準消毒
		体温計（口腔）	中または低水準消毒
ノンクリティカル	医療機器表面	モニター類	あらかじめドレープでカバー，清拭清掃
	皮膚に接触する医療用具	血圧計のカフ，聴診器	低水準消毒，アルコール清拭
	ほとんど手が触れない	水平面（床）	定期清掃，汚染時清掃，退院時清掃
		垂直面（壁，カーテン）	汚染時清掃，汚染時洗浄
	頻回に手が触れる	ドアノブ，ベッド柵，床頭台のテーブル	1日1回以上の定期清掃または定期消毒

〔大久保憲，他（編）：2020年版 消毒と滅菌のガイドライン，改訂第4版. p21，へるす出版，2020 より〕

❸ 生体に対する消毒法

1 ● 手指消毒法

手指に存在する微生物は皮膚常在菌と皮膚通過菌に分けられる．表皮ブドウ球菌などの皮膚常在菌は，皮脂腺や皮膚のしわなどに常在しており，消毒薬による手洗いでも除去しきれない．大腸菌や黄色ブドウ球菌などの通過菌は，皮膚表面や爪などに周囲より付着したもので，石けんと流水でほとんど除去できる．

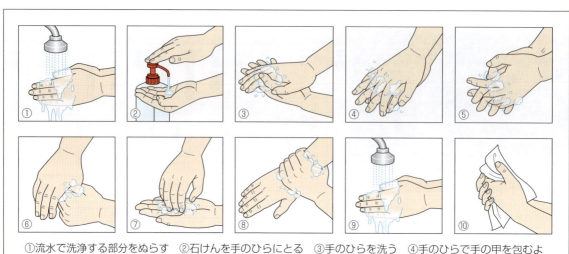

①流水で洗浄する部分をぬらす　②石けんを手のひらにとる　③手のひらを洗う　④手のひらで手の甲を包むように洗う（両手）　⑤指の間を洗う　⑥親指の周囲を洗う　⑦指先・爪を洗う　⑧手首を洗う　⑨流水で洗い流す　⑩ペーパータオルなどでふく

図 5-1　手洗い手順（石けん液）

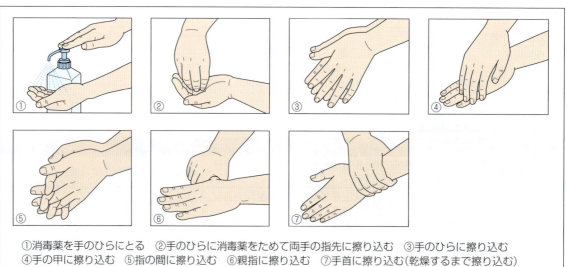

①消毒薬を手のひらにとる　②手のひらに消毒薬をためて両手の指先に擦り込む　③手のひらに擦り込む　④手の甲に擦り込む　⑤指の間に擦り込む　⑥親指に擦り込む　⑦手首に擦り込む（乾燥するまで擦り込む）

図 5-2　手指消毒手順（アルコール消毒液）

　病院における手洗いには日常的手洗い，衛生的手洗い，手術時手洗いがある．

　日常的手洗いとは，配膳前やトイレの後などに行う簡易な手洗いである．

　衛生的手洗いとは，患者と接触する前後，清潔操作前，体液曝露の可能性があった後，患者の周辺環境へ触れた後などに行われ，マニュアル化された手洗い手順を守って行われる．石けんと流水による 30 秒以上の手洗い，あるいは速乾性手指消毒薬を用いて行われる（図 5-1, 2, ▶動画 1, 2）．

　手術時手洗いとは，手術など侵襲的な手技の前に行われ，最も衛生水準が高い．洗浄成分が配合された消毒薬とブラシを用いることが伝統的であったが，ブラッシングによる皮膚表面の損傷が手荒れなどをまねき，かえって微生物数を増やしうるため，今ではブラシの使用は推奨されていな

い．ブラシを使用しない揉み洗い法，あるいは速乾性手指消毒薬による擦り込み法などが推奨されている．

手術時は滅菌手袋を着用し，ピンホール(極小損傷)からの感染防止のために二重装着や3時間ごとの交換が推奨されている．

2 ● 手術部位の消毒法

手術部位感染(surgical site infection：SSI)の予防のため，手術野の皮膚消毒に使用できる薬剤には，各種アルコール製剤，ポビドンヨード製剤，クロルヘキシジン製剤，オラネキシジン製剤などがある．

アルコール製剤は安価で，殺菌効果が高く，また速効性があるが，持続的な活性はない．また，アルコール製剤は引火のおそれがあるので必ず乾燥させてから電気メスを使用する必要がある．

クロルヘキシジン製剤はポビドンヨード製剤よりも持続的な殺菌効果をもち，血液や血清蛋白によっても不活性化されない．一方，ポビドンヨード製剤は血液や血清蛋白により不活性化されやすいが，着色するので消毒範囲がわかりやすく，日本では汎用されている．

近年，日本で開発されたオラネキシジン製剤が登場し，メチシリン耐性黄色ブドウ球菌(methicillin-resistant *Staphylococcus aureus*：MRSA)やバンコマイシン耐性腸球菌(vancomycin-resistant enterococcus：VRE)といった従来の消毒薬に抵抗性を示す菌にも強い殺菌力と即効性を有している．ポビドンヨード製剤と比較して，SSIのリスクを半減するとされている．

3 ● その他

注射部位の皮膚消毒には即効性と速乾性が求められるため，アルコールを用いることが多い．必ずアレルギー歴を聴取し，アレルギーがある場合はクロルヘキシジン単剤やベンザルコニウムを用いる．

4 主な微生物に対する消毒法

1 ● 芽胞

グラム陽性桿菌であるバチルス属(セレウス菌，炭疽菌など)とクロストリジウム属(ウェルシュ菌，ボツリヌス菌など)など，クロストリディオイデス属などは芽胞を形成する．芽胞は熱，乾燥，消毒薬に強い抵抗性を示し，乾燥環境で長期間生存するが，発芽して栄養型細菌となった場合の抵抗性は一般細菌と同じである．

a *Clostridioides difficile*

クロストリディオイデス属のヒト腸管常在菌．抗菌薬の投与による菌交代症を起こした場合，腸管内で菌が増殖して毒素を産生し，偽膜性大腸炎や出血性腸炎を引き起こす．菌は糞便中に排泄される．

- **有効**：高水準消毒薬，高濃度(0.1%以上)の次亜塩素酸ナトリウム．
- **やや有効**：ポビドンヨードは芽胞数を減少させるが水準以下まで殺滅できない．
- **無効**：低水準消毒薬，アルコール，次亜塩素酸ナトリウムとポビドンヨードを除く中水準消毒薬．

徹底的な清掃など物理的に除去することが基本．環境やリネンには次亜塩素酸ナトリウム液を使用し消毒する．標準予防策を基本とし，糞便を念頭に置いた接触予防策も行う．

2 ● グラム陽性菌

黄色ブドウ球菌，連鎖球菌，腸球菌などがある．抗菌薬に耐性を示す株が存在するが，消毒薬に対する感受性は高く，一般細菌と同等である．

a メチシリン耐性黄色ブドウ球菌(MRSA)，バンコマイシン耐性腸球菌(VRE)

- **有効**：アルコールを含むすべての消毒薬．

標準予防策を基本とし，必要に応じて接触予防策を追加する．

3 ● グラム陰性菌

緑膿菌などのグラム陰性桿菌と大腸菌などの腸

動画1：手洗い手順(石けん液)

動画2：手指消毒手順(アルコール消毒液)

内細菌科細菌などがある．消毒薬に抵抗性を示す場合がある．

a 緑膿菌 *Pseudomonas aeruginosa*

流し場，吸入器などの湿潤した環境からの検出が多い．抗菌薬に多剤耐性となる場合も多く，消毒薬に対しても抵抗性をもつ株が存在する．

- **有効**：高水準消毒薬，0.02〜0.1％次亜塩素酸ナトリウム，ポビドンヨード，アルコール，熱水．
- **無効**：低水準消毒薬に抵抗性をもつ場合がある．

環境は通常の清掃を行い，できれば熱水ですすぎ，よく乾燥させる．

b アシネトバクター genus *Acinetobacter*

自然界に広く分布し，医療者の皮膚から分離されるグラム陰性菌のなかでは最も頻度が高い．アシネトバクター属には多くの菌種があるが，*Acinetobacter baumannii* による感染症が最も多い．抗菌薬に対しての多剤耐性菌も報告されている．

- **有効**：アルコールを含むすべての消毒薬．

緑膿菌同様，通常の清掃と乾燥が重要だが，やや乾燥に強い．

c 大腸菌 *Escherichia coli*

腸管出血性大腸菌（O-157 など）は健常人の消化管に感染し，致死的となることもある．

- **有効**：アルコールを含むすべての消毒薬．

標準予防策を基本とし，糞便を念頭に置いた接触予防策も行う．

4 ● 結核菌

日本は先進国のなかでも罹患率が非常に高く，多剤耐性や，さらに多くの薬剤耐性を獲得した広範囲薬剤耐性が問題となっている．

- **有効**：高水準消毒薬，高濃度（0.1％ 以上）の次亜塩素酸ナトリウム，ポビドンヨード，アルコール，熱水．
- **無効**：低水準消毒薬．

標準予防策に加え空気予防策が必要であり，空気感染隔離室に患者を隔離しなければならない．患者搬送時などは，患者はサージカルマスク，医療者は N95 マスクを着用する．

5 ● 真菌

カンジダ，クリプトコックスなどの酵母とアスペルギルス，ムーコル，白癬などの糸状菌に分けられる．カンジダ，クリプトコックス，アスペルギルス，ムーコルなどは深在性真菌症を引き起こし，白癬は表在性真菌症を引き起こす．

a 酵母

- **有効**：アルコールを含むすべての消毒薬．

標準予防策を基本とし，必要に応じて接触予防策を追加する．

b 糸状菌

- **有効**：高水準消毒薬，0.05〜0.1％次亜塩素酸ナトリウム，ポビドンヨード，熱水．
- **効果不十分**：低水準消毒薬，アルコール，次亜塩素酸ナトリウムとポビドンヨードを除く中水準消毒薬．

アスペルギルス，ムーコルは空気感染を起こすため，標準予防策に加え空気予防策が必要である．

6 ● ウイルス

エンベロープと呼ばれる脂溶性の外膜をもつものともたないものがある．エンベロープを有するウイルスは消毒薬感受性がおおむね良好であり，エンベロープを有しないウイルスは消毒薬抵抗性が強い．

a ノロウイルス，A 型肝炎ウイルス，E 型肝炎ウイルス，ポリオウイルス

エンベロープを有しないウイルスであるため，消毒薬抵抗性は強い．

- **有効**：高水準消毒薬，0.05〜0.1％次亜塩素酸ナトリウム，ポビドンヨード，熱水．
- **効果不十分**：アルコール，次亜塩素酸ナトリウムを除く中水準消毒薬．
- **無効**：低水準消毒薬．

徹底的な洗浄や清掃など物理的に除去することが基本．

b B 型肝炎ウイルス，C 型肝炎ウイルス，ヒト免疫不全ウイルス

B 型肝炎ウイルス（hepatitis B virus：HBV），C 型肝炎ウイルス（hepatitis C virus：HCV），ヒト免疫不全ウイルス（human immunodeficiency virus：HIV）はエンベロープを有するウイルスであり，輸血，穿刺，性行為，母子感染などにより，血液

B 消毒法 ● 67

表 5-3 COVID-19 確定患者に対するさまざまな状況における個人防護具（PPE）の選択

	サージカルマスク	N95 マスク	手袋	ガウン	眼の防護
診察（飛沫曝露リスク大[注1]）	○	△	△	△	○
診察（飛沫曝露リスク小[注2]）	○	△	△	△	△
呼吸器検体採取	○	△	○	○	○
エアロゾル産生手技		○	○	○	○
環境整備	○	△	○	△	△
リネン交換	○	△	○	○	○
患者搬送[注3]	○	△	△	△	△

○：必ず使用する　△：状況により使用する
注1）飛沫リスク大：患者がマスクの着用ができない，近い距離での処置など，顔面への飛沫曝露のリスクが高い．
注2）飛沫リスク小：患者はマスクを着用し，顔面への飛沫曝露のリスクは高くない．
注3）患者搬送：直接患者には触れない業務（ドライバーなど）は，ガウンは不要．
〔一般社団法人日本環境感染学会：医療機関における新型コロナウイルス感染症への対応ガイド（第5版）．2023 より〕

を介して伝播する．
• **有効**：高水準消毒薬，高濃度（0.1% 以上）次亜塩素酸ナトリウム，ポビドンヨード，アルコール，熱水．
• **効果不十分**：低水準消毒薬．

次亜塩素酸ナトリウムは有機物による不活性化が大きいため，血液そのものを消毒する場合は1% の濃度で使用する．HBe 抗原陽性血による針刺しの場合は 30% 以上の確率で感染するため，医療者は HBV ワクチンの接種が勧められる．HCV では 2.0% 程度，HIV では 0.3% 程度が針刺しによって感染する．

c　コロナウイルス

これまでコロナウイルスは，ヒトの風邪の原因となる4種類と，動物から感染する重症肺炎ウイルス2種類が知られていた．重症肺炎型は重症急性呼吸器症候群コロナウイルス（SARS-CoV）と中東呼吸器症候群コロナウイルス（MERS-CoV）である．新型コロナウイルス感染症は重症肺炎型に分類され，2019 年 12 月 1 日に中華人民共和国湖北省武漢市で最初に特定され，SARS-CoV-2 により発症する．

コロナウイルスはエンベロープを有するウイルスであり，消毒薬抵抗性は高くない．

感染予防について，手指に付いたウイルスについては石けんと流水を用いた手洗い，アルコール（エタノール濃度 60〜90%，イソプロパノール濃度 70% を推奨）を用いた手指消毒のいずれも有効とされる．

感染経路については，エアロゾル感染，飛沫感染，接触感染が明らかになっており，それらに対する標準予防策が重要になる．

エアロゾル産生手技（気管挿管・抜管，気道吸引，気管切開術，心肺蘇生，用手換気，上部消化管内視鏡検査，気管支鏡検査，ネブライザー療法など）を実施する際は，N95 マスク装着が推奨される（表 5-3）．
• **有効**：速乾性擦式アルコール製剤．
• **効果不十分**：低水準消毒薬．

d　その他ウイルス

インフルエンザウイルス，RS ウイルス，単純ヘルペスウイルス，水痘帯状疱疹ウイルス，麻しんウイルス，風しんウイルス，新型コロナウイルスなどはエンベロープを有するウイルスであり，消毒薬抵抗性はおおむね弱い．ロタウイルス，アデノウイルスはエンベロープを有しないウイルスであるが，親油性であるため消毒薬抵抗性はそれほど強くない．

これらのウイルスには高水準消毒薬，次亜塩素酸ナトリウム，ポビドンヨード，アルコール，熱水が有効であり，低水準消毒薬は効果が不十分である．

C 滅菌法

無菌とは，すべての微生物が存在しない絶対的な概念である．

滅菌とは，無菌性を達成するためのプロセスであり，確率的な概念である．無菌性保証水準(sterility assurance level：SAL)とは，滅菌後の医療機器に1個の微生物が生存する確率として定義され，10^{-6} が国際指標となっており，日本においても同様である．

この水準を達成できる滅菌法は，高圧蒸気滅菌，乾熱滅菌，放射線滅菌，酸化エチレンガス滅菌，過酸化水素低温ガスプラズマ滅菌，低温蒸気ホルムアルデヒドガス滅菌，過酸化水素ガス低温滅菌などである 画像7～15．

また，滅菌効果の確認には，それぞれの滅菌法に適した指標菌(生物学的インジケーター)を用いて定期的な点検を行う．滅菌工程が完了したかの確認には，温度などにより変色するカードやテープなどの化学的インジケーターを用いる．

1 物理的滅菌法

1 加熱法

a 高圧蒸気滅菌

高圧蒸気滅菌装置(オートクレーブ)のチャンバー内の空気を飽和水蒸気で置換し，適当な温度と圧力の飽和水蒸気中で加熱することにより，飽和水蒸気が飽和水に戻るときに放出する熱エネルギーによって微生物を死滅させる．一般的に医療施設で実施されている条件は，134℃，8～10分間であり，病院内の滅菌法のなかでは最も信頼性が高い．指標菌には *Geobacillus stearothermophilus* を用いる．

- **適応**：金属，ガラス，陶器，ゴム，紙，ガーゼなどの繊維製品．一般的な手術器具などに多く使われる．

b 乾熱滅菌

加熱乾燥空気で微生物を殺滅する．湿熱下では滅菌できないものに利用される．180℃，1時間以上などの条件で実施され，指標菌は乾熱に強い *Bacillus atrophaeus*(枯草菌)を用いる．

- **適応**：粉末，軟膏など．

2 放射線滅菌法(ガンマ線，電子線，制動放射線)

放射線の照射により，微生物のDNAまたは細胞膜がダメージを受けることで死滅する．

3 濾過滅菌法

熱により壊れたり変性したりしやすい物質(血液や糖溶液など)を滅菌するとき，およびウイルス乳剤や毒素液などから菌を除く際に，細菌を通さない細かい孔の濾過器を用いて細菌を除去する．

2 化学的滅菌法

a 酸化エチレンガス滅菌法

酸化エチレン(EO)ガスにより，微生物を構成する蛋白質のアルキル化を起こして死滅させる．すべての微生物に有効であり，低温でできるため，耐熱性のない器材に広く使用できる．ただしガス毒性が強く，残留ガスを徹底的に除去し(エアレーション)，作業者がガス曝露する可能性を極力減少させることが必要である．

37～63℃，1～6時間の滅菌に加えて，8～12時間のエアレーションが必要であり，指標菌には *B. atrophaeus* を用いる．

- **適応**：プラスチック，ゴム，ガーゼなどの繊維製品，手術用内視鏡など．高圧蒸気滅菌や過酸化水素低温ガスプラズマ滅菌ができない手術器具．

b 過酸化水素低温ガスプラズマ滅菌法

酸化エチレンガス法の代替法として開発された．高真空の状態で過酸化水素(H_2O_2)を噴霧し，

Web 付録
画像7：高圧蒸気滅菌装置(オートクレーブ)
画像8：酸化エチレンガス(EOG)滅菌装置
画像9：過酸化水素低温ガスプラズマ滅菌装置
画像10：バイオロジカルインジケーター(生物学的インジケーター)の判定機器
画像11：高圧蒸気滅菌された手術器具
画像12：酸化エチレンガス(EOG)で滅菌された器具
画像13：過酸化水素低温ガスプラズマ法で滅菌された手術器具
画像14：コンテナを用いた滅菌
画像15：不織布を用いた滅菌

高周波やマイクロ波などのエネルギーを付与して
プラズマ化を起こして産生される反応性の高いラ
ジカル(HO・，HOO・，H・など)により，微生
物を死滅させる．すべての微生物に有効であり，
Creutzfeldt-Jakob(クロイツフェルト-ヤコブ)病
プリオンに対する不活性化効果もある．
- **適応**：高圧蒸気滅菌はできないが，真空に耐性
  のある一般手術器具など．

c　過酸化水素ガス低温滅菌法
58〜59%過酸化水素の蒸気が，有意な殺芽胞
作用をもたらす．
- **適応**：金属，非金属(プラスチック，電子部品
  などを含む医療機器)，内腔のあるもの．

d　低温蒸気ホルムアルデヒドガス滅菌法
チャンバー内の空気を十分に除去した後に，
55〜80℃の低温飽和水蒸気とホルムアルデヒド
の殺菌力の相乗効果によるアルキル化により滅菌
する．
- **適応**：非耐熱性の手術器具，プラスチック，
  チューブなど耐真空性および耐湿性を有する器
  具．

e　その他
化学滅菌剤(グルタルアルデヒド製剤，オルト
フタルアルデヒド製剤，次亜塩素酸製剤，過酢酸
製剤など)により滅菌する．

第

6章 手術用器械と基本手技

手術は，生体内に生じた病変を体外に摘出，あるいは修復することを目的とする医療である．基本操作は主に，剥がして（剥離），切って（切離），つなぐ（縫合），の3つからなり，そのために必要なさまざまな器具，器械が，使用する組織や目的にあわせて考案されている．また，そうした操作を行う際の組織の把持や牽引，術野展開に用いる機器にも改良が加えられてきた．最近では内視鏡手術に特化した機器の開発も進んでいる．本章ではそれぞれの基本手技で使用する機器と，その使用方法を説明する．

A 手術用器械

1 組織の切離・剥離に使う手術器械

1 ● 手術刀（メス） scalpel, knife

組織を切離するために使用される．代表的な鋼刀メスのほか，電気，超音波，レーザーなどのエネルギーを用いるものがあり，それぞれの特性を理解したうえで使用する．

a　鋼刀メス（図6-1）

円刃刀と尖刃刀があり，刃の大きさによって形状が異なる．円刃刀は長い距離の切開に適し，刃の腹を滑らせるように使用する．主に皮膚切開時に使用する．尖刃刀は繊細な操作が要求される場面での切離，切開に適し，彫刻刀のように刃の先端を使用する．鋏の先端が視野を遮るほどの狭い術野での血管の切離などにも選択される．

b　電気メス（electrocautery）（図6-2）

人体に高周波電流を流すと負荷もしくは接触抵抗によりジュール熱が発生する．この熱が瞬時に細胞を加熱し爆発・蒸散することにより切開作用を，細胞の水分を蒸発させ蛋白質を凝固させるこ

とによって凝固作用をそれぞれ生じさせる．電気メスで使用する200 kHz〜3.3 MHzの高周波電流には細胞が反応せず，神経筋刺激や感電死が起こりうると考えられる範囲を十分に上回っている．大きく分けてモノポーラ（単極）型とバイポーラ（双極）型がある．

モノポーラ型は，対極板と呼ばれる人体に貼り付ける金属の板とメス先の電極との間に流れる電流が，患者の体内を通過する際の高い抵抗値により切開・凝固が行われる．一般に電気メスといえばこのタイプを指す．モードと呼ばれる電流の種類により，異なる組織効果を得ることができる．切開モードは連続的な電流を流すことで組織を蒸散して切開を行う．凝固モードは間欠的な電流を流すことで放電と冷却を繰り返して組織を凝固する．

バイポーラ型は鑷子のような形状をしており，近接した2つの電極間に電流が流れ，凝固を行う．電圧が低く切開には使用されない．

c　超音波凝固切開装置（図6-3）

先端部は振動子（アクティブブレード）と，それを受けるティッシュパッドからなっている．電気エネルギーを超音波振動の機械エネルギーに変換してアクティブブレードに伝導する．アクティブブレードは長軸方向に50〜100 μmの振幅で秒間55,500回振動し，その摩擦熱で組織に蛋白変性を引き起こすことにより凝固と切開を同時に行う．

2 ● 剪刀（ハサミ） scissors（図6-4）

組織を切離する剪刀には多くの種類がある．先端が尖っているか丸いか，まっすぐか曲がっているかで大別され，さらに太さ（先端部の幅）や全体の長さにも違いがある．剥離操作にも使えるように，先端が一段薄くなったタイプもある．手術で

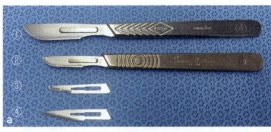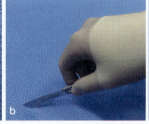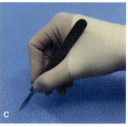

図 6-1 鋼刀メスとその持ち方
a：①〜③ 円刃刀，④ 尖刃刀．b：円刃刀の持ち方．c：尖刃刀の持ち方．

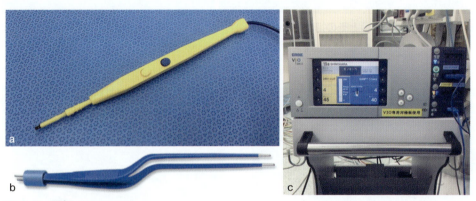

図 6-2 電気メス
a：モノポーラ(単極)型電気メス．b：バイポーラ(双極)型電気メス．c：装置本体．

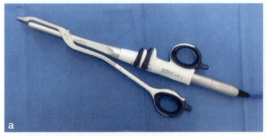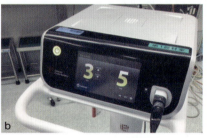

図 6-3 超音波凝固切開装置
a：超音波凝固切開装置．b：装置本体．

は操作を加えている箇所が剪刀の刃先で隠れないように，先端が曲がったものが好んで使われる．2つのリングに母指と環指を挿入し，示指をその柄に添えて把持することにより安定して使用できる．

3 ● 剝離鉗子 dissector

剝離とは，接して存在する2つの構造物を，介在する疎性結合組織の間隙で分離することで(後述)，その際用いられる器具が剝離鉗子である．ケ

リー型と呼ばれる，先端が緩くカーブしたものが頻用されるが，カーブが直角に近いものもある(図6-5)．血管を結紮して切離する際，処理する血管の背後にくぐらせ糸を受け取る目的でも用いる．

② 組織の把持・牽引に使う手術器械

多くの種類があり，その構造は以下のような特徴をもつ．

- **有鉤か無鉤か**：有鉤のものは先端に鉤があるこ

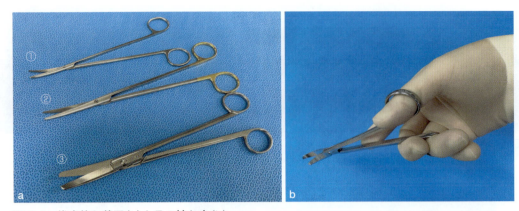

図 6-4　代表的な剪刀(a)とその持ち方(b)
a：① メッツェンバウム剪刀，② メイヨー剪刀，③ クーパー剪刀．

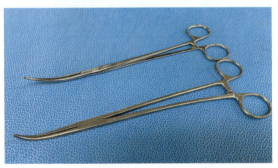

図 6-5　代表的な剥離鉗子
長さや先端のカーブ形状によりさまざまな種類がある．

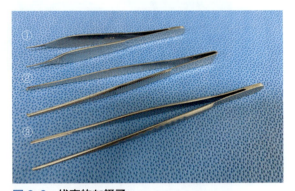

図 6-6　代表的な鑷子
① アドソン鑷子，② 有鉤鑷子，③ ドベーキー鑷子．

とにより組織の把持力が増す反面，組織を損傷しやすい．主として皮膚，腹壁などの体表操作で用いる．内臓での操作には，組織を損傷しにくい無鉤のものを用いる．
- **溝の形状**：器械の把持面には通常，溝が彫ってあり，組織を牽引する際，その溝と直角に牽引すると最も強い把持力が得られる．格子状に溝が彫られているものもある．
- **直と曲**：多くの器械は，同じ種類でも先端がまっすぐなものと曲がっているものとがある．使用する状況により適切な形状を選択する．特殊な鉗子として，先端が小さく膨らんだ形状をしたバブコック鉗子があり，把持面の挫滅を防ぎたい腸管壁の把持などに用いる．

1 鑷子（ピンセット） thumb forceps（図 6-6）
使用する目的に合わせ，長さ，細さ，先端の鉤の有無など多くの種類がある．手術において，術者は多くの場面で左手に鑷子を持って操作する．

2 止血鉗子 hemostatic forceps（図 6-7）
よく用いられるものとしてコッヘル鉗子とモスキート鉗子がある．後者は名前のごとく，より細く短いため，繊細な組織の把持に使用される．無鉤のコッヘル鉗子を一般的にペアン鉗子と呼ぶ．鉗子のリングに母指と環指を挿入し，示指を軽く曲げてその柄に添えて把持する．

3 鉤 retractor（図 6-8）
手術中に臓器や術創を圧排して，術野を展開するために用いる．筋のような形をした，自由な角度に折り曲げて使用する板状鉤は，腸を圧排するのに用いられることから腸ベラとも呼ばれる．サイズが一回り小さいものはより細かい術野の展開

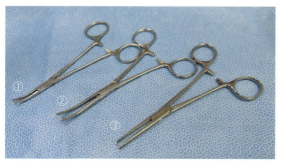

図6-7 止血鉗子
①曲モスキート鉗子，②ペアン鉗子，③コッヘル鉗子．

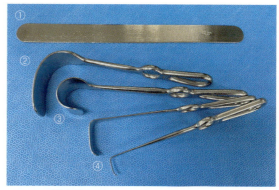

図6-8 代表的な鉤
① 板状鉤（腸ベラ），② 肩甲鉤，③ 鞍状鉤，④ 扁平鉤（大・小）．

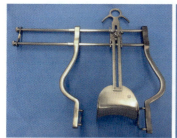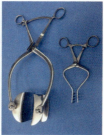

図6-9 開創器

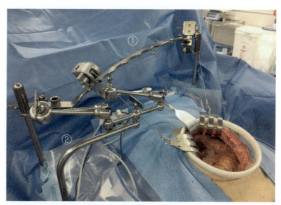

図6-10 開大に用いられる開創器
①ケント式開創器，②オクトパス開創器．

に用いられ，脳外科手術で頻用されることから脳ベラとも呼ばれる．馬の鞍のような形状をした鞍状鉤は，開腹した腹壁を任意の方向に開くために用いる．そのほか，あらかじめ直角に曲がった扁平鉤があり，用途に応じていくつかのサイズがある．

　複数の鉤を組み合わせ固定することによって創を安定的に開大する開創器（図6-9）にもいろいろな種類のものが用意されている．ケント式開創器は2つの鉤を左右頭側方向に引き上げることで創を開大するもので，主に上腹部手術で用いられる（図6-10①）．3つの関節によって角度，強さを自在に調整できるオクトパス開創器（図6-10②）は，肝臓など臓器の圧排などに有用である．

3 組織の縫合・接着に使う手術器械

1 ● 持針器 needle holder（図6-11）

　ヘガール（Hegar）型とマチュー（Mathieu）型に大別される．ヘガール型は細い針を把持して繊細な組織を縫合するのに適している．マチュー型は把持力が強いため，大きな針を把持して強靱な組織を縫合するのに適している．マチュー型は手掌全体で握り込むように持つ（palm grip）（図6-11b）．ヘガール型も同様に持つが，連続縫合などで針の持ち替えをよりスピーディーに行いたいときは，持針器の2つのリングに母指と環指を浅く通し，示指と中指を添えて安定させる（finger grip）（図6-11c）．

2 ● 針 needle（図6-12）

　角針（cutting needle）と丸針（taper needle）がある．角針は断面が三角形で，組織を切りながら貫くため貫通力が強く，皮膚などの硬い組織に用いられる．逆に繊細な組織に使用すると組織を裂い

てしまうおそれがある．丸針は断面が丸く，先端にいくにつれ次第に細くなる．組織に対する損傷が少ないため，内臓の縫合操作には主としてこちらが用いられるが，逆に貫通力が弱く，無理な力が加わると針が簡単に曲がってしまうおそれがある．

針にはあらかじめ糸が直接接合されているものと，使用する際に糸を付けるものとがある．前者は無傷針(atraumatic needle)と呼ばれ，組織をスムーズに貫通するため傷害性が少ない．後者は縫い針のように糸を通すのではなく，弾機孔と呼ばれる糸孔の切れ目に糸を押し込んで付ける形状となっている(弾機針)．さまざまな種類の糸を付け代えられるという利便性がある反面，糸孔部分の幅が広いのと糸に返しがあるのとで組織傷害性が大きくなる．

3 ● 縫合糸 materials for suture

吸収糸と非吸収糸がある．吸収糸は一定の期間，創部を維持する抗張強度を有し，加水分解などで経時的に吸収される．非吸収糸は生体内で分解・吸収されずに残留するもので，代表的な素材としては絹繊維やナイロン繊維がある．また，構造から，太い単一の繊維からなるモノフィラメント糸(単糸)と細い繊維を編み込んだブレード糸(編糸)に分けられる．前者は後者に比べ張力やしなやかさに劣るが，細菌感染に対する抵抗性が強く，組織傷害性はより小さい．

> **Point** 縫合糸の特徴
>
> - モノフィラメント糸(単糸)
>   長所：組織傷害性が小さい，結び目の滑り下ろしがスムーズ，細菌の入り込みが少なく感染に強い．
>   短所：コシが強い(撥ねる)ため扱いにくい，結び目が大きくなるため，ゆるみやすい．
> - ブレード糸(編糸)
>   長所：しなやかで扱いやすい，結び目を小さくできる，結び目がゆるみにくい．
>   短所：組織通過抵抗が大きい，毛細管現象のため細菌が入り込みやすい．

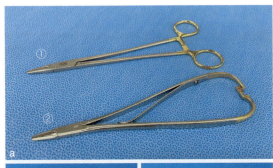
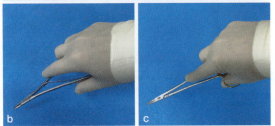

図 6-11　持針器(a)とその持ち方(b, c)
a：①ヘガール型，②マチュー型．b：palm grip．c：finger grip．

4 ● 器械結び縫合 instrument tie suture

血管や消化管の切離，吻合を自動的に行うための医療用ステイプラーが開発され，現在も改良が

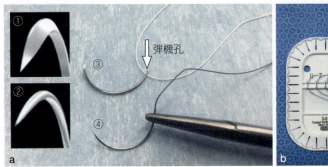
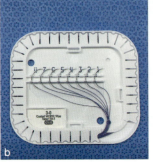

図 6-12　針
a：①角針と②丸針．③弾機針と④無傷針．b：丸針無傷針8本入り．

進んでいる．これらを使うことにより手術時間の短縮と，縫合，吻合操作の安全性が向上した．過去には再利用可能な大きくて重い鋼鉄製の製品が使われていたが，現在頻用されているものの多くはディスポーザブル製品であり，用意されたさまざまなカートリッジを装着して用いる．針（ステイプル）はチタンあるいはチタン合金でできているため，体内にあっても核磁気共鳴画像法（magnetic resonance imaging：MRI）による検査に影響を与えない．使用用途によってさまざまなタイプがある．

a　直線型自動縫合器 (linear stapler)（図 6-13）

ステイプルが装填されたまっすぐなカートリッジと，それを受ける金床部分（アンビル）が平行に合わさる形状をした縫合器である．切離する臓器のそれぞれの断端を，直線状に配置された 2 列あるいは 3 列のステイプルで閉鎖し，その間をナイフで切離する仕組みになっている．

b　環状型自動吻合器 (circular stapler)（図 6-14）

筒状の本体先端部分にはあらかじめ 2 列のステイプルが環状に装填されている．この本体と円形のアンビルとをそれぞれ消化管に挿入し，合体させたのち，本体に内蔵された管状のナイフで中心部分を繰り抜き自動的に吻合を行う．

4 内視鏡手術で使用する器械

内視鏡手術では，体表から体腔（腹腔や胸腔）に挿入した数本のトロッカー（ポート）（図 6-15）から手術機器とカメラスコープを入れ，映像をモニ

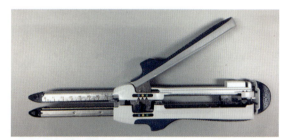

図 6-13　直線型自動縫合器

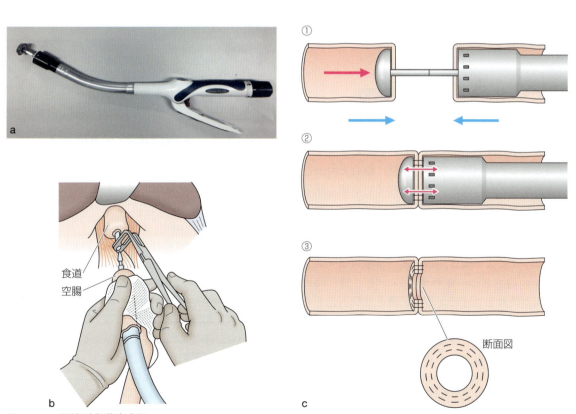

図 6-14　環状型自動吻合器
a：環状型自動吻合器．b：その使い方（食道空腸吻合）．c：吻合の仕組み．

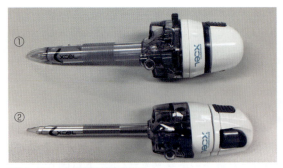

図 6-15 内視鏡手術で使うトロッカー
① 12 mm，② 5 mm．

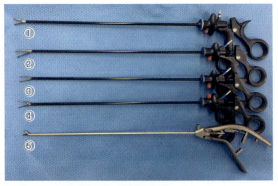

図 6-16 内視鏡手術で使う鉗子
①〜③ 把持鉗子，④ 剝離鉗子，⑤ 持針器．

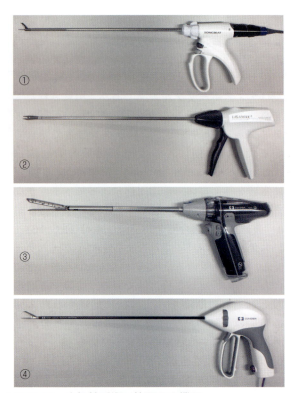

図 6-17 内視鏡手術で使用する機器
① 超音波凝固切開装置，② クリップ，③ ステイプラー，
④ 血管シーリングシステム．

ターで見ながら操作を行う（動画3）．そのため鉗子類は長く，手元のハンドル部分と先端動作部分は 30 cm ほどのシャフトによってつながっている（図 6-16）．従来の直視下手術で使用する機器と同じく，剝離，切離，把持，縫合といった基本操作に応じた機器が用意されているが，超音波凝固切開装置，クリップ，ステイプラー，血管シーリングシステムなどの使用頻度がより高く，バリエーションも多い（図 6-17）．このうち血管シーリングシステムは，バイポーラ型電気メスと同じく組織を2つの電極で挟み，その間に高周波電流が流れることによって組織を無構造化したのち，内蔵されたナイフで切離するものである．また，内視鏡手術で使うステイプラーの多くは直線型で，最近ではカートリッジの付け根部分に関節をもち屈曲可能なものもある．

5 ロボット支援手術で使用する器械

内視鏡手術で使用する鉗子には動作制限がある．近年，これを克服すべく手術支援ロボットの開発が進んでいる．代表的なものとして Intuitive 社（米国）の da Vinci，メディカロイド社（日本）の hinotori，Medtronic 社（アイルランド）の Hugo などが，すでに臨床で使われ始めている（図 6-18）．ロボットには，人間の手首を模した多関節機能をもつ専用鉗子が装着される．術者はロボット本体とは離れた場所にあるコンソールで術野を立体視しながら，手元のコントローラで鉗子を遠隔操作する（動画4）．鉗子には手振れ防止機能や，

 動画3：腹腔鏡手術のトロッカー挿入場面

 動画4：ロボット支援手術における術者の様子

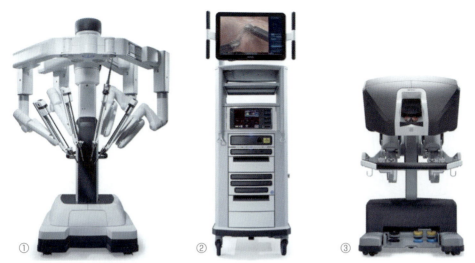

図 6-18　手術支援ロボット(Intuitive 社の da Vinci Xi Surgical System™)
①ペイシェントカート，②ビジョンカート，③サージョンコンソール．

実際の手の動きを縮小して伝えるモーションスケーリング機能が備わっていて，これまでの内視鏡手術よりもさらに繊細な操作を，術者の意のままに行えるようになった（動画5）．〔第8章「内視鏡外科，ロボット支援手術」（→94頁）参照〕．

B　手術基本手技

1　皮膚切開 skin incision

体腔内に到達するためには必ず皮膚切開を置く必要がある．皮膚切開線は目的の部位，臓器に到達できるよう十分な視野が得られることが優先されるが，可能な限り目立たない創にするため，コラーゲン線維の走行をもとに作られた Langer 皮膚割線（図 6-19）に沿って置くのが好ましい．ただし顔面や頭頸部では瘢痕を目立たなくするため，皮膚に最も緊張のかかる方向を示した relaxed skin tension line（RSTL）（図 6-20）に対して平行に切開することが望ましい．皮膚切開による体壁の破壊は，術後痛の大きな要因である．内視鏡手術は体壁の破壊を最小限にとどめながら体腔

動画5：ロボットを使った縫合結紮（ドライラボ）

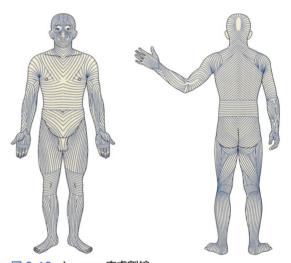

図 6-19　Langer 皮膚割線
〔医学大辞典，第2版，医学書院，2009 より〕

内の操作を行えるという利点がある．

2　剥離 dissection

生体内において，起源の異なる2つの構造物は，疎性結合組織からなる薄層（間隙）を介して隣接する．剥離とは，この間隙を開くことによって両者，すなわち target と landmark を分離すること，と言い表すことができる（図 6-21）．臓器と臓器，臓器とそれをとりまく脂肪，脂肪とそれを

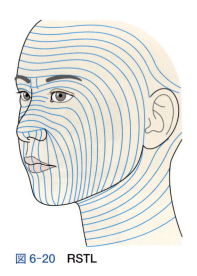

図 6-20　RSTL

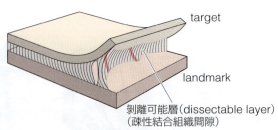

図 6-21　剥離の3要素

包み込む漿膜などに存在する疎性結合組織間隙が，剥離可能層（dissectable layer）となりうる．剥離には鈍的剥離と鋭的剥離がある．鈍的剥離とは，手指あるいは剥離鉗子を使って間隙の結合組織を裂くように分ける方法である．鋭的剥離は剥離可能層を正確に見極め，反対方向への牽引（カウンタートラクション）によって可能な限り開大したのち，介在する結合組織の線維を直視下に切りながら進む分離操作であり，推奨されるのはこちらである．

結合組織線維を切りながら進む操作は，理論的には出血を伴わない．したがってメスや剪刀を使って行うこともできるが，実際は剥離可能層といえども微細な血管が層をよぎっており，多少の出血をみる．それによって血液が疎性結合組織間隙に浸み込んでしまうと，次に進むべき正しい剥離可能層がわかりづらくなる．術野をドライに保ちながら正確な剥離をテンポよく進めるには，電気メスや超音波凝固切開装置で線維を切りながら進む鋭的剥離が有効である．

３　止血 hemostasis

手術や外傷では，出血は生命を危機にさらすだけでなく，処置のための術野を遮り，適切な処置を遅らせる．止血法は重要な外科基本手技であり，状況に応じた出血の制御が不可欠である．止血法には，応急処置として行う一時的止血法と，その後に行われる永久止血法がある．また手段によって圧迫止血，結紮および縫合による止血，熱凝固による止血，止血剤による止血などがある．

1　一時的止血法（圧迫止血）

出血部位の直接圧迫は，まず行うべき止血方法である．出血部位を速やかに同定し，出血点を手指あるいはあるいはガーゼなどを介して圧迫する．出血点がただちに同定できない場合は，ガーゼなどをひとまず充填して圧迫効果が広い面に及ぶようにする．代表的なものとして，鼻出血の際に鼻腔上部と後部にガーゼを充填するBellocqタンポン法　画像16　などがある．

直接圧迫以外に，出血部位よりも中枢側の血流を遮断することで止血を図る方法もある．代表的なものとして，肝切除術時の出血コントロールとして肝十二指腸間膜部の圧迫（緊縛）により門脈と肝動脈血流を遮断して一時的止血を図るPringle法がある．

2　永久止血法

a　結紮，縫合による止血

動脈性出血などに応用される．出血部位を同定したのち，血液が拍動性に出血している部位を鑷子の先端で把持する．同部に止血鉗子をかけ，糸で結紮する．糸の脱落防止として二重結紮や刺通結紮（transfixing ligature）を行うこともある．実質臓器など，脆弱なため鉗子での把持が不可能な場合には，無傷針でZ縫合（図6-22）やマットレス縫合を行う．

b　電気メスによる止血

電気メスで直接止血する放電凝固法では直径

Web付録
画像16：Bellocqタンポン法

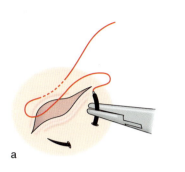
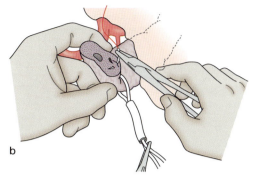

図 6-22　Z 縫合
a：止血点に Z 状に糸を通して結紮止血する．b：膵断端の Z 縫合による止血．

0.5 mm 以下の小血管の止血が可能である．鑷子もしくは止血鉗子で血管の出血点をつかみ，電気メスを接触させて焼灼する接触凝固法では直径 1.5 mm までの血管の止血が可能であるとされている．

c　その他のエネルギーデバイスによる止血

軟部組織の凝固切開，特に血管処理に優れ，電気メスに比して組織の熱損傷が少ない方法として，超音波凝固切開装置が特に内視鏡手術において近年頻用されている．内視鏡手術でよく使われる血管シーリングシステムは 7 mm までの動静脈をシールできるとされる．

d　局所止血剤による止血

出血が限局性でない場合や結紮，縫合が困難な場合，局所の血液凝固作用を促しフィブリン被膜を形成して止血剤を用いる．代表的なものに血液製剤由来のフィブリン糊がある．最近では，木材パルプから得られたセルロース繊維を酸化処理した植物由来のシートもよく使われる（図 6-23）．

4　縫合法　suture

縫合法には結節縫合と連続縫合がある．結節縫合には返しの針で創縁を薄くとって創を確実に合わせることで，創と縫合糸の方向が垂直に交わる垂直マットレス縫合や，創と縫糸の方向が水平になる水平マットレス縫合もある（図 6-24）．皮下埋没縫合は，糸を体表に露出させずに皮膚を閉鎖することで抜糸が要らないだけでなく，糸の跡が残らないため整容性に優れる．いずれにしても縫合断面を正しく合わせ，死腔を創らないことが創傷治癒の促進に直結する（図 6-25）．

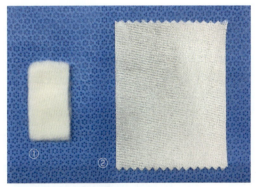

図 6-23　止血剤（酸化セルロース）
① 綿タイプ．② ニットタイプ．

1　糸結び

内視鏡手術の普及によって機会が減ったとはいえ，糸結びは手術手技の基本中の基本であることに変わりはない．単純な操作ではあるが，結紮糸の緩みは術後出血や縫合不全の原因になり，締めすぎは縫合部の血行障害を引き起こす．結び目の作り方によって外科結び，男結び，女結び（図 6-26）などがあり，それぞれ両手法（図 6-27a, b，▶動画 6, 7），片手法（図 6-27c, d，▶動画 8, 9）がある．また，一方の端が短い場合は持針器を使って縫合する器械結び（図 6-27e，▶動画 10）を行う．

動画 6：糸結び：両手法（a）

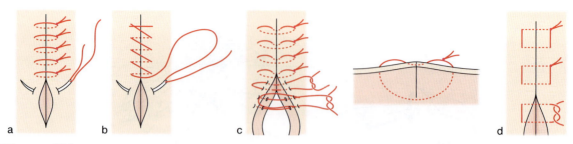

図 6-24　縫合
a：結節縫合：1 針ずつ縫って結ぶ．縫合の要素である間隔・縫い代・締め具合を調整できる．
b：連続縫合：1 針ずつ結紮する必要がなく，短時間で縫合することが可能であるが，糸の締め具合の調整が困難である．
c, d：マットレス縫合：創縁を正確に接着させることができる．特に垂直マットレス縫合（c）は水平マットレス縫合（d）より正確に合わせることができる．

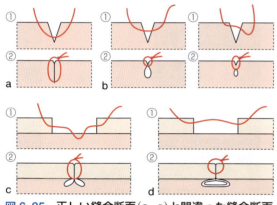

図 6-25　正しい縫合断面（a, c）と間違った縫合断面（b, d）

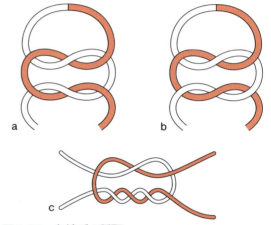

図 6-26　糸結びの種類
a：男結び（reef knot）：第 1 結紮と第 2 結紮を反対方向に結ぶ．2 つの結紮は鏡面像となり，結び目がしっかりとかみ合わさって，一度締めると決してゆるまない．
b：女結び（granny knot）：第 1 結紮と第 2 結紮を同じ方法で行う．結び目がしっかりとかみ合わさった形にならずゆるみやすいが，ゆるみが出た第 1 結紮を第 2 結紮で締め直せる．
c：外科結び（surgeon's knot）：第 1 結紮で糸を 2 回絡ませる．糸の接触面積が大きくなり摩擦係数が増加するため，第 2 結紮を終えるまでに第 1 結紮がゆるみにくい．

 動画 7：糸結び：両手法（b）

 動画 8：糸結び：片手法（c）

 動画 9：糸結び：片手法（d）

 動画 10：器械結び・縫合

2　抜糸

　鑷子で縫合糸の結び目部分を把持し，皮下に埋没している糸を引っ張り出して剪刀の先端で切る．結び目に近いところで切ると，糸の体表に露出していた部分がいったん皮下を通り，感染の可能性があることになるからである．切った糸は刺入部に緊張のかからない方向に引き抜く（図 6-28）．

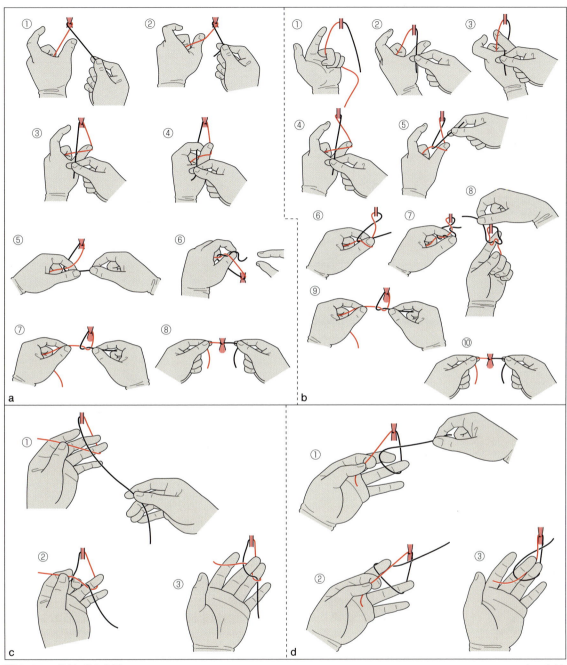

図 6-27 　糸結びの方法　　　　　　　　　　　　　　　　　　　　　　　　　　　　　　　　　　　　（つづく）
a, b：両手法（two-hand tie）：両手の指を使ってループに糸をくぐらせて結紮する．
c, d：片手法（one-hand tie）：片手の指だけでループに糸をくぐらせて結紮する．

　抜糸の時期の一般的な目安は，顔面・頸部の皮膚は 2～5 日，他の部位の皮膚は 5～8 日である．縫合部に緊張がかかっている場合は抜糸まで 2 週間ほど待つ．

3 ● 各部位の縫合
a 皮膚

　原則としてナイロン糸で行う．垂直マットレス縫合で結節縫合すると，創縁を正確に合わせることができる．外来での小児の縫合などすばやく行

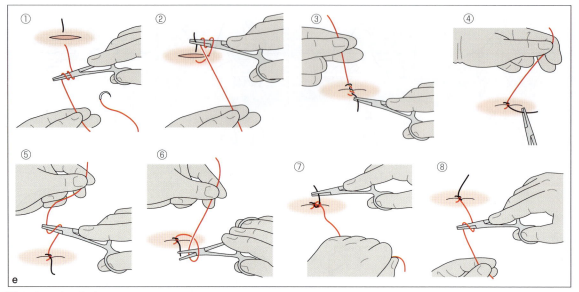

図 6-27 （つづき）

e：器械結び法(instrument tie)：指の代わりに持針器を用いてループに糸をくぐらせて結紮する.

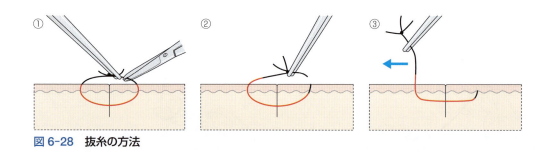

図 6-28 抜糸の方法

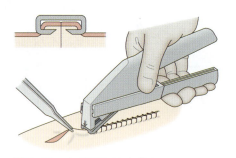

図 6-29 皮膚用ステイプラー

う必要のある場合には皮膚用ステイプラーが有用である（図 6-29）.

b 筋肉

筋肉そのものではなく，筋膜を重畳するように縫合する．上腹部正中切開では腹直筋間にある白線を正確に切り分け，閉腹時にはこれを縫合閉鎖することにより強度が増す．

c 血管

血管内膜を縫合する外翻縫合を結節あるいは連続で行う．血液が漏れない程度に針数を少なく縫合する．端々吻合の場合，断端全周を等間隔に3等分した位置に結節縫合を置き，結節縫合部の間を辺として見立てて，これらの辺を連続縫合するCarrelの環状血管縫合法が行われる（図 6-30）.

d 消化管（図 6-31）

通常は端々吻合で行われる．原則は内翻縫合である．最も一般的なものはAlbert-Lembert縫合で，全層縫合であるAlbert縫合と，漿膜筋層縫合であるLembert縫合で消化管を二重に縫合する方法である．Albert縫合は結節あるいは連続で

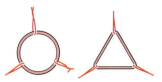
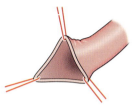
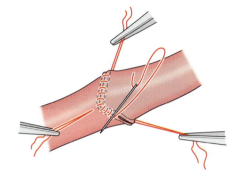

図 6-30　環状血管縫合法（Carrel の 3 点支持法）

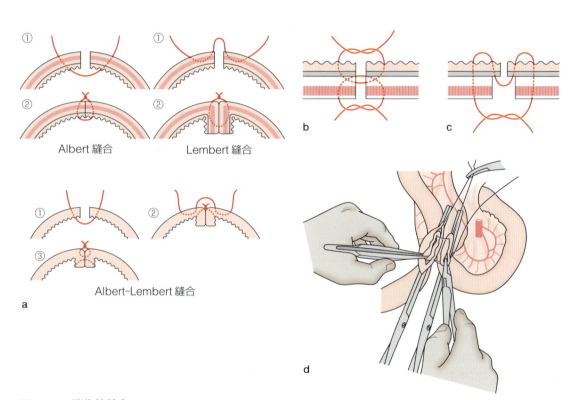

図 6-31　消化管縫合
　a：Albert-Lembert 縫合，b：層々縫合，c：Gambee 縫合，d：空腸吻合の実際．

行い，Lembert 縫合は結節縫合で行う．そのほかに粘膜と漿膜筋層をそれぞれ縫い合わせる層々縫合や 1 回の運針でそれを行う Gambee 縫合などがある．

4 ● 縫合創の被覆（ドレッシング）

　手術部位感染（surgical site infection：SSI）は比較的頻度の高い術後合併症の 1 つである．縫合創は閉鎖後 24～48 時間の間は滅菌したドレッシング材で保護することが，米国疾患予防管理センター（Center for Disease Control and Prevention：

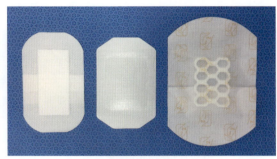

図 6-32　ドレッシング材

CDC)の SSI 防止ガイドラインで推奨されている．かつては創からの滲出液や分泌液を吸収するためのガーゼが使われていたが，最近は湿潤環境下での創傷治癒の理論から各種フィルムドレッシング材が使われることが多く，閉鎖性ドレッシングと呼ばれている．さまざまなドレッシング材があり，ポリウレタンで作られた薄い透明なフィルム(オプサイト®など)は，創部からの滲出液によって湿潤環境を保持し，治癒環境を整える効果がある．ハイドロコロイドは湿潤環境保持の効果が最も期待できるドレッシング材(デュオアクティブ®など)で，親水性コロイド粒子を含む粘着面と防水加工された外層の2重構造になっている(図 6-32)．

5 ドレナージ法 drainage

　ドレナージとは，体内に貯留した，または貯留することが予測される分泌液，体液，膿，消化液，血液などを体外へ誘導排除する操作の総称であり，そのための器具をドレーン(drain)という．ドレナージを目的別にみると，情報ドレーン，予防的ドレーン，治療的ドレーンの3つに分けられる．情報ドレーン(informative drain)は，術直後に後出血，消化液(胆汁，膵液など)の漏出など，不測の事態に関する情報を検知するために留置する．予防的ドレーン(prophylactic drain)は，術後縫合不全の早期診断など情報ドレーンとしての機能とともに，汚染手術での膿瘍形成，敗血症の発生を防止することを目的とする．治療的ドレーン(therapeutic drain)は，体内にすでに形成されている膿汁や体液の貯留を体外に誘導排除，あるいはさらに洗浄する目的で挿入する．ドレー

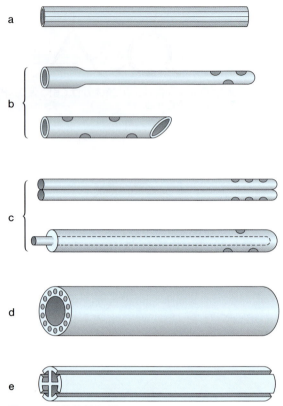

図 6-33　代表的なドレーン
a：フィルム型(ペンローズ)，b：チューブ型，c：灌流洗浄型，d：デュープル型，e：ブレイク型．

ン周囲は異物反応による炎症と線維化，物理的な圧迫による壊死や穿孔などの危険性があるため，不必要なドレーン留置は避けなければならない．

1 ● ドレーンの種類

　目的や材質によってさまざまな形状のドレーンが用意されている(図 6-33)．管腔の体外側が外界に開放しているか否かによって，開放型，閉鎖型に分けられる．開放型は排液をガーゼなどに含ませる．閉鎖型では排液収納用のバッグなどに接続し，チューブ内腔を外界から遮断する．原則として逆行性感染のリスクが小さい閉鎖型が望ましい．また体外から陰圧をかけて引くか否かによって受動的，能動的に分けられる．受動的ドレナージは閉鎖型が原則であるが，ペンローズドレーンなどのフィルム型ドレーンを用いた開放型ドレナージも行われる．ドレナージ効果が緩徐であるが長期間持続し，圧迫や屈曲に強く，体動制限が

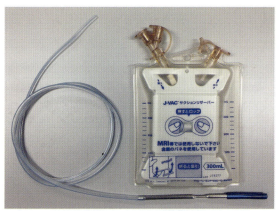

図 6-34 低圧持続吸引による閉鎖型ドレナージバッグ(J-VAC®)
バッグ内を陰圧環境にする工夫が施されている.

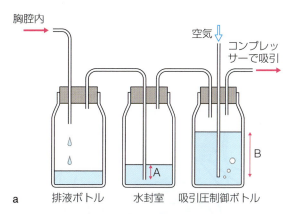

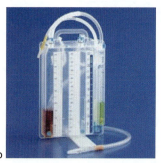

図 6-35 陰圧による胸腔ドレナージの仕組み(a)と、3つの瓶が一体化した製品(b)
排液ボトル、水封室、吸引圧制御ボトルからなる. A＝2 cm, B＝10 cm とすると実際の吸引圧は−8 cmH₂O となる.

少ないという利点がある. 逆に凝血塊, 膿汁の排出能力が低く, 死腔の縮小効果がやや劣り, 逆行性感染の頻度が高いという欠点をもつ. 能動的ドレナージは体腔内の内容物を陰圧によって吸引するもので, J-VAC®(図6-34)や胸腔ドレーン(図6-35)などが代表的である. 術後早期のドレナージ効果が高く, 排液量の測定が正確で死腔の縮小効果が高い, 逆行性感染の頻度が低いという利点がある. 一方, 内腔が閉塞しやすい, 内腔を保つためにやや硬い材質を要し物理的な刺激を生じやすい, 患者の体動制限が大きい, 高価といった欠点がある.

> **Point** 受動的/能動的ドレナージの利点と欠点
>
> ●受動的ドレナージ
> 利点：ドレナージ効果が緩徐であるが長期間持続する, 圧迫や屈曲に強く, 体動制限が少ない.
> 欠点：凝血塊, 膿汁の排出能力が低く, 死腔の縮小効果が劣る, 逆行性感染の頻度が高い.
> ●能動的ドレナージ
> 利点：術後早期のドレナージ効果が高い, 排液量の測定が正確で死腔の縮小効果が高い, 逆行性感染の頻度が低い.
> 欠点：内腔が閉塞しやすい, 内腔を保つためにやや硬い材質を要し物理的な刺激を生じやすい, 患者の体動制限が大きい, 高価.

2 ドレーンの選択

ドレーンはその目的に応じて適切に選択する必要がある. 情報ドレーンや予防的ドレーンの場合, 術後1〜2日間ないし7日程度の観察後に抜去されるため, 短期間のドレナージ効率を優先して選択する. 原則として閉鎖型ドレナージを行う. 一方, 治療的ドレーンは, 挿入後の重症感染症や敗血症を避けるための積極的な吸引排液や膿瘍腔の洗浄など, 急性期への対応とともに, 膿瘍部や体液貯留部から体外への瘻孔形成まで長期間にわたってドレナージ効果が確保される必要がある. 瘻孔成後は定期的なドレーン交換やネラトン管などでの洗浄が可能となり, 開放型ドレーンとしての管理もできるようになる.

3 ドレーン挿入, 管理, 抜去のポイント

① 挿入時には, ドレーンの先端を的確な場所に留置することが重要である. 消化液などの漏出が懸念される場合はその部位へ, 貯留液のドレナージでは体位に合わせて最も低位となる部位へ留置する. 腹腔内の代表的なドレーン挿入部位としてDouglas窩(直腸子宮窩, 男性では膀胱直腸窩), Morrison窩(肝腎陥凹), 左右横隔膜下,

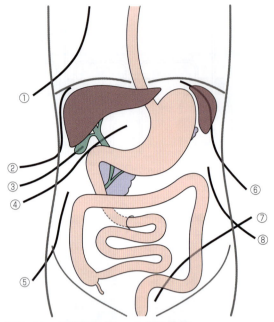

図 6-36　代表的なドレーン挿入部位
①胸腔(右)，②右横隔膜下，③Morrison窩，
④Winslow孔，⑤右傍結腸溝，⑥左横隔膜下，
⑦Douglas窩，⑧左傍結腸溝．

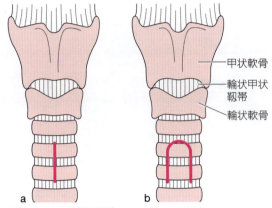

図 6-37　気管切開法
a：気管縦切開，b：気管U字切開(Bjork法)．

Winslow孔(網囊孔)などがある(図6-36)．逸脱を防ぐため体外への経路を直線的に保ち，体動によって抜去や体内誤迷入とならないよう，ドレーン挿入部をしっかり固定する．

②内腔が閉塞しないように管理する．また先端部のドレナージが効いているかどうかの確認を怠らない．

③ドレーンは異物であり，非生理的なものであることを念頭に置き，留置期間は最小限にする．治療的ドレーンの場合，X線造影(瘻孔造影)などで遺残膿瘍腔がないことを確認して抜去する．

6　外科的気道確保法
invasive airway access

気道確保法のための管を気管カニューレ(tracheal cannula)といい，挿入経路や手技に応じたさまざまなタイプが用意されている　画像17．

Web付録
画像17：気管カニューレ

挿入経路には，経気管壁経路である気管切開法(tracheotomy)と経輪状甲状靱帯経路である輪状甲状靱帯切開法(cricothyroidotomy)がある．前者は，緊急時に行うには十分な経験を必要とする．後者には外科的輪状甲状靱帯切開法(surgical cricothyroidotomy)と，経皮的輪状甲状靱帯穿刺法(cannula cricothyroidotomy)があり，救急医療の現場ではミニ気管切開法(mini-tracheotomy)として普及している．

1　適応

緊急を要する絶対的適応と待機的に行われる相対的適応がある．絶対的適応としては，顔面や口腔内，咽頭部に炎症や損傷，腫瘍，異物などが存在し上気道が閉塞しているために，経口的または経鼻的挿管が困難な場合がある．相対的適応としては，長期の人工呼吸補助を必要とする場合，多量の気道分泌物が予想される場合，意識レベルの低い状態での誤嚥防止などがある．

2　手技
a　気管切開法(tracheotomy)(図6-37)

前投薬として鎮静薬を投与する．バイタルチェックのためのモニター装着，輸液ラインの確保，気管内カニューレ，アンビューバッグなどを準備しておく．肩枕などを使って前頭部を十分に伸展させ，処置が容易になるような体位をとる．皮膚消毒後，皮膚切開し，前頸筋群を左右に分けると甲状腺峡部と気管が現れる．甲状腺峡部を圧排また

は正中部で切離後，気管周囲の線維性被膜を切開すると気管前面が露出する．第2，第3気管軟骨を縦切開するか，カニューレ交換を容易にする目的で逆U字型に切開して気管弁を皮下に縫合固定する(Bjork法)．気管カニューレ 画像17 を挿入したのち，カニューレと皮膚の間に少し間ができるように皮膚縫合を行う．

b　経皮的輪状甲状靱帯穿刺法 (cannula cricothyroidotomy) 画像18

挿入方法としては短時間で挿入可能な直接穿刺法と安全で確実に施行できるSeldinger法がある．前処置ののち，輪状甲状靱帯の位置を確認しながら穿刺する．直接穿刺法の場合，そのままカニューレ 画像17 を挿入する．Seldinger法の場合は皮膚切開し，穿刺針を通してガイドワイヤーを挿入したのち，ダイレーターで拡張しながらカニューレを挿入する．いずれも内径が4mmで，通常の陽圧換気が可能である．

3　合併症

気管切開に伴う合併症として皮下気腫，縦隔気腫，出血，感染，気管粘膜潰瘍，気道狭窄などがある．これらに注意して呼吸管理を行う．

Web付録
画像18：経皮的輪状甲状靱帯穿刺法

第7章 基本的外科処置

A 管腔臓器への挿管

1 消化管

1 経鼻胃管
- **適応**：胃液検査，胃治療後の経過観察，減圧，ドレナージ，胃洗浄，栄養・薬剤投与．
- **合併症**：鼻出血，気道誤挿入，誤嚥性肺炎，固定不良による鼻翼潰瘍など．
- **処置の手順**：臥位または坐位で，鼻腔が大きいほうの鼻孔から鼻腔底部に沿わせてチューブを50〜55 cm挿入することで胃に達する．シリンジによる胃液の吸引や空気音の聴取，X線併用などにより，確実に胃内に留置されたことを確認する必要がある．チューブ固定の際，鼻翼潰瘍を生じないように注意する．

2 イレウス管（経鼻小腸管）（図7-1）
- **適応**：腸閉塞（単純性，麻痺性）．
- **合併症**：気道誤挿入，鼻出血，鼻翼潰瘍，誤嚥性肺炎など．
- **処置の手順**：右側臥位で患者をできるだけリラックスさせ，鼻腔に十分な潤滑剤を塗布する．鼻腔からチューブを挿入し，咽頭を抜けると嚥下運動とともに胃内へと挿入される．X線透視下に，適宜ガイドワイヤーの使用，体位変換などを行いながら幽門輪を越え，目的部位（主に空腸）まで挿入し，バルーンに蒸留水を注入する．チューブにたるみをもたせて固定することで蠕動運動によりチューブがさらに腸管深部へと進む．

3 イレウス管（経肛門イレウス管）（図7-2）
- **適応**：下部消化管閉塞，狭窄．
- **合併症**：挿入時の腸管穿孔，出血，潰瘍形成，チューブの閉塞など．

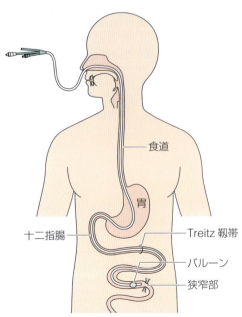

図7-1 経鼻イレウス管

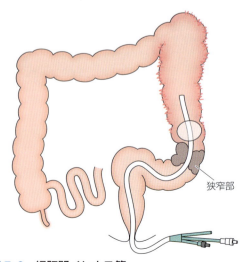

図7-2 経肛門イレウス管

A 管腔臓器への挿管 89

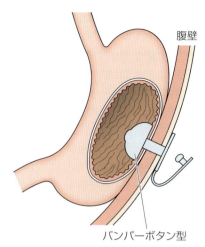

図 7-3　胃瘻
カテーテルの形状には，体内でバンパー型とバルーン型，体外でボタン型とチューブ型がある（上図はバンパーボタン型）．状況に応じて適正に選択し使用する．

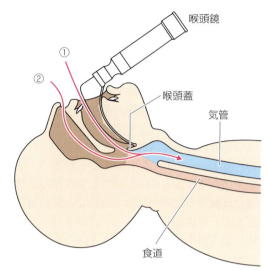

図 7-4　気管挿管
① 経口気管挿管，② 経鼻気管挿管．

- **処置の手順**：大腸内視鏡を用いて腸管狭窄部肛門側まで観察，ガイドワイヤーを病変部口側まで挿入し，それをガイドにチューブを進め，バルーンに蒸留水を注入してイレウス管を留置する．留置後には適宜イレウス管閉塞防止のためにチューブ内の洗浄を行う必要がある．

4 ● 胃瘻（図 7-3）

- **適応**：自発的な経口摂取が不可能となり長期の水分・栄養補給，薬剤投与を必要とする，ある程度（おおむね 4 週間以上）の生命予後が見込まれる成人および小児．胃内ドレナージ目的．
- **禁忌**：内視鏡が通過不能な咽頭・食道狭窄，胃前壁を腹壁に近接できない症例，出血傾向，消化管狭窄．
- **合併症**：胃粘膜下出血，他臓器損傷（横行結腸，肝臓など），胃瘻カテーテルの腹腔内逸脱，創部感染など．
- **処置の手順**：簡便で安全に施行できる経皮内視鏡的胃瘻造設術（percutaneous endoscopic gastrostomy：PEG）が第一選択とされる．PEG 造設には，内視鏡観察下に体表から胃内腔を穿刺し，① 挿入したガイドワイヤーを内視鏡的に把持して経口的に体外に出し，そのガイドワイヤーを利用して胃瘻カテーテルを経口的に留置する方法（pull/push 法），② 胃壁固定具を用いて胃壁固定を行った後，胃瘻カテーテルを体外から留置する方法（introducer 法）がある．PEG 造設困難例では，開腹手術で胃瘻造設を行うことがある．

5 ● 腸瘻

- **適応**：空腸瘻は，胃を経由する経腸栄養が実施できない場合に選択される．
- **合併症**：消化管穿孔，消化管出血，創部感染，腸閉塞および瘻孔周囲からの腸液の漏出などがある．
- **処置の手順**：開腹手術により直接空腸内に 8〜12 Fr の適切なサイズの空腸瘻専用カテーテルを留置する．空腸瘻カテーテル挿入部周囲の空腸が屈曲や干渉しないように複数箇所で空腸と腹壁を縫合固定する．瘻孔周囲からの腸液の漏れを予防するために，粘膜下トンネル（needle catheter jejunostomy）や漿膜トンネル（Witzel 法）で腸瘻造設する．術後経腸栄養を空腸瘻から開始する際には，経腸栄養用ポンプを用いて 20 mL/hr 程度の速度で開始する．

❷ 気道

1 ● 気管挿管（図 7-4）

- **適応**：全身麻酔時の麻酔管理，人工呼吸器管理を必要とする呼吸不全，心肺蘇生など．
- **禁忌**：絶対的禁忌はないが，頸椎損傷が疑われ

るときは注意を要する.

- **合併症**：歯の損傷，片肺換気，喉頭・気管支痙攣など.
- **処置の手順**：気管チューブ，喉頭鏡，ブレードなどを準備し，使用可能であることをあらかじめ確認しておく. 喉頭鏡・ブレードを用いて喉頭を展開し，気管チューブを挿入する. 成人の経口挿管の場合は男性で 8.0〜9.0 mm，女性で 7.0〜8.0 mm サイズを用いることが多い. 喉頭鏡下に食道に入っていないことを確認し，挿入後には胸部の視診・聴診で適切な部位に留置されたことを確認してチューブ固定を行う. 一般的に成人男性で上顎前歯から 21〜24 cm，成人女性で 19〜21 cm 程度の深さで固定する.

③ 尿道

1 ● 尿道カテーテル

- **適応**：尿閉，正確な尿量測定，周術期管理.
- **合併症**：尿路感染，尿道損傷，膀胱結石，陰部潰瘍など.
- **処置の手順**：無菌的挿入操作を行う. 男性の挿入では利き手の逆手で陰茎を把持し，尿道口を露出する. 90 度の角度になるように陰茎を把持する. 適宜，潤滑剤を使用しながら利き手でカテーテルを 15 cm 程度挿入する. さらに若干の抵抗を感じたところで陰茎の角度を 60 度程度にし，さらに数 cm 挿入する. 挿入後に尿の自然排出を確認する. 蒸留水をバルーンに注入して膀胱内に留置する. 尿道の長さは成人男性で 16〜20 cm，成人女性で 3〜5 cm とされるため，実際の挿入長は成人男性で 18〜22 cm，成人女性で 4〜7 cm 程度となる.

B 体腔・臓器の穿刺・挿管

① 胸腔穿刺・ドレナージ

- **適応**：気胸時の脱気，胸水・膿胸，血胸，乳び胸に対するドレナージ.
- **合併症**：肋間動静脈の損傷による出血，皮下気腫，肺損傷など.
- **処置の手順**：気胸時の脱気の際には仰臥位で，

胸水などのドレナージの際には仰臥位ないしは坐位とする. ドレナージ目的の穿刺の際には，超音波検査で肺を損傷することなく安全に貯留液体を穿刺できる部位を確認し，肋骨上縁で穿刺する. 胸腔ドレーンの挿入は，脱気目的では第 2〜3 肋間鎖骨中線上で，ドレナージ目的では第 5〜7 肋間前腋窩線上または中腋窩線上で，肋骨の上縁で行う. 胸腔ドレーンは 20〜28 Fr のトロッカーを用いる. 処置後は肺の拡張の程度とトロッカーの位置を X 線で確認する.

② 心嚢穿刺・ドレナージ

- **適応**：心タンポナーデ時の心嚢液のドレナージ.
- **合併症**：心室穿刺，冠動脈損傷，不整脈など.
- **処置の手順**：体位は 30〜40 度の半坐位(Fowler位)とする. 超音波ガイド下で剣状突起と左肋骨弓がつくる隅角部から穿刺してドレナージを行う. 術前の超音波検査で心嚢液の最大貯留部かつ皮膚からの到達距離が短い場所(剣状突起下，心尖部，傍胸骨)を選べる場合は，超音波ガイド下に穿刺する.

③ 腹腔穿刺・ドレナージ

- **適応**：腹水や腹腔内膿瘍のドレナージ.
- **合併症**：腹壁内の血管損傷による出血，腸管などの内臓損傷.
- **処置の手順**：体位は仰臥位を基本とする. 超音波検査を行い，内臓などを損傷することなく安全に腹水を穿刺できる部位を確認してから穿刺する. 穿刺する貯留液体が多くない場合は，超音波ガイド下に穿刺するのが安全であり一般的である. 超音波ガイド下に穿刺できない場合は，CT ガイド下に穿刺することもある. ドレーンを留置する場合は，7〜8 Fr のピッグテールカテーテルなどを用いる.

④ 肝胆道系穿刺・ドレナージ

1 ● 経皮経肝胆道ドレナージ percutaneous transhepatic biliary drainage (PTBD)（図 7-5）

- **適応**：閉塞性黄疸，急性胆管炎.

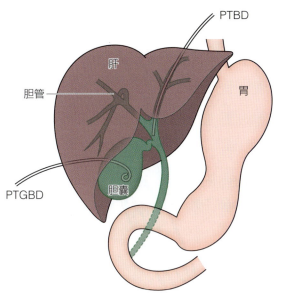

図 7-5 胆道ドレナージ

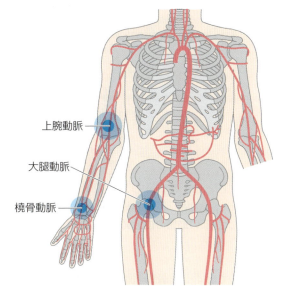

図 7-6 代表的な動脈穿刺部位

- **合併症**：肝内の血管損傷による出血，胆汁性腹膜炎，気胸，カテーテル逸脱など．
- **処置の手順**：体位は仰臥位が基本である．超音波ガイド下に拡張した肝内胆管を穿刺して，経皮経肝的にドレナージカテーテルを挿入・留置する．左外側区域前枝（B3）または右前区域上枝（B8）を穿刺することが多い．近年では，内視鏡的な胆道ドレナージを第一選択とすることが多い．特に，悪性の胆道閉塞の場合は，癌細胞を含む胆汁の腹腔内漏出による腹膜播種の危険性を考慮して，内視鏡的経鼻胆管ドレナージ（endoscopic nasobiliary drainage：ENBD）を第一選択とする．

2 ● 経皮経肝胆嚢ドレナージ percutaneous transhepatic gallbladder drainage（PTGBD）（図 7-5）

- **適応**：急性胆嚢炎．
- **合併症**：PTBD と同様である．
- **処置の手順**：胆嚢ドレナージを目的とし，超音波ガイド下で経皮経肝的に胆嚢を穿刺する手技である．ドレーンを留置する場合は，7〜8 Fr のピッグテールカテーテルを用いることが多い．

C 血管の穿刺

1 動脈穿刺・挿管

- **適応**：動脈血採取，血液ガス分析，観血的動脈圧測定，カテーテル治療など．
- **合併症**：静脈の誤穿刺，神経損傷，動静脈瘻，カテーテル関連血流感染．
- **処置の手順**：動脈穿刺の代表的な穿刺部位として大腿動脈や橈骨動脈，上腕動脈がある（図 7-6）．大腿動脈は穿刺が比較的容易で患者の苦痛も少ない．一般的には，施行前に上前腸骨棘と恥骨結節を結んだ線（鼠径靱帯）を確認し，その線より 2 横指程度末梢側で大腿動脈を触知し，拍動が最もよく触れる部位で大腿動脈を示指と中指にて挟んで固定し，その両指の間を穿刺点とする（図 7-7）．皮膚に垂直（カテーテル挿入の場合は約 45 度の角度）に針を刺入し，針先の拍動を感じながら血管を穿刺する．正しく穿刺できれば注射器内に動脈血が自然と逆流してくる．上記の線より中枢側で穿刺すると外腸骨動脈を穿刺し，止血が困難となる．

観血的動脈圧測定では，その簡便性から橈骨動脈が頻用される．橈骨動脈への挿管を行う場合は Allen テストを行い，手指の虚血のリスクを

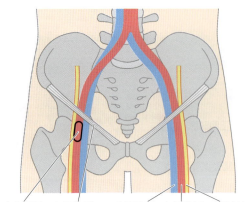

図 7-7　大腿部の血管の位置関係

穿刺部位　鼠径靱帯　大腿静脈　大腿動脈　大腿神経

確認しておく．橈骨動脈の挿管においては，血管留置針で血管後壁の損傷を避けるために，皮膚に対して留置針を45度以下で穿刺し，血液の逆流を確認したら，留置針の外筒を血管内に挿入し内筒を抜去する．

2 静脈穿刺・挿管

1 末梢静脈への穿刺・挿管

- **適応**：静脈血採血，静脈内薬液注入，輸液など．
- **合併症**：静脈炎，カテーテル関連血流感染．
- **処置の手順**：採血では肘正中皮静脈が，静脈への挿管では前腕の皮静脈が主に選択される．また，緊急時には肘正中皮静脈が第一選択として推奨される（図7-8）．穿刺する静脈の5～10 cm 中枢側に駆血帯を巻く．穿刺する静脈の走行を確認し，左手で静脈に緊張をかけ，針の切り口（ベベル）を上にして穿刺する．血管に穿刺されれば血液の逆流が確認できるので，必要量を採血し，駆血帯を外す．静脈への挿管の場合は，血液の逆流を確認したら，留置針の外筒を血管内に挿入し，内筒を抜去する．駆血帯を外してから薬液の注入を行う．

2 中心静脈への挿管

- **適応**：急性循環不全時の薬液注入ルート，高カロリー輸液，中心静脈圧測定など．
- **合併症**：動脈誤穿刺，気胸，カテーテル関連血流感染．

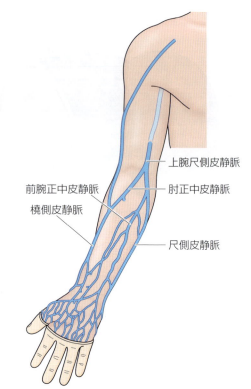

上腕尺側皮静脈
前腕正中皮静脈　肘正中皮静脈
橈側皮静脈
尺側皮静脈

図 7-8　代表的な静脈穿刺部位

- **処置の手順**：代表的な穿刺部位には，内頸静脈，鎖骨下静脈，大腿静脈，上腕尺側皮静脈があり，それぞれ特徴がある（表7-1）．中心静脈カテーテル挿入においては，生命に関わる合併症が発生しうるため，個々の症例にあたっては末梢挿入型中心静脈カテーテル（peripherally inserted central venous catheter：PICC）などの代替手段を検討する必要がある．また，3か月以上の長期間の使用が見込まれる場合は，埋込型中心静脈ポートが有用である．中心静脈カテーテルの静脈穿刺法には，従来の体表の解剖学的目印を指標にして穿刺を行うランドマーク法と超音波装置を用いる超音波ガイド法がある．超音波ガイド法はランドマーク法より安全かつ確実であり，強く推奨されている．カテーテルの挿入には，Seldinger法と直接穿刺法がある．Seldinger法は，穿刺針を用いて穿刺した後にガイドワイヤーを挿入し，これを用いてカテーテルを留置する方法であり，穿刺針が直接穿刺法に比べて細いので安全である．
超音波ガイド下，Seldinger法で行う鎖骨下静

表 7-1 中心静脈カテーテル挿入経路の特徴

	内頸静脈	鎖骨下静脈（腋窩静脈）	大腿静脈	上腕尺側皮静脈
穿刺部位	・頸三角の頂点から同側乳頭方向 ・頸三角内の皮下1 cmの深さを狙う ・右側が第一選択	・鎖骨中央から1横指尾側で，鎖骨内側と第1肋骨内側との隙間を狙う ・超音波ガイド長軸法では，腋窩静脈穿刺となることが多い ・右側が第一選択	・鼠径靱帯の2横指尾側で，大腿動脈の1 cm内側を狙う	・上腕内側の皮静脈を狙う ・末梢挿入型中心静脈カテーテル（PICC）
利点	・静脈の同定が容易 ・緊急時の確保が容易 ・合併症のリスクが低い	・カテーテル関連血流感染のリスクが低い ・血栓形成のリスクが低い ・カテーテルの違和感が少ない	・静脈の同定が容易 ・緊急時の確保が容易	・カテーテル関連血流感染のリスクが低い ・致死的合併症が起こりにくい
欠点	・カテーテルの違和感があり，頸部の動きが制限される	・静脈の同定および穿刺が難しい ・気胸，血気胸を起こしやすい ・内頸静脈への迷入が起こりうる	・カテーテルの違和感があり，大腿の動きが制限される ・感染のリスクが高い ・血栓形成のリスクが高い	・静脈血栓のリスクが高い ・静脈炎を惹起することがある

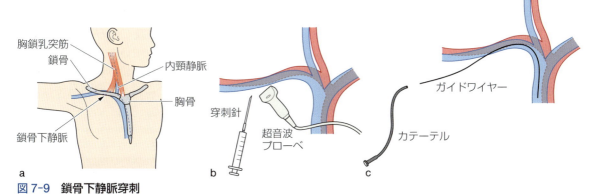

図 7-9 鎖骨下静脈穿刺
a：穿刺位置を確認，b：超音波ガイド下にて穿刺，c：ガイドワイヤーを通してカテーテルを挿入．

脈（鎖骨尾側腋窩静脈）穿刺を図 7-9 に示す．基本体位は Trendelenburg 位であり，ベッドの傾斜角度は，10〜20 度程度とする．超音波装置にて血管解剖を確認し刺入点を決めておく（図 7-9a）．高度無菌遮断予防策（マスク，キャップ，滅菌グローブおよびガウン）を行い皮膚消毒し，局所麻酔を行う．超音波装置にて再度，刺入血管を確認し，穿刺する（図 7-9b）．穿刺後に静脈血逆流を確認し，ガイドワイヤーを血管内に送り込み穿刺針を抜去する．再度，超音波装置にてガイドワイヤーが目的とする静脈内にあることを確認し，穿刺部の皮膚に小切開を加え，ガイドワイヤーを利用してダイレーターにて刺入部を拡張し，カテーテルを挿入する（図 7-9c）．内頸静脈穿刺で 13〜15 cm（右）・18〜20 cm（左），鎖骨下静脈穿刺で 13〜15 cm，大腿静脈穿刺で 40〜50 cm が挿入長の目安となる．カテーテルを固定し，輸液回路に接続して滴下を確認する．胸部 X 線でカテーテル先端位置が，左右腕頭静脈の結合部位〜上大静脈上部にあることを確認する．また，気胸などの合併症がないことを確認する．

Frontier

中心静脈カテーテル挿入における超音波ガイド法

超音波ガイド法には，穿刺前に超音波装置で標的静脈の周囲を観察し，その位置関係を把握して穿刺を行う static approach（作図法）と，超音波ガイド下に穿刺を行う real-time approach がある．

第8章 内視鏡外科, ロボット支援手術

内視鏡外科手術とは，内視鏡で体内を映したモニターを確認しながら，体内で行う手術を指す．内視鏡をはじめ，手術に用いられる器具は，小さな創から体内に挿入される．手術する部位が腹部の場合は腹腔鏡手術，心臓や肺など胸部の場合は胸腔鏡手術と呼ばれる．外科手術には生体に対するさまざまな侵襲が伴い，これら侵襲に伴う生体反応は，合併症の発生や悪性疾患の予後にも影響し，低侵襲治療の有用性が示唆されている．

低侵襲手術として開発されてきた内視鏡外科手術は，良性疾患を対象に開始され，近年では悪性疾患に対しても広く普及している．一方で，内視鏡外科手術は技術的困難性を伴い，これらの克服やさらなる手術成績の向上，遠隔医療への期待もあり，現在は国内外にて，ロボット支援手術の開発/普及が急速に進んでいる．

① 内視鏡外科の歴史

内視鏡外科手術の概念は，1804年にドイツの外科医であったBozziniによって製作された膀胱鏡から始まったとされる．その後，レンズの開発と白熱電球の小型化によって内視鏡はさらに進歩した．1901年にドイツのKellingはイヌの腹腔内に濾過した空気を送り込んで観察，1910年スウェーデンのJacobaeusは，この概念を実際にヒトの胸腔内疾患や腹腔内疾患の診療に臨床応用し，この内視鏡をlaparoskopieと呼び，laparoscopyという言葉が定着した．1980年代には，コンピュータ技術の進化により，画像を拡大してモニター画面に映し出すことが可能になった．このような機器の開発に支えられて，1983年にSemmが腹腔鏡下虫垂切除術を，1985年にドイツのMüheが腹腔鏡下胆囊摘出術を施行し，1987年フランスのMouretはCCD腹腔鏡を用い

た胆囊摘出術を施行し，現在の腹腔鏡手術のスタイルが確立された．その後，腹腔鏡下胆囊摘出術は世界中に広まり，1990年にわが国にて腹腔鏡下胆囊摘出術が導入された（表8-1）．

② 内視鏡外科の現状

内視鏡外科の適応は，胸部外科，腹部外科，乳腺内分泌外科のみならず，泌尿器科，産婦人科，整形外科，形成外科など，幅広い領域に広がっており，国内外で急速に普及し，わが国では2021年に年間約30万例行われている．1990〜2021年にはおよそ365万例に内視鏡外科手術が施行されている．良性疾患では胸部外科領域では，気

表8-1 内視鏡外科の歴史

年代	報告者	
1804	Bozzini	膀胱鏡の開発
1910	Jacobaeus	ヒトでの体腔内観察
1983	Semm	腹腔鏡下虫垂切除術
1988	Davies	ロボット支援による経尿道的前立腺切除
1990	山川	腹腔鏡下胆囊摘出術（国内初）
1994	Computer Motion社	AESOP（米国で承認）
1998	Intuitive Surgical社	da Vinci（米国で承認）
2001	Marescaux	手術支援ロボットを用いた遠隔手術
2009		da Vinci（わが国で承認）
2012		ロボット支援前立腺悪性腫瘍手術の保険収載
2018		ロボット支援手術の保険収載（外科領域を含む12術式）
2020	メディカロイド社	hinotori（国内承認）
2023	リバーフィールド社	Saroa（国内承認）

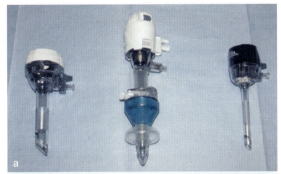
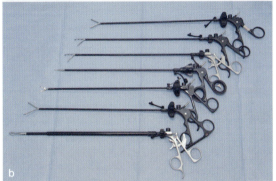

図 8-1　内視鏡外科手術で使うトロッカーと鉗子
トロッカー(**a**)や鉗子(**b**)の大きさや種類はさまざまであり,用途によって使い分けることができる.

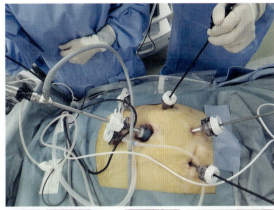

図 8-2　腹腔鏡手術(結腸悪性腫瘍手術)
二酸化炭素気腹下に,臍から挿入した腹腔鏡で腹腔内を観察しつつ,長い鉗子を用いて手術を行う.

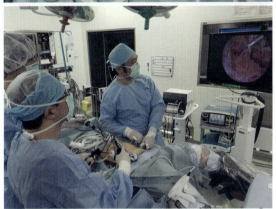

胸,炎症性肺疾患,縦隔腫瘍,肺腫瘍など,腹部外科では,胆石症,胆嚢炎,虫垂炎,鼠径ヘルニアなど幅広く普及し,わが国では,胆嚢摘出術においておよそ9割の症例で腹腔鏡手術が行われている.わが国では悪性疾患に対する内視鏡外科手術も増加しており,2020年には食道癌や直腸癌では7割,胃癌や結腸癌においても半数以上において内視鏡外科手術が施行されており,肺癌,肝臓癌,膵臓癌などへの適応拡大が進められている.胃癌や結腸癌では,わが国において大規模なランダム化比較試験が行われ,腫瘍学的な面においても,従来の開腹手術と比べた非劣性が証明されている.

❸ 内視鏡外科の特徴

　従来の開腹・開胸手術では,体壁に大きな手術創を加え,直視下に手を入れ,手術器具を用いて,病変を切除し,必要なら再建を行う.一方,内視鏡外科手術は,体壁に小孔を開け,気腹などを用いてスペースを確保し,トロッカーから挿入した体腔鏡の画像を見ながら,臓器に直接触れることなく,特殊な手術器具を用いて手術を行うものである(図 8-1,2).従来の手術と比べた,一般的な特徴は次のような点である.

1 ● 手技上の特徴

① 体壁創が小さい.
② モニターを通した(手元を見ない)手術で,術野の共有化が容易である.一方で,多くの場合 2D 視野下の手術である(3D 内視鏡を用いた場合,3D 視野下での手術も可能).
③ 拡大視(近接視)効果がある.
④ 腹腔内は二酸化炭素気腹という,非生理的な状態を必要とする.
⑤ 長い手術器具(鉗子)により手術操作が行われ,その器具には可動域制限があり,一般

に手技が難しく，習熟に時間を要する．
⑥ 医療コストが高い．

2 ● 臨床的特徴
① 体壁創が小さく，整容性に優れる．
② 術後の創痛が軽減される．
③ 腹部外科では，術後腸管蠕動の回腹が早い．
④ 出血量が少ない．
⑤ 手術時間が長い．
⑥ 視野確保のため，体位変換を要することが多い．
⑦ 一部の悪性疾患では，長期予後についてのエビデンスが不足している．

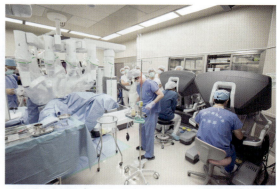

図 8-3 　ロボット支援手術
患者に装着したロボットアーム（写真左）をコンソール（写真右）にて操作する．同じコンソール（写真中央奥）を追加することで，2 台で操作や指導が行える．

4 二酸化炭素気腹が人体に及ぼす影響

多くの腹腔鏡手術や一部の胸部外科手術では，酸素のように助燃性もなく，血液に溶けやすい二酸化炭素を体腔内に送気し，気腹という非生理的な環境下で手術を行う．二酸化炭素による気腹が及ぼす生体への影響について，基礎研究を中心に検討されてきた．影響を及ぼす項目としては次のような点があげられる．
① 頭蓋内圧の上昇（中枢神経系）
② 心拍出量の低下，血管抵抗の上昇（循環器系）
③ 高炭酸ガス血症（呼吸器系）
④ 腎血流・門脈血流の低下（肝・腎臓機能）
⑤ 深部静脈血栓症のリスク上昇の可能性（凝固系）
⑥ 免疫反応への影響減少の可能性（免疫系）

5 ロボット支援手術の歴史

1970 年代より，米国の軍事開発や宇宙開発のなかで遠隔手術研究も進められていた．1980 年代になり，これらのロボット遠隔操作の研究が，日常臨床現場における手術支援ロボットの開発というかたちで成果をあげるようになった．最初の手術支援ロボットは 1983 年にカナダ（バンクーバー）で開発された整形外科領域の「Arthrobot」とされ，それ以来，手術支援ロボットは進化し，1990 年代になりコンピュータ制御の手術装置が登場し始め，より高い精度と制御が可能になったことで，一般外科，泌尿器科，婦人科に至るまで外科の多くの分野で使用されるようになった（表 8-1）．

外科領域では，1994 年，米国 Computer Motion 社の AESOP がロボット手術機器として初めて承認された．1998 年に米国 Intuitive Surgical 社より，da Vinci の販売が開始され，手術支援ロボットとして世界的に普及し，それ以降，同社により改良が重ねられ，シリーズ通して 8,000 台以上（2023 年現在）が販売されている．わが国では 2000 年に導入され，2023 年時点で世界第 2 位の保有台数となる約 600 台が導入されている（図 8-3，　動画 11）．

6 ロボット支援手術の現状

2021 年末までに世界で 1,000 万件以上の da Vinci 手術が行われ，2022 年には 1 年間で約 187 万人に施行されており，da Vinci の導入台数とその手術件数は飛躍的に増加している．導入当初は，婦人科，泌尿器科領域の手術が多数を占めていたが，2010 年以降，腹部外科領域が急速に増加し，現在では腹部外科が最も多く，次いで泌尿器科，婦人科，胸部外科の順となっている．

 動画 11：ロボット支援手術

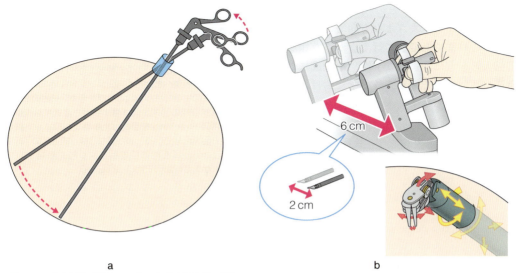

図 8-4　腹腔鏡手術とロボット支援手術の違い
a：腹腔鏡手術の器具の先端は可動しないうえに，骨盤内など深部では手術者の手と反対に大きく動いてしまう．
b：ロボット支援手術は，手の動作を忠実に再現しつつ，手の震えを除去し，さらに縮尺を変えることが可能．器具の約 1 cm の先端は人間の手よりも広い可動範囲をもつ．

　国内では 2012 年に前立腺癌の全摘除術に保険が初適用されたことを契機に da Vinci の導入が急速に進み，2018 年の肺癌，食道癌，胃癌，直腸癌などの他領域の手術における保険収載を契機に，消化器外科，胸部外科，婦人科領域においても多くの施設で da Vinci が導入された．2022 年時点で，縦隔腫瘍，肺癌，食道癌，胃癌，直腸癌，結腸癌，膵臓癌，肝臓腫瘍，総胆管拡張症，副腎腫瘍においてロボット支援手術が保険収載されており，年々増加している．外科領域において最も手術件数が多い直腸癌手術では，2021 年度に約 6,400 例のロボット支援手術が行われ，術式の 16% を占めている．

7 ロボット支援手術の特徴

　ロボット支援手術は開腹手術や腹腔鏡手術に比べ，術中出血量，合併症率が低いことなど優れた短期成績が証明され，癌を対象とした場合の長期成績も優れた結果が期待できる患者側メリットが示されている．さらには，執刀医をはじめ医療スタッフのストレスも軽減される可能性も示唆されている．一方で，触覚を有しないことに起因する事故も発生している．内視鏡手術と比べての特徴は次のような点があげられる（図 8-4）．
① 3D 視野
② 自由度の高い多関節鉗子
③ 手振れ防止機能
④ 術者エルゴノミクスの向上（椅子に座って，正面視で手術を行う）
⑤ 遠隔手術・指導の機能を有する（デュアルコンソール）
⑥ 習熟に要する期間が短い
⑦ 触覚がない（触覚機能を有する機器もある）
⑧ 機器が大型
⑨ 操作範囲が限られている
⑩ 鉗子が太い（ポート創が大きくなる）
⑪ 手術時間が延長する
⑫ コストがかかる
⑬ 歴史が浅い（エビデンスが少ない）

8 新しい手術機器の開発

　内視鏡外科手術機器の開発は，体腔鏡などの光学機器の開発と鉗子や縫合器などの手術機器の開発に二分されていたが，近年ではさらにロボット支援手術関連機器の開発と人工知能（AI）の参入が活発になっている．ロボット支援手術のみなら

ず，内視鏡外科手術は AI との親和性が高く，画像認識や自動能などさまざまな方向での開発が進んでいる．これまで低侵襲で行えなかった領域への適応拡大とともに，より安全性，治療成績の向上が急速に進む領域であり，外科学における内視鏡外科の役割はますます大きくなる．

Frontier

加速する手術支援ロボット開発

ロボット支援手術の登場により，手術をいかに低侵襲で行うかという課題から，手術成績向上（悪性疾患の根治性等）という課題の解決へと大きく局面がシフトした．最近になって da Vinci の主要特許が切れる時期を迎え，機器のサイズダウン，触覚機能の追加，低価格化などさまざまな改良点を掲げ，ポスト da Vinci を目指した手術支援ロボット開発が国内外で活発化している．わが国からは，国産初の手術支援ロボット hinotori と空気圧駆動により触覚機能をもたせた Saroa がすでに臨床で用いられている．

第9章 出血，止血，輸血

A 出血

1 出血の定義

出血とは，心臓あるいは血管内から外に血液の全成分が出ることをいう．白血球，血漿など血液成分の一部が，毛細血管（直径5〜10μm）においてガス交換，栄養分・老廃物の運搬などを行うため血管細胞の隙間から血管内外を移動することは出血としない．出血とは赤血球の脱出をその形態学的指標とする．

出血にはいわゆる血管壁が損傷して出血する破綻性出血のほかに，明らかな血管壁の破綻を伴わない漏出性出血がある．後者は毛細血管と毛細血管後細静脈から起こり，病的条件下で内皮細胞間隙が開大して起こると考えられている．病的条件のなかには，毛細血管部の血行静止や拡張による壁の過伸展・透過性の亢進，そして血小板の減少などがある．その原因としては血管内皮細胞や内皮細胞間の間質の変化（ビタミンC欠乏による壊血病，感染症，アレルギー性炎症，中毒症など）が主なものであるが，血液凝固・線溶系の異常などの出血性素因によることもある．

2 出血量と症状

急速に出血したとき，その出血に対し生命を維持するように生体反応が起こるとともに，循環血液量の減少による循環不全症状がみられる．その症状は出血量（循環血液量の減少量）により異なる．なお，基本となる循環血液量の推定量は体重の1/13（体重65kgであれば5,000mL）と概算する．

出血量が循環血液量の10%（体重65kgで500mL）以内であれば症状はない，もしくは脈拍数がわずかに増加する程度であるが，10%以上になると循環血液量減少による頻脈，血圧低下などバイタルサインの反応に伴い，軽度のめまい（脳の低酸素状態），皮膚の冷感（血圧確保のため末梢血管の収縮）などさまざまな変化が出現する．一般に20%（体重65kgで1,000mL）が急速に失われると出血性ショックとなり，上記症状に加えて冷汗（交感神経の興奮による汗腺の開大），乏尿（腎における水の再吸収），不安や興奮（脳への血流低下）がみられる．30%（体重65kgで1,500mL）を失えば極端な血圧低下，無尿（腎不全），昏睡（脳循環不全）となり生命の危機に瀕する（表9-1）．

3 出血の診断

出血を疑った場合，出血による全身状態の悪化を改善させつつ，出血部位を正確かつ速やかに診断する．問診により既往歴の有無を聴取することが大切であるが，出血傾向による出血を疑う場合は特に先天性・遺伝的疾患も多いため，加えて現病歴，服薬歴，家族歴などを詳細に聴取する．

表9-1 出血量と主な症状

出血量（%） （体重65kgの場合）	症状	機序
〜10%（500mL）	ほとんどなし	
〜20%（1,000mL）	頻脈 血圧低下 めまい 皮膚冷感	心拍出量確保 循環血液量低下 脳低酸素状態 末梢血管収縮
〜30%（1,500mL）	冷汗 乏尿 不安や興奮	汗腺の開大 水の再吸収（腎） 脳血流低下
30%（1,500mL）以上	血圧低下著明 無尿 昏睡	循環血液量激減 腎不全 脳循環不全

表9-2 出血傾向をきたす疾患と病態

血管系の異常	血管の透過性上昇 血管壁の脆弱性	壊血病（ビタミンC欠乏）	
		Ehlers-Danlos（エーラス-ダンロス）症候群	先天性
		Marfan（マルファン）症候群	先天性
		遺伝性出血性末梢血管拡張症〔Osler（オスラー）病〕	先天性
		IgA血管炎〔Henoch-Schönlein（ヘノッホ・シェーンライン）紫斑病〕	
		老人性紫斑	
		単純性紫斑	
血小板系の異常	血小板数減少（産生抑制）	骨髄低形成	
		骨髄抑制（抗癌剤など）	
		骨髄転移	
		白血病	
		再生不良性貧血	
		放射線性骨髄障害	
		Wiskott-Aldrich（ウィスコット-オルドリッチ）症候群	先天性
	血小板数減少（破壊亢進）	特発性血小板減少性紫斑病（ITP）	
		全身性エリテマトーデス（SLE）	
		肝硬変症（巨脾による脾機能亢進）	
	血小板数減少（消費亢進）	血栓性血小板減少性紫斑病（TTP）	
		溶血性尿毒症症候群（HUS）	
		抗リン脂質抗体症候群（APS）	
		播種性血管内凝固（DIC）	
		ヘパリン起因性血小板減少症（HIT）	
		プロテインC・プロテインS・アンチトロンビンⅢ欠乏症	先天性
	血小板機能異常	von Willebrand（フォン・ヴィレブランド）病	先天性
		Bernard-Soulier（ベルナール-スーリエ）症候群	先天性
		血小板無力症〔Glanzmann（グランツマン）病〕	先天性
		抗血小板凝集抑制薬（アスピリンなど）	
凝固系の異常	凝固因子の低下	血友病A, B	先天性
		ビタミンK欠乏症	
		播種性血管内凝固（DIC）	
線溶系の異常	線溶系の異常亢進	α_2-プラスミンインヒビター欠損	先天性
		プラスミノーゲンアクチベーター亢進（手術・外傷など）	
		播種性血管内凝固（DIC）	

1 ● 身体的所見

全身を観察し，皮膚・粘膜の色調変化や腫脹がないかどうかなど視診を行う．皮膚・粘膜の点状出血（大きさ5mm以下）や斑状出血（大きさ5mm以上）が多発している場合，凝固異常による出血を疑う．関節や筋肉などに左右差がある場合は関節包内出血や筋肉内出血を，腹部膨隆がある場合は腹腔内出血を疑う．

聴診により左右呼吸音を聴取し，呼吸音の減弱を認めたら胸腔内出血を疑う．

触診においては，腹膜刺激症状があるかどうかを調べる．細菌性腹膜炎ほどの刺激症状は認めないが圧痛や反跳痛を伴うことが多い．消化管出血を疑う場合は直腸診を行い血便の有無を調べる．

2 ● 血液診断

血算により出血量の概算をするとともに血小板数の異常の有無を確認する．さらに出血傾向による出血を疑う場合，凝固線溶系検査によってその原因疾患を診断する（表9-2）．血小板機能異常を疑う場合は出血時間，血小板粘着能，血小板凝集能，血餅退縮能を検査する．

凝固系異常の診断には，プロトロンビン時間（PT；外因系凝固因子：第Ⅰ，Ⅱ，Ⅴ，Ⅶ，Ⅹ因子の評価），活性化部分トロンボプラスチン時間（APTT；内因系凝固因子：第Ⅰ，Ⅱ，Ⅴ，Ⅷ，Ⅸ，Ⅹ，Ⅺ，Ⅻ因子の評価），トロンボテスト，ヘパプラスチンテスト（HPT；外因系凝固因子のうちビタミンK依存性凝固因子：第Ⅱ，Ⅶ，Ⅹ因子の評価），トロンビン・アンチトロンビンⅢ

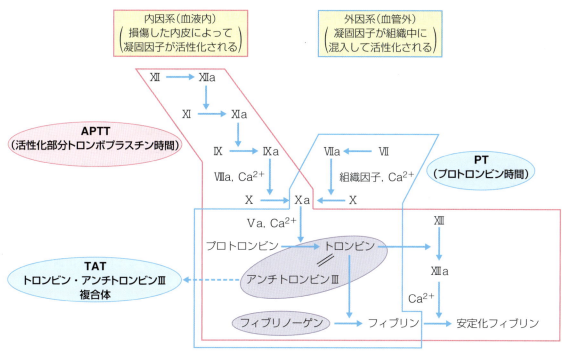

図 9-1 凝固系の機序
ローマ数字に付されたaは活性化を示す．

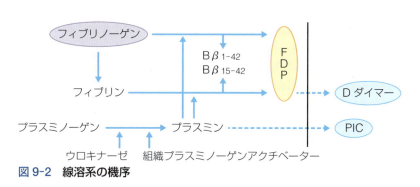

図 9-2 線溶系の機序

複合体(TAT；凝固活性化の指標)などを用いる(図 9-1)．

線溶系異常の診断には，フィブリノーゲン/フィブリン分解産物(fibrinogen/fibrin degradation products：FDP)，D ダイマー，プラスミン・α_2-プラスミンインヒビター複合体(plasmin-α_2-plasmin inhibitor complex：PIC)などを用いて二次線溶の亢進を評価する(図 9-2)．

3 ● 画像診断

超音波検査，造影 CT 検査，(上部・下部・小腸・カプセル)内視鏡検査，消化管出血シンチグラフィ(^{99m}Tc-RBC)，血管造影検査などが，主に破綻性出血の部位を同定するために用いられる．

超音波検査はベッドサイドで行える非侵襲性の簡便な検査であり，まず施行すべき画像診断である．腫脹した部位を検査し，液体貯留が認められれば，これを超音波ガイド下に穿刺して血性かどうかを判断する．外傷外科において超音波による出血診断を迅速に行う方法として FAST (focused assessment with sonography for trauma)法が用いられ，心囊内，腹腔内，胸腔内の出血の有無を診断する．

出血部位がある程度限定される場合，造影ダイナミック CT 検査も出血部位の正確な同定とその性質(動脈性，静脈性，門脈性など)診断に有用で

ある．しかしヨード造影剤を用いるため腎障害やヨードアレルギーが問題となる．

出血部位が消化管である場合，上部・下部消化管内視鏡検査で診断を確定する．それでも出血部位を同定できない場合は小腸内視鏡あるいはカプセル内視鏡により，小腸からの出血を診断する．出血が同定された場合，カプセル内視鏡以外であれば内視鏡的に止血を試みる．内視鏡検査で出血部位が不明な場合は，消化管出血シンチグラフィが有用である．

出血部位が同定され，かつ動脈出血の場合には血管造影を施行し，出血部位を確定するとともに経カテーテル動脈塞栓術(TAE)を行い止血する．

B 止血

1 止血の機序

出血が起こった場合，出血部位の血管が収縮するとともに血中の血小板が出血部位に粘着し，血小板凝集塊(血小板血栓)を形成し止血する(一次止血)．

続いて，血漿中に存在する血液凝固因子(第Ⅰ因子〜第ⅩⅢ因子：Ⅵ番は欠番)が，出血を契機に血小板血栓の表面で次々に活性化され，最終的に不溶性のフィブリンに変化し，不可逆的なフィブリン血栓が形成される(二次止血)(図9-1)．

2 止血法

1 破綻性出血の止血

出血部分を直接ガーゼや布きれなどで強く押さえる直接圧迫法，出血点より心臓に近い動脈を手や指で圧迫して動脈血流を止めて止血する間接圧迫法がある．間接的な圧迫効果による止血としてタンポン止血もあり，鼻出血などによく用いられる．間接圧迫法に類似した止血法として緊縛止血法があり，直接圧迫が困難な上下肢からの出血に対して出血部位より心臓寄りの上腕か大腿に三角巾や包帯などを巻いて止血する．

血液凝固による止血が困難な場合，血管の破綻部位を物理的に閉鎖して止血する方法として，出血部位を鉗子で把持しその組織を結紮して止血する結紮法，出血部位を含めるように縫合針で組織を縫縮し止血する縫合法，電気メスや超音波メスなどから発生させる熱による組織中の水分蒸発と蛋白凝固によって止血する焼灼法がある．

2 出血傾向による出血の止血 (漏出性出血を含む)

出血傾向による出血を疑う場合，その原因疾患を明らかにする．先天性・遺伝的疾患も多いため，問診にて現病歴，既往歴，服薬歴，家族歴などを詳細に聴取する(表9-2)．

診断がつけば，あとは各疾患に対する治療と各疾患による病態を改善する治療(血小板輸血，凝固因子投与など)を行うことにより出血を制御する．

3 播種性血管内凝固(DIC)とその治療

播種性血管内凝固(disseminated intravascular coagulation：DIC)とは，なんらかの誘因により血液凝固反応や血小板凝集反応が活性化され，全身の細小血管内に微小血栓が多発し，さらにそれにより凝固因子や血小板が消費され出血傾向を呈することをいう．さらに微小血栓による組織壊死や各種臓器の機能不全をきたす病態である．

a 誘因

DICの誘因の代表的なものとしては，悪性腫瘍(白血病含む)，重症感染症，産科的疾患(常位胎盤早期剝離，羊水塞栓，子宮内胎児稽留など)がある．その他としては全身熱傷，重症急性膵炎，劇症肝炎，不適合輸血，アナフィラキシーショックなど高度な炎症や反応が誘因となる．

b 病態

腫瘍細胞の組織因子，胎盤性組織因子の血管内流入やエンドトキシンによる血管内皮傷害により血小板が活性化され微小血栓を形成し，血小板は消費性に減少する．同時に凝固因子も活性化されフィブリノーゲンをはじめとする凝固因子が消費され減少，出血傾向を呈するとともに凝固阻止因子であるアンチトロンビンⅢ(AT-Ⅲ)もトロンビンを中和するために消費され減少，さらなる凝固促進に傾き悪循環となる．

細小血管内での微小血栓塞栓により組織が壊死し，腎，肺，腸管，脳などに虚血性変化をきたし，多臓器不全に陥る．

表9-3 日本血栓止血学会 DIC 診断基準（2017 年版）

項目		基本型		造血障害型		感染症型	
一般止血検査	血小板数（×10⁴/μL）	12< 8< ≤12 5< ≤8 ≤5 24 時間以内に 30％ 以上の減少 （※1）	0点 1点 2点 3点 +1点			12< 8< ≤12 5< ≤8 ≤5 24 時間以内に 30％ 以上の減少 （※1）	0点 1点 2点 3点 +1点
	FDP（μg/mL）	<10 10≤ <20 20≤ <40 40≤	0点 1点 2点 3点	<10 10≤ <20 20≤ <40 40≤	0点 1点 2点 3点	<10 10≤ <20 20≤ <40 40≤	0点 1点 2点 3点
	フィブリノゲン（mg/dL）	150< 100< ≤150 ≤100	0点 1点 2点	150< 100< ≤150 ≤100	0点 1点 2点		
	プロトロンビン時間比	<1.25 1.25≤ <1.67 1.67≤	0点 1点 2点	<1.25 1.25≤ <1.67 1.67≤	0点 1点 2点	<1.25 1.25≤ <1.67 1.67≤	0点 1点 2点
分子マーカー	アンチトロンビン（%）	70< ≤70	0点 1点	70< ≤70	0点 1点	70< ≤70	0点 1点
	TAT, SF または F1＋2	基準範囲上限の 2 倍未満 2 倍以上	 0点 1点	基準範囲上限の 2 倍未満 2 倍以上	 0点 1点	基準範囲上限の 2 倍未満 2 倍以上	 0点 1点
肝不全		なし あり	0点 −3点	なし あり	0点 −3点	なし あり	0点 −3点
DIC 診断		6 点以上		4 点以上		5 点以上	

FDP：フィブリノゲン/フィブリン分解物，TAT：トロンビン・アンチトロンビン III 複合体，SF：可溶性フィブリン，F1＋2：プロトロンビンフラグメント 1＋2
※1 血小板>5万 μL では経時的低下条件を満たせば加点する（血小板≦5万 μL では加点しない）．血小板数の最高スコアは 3 点までとする．

さらに組織の壊死崩壊により血管壁や組織からプラスミノーゲンアクチベーターが放出され，析出フィブリンが分解されフィブリノーゲン/フィブリン分解産物（FDP）が出現，血小板機能をさらに低下させ出血傾向を増悪させる．

c 診断

まず DIC を発症させる誘因疾患があり，出血傾向や臓器障害があれば DIC を疑う．以前からの診断基準を改訂した日本血栓止血学会 DIC 診断基準（2017 年版）を表9-3 に示す．

以前の診断基準に用いられなかった検査項目のなかで，分子マーカーとして，AT-Ⅲ の低下（消費性凝固障害として活性型凝固因子と結合），TAT の上昇（凝固系の亢進），可溶性フィブリン（SF）の上昇，プロトロンビンフラグメント 1＋2（F1＋2）の上昇が新たに加えられた．その他とし

ては，プラスミノーゲン，α_2 プラスミンインヒビター（α_2PI）の低下（消費性凝固障害の一環として，二次線溶に伴い消費），D-ダイマーや PIC の上昇（二次線溶の亢進）などが重要である．

d 治療

DIC の誘因となっている基礎疾患の治療が優先される．それとともに抗凝固療法と凝固因子（新鮮凍結血漿，AT-Ⅲ など），血小板（濃厚血小板）の補充を行う．

抗凝固療法として，以下のものがある．

① ヘパリン/ヘパリノイド類（未分画ヘパリン，低分子ヘパリン，ダナパロイドナトリウム）：それ自身では抗凝固作用を発揮しないが，アンチトロンビンの抗トロンビン作用を増強させることにより，DIC を改善させる．しかし，出血のある患者や，肝腎機能低下患者の場合

は，ヘパリン使用は推奨されず，低分子ヘパリンやダナパロイドナトリウムなどのヘパリノイドを用いる．

② **アンチトロンビンⅢ製剤**：凝固阻止因子であるAT-Ⅲが減少している際はヘパリン単独では奏効しないのでこれを補充する．

③ **ガベキサートメシル酸塩・ナファモスタットメシル酸塩**：これらの合成蛋白分解酵素阻害薬は，特に活動性の出血や出血性合併症が危惧される場合に使用することができる．

④ **遺伝子組換え型ヒト可溶性トロンボモジュリン**（recombinant human soluble thrombomodulin：rh-TM）：トロンボモジュリン（TM）は，生体内でトロンビン-トロンボモジュリン複合体によってプロテインCを活性化し，活性化プロテインC（activated protein C：APC）の作用を増強する．TMの活性発現に必要な細胞外部分を含有する可溶性蛋白質として開発されたrh-TMは可逆的にトロンビンと結合し，プロテインCの活性化，そしてプロテインSとともに凝固因子である活性化第Ⅴ因子（Ⅴα），活性化第Ⅷ因子（Ⅷα）を不活化させ，新たなトロンビンの生成を抑える．さらに抗線溶作用や抗炎症反応もあり，敗血症性DICの治療薬として用いられる．

Ｃ 輸血

輸血は不足する血液成分を補充するために行われる．一般的にヒト血液すなわち同種の細胞を入れる臓器移植であるため，資源として限りがあること，感染・抗原抗体反応を含め種々の副作用の危険があることを銘記すべきである．

1 輸血の種類

大きく同種血輸血と自己血輸血に分類される．同種血輸血は献血者から採血した血液からつくられた血液製剤を使用するため，ウイルスなどの感染や同種免疫による副作用のリスクがあることから，その使用には特段の注意を払う必要がある．自己血輸血は患者本人から採血した血液を使用するため，免疫反応やウイルス感染がなく最も安全

表9-4 輸血の種類

	目的	適応	量/単位	有効期限
全血	循環血液量補給	大量出血，交換輸血	200 mL	21 日
赤血球濃厚液	赤血球の補充	貧血	140 mL	21 日
血小板濃厚液	血小板の補充	白血病，DICほか	20 mL	4 日
新鮮凍結血漿	凝固因子補充	血友病，von Willebrand病，DICほか	120 mL	1 年

性の高い輸血療法である．

輸血はさらに，すべての血球成分と血漿成分を含む全血輸血と，各血液成分を遠心分離した成分輸血・成分輸血製剤とに分類される．ただし現在全血製剤は自己血輸血や新生児の交換輸血以外ではほとんど使われていない．

成分輸血のなかには赤血球濃厚液，血小板濃厚液，新鮮凍結血漿がある（表9-4）．

2 輸血に必要な検査

1 ● ABO血液型検査

赤血球抗原にはA抗原とB抗原があり，それらの有無の組み合わせにより血液型はA型，B型，O型，AB型の4種類に分類される．新生児にはABO血液型のA，B抗原に対する自然抗体を産生する能力があり，生後食物や腸内細菌に含まれるA，B抗原と交差反応する抗原にCD5陽性B細胞が反応し，IgM型の抗A，抗B抗体が産生される．IgM型の抗A，抗B抗体の陽性率は生後次第に増加し，生後8か月で100％になるといわれている．血液型が確定してからは異なる血液型の血液を輸血すると抗原抗体反応により凝集し重篤な合併症をきたす．

ABO血液型の検査にはオモテ検査（抗A血清と抗B血清に被検者の赤血球を加える）とウラ検査（既知のA型とB型の赤血球の生理食塩水浮遊液に被検者の血清を加える）があり，凝集の有無により判定する（表9-5，6）．

表9-5 ABO式血液型

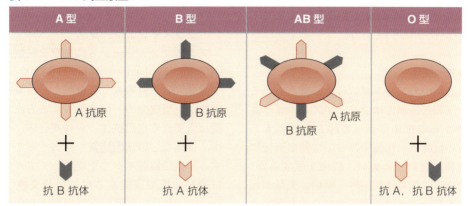

2 ● Rh血液型検査

C，D，E，c，e抗原因子などの有無によって判定される血液型をRh血液型と呼ぶ〔由来はアカゲザル(rhesus)より〕．うちD抗原は非常に免疫原性が高く，産生された抗D抗体は重篤な溶血性輸血副作用(hemolytic transfusion reaction：HTR)や胎児・新生児溶血性疾患(hemolytic disease of the fetus and newborn：HDFN)の原因となることがあるので，輸血の際D抗原があり凝集する場合をRhD陽性(あるいは単にRh陽性)と判定する．D抗原の判定が陰性の場合，ただちにRhD陰性と判定してはならない．理由はRhD抗原の変異型(質的・量的に異常がある)でも陰性になるからである．このようなときにはD陰性確認試験を実施し，凝集しない場合をRhD陰性(あるいは単にRh陰性)と判定する．Rh血液型もABO血液型と同様，RhD血液型検査を行うことが重要となり同じRh血液型で輸血を行うことが大原則となる．日本人のRhD陰性の頻度は約0.5％と低いが，白人では約15％と人種により大きな違いがある．

3 ● 不規則抗体検査

赤血球A抗原，B抗原に対する抗A，抗B抗体以外のものを不規則抗体と呼ぶ．これらの抗体のほとんどは血液製剤輸血を契機に出現するが，輸血や妊娠，移植によっても産生される．不規則抗体検査とは，スクリーニング用として調整された抗原のあるO型血球と輸血予定の患者の血清との反応をみる検査のことで，輸血予定日前に検

表9-6 ABO式血液型の判定法

| オモテ試験 || 血液型 | ウラ試験 ||
抗A血清	抗B血清		A型血球	B型血球
＋	－	A	－	＋
－	＋	B	＋	－
－	－	O	＋	＋
＋	＋	AB	－	－

オモテ試験：患者血球＋抗血清，ウラ試験：患者血清＋抗血球．
＋：凝集あり，－：凝集なし．

査することで，不規則抗体が検出された際に事前に同定試験を行い適合する血液を準備でき，遅発性溶血性輸血副作用を回避できる．なお，37℃で反応する臨床的に意義(副作用を起こす可能性)のある不規則抗体が検出された場合には，患者にその旨を記載したカードを常時携帯させることが望ましい．

3 輸血の副作用

1 ● 急性溶血性輸血副作用

溶血性輸血副作用は免疫学的な原因により発生し，輸血後24時間以内の発生か否かにより，急性溶血性輸血副作用と遅発性溶血性輸血副作用に分類される．急性溶血性輸血副作用の大部分はABO型不適合輸血である．不適合輸血が約100 mL輸血されただけで，発熱，悪寒戦慄，胸痛，背部痛，腹痛，悪心，呼吸困難，血圧低下などを発症し，さらにはDICからショック，腎不全，

多臓器不全に移行する．不適合輸血反応と診断したらすぐに中止し急速補液による腎保護とDIC治療（ヘパリン投与など）を行う．

2 ● アレルギー反応

供血者の血漿中のアレルゲンによってみられるアレルギー反応と，頻度は少ないがアレルギー体質の供血者からの抗体によって起こる反応もある．これらの反応は，輸血中あるいは輸血直後に蕁麻疹，浮腫，発熱，めまい，頭痛を呈するが，通常軽度である．稀に呼吸困難，喘鳴，失禁が起こることもあり，これは平滑筋の全身的な痙攣を示している．アナフィラキシー反応が，特にIgA欠損の受血者において起こる．

3 ● 輸血後GVHD（移植片対宿主病）

輸血用血液中に含まれる供血者Tリンパ球が生着し，患者HLA抗原を認識して急速に増殖して患者の体組織を破壊する病態である．原病に免疫不全のない患者でも，HLA一方向適合を主要な条件として発症する．

症状は，輸血後1～2週間で発熱・紅斑が出現して，肝障害，下痢，下血などの症状が続いたのちに，最終的には骨髄無形成・汎血球減少症，多臓器不全を呈し，輸血から1か月以内にほとんどの症例が死亡する．わが国では1998年より放射線照射血液製剤が供給されるようになり，2000年以降輸血後GVHDの報告はない．

4 ● 輸血後感染症

輸血用血液中に存在した病原体が，輸血患者に感染する副作用をいう．輸血感染症の原因となる病原体には，ウイルス，寄生虫，細菌，異常プリオン蛋白質などがある．

④ アフェレーシス

アフェレーシスとは，機器を用いて血液中の血漿成分と血球を分離する処理のことであり，血漿を分離・除去するプラズマフェレーシス（血漿交換）と，血球を分離・除去するサイタフェレーシスとに分かれる．すなわちアフェレーシス治療とは，病因に関連すると想定される血漿成分・血球

を除去する治療法である．

1 ● プラズマフェレーシス

プラズマフェレーシスは血液を膜型血漿分離器（membrane plasma separator）または遠心分離法で血球成分と血漿成分に分離し，血漿成分すべてまたは血漿成分の一部を除去する方法である．血漿に含まれる自己抗体，免疫複合体，サイトカイン，補体などの病因物質を除去することを目的とする．血漿成分すべてを廃棄してアルブミンや新鮮凍結血漿で置換する単純血漿交換（plasma exchange：PE），分離した血漿をより小さな膜孔の二次膜で濾過しグロブリンなどの大分子量物質のみを選択的に除去する二重濾過血漿交換（double filtration plasmapheresis：DFPP），分離した血漿を吸着カラムに通して目的とする物質のみを選択的に除去する血漿吸着（plasma adsorption：PA）などがある．適応は，①抗体・免疫複合体などの関係する膠原病〔全身性エリテマトーデス（systemic lupus erythematosus：SLE），悪性関節リウマチ，急性糸球体腎炎など〕，②神経・筋疾患〔重症筋無力症，Guillain-Barré（ギラン-バレー）症候群など〕，③同種抗体による疾患（重度母子間血液型不適合），④薬物中毒，⑤家族性高コレステロール血症，⑥劇症肝炎，などがある．

2 ● サイタフェレーシス

サイタフェレーシスは血液の中から病態に関与していると考えられる活性化した白血球を吸着除去する方法である．白血球を除去する白血球除去療法（leukocytapheresis：LCAP）と顆粒球・単球を選択的に除去する顆粒球吸着療法（granulocytapheresis：GCAP）がある．潰瘍性大腸炎などの炎症性腸疾患や多剤抵抗性で炎症反応が強い悪性関節リウマチなどに対して，ステロイド投与量の減少や在院日数の短縮などを期待する血球成分除去療法として臨床応用されている．またこの方法は末梢血幹細胞移植（peripheral blood stem cell transplantation：PBSCT）にも応用され，末梢血単核球分画に含まれる造血幹細胞（CD34表面マーカー陽性細胞）を血球成分分離装置で採取し，化学療法後骨髄抑制の際の造血回復に利用されている．

第10章 損傷

A 損傷の定義・分類

1 損傷の定義

　強い外力によって皮膚，皮下組織，粘膜，臓器の生理的連続性が絶たれた状態を損傷（injury）と称し，外因との因果関係が明らかのものを外傷（trauma）と呼ぶ．また軽い外力の積み重ねや，気づかないうちに体の特定部位に損傷が起こった場合は障害と呼ぶ．障害は状況により，disorder, lesion, trouble などといった単語があたる．

　「創」と「傷」の相違点は，「創」は皮膚の連続性が絶たれた状態を，「傷」は連続性が維持された皮下での組織損傷をいう．すり傷も表皮の連続性が絶たれているため擦過創と呼ぶ．○○傷は，脳挫傷，肺挫傷などが例にあがる．

2 損傷の分類

a 損傷の形態による分類

　創傷の形態に基づく分類を表 10-1 に示す．また治療方法に大きく影響する要因として，開放性損傷か非開放性損傷かの分類は大切である．

b 臓器損傷分類

　外傷患者の病態把握や治療法選択の視点から，画像診断や治療方法の進歩に合わせて日本外傷学会から発表されている．最新版は 2008 年版である．分類の詳細な説明は下記の WEB サイトを参照すること．

https://www.jast-hp.org/archive/sonsyoubunrui list.pdf

表 10-1　創傷の形態に基づく分類

切創（incised wound）
鋭器による開放性損傷で，創縁は直線状，正鋭でなく挫滅縁があり，創縁（創角）は破裂状，創面は平坦でなく，創洞は楔状で架橋構造を有しない．

挫創（contusion）
鈍的外力が作用して生じる開放性損傷で，創縁は不整，表皮剥離を伴い，創端は不整，創面も不規則・不整，創洞は架橋構造を有することが多い．

裂創（laceration）
鈍的外力により表皮が過度に伸展されて生じる開放性損傷で，創縁は不規則・不整，創端，創面も不規則・不整，創洞は架橋構造を有する．挫創との区別はつきにくい．

剝皮創（avulsed wound）あるいはデコルマン（decollement）
交通事故などの際，皮膚，皮下組織が，回転するタイヤなど，強い牽引力によって筋組織から剝脱されて生じる皮膚損傷．高齢者では皮下組織が脆弱なため比較的弱い外力で生じる．

刺創（stab wound）
刺器による損傷で，刺器の種類により創の形態は異なる．

割創（cut wound）
重量のある物体が体表面に打ち付けられて生じる開放性損傷で，創縁は直線状，正鋭で挫滅縁がなく，創端は尖鋭，創面は平坦，創洞は楔状を呈し架橋構造を有することが多い．

杙創（impalement wound）
先端が比較的太く，鈍な，鉄筋や杭などの器が貫入した開放性損傷で，貫入した器の種類によって創の形態は異なる．

（日本救急医学会：医学用語解説集「創傷」より一部改変）

> **Point　損傷に関して知っておくべき用語**
>
> - **びらん（erosion）**：表皮基底膜を超えない皮膚粘膜の組織欠損．通常瘢痕を残さず治癒する．
> - **潰瘍（ulcer）**：表皮基底膜を超える皮膚粘膜の組織欠損．通常瘢痕を残して治癒する．
> - **浸軟（maceration）**：角質が水分を大量に吸収して白色に膨潤した状態．
> - **痂皮（scabs）**：漿液，膿汁，壊死組織などが乾燥して形成される硬い構造物．皮膚欠損面では創面が乾燥するため痂皮が形成されやすい．

- 上皮化/上皮形成（epithelialization）：欠損した皮膚や粘膜が治癒過程において，上皮すなわち表皮や粘膜上皮で再度被覆されること。
- 肉芽組織（granulation tissue）：組織障害に対する修復・炎症反応として作られる新生組織のこと。肉眼的には赤色調の軟らかい組織で，新生血管，結合組織，線維芽細胞，炎症性細胞などで構成される。
- TIME：創傷治癒阻害要因をT（組織），I（感染または炎症），M（湿潤），E（創縁）の側面から検証し，治療に活用するコンセプト。
- デブリードマン（debridement）：死滅した組織，成長因子などの創傷治癒促進因子の刺激に応答しなくなった老化した細胞，異物および細菌感染創を除去して創を清浄化する治療行為。
- 湿潤環境下療法（moist wound healing）：創面を湿潤した環境に保持する方法で，浸出液に含まれる多核白血球，マクロファージ，酵素，細胞増殖因子などを創面に保持し，自己融解を促進し壊死組織除去を図り，創面の治癒を促進する。
- 陰圧閉鎖療法（negative pressure wound therapy：NPWT）：創部を閉鎖環境に保ち，125～150 mmHgの陰圧になるように吸引をかける。細菌や細菌から放出される外毒素を直接排出する作用と，肉芽組織の血管新生作用や浮腫を除去する作用がある。

B 創傷治癒

1 正常皮膚の構造と生理作用

　詳細な構造は他書に譲り，創治癒に関係する部分に絞って述べる。正常皮膚は表皮，真皮，皮下組織（皮下脂肪）の3層構造からなる。表皮に存在する細胞の95%は角化細胞（ケラチノサイト）で，5%はメラノサイト（色素分泌細胞）やランゲルハンス細胞（免疫細胞）などから構成され，最下層が基底層で，表皮の厚さは0.5 mm程度である。表皮細胞は基底細胞層で分裂し，分化しながら上方へ移動し，終末角化と呼ばれる変動を経て角質細胞になる。角質細胞は最終的に古いものから順番に剝がれ落ちていく。真皮は表皮と皮下組織の間の乳頭層と網状層に分かれ，70%を線維芽細胞から分泌されるコラーゲンが占め，ほかにフィブロネクチン，エラスチン，ヒアルロン酸といった線維から構成され，血管成分，皮膚付属器を有する。厚みは2～5 mmである。皮下組織は主として脂肪細胞からなり，性別，年齢により厚さが違う。
　皮膚には，体温調節，外界刺激からの防御，知覚作用，分泌排泄作用がある。

2 皮膚損傷の治癒過程

　損傷が表皮のみの場合，表皮細胞は急速に分裂して細胞数を増やす一方で急速に角化する。再配置された表皮の基底細胞は，分裂して新たな層を形成し，新しい表皮が厚くなる形で治癒していく。
　損傷が真皮および皮下組織まで達する創では，複数の組織層が修復される必要があり，炎症期，細胞増殖期，成熟期・再構築期を経て，またそれぞれオーバーラップしつつ治癒する。

1 ● 炎症期

　組織が破綻し，血管も断裂して出血する。浸出液で組織が腫れ（腫脹），毛細血管の拡張で赤くなり（発赤），組織反応で熱が生じ（発熱），末梢神経が刺激され痛みを生じる（疼痛）。血管が破綻し出血すると，速やかに血管は攣縮し，血小板が凝集して血栓を形成し止血が得られる。凝固時の血小板からは凝固因子以外にもいろいろなサイトカインが放出され，また血清中のグロブリン，アルブミン，抗体などが流出する。初期の浸出液はのちに白血球（リンパ球，好中球など）が出現する良好な環境を形成する。さまざまな化学物質の刺激に応答して，毛細血管の内皮細胞の間に隙間が生じ，リンパ球や好中球やマクロファージなどが浸出液として創部へと遊走し，感染防御のファーストラインとして機能する。遊走したマクロファージは，サイトカインなどでさらに活性化され感染防御に努める。

2 ● 細胞増殖期

　血液凝血塊（血餅）が痂皮となり，表皮細胞が痂皮の下に速やかに伸びて創面を埋める。サイトカインの刺激により，線維芽細胞がフィブリンに沿って移動し修復の材料である膠原線維（コラーゲン）が生成される。障害を受けた血管も内皮細胞が延びて修復され，線維芽細胞，コラーゲンなどで肉芽組織が形成され創面が埋まっていく。

3 ● 成熟期・再構築期

　表皮が正常な厚さに回復すると痂皮が剝がれ，

膠原線維はより整然とし，線維芽細胞の活性化が落ち，数は減少しコラーゲンの生成が少なくなり，血管が正常な状態に回復する．

Frontier

傷をきれいに治すためには

急性損傷の場合，感染コントロールと局所の湿潤環境作成に尽きる．受傷6～8時間以内はgolden hourと呼ばれ，この時間以内なら徹底的な創部洗浄を行い，縫合処置が可能である．また表皮欠損が合併する場合は，湿潤環境を作成する．このとき，消毒液は創部感染が疑われない限り使用せず，水道水での洗浄が推奨される．特に受傷後24時間以降は，感染徴候がない限りは，消毒液を使用するとかえって治癒を遅らせ，創部もきれいに治癒しない．

C 特殊な損傷

1 熱傷 burn

熱傷とは，熱湯や炎などの熱，酸やアルカリなどの化学物質，紫外線やX線を含む放射線，大量の電流が通電することによって生じる，皮膚またはその他の組織の損傷である．まずは即座に局所を洗浄し冷却することが治療の第一歩である．その後，熱傷を負った面積（全体表面積に対するパーセンテージ；%TBSA）と深達度を評価し治療を進めていく．熱傷面積の評価方法は，9の法則，5の法則，手掌法，Lund & Browderの法則がある．初期は9の法則や5の法則，飛び地の評価は手掌法を併用し，入院治療が必要なときはLund & Browderの法則に従って連日評価することが一般的である（図10-1）．深達度は，Ⅰ度，Ⅱ度（浅達性：SDB），Ⅱ度（深達性：DDB），Ⅲ度の4段階に分類される．適切な治療により，Ⅰ度は表皮の発赤のみで通常3～5日で，Ⅱ度（SDB）は水疱形成を伴うが1～2週間以内で上皮化が終了し，Ⅱ度（DDB）は神経損傷を伴い疼痛減弱を伴うので3週間前後，Ⅲ度は皮下組織まで損傷が及んでおり，1か月以上の治療期間が必要となる．

熱傷により正常な皮膚機能が欠損するため，体温調節や水分保持機能が破綻する．重症度，入院先の目安は表10-2に，Advanced Burn Life Support Course（ABLS）が提唱する初期24時間の輸液については表10-3を参照のこと．熱傷総面積に関わりなく，顔，手（指）の熱傷は，受傷後の生活の質（QOL）を考慮して受傷早期から特別対応が必要であることから，また会陰・肛門部の熱傷は，感染コントロールのため人工肛門が必要となる可能性があることから，さらに気道熱傷が合併する場合には，それぞれ救命救急センターでの治療が必要となる．熱傷面積が広範囲になれば，循環血漿量に多大な影響を与えるため，輸液療法が必須となる．その目安は成人で15%TBSA以上，小児で10%TBSA以上である．また初期輸液は熱傷受傷が2時間以内に開始することが推奨されている．熱傷患者を治療する際の輸液量は，通常の輸液量とは大きく異なり，また気道熱傷が合併するとさらに必要輸液量は多くなることも念頭に置いておく．重症の場合の大量輸液に対する肺水腫や腹部コンパートメント症候群などの発症も念頭に置きつつ，感染症にも目を配り，栄養，リハビリなど集学的な治療が必要である．

2 凍傷 frostbite，凍瘡 chilblains, pernio

いずれも寒冷に曝露することで発生する皮膚障害である．

凍傷は，寒冷曝露によって皮膚組織が凍結して発症する．寒冷曝露により細胞内の脱水や細胞膜破壊が起こり，さらに寒冷刺激による血管収縮で局所の血流量が低下し，血栓形成をきたし発症する．皮膚は蒼白から紫紅色になり，知覚鈍麻を伴う．さらに進行すると水疱形成，壊死潰瘍，黒色化をきたす．冬山登山などの長時間の寒冷曝露のみならず，ドライアイス，液体窒素などのわずか数秒の曝露によっても発症する．重症度の評価には熱傷に準じた，面積評価，深度分類を用いる．治療は，37～40℃の温水で復温を試み清潔を保ちつつ保護する．復温中に疼痛を訴えるため鎮痛薬も必須である．感染対策は熱傷治療に準ずるが，壊死組織の切除（デブリードマン）は，範囲が確定してから行うことが多い．

凍瘡はいわゆる"しもやけ"で，四肢末端，耳介，頬が好発部位である．反復寒冷刺激により小動脈がうっ血して炎症をきたし発症する．気温だけでなく，発汗による湿潤や遺伝的要素などが大きく関与し，明確な機序は不明である．症状は，限局性の疼痛や搔痒を伴う鮮紅色から紫紅色の浮

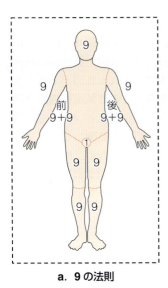

a. 9の法則

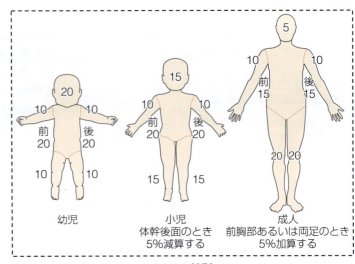

b. 5の法則

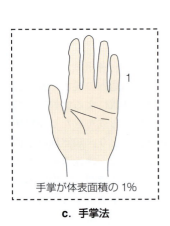

c. 手掌法

d. Lund & Browderの法則

図10-1　熱傷面積の評価

腫性紅斑で，時に水疱や潰瘍を伴う．治療は，局所の保温に努めつつ，外用剤治療（軟膏塗布）を行う．

3 電撃傷 electric injury

体内に高電流が流れることによって生じる損傷をいう．電流によるジュール熱が深部組織を損傷する真性電撃症と，衣服火災などによる電気火傷（熱傷）がある．真性電撃症は，電流が通電した皮

C　特殊な損傷　● **111**

表10-2　熱傷の重症度判定（Artzの基準）

重症度	臨床所見	対応
重症	Ⅱ度30% TBSA以上，またはⅢ度TBSA10%以上 顔，手，足，会陰・肛門部の熱傷 気道熱傷 軟部組織の損傷や骨折の合併 電撃症など	救急センターでの集中治療
中等症	Ⅱ度15〜30% TBSA，または Ⅲ度2〜10% TBSA（顔，手，足，会陰・肛門部を含まない）	一般病院での入院治療
軽症	Ⅱ度15% TBSA未満，またはⅢ度2% TBSA未満	外来で治療可能

〔日本熱傷学会のウェブサイト　https://www.jsbi-burn.org/ippan/chishiki/outline.html より一部改変〕

表10-3　最新の初期輸液（ABLS）の方法（初期24時間の輸液）

成人

- 熱傷面積計算前の開始速度：500 mL/hr
- 熱傷面積計算後：乳酸リンゲル2 mL/kg/%burn（高電圧電撃傷の場合は4 mL/kg/%burn）の半分を最初の8時間で，残りの半分を16時間で投与．ただし，時間尿量が2時間連続で指標尿量（0.5 mL/kg/hr，高圧電撃傷の場合は1 mL/kg/hr）より多い/少ない場合は，輸液速度を1/3ずつ減らす/増やす．

小児

- 熱傷面積算定前の開始速度：5歳以下：125 mL/hr，6〜13歳：250 mL/hr，14歳以上：500 mL/hr
- 熱傷面積算定後：13歳以下は3 mL/kg/%TBSA burn，電撃傷の場合は4 mL/kg/%TBSA burn，半量を最初の8時間で，残り半分を次の16時間で投与．開始後は体重<30 kgの小児で時間尿量1 mL/kg，体重>30 kgの小児で0.5 mL/kgとなるよう輸液速度を1時間ごとに調整．幼児と体重<30 kgの小児：5%デキストロースを含んだ維持輸液を投与．投与量は，体重の初めの10 kgに対しては4 mL/kg/hr，次の体重10 kgに対しては2 mL/kg/hr，残りの体重分に対しては1 mL/kg/hrを合算．

〔熱傷診療ガイドライン〔改訂第3版〕作成ワーキンググループ：熱傷診療ガイドライン（改訂第3版）．熱傷 47: S30, 2021 より〕

膚，心血管系，筋肉，腱などの損傷の程度で重症度が決まり，体表面の創の大きさには一致しない．家庭用コンセントは，50〜60 Hzの低周波の交流電源（AC）であり，感電した際に筋収縮（テタニー）を引き起こし，電源に固着し曝露が長引くことがある．直流電源（DC）への曝露は，単回の痙攣性収縮を引き起こし，しばしば電源からはね飛ばされる．電気火傷では，高電圧（約10万V）のアーク放電により瞬間的に500〜2,500℃の高温が発生し，シダの葉状の電紋を皮膚に生じ，また衣服などに着火して広範囲熱傷をきたすことがある．

真性電撃症では，通電した組織が損傷するため，時間経過とともに壊死範囲が拡大することがあり，厳重な観察が必要である．循環器系では，心臓への通電による調律伝導異常が生じ，心室細動を生じる．死因の多くは受傷直後の心室細動であるが，8〜12時間後に発症する報告もある．その他，不整脈（心房細動，非特異的ST-T変化など）を生じ，長時間持続することがある．また末梢血管に直接作用して血管損傷を生じ，動脈瘤や血栓形成を生じることがある．神経系に対する影響として，受傷直後の意識消失，運動・知覚麻痺，痙攣などを一過性に生じる．遅発性（数日〜数年後）に，同様の症状を生じることもある．

落雷による雷撃症（lightning injury）では，電流は皮膚表面を流れ，横紋筋融解症などの深部組織損傷をきたすことは稀である．むしろ，落雷によって生じる爆風で飛ばされ致命傷を負うことが多い．

④ 光線性眼障害 actinic eye injury

　光線性眼障害のうち最も深刻なものは網膜損傷など眼底に及ぶもので，可視光（400～700 nm）から近赤外光（IR-A：700～1,400 nm）があたる．この波長の光は眼球を透過し水晶体のレンズ作用で集光され，眼底にダメージを与える．赤色レーザーポインターは635～690 nm，緑色レーザーポインターは532 nmであり，ごく短時間の照射で網膜に重大な損傷を生じる．

　400 nmより短波長の紫外光や，1,400 nmより長波長に赤外光は，ほとんどのエネルギーが角膜表層に吸収され角膜障害を引き起こす．紫外線角膜障害は，波長290 nm付近の紫外線に短期間に多量に曝露されることで，角膜上皮障害および結膜充血を引き起こす疾患である．電気溶接や殺菌灯などの人工的な紫外線によるものは電気性眼炎，雪山での反射光で発症するものは雪眼炎といわれる．曝露後数時間から24時間で，両眼に異物感，激しい疼痛，流涙，充血，羞明を急激にきたし，開眼困難となる．急激に発症し，激しい疼痛を伴うため患者の不安感は強いが，大部分は一晩で自然に回復するため，しっかりと病状を説明し，患者の不安を取り除くことが重要である．サングラスなどの遮光眼鏡を使用することで予防する．

⑤ 減圧症 decompression sickness

　減圧症は，スキューバダイビングなどの潜水後や圧縮空気を使用して作業空間を高圧状態にして，地下水などの流入を防ぎ水中や地中で行う潜函（せんかん）作業の後など，周囲の圧が急激に低下したときに，血液や組織内に溶けていた窒素が気泡となって出現し，息切れ，関節痛，頭痛，全身倦怠感，めまい，吐き気などの症状を引き起こす疾患である．気泡により組織の圧迫や血流障害を生じるほか，凝固系や補体系の活性化，種々の液性因子の放出により，発生する症状，重症度はさまざまとなる．

　潜水後に発症した場合，潜水病とも呼ばれ，浮上後1時間以内に40%に症状が出現，24時間以内に98%が発症するため，48時間を超えての潜水病の発症はない．また，10 mの潜水で約1気圧追加されるが，潜水病は深度が20～25フィート（6～8 m）以下では発症しない．病状はⅠ型（軽症），Ⅱ型（重症）に分類され，治療は高気圧酸素療法を基本に，つなぎとして100%酸素投与が行われる．予防は緊急の場合を除き，急激な減圧を図らないことである．

⑥ 高山病 acute mountain sickness（AMS）

　高山病は，急速に高い高度に移動することによって生じる，生体内の低酸素血症に起因して発症するさまざまな生体の障害をいう．海面の高さで大気中の酸素濃度は20.9%であり，この濃度は高度100 kmまではほぼ一定である．標高が高くなると，大気圧の低下が生じ，それに伴い酸素分圧も低下する．液体に溶解する気体量は，気相での気体の分圧に比例するHenryの法則に従い，酸素分圧の低下に伴い体内の酸素濃度が減少する．例えば，高度4,500 mでは大気圧は430 mmHgなので，単純計算で1気圧（760 mmHg）のときの体内酸素分圧を100 mmHgとすると（正常値），高度4,500 mでは100 mmHg×430/760＝57 mmHgとなる．低酸素血症を呈することにより，頸動脈小体（carotid body）を経由して延髄を刺激し過換気が起こる．過換気により低炭酸ガス血症，呼吸性アルカローシスを発症し，呼吸中枢の抑制が発症する．アシドーシス，アルカローシスの体内での調整は，呼吸性のほか，腎から重炭酸塩の排泄により調節されるが，呼吸性に比して，腎性での調節には4～7日かかる．アセタゾラミド（ダイアモックス®）は重炭酸利尿を促進する作用があり，呼吸性アルカローシスの是正を促進し，高度順化にかかる時間の短縮目的で使用されることがある（保険診療適用外）．また高地に至って2時間でエリスロポエチン（腎から分泌される造血因子）が増加し，数日から数週間で赤血球が増加し，酸素運搬能が上がり高地への順化が進む．

　高山病の主症状は頭痛で，その他息切れ，疲労，吐き気，食欲不振などがあるが，重症化すると数時間で急速に進行する高所肺水腫（high altitude pulmonary edema：HAPE），歩行失調や見当識障害などを伴う高所脳浮腫（high altitude cerebral edema：HACE）を発症し死に至ることもある．その際は，低高度に移動して治療を行う必

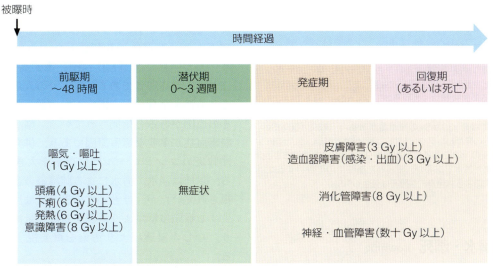

図 10-2　急性放射線症候群の病期
全身に1グレイ（1,000ミリグレイ）以上の放射線を一度に受けた場合にみられる急性放射線症候群
Gy：グレイ
〔（公財）原子力安全研究協会　緊急被ばく医療研修テキスト「放射線の基礎知識」より〕

要がある．基礎疾患や年齢などの要因で，1,500 mの高度から高山病は発症する可能性があり，またいったん高所に順応しても，その後の急激な高度差（飛行機での移動を含む）を経験し，高所に帰還後に睡眠不足や帰還早期の激しい運動などによって，高所肺水腫を発症することもあるため，高度変化を伴う移動では常に注意を怠らないようにする．

7 急性放射線障害　acute radiation injury

　放射線障害の本体は，生体を通過した際に，DNA二重らせんを切断することによって生じる．全身に1 Gy（グレイ）以上の大量の放射線を全身に一度に受けた場合，さまざまな臓器・組織に障害が生じる（図10-2）．各臓器によって感受性が違うため，この場合はシーベルト（Sv）では表さない．被曝後48時間以内にみられる前駆症状により，おおよその被曝線量を推定することができる．その後，潜伏期を経て発症期に入ると，線量増加とともに造血器障害，消化管障害，皮膚障害，神経・血管障害の順で現れる．線量が高いほど潜伏期は短くなる．発症期には，造血機能が働いていないため，徐々に白血球欠乏，血小板，赤血球欠乏が明らかになり，重度の感染症，出血，貧血を発症する．消化器では，消化管の内層の細胞に障害を与えるため，下血ともに腸管のバリア機構が破綻し消化管由来の重度の感染症を発症する．皮膚では，放射線の影響を受けた基底細胞は2週間〜1か月後に表面に現れ障害を発症する．

　放射線防御の3原則は，被曝時間を短縮し，遮へい物を置き，線源からの距離を取ることである．

> **Point　放射線の単位**
>
> 歴史的な背景から，rad（ラド），Ci（キュリー）などの単位が使用されてきた．現在は，放射線線源の強さ，組織への吸収，人体への影響の観点から，以下の3つの単位を使用している．
> 1. Bq（ベクレル）：放射性物質の量や放射能の強さを表す．1 Bqは1秒間に1個の原子核が壊れたときのエネルギー．
> 2. Gy（グレイ）：放射線が物質や体の組織に吸収される量を表す．1 Gyは1 kgあたり1ジュールのエネルギー吸収をもたらす．
> 3. Sv（シーベルト）：放射線の人体への影響を表す．同じ線量が放射されても放射線の種類や吸収される部位により異なる．

> **Frontier**
>
> **放射線の基礎知識**
>
> 放射線とは，原子核が不安定な状態から変化（安定化）する

際に放出される高エネルギーの粒子（α粒子，β粒子，中性子）や電磁波（X線，γ線）の総称である．α線は紙で，β線はアルミニウムなどの薄い金属板で，γ線は鉛や厚い鉄の板で，中性子線は水や厚いコンクリートで遮断できる．

放射線は食品中にも含まれ，さらにラドンなどの地面から，また宇宙からの放射線など身近にあり，これら自然放射線による年間線量は，世界平均で 2.4 mSv，日本では 2.1 mSv である．日常診療で胸部 X 線では 0.06 mSv，CT スキャンでは 5〜30 mSv の被曝量がある．一般に 100 mSv までは他の発がんリスクに紛れて評価ができない．また，抗がん治療の 1 つである放射線照射は，1 回 2 Gy で週 5 回，6 週照射が基本であるが，限局した部位にのみ照射するため，本文のような全身的な障害は発生しない．

⑧ 溺水・溺死 drowning

溺水は，浸水（顔や気道が液体に浸かっていること）あるいは浸漬（気道を含め全身が液体に浸かっていること）により呼吸障害を生じたものと定義され，溺水により死亡したものを溺死という．わが国は，他国と比べ溺死率が高率であり，ほとんどが高齢者である．日本での入浴習慣である高温浴・全身浴と，浴室が寒いという住環境にその原因があると指摘されている．溺水による低酸素血症が主要な障害原因であり，併発する誤嚥性肺炎のコントロールは生存率を大きく左右する．以前は淡水，海水による肺障害の違いが重要視されていたが，ほとんどの患者では反射的に発生する喉頭痙攣により誤嚥する液体量は少量であり，むしろ浸透圧より汚染を重要視すべきである．

第11章 外傷外科

A 外傷外科の背景

わが国の人口動態統計によると2022年における不慮の事故死は43,357人で，この大半が外傷死である．2000年以降不慮の事故死の件数は約4万人と横ばいで，わが国の外傷死は減少の傾向にはない．交通事故死亡数は2000年以降徐々に減少の傾向となり，2020年には2,839人と減少しているが，その一方で転倒，転落，外傷や災害などによる外傷死が増加傾向となっており総じて不慮の事故は減少していない．ゆえに外傷死を減らす取り組みはわが国にとって大きな課題の1つといえる．

2002年に全国の救命救急センターにおいて死亡した症例のうち preventable trauma death (PTD；適切な治療が行われていたら回避できた外傷死)と思われるものが38.6%も存在していることが報告され，わが国の外傷死は米国よりきわめて高いことが判明した．米国においては1970年代に高率であったPTDを減少すべく外傷初期診療を標準化したガイドラインであるATLS (Advanced Trauma Life Support)が開発されPTDが減少傾向となっている．わが国も高いPTDを減少させるため，外傷初期診療ガイドラインJATEC (Japan Advanced Trauma Evaluation and Care)が開発され，その標準化が行われた．今日では，外傷初期診療はこのJATECに沿った診療を行うことが推奨されている．近年では，外傷初期診療にとどまらず，そのなかで必要とされる外科的治療戦略や手技の詳細を示した外傷専門診療ガイドラインJETEC (Japan Expert Trauma Evaluation and Care)が出版され，外傷蘇生の重要性や救命のために必要とされる外科的手法についても一定の標準化が行われている．特に大量出血をきたした患者の救命に外科的治療はきわめて重要な治療法と位置づけられており，Trauma is surgical disease. ともいわれている．

重症外傷患者の死因の代表格が大量出血死である．図11-1にカーラーの救命曲線を示す．これは，受傷から10分以内に止血ができれば多くは救命されるが，60分を経過すると死亡率が100%になるとする概念モデルである．この考え方をもとに外傷診療では platinum time と呼ばれる受傷後10分間と golden period と呼ばれる受傷後60分間の初期診療の重要性を強調し，この時間制約のなかで迅速にかつ確実な止血を行うことが重視されている．

B 外傷初期診療

外傷診療で重要視するのは，外傷に伴って発生した解剖学的異常の治療ではない．PTDの多くは生理学的状態の破綻，すなわち，気道，呼吸，循環，意識などの異常に気づかれることなく損傷の修復を行うなどした場合に発生することが多い．このため外傷初期診療では，最初に生理学的異常の有無を評価し，これに問題がないと判断できる場合に引き続き解剖学的異常を評価して治療

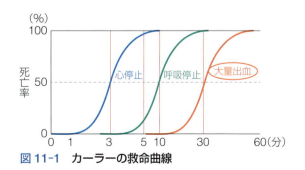

図11-1　カーラーの救命曲線

をする．すなわち，①生理学的異常の評価である primary survey と蘇生ののちに，②解剖学的異常の評価と治療である secondary survey を行うという2つのステップに分けて診療を進める．

① primary survey と蘇生

重症外傷が発生した場合，救急救命士（救急隊）は現場に到着後に JPTEC（Japan Prehospital Trauma and Evaluation and Care）と呼ばれるガイドラインに沿って初期評価を行う．気道，呼吸，循環，意識に異常をきたしていると判断した場合は，生命維持に必要な処置のみを行い，一刻も早く外傷治療を行うことのできる医療機関へ搬送する．この概念を load and go という．load and go の宣言が救急救命士から行われた場合，緊急性の高い外傷患者が搬送されると判断して治療に当たる．

重症外傷患者の搬送連絡を受けたらスタッフを招集し，気道管理機器，超音波装置の電源を入れて患者を受け入れる．外傷患者は外出血を伴うものが多く，感染防御のための標準予防策を実施する．

● 第一印象の把握

救急車が到着したら救急室内のベッドまでの移動の時間に，気道，呼吸，循環，意識のどこに異常があるかをすばやく評価をする．「わかりますか？」などと声をかけて気道および呼吸の評価をしながら意識の確認を行う．並行して四肢の末梢を触知して皮膚の湿潤状態や橈骨動脈の拍動からショック徴候がないかを確認する．もしいずれかの異常を見つけた場合，どこの異常であるかを診療チームと共有して診療をはじめる．

primary survey では，気道（A），呼吸（B），循環（C），中枢神経（D），体温管理（E）の生理学的評価を優先し，その異常を見つけ次第，蘇生という治療を開始して生命危機を回避する．

A＝気道評価・確保と頸椎保護

（airway maintenance with C-spine protection）

気道とは酸素の通り道であり，これが閉塞している場合，患者は低酸素となり危機的状態となる．気道の開通を確かめるためには患者が発声できるかを確認する．口腔内に出血があると口腔内の気道が血液で閉塞される．口のなかでゴロゴロとした音がする場合は，吸引などで気道を確保する．気道閉塞の多くは舌根が後方に沈下すること（舌根沈下）によって生じるため，用手的な気道確保を要する．この場合，救急医学の心肺蘇生法で学習した頭部後屈あご先挙上法は原則として実施してはならない．高エネルギー事故などによる外傷患者では常に頸椎骨折の危険性を念頭に置く．頸椎骨折がないことが確認されるまでは頸椎を愛護的に扱い（頸椎保護），安易に伸展しない．舌根沈下などの気道閉塞状態には下顎挙上法などで気道を確保する．

用手的気道確保で気道を確保することが困難な場合は，経口気管挿管を考慮する．しかし下顎骨骨折や口腔内出血があると気管挿管は容易ではない．経口気管挿管が困難で低酸素が進行する場合は緊急性が高く，気管挿管にこだわらず躊躇なく外科的気道確保を行う．外科的気道確保では，輪状甲状靱帯切開（cricothyrotomy）を行う．外傷初期診療での外科的気道確保は緊急性が高く，時間のかかる気管切開より輪状甲状靱帯切開が望ましい〔気管挿管に関しては第7章（→89頁），外科的気道確保に関しては第6章（→86頁）参照〕．

B＝呼吸評価と致死的な胸部外傷の処置

（breathing with life-threatening chest injury）

呼吸の評価は視診，聴診，触診，打診によりその異常を評価する．並行して経皮的動脈血酸素飽和度（SpO$_2$）を確認する．呼吸の異常がある場合は全例に酸素投与を行う．酸素投与でも十分な酸素化が得られない，または換気ができない場合は，補助換気を行う．

視診では呼吸数と呼吸様式を確認する．呼吸数が多いまたは少ない場合は呼吸の異常である．呼吸補助筋（胸鎖乳突筋など）を使用した努力呼吸は呼吸の異常と考える．また吸気とともに胸郭がしっかりと挙上しているか，異常な胸郭運動がないかを評価する．聴診では呼吸音の左右差を評価し，呼吸音が減弱している場合には気胸や血胸の存在を想定する．胸郭と頸部の触診を行い皮下気腫がないか確認する．また，打診では前胸部での鼓音，側胸部での濁音がないかを確認する．鼓音があれば気胸，濁音があれば血胸の存在が想定される．

呼吸の評価で見逃してはならないのが奇異呼吸を伴うフレイルチェスト（flail chest；胸郭動揺）

と緊張性気胸（tension pneumothorax）である．フレイルチェストには陽圧換気を実施する．患側の胸郭の膨隆，外頸静脈の怒張，頸部気管の健側への偏位，患側の呼吸音減弱（消失），頸部・胸部への皮下気腫，打診での鼓音などの所見があり，SpO_2 が低下するなどの低酸素とショック状態が同時に発生している場合は，緊張性気胸と判断し，ただちに胸腔穿刺または胸腔ドレナージを行う．呼吸異常をきたす病態としては，このほかに大量の気道出血，肺挫傷，開放性気胸，大量血胸などがある．

C＝循環評価および蘇生と止血
（circulation with hemorrhage control）

循環の評価ではショックの有無が重要である．外傷におけるショックの約9割が出血性ショックであり，残り1割が閉塞性ショックとされる．閉塞性ショックの代表的病態は，緊張性気胸と心タンポナーデである．閉塞性ショックが否定されれば，外傷のショックは大半が出血性ショックと考える．

ショックの認知は，血圧に頼ることなく身体所見から判断する．四肢などの末梢皮膚を触知して湿潤や冷汗がないか，脈拍が弱く速くないかをみる．また皮膚が蒼白となることもある．さらに毛細血管再充満時間（capillary refill time：CRT）の遅延（2秒以上）があると末梢循環不全，すなわちショックと判断する．出血性ショックでは循環血液量が減少することから脈の触知が微弱となり頻脈となる．さらに，出血とともに不穏や医療者に非協力的となるなどの精神の変調がみられることがある．これらの所見はいずれもショック徴候である．血圧はショックの当初は低下することがなく，2L程度の出血を伴って初めて低下することが多いことから，血圧の値をみてショックの有無を判断するとショックの見逃しにつながりかねない．

> **Point ショックの早期認知法**
> ショックは下記理学所見から総合的に判断する．
> ・皮膚の湿潤，冷汗，蒼白などがある．
> ・橈骨動脈の拍動が弱いまたは速い．
> ・毛細血管再充満時間（capillary refill time：CRT）の遅延
> ・不穏や医療者に非協力的となる精神変調・意識変化．
> ・血圧の測定値に捉われない．

ショックを認知したら続いてその原因を検索する．閉塞性ショックが否定されれば出血性ショックの可能性が高くなるため出血源を検索する．外傷患者で出血しやすい場所は胸腔，腹腔，後腹膜腔，外出血の4つとされている．外出血は衣服を除去して活動性の出血がないかを確認する．胸腔の出血は胸部X線検査，後腹膜出血は骨盤X線で，そして腹腔内出血は迅速簡易超音波検査法（focused assessment with sonography for trauma：FAST）を用いて迅速に確認する．胸部X線検査では大量血胸（画像19-a）を確認する．骨盤X線検査では不安定型骨盤骨折を確認する（画像19-b）．FASTでは腹腔内および胸腔内の echo free space を確認するとともに心嚢内の液体貯留の有無から心タンポナーデの評価を同時に行う（図11-2）．循環が不安定な患者においては，CT検査を実施して出血源を検索することは心停止などのリスクを伴うことから禁忌とされている．これと並行して輸液路を確保して初期輸液を実施する．大量出血の場合は，早期から輸血の投与を考慮する．

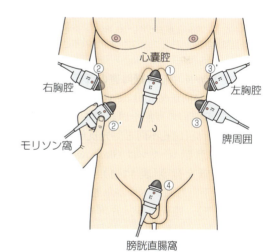

図11-2　FAST（focused assessment with sonography for trauma）
① 心タンポナーデの有無の評価，②'③' 胸腔内出血の評価，②③ 腹腔内出血の評価．　画像20

Web 付録
画像19：大量血胸と不安定型骨盤骨折による後腹膜出血
画像20：FAST

出血源を同定したら止血術を行う．一般に，輸液や輸血を行っても血圧上昇反応などのないもの（non-responder）は出血量が多いことから緊急止血術の適応となる．外出血を見つけた場合は，ただちに用手的圧迫止血で出血を制御する．特に四肢からの動脈性出血を制御するためには，ターニケットを用いて止血する．胸腔，腹腔および後腹膜腔の大量出血は外科的止血と経カテーテル止血により制御する．胸腔または腹腔内の大量出血で循環が維持できない場合は，速やかに外科的止血術を行う．血圧の低下が激しく，頻脈であったものが徐々に徐脈になるなどの所見がみられる場合は心停止が迫っており，蘇生的開胸術により心停止を回避する手技が必要となる．心タンポナーデによる閉塞性ショックは心嚢穿刺や心嚢開窓術によりタンポナーデを解除する．

Frontier

大量出血の止血法の選択

大量出血の止血法には，外科的止血と経カテーテル止血がある．この止血オプションの使い分けは，止血までの時間的猶予がどれくらいあるかによって判断される．心停止が迫っているような切迫した大量出血症例では外科的止血のほうが早期に出血源を制御できる可能性が高い．一方，ショックではあるものの，心停止が迫っていない時間的余裕のある場合には，低侵襲な経カテーテル止血が選択されることが多い．

D＝生命を脅かす中枢神経障害の評価

（dysfunction of central nervous system）

中枢神経の障害の有無を確認するため，意識レベル，瞳孔所見（瞳孔不同と対光反射），片麻痺を評価する．意識レベルは Glasgow Coma Scale（GCS）で評価を行う（表11-1）．意識レベルがGCS 8点以下，意識レベルが急速に低下（GCS が2点以上低下），瞳孔不同，片麻痺，脳ヘルニアを疑う（Cushing 現象）場合には「切迫する D」と表現し，重篤な頭部外傷の存在を念頭に置いて診療を行う．「切迫する D」と判断した場合は，確実な気道確保（気管挿管）を実施し，脳神経外科医を早期にコールする．また primary survey が完了し，secondary survey の初めに頭部 CT を実施する．重篤な脳損傷を伴う患者では治療過程において発生しうる二次性脳損傷（表11-2）を防止することに重点が置かれている．低酸素，過換気，低換気，循環不全が生じた場合，損傷を受けた脳は二次性脳損傷による広範囲の脳腫脹へと進展するこ

表11-1　Glasgow Coma Scale（GCS）

機能	点	内容
開眼機能（E） eye opening	4	自発的に，または普通の呼びかけで開眼する
	3	強く呼びかけると開眼する
	2	痛み刺激で開眼する
	1	痛み刺激でも開眼しない
言語機能（V） verbal response	5	見当識が保たれている
	4	会話は成立するが見当識が混乱
	3	発語はみられるが会話は成立しない
	2	意味のない音声
	1	発語みられず
運動機能（M） motor response	6	命令に従って四肢を動かす
	5	痛み刺激に対し手で払いのける
	4	指への痛み刺激に対して四肢を引っ込める
	3	痛み刺激に対して緩徐な屈曲運動
	2	痛み刺激に対して緩徐な伸展運動
	1	運動みられず

表11-2　二次性脳損傷をきたす因子

頭蓋内因子	占拠性病変による圧迫・破壊
	脳ヘルニアによる脳幹障害
	脳虚血
	脳浮腫
	痙攣
	感染
頭蓋外因子	低酸素血症
	低血圧（ショック）
	高・低二酸化炭素血症
	貧血
	高熱

とがある．これを防止し損傷を最小限に抑える管理が初期診療を通して必要とされる．

E＝脱衣と体温管理

（exposure and environmental control）

全身の衣服を除去して活動性の出血や開放創などがないか確認する．同時に体温を測定するとともに保温を行う．重篤な外傷患者は容易に低体温となり全身状態悪化の引き金となり得る（後述）．低体温となっている場合は，積極的な保温を行う．体表の保温や体表加温，さらには深部加温などの方法で低体温の積極的復温を行う．

② secondary survey

primary survey をクリアすると生理学的異常が改善され生命危機のリスクは減少する．この後，解剖学的な評価と治療である secondary survey を行う．まず，primary survey で「切迫する D」と判定された場合は，この段階で頭部 CT を撮影し脳神経外科的な手術介入の必要性を評価する．「切迫する D」がなければ身体診察に入る．まず，患者のアレルギー歴，薬歴，既往歴（妊娠の有無），最後の食事，受傷機転を患者から聴取する．意識が清明でない場合は救急隊や家族から聴取する．

全身診察は頭部からつま先まで順次詳細に診察を行い，どこに解剖学的損傷があるかを見逃さないように評価する．背面は見逃されやすいので忘れないよう評価する．

C 外傷患者の生理学的特徴

外傷患者では出血に伴って循環を維持しようとする代償機転が生じる．米国外科学会が作成した出血性ショックのクラス分類では Class Ⅰ～Ⅳの4つに分類されている〔第3章の表3-4（→23頁）参照〕．出血量の増加に伴って，脈拍数の増加は顕著にみられる．これは出血に伴って減少した1回心拍出量を補うために，心拍数を増加させて1分間の心拍出量を維持しようとする代償機転である．このため出血量 1,500 mL 程度までは血圧の低下反応が生じない．出血量が 750 mL 程度を超える Class Ⅱ以降では脈圧が低下する．出血量が 2,000 mL 程度を超えると代償機転も破綻し，ついには血圧が低下する．こうした代償機転が働き当初は血圧が維持されるため，血圧を指標に循環動態を評価すると予想以上に出血していることを見逃す可能性がある．

大量出血を伴う外傷患者には独特の生理学的反応が生じる．重症外傷では体温が容易に低下する．末梢循環不全の結果，細胞活動に支障をきたすと体温コントロールが困難となり低体温となる．低体温が生じることにより血液凝固カスケードの酵素系が失活することで凝固障害が急速に進展する．外傷急性期における血液凝固障害は線溶亢進型凝固障害である．この凝固障害の結果，止

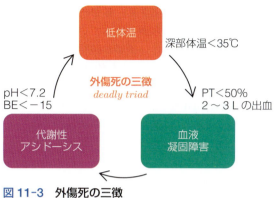

図 11-3　外傷死の三徴

血はより困難となり循環不全状態の持続から代謝性アシドーシスが進行する．代謝性アシドーシスはさらに体温を低下させ負のスパイラルへと進行する．これらの低体温，血液凝固障害，代謝性アシドーシスを，「外傷死の三徴(deadly triad)」と呼ぶ（図 11-3）．「外傷死の三徴」が揃うと死亡率がきわめて高くなり，外傷初期診療ではこの三徴を回避する治療が必要である．

D damage control surgery (DCS) の考え方

外傷患者の外科的治療は primary survey の一環として行われる蘇生的手術と secondary survey で行われる根本的治療とに分けることができる．

蘇生的手術(resuscitative surgery)は，生理学的異常を改善することを目的として行われる手術である．その多くは大量出血に対する止血術である．出血性ショックにより循環が破綻し，輸液や輸血に反応しない場合には速やかに外科的止血術が必要である．出血源を FAST や胸部および骨盤 X 線検査で確認し，特定された出血源の緊急止血術を行う．大量血胸であれば開胸止血術，腹腔内出血であれば開腹止血術を行う．骨盤腔後腹膜出血の多くは経カテーテル動脈塞栓術での止血が効果的なものが多い．

蘇生的手術を必要とする症例では「外傷死の三徴」のいくつかを認めることが多い．損傷した臓器の根本的治療を目指した従来の外科学の考え方で手術を継続すると，長時間の手術が患者の生理

学的状態をさらに悪化させ，結果的に生命予後を悪化させることが明らかとなっている．このため現在では大量出血を伴い循環が破綻した外傷患者においては，常識的な根本的手術ではなく，damage control surgery (DCS) を行うことが推奨されている．DCS とは，現在患者のかかえるダメージを一時的に回避して生理学的状態を改善したのちに根本的治療を行う一連の治療戦略のことである．外傷早期の初回手術では，根本的手術を回避して出血と体腔内の汚染のコントロールのみを行い速やかに手術を終了する．例えば，肝損傷であれば，肝切除などの根本的手技を行わず，肝周囲パッキング (perihepatic packing) というガーゼパッキングで止血を行うなどの簡略化手術 (abbreviated surgery) を行う．術後は集中治療室へ移動して呼吸，循環などの全身管理とともに「外傷死の三徴」の改善を行う (surgical critical care)．全身状態が改善した初回手術後1〜2日目に，初回手術ではできなかった根本的治療を行い治療が完結する (planned reoperation)．この DCS の治療戦略により重症外傷患者の救命率は大きく向上している．

腹部外傷において DCS を行った場合，多くは根治的筋膜閉鎖を行わない一時的閉腹法 (temporary abdominal closure) にて手術を終了する．一時的閉腹法の利点は，手術時間の短縮，術後の腹部コンパートメント症候群防止，不要な縫合による侵襲回避などがあげられる．近年は市販のキットなどの活用により，迅速な一時的閉腹が可能となった（画像21）．

蘇生的手術を必要とせず根本的治療を行う代表的な傷病としては外傷性消化管穿孔による腹膜炎などがあげられる．生理学的状態が安定している場合は，通常の緊急手術に準じた考え方で手術が行われる．

E 各臓器損傷の病態と治療

1 頭部外傷

頭部外傷は頭蓋骨骨折，脳実質損傷，びまん性脳損傷，頭蓋内血管損傷に大別できる．頭部外傷による脳損傷は一次性脳損傷と二次性脳損傷に分けられる．一次性脳損傷とは，直接外力によって生じる損傷である．脳挫傷や挫傷内血腫などがそれに該当する．一次性脳損傷は受傷時にその度合いが決定され，これを確実に改善することは困難である．ゆえに頭部外傷の治療で重視されるのは二次性脳損傷の予防と軽減である．二次性脳損傷を引き起こす要因には表11-2 に示すようなものがあり，これらを回避するような診療が求められる．

脳実質は頭蓋骨という強固な組織によって包まれ保護されているが，このために外力が加わると損傷を受けた側のみではなく対側の脳実質が障害を受けることがある．受傷側の脳実質が損傷を受けるものを coup injury と呼ぶ．一方，この外力の影響で脳実質が対側の頭蓋骨と衝突することで生じる contra-coup injury があり，受傷側と反対側にも損傷が生じうる．

2 顔面外傷

顔面外傷は頭部外傷や頸椎・頸髄損傷と合併しやすい外傷である．顔面外傷において緊急性の高い病態は気道緊急（気道閉塞）である．下顎骨骨折に伴う口腔内出血は容易に気道を閉塞する．口腔内に出血して下顎骨に不安定性が発生すると自ら気道を維持できなくなる可能性がある．気道が閉塞するリスクがある場合は吸引などで気道を確保する．上顎骨や鼻骨など顔面骨の高度な骨折では鼻腔からの大量出血を生じることがある．これも同様に気道を閉塞する危険性があるが，気道を確保しつつ止血を行う必要がある．鼻腔などからの出血にはガーゼパッキングやベロックタンポンなどによる圧迫止血を行う．

Web 付録
画像21：腹部 damage control surgery における一時的閉腹法

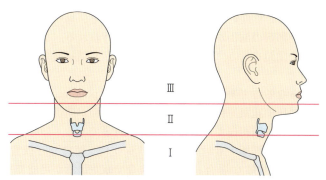

図11-4 穿通性頸部外傷におけるZone分類

表11-3 穿通性頸部外傷におけるhard singとsoft sign

hard sing	soft sing
気道緊急	病院前に創からの出血
大量の皮下気腫，創からの泡沫	創が頸動静脈の近傍
拡大するまたは拍動性の血腫	非拡大性の血腫
thrill（振戦）の触知，bruit（雑音）の聴取	わずかな神経障害・脳虚血の徴候
活動性出血	上肢の脈拍消失
吐血	声の変化，嗄声
神経障害	触知可能な捻髪音
	血痰
	創部からの空気の漏れ
	X線で頸部・縦隔にエアーが存在
	深頸部痛
	嚥下痛
	嚥下困難

❸ 頸部外傷

頸部軟部組織内への出血を生じる場合は，血腫の拡大が気道を閉塞する可能性があり（気道緊急），輪状甲状靱帯切開などの外科的気道確保を必要とすることがある．穿通性外傷の場合，頸部の重要血管を損傷すると大量出血のためショック状態となる．この場合，用手圧迫止血で一時的止血を行い，引き続き外科的止血術を行う．

穿通性頸部外傷ではその解剖学的位置と止血の難易度，止血アプローチ法などから損傷部を3つのZoneに分類している（図11-4）．Zone Ⅱは手術的止血が容易な部位であり，Zone ⅠおよびⅢは外科的アプローチが難しい部位である．いずれの部位にせよ，患者の循環動態が不安定な場合には緊急手術で止血術を行う．

循環動態が安定している場合は，CTなどによる画像検索を行い出血部位を確認して外科的治療か経カテーテル止血がよいかを判断する．外科的治療の必要性を評価するため，hard sign（表11-3）を確認する．hard signは頸部の主要血管や気道，消化管損傷の有無を示唆する所見であり，hard sign陽性の場合は手術の適応である．hard signが陰性の場合は，soft sign（表11-3）を確認し，これらを認める場合はCTなどによる画像検索を行い，手術の必要性を判断する．

● 頸部臓器損傷と治療

a 喉頭・気管損傷

喉頭や気管を損傷すると気道閉塞を生じるリスクがある．嗄声や喘鳴など気道狭窄音がある場合は，気道狭窄と考え，気道閉塞が生じる前に確実な気道確保（気管挿管など）を行う．気管挿管がすでにできないほどの気道狭窄の場合には，輪状甲状靱帯切開での気道確保を行う．

b 食道損傷

鈍的損傷では食道が損傷することは稀で，多く

は穿通性外傷の際に生じる．CTで食道周囲軟部組織の気腫像や食道造影で造影剤の漏出がみられる．治療は損傷食道部の縫合閉鎖を行う．

c　頸動静脈損傷

頸動静脈の損傷は致命傷となることある．大量出血があれば，まず用手的に圧迫止血を行う．多くは外科的治療を必要とし，頸動脈損傷では縫合による血管修復術を行う．内頸静脈損傷も同様に血管修復術を行うが，止血が困難な場合にはdamage control surgery の考え方から結紮での止血をせざるをえない場合もある．外頸静脈は止血のため結紮が可能である．

4　胸部外傷

胸部外傷では心大血管や肺が損傷し，損傷の度合いによっては致命的な損傷となるものがある．患者の生理学的異常を引き起こす臓器が多いことから，primary survey でその異常を評価するとともに蘇生を行う必要がある．大量血胸，緊張性気胸，フレイルチェスト，心タンポナーデなど生命危機を生じる損傷を見逃さないようにする．

胸部の穿通性外傷では，心大血管を損傷して大量出血をきたす可能性の高い部位として Sauer's danger zone（上縁を鎖骨上窩，左縁を左鎖骨中線，右縁を右鎖骨近位1/3，下縁を心窩部とする領域）が知られている〔胸部外傷に関しては第25章「胸壁および胸膜」の「胸部外傷」の項（→328頁）も参照〕．

1　フレイルチェスト flail chest

肋骨・肋軟骨が上下連続してそれぞれ複数箇所骨折すると，その骨折で囲まれた胸壁は正常胸郭との連続性を失いフレイルセグメントとなる．この領域は吸気時に陥没し，呼気時には膨隆する奇異な呼吸を呈し（奇異呼吸），呼吸状態の悪化をきたす．これをフレイルチェストと呼ぶ．自発呼吸の吸気時には胸腔内は陰圧となるため，フレイルセグメント部は陥没する．併発する肺挫傷による低酸素血症と胸郭運動の低下による換気障害とが混在した呼吸不全を呈する．また多発肋骨骨折の疼痛による呼吸運動の低下も呼吸状態の悪化に関与する．治療としては陽圧換気を行い酸素化と換気を改善させる．重篤な場合は，気管挿管による陽圧換気を行う．フレイリングと疼痛が強い場合は，肋骨をプレートなどで固定する観血的肋骨固定術が行われる．また換気や排痰を促すために疼痛に対して鎮痛薬の投与を行う．

2　気胸 pneumothorax

気胸は肺が損傷することで虚脱して低酸素を生じる病態である．頻呼吸，努力呼吸，呼吸苦などがみられ，聴診で呼吸音が減弱する．胸部X線検査で確定診断が可能であり，治療は胸腔ドレーンによるドレナージを行う．軽症例では保存的加療で軽快するものもある．

3　緊張性気胸 tension pneumothorax

緊張性気胸は閉塞性ショックの代表的病態であり，治療が遅れると心停止をきたす．気胸や胸壁の損傷の際に，胸腔内への空気の流入が生じ，これが一方向弁となり空気が胸腔内へと閉じ込められ胸腔内圧が著明に上昇することで生じる．胸腔内圧が上昇することにより，患側の胸郭の膨隆，気管や縦隔の健側への偏位，頸静脈の怒張，患側の呼吸音の減弱または消失，皮下気腫，鼓音などの特徴的な症状がみられる．診断はこれら理学所見から行い，診断したらただちに胸腔穿刺または胸腔ドレナージによる緊急脱気を行う．治療の遅れは心停止の原因となるため，胸部X線検査で確定診断をせず，理学所見から脱気を行う．

4　開放性気胸 open pneumothorax

胸壁に欠損が生じると外気が吸気時に胸腔内へと引き込まれ肺は虚脱して低酸素，低換気を生じる（画像22）．開放創が小さいと吸気時に創部から空気が引き込まれる現象がみられる（sucking chest）．治療は開放創の閉鎖であるが，ただ単に閉鎖すると緊張性気胸の発生につながるため，損傷部以外の場所から胸腔ドレーンを留置して創部を閉創する．

5　大量血胸 massive hemothorax

臓器損傷や胸壁損傷の結果，出血をきたすと胸腔内に血液が貯留する．これを血胸といい，出血

Web 付録
画像22：開放性気胸

量が大量の場合，これを大量血胸と呼ぶ．肺は圧迫され呼吸不全を呈する．胸部 X 線検査で全肺野の透過性低下（画像 19-a）や FAST による胸腔内の液体貯留が確認されることで診断される．大量血胸の場合，胸腔ドレナージを行うことで呼吸障害は改善するが，ショックの治療にはならない．循環が不安定な場合は，開胸して止血術を行う．

6 ● 心タンポナーデ

緊張性気胸と並び閉塞性ショックをきたす病態である．心臓は心外膜（心囊）に囲まれており，心損傷による出血は心囊内へと貯留する．この出血が凝血塊として増量すると心臓の拡張を障害し，結果として 1 回心拍出量が低下することで著明なショックを呈する．心囊液が貯留し，かつショックを呈するものを心タンポナーデと呼ぶ．出血で説明できないショックの場合は本症を念頭に置く．特徴的な臨床症状として，Beck の三徴（血圧低下，頸静脈怒張，心音減弱）があるが，その発生頻度は必ずしも高くはない．また奇脈や Kussmaul 徴候（自発呼吸下の吸気時の中心静脈圧の上昇）などがみられる．FAST で心囊液の貯留が確認され，ショックが伴っていることで診断される．治療は心囊穿刺または剣状突起下心囊開窓術を行うが，心停止が迫るような切迫した状態の場合は，緊急開胸術による心膜切開を行う．心タンポナーデも治療の遅れは心停止をきたすことから，診断したら迅速に心囊内の血液を除去する．

7 ● 胸部大動脈損傷 thoracic aortic injury

胸部大動脈は胸壁の後壁に固定されており，急速な減速作用機序により損傷を生じる．このため好発部位は，左鎖骨下動脈を分岐した直後の下行大動脈部（大動脈峡部）である（画像 23）．約 80％ の患者は現場にて心停止し，生命徴候のあるまま到着した患者の多くがショック状態である．胸部 X 線検査では上縦隔の拡大，大動脈陰影の不鮮明化などがみられ，確定診断は胸部造影 CT 検査（画像 23）で行われる．診断されたら

Web 付録
画像 23：胸部大動脈損傷

薬剤での血圧のコントロールを行う．循環動態が不安定な場合は，開胸による外科的修復術が行われるが，循環動態が切迫していない場合には，近年ステントグラフトによる修復が行われている．

8 ● 心損傷 cardiac injury

心損傷は緊急性の高い損傷である．心損傷からの出血は高度な出血性ショックを伴い，止血が遅れれば心停止をきたす．ショックを伴うものは手術適応である．心囊が保たれていれば心タンポナーデを生じていることがあり，心膜切開を行った後は速やかに心損傷部の修復を行う．心房損傷の場合，サテンスキー鉗子により損傷部を遮断して縫合止血する．心室損傷では，用手的圧迫止血を行い，迅速に縫合して止血を行う．尿道バルーンカテーテルを用いた一次止血法や皮膚ステイプラーを使用した止血法などもある．

9 ● 気管・気管支損傷 tracheal injury, bronchial injury

気管分岐部の前後が好発部位である．呼吸困難，血痰，縦隔気腫，著明な皮下気腫などがみられる．治療は気道確保下での損傷部位の修復である．損傷が軽度の場合は気管挿管下での保存的加療を行うこともある．

10 ● 肺損傷 pulmonary injury

肺実質内への鈍的外力が加わると肺組織が挫滅して肺挫傷（lung contusion）と呼ばれる病態が生じる．肺挫傷は広範囲になると低酸素血症を生じ呼吸状態を悪化させる．胸部 X 線検査では境界不明瞭な斑状・網状陰影がみられる．肺に裂傷が生じると肺裂傷（lung laceration）と呼ばれ，胸腔内出血をきたし大量血胸の原因の 1 つとなる．出血とともに気道系の損傷があると気胸となり，量が多いと緊張性気胸を生じる．多くは胸腔ドレナージで治療可能であるが，出血やエアリークの多いものでは肺切除術が必要となる．

11 ● 横隔膜損傷 diaphragmatic injury

発生頻度は比較的少ないが，発生すると横隔膜の破裂に伴って腹腔内臓器が胸腔内へと脱出して呼吸状態を著しく障害する．胸部 X 線検査では，横隔膜の挙上や胃泡が胸腔内にあるなどの所見か

ら診断されることが多い（画像24）．診断にはCTによる冠状断像が有用である．右側では肝臓があるため損傷が見逃されやすい．治療は外科的に横隔膜の修復を行う．左横隔膜損傷は腹腔内からアプローチして修復するが，右横隔損傷は経胸腔または経腹腔的にアプローチして修復する（画像25）．

5 腹部外傷

わが国の腹部外傷は88％が鈍的外傷であり，交通事故や墜落などの高リスク受傷機転により発生するものが多い．腹部における緊急性の高い病態は出血である．腸間膜，肝臓，脾臓の損傷では腹腔内大量出血をきたしやすい．腹腔内出血はFASTで検出される．後腹膜腔へ出血が生じるとFASTで出血を検出するのは容易ではない．出血に次いで緊急性のある病態は消化管損傷である．発見が遅れると急性汎発性腹膜炎となり重篤な状態となる．診断には腹部CT検査が有用であり，free airが検出されれば消化管の全層性損傷（穿孔）が考えられる．しかし，外傷性消化管損傷ではCTでの検出率は必ずしも高くないため，所見がなくとも繰り返し腹部所見をとるなどして早期発見に努める．

腹部外傷の緊急手術適応は大きく分けて大量出血と外傷性消化管穿孔の2つである．出血により循環動態が不安定で輸液や輸血に反応しない場合は緊急開腹止血術の適応である．この場合，腹部CT検査を行うことは検査中に心停止をきたすリスクが強く禁忌と考える．多くの症例がdamage control surgeryの適応となる．出血量が大量の場合，手術室へと移動することすら危険なことがあり，この場合は救急室内で開腹止血を行うこともある．外傷における緊急開腹術では，剣状突起から恥骨結合までの正中切開（trauma incision）で開腹することが標準的である．腹腔内に出血はあるが，循環動態が安定している場合は，経カテーテル動脈塞栓術（transcatheter arterial embolization：TAE）により止血することもある．近年TAEの進歩によりこれを用いた保存的加療（non-operative management：NOM）の症例が増えている．外傷性消化管穿孔での緊急手術は出血の手術より緊急度は下がるが，診断とともに開腹術を行

表11-4 肝損傷分類（liver injury scale）

AASTグレード	AIS重症度	画像診断の基準（CT所見）
I	2	表面積の10％未満の被膜下血腫 深さ1cm未満の実質裂創
II	2	被膜下血腫が表面積の10〜50％ 直径10cm未満，深さ1〜3cm，長さ10cm以下の実質内血腫
III	3	表面積の50％を超える被膜下血腫；破裂した被膜下血腫または実質血腫 10cmを超える実質内裂創 深さ3cmを超える裂創 肝血管損傷の存在または肝実質内の活動性出血
IV	4	肝葉の25〜75％の実質破壊 肝実質を超えて腹膜に及ぶ活動性出血
V	5	肝葉の75％を超える実質破壊

AAST：米国外傷外科学会，AIS：簡易損傷スケール
〔Kozar RA, et al：Organ injury scaling 2018 update：Spleen, liver, and kidney. J Trauma Acute Care Surg 85：1119-1122, 2018 より〕

い早期に損傷部の修復と腹腔ドレナージを行う．

1 ● 肝損傷 liver injury

肝臓は腹部臓器のなかで最も大きい実質臓器であり，腹部に外力が加わると損傷しやすい．肝臓は損傷すると大量出血をきたすことが多く，わが国では手術症例の死亡率は13％である．肝損傷は損傷分類で5つに分けられている（表11-4）．肝損傷の多くは右葉と左葉間のCantlie線に沿って生じることが多い（画像26）．肝損傷の急性期治療で優先すべきは止血である．循環動態が不安定で輸液や輸血に反応しないnon-responderの場合には緊急開腹術の適応である．「外傷死の三徴」のいくつかが生じているものが多く，大半の症例がdamage control surgeryの適応となり得る．手術ではガーゼパッキング（perihepatic packing）（画像27）を行い，止血されればただちに手術を終了して集中治療管理を行う．肝動脈出血がある場合にはTAEを追加する．初回手術後

Web付録
画像24：左横隔膜損傷
画像25：横隔膜損傷
画像26：肝損傷のCT
画像27：perihepatic packing後のCT画像

48〜72時間を目処に計画的再手術を行い，ガーゼを除去して止血を確認し，根治的閉腹術を行う．

2 ● 脾損傷 splenic injury

脾臓も損傷すると大量出血をきたすことがあり，循環動態が不安定な場合は緊急開腹止血術の適応である．脾臓は極力温存を試みるが，循環維持が難しく damage control surgery を必要とする場合は脾臓摘出術を行う．循環が安定している場合には，手術を回避して TAE で止血し NOM で管理を行う．

3 ● 腎損傷 renal injury（🖼 画像28）

腎臓は後腹膜臓器であり，出血しても FAST で検出できないことがある．損傷が大きい場合には血尿がみられる．循環動態が不安定な場合は緊急開腹術での止血を行う．後腹膜を展開して腎茎部を遮断することで出血を制御する．damage control surgery の適応となるものは腎摘出術が行われる．循環動態が安定している場合は，CT 検査を行い損傷程度の評価を行う．活動性出血があれば TAE で止血を行い，出血がみられなければ NOM が選択される．

4 ● 膵損傷 pancreatic injury

膵損傷では止血と膵液による汚染の回避（ドレナージ）が重要となる．循環動態が不安定な場合または主膵管損傷（🖼 画像29）がある場合は緊急手術の適応である．膵頭部と膵体尾部では治療戦略が異なる．膵体尾部に損傷がある場合は膵縫合やドレナージ術を行う．循環が維持できず damage control surgery の適応の場合は，膵体尾部切除術で止血する．膵頭部損傷では，damage control surgery の適応の場合，膵周囲パッキングで止血し，計画的再手術の際に損傷が高度であれば膵頭十二指腸切除術を行う．

5 ● 消化管損傷，腸間膜損傷
gastrointestinal injury, mesenteric injury

全層性の消化管損傷では腹腔内が汚染し腹膜炎状態のため，損傷部の修復と腹腔内の洗浄，ドレナージ術を行う．穿孔部は縫合修復を行い，腸管の損傷が高度な場合は腸管切除術を行う．damage control surgery の適応の場合は，消化管切除を行うが消化管の再建は行わずに初回手術を終了し，計画的再手術の際に再建（消化管吻合）を行う．

腸間膜損傷の手術はわが国で最も多く行われている外傷手術である．容易に大量出血し高度なショックとなる（🖼 画像30）．循環動態が不安定な場合はただちに開腹して止血術を行う．腸間膜血管は結紮して止血を行う．上腸間膜動脈本幹の損傷で damage control surgery の適応の場合は一時的シャント術が行われることがある．

6 ● 腹部大血管損傷
abdominal major vessel injury

腹部大血管は後腹膜に位置しており，これらの損傷が生じると後腹膜出血となる．多くの場合が緊急手術を必要とする．外傷の場合，後腹膜を解剖学的特徴により3つの Zone（図11-5）に分類して治療方針を決定する．後腹膜を開放して止血を行うかの判断は受傷形態によって異なる．穿通性外傷であれば後腹膜は部位にかかわらず原則開放して止血術を行う．鈍的外傷では，Zone Ⅰ は開放して止血を行うが，Zone Ⅱ は血腫が拡大するような活動性出血がある場合に限り開放し，Zone Ⅲ では原則後腹膜を開放しない．

大動脈損傷は拍動性の活動性出血として確認できる．損傷部を用手的に圧迫止血し，迅速に縫合して止血を行う．下大静脈損傷も同様に用手圧迫止血の後に縫合止血を行う．血管損傷がひどく出血がコントロールできないときは damage control surgery とし，下大静脈の結紮により止血をせざるをえない場合もある．

⑥ 骨盤外傷 pelvic injury

骨盤輪の破綻をきたす骨盤骨折では，後腹膜への大量出血を引き起こすため単なる骨折と考えてはならない．不安定型骨盤骨折（🖼 画像19-b）は循環が破綻するほどの大量出血のため死亡率の

Web 付録
画像28：腎茎部損傷（腎動静脈損傷）と腎損傷
画像29：膵損傷
画像30：小腸・腸間膜損傷の大量出血症例

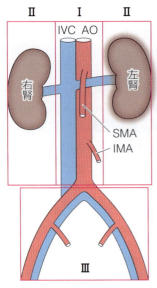

	穿通性外傷	鈍的外傷
Zone I	後腹膜を開放して止血	後腹膜を開放して止血
Zone II	後腹膜を開放して止血	血腫拡大があれば，開放して止血
Zone III	後腹膜を開放して止血	後腹膜を開放しない

図11-5　腹部後腹膜におけるZone分類と手術戦略
IVC：下大静脈，AO：大動脈，SMA：上腸間膜動脈，IMA：下腸間膜動脈．

高い外傷であり，primary surveyでその存在を認知し迅速な止血術を行う．骨盤後腹膜の出血の検出には造影CT検査が有効である（画像31）．骨盤輪骨折に起因する出血は，動脈性出血，静脈性出血，骨折部からの出血があり，それぞれ適切な止血法を選択する．

● 止血法

a　経カテーテル動脈塞栓術（TAE）

骨盤内側には内腸骨動脈領域の血管が走行しており，骨折に伴いその前方にある動脈から出血を生じる．これに対してTAEを行うことで効果的に動脈性出血をコントロールできる．TAEで循環が安定しない場合は，静脈性出血や骨折部からの出血を考える．血管造影下に出血部位を同定し，ゼラチンスポンジや止血用コイルを用いて動脈を塞栓する．

b　骨盤後腹膜パッキング preperitoneal pelvic packing

主に静脈性出血に効果的な止血法である．下腹部を切開し腹膜前腔から小骨盤の腹膜外腔へと到達し出血部をガーゼなどで圧迫して止血する．

c　簡易骨盤固定法

骨折部位の出血に対して整復固定を行うことで骨折部位が密着され，骨盤腔内の体積を減少させることで止血が促進される．この最も簡単な方法が簡易固定法である．病院前や救急外来でシーツなどを用いて行うシーツラッピング法や市販の固定器具を使用して固定する．骨盤後腹膜大量出血には効果的であり，まず行う止血法である．

d　創外固定法 anterior frame

外科的に創外にピンを打ち込み骨盤を固定する方法であり，不安定型骨盤骨折に対する有効な固定法である．骨盤輪の前方（上前腸骨棘や下前腸骨棘）に数本のピンを刺入して創外から固定を行う．のちに根治的な観血的骨盤整復術である内固定へ変更することが多い．

e　骨盤Cクランプ pelvic C-clamp

創外固定は骨盤の後方要素の固定性は弱いため，この場合は骨盤Cクランプが行われる．仙腸関節付近にピンを刺入して左右から圧迫して骨盤輪の後方要素を固定する．

Web付録
画像31：造影CT（動脈相）における恥骨部周囲の動脈性出血

❼ 脊椎・脊髄外傷

　脊椎骨折や脱臼などに伴い脊柱管内を走行する脊髄が損傷（画像32）すると，呼吸循環の異常や神経学的脱落症状が発生する．特に高位頸髄損傷では呼吸筋麻痺からの呼吸障害や神経原性ショック（neurogenic shock）による循環の異常をきたし，生命危機をもたらす損傷と考える．頸髄損傷に特徴的所見として<u>腹式呼吸</u>と<u>徐脈</u>があり，初期診療の際にこれら所見がみられた場合は頸髄損傷を疑う．シートベルト損傷では胸腰椎の骨折をきたすことがある．脊椎骨折の診断には脊椎CT検査が有用である．

❽ 四肢外傷

　四肢外傷は軟部組織損傷と長管骨骨折が主な損傷である．派手な開放創や損傷があるとそれに気を捉われがちであるが，重要なのは生理学的異常を引き起こす致死的な臓器損傷の評価を優先することである．四肢外傷に付随して血管損傷が生じると大量出血から出血性ショックをきたす．開放創から拍動性の出血がある場合は動脈損傷であり，この場合は<u>ターニケットを装着して一時的止血</u>を行う．血管損傷はなくても大腿骨骨折では約1 L程度の出血をきたすことから骨折のみでも容易にショックとなりうる．さらに血管損傷に関連して血管閉塞を生じると末梢動脈拍動の消失，減弱，左右差などがみられるが，これを見逃すと救肢できなくなる．生理学的状態の安定化が優先ではあるが，機能障害を残さない診療も求められる．

Web 付録
画像32：第4頸椎前方脱臼による頸髄損傷（頸椎CT）

第12章 外科的感染症

A 外科領域で遭遇する感染症

感染症とは病原体が原因で起こる宿主の炎症性生体反応である．病原体は細菌，真菌など幅広く，それぞれ病態が異なることに加え，薬剤耐性傾向にある微生物の関与は治療成績に影響を及ぼす．宿主側因子として，感染部位や個々の免疫能が生体反応を左右する．また急性虫垂炎のように市中感染するものもあれば，手術部位感染のように院内で発症するものもある．

診断の困難さも課題となる．手術という侵襲は感染症に類似した生体反応を誘発する．術後の発熱では，手術侵襲によるものか，術後の感染症併発によるものかを判断しなければならない．

治療では，ただちに外科的治療を要するのか，保存的治療が可能なのかを判断しなければならない．治療の遅れが予後を左右する感染症が多いのも外科的感染症の特徴である．その際に使用する抗微生物薬の選択と使用法も重要である．

このように外科的感染症の診療では，多様な病態の評価，診断，治療のすべてにわたって，幅広い知識と経験を要する．さらに手術部位感染症においては予防が重要となる．本項では治療成績向上のために知っておくべき知識を整理する．

B 市中感染症
community-acquired infection

1 腹腔内感染症 intra-abdominal infection

腹腔内および骨盤内臓器および腹腔に起こる感染症すべてを指す幅広い病態である．消化器由来であることが多いが，泌尿器・生殖器に関連する

ものも含まれる．穿孔性腹膜炎では微生物による腹腔内の汚染に加え，胃酸や膵酵素などによる化学的な炎症を伴う場合がある．また病変の進展や持続により腹腔内膿瘍を形成する．

1 腹膜炎 peritonitis

一次性から三次性に分類され，腹膜透析に伴う炎症が追加される場合がある．一次性腹膜炎(primary peritonitis)は明らかな感染源を認めない病態である．肝硬変での腹水貯留に伴うものが代表的で，特発性細菌性腹膜炎(spontaneous bacterial peritonitis：SBP)と称する．二次性腹膜炎(secondary peritonitis)は腹腔内感染症全体の多くを指し，穿孔など腹腔内臓器の病変に伴って細菌などにより腹腔内が汚染されて起こる．二次性腹膜炎の原因を表12-1に示す．三次性(tertiary peritonitis)は二次性腹膜炎の治療後48時間以降に再燃もしくは持続する病態である．

2 胆道系感染症 biliary tract infection

代表的な胆道系感染症に急性胆管炎と急性胆嚢炎がある．急性胆嚢炎の90〜95%は胆石に起因し，腹腔内感染症のなかで最も頻度が高い疾患である．結石の胆嚢管嵌頓による胆嚢内胆汁うっ滞，胆嚢粘膜障害による病態を呈する．右季肋部痛を主訴とし，触診にてMurphy徴候を認め，血液検査にて炎症反応を呈する場合に疑う．診断には腹部超音波検査が有用で，図12-1に示すように胆嚢壁の肥厚とともに，胆石による音響陰影所見を呈する．治療は重症度によって異なり，抗菌薬による保存的治療，胆嚢ドレナージ，腹腔鏡下胆嚢摘出術などの選択肢がある．

一方，急性胆管炎とは肝内外の胆道系に急性炎症が発生した病態で，胆管内の細菌増加およびそれに伴う胆管内圧の上昇をきたす．急性化膿性胆

表12-1 二次性腹膜炎の原因

原因臓器	病態
胃	消化性潰瘍穿孔 悪性腫瘍 外傷
十二指腸	消化性潰瘍穿孔 外傷
胆道系	胆嚢炎 悪性腫瘍
膵	膵炎
小腸	虚血 Meckel 憩室 Crohn 病 外傷
大腸	虫垂炎 虚血 憩室炎 悪性腫瘍 潰瘍性大腸炎 Crohn 病
尿路生殖器	卵巣嚢胞 骨盤内膿瘍 悪性腫瘍

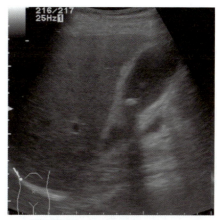

図12-1 急性胆嚢炎の超音波像

管炎のように短時間で重症化する病態もあり，注意が必要である．

3 ● 急性虫垂炎 acute appendicitis

細菌性もしくはウイルス性の感染症による虫垂粘膜の潰瘍形成が誘因とされるが，いまだに原因と発症メカニズムは明らかになっていない．限局した右下腹部痛は典型的な症状である．McBurney の圧痛点は古典的ながら診断に有用である．また先行する軟便，心窩部付近の不快感，排便による症状の軽減もしばしば経験する．嘔気はあっても軽度で，嘔吐が症状の中心であれば虫垂炎は否定的である．発症時の発熱は軽度で，悪寒を伴うことはあっても高熱は稀である．ただし病態が進行し，壊疽や穿孔を伴えば38℃以上の発熱を呈するようになる．

小児では病歴聴取の困難さに加え，嘔吐などの症状が診断を困難にする．高齢者，妊婦，免疫抑制状態などでも典型的な症状を呈しにくい．また虫垂の位置が盲腸の背側にある場合や骨盤内に下垂している場合も典型的な右下腹部痛を呈さない場合がある．

画像診断では超音波検査が有用だが，肥満症例では虫垂の描出が困難になるなどの課題もある．現在ではCT検査が虫垂炎の診断に広く使用されており，感度87〜99％，特異度85〜99％と報告されている．

外科的治療を考慮すべき病態は，①保存的治療に反応しない場合，②腹部症状が強いもしくは腹部全体に炎症が及んでいる場合，③高齢，免疫抑制状態などで保存的治療による病態の悪化による影響が大きいと推定される場合，などがある．

interval appendectomy とは急性虫垂炎に対する治療戦略の1つで，保存的治療で軽快したのちに待機的に虫垂切除術を行うことを示す．合併症発症率の低減が期待できること，正確なリスク評価や併存疾患の診断を行う時間的余裕があること，などが利点である．

4 ● 穿孔性腹膜炎 perforated peritonitis

急性腹症で腹部単純X線もしくは腹部CT検査で遊離ガス像を認めた場合は本症を念頭に置く．消化管内容物が腹腔内を汚染するため，腹膜刺激症状を呈する．下部消化管穿孔では上部消化管穿孔と比較して菌数が多いため，短時間で病態の悪化につながる．なかでもグラム陰性桿菌の細胞壁成分の1つであるリポ多糖類は，菌体が壊れる際に遊離され，毒素として作用する．この毒素は菌体そのものを構成する成分であるため，「内毒素（エンドトキシン）」と呼ばれる．エンドトキシンは全身の炎症反応を惹起し，発熱，血圧低下，播種性血管内凝固（disseminated intravascular coagulation：DIC)を引き起こす．この結果，下部消化管穿孔では治療開始の遅れが予後を左右するため，可能な限り速やかな手術施行が求められる．

② 皮膚軟部組織感染症
skin and soft tissue infection

皮膚や皮下組織の表層に起きる感染症として癤（せつ）・癰（よう），丹毒，蜂窩織炎などがある．より深部の壊死性軟部組織感染症として，壊死性蜂窩織炎，壊死性筋膜炎，*Clostridium* 性筋壊死などがある．このうち *Clostridium* 性筋壊死をガス壊疽と称する．

1 ● 癤（せつ），癰（よう） furuncle, carbuncle
毛囊や皮脂腺に急性の化膿性炎症をきたした病態を癤，さらに多数の癤が集簇した状態を癰と呼ぶ．黄色ブドウ球菌が原因であることが多く，この菌は局所の炎症所見が強いのが特徴である．このため皮膚に発赤を認め，放置すると中心部から自然排膿を認める．

2 ● 丹毒 erysipelas
顔面や下肢に好発する，表皮の傷や虫刺されを誘因とした A 群溶血性連鎖球菌による真皮の感染症である．菌の産生する外毒素により特徴的な皮膚の発赤を伴う．ペニシリン系薬などによる抗菌薬治療が第一選択である．

3 ● 蜂窩織炎 phlegmon
癤，癰，丹毒と比較して，より深部の真皮から皮下脂肪織に感染の主座がある．癤と異なり発赤の境界がやや不明瞭で，自然排膿は期待しにくい．蜂巣炎とも呼ばれる．原因菌はブドウ球菌属が多いが，侵入門戸は皮膚とは限らず，内因性の場合もある．抗菌薬治療が第一選択だが，排膿がないため原因菌診断が容易でない．このため経験的にブドウ球菌属をターゲットとした抗菌薬選択を行い，経過により必要に応じて治療薬を修正する．

4 ● 壊死性筋膜炎 necrotizing fasciitis
皮下組織や筋膜を侵す病態で I 型と II 型に分類される．I 型は好気性菌と嫌気性菌の混合感染である．多くは糖尿病やそれに伴う末梢血流障害を基礎にもち，しばしば下肢に起こる．

Fournier（フルニエ）壊疽(Fournier gangrene)は壊死性筋膜炎の I 型に分類される．消化管もしくは尿路からの穿通により，殿筋など会陰部の軟部組織に感染が波及する．

壊死性筋膜炎の II 型は A 群溶血性連鎖球菌によって起こる感染症であり，時に黄色ブドウ球菌が原因となる．I 型と異なり，基礎疾患を有しないすべての年齢層の健常人にみられ，皮膚や咽頭を介して菌が軟部組織に侵入した結果起こる．溶血性連鎖球菌による毒素性ショック症候群(toxic shock syndrome)を併発すると，血圧低下や血管透過性の亢進をきたす．

5 ● ガス壊疽 gas gangrene
壊死性筋膜炎が「非 *Clostridium* 性筋壊死」と称されるのに対し，*Clostridium* 性筋壊死にあたるのがガス壊疽である．*Clostridium* 属は嫌気性グラム陽性桿菌で，本症の原因菌は約 90％ が *Clostridium perfringens* である．1892 年に Welch がガス産生性の嫌気性菌として発見したことから，ウェルシュ菌とも呼ばれる．

ガス壊疽の治療の基本は外科治療である．感染部位を切開し，壊死組織の可及的な切除を行うことをデブリードマン(debridement)と呼ぶ．菌が存在し毒素を産生している部位を物理的に除去し，嫌気性菌を空気に触れさせることによって，菌数の低下を期待する治療である．減圧のための筋膜切開やドレーン留置は四肢の温存に有効である．デブリードマンは治療経過中に複数回必要な場合が多い．

6 ● 破傷風 tetanus
破傷風菌(*Clostridium tetani*)は偏性嫌気性グラム陽性桿菌で，哺乳類の腸管内や土壌に芽胞状態で広く常在する．汚染創から侵入した芽胞は，嫌気的環境下で発芽・増殖し，毒素を産生する．毒素は血流を介して脳幹や脊髄に達し，運動神経の抑制性神経回路を遮断する．その結果，筋肉の硬直症状として発症する．

病型は全身型，局所型，頭部型，新生児型の 4 つで，ほとんどは全身型を呈する．初期はイライ

ラ感や発汗を呈し，その後開口障害など骨格筋の筋硬直をきたす．典型的には項部，顔面筋の硬直，嚥下困難，呼吸筋の攣縮，その後全身性強直性痙攣に至る．本症は意識障害を伴わないため，筋硬直による疼痛を訴える．痙攣は音，光，接触により誘発される．

診断は強直性痙攣など臨床症状と病歴による．感染部位からの破傷風菌の同定は確定診断につながるが，同定が容易でないためその頻度は低い．潜伏期は8日以内であるが，芽胞の侵入から中枢神経系への毒素の移行の速度しだいで，1日から数か月と報告に幅がある．

全身性強直性痙攣では集中治療室での全身管理を行う．菌に対しては抗菌薬投与を，また血中に遊離状態で存在する毒素中和を目的に，抗破傷風ヒト免疫グロブリンを投与する．

破傷風の予防にはワクチンが有効である．乳幼児期に3種混合ワクチン〔DPTワクチン；ジフテリア(diphtheria)・百日咳(pertussis)・破傷風(tetanus)に対する予防ワクチン〕か4種混合ワクチン〔DPT-IPV；3種に加え不活性化ポリオ(inactivated polio vaccine)〕を接種しているが，10年程度で徐々に効果が薄れてくる．したがって破傷風のリスクが高い状況では，10年に1度を目安にワクチンの再接種を受けることが望ましい．

医療関連感染症
healthcare-associated infection

1 手術部位感染症 surgical site infection

ヒトの体には常在細菌叢が複数存在する．皮膚，消化管，気道，口腔などである．手術は滅菌した器具や手袋を使用して無菌的に操作するが，常在細菌叢が存在する部位が術野になる場合，それらの菌によって術野は汚染される．また手術室の空気清浄度は高く保たれているが，空気中の雑菌はゼロではないため，術野汚染菌となり得る．また術者の手袋にピンホールがあれば，術者の手の常在菌が術野を汚染する．

術野汚染菌由来の感染症を手術部位感染症(surgical site infection：SSI)と呼ぶ．また術野以外で術後発症する感染症(例：大腸の術後に起きる肺炎など)を遠隔部位感染症(remote infection)と称する．いずれも外科的治療という医療行為がない限り発症しなかった感染症であることから，市中感染と対比的に医療関連感染に分類される．SSI以外の医療関連感染としては医療器具関連感染症(device-related infection)として血管内カテーテル関連血流感染症(catheter-related bloodstream infection：CRBSI)，尿留置カテーテル関連尿路感染症(catheter-associated urinary tract infection：CAUTI)，人工呼吸器関連肺炎(ventilator-associated pneumonia：VAP)などがある．

医療関連感染は治療中に起きるため，本来治療しなければならない疾病の治療の妨げになる．患者にとっての苦痛のみならず，在院日数の延長や予後に影響しうる．原因微生物が院内伝播を起こせば，ほかの患者の治療に影響する．したがってSSIの発症頻度は極力低く抑えなければならない．

1 定義

手術操作が及んだ部位に，術後30日以内に発生する感染症をSSIとする．ただし術野に人工物(例：ヘルニア手術でのメッシュなど)を埋入した場合は，この期間を術後90日まで延長する．

SSIは発症する部位によって3つに分類される．皮膚および皮下組織に発症するものを「表層切開創SSI (superficial incisional SSI)」，深部軟部組織(筋膜・筋肉)に発症するものを「深部切開創SSI (deep incisional SSI)」，臓器や体腔に発症するものを「臓器/体腔SSI (organ/space SSI)」とする．

2 成因

SSIの発症を左右するのは，術野を汚染する菌数と宿主の免疫能のバランスである．宿主が対処可能な菌数を超える汚染があると術後にSSIを発症する．SSI発症の危険因子を表12-2に示す．

宿主側因子の一例として高齢者と若年者とを比較すると，同じ手術を行っても前者のほうがSSI発症リスクが高い．同じ汚染度の手術でも，対処可能な免疫能のラインが低下しているからである．その他基礎疾患，低栄養，高血糖，喫煙，宿主の免疫能を低下させる薬剤(ステロイド剤など)はSSI発症リスクを上昇させる．

表12-2　手術部位感染発症の危険因子

術野汚染菌を増加させる要因
- 高度汚染手術
- 長時間手術
- 汚染予防を考慮しない手術手技
- 不十分な術野消毒
- 器具などの滅菌不備
- 剃毛，除毛

宿主の防御能を低下させる要因
- 高齢
- 担癌状態
- 低栄養
- 生活習慣（喫煙，肥満，飲酒など）
- 高血糖状態
- 微生物の保菌
- 免疫を抑制する治療（ステロイド，免疫抑制薬など）
- 術中低体温

表12-3　創クラス分類

創クラス	定義
Class I（清潔創）	術野を汚染する菌が皮膚の常在菌叢のみで炎症を伴わない手術創（心臓血管，甲状腺，乳腺，鼠径ヘルニアの待機的手術など）
Class II（準清潔創）	皮膚以外の常在菌叢（口腔，気道，消化器，生殖器，尿路など）による汚染を伴うが，汚染予防が適切に管理された，炎症を伴わない手術創（多くの消化器，呼吸器手術など）
Class III（不潔創）	術中操作もしくは穿孔などにより，消化管から内容物が著しく漏出した汚染度の高い手術創
Class IV（汚染―感染創）	感染状態にある手術創

術野の汚染度は術式によって異なる（**表12-3**）．胃の手術と大腸の手術では消化管内の菌数が異なるため，後者のほうがSSI発症リスクは高い．また手術時間が延長するほど術野の汚染度は高くなるためSSI発症率は上昇する．

以上のように，手術を行う前にSSI発症リスクを評価することができる．宿主側因子および術野汚染度で，リスク因子が多い術式ほどSSIの発症に備えて，周術期管理を慎重に行わなければならない．

3● 予防

SSI対策で最も重要なのが予防である．手術手技だけでなく，術前・術中・術後の周術期全体にわたって多職種により予防策を行うことが求められる．術前の対策として，まず全身状態の評価を行う．基礎疾患の有無，栄養状態，生活歴，使用中の薬剤，薬剤耐性菌の保菌などは大切な項目である．

基礎疾患では糖尿病が特に重要で，血糖調節が十分でなければ糖尿病内科と相談のうえ，手術日までに血糖管理を行う．栄養状態不良であれば，栄養状態の改善を待って手術を行うべきか検討する．高度肥満もSSI発症の危険因子であり，術前に減量を考慮する場合もある．喫煙はSSI発症率を上昇させる．術前に4週間の禁煙を行えばSSI発症リスクを低減させる可能性がある．飲酒はSSI発症危険因子であるが，術前禁酒がSSI予防効果を示すエビデンスは十分でない．

術前に長期間，高用量のステロイドを使用している場合はSSI発症リスクが上昇する．また術前の免疫抑制薬使用も危険因子とされる．いずれも薬剤の減量や休薬の有効性を証明した報告はないため，原疾患によって検討する．心臓外科手術などで術前に鼻腔に黄色ブドウ球菌（メチシリン耐性を含む）を保菌している場合，SSI発症リスクが高い．このため抗菌効果を有する軟膏の鼻腔内塗布や消毒薬（クロルヘキシジンなど）を使用したシャワー浴により，体表の菌数を減少させる対策を検討する．

手術で皮膚切開を行う部位の体毛が手術に支障があれば，術前の除毛を行う．手術前日にカミソリで剃毛すると皮膚に細かい傷を生じ，SSI発症リスクが上昇することが知られている．このため除毛は手術に支障がない限り行わないことが重要である．行う場合でも術直前に，必要最小限の範囲で，電動バリカン（クリッパー）を使用する．

術中の対策としては，切開部の皮膚消毒，汚染を最小にするための手術手技，予防抗菌薬，低体温を避けるための加温，血糖調節，体液管理などの全身管理がある．なかでも予防抗菌薬はSSI対策として最も重要かつ有効であることから，次項で概説する．

術後対策として創傷管理や血糖管理がある．手

術創はかつて朝夕のガーゼ交換を行っていた．しかし創傷治癒のためには創の密封や適度な湿潤環境が重要であることが明らかになり，密封式の創傷被覆材を貼付し，皮膚の上皮化が完成する48時間以降に被覆材を除去する管理が一般的になっている．

> **Frontier**
>
> **手術時皮膚消毒**
>
> 　手術で皮膚切開を行う部位は，皮膚の常在菌数を減少させることを目的に消毒を行う．ポビドンヨード製剤が一般的に用いられているが，アルコールとクロルヘキシジンの合剤は菌数減少効果が高くSSI予防の面で有効である．ただし皮膚消毒にアルコール含有製剤を使用する場合は，電気メスなどを原因とする引火に注意が必要である．アルコールは引火しても無影灯の下では炎が見えにくく，熱傷の原因となることが知られている．消毒薬を使用する場合は，種類を問わず必要最小限の塗布を行い，乾くまで待って手術を開始することが大切である．

4 ● 予防抗菌薬

　予防抗菌薬は術野の汚染菌を減少させることにより，SSI発症を予防することを目的としている．「予防」と名がついているが，術野汚染菌に対して治療的に使用するので，使用量や投与回数は治療の際の投与方法と同じである．投与の段階で菌は存在するものの，感染症を発症しているわけではないので，「感染を予防する抗菌薬」という意味でこのように称している．一方，穿孔性腹膜炎のような術野の高度汚染症例や，すでに感染症が成立している病態の手術では，最初から治療的に抗菌薬を使用するため予防抗菌薬とは呼ばない．

　予防抗菌薬は術野の汚染菌のみをカバーすることが理想で，それ以上に広域の抗菌薬を使用すべきでない（表12-4）．最初から広域抗菌薬を使用すると，SSIや遠隔部位感染を発症した際に使用可能な抗菌薬が限られてくるからである．心臓外科や乳腺外科のような清潔手術では，皮膚の常在菌である黄色ブドウ球菌などがターゲットで，セファゾリンに代表される第1世代セファロスポリン系薬が用いられる．大腸外科では大腸内の常在菌である大腸菌のような好気性菌や*Bacteroides*属のような嫌気性菌がターゲットであることから，セフメタゾールのようなセファマイシン系抗菌薬を使用して両者をカバーする．もちろん大腸外科手術でも皮膚の常在菌は汚染菌の1つだ

が，腸内細菌叢と比較して菌数が10桁以上異なるため，菌数の多いものをターゲットにしている．

　予防抗菌薬はアレルギーの少ないものが理想で，セフェム系薬が頻用される．βラクタム薬アレルギー症例では，セファゾリンのかわりにクリンダマイシンやキノロン系薬を，セフメタゾールのかわりにキノロン系薬とメトロニダゾールの併用などで対処する．ただしSSI予防効果はセファゾリンやセフメタゾールのようなβラクタム系薬のほうが優れており，代替薬を使用した場合はSSI発症リスクが上昇することが知られている．

　予防抗菌薬は麻酔導入時に投与を開始し，執刀までに投与を終了する．執刀時に適切な血中濃度を維持していることが目標となる．このため執刀開始前1時間以内に投与することが求められており，近年の研究では執刀開始前30分以内がさらに有効と報告されている．

　長時間の手術では，3〜4時間ごとを目安に術中再投与を行う．投与抗菌薬の種類に応じて血中半減期が異なることから，薬剤ごとに再投与のタイミングを変えるべきであるが，実際は一定時間ごとに投与するのが一般的である．また術中に1,000 mLを超えるような出血をきたした場合は，投与した予防抗菌薬の血中濃度が低下するため，再投与のタイミングを調節するのがよい．

　かつて日本では予防抗菌薬を術後1週間以上投与していた．しかし薬剤耐性菌の誘導が問題となり，術後の投与期間は短縮している．海外のガイドラインでは，手術終了後の予防抗菌薬投与は不要とするものもあるが，整形外科領域など一部の術式でのエビデンスに基づいた記述である．侵襲度の高い術式にも通用するかは明らかでないため，今後の研究結果が待たれる．ただし術後48時間を超えて予防抗菌薬を投与すると耐性誘導につながることから，長くても術後48時間以内の投与とすることが望ましい．

5 ● 診断

　SSIは術後5日目頃に発症することが多い．図12-2に表層切開創SSIの症例を示す．皮膚切開創に発赤と疼痛を認め，切開創を少し開くことで排膿を認める．膿は培養検査に提出し，原因微生物の同定と薬剤感受性を明らかにする．深部切開

表12-4　手術別の術中汚染菌と予防抗菌薬の選択

1. 皮膚常在菌のみを予防抗菌薬のターゲットとする手術		
臓器	ターゲットとする皮膚常在菌[*1]	主な予防抗菌薬
心臓，血管	黄色ブドウ球菌，連鎖球菌	CEZ，SBT/ABPC など
乳腺，ヘルニア（鼠径など），脾		
骨，関節，筋		
脳，神経[*1]		
眼，眼付属器（涙道を除く）[*2]		

2. 皮膚常在菌に加え，臓器特有の常在菌を予防抗菌薬のターゲットとする手術		
臓器	ターゲットとする臓器特有の常在菌[*1]	主な予防抗菌薬
上部消化管（食道，胃，空腸）	大腸菌，肺炎桿菌	CEZ など
下部消化管（回腸，結腸，直腸，肛門）	*Bacteroides fragilis*（*B. fragilis*）グループ，腸内細菌科細菌	CMZ，FMOX，CEZ＋MNZ など
口腔，咽頭，喉頭	口腔内嫌気性菌，連鎖球菌	SBT/ABPC，CMZ，FMOX など
耳，鼻	黄色ブドウ球菌，連鎖球菌	CEZ など
腟・子宮	*B. fragilis* グループ，腸内細菌科細菌	CMZ，FMOX，CEZ＋MNZ など
涙道	黄色ブドウ球菌，連鎖球菌	CEZ など

3. 臓器には常在菌は存在しないが，隣接する消化管（口腔・咽頭，十二指腸，小腸，大腸）の常在菌[*2]を予防抗菌薬のターゲットとする手術		
臓器	隣接する消化管の常在菌	主な予防抗菌薬
尿道，膀胱，尿管，腎，前立腺	腸内細菌科細菌	CEZ，CTM，SBT/ABPC，アミノグリコシド系薬など
肝，胆囊，胆管，膵	腸内細菌科細菌	CEZ，CTM など
肺，気管	口腔内嫌気性菌，連鎖球菌	SBT/ABPC など

＊1：皮膚ではコアグラーゼ陰性ブドウ球菌，下部消化管では腸球菌が主な常在菌の1つであるが，予防抗菌薬によるカバーは行わない.
＊2：① 隣接消化管常在菌による術前からの尿路（尿），前立腺，胆道（胆汁）への colonization の可能性や，② 当該手術の術中操作において隣接消化管常在菌が術中汚染菌となる可能性.
※1：MRSA などの耐性菌が多い環境ではそれらもカバーする予防的抗菌薬使用も考慮する必要性も議論されている.
※2：眼科手術における抗菌薬の全身投与においては，その有効性を含めたエビデンス自体の報告が少ない.
CEZ：セファゾリン，SBT：スルバクタム，ABPC：アンピシリン，CMZ：セフメタゾール，FMOX：フロモキセフ，MNZ：メトロニダゾール，CTM：セフォチアム
〔日本化学療法学会，日本外科感染症学会：術後感染予防抗菌薬適正使用のための実践ガイドライン．2016（追補版，2020）より改変〕

創 SSI や臓器/体腔 SSI は，体表からの診断が困難な場合があり，超音波や CT 検査などの画像診断を併用する.

　手術侵襲は感染症に類似した生体反応を惹起する．発熱や血液検査での炎症反応上昇などである．このため SSI の診断では，正常な生体反応か続発する感染症かを鑑別する必要がある．図12-3 に両者の違いを示す．SSI や遠隔部位感染などの術後感染症を発症すると，通常の経過と異なり，ある時点で炎症反応の低下を認めなくなり，さらに診断が遅れると，炎症反応の上昇につながる．いかに早い段階で術後の感染徴候に気づき，治療を行うかで治療成績が異なることに留意

する．このため，正常な術後経過をたどる症例の観察が重要で，そのパターンを身につけておくと，少しでもずれてきたときに対処を行うことが可能になる.

6 ● 治療

　SSI は種類を問わず，汚染菌の増殖から膿瘍形成という経過をたどる．膿瘍に対する治療の原則はドレナージである．図12-4 に表層切開創 SSIでの排膿手技を示す．図12-2 に示した症例で発赤を認める部位の創にゾンデを挿入する（図12-4a）と排膿を認める（図12-4b）．表層切開創 SSIでは排膿や創の開放のみで軽快することが多い.

C 医療関連感染症

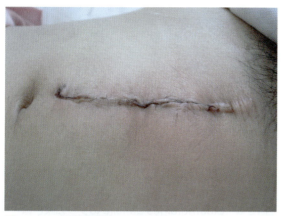

図12-2　表層切開創SSIの発赤

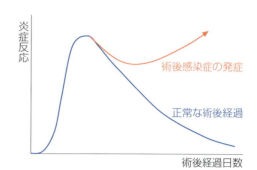

図12-3　術後感染症発症時と正常な術後経過との違い

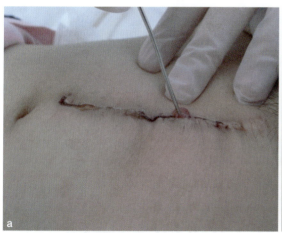

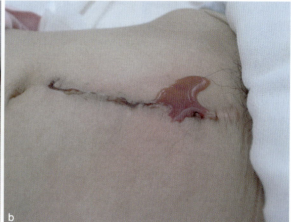

図12-4　表層切開創SSIでの排膿

　一方，臓器/体腔SSIでは，消化器外科術後の縫合不全に代表される腹腔内膿瘍のように，膿瘍腔に消化管からの菌の流入が持続している場合がある．超音波下かCTガイド下に膿瘍腔にドレーンを留置し，持続的にドレナージを行いながら抗菌薬の投与が必要になる．

　使用する抗菌薬は，ドレナージ検体の培養検査結果に基づいて決める．ただし分離同定と感受性検査には，1日から数日要するため，ドレナージ検体のグラム染色検査が有用である．グラム染色では，15〜20分で主要な原因菌の推定が可能になる．推定を基に抗菌薬を開始し，培養検査結果で必要に応じて抗菌薬の修正を行う．

　臓器/体腔SSIでは再手術が必要な場合がある．消化器術後の縫合不全では腹腔内の汚染が高度の場合，緊急手術を行って汚染の進行を阻止する．下部消化管外科手術では汚染度が高いため，緊急手術の遅れが治療成績に影響を及ぼす．臓器/体腔SSIでは早期診断と治療方針の迅速な決定が重要である．

2 抗菌薬関連下痢症
antibiotic-associated diarrhea

　抗菌薬投与などを契機に発症する腸炎は，腸内細菌叢の乱れが要因とされる．優勢な腸内細菌群が抗菌薬によって減少し，耐性の菌数が増加した結果，腸炎をきたす．代表的な菌種が*Clostridioides difficile*である．かつて偽膜性腸炎と呼ばれていたが，内視鏡的に必ずしも偽膜を形成するわ

けではなく，時に中毒性巨大結腸症などの重篤な病態を呈することから，*C. difficile* infection の頭文字で CDI と称するのが一般的である．

1 ● 診断

術後に急な水様下痢を発症した場合に CDI を疑う．術後の経口摂取開始後，もしくは腸閉塞解除後の一時的な下痢などは除外を要する．CDI を疑ったら，CD toxin と菌の抗原（グルタミン酸水酸化酵素；glutamate dehydrogenase：GDH）の検査を行う．30 分ほどで結果が判明する迅速診断キットでは，両者を同時に検査可能である．CD toxin 陽性であれば，CDI と診断してよい．ただし CD toxin 検査の感度は一般的に 7 割程度と低い点が問題で，陰性だからといって CDI を否定できない．GDH 検査は CD toxin 検査と比較して感度が高いため，CD toxin 陰性で，GDH 陽性の場合は毒素(Toxin B)産生遺伝子の検査を行う．この遺伝子検査は nucleic acid amplification test の頭文字を取って NAAT と呼ばれ，感度，特異度とも良好である．

便培養検査は感度が高いものの，結果判明まで 48 時間程度を要する点が問題である．典型例では鏡検でグラム陽性桿菌が多数観察される（図 12-5）．桿菌の一部が白く抜けて見えるが，これは芽胞形成菌である．本菌種は芽胞状態で病院環境に長期間生存するため，後述するように院内感染対策が必要である．

2 ● 治療

CDI の治療はメトロニダゾールが第一選択となる．難治例や再発リスクの高い症例ではフィダキソマイシンを選択する．CDI は再発が特徴的な感染症である．初回治療後に再発するのは 20% 程度，そして一度再発した症例が再々発するのは 40〜65% とされる．再発は初回発症の治療後 2 週間以内が多い．

抗菌薬投与は腸内細菌叢を乱し，CDI の発症誘因となることから，CDI 治療を行うのであれば，可能なら抗菌薬中止が望ましい．しかし術後合併症の治療中では抗菌薬を中止するのが困難である．そのような場合は，エビデンスはないものの他の系統で狭域の抗菌薬に変更する場合もある．

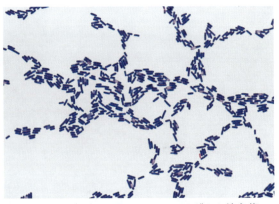

図 12-5　*Clostridioides difficile* のグラム染色像

3 ● 院内感染対策

C. difficile は MRSA（メチシリン耐性黄色ブドウ球菌；methicillin-resistant *Staphylococcus aureus*）とならび，外科領域で院内感染の原因となる代表的な菌種である．CDI の診断がついた症例では速やかに個室管理とし，接触予防策を行う．アルコール製剤の有効性が比較的低い菌種のため，手指衛生には水道と石鹸による手洗いを行う．また芽胞を形成して院内環境に数か月以上生存するため，患者退室後の病室は次亜塩素酸ナトリウムを使用して清掃する．

D 治療上注意を要する原因微生物（表 12-5）

1　MRSA

院内で分離される黄色ブドウ球菌のうち，MRSA が占める割合は 3〜4 割程度である．SSI で採取された検体のグラム染色で，黄色ブドウ球菌を疑うグラム陽性球菌を認めた場合は，MRSA を念頭に置いて抗菌薬選択を行う．

バンコマイシンやテイコプラニンのようなグリコペプチド系薬が第一選択となることが多い．腎排泄で腎機能に応じて用量調節が必要なため，開始時には薬剤師に相談する．リネゾリドなどのオキサゾリジノン系薬は，注射剤のみならず内服でも使用可能である．肺への組織移行が良好なため，MRSA を原因菌とする肺炎の場合はよい選択肢となる．長期間投与は骨髄抑制により血小板

D 治療上注意を要する原因微生物 ● **137**

表12-5 抗菌薬の Key Drug

薬剤名	主な用途	主な対象菌
ペニシリンG	梅毒，髄膜炎，感染性心内膜炎など	グラム陽性菌，梅毒
アンピシリンナトリウム/スルバクタム	肺炎，周術期感染予防	肺炎球菌，嫌気性菌など
タゾバクタム/ピペラシリン	各種感染症，発熱性好中球減少症（FN）	グラム陽性菌，グラム陰性菌，緑膿菌など
セファゾリン	各種感染症，周術期感染予防	黄色ブドウ球菌，大腸菌など
セフメタゾール	尿路感染，腹腔内感染，周術期感染予防	腸内細菌科細菌，嫌気性菌など
セフトリアキソン	肺炎，尿路感染，髄膜炎	腸内細菌科細菌，肺炎球菌など
セフェピム	各種感染症，発熱性好中球減少症（FN）	グラム陽性菌，グラム陰性菌，緑膿菌など
メロペネム	各種感染症，発熱性好中球減少症（FN）	グラム陽性菌，グラム陰性菌，緑膿菌など
レボフロキサシン	肺炎，尿路感染	マイコプラズマ，肺炎球菌，緑膿菌など
バンコマイシン	MRSA 感染症	MRSA，MRCNS（メチシリン耐性コアグラーゼ陰性ブドウ球菌）

〔日本化学療法学会，日本感染症学会，日本臨床微生物学会，日本環境汚染学会：抗菌薬の Key Drug の選定について（2019 年 8 月 30 日）．より抜粋〕

の減少をきたす点に注意する．ダプトマイシンはリポペプチド系薬で，グリコペプチド系薬に反応しない MRSA により皮膚軟部組織感染症などに適応となる．

以上のように複数の抗 MRSA 薬があり，病態や腎機能などを考慮して選択する必要がある．抗MRSA 薬の選択は，感染症専門医や薬剤師に相談のうえ決定することが望ましい．

❷ ESBL 産生菌

大腸菌や肺炎桿菌などのグラム陰性桿菌の消化管内常在菌を総称し，腸内細菌目細菌（Enterobacteriaceae）と呼ぶ．もともと β-ラクタム系抗菌薬を加水分解する β ラクタマーゼを産生しているが，分解できる抗菌薬の範囲が広い β ラクタマーゼを産生する菌を ESBL（extended-spectrum β-lactamase；基質特異性拡張型 β-ラクタマーゼ）産生菌と呼ぶ．セファマイシン系抗菌薬のセフメタゾールやオキサセフェム系抗菌薬のフロモキセフを除くほとんどすべてのセフェム系薬やペニシリン系薬に耐性である．

わが国では 2010 年頃から徐々に増え始め，現在では 2 割超の人が ESBL を産生する菌を常在菌として消化管内に保菌している．常在菌のため保菌していても症状はない．腸内細菌目細菌を原因菌とする感染症を発症して初めて耐性菌の保菌が明らかになる．

ESBL 産生菌による感染症の治療には，前述したセフメタゾールやフロモキセフのほか，重症例ではカルバペネム系薬やセフトロザン/タゾバクタムを選択する．

❸ CRE

CRE（carbapenem-resistant Enterobacteriaceae；カルバペネム耐性腸内細菌目細菌）はカルバペネム系抗菌薬に耐性の腸内細菌目細菌で，分離頻度は低いものの有効な抗菌薬がほとんどない高度耐性菌である．なかには院内感染の原因となるメタロ β-ラクタマーゼを産生する菌もあるため，CRE が分離された場合はただちに院内の感染制御チームや微生物検査室に連絡し，対応を検討する．

❹ 嫌気性菌 anaerobe

通性嫌気性菌と偏性嫌気性菌がある．大腸菌は前者で，一般的に好気性菌と呼ばれるが，嫌気環境では嫌気性菌として発酵可能である．一方Bacteroides 属は酸素が存在しない環境下でしか生存できない偏性嫌気性菌である．ヒトの大腸内常在菌の 99% 以上を占める．

このため下部消化管由来の感染症では，常にBacteroides 属を念頭に置いて治療を行わなければならない．しかし通常の培養検査では，採取し

た検体が空気に触れるため，嫌気性菌が分離されない傾向にある．嫌気性菌は分離されなくても，感染部位に応じて治療対象とすべき菌種であることに注意する．

⑤ *Candida* 属

外科的感染症で広域抗菌薬の投与期間が長くなると，*Candida* 属の真菌が分離される場合がある．また上部消化管の穿孔性腹膜炎では，術中の腹水培養から比較的高頻度に分離される．いずれの場合でも抗真菌薬を使用すべきか否かの判断はしばしば困難である．分離された場合は安易に抗真菌薬を開始するのではなく，感染症専門医に相談するのがよい．

第13章 急性腹症

1 急性腹症とは

　急性腹症は，「急激に発症する腹痛を主訴とし，緊急に手術あるいは手術に代わる治療の必要性を考慮すべき腹部疾患群」である．この状態には上腸間膜動脈血栓症，非閉塞性腸管虚血症(non-occlusive mesenteric ischemia：NOMI)などが含まれ，治療の遅れが致死的となる場合があり，そのためには緊急手術または処置が必要である．急性腹症のなかでも，臓器穿孔・破裂(胃・十二指腸潰瘍穿孔，大腸憩室穿孔，異所性妊娠破裂，肝癌破裂など)，臓器循環障害・壊死(絞扼性イレウス，上腸間膜動脈血栓症，NOMI，ヘルニア嵌頓，S状結腸軸捻転症，卵巣嚢腫茎捻転，胆囊軸捻転など)，および重症急性臓器炎症(急性胆囊炎，急性虫垂炎，急性閉塞性化膿性胆管炎，急性膵炎など)があげられる(表13-1)．緊急手術あるいはそれに代わる治療が行われない場合でも，保存的な治療を進めながら経過を観察し，病状の変化に応じて待機的な手術あるいはそれに代わる治療を検討することもある．

　2015年には急性腹症診療ガイドライン2015が発刊され，急性腹症のアルゴリズムが示されている(図13-1)．このガイドラインは急性腹症の初期対応を系統的にまとめたものであり，急性腹症患者の診察において有益である．最新の診療ガイドラインを活用することで，診断や治療の効率が向上することであろう．

表13-1　急性腹症として扱われる疾患群

臓器穿孔・破裂	胃・十二指腸潰瘍穿孔 胃癌穿孔 大腸癌穿孔 大腸憩室穿孔 異所性妊娠破裂 仮性動脈瘤破裂 肝癌破裂 腹部大動脈瘤破裂
臓器循環障害・壊死	絞扼性イレウス 上腸間膜動脈血栓症 非閉塞性腸管虚血症(NOMI) ヘルニア嵌頓 S状結腸軸捻転症 卵巣嚢腫茎捻転 胆囊軸捻転
重症急性臓器炎症	急性胆囊炎 急性虫垂炎 急性閉塞性化膿性胆管炎 急性膵炎
その他	腸重積 癒着性イレウス 尿管結石 卵巣出血

2 急性腹症の診断

　急性腹症の診断においては，すばやくかつ適切な診断と治療方針の決定が不可欠である．まず，緊急手術の適応を判断するためには，患者の病歴，臨床症状，既往歴，身体所見，血液・尿検査所見，そして画像診断などを総合的に評価する必要がある．特に腹腔内に液体貯留がみられる場合には，その穿刺サンプリング検査(膿性か否か，血性か否か)も診断において重要な情報となる．治療方針を決定する際には，他科とのコンサルテーションが必要な場合もある．

1 ● 臨床症状

　臨床症状において，急性腹症は強い腹痛を特徴とする疾患群であり，一般的には発症後に腹痛が持続する場合が多く，これに対して緊急手術が必要となることがある．腹痛の発症状況と持続時間，性状，部位，軽快・増悪因子，随伴症状についての病歴を詳細に聴取することが不可欠であ

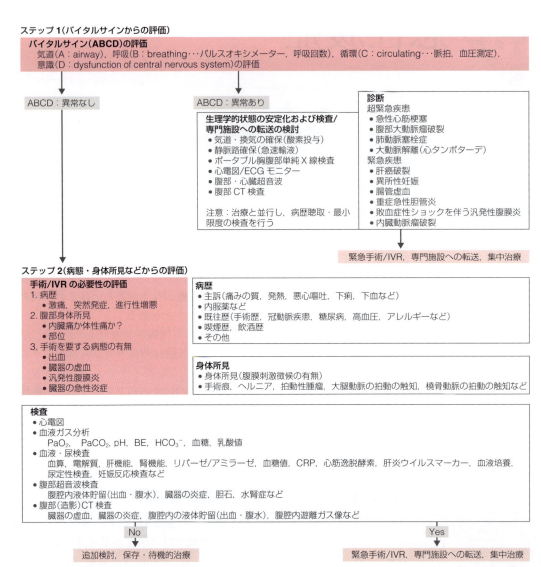

図 13-1 急性腹症のアルゴリズム
〔急性腹症診療ガイドライン出版委員会(編):急性腹症診療ガイドライン 2015, p 34, 医学書院, 2015 より抜粋〕

る.特に女性の場合は,月経との関係についての情報も含め,病歴の取得が重要である.これらの情報をもとに,診断と治療の方針を迅速に決定することが,患者の安全と健康を確保するうえで重要である.

a 腹痛の発症状況と持続時間

腹痛の発症状況と持続時間は,診断において重要な手がかりとなる.突然の発症(数秒以内)は,消化管の穿孔や腹部大動脈の破裂などを疑わせる要因であり,上腸間膜動脈血栓症も同様に急速な発症が多い.その一方で,他の疾患では徐々に増強することが一般的である.

b 腹痛の性状と部位,腹痛の変化

腹痛の性状と部位,および腹痛の変化について考察すると,イレウスや尿管結石などの疾患では,物理的な閉塞に対する平滑筋の過蠕動が周期的に強まったり弱まったりするため,激しい鋭い痛みではあるものの,痛みに強弱の周期性がみられる(疝痛).これとは対照的に,他の疾患では持続性の痛みが一般的であり,その強さは急性腹症の重症度と関連している.

腹痛の部位はほぼ異常部位と一致するため,原

因疾患の診断に有用である．例えば，急性胆嚢炎は右上腹部に，急性虫垂炎では右下腹部に，急性膵炎では心窩部に，尿管結石では側腹部に痛みを生じることが多い．また，腹痛の部位が時間とともに変化することも重要であり，急性虫垂炎では臍周囲部の腹痛，心窩部痛で発症し，時間の経過とともに右下腹部痛へと変化することが多い．放散痛にも留意する必要があり，例えば，胆道系疾患では右肩領域へ，急性膵炎や腹部大動脈瘤破裂は背部へ，小腸や右側結腸の閉塞では腹部周囲へ，左側結腸の閉塞では下腹部正中へ，尿管の痛みは下腹部から同側鼠径部領域へ放散することがある．

急性腹膜炎の痛みは体動，深呼吸，咳，くしゃみによって増強し，安静臥床により軽減する．一方で，急性膵炎の痛みは臥床で増強し，坐位で軽減することが多い．十二指腸潰瘍では摂食や非ステロイド性抗炎症薬の投与により痛みが軽減することがあり，イレウスでは嘔吐後に一時的に痛みが軽減する場合が多い．

これらの特徴を把握することで，それぞれの疾患における腹痛のパターンを理解し，より迅速で正確な診断が得られることがある．加えて，臨床の現場では患者の詳細な症状や経過もふまえ，総合的な診断に努めるべきである．

c　随伴症状

随伴症状について検討すると，急性腹症では腹痛だけでなく，悪心・嘔吐，食欲不振，下痢，便秘などの腹部症状が生じることがある．ただし，これらの症状は非特異的であり，単独では特定の疾患を診断するのに限りがある．例えば，胆汁性の嘔吐は重要な情報となる．幽門輪よりも肛門側に原因疾患が存在する場合，胆汁性の嘔吐がみられる．上腸間膜動脈血栓症や腸重積では，粘血便が現れることもある．

女性の場合，月経との関係も注意が必要である．妊娠可能な年齢の女性で腹痛がみられる場合，妊娠の可能性を最初に検討することが大切である．特に下腹部の疼痛があり，かつ月経がない場合は，異所性妊娠が考えられる．卵巣嚢腫の増大，破裂，または捻転によって急激な腹痛が生じることがある．骨盤内炎症性疾患は月経周期の早い段階で腹痛が認められ，腟内分泌物も伴うことがある．また，卵胞嚢腫の破裂は月経と月経の間に発生し，黄体嚢腫の破裂は月経中に起こることが多い．周期的な腹痛が月経周期と関連している場合，子宮内膜症の可能性が考えられる．

2 ● 既往歴

腹部手術の既往歴は重要な情報である．特に疝痛を伴い，開腹歴がある場合は，癒着性イレウスが疑われる．また，胃・十二指腸潰瘍や胆石症などの腹部疾患の既往歴がある場合は，潰瘍穿孔や急性胆嚢炎，急性膵炎などを考慮する必要がある．

心房細動や動脈硬化関連疾患（心筋梗塞，閉塞性動脈硬化症）の既往歴も留意が必要であり，これが上腸間膜動脈血栓症の原因となる可能性がある．また，薬剤の服用歴や放射線治療歴も重要で，非ステロイド性抗炎症薬やステロイドを服用している場合は，胃・十二指腸潰瘍の合併が多いことが知られている．

これらの既往歴の情報を総合的に評価することで，患者の現在の症状や疾患の診断においてより的確な判断が可能である．医師は患者から得られる情報を注意深く収集し，それをもとに病態を把握することが，適切な診断と治療の鍵である．

3 ● 身体所見

身体所見は，急性腹症の診断において最も重要な事項である．所見をどの部位に認めるのかを正確に記載し，病態と腹腔内臓器との関連を明らかにする必要がある．急性腹症時にみられる代表的な腹部徴候を**表 13-2** に示す．腹部の検査においては，疾患の特異的な徴候に留意しつつ，患者の病歴や臨床症状と照らし合わせることが肝要であり，総合的なアプローチが求められている．

また，ショック状態を呈する場合は緊急を要することが多く，バイタルサインの確認が重要である．腹部の所見のみに気をとられて，ショックの徴候である 5P（pallor：顔面蒼白，prostration：肉体的・精神的虚脱，perspiration：冷汗，pulselessness：脈拍微弱，pulmonary function insufficiency：肺機能減弱）を見落としてはならない．これらのサインは患者の緊急度を判断するうえで重要であり，速やかな適切な処置が求められる．

臨床の現場では，患者の身体所見を適切に評価し，その情報をもとに正確な診断を行うことが患

表13-2　代表的な急性腹症の徴候

徴候	内容	示唆される疾患
Blumberg 徴候	反跳痛(rebound tenderness)	腹膜炎
Charcot 三徴	右上腹部痛，黄疸，発熱	急性胆管炎
Cullen 徴候	腹腔内出血を反映した臍周囲皮膚の褐色調変化	急性膵炎，異所性妊娠破裂
Dance 徴候	回盲部が上行結腸に引き込まれ，上腹部に腫瘤を触知，下腹部が空虚で相対的に陥没	腸重積
Grey Turner 徴候	腹腔内出血を反映した左側腹部皮膚の褐色調変化	急性膵炎
Murphy 徴候	右季肋部を手で圧迫すると痛みで深吸気を行えない現象	急性胆嚢炎
Reynolds 五徴	Charcot 三徴＋ショック，意識障害	急性胆管炎
Rovsing 徴候	左下腹部の圧迫による McBurney 点の痛み	急性虫垂炎
Rosenstein 徴候	McBurney 点の圧痛が仰臥位より左側臥位で増強	急性虫垂炎
Wahl 徴候	絞扼部が局所的な鼓腸を示し，腫瘤として触れる	絞扼性イレウス

所見	検査	内容	示唆される疾患
coffee bean sign	腹部単純X線	S状結腸のコーヒー豆様拡張	S状結腸軸捻転症
colon cut-off sign	腹部単純X線	横行結腸の炎症性狭窄により結腸ガス像が横行結腸中部で途絶	急性膵炎
double wall sign	腹部単純X線	腸管内ガスと遊離ガスにより腸管壁が明瞭となる	腸管穿孔
football sign	腹部単純X線	腹部中央の卵円形ガス像	腸管穿孔
keyboard sign	腹部超音波検査	拡張小腸内の Kerckring 皺襞のピアノの鍵盤様描出	機械的イレウス
sentinel loop sign	腹部単純X線	腸管麻痺による空腸起始部(左上腹部)の限局性イレウス像	急性膵炎，急性胆嚢炎，急性虫垂炎
sonographic Murphy's sign	腹部超音波検査	超音波プローブ圧迫による Murphy 徴候	急性胆嚢炎

者の治療につながることが多い．

a　視診

腹部検査において留意すべき要点として，腹部膨隆，腹水貯留，手術創，皮膚色調の変化，鼠径部膨隆などがあげられる．例えば，鼠径部膨隆は，鼠径ヘルニアや大腿ヘルニアの発生の可能性を示唆し，左側腹部皮膚の褐色調変化(Grey Turner 徴候)は重症急性膵炎を，臍周囲皮膚の褐色調変化(Cullen 徴候)は重症急性膵炎や異所性妊娠破裂を意味する．

また，患者が希望する体位についても注意深くチェックする必要がある．患者の選択した体位が症状や所見にどのように影響するかを理解することで，より的確な診断が可能となる．

b　聴診

聴診により，腸管の運動状態を把握することが可能である．機械性イレウスの場合，腸蠕動音は増強し，金属音(metallic sound)が聞かれる．一方で，腹膜炎や腸管壊死が存在すると，腸管の蠕動は減弱あるいは停止するため，腸蠕動音は減弱あるいは消失する．このような聴診所見は，患者の腹部状態を評価し，異常の有無を確認するうえで

有益であり，緊急性のある疾患の診断に寄与する．

c　打診

イレウスが発生すると，腸管内にガスが蓄積して拡張する．この状態では，打診において同部は鼓音を呈する．肺肝境界の不明瞭化は，腹腔内に遊離ガス(free air)が存在することを示し，これは消化管穿孔の可能性を意味する．同様に，移動性の濁音は腹水の存在を示唆する．打診における痛みは，限局した病変部位を同定するうえで重要である(図13-2)．打診により，特定の部位での炎症や異常の程度を把握することは，診断と治療の方針を確立するうえで役立つ．これらの打診所見を注意深く評価し，他の臨床情報と組み合わせて総合的な診断を行う．

d　触診

触診では，圧痛の局在や腹膜刺激徴候の有無だけでなく，腫瘍やヘルニアの有無も確認する．圧痛の局在は急性腹症の診断においてきわめて重要であり，例えば急性虫垂炎の際には McBurney 圧痛点が特定の部位に出現する(図13-3)．急性胆嚢炎における Murphy 徴候(検者の手で胆嚢が存在する右季肋部を圧迫すると痛みで深い吸気がで

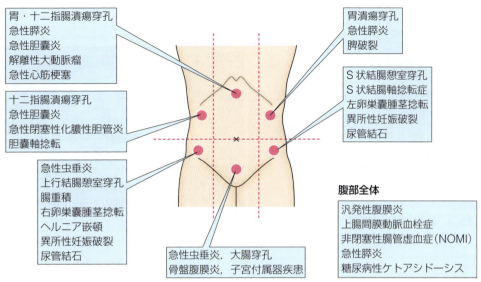

図 13-2　急性腹症の際の痛みの部位

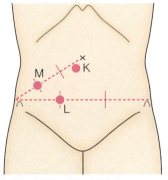

図 13-3　急性虫垂炎の際の圧痛点
M：McBurney 圧痛点（臍と右上前腸骨棘を結ぶ線上の外側から 1/3 の点），L：Lanz 圧痛点（左右の上前腸骨棘を結ぶ線上の右側から 1/3 の点），K：Kümmel 圧痛点（臍より右下方 1〜2 cm の点）．

きない現象）もまた，圧痛を感知する徴候の 1 つである．

　腹壁側の腹膜に炎症が及ぶと腹膜刺激症状が現れる．腹膜刺激症状には筋性防御（muscular defense, muscular guarding）に加えて，Blumberg 徴候（反跳痛，rebound tenderness）が含まれる．筋性防御は，軽度の触診刺激で反射的に腹壁筋層が過緊張する現象であり，Blumberg 徴候は，腹壁を手で圧迫した後急に手を離すと，圧迫したときよりも強い痛みが生じる現象である．腹部全体にわたって筋性防御が著しく高度になる状態は板状硬と表現され，板状硬状態は汎発性腹膜炎を示唆

する．患者が腹部所見から推測される重症度を大きく上回る腹痛を訴える場合には，上腸間膜動脈血栓症が疑われることもある．

e　直腸指診，骨盤内診

　Douglas 窩右側（直腸右前壁）の圧痛は急性虫垂炎の際に観察される．また，圧痛や腫瘤の触知だけでなく，便の性状も確認する．下腹部痛を訴える妊娠可能年齢の女性においては，婦人科医にコンサルトして検査を行うべきであり，異所性妊娠破裂，卵巣嚢腫の茎捻転，卵巣・卵管炎などの病態を診断するうえで重要である．

4　血液・尿検査所見

　各種血液検査は，出血，炎症，脱水の程度を評価するうえで不可欠である．アミラーゼ，ビリルビン，肝・胆道系酵素などは，急性膵炎や急性閉塞性化膿性胆管炎の診断に必要な情報を提供する．また，動脈血ガス分析，DIC 検査，BUN，クレアチニン，電解質の測定も重要である．代謝性アシドーシス，DIC，腎不全を併発する場合は，深刻な感染や炎症，臓器の循環不全が疑われ，緊急手術（あるいはそれに代わる治療）が必要となる．イレウスで嘔吐が繰り返されると代謝性アルカローシスを呈することもある．また，女性で異所性妊娠の可能性があれば，尿妊娠反応検査も検討すべきである．

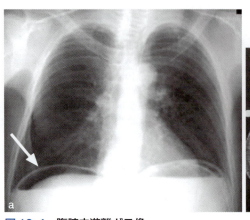
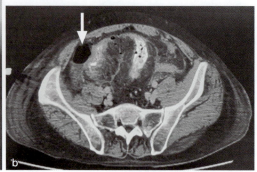

図 13-4　腹腔内遊離ガス像
a：胸部単純 X 線検査，b：腹部造影 CT 検査．

5 ● 画像診断

　急性腹症の画像診断においては，まず初めに腹部単純 X 線検査と超音波検査を実施する．腹部 X 線検査は腹腔内の遊離ガス像やイレウス像の確認に，超音波検査は腹腔内の液体貯留やイレウス像，実質臓器の状態の把握に役立つ．診断が難しい場合には，造影 CT 検査を検討する．造影 CT 検査は，腹腔内全臓器の形状だけでなく，臓器の循環動態の評価や少量の腹腔内遊離ガス・腹腔内液体貯留の検出に優れ，急性腹症の診断に非常に有益である．

a　腹部単純 X 線検査

　腹部単純 X 線検査は，腹腔内遊離ガス像や消化管内異常ガス像（イレウス像）などを検出するのに有用であり，緊急手術の適応を判断するうえで不可欠である．急性腹症時には必ず実施すべきである．

　腹腔内遊離ガス像は，この所見だけで消化管穿孔を診断することができ，非常に重要である．腹腔内遊離ガス像は，立位または坐位の腹部単純 X 線検査で，右側で横隔膜と肝臓上縁の間の三日月型のガス像として観察される（図 13-4a）．胸部単純 X 線検査でも同様の像が認められ，胸部検査が消化管穿孔の診断につながることもある．状態が悪く立位の撮影ができない場合には，左側臥位で撮影すると，腹壁と肝臓右縁との間に遊離ガス像の有無を確認できる．ただし，ガス量が少ない場合や腹腔内に癒着が存在する場合には，腹部単純 X 線検査だけでは消化管穿孔が存在しても

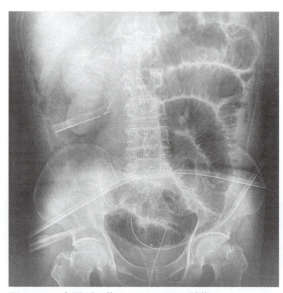

図 13-5　小腸ガス像と Kerckring 襞像

腹腔内遊離ガス像が認められないこともある．そのような場合には，腹部 CT 検査が有用である（図 13-4b）．

　正常の成人では，消化管内ガス像は胃と大腸に存在するが，小腸にはほとんど認められない．成人における小腸内ガス貯留像は，腸管の通過障害や運動異常，すなわちイレウスの所見を示唆する．ただし，新生児と乳幼児では小腸ガスの存在は異常所見ではない．小腸ガスの特徴は Kerckring 襞像を伴うことであり（図 13-5），大腸ガスの特徴はハウストラ（haustra coli）像を伴うこと

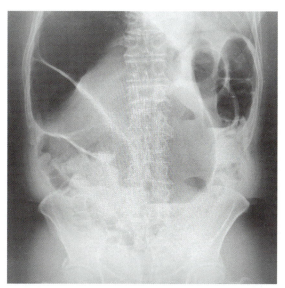

図 13-6　大腸ガス像とハウストラ像

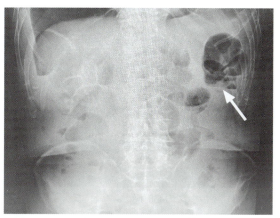

図 13-7　イレウスにおける niveau 像

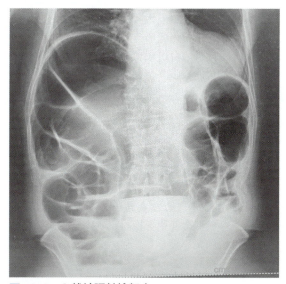

図 13-8　S状結腸軸捻転症
腹部単純X線検査における coffee bean sign.

である（図 13-6）．イレウスでは，腸管の拡張像，Kerckring 襞像を伴う小腸ガス像に加えて，立位像で鏡面像（niveau および air-fluid level）が現れる（図 13-7）．消化管内異常ガス像（イレウス像）は，疾患ごとに特徴的な所見があり，それぞれに名称が付けられている．S状結腸軸捻転症では，捻転したS状結腸がコーヒー豆のように見える像を呈し，これを coffee bean sign と呼んでいる

（図 13-8）．急性膵炎でも，膵周囲の腸管への炎症の波及によって特徴的なイレウス像が現れる．横行結腸の炎症性狭窄により結腸のガス像が横行結腸中部で途切れる現象を colon cut-off sign と呼び，空腸起始部（左上腹部）の限局性イレウス像が sentinel loop sign と呼ばれている．また，胆石，尿路結石，膵石，虫垂糞石などの石灰化は，臨床症状が一致する場合に診断に役立つと考えられる．

b　腹部超音波検査

非侵襲的でベッドサイドで施行でき，肝臓，胆嚢，膵臓，脾臓，腎臓の検査のほかに，イレウス像や腹腔内液体貯留像の検出，急性虫垂炎の診断にも有用である．イレウスでは，小腸の Kerckring 襞像が特徴的な keyboard sign として描出される．腸蠕動像が消失した場合，同部腸管の循環障害の可能性を考える必要がある．また，腹腔内貯留液の穿刺サンプリングの際の穿刺ルートの確認にも有用である．

c　CT 検査（図 13-9）

CT 検査では，癒着の影響や腹部X線検査では少量のため検出できない腹腔内遊離ガス像の検出が可能であり，造影剤の使用により臓器の循環動態を把握することができる．急性腹症では壊死性変化の有無が治療方針に大きく影響するが，造影CTでは造影効果の有無により各臓器の壊死性変化を判定することができる．また，急性膵炎などの後腹膜疾患では，超音波検査では麻痺性イレウスに伴う腸管内ガス像のために十分な情報が得られない場合も多く，CT 検査が重要となる．

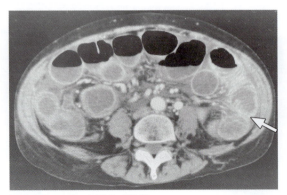
図 13-9 イレウスの CT 像

破裂，異所性妊娠破裂，卵巣出血などを，膿性腹水は消化管穿孔，絞扼性イレウス，上腸間膜動脈血栓症，NOMI などを意味する．

7 ● 腹腔鏡検査
緊急手術の適応診断がつかない場合に適応となる．審査腹腔鏡として診断を行うほか，胃・十二指腸潰瘍穿孔や急性虫垂炎では，そのまま治療を行える利点もある．気腹による循環動態の悪化など術中偶発症に注意して行う．

d 血管造影検査
上腸間膜動脈血栓症や NOMI の診断には欠かせない検査であり，これらは上腸間膜動脈造影による動脈閉塞，あるいは血管攣縮の確認によって診断可能である．早期に確定診断が得られれば，経動脈カテーテル的な血栓溶解療法や，攣縮血管に対する血管拡張薬注入療法が行われる．肝癌破裂による腹腔内出血時に行う肝動脈塞栓術なども，治療手段として重要である．

e 消化管造影検査
内視鏡検査や CT 検査の発達に伴い，上部消化管疾患が疑われる場合に行われることは少なくなってきたが，下部消化管疾患が疑われる場合には有用な検査である．左側結腸から直腸にかけての癌によるイレウス，S 状結腸軸捻転症，腸重積などの確定診断に有用である．腸重積では，入り込んだ腸によりカニ爪様所見が認められるが，本検査が治療(腸重積の整復)にもつながる．

f 消化管内視鏡検査
吐血を伴う腹痛の場合には積極的に行われ，出血源の確認のほか，止血術にも用いられる．また，直腸癌によるイレウスの際の経直腸的な腸管減圧管の挿入や，S 状結腸軸捻転症に対する腸管内減圧，捻転整復にも用いられる．

6 ● 腹腔穿刺
腹腔内の内容物を穿刺採取して検査する方法で，超音波検査で安全に穿刺できる部位を確認してから行う．通常は，上下腹壁動静脈の損傷を避けるため，腹直筋の外側で行う．血性腹水は肝癌

③ 治療

急性腹症においては，緊急手術(あるいはそれに代わる治療)の適応を迅速に判断することが肝要である．そのためには速やかな診断が求められるが，急性腹症患者は通常，全身状態が不良でショック状態がみられることが多いため，全身状態を安定させるための適切な初期治療も同時に実施することが不可欠である．緊急手術が必要な場合でも，手術後の合併症や死亡率を最小限に抑えるために，可能な限り全身状態を改善することが必要である．

1 ● 初期治療
循環・呼吸状態の安定化が最優先である．静脈路を確保し，十分な輸液を行う．ショック状態では，中心静脈を含む 2 本以上の静脈路確保が必要である．必要に応じて昇圧薬，輸血，酸素投与，人工呼吸器の使用を検討する．感染が疑われる場合は抗菌薬を投与し，強い痛みがある場合には鎮痛薬も検討する．

2 ● 緊急手術
急性腹症は，手術または手術に代わる治療の適用を考慮すべき緊急性のある腹部疾患群である．手術に代わる治療法の進展により，一部の疾患では緊急手術が不要になったものもあるが，依然として手術が主要な治療法となる．

3 ● 待機的手術
緊急手術を行わない場合も，保存的な治療を行いながら経過を観察し，病態の状況によっては手術治療が必要である場合がある．例えば，急性膵

表13-3　急性腹症に対する非手術的治療

急性閉塞性化膿性胆管炎	内視鏡的乳頭括約筋切開術(EST) 内視鏡的逆行性胆道ドレナージ(ERBD) 経皮経肝胆管ドレナージ(PTBD/PTCD) 超音波内視鏡ガイド下胆道ドレナージ(EUS-BD)
肝癌破裂	経カテーテル動脈塞栓術(TAE)
上腸間膜動脈血栓症	経カテーテル上腸間膜動脈血栓溶解術
仮性動脈瘤破裂	経カテーテル動脈塞栓術(TAE)
イレウス	イレウス管挿入(経口的・経肛門的)
S状結腸軸捻転症	内視鏡下整復
腸重積	造影下整復
十二指腸潰瘍穿孔	プロトンポンプ阻害薬(PPI)投与
急性胆囊炎	経皮経肝胆囊ドレナージ(PTGBD)

炎では，感染性膵壊死や腸管壊死を合併すると開腹手術が必要である．癒着性イレウスで腸管壊死がない場合にはイレウス管による腸管内減圧で治療するが，軽快しない場合や再燃する場合には手術が行われることになる．

4 ● 非手術的治療

　急性腹症は原則として緊急手術が必要な疾患群であるが，最近では新しい非手術的な治療法が登場し，数多くの疾患が緊急手術を行う必要がなくなってきている(表13-3)．2018年に改訂された急性胆管炎・胆囊炎診療ガイドラインでは，重症度に応じた治療方針が示されている．急性胆管炎では，軽症・中等症例は抗菌薬投与が，中等症・重症例では早期の胆管ドレナージ(内視鏡的または経皮経肝胆管ドレナージ)が必要である．急性胆囊炎では，軽症・中等症例では抗菌薬投与の後，早期の腹腔鏡下胆囊摘出術が推奨され，重症例では抗菌薬投与や臓器サポートの後，状況に応じて緊急に早期胆囊ドレナージ(経皮経肝胆囊ドレナージなど)を行い，全身状態が改善してから待機的に手術を行うことが推奨されている〔第38

章「胆囊および肝外胆道系」の「急性胆囊炎，急性胆管炎」の項(➡632頁)参照〕．また，重症急性膵炎は，以前は膵周囲ドレナージなどの緊急手術が行われていたが，現在では，原則として早期には非手術的治療を行いながら経過を観察し，感染性膵壊死，腸管穿孔などの手術を必要とする合併症が生じたときに限って手術を行うようになった．

　急性腹症の総合的な診断には，血液・尿検査，画像診断(X線，超音波，CT)，腹腔穿刺，腹腔鏡検査が駆使される．血液検査では炎症や臓器機能を評価し，画像診断ではX線検査でガスや液体の有無を確認し，超音波検査で臓器の状態を把握し，CT検査で全臓器の形状や循環動態を評価する．腹腔穿刺は腹腔内内容物の検査に使用され，腹腔鏡検査は緊急手術の適応が不明確な場合に行われ，診断と治療に用いられる．治療は患者の全身状態の安定化から始まり，必要に応じて緊急手術，待機的手術，非手術的治療が選択される．最新の画像診断技術と進化した治療法によって，急性腹症の診療がより精緻化し，患者にとって負担の少ないアプローチが提供されている．

第14章 腫瘍

1 腫瘍の定義

腫瘍(tumor, 新生物；neoplasm)とは「身体組織に由来する細胞の,遺伝子の異常による疾患で,複数の遺伝子変異を生じた,合目的性がなく自律性に増殖する細胞集団」である.すなわち,正常細胞の成長や増殖は厳密な制御下に置かれているのに対して,腫瘍細胞は宿主の制御を離れた自律性増殖(autonomous growth)で,非制御性(uncontrolled)であり,多くは成長するに従い,宿主の正常組織に傷害性に作用し,生活様式は寄生的である.また腫瘍細胞は脱分化性(dedifferentiation)を有するため,母細胞が有していた分泌能などの機能の低下,消失,あるいは過剰発現をきたすことがある.

これらの腫瘍は,発育速度や増殖様式により良性腫瘍(benign tumor)と悪性腫瘍(malignant tumor)に区分される.さらに悪性腫瘍は癌(cancer)と肉腫(sarcoma)に大別され,癌は消化管,呼吸器,泌尿生殖器などの上皮性悪性腫瘍を意味し,肉腫は骨,筋肉などの間葉性悪性腫瘍を意味する.なお,「がん」は悪性腫瘍全体(癌腫,肉腫,白血病,悪性リンパ腫)を意味することが一般的である.

2 発癌 carcinogenesis

1個の細胞が癌化して臨床的に診断可能な大きさ(約1 cm^3,細胞数で約10億個)に成長するためには約30世代の細胞分裂が必要である.すなわち癌が発見されるまでには長い潜在期間が存在し,実験的研究,あるいは疫学的検索から約10~30年と考えられている(図14-1).

癌の発生にはいくつかの仮説が立てられてきた.一部の癌では,正常組織から直接癌化する de novo 発癌の存在も明らかになっているが,大多数の癌は正常細胞から良性腫瘍,前癌病変といくつかの段階を経て癌化する多段階発癌が関与しているとされている.多段階発癌はイニシエーション,プロモーション,プログレッションの3

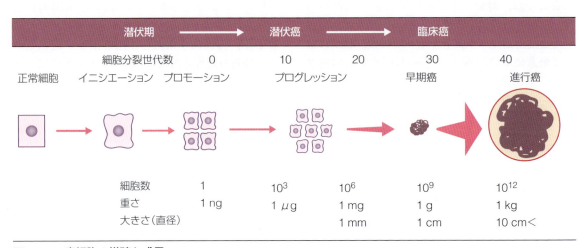

図 14-1 癌細胞の増殖と成長

2 発癌 **149**

つのステップからなっている．細胞の遺伝子に不可逆的な変異が生じてイニシエーションが始まり，プロモーションでは変異した細胞が選択的に増殖していく．原則的に遺伝子変異を伴わず，前癌病変や良性腫瘍となる．次いでプログレッションでは種々の遺伝子変異が多段階的に蓄積することにより癌化すると考えられている．

1 ● がん遺伝子と腫瘍抑制遺伝子

oncogene, tumor suppressor gene

a がん遺伝子

正常な遺伝子が変異などの修飾を受け，細胞の発癌に関与する場合にがん遺伝子（oncogene）と呼ばれる．修飾を受ける前の正常な遺伝子をがん原遺伝子（proto-oncogene）という．

がん原遺伝子ががん遺伝子になる機序としては染色体転座，プロモーター挿入，変異，増幅などがある．がん原遺伝子は対立遺伝子の片方の変異のみで活性化する．機能獲得型変異がん遺伝子には，成長因子や成長因子受容体，細胞内シグナル伝達分子，転写因子などが含まれる．現在では数百個のがん遺伝子が同定されている．

b 腫瘍抑制遺伝子

がんの発生を抑制する機能をもつ蛋白質をコードする遺伝子をいう．腫瘍抑制遺伝子は対立遺伝子の両方の変異により機能を失うことが多く2ヒット説と呼ばれる．腫瘍抑制遺伝子には細胞周期制御関連遺伝子，細胞内シグナル伝達分子，DNA修復遺伝子，転写因子などが含まれる．現在では数十から数百個の腫瘍抑制遺伝子が同定されている．

外科領域におけるがん遺伝子と腫瘍抑制遺伝子，および関連する疾患を**表14-1**に示す．

2 ● イニシエーション initiation

<u>化学発癌物質，放射線，ウイルスなどにより，DNAにさまざまな損傷をきたし遺伝子変異を惹起して突然変異が成立する</u>．通常は1個，場合によっては多数の細胞に遺伝子の不可逆的な変化（変異，欠失）が生じて増殖能を獲得する．この場合，がん遺伝子の活性化や腫瘍抑制遺伝子の失活によりイニシエーションが成立するが，多くの場合はDNA修復機構により遺伝子変異が修復されるため，発癌には至らない．DNA修復機構には

表14-1　外科領域における遺伝子異常との関連

遺伝子	外科関連腫瘍
がん遺伝子群	
KRAS	非小細胞肺癌，膵癌，家族性大腸腺腫症，大腸癌，胃癌，胆道癌
HRAS	膀胱癌，乳癌，頭頸部癌
BRAF	大腸癌，悪性黒色腫
PIK3CA	大腸癌，乳癌，卵巣癌，胃癌
MYC（C-Myc）	肺癌，神経芽細胞腫
MYCN（N-Myc）	神経芽細胞腫
MYCL（L-Myc）	肺小細胞癌，胃癌
ERBB2（HER2/neu）	胃癌，乳癌
MET	胃癌，肝細胞癌，大腸癌，肺癌
FGFR2	胃癌，肺癌，胆管癌
CCND1	食道癌，乳癌
MDM2	食道癌，乳癌
RET	MEN2型，甲状腺髄様癌
EGFR	肺癌，大腸癌，胃癌
KIT	消化管間質腫瘍（GIST）
PDGFRA	消化管間質腫瘍（GIST）
EML4/ALK	肺癌
ROS1	肺癌
NTRK	大腸癌
腫瘍抑制遺伝子群	
TP53（p53）	大腸癌，胃癌，食道癌，胆道癌，膵癌，肺癌，Li-Fraumeni症候群，その他
RB	網膜芽細胞腫，骨肉腫，乳癌，食道癌
APC	家族性大腸腺腫症，大腸癌，胃癌
DCC	家族性大腸腺腫症，大腸癌，胃癌
MCC	大腸癌
CDKN2A（p16）	悪性黒色腫，食道癌，膵癌，非小細胞肺癌，家族性大腸癌
BRCA1	乳癌，卵巣癌
BRCA2	乳癌
SMAD2	大腸癌，肺癌，Loeys-Dietz症候群
SMAD4	膵癌，大腸癌，肺癌
MLH1, PMS1, PMS2, MSH2, MSH3, MSH6	遺伝性非ポリポーシス大腸癌（Lynch症候群）
WT1	Wilms腫瘍
VHL	腎細胞癌
FHIT	胃癌，大腸癌，肺癌
PTEN	乳癌，甲状腺癌，Cowden病
CDH1	胃癌，前立腺癌，乳癌
NF1	神経原性腫瘍1型
NF2	神経原性腫瘍2型，髄膜腫
その他	
BCL2	アポトーシス抑制遺伝子
MDR1	薬剤耐性遺伝子：多剤
DPD	薬剤耐性遺伝子：5-FU
TOP1	薬剤耐性遺伝子：CPT-11
ERCC1	薬剤耐性遺伝子：CDDP
TUBB	薬剤耐性遺伝子：タキサン系（DOC, PTX）
CYP3A5	薬剤耐性遺伝子：CPA

14
腫瘍

ヌクレオチド除去修復(nucleotide excision repair：NER)，塩基除去修復(base excision repair：BER)，非相同末端結合(non-homologous end joining：NHEJ)，相同組換え修復(homologous recombination repair：HRR)，ミスマッチ修復(mismatch repair：MMR)などがあるが，DNA修復機構遺伝子(repair gene)に変異があるとDNA修復が正常になされず発癌する場合がある．HRRに関与するBRCA1やBRCA2の変異が乳癌や卵巣癌の原因遺伝子として，ミスマッチ修復(mismatch repair：MMR)遺伝子の複製エラーなどが遺伝性大腸癌であるLynch(リンチ)症候群の原因遺伝子として同定されている．Lynch症候群などにおけるMMR遺伝子の変異はマイクロサテライト不安定性(microsatellite instability：MSI)を高める(MSI-High)ことが多い．MSI-HighはDNA中の短い繰り返し配列における突然変異の蓄積を反映しており，細胞の異常な増殖やがん化のリスクを高め，イニシエーション段階における発癌過程の重要な促進因子となる．

3 ● プロモーション promotion

イニシエーションされた細胞が外的刺激によって成長や分裂を促進され，選択的にクローナルな増殖を起こし，前癌病変となる．細胞の成長を制御するシグナル伝達経路の異常活性化などによって起こり，生活習慣やホルモン変化，慢性炎症などが関与することが知られている．これらにより選択的増殖が促進され，発癌過程が推進される．

4 ● プログレッション progression

プロモーションされた前癌病変は，*RAS*や*MYC*などの複数のがん遺伝子の活性化と*TP53*などの腫瘍抑制遺伝子の不活化などの多段階蓄積により癌化する．多くの遺伝子異常を獲得していくと増殖速度も速くなり，転移などを起こすような悪性度の高い癌細胞に変化していく．癌化に至る遺伝子異常の組み合わせはさまざまであり，異常の生じる遺伝子により悪性度，転移能など癌の特性は大きく異なる．

多段階発癌の過程で起こる遺伝子異常に関しては，大腸癌が最も代表的でよく知られている．FearonとVogelsteinは，1990年に大腸癌における多段階遺伝子異常による発癌モデルを提唱し

た．正常の大腸粘膜より腺腫を経て発癌する過程では，多段階遺伝子異常が蓄積している．家族性大腸腺腫症の原因遺伝子である*APC*遺伝子の欠失(loss of heterozygosity：LOH)と変異により正常大腸上皮が過増殖性上皮に変化し，さらに軽度異型腺腫が発生する．さらにがん遺伝子*KRAS*，腫瘍抑制遺伝子*TP53*などの点突然変異を経て大腸癌が発生し，さらに種々の遺伝子変異が蓄積され，転移へと進展していく(adenoma-carcinoma sequence)．

発癌機構において，遺伝子変異や欠損などのいわゆるジェネティックな異常と，DNA塩基のメチル化やヒストンの化学修飾による遺伝子発現変化などのエピジェネティックな遺伝子異常の蓄積に加え，腫瘍微小環境の変化による周囲細胞や組織との相互作用の重要性が近年明らかになってきている．

5 ● 遺伝性悪性腫瘍

発癌過程ののち，がん遺伝子の機能獲得型変異および腫瘍抑制遺伝子の機能喪失型変異の集積により浸潤・転移・血管新生などの悪性形質を獲得するが，多くの場合は体細胞変異(somatic mutation)であり，癌細胞だけに遺伝子変異が認められる．これに対して遺伝性悪性疾患では胚細胞変異(germline mutation)であり，すべての細胞に，ある特定の遺伝子変異が認められる．このため正常に比べ，少ない遺伝子変異により発癌に至る．これまで遺伝性悪性疾患の原因遺伝子として30以上の遺伝子異常が明らかになっており，多くは腫瘍抑制遺伝子の変異によって発生する．*TP53*が原因遺伝子であるLi-Fraumeni(リ-フラウメニ)症候群や*APC*が原因遺伝子である家族性大腸腺腫症などがある．

6 ● 細胞死

腫瘍細胞は増殖能を獲得するとともに，細胞死を回避することにより成育する．細胞死には有害な物質，環境などにより細胞膜が損傷する壊死(ネクローシス；necrosis)と，細胞容積の減少と核の凝集に始まり，DNAの断片化に続き，細胞自体が断片化して，貪食細胞により処理される細胞死(アポトーシス；apoptosis)がある．後者は多くの器官発生過程での不要・有害細胞を生理的

に除去する機構で，プログラム細胞死(pro-grammed cell death)の代表的な1つである．腫瘍細胞は *bcl-2*，survivin などのアポトーシス抑制因子の活性化や，Fas や BAX などの誘導因子の不活化によって細胞死環境を回避し不死化したもので，癌治療としてアポトーシスを積極的に誘導する試みが行われている．

> **Point** 発癌と遺伝子異常
> - 多段階発癌はイニシエーション，プロモーション，プログレッションの3つの過程からなる．
> - 多くの大腸癌では，adenoma-carcinoma sequence と呼ばれる遺伝子変異の蓄積が関与している．
> - 腫瘍の成長には増殖能の獲得と細胞死の回避による不死化が関与する．

7 ● がん幹細胞 cancer stem cell

　腫瘍内に存在し，自らと全く同じ細胞を作り出す能力(自己複製能)と腫瘍組織を構成するさまざまな系統の癌細胞を生み出す能力(多分化能)をあわせもつ細胞をがん幹細胞という．がん幹細胞は未分化ながん幹細胞分画から非がん幹細胞などを供給することで腫瘍内ヘテロ不均一性(tumor heterogeneity)を形成する要因と考えられている．

　以前は，腫瘍組織を構成するすべてのがん細胞は，新たに腫瘍を形成する能力を保持しているという確率論モデル(stochastic model)が提唱されていた．がん幹細胞の概念の登場により，腫瘍組織は高い腫瘍形成能をもつ癌細胞とその癌細胞を起源とした腫瘍形成能をもたない細胞が存在する階層性モデル(hierarchy model)という考え方が提唱された．近年はがん幹細胞と前駆細胞(pro-genitor cell)の可塑性が認められたことから，必ずしもがん幹細胞が常に階層性モデルの頂点に位置しているわけではないと認識されつつある．がん幹細胞は再発・転移や薬剤抵抗性に関与していると考えられ，これを標的とした治療法が研究されている．

❸ 腫瘍の生物学的特徴

　腫瘍はそれを構成する細胞，組織の形態により，良性(benign)と悪性(malignant)の2つに区別されるが，腫瘍の病理学的形態や特徴は悪性腫瘍に多く表現されている．

1 ● 発育形式

　発育形式は膨張性発育(expansive growth)と浸潤性発育(infiltrative growth)に大別される．膨張性発育は腫瘍の内部から周辺部に向かってほぼ均等に増殖し，限局性の腫瘤を形成する．良性腫瘍に特徴的な発育形式であるが，悪性腫瘍にもこの発育形式をとるものがある．浸潤性発育は悪性腫瘍に特徴的な発育形式で，腫瘍細胞または周辺細胞より産生される浸潤因子により，周囲組織を破壊しながら成育する．組織間隙，神経周囲腔や腺腔に侵入し，傷害を引き起こす場合がある．

2 ● 発育速度

a 細胞周期 cell cycle

　細胞分裂から次の細胞分裂までを細胞周期といい，その経過時間を細胞周期時間または世代時間(cell generation time)と呼ぶ．細胞周期は，G_1 期(Gap_1)→S 期(synthesis；DNA 合成期)→G_2 期(Gap_2)→M 期(mitosis；分裂期)(→G_1 期)というように4相からなる一方向性のサイクルである(図 14-2)．細胞が増殖を止め細胞周期から逸脱すると G_0 期(静止期)となる．細胞周期の進行と停止は G_1 から S 期，あるいは G_2 から M 期の境界点で制御されている．細胞周期は，フローサイトメーターを用いた DNA ヒストグラムなどで解析されるが，悪性腫瘍では細胞核内 DNA 量が増加することが多い．ヒト癌細胞の世代交代時間は3〜10 日で，良性腫瘍に比べて短く，悪性度の進行とともに短縮するが，腸粘膜細胞のように1日前後と短い正常細胞も存在する．

b 腫瘍倍加時間 tumor doubling time

　腫瘍が2倍の容積になるために要する時間で，腫瘍細胞が一律に，同じ速度で2分裂を繰り返すものと仮定して求められた値である．倍加時間は腫瘍によって異なるが，個々の腫瘍では本来固有のものとの観点から，悪性度の比較，予後の判定，治療効果の評価などに用いられている．すなわち，画像診断による腫瘍径や腫瘍マーカー測定値の経時的な変動が，片対数グラフ上で指数曲線的に増殖するとみなして算定されているが，平均20〜120 日前後と考えられている．

3 ● 良性腫瘍と悪性腫瘍

　腫瘍の良性と悪性の境界線は明確ではなく，臨

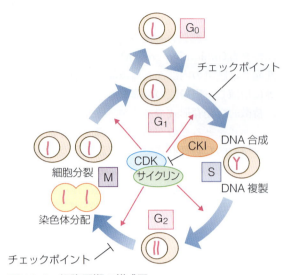

図 14-2　細胞周期の模式図
細胞内外から伝達される増殖シグナルは細胞周期を回転させる．この周期の制御分子としてサイクリン/サイクリン依存性キナーゼ(CDK)複合体やCDKインヒビター(CKI)などが存在する．また細胞周期の進行に異常があった場合はチェックポイントが働いて細胞周期を停止できるようになっている．これらの細胞周期関連分子やチェックポイント機構の異常が発癌や悪性形質獲得などに関与している．
〔Nigg EA：Mitotic kinases as regulators of cell division and its checkpoints. Nat Rev Mol Cell Biol 2：21-32, 2001 より一部改変〕

床的に宿主に及ぼす影響の程度で区別されている．生物学的な特徴や形態学的違いは良性・悪性の判断材料になる．

a　良性腫瘍 benign tumor

自律的な増殖はするが，一般的には発生した場所にとどまる．膨張性に発育し，転移，浸潤をきたすことはない．栄養が不足した状況では増殖が抑制される．組織異型は小さく類器官的(organoid)な構造を示す．個々の細胞の異型は小さく，細胞周期は長く異常な核分裂は起こさない．良性腫瘍のなかには悪性腫瘍の前駆病変と考えられているものもある．良性腫瘍の例としては，腺腫，脂肪腫，平滑筋腫，神経鞘腫，線維腫，軟骨腫，血管腫，肉芽腫，リンパ管腫などがある．

b　悪性腫瘍 malignant tumor

腫瘍のなかで，周囲の組織に対し浸潤性を有し，速い増殖や遠隔転移を特徴とする．時には異常な分泌機能をもち，生体の恒常性を阻害する．組織異型は大きく，臓器としての機能は欠いている．個々の細胞の異型も強く細胞分裂は亢進し，無秩序に増殖する．悪性腫瘍のうち，上皮系細胞

由来のものを癌腫(carcinoma)，間葉系細胞由来のものを肉腫(sarcoma)と呼ぶ．ほかには血液細胞由来のものとして白血病や悪性リンパ腫などがある．

4　腫瘍の成育形態

a　皮膚，粘膜の表面に発育する腫瘍の成育形態

良性・悪性いずれも通常は膨隆性に増殖する．形態は多様で，花壇状，半球状，球状，乳頭状，茸状，樹枝状，カリフラワー状，ブドウ状，絨毛状，噴火口状などと表現されている．このなかで粘膜表面に発生した限局性の隆起性病変は，発生母細胞，成因，良性・悪性の別を問わずポリープと総称され，発生母地との接合形状により有茎性(pedunculated)，亜有茎性(semipedunculated)，無茎性(sessile)に分類される．また，成因によって腫瘍性，炎症性，過誤腫性，過形成性，リンパ濾胞性などに分類される．悪性腫瘍は，一般的に成育するに従い浸潤型発育を呈する．しかし一部の悪性腫瘍は早期から浸潤性に成育する場合もある．

消化管壁における癌の成育形態は隆起型，潰瘍型，浸潤型を基本型とし，それぞれの間に移行型がみられる．すなわち限局型隆起を示す腫瘤型(1型)，潰瘍とその周囲に周堤を形成し，その境界が比較的明瞭な潰瘍限局型(2型)，不明瞭な潰瘍浸潤型(3型)，潰瘍や周堤の形成がなく，壁の肥厚・硬化を特徴として境界不明瞭なびまん浸潤型(4型)である．なお，浸潤が粘膜下層までにとどまるものは表在型(0型)として上記の進行癌と区別されており，0〜4型のどの特徴にも当てはまらないものを分類不能(5型)として分類している．

b　臓器組織の内部に発育する腫瘍の成育形態

膨張性発育の多くは良性腫瘍であるが，悪性腫瘍の一部も膨張性発育を示す．臓器組織の内部で膨張性に発育する腫瘍は球状ないし顆粒形の腫瘤を形成し，境界は明瞭，表面は凹凸，不整，分葉状である．稀に，腫瘍の辺縁部が不均等に増殖し，結節状の腫瘍を形成する場合もある．

腫瘍細胞に分泌能がある場合，腫瘍内部に分泌液が貯留するが，内部に混在するものから，腫瘍全体が囊状となり壁在性に腫瘍組織が存在するようなものまで種々の程度がある．腺腫あるいは腺癌で，このような形態をとるものを囊胞腺腫(cystadenoma；囊腫)あるいは囊胞腺癌(cystadenocarcinoma）と呼び，腺管腔の単なる異常拡張による貯留囊胞（retention cyst；囊胞）とは区別する．内容は漿液状（serous），粘液状（mucinous），寒天状（gelatinous）と種々で，単房性（unilocular）と多房性（multilocular）がある．

　多くの悪性腫瘍は浸潤性発育を示す．臓器組織の内部で浸潤性に発育する腫瘍の輪郭は不規則で，境界も不明瞭な部分が多い．腫瘍細胞がびまん性に浸潤すると反応性の結合織増生が加わり，一様に硬さを増して硬癌（スキルス癌；scirrhous carcinoma）となる場合がある．

　また，皮膚の基底細胞癌のように，組織を破壊しながら深部と周辺に進み，組織欠損が腫瘍の主要な形態となるものがある．これを破壊性増殖（destructive growth）と呼ぶ．

c　管腔内に進展する腫瘍の成育形態

　管腔内侵入のため，腫瘍は本来の発育形式をとることができず，あたかも管腔を鋳型とし内腔を埋めながら増殖する．腎癌の腎静脈から下大静脈にかけての発育，肝癌の門脈内進展，胸腺腫の腕頭静脈から上大静脈に至る進展などがこれで，増殖した腫瘍組織は腫瘍栓（tumor thrombus）と呼ばれる．

d　続発性病変による成育形態の変化

　腫瘍増殖と栄養供給との不均衡や機械的ならびに化学的刺激，感染のために，腫瘍組織が変性，壊死に陥り，軟化，出血，潰瘍形成，囊胞化などの二次的変化をきたすことがある．

　癌では組織の一部が壊死に陥り，のちに瘢痕性収縮をきたし腫瘍表面に癌臍と呼ばれる限局性陥没（notch）を生じることがある．潰瘍の形はさまざまであるが，癌では限局性隆起の中心に深い潰瘍を形成することがある．囊胞化は一般には辺在性に発生し，不整形で単発性のことが多いが，中心性や多発性のこともある．囊胞は皮膚や粘膜の表面に自潰して深い洞状の潰瘍を形成することがあり，また消化管や気管支と交通して内容が排除され，空洞を形成することもある．

5 ● 転移

　腫瘍の非連続性進展を転移（metastasis）という．すなわち，腫瘍細胞が原発巣を離れて他の部位に到達し，そこに定着して増殖し，腫瘍を形成する．転移は悪性腫瘍の主な特徴の1つであり，転移巣の形成にはいくつかの段階がすべて満たされる必要がある．第一に原発巣において腫瘍が血管やリンパ管などの脈管を巻き込むまで成長する必要がある．次に腫瘍細胞が原発巣から遊離（dissociation）し，脈管へ侵入（intravasation）したのちに循環（circulation）を介し，他の部位へ移送（transportation）される．移送された先では，脈管壁に接着（adhesion）した後，脈管外へ出ていき（脈管外漏出；extravasation），その部位で定着（colonization）し，腫瘍血管新生（tumor angiogenesis）などを誘導して増殖（proliferation）し転移巣を形成する．

　転移の形成は通常数年以内，多くは1〜2年以内に起こると考えられているが，乳癌などでは10年以上経過してから転移巣として同定されることもある．このように長期にわたり顕在化しない腫瘍の状態を休眠状態（dormancy）と呼ぶ．

　また癌種により，転移が生じやすい臓器が異なる．この機構の理由としては，第一に血流の影響があげられる．すなわち，結腸癌の他臓器転移としては肝臓が最も多いが，門脈系を介した癌細胞の流入があげられる．また腎臓癌は肺転移が多いが，全身循環を介することが一因である．もう1つの要因として"種子と土壌（seed and soil）"理論があげられる．すなわち癌細胞は成育しやすい環境をもつ臓器に転移する．例えば，乳癌は骨転移が顕著であるが，骨のもつ微小環境（microenvironment）が乳癌細胞にとってより適しているからであると考えられている．

　また，癌の浸潤，転移過程において，上皮細胞が間葉系細胞に形態変化していく上皮間葉転換（epithelial-mesenchymal transition：EMT）という概念も提唱されている．EMTにより上皮細胞の接着因子であるE-カドヘリンの発現が減少し，高い運動能，浸潤能やアポトーシス抵抗性を獲得する．その結果，原発巣からの血管内浸潤や転移臓器における血管外遊走が促進される．EMT誘導因子には，TGF-βやその下流で活発化されるTwist，Snailなどが知られている．また，EMTに関わる転写因子のほか，それを制御するマイクロRNA（miRNA）の関与も報告されている．さらに，転移先臓器にたどり着いた癌細胞はEMTとは逆の過程である間葉上皮転換（mesenchymal-epithelial transition：MET）を起こし，上皮細胞

の表現型に戻ると考えられている.

転移形式には腫瘍細胞の移動経路や方法によって，血行性，リンパ行性，播種性などがある.

a 血行性転移 hematogenous metastasis

腫瘍細胞の原発巣からの遊離に始まり，血管内侵入，血管内移動，標的臓器の血管内皮への接着，血管外漏出，増殖の過程を経て成立する．血行性転移は原発巣から静脈血中へ流出した腫瘍細胞が，最初に通過する細静脈や毛細血管の領域に起こりやすい．肺と肝臓は血行性転移の好発臓器であるが，肺は大循環系静脈，肝臓は門脈系静脈に入った腫瘍細胞が最初に拘束される臓器である．また血行性転移は，骨髄，脳，腎など血流が緩徐となる部位や狭窄部位にも起こりやすい．大静脈系から肺に流入した腫瘍細胞は，肺毛細血管で濾過されたのち，肺静脈，左心を経て大動脈に入り全身性に散布される.

b リンパ行性転移 lymphogenous metastasis

腫瘍細胞がリンパ流によって転移部位に到達する転移形式である．所属リンパ節に到達した腫瘍細胞には，そこで定着するもの，濾過されてさらに遠位のリンパ節に達するものがある．またリンパ流が腫瘍病変による閉塞や圧迫により阻害されている場合には，逆行性に移送されて転移を形成する場合もある．最初に腫瘍細胞が濾過されるリンパ節をセンチネル（見張り）リンパ節といい，腫瘍が発生した臓器，部位により異なる．乳癌などで手術中にこれを同定し，迅速病理検査により転移の有無を診断することで治療に反映させており，消化器癌などでも臨床応用が検討されている.

腹腔内の原発巣からリンパ系に入った腫瘍細胞のあるものは，胸管を経由して左鎖骨上窩で左静脈角から静脈系に入る．したがって，この部のリンパ叢に所属するリンパ節（左静脈角リンパ節）には，腹腔内の癌，特に胃癌や膵癌が転移することがあり，Virchow（ウィルヒョー）リンパ節転移と呼ばれる.

リンパ行性転移の特殊型として，臓器内のリンパ管やリンパ間隙に腫瘍細胞が侵入し，その部で増殖してリンパ管網を充満し，リンパ流を遮断して浮腫性病変をきたす場合がある．癌性リンパ管炎（carcinomatous lymphangiomatosis）という．癌の転移や悪性リンパ腫により腫脹したリンパ節は硬く，可動性に乏しく，通常無痛性である.

c 播種 dissemination

体腔表面に露出する原発巣から腫瘍細胞が剥離して脱落し，同じ体腔内の他の部位に散布されて着床し増殖する形式の転移をいう．一般的には非常に予後不良な病態である.

腹腔内では，胃癌，大腸癌，膵癌，肝癌，卵巣癌などによる腹膜表面への播種，胸腔内では，肺癌や胸膜腫瘍による胸膜や心膜表面への播種がしばしばみられ，それぞれ腹膜播種（peritoneal dissemination），胸膜播種（pleural dissemination）という．肉眼的には粟粒大から指頭大程度の黄白色ないし灰白色の多数の結節が，腹膜や胸膜の表面に散布性に形成される．髄膜に播種した場合は髄膜癌腫症または癌性髄膜炎と呼ばれる.

被播種部位は，原発巣周辺部に多いが，腹腔内では重力の関係で直腸子宮窩（Douglas 窩）や直腸膀胱窩に好発し，この部への消化器癌の転移をSchnitzler（シュニッツラー）転移という．また，腹部または骨盤内の悪性腫瘍の臍への播種を Sister Mary Joseph 転移と呼ぶ．卵巣への転移はKrukenberg（クルーケンベルグ）腫瘍と呼ばれるが，播種性転移以外に血行性あるいはリンパ行性転移の可能性も指摘されている.

播種に伴う二次性変化としてしばしば滲出液を生じ，胸水や腹水が貯留する．心囊内に多量の液が貯留すれば，心タンポナーデの危険がある．また，腫瘍細胞が産生する粘液や膠状物質が腹腔内に大量に貯留して，腹膜偽粘液腫（peritoneal pseudomyxoma）と呼ばれる状態になることがあり，卵巣，虫垂，大腸などに発生する悪性度の低い分化型の腺癌によって起こることが多い.

d 経管性転移 transcanalicular metastasis

管腔を介して腫瘍細胞が移送され，管腔内の他の部位に着床して増殖する形式の転移をいう．例えば，肺にできた癌が，気道内を空気の流れに乗り肺の他部位に転移することをいう．しかし，血行性・リンパ行性転移や多発癌との鑑別が困難なことが多い.

e 接触性転移 contact metastasis

接触によって，腫瘍細胞が健常組織に移植されて起こるきわめて稀な転移である．相対していたり，常時相接しているような皮膚や粘膜の腫瘍で起こるといわれている．例えば，眼瞼，口唇，女性外陰部，肛門部などの癌の一側から他側への転

移をいう.

f　インプランテーション implantation

悪性腫瘍の手術や生検に際し，器具，手指など
を介して腫瘍細胞が手術野や創縁に運ばれて生じ
る転移で，例えば直腸癌の手術後に発生する吻合
部再発や肝癌や乳癌に対する生検時の周囲組織へ
の転移，また胆道癌などの減黄目的で留置された
PTCDチューブを介した刺入部皮下への転移など
があげられる．内視鏡手術におけるポート刺入部
への転移（ポートサイト再発）は医原性のインプラ
ンテーションの1つであり，手術操作や器具の
取り扱いに注意が必要である.

6 ● 血管新生

血管新生（angiogenesis）とは，既存の血管から
内皮細胞が増殖，遊走，出芽，結合することで新
たな毛細血管網が形成される過程をいい，腫瘍の
成長や転移の促進に必須の役割を担っている．腫
瘍は一定の大きさまでは拡散により酸素や栄養を
得るが，直径が1〜2 mm以上になるには血液か
らの供給を受けなければならない．そのため腫瘍
細胞は自ら血管新生因子を産生し，血管内皮細胞
の増殖，遊走，管腔形成を促進し，腫瘍血管を形
成する．血管新生には血管内皮細胞増殖因子
（vascular endothelial growth factor：VEGF）など
の成長因子が関与していることが明らかにされて
おり，抗血管新生治療薬として抗VEGF抗体や
抗VEGF受容体（VEGFR）抗体のほか，複数の受
容体を阻害するマルチキナーゼ阻害薬が開発さ
れ，多くの癌腫で治療適応となっている.

④　病態と症状

腫瘍の臨床症状は，腫瘍とその二次性病変によ
るもの，腫瘍の発育と進展に伴う侵襲によるも
の，腫瘍化に伴って現れた代謝異常や内分泌異常
によるもの，および種々の活性物質が腫瘍から，
あるいは宿主反応として産生されて生じる腫瘍随
伴症状と総称される徴候からなる.

1 ● 腫瘤による徴候
a　膨張性に発育する腫瘤の徴候

腫瘤の形態は先に述べたように種々であるが，
硬さも脂肪腫のように軟らかいものから，筋腫，

線維腫，神経鞘腫のように弾力性のある硬さを示
すもの，軟骨腫，骨腫のように硬いものまで種々
であり，仮性波動，波動，圧縮性など，腫瘤に
よって特殊な徴候を示すものがある.

自発痛や圧痛はないのが普通であるが，主とし
て頸動脈球から発生するグロムス腫瘍には疼痛発
作があり，脂肪腫のなかにも有痛性脂肪腫（lipo-
ma dolorosa）のように自発痛のあるものがある.
また一般の腫瘤でも，内出血や感染を起こしたと
きには急速に増大し痛みを伴うことがある.

以上のような徴候を示す腫瘍は，ほとんど良性
腫瘍であるが，肝癌，肉腫，悪性神経鞘腫のよう
に悪性腫瘍であっても浸潤傾向が弱く，膨張性発
育傾向が強いものもある.

b　浸潤性に発育する腫瘤の徴候

境界不明瞭，表面凹凸不整ないし結節状で，硬
く可動性のないものが多く，癌腫はおおむねこの
傾向をとる．しかし，胃や乳腺の硬癌は広範に浸
潤する癌細胞と多量の腫瘍間質形成のため，慢性
炎症様のびまん性浸潤型をとるものがある.

2 ● 腫瘍の二次性病変による徴候

腫瘍には退行性変化としてしばしば腫瘍組織の
変性，壊死をきたし，びらん，潰瘍の形成，嚢胞
化，自壊などの二次性病変が発生し，それによる
種々の症状が現れる.

a　出血

腫瘍表面に生じたびらんや潰瘍は，接触などの
軽い機械的刺激によって容易に出血する．易出血
性といい，悪性腫瘍，特に癌の特徴である．腫瘍
表面からの出血は，接触する排泄物や分泌物に付
着，混入して不顕性出血となったり，あるいは血
痰，吐血，血便，血尿，性器出血，鼻出血，血性
の分泌物として顕性出血となる．消化管の悪性腫
瘍からの出血は，炎症性病巣や消化性潰瘍からの
出血とは異なり，自然に止血することは少なく，
顕性出血あるいは不顕性出血（潜血）として持続す
るのが特徴であり，このことを応用した便中潜血
反応は大腸癌のスクリーニング法として有用であ
る．また肝細胞癌が破裂し腹腔内に大量出血する
こともある.

b　腫瘍性分泌

腫瘍性潰瘍の表面や腫瘍内部に生じた壊死組織
にしばしば感染が起こり，排泄物には特有の悪臭

がある．腫瘍性分泌と呼ばれ，口腔内癌や皮膚癌，子宮頸癌などの扁平上皮癌で特に著明である．

c　穿孔，瘻孔形成

腫瘍が進展し潰瘍などにより腹腔内や胸腔内に孔をあけることを穿孔という．胃癌，大腸癌などが穿孔した場合には腹膜炎を，肺癌が穿孔した場合には気胸，胸膜炎を併発することがある．

また，腫瘍が他の管腔臓器に浸潤し，穿通して内瘻を形成することがあり，これを，腫瘍性瘻孔という．食道癌の気管への穿通による食道気管瘻，直腸癌の膀胱，腟への穿通による直腸膀胱瘻，直腸腟瘻などがあり，これに伴った症状が出現することがある．

3 ● 腫瘍の発育と進展による隣接臓器障害

a　軟部・骨組織にみられる徴候

腫瘤増大に伴って周辺組織は圧迫され，萎縮に陥る．腫瘤を覆う皮膚や粘膜は菲薄となり，栄養障害により潰瘍を形成することがある．

骨組織でも持続的な圧迫による萎縮や破壊がみられることがあり，逆に骨膜刺激によって限局性の骨肥大をきたすこともある．

浸潤が真皮層に達すると，毛細血管やリンパ管の流通障害のために皮膚の発赤と浮腫をきたし，光沢が増強し，毛孔が拡大してオレンジの皮（peau d'orange）や豚皮（pig skin）様の外観を呈する．

乳癌では乳頭の変形やえくぼ症状（dimpling sign）を呈することがある．

b　管腔臓器への浸潤による徴候

管腔臓器の圧迫，浸潤による偏位，狭窄，閉塞のために種々の程度の通過障害が起こる．悪性腫瘍で管壁の浸潤が全周に及ぶときは特に著明である．また腫瘍が内腔へ発育することによる通過障害も起こる．消化管では悪性腫瘍のみならず，良性粘膜下腫瘍によることもある．このために，呼吸困難，嚥下困難，幽門狭窄，腸閉塞，閉塞性黄疸，水腎症，尿閉，排便時痛などの症状が現れる．

また血行が障害されることもあり，肺癌や胸腺腫によって上大静脈の狭窄や閉塞が起こり，上大静脈症候群（superior vena cava syndrome：SVC syndrome）が現れることがある．その他，腎癌や肺癌による下大静脈の，また肝癌による門脈の狭窄あるいは閉塞症状が現れることがある．これらは，腫瘍による外部からの圧迫，浸潤のみなら

ず，血管内腔の腫瘍増殖によっても発現する．

c　神経症状

知覚神経への機械的刺激によって強い疼痛をきたす．圧迫のみでなく，直接の浸潤や神経周囲腔への侵入が加わるときは特に頑固で持続的である．Pancoast（パンコースト）腫瘍による上肢の神経痛，膵癌による腰背痛，骨盤内腫瘍による坐骨・閉鎖神経痛，脊椎腫瘍による後根刺激症状などはその典型的なものである．上咽頭癌による外転神経麻痺のため複視をきたすことがある．

逆に，圧迫によって種々の程度の麻痺症状が現れることがある．甲状腺癌や縦隔腫瘍による反回神経麻痺，胸腺腫による横隔神経麻痺，甲状腺癌，Pancoast腫瘍，頸部リンパ節転移などによる頸部交感神経麻痺からくるHorner（ホルネル）症候群はその例である．

> **Point　特徴的な神経症状**
> - 骨転移：後根刺激症状（デルマトームに一致した放散痛やしびれ）が出ることがある．
> - 進行膵癌：しばしば腰背部痛を訴える．

4 ● 全身症状

良性腫瘍ではホルモン産生腫瘍にみられる内分泌異常症状のほかは，圧迫による臓器の機能障害や，腫瘍の二次性病変による出血や感染に由来するものであって，全身への影響はないか，あっても軽微である．一方悪性腫瘍では侵襲を受けた臓器の機能障害および腫瘍組織の代謝異常などによる全身症状が発現し，全身状態への影響も大きい．

a　代謝異常・栄養障害

- **蛋白代謝**：悪性腫瘍の増殖には大量の蛋白質が必要であるが，腫瘍は自らの組織内でこれを合成することはなく，宿主体内の蛋白質を取り込んで利用する．これには血漿蛋白，特にアルブミンが利用されるために，血漿アルブミンの合成が亢進し，臓器組織蛋白の合成が犠牲となる．しかし，担癌生体では摂取量の低下や吸収障害のためアミノ酸の補給が減少しているうえに，肝での蛋白合成能も低下しているので，筋肉などの身体構成蛋白の消費が進み，低蛋白血症と臓器組織の萎縮が起こる．
- **脂肪代謝**：食欲不振，摂食不能，吸収能低下などのために飢餓状態になると，糖，蛋白の消耗

が起こり，エネルギー供給源として脂肪が動員
されて消費され，脂肪組織は急速に萎縮する．

- **糖代謝**：癌組織では解糖系の酵素が増加し，嫌気性解糖反応が促進する(Warburg効果)．したがって，巨大な腫瘍をもつ患者では低血糖が起こることがある．癌患者では低血糖の傾向があり，グリコーゲン合成能が低下し，肝グリコーゲン量が減少する．

- **悪液質 cachexia**：進行癌患者では，代謝異常による栄養障害に加えて食事摂取量の不足と吸収障害があり，また蛋白の漏出や出血が起こるため皮膚の乾燥，脂肪の喪失，筋肉の萎縮，貧血，低蛋白血症，浮腫などの諸徴候が現れ，食欲不振，無気力，無欲状態となりヒポクラテス顔貌を呈す．これは悪液質という主に癌終末期にみられる症候である．

b 内分泌異常

　腫瘍が活性物質を産生して血中に放出し，生体になんらかの影響を与える場合，この腫瘍を機能性腫瘍(functioning tumor)と呼ぶ．大部分は，本来内分泌作用のある細胞が腫瘍化し，母細胞が正常状態で産生するホルモンを分泌するもので，正所性ホルモン産生腫瘍と呼ばれ，良性腫瘍と悪性腫瘍とがある．これとは別に，正常では内分泌作用のない細胞から発生した腫瘍が，腫瘍化に伴って内分泌作用をもつようになるものは異所性ホルモン産生腫瘍と呼ばれ，ほとんどが悪性腫瘍である．腫瘍によるホルモン産生は決して稀な現象ではないが，大部分のものでは，産生されるホルモンが少量であったり，活性の弱い前駆物質の形で分泌されるために，臨床的にはホルモン過剰症状を示さないものが多い．

　異所性ホルモン産生腫瘍では，同一の腫瘍から複数のホルモンが分泌される場合があり，特に副腎髄質腫瘍，膵・消化管神経内分泌腫瘍，肺小細胞癌，甲状腺髄様癌においてはしばしば認められる．

　なお，内分泌臓器では過形成(hyperplasia)によってもホルモンの過剰産生が起こるが，その場合のホルモン産生には，刺激，抑制に対する反応がみられるが，腫瘍によるホルモン産生にはそのような反応はみられない．この相違は，過形成と腫瘍との鑑別試験に利用されている．

c 腫瘍随伴症状（腫瘍随伴症候群；paraneoplastic syndrome）

　主要なものとして，筋神経障害，皮膚および筋肉の異常，骨関節障害，血液の異常，低血糖症，高カルシウム血症，膜性腎症，発熱がある．

- **筋神経障害**：胸腺腫の約30%に重症筋無力症(myasthenia gravis)が，また肺癌，特に小細胞癌に筋無力症様症候群〔Lambert-Eaton(ランバート-イートン)症候群〕が合併することがある．いずれも神経筋接合部における刺激伝導障害をきたす疾患で，前者はアセチルコリン受容体異常，後者はアセチルコリン分泌異常によるが，腫瘍との合併の機序は不明である．胸腺腫を合併する重症筋無力症では，腫瘍を摘除しても症状が改善されない場合が多く，予後は合併しないものに比べ不良である．

- **皮膚および筋肉の異常**：全身疾患と関連して生じる皮膚病変をデルマドローム(dermadromes)と呼ぶが，悪性腫瘍に合併する皮膚障害もその一部に含まれ，腫瘍の存在診断に役立つことがある．多発性筋炎や皮膚筋炎は，胃癌，乳癌，子宮癌，肺癌などと合併することがある．これらの症状は癌の症状より先に現れることもあり，特に40歳以上にみられるものでは，癌との合併率が50%近いともいわれている．その他，黒色表皮腫(acanthosis nigricans)と胃癌との合併もよく知られている．

- **骨関節障害**：リウマチ様関節炎類似の骨・関節の腫脹と疼痛やばち状指を主症状とする肥大性骨関節症(hypertrophic osteoarthropathy)が，肺癌患者にみられることがある．発症はかなり急激で，発赤や疼痛を伴うことがあるが，肺癌の摘除により症状は軽快ないし消失する．

- **血液の異常**

【類白血病反応(leukemoid reaction)】：胃癌，肺癌などの骨髄転移時に認められることがある．白血病との鑑別を要することもある．

【血小板増多症(thrombocytosis)】：肺癌との合併が最も多い．血小板数も $50\sim100\times10^{4}/\mu$L に達することもある．また血小板増多症の約10〜40%に悪性腫瘍が合併しているともいわれ，両者の合併頻度は高い．

【好酸球増多症(eosinophilia)】：Hodgkin(ホジキン)リンパ腫，菌状息肉症でみられるが，一

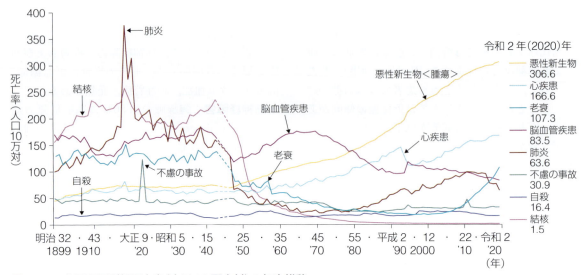

図14-3　主要死因別粗死亡率（人口10万人対）の年次推移

注：グラフが点線になっている昭和19〜21年は，戦災による資料喪失など資料不備のため，統計が得られていないものである．

〔厚生労働省：令和2年(2020)人口動態統計より一部改変〕

般の腫瘍でも広範な転移の発生した時期にみられることがある．

【播種性血管内(血液)凝固(disseminated intravascular coagulation：DIC)】：進行癌患者では本症が発生することが多い．腫瘍が産生する組織トロンボプラスチンのために，血液の血管内凝固が起こりやすいためといわれ，また末期癌患者に好発する細菌感染，特にグラム陰性桿菌感染も誘発因子となる．

【低血糖症(hypoglycemia)】：膵β細胞腫瘍(insulinoma)以外の腫瘍で低血糖が起こることがある．線維肉腫などの間葉系の巨大な腫瘍との合併が多いが，肝癌や悪性リンパ腫に合併することもある．腫瘍による糖消費の亢進によるものと，インスリン様物質の産生によるものが考えられる．

【高カルシウム血症(hypercalcemia)】：悪性腫瘍では経過中にしばしば高カルシウム血症を合併し，時にはこの高カルシウム血症が直接死因となることもある．機能性副甲状腺(上皮小体)腫瘍，異所性副甲状腺ホルモン産生腫瘍，肺癌・乳癌などの骨転移などで高カルシウム血症がみられる．

・**発熱**：腫瘍患者では，感染を合併する頻度が高く，発熱の原因となる．それは腫瘍組織の壊死，喀痰の排出障害，胆汁，尿の通過障害のように感染の誘因となる状態が存在することと，進行癌患者では免疫能が低下していることによる．<u>悪性リンパ腫(Hodgkinリンパ腫)ではPel-Ebstein(ペル-エブスタイン)熱型がみられることがある</u>．

⑤ 疫学

1 ● 主要死因別死亡数・死亡率

厚生労働省の人口動態統計から主要死因別死亡数の年次推移をみると，悪性新生物による死亡数は1980(昭和55)年には161,764人と脳血管疾患(162,317人)に次ぎ第2位であったが，翌1981年に第1位を占めてからその差はますます顕著となり，2020(令和2)年には378,385人と増加の一途をたどっている．これは死亡総数の27.6%に相当し，人口10万人に対する死亡率も306.6(令和2年)で，1980年の139.1に比べて著しく増加している(**図14-3**)．性別では男性が220,989人，女性が157,396人(令和2年)で，男性の比率が58.4%である．

2 ● 主要臓器別癌死亡数・死亡率とその推移

年齢調整死亡率は2020(令和2)年に算出に用

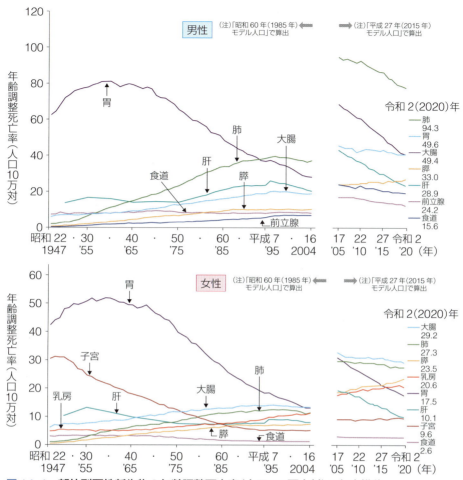

図 14-4　部位別悪性新生物の年齢調整死亡率（人口10万人対）の年次推移

注：1）平成17年から令和2年（2005年〜2020年）の基準人口は，「平成27年（2015年）モデル人口」を基準人口としており，それ以前は「昭和60年（1985年）モデル人口」を基準としているため，比較には注意が必要．
　　2）大腸は，結腸と直腸S状結腸移行部および直腸を示す．ただし，昭和42年までは直腸肛門部を含む．
　　3）平成6年以前の子宮は，胎盤を含む．
　　4）男女とも肝については，昭和55年以前は5年ごとの数値を用いており，昭和25年，30年の数値は胆嚢およびその他の胆道を含む．

〔厚生労働省：令和2年（2020）人口動態統計より〕

いる基準人口が1985（昭和60）年モデルから2015（平成27）年モデルへ変更しており，2005（平成17）年までの遡及を行ったため，以前との比較には注意が必要である．

悪性新生物の主な部位別にみた年齢調整死亡率の年次推移を性別にみると，男女とも胃癌は，戦後上昇傾向にあったが，昭和30年代半ばをピークに低下を続けている．男性は肺癌が上昇を続け，1993（平成5）年に胃癌を上回ったが，1997（平成9）年以降は低下傾向にある．部位別では，肺，胃，大腸，膵の順に多い．女性は子宮癌が1993（平成5）年まで低下傾向にあったが，近年は横ばいとなっており，大腸癌は1996（平成8）年まで上昇傾向にあったが，近年横ばいに推移している．乳癌は2007（平成19）年までゆるやかな上昇傾向にあったが，2020（令和2）年はやや低下した．部位別では，大腸，肺，膵，乳房の順に多い（図14-4）．

> **Point 部位別癌死亡率**
>
> 死亡率の高い順に
> - 男性：肺，胃，大腸，膵
> - 女性：大腸，肺，膵，乳房
>
> 胃癌や肝癌は減少傾向，肺癌は増加傾向

3 ● 年齢階級別癌死亡率とその推移

悪性新生物による年齢階級別の死亡率の推移をみると50歳以上90歳未満の階級で死因の1位となる．次いで心疾患，脳血管疾患と続く．

4 ● 地理的因子と癌

臓器別にみた死亡率は，国によってかなりの相違がある．例えば，胃癌はわが国をはじめ中国，韓国などアジアや南米に多く，欧米諸国では少ない．これに対して肺癌はわが国でも増加傾向にあるが，欧米諸国に比べ少ない．大腸癌，乳癌についても同様である．なお，日系米国人の胃癌と大腸癌の死亡率は，日本人と米国白人との中間の値を示すことから，悪性腫瘍の発生に種族的素因，生活環境，衣食住を中心とする生活習慣などが関係すると推察されている．

5 ● 環境因子と癌，職業癌

特定の環境下に生じる癌を環境癌(environmental cancer)と呼ぶ．特に職業を通じて特定の発癌因子に濃厚接触し，特定の悪性腫瘍が発生することが知られており，それらを職業癌(occupational cancer)と呼ぶ．因果関係がほぼ確認されているものとして，コールタールピッチ・紫外線・放射線・砒素による皮膚癌，砒素・マスタードガス・クロム化合物・ニッケル化合物・アスベスト・放射性物質による肺癌，アスベストによる胸膜中皮腫，芳香族アミンによる膀胱癌，放射線・ベンゼンによる白血病，印刷業(ジクロロプロパン)による胆道癌などがある．喫煙は肺癌，食道癌をはじめとして，多くの癌の発生に関与することが指摘されている．

> **Frontier 癌の家族内集積**
>
> 大腸癌，乳癌，小児癌などでの家族内集積例に対する，共通の環境，生活様式，臨床病理学的特徴や原因遺伝子の検索から，癌発生の背景となる遺伝要因や環境要因の研究が進んでいる．

> **Frontier 重複癌，多発癌，多重癌**
>
> 2個以上の異なる臓器に同時性あるいは異時性に原発癌が発生したものを重複癌(double cancer)，同一臓器内に同じ組織型の癌が存在する場合を多発癌(multicentric cancer)という．また，同一臓器内に異なる組織型の癌が存在する場合にも，重複癌と呼称することもある．重複癌と多発癌を合わせて多重癌(multiple primary cancer)という．診断には，各腫瘍は一定の悪性像を有し，互いに離れて位置し，一方が他方の転移でない，というWarren & Gatesの基準が用いられている．
>
> 超高齢社会では，異時性多重癌(二重複癌，三重複癌など)が増加している．同時性多重癌との時間間隔は，1年以内を同時性，それを超えていれば異時性とする考えが多いが，数年経過後でも手術時にすでに微小転移巣が存在していた可能性は否定できない．また，一方が他方の転移でないことの証明や再発との鑑別が困難な場合もある．さらに，癌の治療成績向上に伴い，前治療に関連して発生する二次癌が存在し，その予防策が注目されている．

6 診断

1 ● 腫瘍の存在診断

腫瘍の診断は，手術適応の有無，術式の選択や他の治療との併用および予後について判断ができるように，腫瘍の存在，種類，良性・悪性の鑑別，局在性ならびに進展状況，隣接臓器への浸潤，リンパ節転移，遠隔臓器転移の有無，合併病変の有無や腫瘍による全身状態への影響について総合的に行うことが必要である．診断のための検査は，侵襲的検査はもちろんのこと，非侵襲的検査の場合も十分なインフォームド・コンセントのもとに，診断のために必要かつ十分な検査を効率よく速やかに行う必要がある．

a 身体的診察 physical examination

体表，体表層部および腹腔内の腫瘍の診断に視診，触診は重要である．存在部位，大きさ，形，表面の性状，硬さ，周囲との境界，皮膚あるいは深部との関係，用手的あるいは呼吸運動，嚥下運動に伴う移動性の有無，平手による診断での触知性，単発・多発の別のほか，波動，仮性波動，拍動，振戦，透光性などの特殊徴候の有無，領域リンパ節の腫脹の有無を調べる．腹部腫瘍や直腸・肛門部腫瘍の診断およびSchnitzler転移の有無の診断には直腸指診が有用である．

b 画像診断

画像診断には単純X線検査，造影検査(上部消

化管造影, 注腸造影, 血管造影など), 超音波検査, CT, MRI, 核医学検査などがある.

- **単純X線検査**：短時間で侵襲が少なく, 最も頻用される. 特に胸部X線単純撮影は悪性腫瘍に限らずいずれの疾患でも行われ, 異常陰影の発見から肺癌などが拾い上げられることもある.
  【マンモグラフィ】：乳房を圧迫して単純X線撮影を行う. 乳癌検診に用いられている.
- **消化管造影検査**：バリウムによる上部消化管造影と小腸造影, 注腸造影がある. 客観的位置の同定や全体像の把握などに有用な検査である. 胃癌や大腸癌では深達度診断にも有用である.
- **血管造影**：悪性腫瘍は周囲の既存の血管から新たな血管を新生させ(血管新生), 栄養を補給している. また腫瘍自身も血流量を増やしている. 血管造影により腫瘍の存在や栄養血管を同定することができる.
  【CTアンギオグラフィ】：血管造影とCTを組み合わせた撮影法. 血管内にカテーテルを挿入し, そこから造影剤を注入しながらCT撮影を行う. 特に肝腫瘍の診断では門脈血流と動脈血流を明確に区別できるためより正確な診断が可能となる.
- **超音波検査**：超音波検査は被検者への侵襲が少なく, また簡便であり, ベッドサイドや外来でできる検査である. 特に頸部, 肝胆膵領域, 婦人科, 泌尿器科など, 実質臓器の腫瘍の検出に有用である. 一方, やや客観性・再現性に劣り, 施行者の技術に左右される. 超音波ドプラ法により血流の評価も可能となり, 腫瘍存在診断だけでなく腫瘍血流, 腫瘍血管の評価も可能である. また肝癌領域では造影剤を用いることでより微小な腫瘍が検出できるようになった.
- **CT** (computed tomography：**コンピュータ断層撮影**)：CTの進歩は目覚ましく, 現在は多列検出器型CT (multidetector-row CT：MDCT)が標準的である. 従来のCTより空間分解能が向上しただけでなく, コンピュータの処理能力の向上に伴い, 冠状断や矢状断画像のみならず, 3次元画像も比較的容易に作成可能となった. 造影CT像から血管再構築や, 大腸内へエアーを注入したCT像からコロノグラフィを行うこともでき, それぞれ既存の血管造影検査,

消化管造影検査の代替として用いられることもある. すべての領域の腫瘍の病期診断に必須な検査である.

- **MRI** (magnetic resonance imaging)：核磁気共鳴現象を利用した放射線被曝のない検査法である. MRI装置から照射される電磁波と生体内の水素原子がもつ磁化ベクトルを利用して撮像する. CTと比較し骨によるアーチファクトが少ないため, 特に脳や脊髄の腫瘍の診断に有用である. さまざまな撮像条件により, 腫瘍の詳細な質的診断を得ることができる. 例えば, 拡散強調画像(diffusion weighted image：DWI)では癌組織のような水分子の運動が制限される領域で高信号に抽出されるため, 腫瘍の悪性度の診断や転移再発の検出に有用である.
- **PET** (positron emission tomography)：PETは腫瘍に親和性の高いFDG (2-fluoro-2-deoxy-D-glucose)の開発により腫瘍診断として用いられるようになった. 全身を撮影するため転移再発の診断に有用である. 炎症のある部位でも集積を認めるため特異度はやや劣る. 解剖学的位置が不明瞭なためCTと組み合わせて(PET-CT検査)行われる.

c 内視鏡検査

光学系が内蔵されたチューブ型の機器の先端を, 体内に挿入することで直接観察する検査法である. 病変の観察だけでなく, 同時に検体採取(生検)による組織学的診断を行えることが特徴である. 胃や腸など消化管内視鏡は検診においても特に頻用されるが, ほかにも脳, 耳鼻咽喉頭, 胸腔, 気管・気管支, 腹腔, 膵管, 胆道, 腎盂, 尿管, 膀胱, 尿道, 子宮, 骨盤腔, 関節腔, 血管など, 管腔臓器を中心に広い領域で用いられている.

詳細は専門の書籍に譲るが, 観察手法は多岐にわたり腫瘍それぞれにより詳細な観察手法が確立されている. 本体の鉗子孔を通して, 色素散布を行う色素内視鏡や造影用カテーテル, 超細径内視鏡, 超音波探触子を用いた診断も行われている. さらに, 狭帯域光(narrow band imaging：NBI)などの特殊光観察, 拡大内視鏡, 超音波内視鏡, 側視鏡・斜視鏡を用いることで, より詳細な病変の診断が可能となっている.

チューブ型以外に小型カプセル型のものもあり

162 ● 第14章　腫瘍

表14-2　細胞診による悪性度の判定分類
（Papanicolaou分類）

Class Ⅰ：異型細胞のないもの
Class Ⅱ：異型細胞は存在するが，悪性でないもの
Class Ⅲ：悪性の疑わしい異型細胞が存在するが，
　　　　悪性とは断定できない
Class Ⅳ：悪性の可能性が強い
Class Ⅴ：確実に悪性である

（カプセル内視鏡），デジタルカメラ，光源，モーターを内蔵した本体を口から呑み込み，蠕動によって小腸や大腸内を撮影しながら進み，肛門から自然排出される．撮影した画像データは体外に送信し，被検者が装着したベルトで受信して解析を行う．検体採取は行えないが，非侵襲的に行えることが特徴である．

内視鏡は診断目的のみならず，治療手段や内視鏡外科手術時の補助手段としても用いられている．内視鏡的粘膜切除術（endoscopic mucosal resection：EMR）や内視鏡的粘膜下層剥離術（endoscopic submucosal dissection：ESD），光線力学的治療（photodynamic therapy：PDT）など，その活躍の場は年々拡大しており，新規技術の開発も積極的に行われている．

2 ● 組織学的診断法

a　細胞診 cytological examination

腫瘍表面の擦過による擦過細胞診，腫瘍内部の穿刺による穿刺吸引細胞診（fine needle aspiration biopsy：FNAB）および乳頭分泌物，喀痰，唾液，膵液，胸水，腹水，脊髄液，尿などの分泌物，体腔貯留液，排出物中の細胞について行う剥脱細胞診などがある．

良性・悪性の判定には一般的に Papanicolaou 分類が用いられる（**表14-2**）．

b　生検 biopsy

組織の採取方法により，針生検（needle biopsy），パンチ生検（punch biopsy），切開生検（incisional biopsy），切除生検（excisional biopsy）の別がある．

肝，腎，肺などの深部臓器に対する生検は，CT や超音波誘導下で体表面から，または胸腔鏡，腹腔鏡による観察下で行われ，気管，気管支，消化管，膀胱では内視鏡下に生検が行われる．

術中に得られた組織片から必要に応じて凍結切片（frozen section）を作製し，迅速病理診断により，切除範囲の決定，術式の選択などが行われる．また合理的なリンパ節郭清の個別化を目指した，センチネルリンパ節生検も行われている．

c　分子生物学的診断法

● **腫瘍の生物学的悪性度診断**：腫瘍の生物学的悪性度は病期分類で代表されるが，増殖能，浸潤能，血管新生能などの腫瘍の生物学的特徴とも関連している．腫瘍細胞の核分裂指数（mitotic index）や Ki 67，PCNA（増殖細胞核抗原）による増殖指数などは良性腫瘍と悪性腫瘍の鑑別に用いられる．また悪性腫瘍のなかでも生物学的悪性度の高い腫瘍は易転移性で予後不良と考えられている．

近年，分子生物学的診断に基づいた治療の個別化が一般的になってきている．例えば，転移再発乳癌や胃癌においては，腫瘍組織内の HER2（human epidermal growth factor receptor type 2）蛋白の発現の有無によって，分子標的治療薬の使用を選択する．

3 ● 遺伝子診断

RT-PCR（逆転写 PCR）などの遺伝子増幅技術の進歩により，腫瘍の遺伝子診断を高い検出感度，特異性，簡便性をもって行うことが可能となった．良・悪性の区別，存在診断，生物学的悪性度，薬剤耐性などの診断に用いられる．また遺伝性腫瘍の同定，および発症前診断にも有用である．すなわち網膜芽細胞腫の RB 遺伝子，家族性大腸腺腫症における APC 遺伝子，家族性乳癌における BRCA 遺伝子，Cowden 病における PTEN 遺伝子，Li-Fraumeni 症候群における TP53 遺伝子，家族性悪性黒色腫における CDKN2A 遺伝子などの原因遺伝子の同定が行われる．

さらに近年では次世代シークエンサーにより，一度に数百〜数千の塩基配列を解析することが可能となった．この技術が確立したことで患者個別の腫瘍の遺伝子変異を特定する遺伝子パネル検査が臨床応用されている．遺伝子パネル検査により多数（多くは 100 種類以上）の遺伝子変異の有無を同時に調べ，判明した変異に対し，臓器横断的な分子標的薬による治療を選択できる可能性がある．EGFR 遺伝子変異は代表的だが，前述の

BRCA 遺伝子，胃癌・乳癌における *ERBB2*（HER2/neu）遺伝子，肺癌における *EML4/ALK* 遺伝子，*ROS1* 遺伝子，*MET* 遺伝子，大腸癌における *NTRK* 遺伝子などが対象となる．

4 ● 腫瘍マーカー

腫瘍マーカーは腫瘍細胞が産生，あるいは宿主細胞が癌に反応して産生する蛋白，酵素，ホルモンなどで，癌のスクリーニング，鑑別診断や腫瘍由来臓器の診断，治療効果の判定，再発の予測などに用いられている．

現在臨床に用いられている腫瘍マーカーを表14-3 にまとめた．癌胎児性蛋白，癌関連抗原，モノクローナル抗体認識癌関連抗原，ホルモン，サイトカイン（宿主反応物質を含む），癌性アイソザイム，癌代謝産物，その他に分類されている．なお実際の診断には複数のマーカーの組み合わせやスロープアナリシスによる倍増時間（doubling time）や半減期の測定などが診断のために有用である．

a α-fetoprotein（AFP）

癌胎児性蛋白で，肝芽腫や肝細胞癌で著しい上昇がみられるが，近年 AFP 高値の肝細胞癌症例が減少している．転移性肝癌や肝硬変でも中程度の上昇がみられる．ほかに，前縦隔に発生する胎児性癌（embryonal carcinoma）や卵黄嚢腫瘍（yolk sac tumor）で著しい上昇を示す．

b carcinoembryonic antigen（CEA）

消化器癌と胎児消化器の特異的な抗原で，大腸癌，膵癌，胃癌などの腺癌患者血清中に高頻度で検出される．また肺癌や甲状腺髄様癌も CEA を産生することが判明している．血清のほかに糞便中や腹水中にも高頻度で検出され，診断的価値が高い．加齢，喫煙の影響で上昇することもある．

c carbohydrate antigen 19-9（CA19-9）

膵癌，胆道癌の診断に用いられる血液型物質関連の糖鎖抗原で，80% 程度陽性である．腫瘍の増大，壊死，血管浸潤などで上昇するが，Lewis式血液型陰性例では担癌状態でも上昇しないため注意が必要である．

d carbohydrate antigen 15-3（CA15-3）

乳癌で最も使用頻度が高く，原発乳癌の病期診断や再発乳癌の早期発見（陽性率 50% 以上）に有用である．ほかに卵巣癌や膵癌でも陽性率が高

表14-3 外科領域で臨床応用されている主な腫瘍マーカーと対象疾患および基準値

分類	関連する腫瘍	基準値
癌胎児性蛋白		
AFP*	原発性肝癌，卵巣癌，卵黄嚢腫瘍，肝芽腫，胎児性癌	10 ng/mL 以下
CEA	大腸癌，胃癌，膵癌，乳癌，肺癌，甲状腺髄様癌，子宮癌	5 ng/mL 以下
BFP	尿路上皮癌，膀胱癌，肝癌	75 ng/mL 未満
癌関連抗原		
SCC 抗原	扁平上皮癌（頭頸部癌，食道癌，肺癌，皮膚癌，肛門癌，子宮頸癌）	1.5 ng/mL 未満
TPA	乳癌，肺癌，大腸癌などの固形癌，肉腫，リンパ腫	70 U/L 未満
CYFRA21-1	肺非小細胞癌，食道癌，口腔腫瘍	2 ng/mL 以下
PSA	前立腺癌	4 ng/mL 以下
HER2	再発乳癌	6.5 ng/mL 未満
モノクローナル抗体認識癌関連抗原		
CA19-9**	膵癌，胆道癌，胃癌	37 U/mL 以下
DUPAN-2	膵癌，胆道癌	150 U/mL 以下
CA125	卵巣癌，癌性腹（胸）膜炎	35 U/mL 未満
CA15-3	原発・再発乳癌，卵巣癌，膵癌	28 U/mL 未満
BCA225	乳癌，特に再発乳癌	160 U/mL 未満
NCC-ST-439	肺癌，膵癌，乳癌，胆道癌	7 U/mL 未満
CA72-4	卵巣癌，子宮癌，再発胃癌，大腸癌	4 U/mL 未満
CA130	卵巣癌，子宮頸癌，肺癌，膵癌	35 U/mL 以下
CA602	卵巣癌	63 U/mL 以下
SLX	肺腺癌，膵癌，卵巣癌	38 U/mL 以下
Span-1	膵癌	30 U/mL 未満
ホルモン，サイトカイン		
hCG	絨毛上皮腫，germ cell tumor	2 mIU/mL 以下
ACTH	異所性ホルモン産生腫瘍	10〜70 pg/mL
IAP	宿主反応物質，急性相反応物質	500 μg/mL 以下
calcitonin	カルチノイド，甲状腺髄様癌	35〜75 pg/mL
gastrin	膵 Langerhans 島腫瘍	30〜200 pg/mL
癌性アイソザイム		
PAP	前立腺癌	3 ng/mL 以下
NSE	肺小細胞癌，神経芽細胞腫	10 ng/mL 未満
癌代謝産物，その他		
PIVKA-II	肝細胞癌	40 mAU/mL 以下
elastase 1	早期膵癌	100〜400 ng/dL

*近年 AFP 異常高値の肝細胞癌は少ない
**Lewis 抗原陰性者では CA19-9 は産生されない

表 14-4　悪性腫瘍に対する TNM 分類の基準（UICC）

T-原発腫瘍

TX　原発腫瘍の評価が不可能
T0　原発腫瘍を認めない
Tis　上皮内癌
T1, T2, T3, T4,　原発腫瘍の大きさ，および/または
　　　局所進展を順次表す

N-所属リンパ節

NX　所属リンパ節転移の評価が不可能
N0　所属リンパ節転移なし
N1, N2, N3　所属リンパ節転移の程度を順次表す

M-遠隔転移

MX　遠隔転移の評価が不可能
M0　遠隔転移なし
M1　遠隔転移あり

い．また，子宮内膜症や肝硬変でも陽性となることがある．

e　squamous cell carcinoma（SCC）抗原

子宮頸部扁平上皮癌から純化精製された蛋白で，子宮頸癌，皮膚癌，頭頸部癌，食道癌，肺癌，肛門癌などで約 40〜50% の陽性率を示す．アトピー性皮膚炎や天疱瘡，乾癬などの皮膚疾患，気管支喘息や気管支炎などの肺疾患，腎不全，透析患者，喫煙者でも陽性となる可能性がある．

f　prostate specific antigen（PSA）

前立腺細胞で特異的に産生される分泌蛋白で，前立腺正常細胞中にも含まれる．前立腺組織が壊れることにより血液中に漏出する．前立腺癌のマーカーとして感度が高く，検診などにも利用されているが，良性の前立腺肥大症などでも増加するため注意が必要である．

❼ 病期

腫瘍の進行度を段階的に区分する方法として病期分類が用いられ，予後の判定，治療方法の選択，治療成績の比較，評価などに重要である．ほとんどの分類で原発腫瘍の大きさや深達度（T），リンパ節転移（N）や遠隔転移（M）の有無についての臨床的・病理組織学的所見が組み込まれている．

現在，国際対がん連合（UICC）の TNM 分類が国際的に広く用いられている．視診，触診などの理学的検査と X 線検査などの日常一般的に行われる検査所見に基づき，原発腫瘍の大きさと周囲への進展の程度を T1〜T4 に分類する．リンパ節転移のないものを N0 に，リンパ節転移のあるものを転移個数や転移部位などによって N1〜N3 に分類する．遠隔転移のないものを M0，あるものを M1 と分類する．これら T，N，M 因子の番号の組み合わせから，一定の基準に従って病期（stage）を区分する方式である．基本的な区分の基準を表 14-4 に示す．

TNM 分類は臨床初診時や術前画像診断により得られた情報に基づいて行われる臨床分類（臨床的分類：cTNM）と，手術所見に基づいて行われる分類（手術所見的分類：sTNM），病理組織学的に確証された病理学的分類（術後病理組織学的分類：pTNM）と区別して用いられる．

わが国では胃癌，大腸癌，乳癌をはじめほとんどの固形癌で，学会や研究会から臓器ごとに独自の「癌取扱い規約」が定められているが，近年，癌取扱い規約は TNM 分類を基本とした病期分類との整合性を図りながら修正を重ねている．

a　前癌病変

癌の多段階発癌過程において，形態学的に認識でき，かつ正常な上皮や組織よりも高率に癌に進行する病変を前癌病変といい，前癌病変を経ずに発生する de novo 癌と区別されている．すなわち，① そこから高頻度に癌が出現する癌の発生母地，例えば，萎縮性胃炎，腐食性食道炎やBarrett 食道，家族性大腸腺腫症，子宮内膜増殖症など，② 癌が発生する場合に経過する病的状態，例えば異形成（dysplasia）が前癌病変である．

かつて前癌病変とされていた胃粘膜内異型腺腔，Paget（パジェット）病，Bowen（ボーエン）病は，今日では carcinoma in situ として粘膜内癌，表皮内癌とされている．

b　早期癌と進行癌

早期癌は，一般に通用語として，「癌腫が小さく，リンパ節転移や他臓器転移を認めないもの」として扱われているが，癌腫によって早期癌を定義しているものもあり，留意が必要である．外科で扱う癌腫のうち，癌取扱い規約において早期癌を定義しているものは，主に食道，胃，大腸などの消化器癌である．

消化器癌における早期癌は，癌腫の深達度によって規定されており，リンパ節転移の有無を問

わないことが特徴である．例えば，胃・大腸癌では「深達度が粘膜・粘膜下層にとどまる病変」，食道癌では「深達度が粘膜内にとどまる病変」を早期癌と定義し，いずれの場合もリンパ節転移の有無は不問となっている（食道癌には表在癌「癌の深達度が粘膜下層までにとどまり，リンパ節転移の有無を問わない」の定義もあるが，詳細は後に譲る）．

一方，初期の癌において，癌取扱い規約によって「上皮内癌」や「非浸潤癌」などが定義されている癌腫も存在する．

早期癌より病期が進行している癌について，一般に進行癌と呼ばれている．

c　再発

組織（細胞）学的に確認された癌が，治療によって臨床的に消失したのちに，再び出現することを再発という．ただし，癌の再燃や多発癌は除外する．原発部位にみられる局所再発（術野外のリンパ節再発は含まない）と，他部位にみられる転移性再発とがある．手術後の再発に関しては，悪性腫瘍で多くみられるが，良性腫瘍でも腫瘍組織が残存していれば再発する．

再発までの期間には長短があり，腫瘍の生物学的悪性度にも関係する．10年あるいは15年以上経過してからでも再発がみられることもあり，休眠細胞（dormant cell）の再増殖を誘発するような腫瘍宿主相関の変化，例えば免疫機能の低下やホルモン環境の変動のような宿主側因子との関連が推定される．

d　オカルト癌とラテント癌

転移巣による臨床症状が先行し，精査をしたが発見されず，その後の経過のなかで，あるいは死後に原発巣が発見された場合の原発巣をオカルト癌（occult cancer）という．臨床的には無症状で，病理解剖によって確認された癌をラテント癌（latent cancer）という．また，癌以外の病変のために手術や検査された際に，目指した病変以外に顕微鏡的に偶発的に発見された癌は偶発癌（incidental cancer）という．

⑧ 治療

腫瘍の治療法として，手術療法，放射線療法，化学療法，内分泌療法，免疫療法，温熱療法，分子標的療法，遺伝子療法などがあるが，手術療法は最も有効な治療法として主要な地位を占めている．しかし手術療法で十分な効果を得るためには，腫瘍が発生局所あるいはその領域に限局している必要がある．これを越えて進展・転移している場合も一定の効果が期待できるが，手術療法単独では完治せしめる可能性は高くない．進行癌では肉眼的に判定困難な転移・浸潤を伴う場合が少なくないため，潜在的な癌の進展を考慮して，十分な範囲の切除を行うとともに，他の治療を付加することを検討すべきである．局所的な進展には放射線療法や動注化学療法などを併用し，全身的には化学療法や免疫療法，腫瘍によっては内分泌療法などの補助療法を付加する．

このように個々の治療の不十分な点を補い，またその効果を増強する目的で，局所的ならびに全身的療法を統合的に実施していく治療方式を癌集学的治療法という．なお，集学的治療には multidisciplinary therapy と multimodal therapy があるが，前者は概念的で広範な領域にわたる診療科ないし医師が複数関わって行う治療で，後者は具象的で，手術と化学療法などの多手法的治療を示す．外科医は至適な手術療法の適否，手術法の決定とともに，集学的治療法を決定する必要がある．

1● 良性腫瘍に対する手術

治療の対象となるのは，腫瘤による機能障害，美容上の欠陥，悪性変化の疑い，二次性病変の合併のあるものである．機能性腫瘍では，局所の徴候が軽度でも早期に摘除すべきである．手術は，原則として摘出術（extirpation）を行うが，少量の周囲組織を含めた切除術（excision）を行うこともある．術後に変形や機能障害を残さないような手術方法を選ぶことが必要である．

2● 悪性腫瘍に対する手術

悪性腫瘍に対する手術は各臓器別に定型的な術式が確立されている．その基本は原発巣の切除と領域リンパ節の郭清である．治癒が期待できるか，腫瘍の残存があるかによって手術は以下のように分類される．

　a．根治手術
　　a-1．定型手術（標準手術）
　　a-2．非定型手術（拡大手術，縮小手術）

b. 姑息手術

また，アプローチ法に関する用語として，低侵襲手術がある．

a 根治手術 radical surgery

腫瘍組織が完全に摘出された場合が根治手術で，治癒が期待できる場合を治癒切除(curative surgery)という．根治手術は原発腫瘍を含めてその周囲組織を広範に切除し，併せて領域リンパ節を郭清する術式で，各臓器癌別に定型的な術式が確立されている(定型手術，標準手術)．治療後の腫瘍の状態はR分類で示される．

RX：遺残腫瘍の有無の評価が不可能．

R0：遺残腫瘍なし．

R1：顕微鏡的遺残腫瘍あり．

R2：肉眼的遺残腫瘍あり．

治療効果を反映し，その後の治療法の決定や予後の強力な指標となる．

拡大手術(extended surgery)とは隣接臓器を含めた広範な切除や，定型以上のリンパ節郭清を行うことを指す．

縮小手術(limited surgery)とは切除範囲やリンパ節郭清範囲が定型手術に満たないものを指す．画像診断法の進歩による早期癌症例が増加し，臨床病理学的所見の詳細な検討と予後調査などから，根治性の高い非進行癌の症例の識別が可能となった．これらの症例に対しては，標準手術の切除範囲，リンパ節郭清範囲に満たない切除でも十分に根治を目指せるとされ，そのような症例には縮小手術が行われることがある．

Frontier
減量手術(reduction surgery)

根治手術が不可能な症例においても，化学療法の治療効果増強目的で腫瘍量を相対的に減少させるために手術が行われることがあり，このことを指すが，明確なエビデンスはない．産婦人科腫瘍においては，減量手術→化学療法が根治治療となる場合があり，用語のもつ意味が外科領域とは異なることに注意が必要である．

b 姑息手術 palliative surgery

腫瘍の進展状況から根治手術が困難な場合，あるいは患者の全身状態が不良で，根治手術という大きな侵襲に耐えがたい場合に，根治を目的とせず，通過障害の改善，出血の防止などの症状改善や腫瘍の減量を目的として行われる手術を姑息手術という．

これには，周囲臓器組織の切除やリンパ節郭清を行わず，腫瘍組織を残したまま原発巣のみを摘除する姑息手術と，原発巣はそのままとして，主要症状を除去するために行う姑息手術とがある．後者の例としては，幽門狭窄に対する胃空腸吻合術，黄疸に対する胆管空腸吻合術，直腸狭窄に対する人工肛門造設術などがある．

Frontier
試験開胸術(exploratory thoracotomy)，試験開腹術(exploratory laparotomy)

根治手術や姑息手術を目的として開胸術，開腹術を行ったものの，外科的治療手段を実施しえなかった場合を単開胸術，単開腹術と呼ぶ．例えば，高度進行胃癌で開腹をしたが腹膜播種があり単開腹に終わった例などが該当する．低侵襲なアプローチ法の開発によってこれらの概念は少しずつ変化しつつある．すなわち，腹腔鏡下に腹腔内の観察を行い，腹水や組織を採取し，確定診断を行うことのできる審査腹腔鏡，審査胸腔鏡という概念が広がりつつある．これまでは単開腹に終わってしまったような高度進行胃癌に対しては積極的に審査腹腔鏡を検査として行い，より低侵襲に診断の確定ができるようになっている．

c 低侵襲手術 minimally invasive surgery

患者の負担軽減，早期回復を目指したアプローチ法が研究されている．内視鏡手術やロボット支援手術がこの代表である．現在，この領域は非常に発展を遂げている分野であり，適応疾患や術式の拡大が著しい．

d 局所凝固療法 local ablation therapy

- **マイクロ波凝固療法**(microwave coagulation therapy：MCT)，**ラジオ波凝固療法**(radiofrequency ablation：RFA)：肝腫瘍に対する局所療法として，マイクロ波凝固装置が開発され，さらにラジオ波凝固療法がその主流となっている．本法は，経皮的，内視鏡下あるいは開胸・開腹的に腫瘍を凝固・壊死に陥らせる治療法で，低侵襲的治療として汎用されている．

- **凍結手術**(cryosurgery)：腫瘍組織を急速凍結・緩徐融解して凍結壊死を起こさせ，腫瘍の縮小あるいは除去を行う方法である．液体窒素やアルゴンガスなどを冷媒とした装置が開発されている．出血量が少なく，術後の疼痛が軽く，肉芽の形成が良好なため，顔面などの体表面の腫瘍に用いられている．また毛細血管以外は凍結で閉塞されないため，大血管周囲の転移巣や摘除困難な腫瘍，あるいは止血操作が困難

な頭頸部癌，進行した直腸癌，肛門癌，子宮頸癌，乳癌などに応用されている．最近，MRIガイドによる凍結プローブが開発され，転移性肝癌や腎癌に対し経皮的に凍結する方法が行われている．

● 経皮的エタノール注入療法（percutaneous ethanol injection therapy：PEIT）：99.5% のエタノールを超音波ガイド下に細径穿刺針にて腫瘍内に注入し，腫瘍を脱水・固定することにより壊死に至らしめる方法である．高度な肝硬変を合併する比較的小さな肝細胞癌や甲状腺癌などに用いられる．

e　手術成績

悪性腫瘍の手術成績は，手術後の一定期間の生存率で評価される．成人では，再発死亡は術後5年以内に発生することが多く，一般に満5年を経過した時期において生存しているものは一応治癒したものとみなし，術後5年生存率を算定して手術成績の指標としている．しかし，乳癌，甲状腺分化癌，皮膚癌のような進行の緩慢な癌では，5年生存率のほかに10年生存率をもって評価されることもある．

乳幼児の神経芽腫，胚芽腫では，手術時年齢の2倍に9か月（在胎期間）を加えた年齢に達して再発のないものは，治癒したものとみなされている．また Collins は Wilms（ウィルムス）腫瘍などの胎児癌に関しては，治癒開始時の年齢に在胎期間の10か月を加えた期間としている．

Frontier

生存率（survival rate）の算出

直接法

術後5年生存率は，術後5年以上生存数を5年以上経過例数で除して100を乗じた値（%）である．母数として手術総数のほか，全切除例数，治癒切除例数，それぞれの耐術例数が用いられる．消息不明例を全部死亡したとみなした場合の生存率を最小生存率（minimum survival rate），全部生存しているとみなした場合を最大生存率（maximum survival rate），これを母集団から除いた場合を推定（概算）生存率（estimated survival rate）という．

累積法

経過観察途中の症例でも1年ごとに生存率を計算して評価する方法で，得られた生存率を何年の累積生存率（cumulative survival rate）という．手術成績を左右する腫瘍側因子として，癌の進行度，リンパ節転移度以外に組織型，腫瘍細胞の分化度などが重視されてきたが，最近では細胞増殖能や遺伝子変異などの分子生物学的指標が導入され，その評価が進んでいる．

Point　固形癌に対する治療

- 固形癌に対する根治治療には手術療法が最も有効である．
- 手術療法単独では根治が望めない進行癌に対しては集学的治療法を行う．
- 早期癌症例に対しては，臓器，機能温存を目的とした縮小手術が行われている．

3 ● 放射線療法

放射線療法は単独に行われる場合と，手術療法や化学療法と併用される場合とがある．

a　単独療法

放射線療法が手術に優先して単独に行われるのは次のような場合である．

① 手術と同程度か，あるいはそれ以上の効果が期待できる腫瘍

② 病巣の摘除は可能であるが，術後の機能障害や美容上の欠陥が大きいもので，放射線感受性のある腫瘍

③ 解剖学的に病巣の摘除が不可能なとき，または技術的には可能であるが，患者の全身状態，その他の理由で手術が実施できない場合

なお，放射線の感受性が高い腫瘍としては，咽頭癌，喉頭癌，食道癌，子宮頸癌，悪性リンパ腫，精上皮腫などがある．あまり感受性の高くない腫瘍は，肺癌，腎癌，膀胱癌などであり，感受性の低い腫瘍は，胃癌，膵癌，胆嚢癌，悪性黒色腫，肉腫などである．放射線の治療効果が期待できない腫瘍であっても，骨転移などに対しては症状緩和などを目標に照射を行う場合がある．また，正常組織が耐えうる限界の放射線量を照射した場合，これを根治的放射線治療（definitive radiation therapy）というが，病巣の根治が期待できる線量を照射したという意味ではない．

b　外科手術との併用療法

照射と手術の時期的関係から，術前照射，術中照射，術後照射に分けられる．

- 術前照射（preoperative radiation）：原発腫瘍の縮小と転移の抑制によって手術成績の向上を図ることを目的とするもので，舌癌，咽頭癌，食道癌，直腸癌で行われることがある．また手術の困難な局所的進行癌に照射し，縮小を待って二次的に手術を行う場合や，機能温存・臓器温存の目的で行う場合もある．
- 術中照射（intraoperative radiation：IOR）：手術

時に，開胸あるいは開腹によって腫瘍を露出し照射する方法で，開創照射ともいう．周辺部の正常組織の放射線耐性が低いために，従来の方法では不可能であるような大量の放射線を照射することにより治療効果を上げようとするもので，膵癌，胆道癌などに対して試みられることがある．また，この方式により，根治手術直後に再発防止の目的で照射されることもある．

- **術後照射**（postoperative radiation）：治癒切除後に癌遺残の可能性のある病巣に対して予防的に手術創部と領域リンパ節に照射する場合と，残存病巣に対する治療目的で照射する場合との2つがある．

c　化学療法との併用療法

新しい化学療法剤の開発と副作用に対する支持療法が進歩し，同時併用が可能となった．すなわち，両治療法の相乗効果から抗腫瘍効果の改善を期待し，放射線と化学療法を同時に行う方法で，化学放射線療法（chemoradiotherapy）という．頭頸部癌，肺癌，食道癌，子宮頸癌，直腸癌などで有用性が期待されている．

d　密封小線源治療 brachytherapy

放射性物質を針状あるいは粒状にして ^{226}Ra，^{60}Co，^{125}I，^{192}Ir などの小線源を舌癌，肺癌，前立腺癌，リンパ節転移などの腫瘍あるいは腫瘍周辺に直接刺入して照射する組織内照射法（interstitial brachytherapy）と，子宮頸癌や食道癌，胆管癌のように臓器内に腔のある場合には腔内照射法（intracavitary brachytherapy）が用いられる．遠隔操作式後充填照射装置（remote after-loading system：RALS）により，医療従事者の被曝の回避が行われている．

e　放射性同位元素による治療

放射性医薬品を体内に投与し，その特異的病巣集積を利用した放射線照射による治療を内用療法（内照射療法，アイソトープ療法）という．現在わが国では，甲状腺に対する ^{131}I，骨転移疼痛緩和のための ^{89}Sr，悪性リンパ腫に対する ^{90}Y による治療が保険適用となっている．

f　放射線治療の有害事象

放射線治療は DNA 損傷だけでなく組織障害を引き起こすため多くの有害事象が発生する．早期では皮膚・粘膜炎，脱毛，血液毒性（白血球減少，貧血，血小板減少）が代表的であるが，多くは治療後に改善する．晩期有害事象（治療後数か月〜数年）には皮膚・粘膜潰瘍，神経障害，骨壊死，白内障，内分泌機能障害などがあり，頻度は低いが治療困難なことが多い．また放射線治療が悪性腫瘍発生の原因となることもあり得る（二次発がん）．

4 ● 化学療法

a　抗がん剤の分類と作用機序

抗がん剤は悪性腫瘍の細胞増殖や生存を阻害する薬剤のことである．生化学的な作用機序によって，アルキル化薬，抗腫瘍性抗生物質，白金製剤，代謝拮抗薬，トポイソメラーゼ阻害薬，微小管阻害薬，ホルモン療法薬，免疫調整薬，分子標的治療薬，などに分類されている（表 14-5，図 14-5）．抗がん剤は目覚ましく進歩しており，古典的なもののほかに，ホルモン剤，分子標的治療薬，また，分子標的治療薬のなかでも特殊な作用機序をもつ免疫チェックポイント阻害剤などが開発されている．以下の項目は古典的な抗がん剤についての記載で，作用機序が異なり特徴的である薬剤については後の項に記載した．

古典的な抗がん剤は，腫瘍細胞の DNA 合成を阻害，抑制することなどにより抗腫瘍効果を発揮する薬剤である．また，治療効果が薬剤濃度に依存するか作用時間に依存するかによって，濃度依存型（dose dependent）と時間依存型（time dependent）に分類されている．アルキル化薬と抗腫瘍性抗生物質の大部分は前者に属し，代謝拮抗薬，アルカロイド，酵素製剤は後者に属する．

すなわち，濃度依存型薬剤の場合には細胞周期のすべての相に有効であるため，効果は濃度の上昇によって増強する．それゆえ，最大耐用量を間欠的に投与することが合理的で，動脈内投与や腔内投与などが試みられている．これに対し，時間依存型薬剤では，細胞周期の特定の相にある細胞のみに作用するため，薬剤は細胞周期時間に応じた一定期間の作用が必要である．それゆえ，この型の薬剤は，長期投与が可能な全身的投与法が選択されるべきである．

b　投与法

手術療法に関連して行われる化学療法は，目的によって次の4つに分けられる．
① 治癒切除例に対する再発防止目的での予防的

表 14-5 抗がん剤の分類と外科領域における代表的な製剤の一覧

① アルキル化薬
　シクロホスファミド(CPA)，イホスファミド，ストレプトゾシン
② 抗腫瘍性抗生物質
　ブレオマイシン，ペプロマイシン，マイトマイシン C
③ 白金製剤
　シスプラチン(CDDP)，カルボプラチン，オキサリプラチン，ネダプラチン，ミリプラチン
④ 代謝拮抗薬
　フルオロウラシル(5-FU)，テガフール・ウラシル，ドキシフルリジン，テガフール・ギメラシル・オテラシル，カペシタビン，トリフルリジン・チピラシル，ゲムシタビン，ペメトレキセド
⑤ トポイソメラーゼ阻害薬
　イリノテカン(CPT-11)，ノギテカン，ドキソルビシン(ADR)，ドキソルビシン，エピルビシン，ピラルビシン，アムルビシン，アクラルビシン，ミトキサントロン，エトポシド
⑥ 微小管阻害薬
　ビノレルビン，パクリタキセル，ドセタキセル，エリブリン
⑦ ホルモン療法薬
　タモキシフェン，トレミフェン，フルベストラント，アナストロゾール，レトロゾール，リュープロレリン，エチニルエストラジオール，オクトレオチド
⑧ 免疫調整薬
　OK-432，ホリナート(ロイコボリン®：LV)，レボホリナート
⑨ 分子標的治療薬
　ⅰ) 低分子化合薬
　ゲフィチニブ，エルロチニブ，アファチニブ，ラパチニブ，イマチニブ，ダサチニブ，エベロリムス，クリゾチニブ，アレクチニブ，スニチニブ，ソラフェニブ，レンバチニブ，レゴラフェニブ
　ⅱ) 抗体薬
　トラスツズマブ，ペルツズマブ，セツキシマブ，パニツムマブ，ベバシズマブ，ラムシルマブ，アフリベルセプト，トラスツズマブ エムタンシン，ニボルマブ*，ペムブロリズマブ*，イピリムマブ*，アテゾリズマブ，デュルバルマブ，アベルマブ

*免疫チェックポイント阻害薬

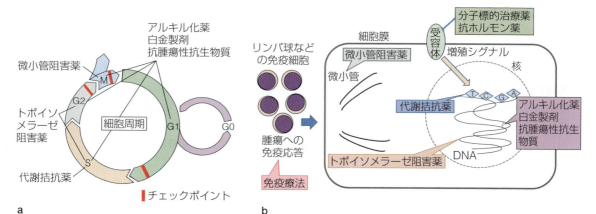

図 14-5 抗がん剤の作用機序
a：古典的抗がん剤の作用点，b：各種抗がん剤の作用機序．
〔a：Yano S, et al：FUCCI Real-Time Cell-Cycle Imaging as a Guide for Designing Improved Cancer Therapy：A Review of Innovative Strategies to Target Quiescent Chemo-Resistant Cancer Cells. Cancers (Basel) 12：2655, 2020 をもとに作成
b：Larionova I, et al：Interaction of tumor-associated macrophages and cancer chemotherapy. Oncoimmunology 8 (7)：1596004, 2019 をもとに作成〕

治療（補助化学療法；adjuvant chemotherapy）

手術により癌が除去されたあと一定期間投与される．これにより種々の癌腫で再発率が減少されることが証明されている．

② 術前化学療法（neoadjuvant chemotherapy）

手術前に腫瘍を縮小させることで癌進行病期が低下（down staging）し，臓器や機能温存が可能となる．肉眼レベルではわからない段階の癌細胞への効果や抗がん剤の感受性の評価が期待できる．現在種々の癌種で臨床試験が進められている．

③ 非治癒切除や姑息的手術例の残存腫瘍に対する術中・術後の治療

④ 手術不能腫瘍や再発腫瘍に対する治療

また，投与法によって全身的化学療法と局所的化学療法に分けられる．

• **全身的化学療法**：遠隔リンパ節転移や血行性転移によって系統疾患化した腫瘍に対する経口的・経腸的・経静脈的投与法で，全身療法的治療法としての意義が認められている．

【**多剤併用療法**】：同じ腫瘍でも腫瘍細胞の薬剤感受性は均一ではない．したがって単独投与では感受性のある細胞群が傷害されて腫瘍は縮小するが，非感受性細胞群によって再構築されるため，1種類の薬剤では治療効果に限界がある．また，抗がん剤に対する感受性は，同一細胞でも細胞周期の相や，治療経過中に獲得する薬剤耐性の有無によっても異なる．

通常，作用機序の異なる薬剤の組み合わせのみではなく，濃度依存性や時間依存性も考慮した多剤併用が合理的で，複数の抗がん剤の同時あるいは交替投与が行われている．

代表的なものに，乳癌の CAF（CPA/ADR/5-FU）療法，大腸癌の FOLFOX（5-FU/LV/オキサリプラチン）療法や FOLFILI（5-FU/LV/CPT-11）療法，肺癌ではシスプラチンとイリノテカンやカルボプラチンとパクリタキセルとの併用療法などがあり，標準治療として用いられ，胃癌では S-1/CDDP が標準治療である．なお，治療効果は単位時間あたりの薬剤投与量（dose intensity）に依存するとの概念から大量投与が試みられている．この場合の好中球減少症に対しては，顆粒球コロニー刺激因子（granulocyte colony stimulating factor：G-CSF），末梢血幹細胞移植，自家骨髄移植などの支持療法の開発

により一応の解決がみられている．

【**生物学的修飾（biochemical modulation）**】：ある抗がん剤の標的部位・反応系に対し別の薬剤を併用投与することにより，癌細胞の代謝系や主剤の薬理動態，代謝の生化学的変化を調節・利用して抗腫瘍効果を増強，あるいは副作用の軽減を図る治療法である．

主剤として 5-FU を effector として，LV，メトトレキサート（MTX），CDDP などが用いられているが，高い奏効率と副作用の軽減がみられている．

• **局所的化学療法**：局所病巣の治療を主目的とするもので，腫瘍組織への高濃度の薬剤の到達と，副作用の軽減を図るための手段として用いられる．

【**動脈内注入法（arterial infusion）**】：病巣部の血流を支配する動脈内に薬剤を注入する方法である．大量単回注入法と少量持続注入法のほか，腫瘍内および周辺の動脈に捕捉されて塞栓を形成し，血流を阻害して腫瘍細胞を傷害するとともに，徐々に薬剤を放出して腫瘍内の薬剤活性を長時間保つことを目的とした化学塞栓療法などがある．通常，皮下埋め込み式の動注ポートを用い，腫瘍支配動脈内へ抗がん剤を随時反復投与する方法が多用されている．

【**体腔内注入法**】：胸腔内や腹腔内に抗がん剤を単回あるいは専用ポートを腔内へ挿入し，複数回注入する方法である．癌性胸膜炎・腹膜炎の治療に用いられ，胸・腹水の減少や消失がみられることがある．また，術中操作により遊離した癌細胞の転移・着床防止目的で，閉胸あるいは閉腹時に注入することもある．

c 化学療法の有害事象

化学療法は腫瘍細胞の DNA 合成を阻害抑制し作用するが，正常細胞に対しても影響を及ぼす．骨髄細胞や消化管の粘膜細胞，皮膚細胞，毛母細胞などが影響を受け，骨髄抑制（白血球減少，好中球減少，貧血，血小板減少），消化器症状（下痢，悪心，嘔吐），口内炎，脱毛，全身倦怠感など多くの有害な反応（有害事象）を引き起こす．

化学療法の有害事象の記載には Common Terminology Criteria for Adverse Events（CTCAE；日本語訳された「有害事象共通用語規準」がある）が用いられるのが一般的である．

Frontier

発熱性好中球減少症

① 好中球数が 500/μL 未満，または，1,000/μL 未満で 48 時間以内に 500/μL 未満に減少すると予測される状態で，かつ，② 腋窩温 37.5℃以上（口腔内温 38℃以上）の発熱が生じた場合を発熱性好中球減少症（febrile neutropenia：FN）と定義する．発熱の原因は不明ながら急速に重症化して死に至る危険性のある病態で，化学療法時には注意が必要である．

5 ● 内分泌療法

ホルモン依存性悪性腫瘍に対する拮抗ホルモンの投与とホルモン分泌臓器に対する外科的内分泌療法がある．前者には，乳癌や子宮内膜癌に対する抗エストロゲン（estrogen）療法，前立腺癌に対する抗アンドロゲン（androgen）療法，甲状腺癌に対する甲状腺刺激ホルモン（thyroid stimulating hormone：TSH）療法などがある．また，後者としては，卵巣，精巣，副腎，下垂体の摘除があるが，最近では，薬物学的抑制効果が進みあまり行われていない．

6 ● がんゲノム医療

がんゲノム医療とは，個々の遺伝子検査の結果に応じて行われる選択的ながん治療のことである．DNA はさまざまな要因により変化を起こし，そのなかで病気の発症と関連するものをゲノム異常と呼ぶ．正常細胞ががん細胞になる過程では，複数のゲノム異常が関係していると考えられている．同じ疾患でも，1 人ひとりのゲノム異常は異なっているため，同じ疾患に対して同様の治療を行うのではなく，1 人ひとりに適した治療を行うことが望ましい．がん診療では，異常を起こしている遺伝子を特定することは非常に重要である．

がんゲノム検査は診断のための指標，治療効果を予測する指標，再発のしやすさを測る指標，副作用の発現を予測する指標として用いられている．肺癌では EGFR 遺伝子に変異があると分子標的薬である EGFR 阻害薬の高い効果が期待できる一方，大腸癌では RAS 遺伝子や BRAF 遺伝子に変異がある場合は EGFR 阻害薬が効きにくくなる．c-kit 遺伝子変異をきたす消化管間質腫瘍は，その変異しているエクソンにより治療薬である KIT 阻害薬の効果に違いがある．乳癌や胃癌における HER2 検査も抗 HER2 薬の可否を決

める重要な検査であり，これらはすでに臨床応用されている．

乳癌や胃癌以外にも HER2 遺伝子異常はみつかっており，そのような癌に対して抗 HER2 薬の効果が期待されている．また，BRCA1/2 という遺伝子修復機構に関わる遺伝子異常がある乳癌や卵巣癌に PARP 阻害薬が使用されている．遺伝子修復機構には BRCA1/2 以外の遺伝子異常も関わっており，PARP 阻害薬はさまざまな遺伝子修復機構の異常によるがんに対しての効果も期待される．このようなゲノム異常と分子標的薬の組み合わせは多く知られているが，これらが本当に効果を示すかどうかは，臨床試験や治験によって確認する必要がある．

がんゲノム検査をがんのスクリーニングや術後再発のモニタリングに使おうとする試みが，現在盛んに行われている．標的となるがん組織がまだないスクリーニングや，何回も行う必要のあるモニタリングには手術や生検検体を用いる検査よりも，体液（血液など）を用いて行うリキッドバイオプシーが適している．

7 ● 分子標的療法

分子生物学の進歩により，がんの生物学的特徴・形質が分子レベルで明らかにされてきた．細胞周期，浸潤・転移機構，血管新生・リンパ管新生機構などに関与する分子が同定され，このような分子機構の制御によるがん治療戦略が急速に進展している〔第 16 章「外科と分子生物学」（→183 頁）など，別項参照〕．

8 ● 免疫療法 immunotherapy

がん免疫療法とは，免疫機構を応用してがんを排除しようとする治療行為である．がん免疫療法は，「がんを攻撃する免疫能を直接的に強化すれば，がんを排除できる」という発想からスタートした．世界的に免疫療法は 1970 年代に初めて本格化し，細菌や茸などの真菌などが胃癌の治療に用いられた．1980 年代には，サイトカイン蛋白の大量生産が可能となり，インターフェロンやインターロイキン 2（IL-2）ががん治療に応用され，腎癌や脳腫瘍に対して用いられるようになった．IL-2 は T 細胞を分化・増殖させるサイトカインであり，自己のリンパ球を体外で培養・活性化

し，治療目的に移入する養子免疫療法が実現した．一方でIL-2の発見は，がん抗原特異的リンパ球の研究を可能とし，1991年世界初のがん抗原遺伝子 *MAGE*（melanoma antigen）の同定へとつながった．同時に，がん抗原提示・認識の分子機構が明らかとなり，がん抗原や樹状細胞を用いたワクチン療法の研究につながった．

がん免疫療法開発における課題として，以前から攻撃系免疫を抑制する制御系免疫の存在，腫瘍側および宿主側の免疫抑制機構があげられていた．近年，免疫応答の抗原提示・認識に関与する分子群が免疫チェックポイントという新しい概念としてまとめられた．そのうち，CTLA-4（cytotoxic T lymphocyte antigen-4）や PD-1（programmed death-1）/PD-L1（programmed death ligand 1）系が，がん治療で注目されている免疫チェックポイント分子であり，その抑制機能をブロックするのが，免疫チェックポイント阻害薬（immune checkpoint inhibitor：ICI）である．現在，広く普及している ICI としては抗 PD-1 抗体であるニボルマブ，ペムブロリズマブ，抗PD-L1 抗体であるアテゾリズマブ，アベルマブ，デュルバルマブがあり，悪性黒色腫，非小細胞肺癌，腎癌，頭頸部癌，胃癌，食道癌，Hodgkin（ホジキン）リンパ腫，悪性胸膜中皮腫，MSI-high 結腸・直腸癌などで保険適用されている．ICI の登場により，がん免疫療法はがん治療分野において大躍進を遂げ，各癌腫の治療ラダーにおいて確固たる立場を築いた．臨床試験の結果から，ICI は投与終了後も治療効果が持続するなどの有効性が報告される一方，免疫関連有害事象（immune-related adverse events：irAE）が問題となっている．またさらなる治療効果増強に向けて，殺細胞性抗がん剤や他の免疫療法，放射線治療との併用療法が研究されており，すでに悪性黒色腫および腎癌において抗 PD-1 抗体と抗CTLA-4 抗体の併用が，肺癌においては白金製剤併用化学療法と抗 PD-1 抗体の併用が，それぞれ標準治療として認められている．

9 ● 画像下治療 interventional radiology（IVR）

画像誘導下に行う経皮的な治療行為の総称で，画像診断装置の進歩により病巣への正確な到達性と低侵襲性が可能となった．がん治療分野では，動注化学療法，動注化学塞栓療法，経皮的アルコール注入法，管腔臓器狭窄に対するステント挿入法，体腔液貯留に対する経皮的ドレナージ法などがある．

a 肝動脈化学塞栓療法 transcatheter arterial chemoembolization（TACE）

腫瘍の栄養動脈を選択的に塞栓し，栄養障害によって腫瘍細胞に変性・壊死を起こすことを目的とした治療法である．塞栓物質としては，ゼラチンスポンジ，ジェルパート®，リピオドール®などが各種抗がん剤とともに用いられており，肝癌で良好な局所効果が得られている．塞栓物質は目的とする血管内に挿入したカテーテルを通し注入される．

b 管腔臓器狭窄に対する治療

癌の浸潤，圧排により生じた管腔臓器の狭窄に対する外ドレナージ法や金属ステントを用いた内ドレナージ法などがある．腸管狭窄や胆管狭窄などに対して有効である．

10 ● レーザー治療

レーザー光線による局所療法として，熱エネルギーを利用する腫瘍の焼灼・昇華と光化学反応を利用する光線力学的治療（photodynamic therapy：PDT）の2つがある．前者は CO_2 レーザーが体表の腫瘍に，Nd-YAG レーザーが石英ファイバーを用いた誘導で内視鏡と併用し管腔臓器腫瘍の治療に用いられている．後者は腫瘍親和性のある光感受性物質（ヘマトポルフィリン誘導体，クロリン e6）を腫瘍に取り込ませ，これにエキシマ・ダイ・レーザー（excimer dye laser：EDL），ダイオードレーザーを照射して光化学反応を起こし，腫瘍細胞を破壊する選択的治療法である．主として皮膚癌，脳腫瘍，耳鼻咽喉部癌，肺癌，早期消化管癌などに使用されている．

11 ● 温熱療法 hyperthermia

温熱療法は，癌細胞の熱に対する抵抗性が正常細胞よりも低く，41℃以上，特に 42〜43℃以上に加温すると死亡細胞数が急激に増加するという熱感受性の差異を利用した治療法である．

加温方法には，全身加温法と局所加温法がある．前者は体外循環による全身灌流法が主であるが，四肢の局所灌流や腹膜灌流も行われている．

比較的均一な温度分布が得やすく，広範な転移に対する効果や化学療法との併用効果が期待されている．

後者は腫瘍を選択的に加温する方法で，超音波，マイクロ波，ラジオ波（radiofrequency：RF）など，深部まで確実に加温できる装置が開発されている．

また，温熱による癌細胞の放射線および抗がん剤に対する感受性増強作用に基づいて，温熱療法とこれらとの併用が行われ，皮膚悪性腫瘍，頭頸部癌，乳癌などの表在性・浅在性腫瘍において，特に放射線との併用療法で優れた腫瘍抑制効果がみられている．

12 ● 遺伝子治療

がんはがん原遺伝子の活性化または腫瘍抑制遺伝子の不活化で発生するが，これらの遺伝子を正常な遺伝子と置換，または遺伝子を導入した細胞をヒトの体内に投与する治療である．遺伝子の導入には，安全性と発現効率からレトロウイルス，アデノウイルスなどのウイルスベクター，リポソームやプラスミドなどの非ウイルスベクターが用いられている．

癌の遺伝子治療には *TP53* や *RB* などの腫瘍抑制遺伝子を標的とするもの，ガンシクロビルの投与とともに *HSV-tk* などの自殺遺伝子を導入するもの，および活性化リンパ球への TNF-α や IFN-γ 遺伝子導入，腫瘍細胞へ IL-2 や GM-CSF 遺伝子を導入する免疫遺伝子療法などがある．ほかに造血幹細胞への *DHFR* や *MDR-1* などの薬剤耐性遺伝子導入，腫瘍細胞への CD/5-fluorocytosine などの薬剤感受性遺伝子導入などが試みられている．

現在，悪性黒色腫，腎癌，肺癌，脳腫瘍，食道癌，乳癌などで遺伝子治療が試みられているが，いまだ治験段階である．

> **Point　悪性腫瘍に対する化学療法**
> - 多剤併用療法が標準治療として多く用いられている．
> - 全身投与のほか，動脈内投与，体腔内投与，腫瘍内注入などの投与法がある．
> - 近年，分子標的治療と抗がん剤との併用療法が急速に進歩している．

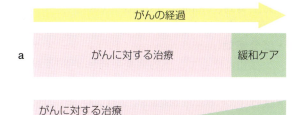

図 14-6　がんの治療と緩和ケアの関係の変化
a：以前の考え方．がんに対する治療が終了するまで苦痛緩和治療は制限し，治療終了後に緩和ケアを行う．
b：現在の考え方．がんに対する治療と並行して緩和ケアを行い，状況に合わせて割合を変えていく．

13 ● 緩和ケア

2002 年に WHO（世界保健機関）は，「緩和ケアとは，生命を脅かす疾患による問題に直面している患者とその家族に対して，疾患の早期より痛み，身体的問題，心理社会的問題，スピリチュアルな問題に関してきちんとした評価を行い，それが障害とならないように予防したり対処したりすることで，生活の質（quality of life：QOL）を改善するためのアプローチである」と定義している．

かつては，緩和ケアに対する医療者の認識不足，治療法の不足などから，癌に対する治療が終了するまで苦痛緩和治療は制限し，治療終了後に緩和ケアを行う，という考え方がされていた．しかし時代の変化とともにその重要性が認識されるようになり，現在では癌と診断された時点から緩和ケアは開始され，治療の経過とともにその割合を変えていく，という考え方が基本である（図 14-6）．癌患者とその家族が，可能な限り質の高い治療・療養生活を送れるように，身体的症状の緩和や精神心理的な問題などへの援助が，上記の治療と同時に行われることが求められている．

14 ● 治療効果判定法

治療効果判定法として，固形癌では反応（response）が，非固形癌では寛解（remission）が用いられる．固形癌の治療効果判定は，「固形がんの治療効果判定のための新ガイドライン（RECIST ガイドライン）」に基づいて行われている．標的病変の評価は，客観的な評価を得るため標的病変の最長径の和を用いる．

- **完全奏効**(complete response：CR)：すべての標的病変の消失.
- **部分奏効**(partial response：PR)：ベースライン径和に比して，標的病変の径和が30%以上減少.
- **進行**(progressive disease：PD)：経過中の最小の径和に比して，標的病変の径和が20%以上増加，かつ，径和が絶対値でも5 mm以上増加.
- **安定**(stable disease：SD)：経過中の最小の径和に比して，PRに相当する縮小がなくPDに相当する増大がない.

以上の4段階で評価する.

また，腫瘍縮小効果以外に患者のQOLが尊重され，他覚的改善に自覚的改善度を加えたKarnofsky癌治療効果判定基準が用いられるが，わが国では日常生活の活動状態を5段階に評価した活動度(performance status：PS)〔第17章「高齢者の外科」の表17-2（➡197頁)参照〕が用いられている.

なお，最近では奏効率だけでなく生存期間やQOLが重視され，生存期間の中央値(median survival time：MST)や有害事象(adverse event；医薬品の使用または治療と関連した，あらゆる好ましくない医療上の出来事)の評価も重要視されている.

Frontier

自然退縮

良性腫瘍には自然退縮によって治癒するものがあることはよく知られているが，悪性腫瘍でも，きわめて稀ではあるが適当とされる治療を受けることなく，部分的にあるいは全部消失する可能性があり，神経芽腫，悪性黒色腫，腎癌，肝癌，乳癌などで報告されている.腫瘍の悪性度の低下と癌に対する宿主防御機構の増強によるものと説明されている.

第15章 外科と免疫

免疫とは，異物(体外から侵入した微生物，体内に生じた異常物質・病的細胞など)を感知し，それを排除することで生体の恒常性を維持しようとする防御機構である．栄養失調，高齢，後天性免疫不全症候群(acquired immunodeficiency syndrome：AIDS)などによる免疫不全状態では感染症や悪性腫瘍の発生と増悪をまねき，過剰な免疫応答はアレルギー疾患や自己免疫疾患を生じる．

人間には自然免疫と獲得免疫が存在する．

A 自然免疫と抗原提示による獲得免疫の誘導

自然免疫は，好中球，単球・マクロファージ(MΦ)，樹状細胞(DC)，ナチュラルキラー(NK)細胞(図15-1)などの貪食能をもった細胞を中心とした原始的非特異的な免疫系であり，応答が速い・特異性が低い・記憶しないなどの特性をも

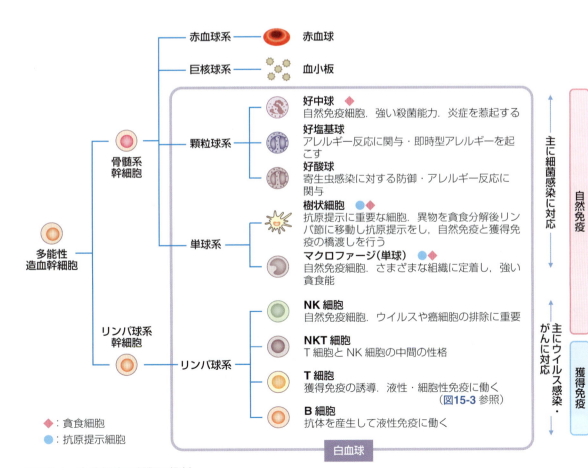

図15-1　免疫細胞の種類と役割

176 ● 第 15 章　外科と免疫

つ．自然免疫は主に細菌感染に対する生体防御に重要であるが，同時に NK 細胞はウイルス感染や発癌・癌転移を抑制する細胞として重要な働きを担う．

　マクロファージや樹状細胞などの自然免疫に関わる貪食細胞の膜上には TLR（Toll 様受容体；Toll-like receptor）family が発現しており，これらが微生物の構成成分などを認識して異物を貪食し，炎症性サイトカイン・ケミカルメディエーターを産生・放出して他の白血球を活性化する（炎症反応）．また，この際に貪食後分解された異物は断片化されて膜表面の MHC（主要組織適合抗原；major histocompatibility complex）I または II 分子上に抗原として提示され，獲得免疫を誘導する（抗原提示機構）．一般的に，このような抗原提示では，細胞質内由来（癌細胞，ウイルスに感染した細胞など由来）の内因性抗原はクラス I 分子を介して細胞性免疫（後述，獲得免疫の項）を誘導する CD8$^+$T 細胞（細胞傷害性 T 細胞；cytotoxic T-cell：CTL）に，微生物などの外来性抗原はクラス II 分子を介して細胞性免疫と液性免疫（後述）を誘導する CD4$^+$T 細胞（ヘルパー T 細胞；helper T-cell）に提示される．

　また，血中蛋白質群である補体も活性化を制御する補体制御因子をもたない細菌などの異物に接触すると活性化され，そのカスケード反応の過程で生じる補体断片が，① オプソニンとして貪食細胞の機能を亢進する（獲得免疫のなかでの抗体存在下では抗原と抗体が反応してできた免疫複合体の作用でさらに作用が増幅される），② 膜障害複合体を形成して細胞溶解する，③ 白血球の遊走活性化による炎症反応を起こす，などの作用を通して自然免疫に働いている．

> **Frontier**
>
> ### マクロファージなどに産生される炎症物質
>
> ① 炎症性サイトカイン：IL-1, -6，TNF-α など．血管拡張・透過性亢進作用，免疫細胞活性化作用．
> ② ケモカイン：IL-8 など．好中球の遊走因子．
> ③ 脂質メディエーター：プロスタグランジン（PG），ロイコトリエン（LT），血小板活性化因子（PAF）など．血管拡張・透過性亢進作用．

> **Frontier**
>
> ### 用語解説
>
> - **Toll 様受容体（TLR）**
>   病原関連分子パターン（PAMPs）を認識する分子群．受容体としてグラム陰性菌の菌体成分である LPS などを認識．これにより PAMPs を有する微生物などが貪食細胞による貪食を受ける．
> - **主要組織適合抗原（MHC）**
>   細胞表面に存在する細胞膜貫通型糖蛋白分子．貪食処理された異物由来のペプチドが結合して細胞表面に提示されることで抗原として認識され，獲得免疫が惹起．臓器移植の際の拒絶反応にも関与．
> - **CD（cluster of differentiation：分化抗原群）**
>   白血球を主とした細胞の表面抗原分子の分類．CD 抗原には細胞の機能や分化に関わる分子が多く，その違いを見分けることで細かい細胞の違いとその機能の違いを識別できる．
> - **補体**
>   免疫反応を媒介する血中蛋白質の一群．C1〜C9 があり，C5 が C5a と C5b といったように複数の分子に分解される．これらが連鎖的に活性化（カスケード反応）して免疫反応の一翼を担う．
> - **オプソニン化**
>   異物抗原に抗体や補体が結合することにより抗原が貪食細胞に取り込まれやすくなる現象．この際の抗体や補体をオプソニンと呼ぶ．

Ｂ　獲得免疫

　獲得免疫は，リンパ球（主に T 細胞，B 細胞）が抗原特異的に異物を攻撃し排除したうえで，その抗原を記憶して次回の侵入時に特異的で迅速な攻撃をする（免疫記憶）反応である．系統発生学的には大気中に多く存在するウイルスに対応するために発達したと考えられる新しい免疫系であり，ヒトを含めた脊椎動物でのみ認められる．獲得免疫は一般的には自然免疫より数日遅れて反応が始まり，がんやウイルスに対する生体防御の中枢を担っている．

　獲得免疫における異物に対する反応は，細胞性免疫（CTL を代表とする"細胞"による異物への直接の攻撃）と液性免疫（B 細胞により産生された抗原特異的"抗体"を介した異物への攻撃）からなる．T 細胞と B 細胞には，元来，膜表面に無数（T 細胞で 1×10^{16} 種類）のパターンで T 細胞受容体（TCR）と B 細胞受容体（BCR）を発現した細胞群が体内にあり，獲得免疫誘導時には攻撃対象となる異物由来のペプチドに反応し自己に反応しない

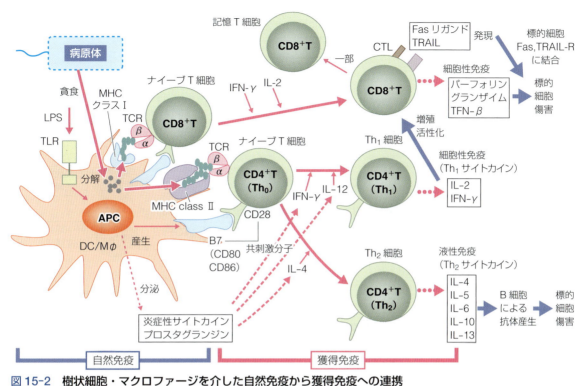

図15-2 樹状細胞・マクロファージを介した自然免疫から獲得免疫への連携

細胞がそのなかから選別されて活性化・増殖する．

これらの誘導は以下のような過程で起こる(図15-2)．

1)抗原提示：自然免疫に関わる貪食細胞である樹状細胞が異物を貪食・分解後，末梢リンパ組織(リンパ節など)内に移行して，抗原としての異物ペプチドをMHCクラスⅠまたはクラスⅡ分子上に提示する(抗原提示)．これにより，異物を構成するアミノ酸断片(ペプチド)が非自己抗原として認識される．

2)T細胞の活性化：上記，MHC上に提示された抗原とT細胞上のTCRの結合と同時に，APCとT細胞の間で共刺激分子間(B7とCD28など)の結合によって共刺激シグナルが伝達されることで，提示された抗原ペプチドに反応性のあるTCRをもつT細胞が活性化される．MHCクラスⅠ分子上の抗原ペプチドはCD8$^+$T細胞＝CTLを活性化し，CTLによる細胞性免疫を誘導する．MHCクラスⅡ分子上の抗原ペプチドはCD4$^+$T細胞＝helper T細胞(Th$_0$細胞)を活性化し，IL-12，IFN-γの共刺激下にTh$_1$細胞を，IL-4の共刺激下にTh$_2$細胞を誘導する(図15-3)．

3)Th細胞(helper T細胞)による細胞性免疫液性免疫誘導：Th$_1$細胞は，Th$_1$サイトカイン(IL-2，IFN-γ)を産生・分泌してCTLの活性化・増殖を促進して細胞性免疫の誘導を，Th$_2$細胞はTh$_2$サイトカイン(IL-4～6，IL-10，IL-13)を産生・分泌してB細胞の活性化・増殖・抗体産生による液性免疫の誘導を補助する．液性免疫では提示された抗原ペプチドに反応性のあるBCRをもつB細胞が活性化され形質細胞(抗体産生細胞)となって抗原特異的抗体(BCRと同じ構造の遊離した分子)産生を行う．

その後，活性化・増殖したT細胞(CTL)とB細胞に産生された抗体が以下のような反応により標的細胞の排除を行う．

4)細胞性免疫による標的細胞破壊：活性化されたCTLは，①パーフォリンなど細胞傷害を生じるメディエーターを分泌して標的細胞のネクローシスを起こす，②TNF-β(リンフォトキシン)，グランザイムの分泌，Fasリガンド，TRAILの発現と標的細胞上のFas，TRAIL-Rへの結合によりアポトーシスを誘導する，などにより標的

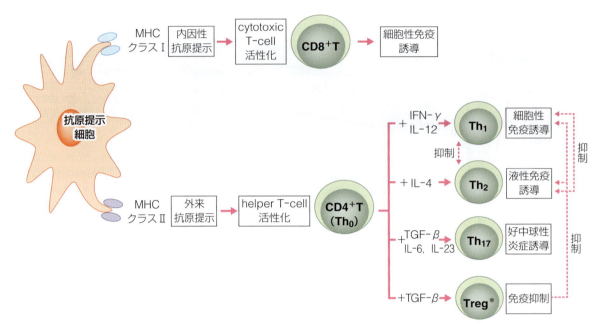

図 15-3 T 細胞の種類と働き，その活性化誘導
＊Treg：regulatory T-cell．

細胞を破壊する．

　5）液性免疫による標的細胞破壊：B 細胞から産生された抗原特異的抗体は，① 標的細胞に結合することで，a）標的細胞をオプソニン化してマクロファージや好中球の貪食を促進する，b) NK 細胞により分泌されたパーフォリン，グランザイムなどによる細胞傷害(antibody-dependent cell-mediated cytotoxicity：ADCC)を誘導する，② 細胞表面の抗原と抗体が反応してできた免疫複合体により補体経路を活性化し，a) オプソニンとして貪食細胞の機能を亢進する，b) 膜障害複合体の形成により細胞を融解する(antibody-mediated complement-dependent cytotoxicity：CDC)，などにより標的細胞を破壊する．また，中和抗体としてウイルスなどの不活化をする働きをする．

　上記の反応の過程で免疫反応は，① IL-10，TGF-β などの抗炎症性サイトカインを含むサイトカインのネットワークによる調節，② Th_1/Th_2 バランスによる調節，③ T 細胞活性化共抑制シグナル(免疫チェックポイント分子)による Th_0 細胞から Th_1，Th_2 への分化抑制や ④ IL-10・TGF-β 産生を通じて免疫を抑制する制御性(regulatory) T 細胞($CD4^+CD25^+$，helper T 細胞系)による調節・制御を受け，標的細胞の排除に成功すると収束に向かう．標的細胞の排除に働いた T，B 細胞の大半は死滅するが，一部はメモリー（記憶）T，B 細胞として残り，次回以降に同じ異物の侵入・発生が起こった場合に速やかに反応して排除する．

　実際の外科診療において免疫は，術後感染症の発症や重症化との関わりにおいて重要であるのと同時に，手術侵襲によりもたらされる全身性炎症反応症候群(systemic inflammatory response syndrome：SIRS)と代償性抗炎症反応症候群(compensatory anti-inflammatory response syndrome：CARS)，悪性腫瘍の発生・進行と治療(腫瘍免疫)，臓器移植における拒絶反応(移植免疫)などにおいて大きな役割を果たしており，きわめて重要である．

> **Frontier**
>
> **T 細胞の種類**
>
> 1) $CD8^+$ cytotoxic T-cell (CTL)：細胞性免疫で主体となって異物を破壊
> 2) $CD4^+$ helper T-cell (Th 細胞)
> - Th_0：ナイーブ helper T-cell．サイトカインの感作を受け以下の T-cell へ分化
> - Th_1：細胞性免疫を誘導
> - Th_2：液性免疫を誘導

- regulatory T-cell（Treg）：細胞性免疫，液性免疫の両者を抑制
- Th_{17}：好中球性炎症を促進

Frontier

アポトーシスとネクローシス

細胞死にはアポトーシス（自然死）とネクローシス（壊死）の2種類がある．
- アポトーシス：個体を良い状態に保つために積極的に引き起こされる管理・調節された細胞死．
- ネクローシス：血行不良や外傷など細胞内外の環境悪化によって起こる細胞死．

Frontier

免疫チェックポイント分子

T細胞活性化のためにAPCの抗原提示と同時に必要とされる共刺激シグナルに対し，活性化を抑制する共抑制シグナルを伝達する分子群．
APC上のB7と結合して共刺激シグナルを伝達するT細胞上のCD28に対して，B7と結合して共抑制シグナルを伝達するT細胞上のCTLA-4や，結合することで共抑制シグナルを伝達するAPC上のPD-L1/L2とT細胞上のPD-1などがある．自己抗原への攻撃やT細胞の過剰活性化を抑制するなど免疫寛容に働く．腫瘍の発生・成長過程で，腫瘍が免疫系からの攻撃を回避するために利用していることが明らかにされ，これらを阻害する薬剤が抗腫瘍剤として使用されている．

Frontier

Th_1/Th_2 バランス

Th_1サイトカインはTh_2細胞による液性免疫誘導を抑制する．Th_2サイトカインはTh_1細胞による細胞性免疫誘導を抑制する．これらによる免疫の調節作用をTh_1/Th_2バランスと呼ぶ．

C 手術侵襲と免疫反応

外科手術によって引き起こされる各種生体反応は，手術操作自体による直接的組織破壊に伴う侵襲のみでなく，出血，血圧低下，麻酔，輸血，低体温，さらに術式によっては体外循環などのさまざまな侵襲によって引き起こされる．

従来，これらの生体反応は神経内分泌反応によって説明されてきたが，近年の分子生物学的手法の進歩により各種メディエーターの働きが明らかとなり，それらがさまざまな生体反応を惹起することがわかってきた．そのなかでも特に重要な因子として，免疫応答・炎症反応の調節に関わるサイトカインの働きがあげられる．

外科手術後の生体反応を理解するうえで，全身性炎症反応症候群（SIRS）と代償性抗炎症反応症候群（CARS）の病態を理解することが重要である．

手術操作によって局所の組織破壊が生じると，その侵襲局所ではマクロファージ，好中球などの炎症担当細胞が活性化され，サイトカインが産生される．侵襲早期に局所にて産生される代表的なサイトカインとして腫瘍壊死因子（tumor necrosis factor：TNF-α）やインターロイキン（interleukin：IL）-1がある．これらのサイトカインは，オートクライン（autocrine）/パラクライン（paracrine）作用による反応を繰り返して自己の情報を増幅する．そのようにして増幅された信号がさらにサイトカインの産生を促し，産生されたサイトカインは局所から逸脱してエンドクライン（endocrine）的に全身に情報を伝達し，肺や肝臓などマクロファージが多く分布する重要臓器を感作し，遠隔臓器での炎症準備状態を形成する．術後早期に術後合併症としての細菌感染などが起こることで再び炎症性サイトカインが誘導されると，すでに感作され重要臓器に集積した好中球やマクロファージなどが組織を傷害するようになり，重篤な多臓器不全へと進展する．このようにして，外科手術後早期には局所の侵襲を引き金として炎症性サイトカインが放出され，容易に著明な炎症反応が全身性に惹起されSIRSを発症する．本症候群の診断項目である発熱はIL-1やIL-6など，頻脈はIL-1やTNF-αなど，白血球増多はGM-CSF・G-CSFやIL-6などのサイトカインによってもたらされる．

通常の手術後では，炎症性サイトカインが誘導されると抗炎症性サイトカイン（IL-10，TGF-β，sTNFR，IL-1raなど）も若干遅れて誘導され，適度に炎症反応を抑制することで炎症が収束し回復に向かう．これらの反応は，侵襲の大きさによって異なるものの一般的には術後第3〜7病日にピークとなるため，この時期に感染性合併症を併発することが多い原因と考えられている．術直後の炎症反応が強いほどそれに続く免疫機能低下は顕著であるといわれており，高度の炎症が持続す

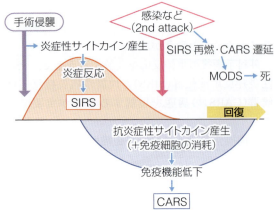

図 15-4　SIRS と CARS

表 15-1　SIRS の診断基準

下記①〜④のうち 2 項目以上が該当する場合，SIRS と診断する．
① 体温＞38℃ または＜36℃
② 心拍数＞90 回/min
③ 呼吸数＞20 回/min または $Paco_2$＜32 Torr
④ 白血球数＞12,000/μL または＜4,000 μL，あるいは＞10%の幼若白血球出現

(ACCP/SCCM consensus conference, 1992)

ると抗炎症性サイトカインの産生が優位となり，免疫細胞の消耗と併せて免疫系が抑制され，免疫機能低下状態(CARS)が引き起こされる(図 15-4)．この過程で術後感染などによる 2nd attack により，収束しかけた炎症反応が再度刺激され，上記生体内での免疫応答・炎症反応の調節が十分に行えない状態に陥ると，SIRS の再燃増悪・CARS の遷延により多臓器機能不全症候群(multiple organ dysfunction syndrome：MODS)が発症し，場合により死に至る経過をたどることがある．手術侵襲からの正常な回復を得るためには，これらの免疫応答・炎症反応のモニターと調節がきわめて重要である．

　SIRS の本態は先述のとおり炎症性サイトカイン(pro-inflammatory cytokine)による高サイトカイン血症(hypercytokinemia)であり，生体が侵襲によって過剰な炎症反応を惹起された状態である．その診断基準は，① 体温，② 心拍数，③ 呼吸数，④ 白血球数といった単純なバイタルサインと検査値によって定義されているが(表 15-1)，IL-6 と IL-8 の濃度は侵襲の程度とよく相関することから，血中あるいは滲出液中でこれらのサイトカイン濃度を測定することによって，侵襲の程度を客観的に評価することができる．SIRS の概念が登場して手術侵襲の程度を SIRS の合併率や期間によって評価することが多くなったが，これらのサイトカインの濃度と SIRS 合併率には密接な関連があることが報告されている．このような評価により，従来考えられていたように手術時間や出血量のみによって侵襲の程度が決定されるのではなく，手術操作部位や臓器の違い・内視鏡下手術などアプローチの違いなども血中のサイトカイン濃度や SIRS 合併率の変化，すなわち，侵襲の程度に影響を与えていることが明らかになってきた．一方，CARS の病態としての免疫機能への抑制を術後一般臨床的に評価・モニターすることは現時点では困難である．特に，術前に感染症や低栄養状態を有している患者や，放射線治療・抗悪性腫瘍薬投与・ステロイドや免疫抑制薬投与などで免疫抑制状態にある患者は CARS 発生の危険性が高く，厳重な手術適応・術式の検討と術後管理が必要である．

D　腫瘍免疫

　癌細胞は自己(患者自身)の細胞から発生したものであり，抗原性が弱い．特に癌の発生初期段階では遺伝子異常による変異蛋白分子や過剰蛋白分子の発現が乏しく，免疫システムから認識されずに逃避して成長を続ける．しかし癌細胞が分裂・増殖する過程で癌特異的蛋白分子や過剰発現蛋白分子を発現すると(表 15-2)，これらを非自己である標的抗原として免疫システムが癌細胞を認識して傷害するようになる．

　腫瘍細胞に対する免疫では細胞性免疫が主体であり，直接に腫瘍細胞を攻撃して細胞死を誘導する細胞群は大別して 3 つ存在する．T 細胞群，NK 細胞群，マクロファージである．NK 細胞を IL-2 により活性化して誘導される LAK 細胞(リンホカイン活性化キラー細胞；lymphokine activated killer cell)は in vitro において腫瘍細胞を傷害することが知られており，免疫療法に応用されている．また，腫瘍細胞傷害には，抗体が NK 細胞などとともに腫瘍細胞を傷害する機構(ADCC

表15-2　癌関連抗原の種類

1. **組織特異的抗原**
   癌が発生してきた組織にのみ発現
   gp100, Melan-A/MART1, tyrosinase, PSA, PAP（前立腺癌）など

2. **遺伝子変異関連抗原**
   がん遺伝子，がん抑制遺伝子に関連して産生
   p53（大腸癌など），KRAS, NRAS, HRAS, BCR-ABL など

3. **過剰発現蛋白抗原**
   癌細胞で過剰に産生
   HER2（乳癌など），MUC-1, PSMA, survivin, WT-1 など

4. **腫瘍・胎児抗原**
   胎生期の組織と癌細胞にのみ発現
   CEA（腺癌），AFP（肝細胞癌）など

5. **腫瘍・精巣抗原**
   精巣以外の正常細胞には発現せず，癌細胞にのみ発現する
   MAGE, XAGE, NY-ESO-1 など

6. **発癌ウイルス由来抗原**
   EBV, HBV, HCV, HPV, HERV など

や抗腫瘍抗体と補体が腫瘍細胞を傷害する機構（CDC）も含まれる．樹状細胞はこれらの細胞に腫瘍抗原情報を提示し，活性化するうえで重要な役割を果たす．

　癌腫のなかには，稀に自然退縮〔Burkitt（バーキット）リンパ腫など〕をみることがあるが，これに関しては，免疫システムが十分に機能して癌細胞を異物として認識し排除する機序が考えられている．しかし，大半の癌腫では増殖・浸潤・転移が進むにつれて免疫機能が抑制（免疫チェックポイント分子による免疫寛容誘導低栄養状態などによる）され，さらに癌の進行をまねくことになる．また，術後には手術侵襲に伴い抗腫瘍に働く上記のような細胞性免疫機能が低下することが知られており，術後に感染などの合併症をきたした症例ではこのような免疫機能低下状態が持続するため，長期的にみた術後腫瘍再発率が高くなるという報告が散見される．

　近年，その発展が期待されている癌の免疫療法は，非特異的免疫療法と（特定の抗原に対する）特異的免疫療法とに大別され，さらにそれぞれにおいて能動免疫療法（癌抗原などを接種して生体内で抗腫瘍免疫反応を誘導する方法）と受動免疫療法（生体外から免疫活性を有する薬物や細胞を投与して抗腫瘍免疫反応を誘導する方法）に分けられる．従来癌免疫療法として実臨床に用いられてきたのは，非特異的能動免疫療法である免疫賦活薬（OK-432，レンチナンなど），非特異的受動免疫療法であるサイトカイン（IL-2, IFN-α, -β, -γ など），特異的受動免疫療法である生体外で癌細胞と混合培養して活性化させたLAK細胞や癌細胞感作樹状細胞などであった．しかしその成績は一定せず，① 癌自体が発現する腫瘍抗原が弱い，② 癌細胞には抗原提示に必要なMHCクラスI分子が変異・欠損しているものがある，③ 進行癌患者では免疫抑制サイトカイン産生が亢進し制御性T細胞が増加している，④ 免疫チェックポイント分子群を介した癌自体による免疫寛容誘導が生じているなどがその理由としてあげられている．現在では，特定の分子を標的とした抗体（分子標的抗体＝分子標的薬）を用いた特異的受動免疫療法が標準治療として多く行われている．分子標的抗体は，中和作用（標的分子機能による増殖刺激を阻害など）とともに癌特異的発現分子に対する抗体を癌細胞へ特異的にデリバリーする結果生じるオプソニン効果，CDC，ADCCによって細胞破壊を誘導し抗腫瘍効果を発現していると考えられている．代表的な分子標的薬のなかでも，ベバシズマブ（結腸直腸癌などに適用）では血管内皮増殖因子（VEGF）に対する中和作用が腫瘍血管新生を妨げて抗腫瘍効果が発揮されるのが主であるのに対し，リツキシマブ（リンパ腫など），トラスツズマブ（乳癌，胃癌）やセツキシマブ（結腸直腸癌など）には中和作用以外にADCC活性による直接殺細胞効果も確認されている．分子標的治療の新たな展開として，癌細胞が免疫系から逃避するために利用している免疫チェックポイント分子（本来は自己免疫やアレルギーなどの過剰免疫をコントロールする分子群）の阻害薬（抗CTLA-4抗体，抗PD-1抗体，抗PD-L1抗体など）が近年脚光を浴び，多くの癌種に対して使用されている〔第14章「腫瘍」（→148頁）および第16章「外科と分子生物学」（→183頁）を参照〕．

E　移植免疫

　移植とはドナー（提供者）の組織や臓器を，別の場所または他の個体（レシピエント）に移し替えて

植えることで，以下の種類がある．

① **自家移植**：自己移植片（オートグラフト；auto-graft）移植．自分の組織を一度切り離し再び自分に移植する．

② **同系移植**：同系移植片（アイソグラフト；iso-graft）移植．遺伝子構成が同じ個体間で移植を行う．

③ **同種移植**：同種移植片（アログラフト；allo-graft）移植．同じ種に属する個体間で移植を行う．

④ **異種移植**：異種移植片（ゼノグラフト；xeno-graft）移植．種の異なる個体間で行う移植．

このうち，通常臨床的に問題になるのは同種（allo-graft）移植である．

移植における組織適合性はドナーとレシピエント間の遺伝子とそれにより産生されるアミノ酸の類似性によって決まるが，そのなかでも自己と異物を区別するために重要な分子が，主要組織適合抗原（major histocompatibility complex：MHC）である．MHC は免疫系調節のための重要分子であり，貪食細胞が自然免疫による貪食消化を行ったのちに，異物細胞由来の抗原ペプチドをこの分子上に提示（抗原提示）して細胞性免疫や液性免疫などの獲得免疫を誘導する．臓器移植では，レシピエントとドナーとの間で MHC に不一致があると免疫機構によってドナーの同種異系 MHC 分子に対する拒絶反応（免疫による排除）が起こる．またそれ以外の蛋白アミノ酸配列の多型も，その断片ペプチドがレシピエントの MHC 分子に提示され，マイナー組織適合抗原（minor histocompatibility antigen：mHA）として認識され拒絶反応が起こる．ドナー細胞に表出する MHC 抗原自体をT 細胞が直接異物として認識するものを直接認識と呼び，レシピエント側の抗原提示細胞で処理されて提示されたドナー抗原を T 細胞が認識するものを間接認識と呼んでいる．直接認識では，間接認識に比べてはるかに早く拒絶反応が出現する．

拒絶反応は，その時期や機序により以下のように分類される．

• **超急性拒絶反応**：液性免疫を主体とする拒絶反応で，レシピエントに既存する自然抗体であるIgM によって起こる．血流再開後数分から数時間で生じる．

• **急性促進性拒絶反応**：移植後 2〜3 日後にみられる．液性免疫と細胞性免疫の両方が関与しており，ドナー抗原に以前に感作された免疫記憶による反応と考えられている．

• **急性拒絶反応**：数日から数か月以内に起こる．主にリンパ球が関与する細胞性免疫反応で，T 細胞による移植抗原の認識により起こると考えられ，免疫抑制薬によってコントロールされる．

• **慢性拒絶反応**：移植後免疫抑制下で移植片が生着したのち，数か月から数年を経て次第に機能を失う拒絶反応．組織破壊を伴わないリンパ球などの単核球浸潤と細動脈の血管内膜肥厚・閉塞性病変である．

拒絶予防には免疫抑制療法が不可欠であり，臓器移植後の免疫抑制には，T 細胞活性化を特異的に抑制するカルシニューリン阻害薬（シクロスポリンやタクロリムスなど）が投与され，それらの併用薬剤としてステロイド，代謝拮抗薬（アザチオプリン，ミコフェノール酸モフェチルなど），mTOR 阻害薬（エベロリムスなど）などが用いられている．

臓器移植の成績は過去半世紀の免疫抑制療法の進歩とともに著しく改善されたが，日和見感染や発癌といった副作用があり，また，慢性拒絶反応を生じにくい臓器生着を求めて，さらに改善が模索されている．移植臓器に対する免疫寛容（特定抗原に対する免疫反応の欠如あるいは抑制状態）誘導の試みはその 1 つである．免疫寛容はマウスなど小動物においては比較的容易に誘導されることが報告されている．骨髄移植と胸腺放射線照射などを用いた免疫寛容誘導は現在臨床でも報告があり，今後の発展が期待されている．

第16章 外科と分子生物学

蛋白解析からDNA・RNA解析，網羅的ゲノム解析までさまざまな分子生物学的解析手法が導入されたことで，多くの外科病態が解析可能となった．実臨床では，主として癌治療においてこれらの知識が必要となる．本書の「第14章　腫瘍」（→148頁）において細胞周期や種々の分子診断，分子治療，免疫チェックポイント阻害薬について言及されている．また，「第15章　外科と免疫」（→175頁）においては，免疫・細胞治療，ワクチン治療などについて言及されている．そこで本章では，外科医に必要と思われる固形癌(肺癌，乳癌，消化器癌)の分子診断と分子治療に関する基本的知識を概説する．

A 外科領域における分子生物学の基本事項

外科領域における病態解析では，炎症，組織修復，創傷治癒，発癌，癌の増殖と転移，アポトーシス，抗がん剤感受性や耐性に関与する分子が重要である(図16-1)．癌関連分子としては，細胞周期関連分子，血管新生因子，増殖因子，細胞運動関連因子，がん遺伝子，がん抑制・アポトーシス関連遺伝子，癌幹細胞マーカー，免疫チェックポイント関連分子が重要である．これらの癌関連分子のうち血管新生・増殖因子や，免疫チェックポイント阻害薬は分子標的薬剤として実用化されている．さらに，癌の存在診断，転移診断，生物学的悪性度診断，予後予測，抗がん剤感受性予測などの領域で，分子生物学的解析が実用化されており，がんゲノムの網羅的解析によって，難治癌に対して有効性の高い分子標的薬剤を同定する「がんゲノムパネル検査」が保険適用となっている．

1 ドライバー遺伝子とパッセンジャー遺伝子

癌の発生・進展に強く関わり，がん遺伝子・がん抑制遺伝子などの癌化や癌細胞の生存に必須の遺伝子をドライバー遺伝子という．がん遺伝子は，細胞増殖に対してアクセルとなり，がん抑制遺伝子はブレーキとなる．1つの腫瘍におけるドライバー遺伝子変異は通常1つであることから治療が著効する可能性のある標的分子である．一方，パッセンジャー遺伝子は，発癌への直接の関与が少ない遺伝子変異である．遺伝子の機能異常をきたすメカニズムとしては，「メチル化」「ヘテロ接合性の消失」「点突然変異」「ヒストン修飾」などがある(図16-1)．

2 がん抑制遺伝子

がん抑制遺伝子の遺伝子異常の頻度が最も高いのはp53遺伝子であり，DNA損傷に対応したり，癌化を抑制したりする多彩な機能を有している(図16-2a)．免疫染色の蛋白過剰発現として，あるいは癌細胞特異的なp53蛋白の過剰発現に起因する血液中のp53抗体として検出できる(図16-2b)．

3 遺伝性/家族性腫瘍

癌関連遺伝子の機能と腫瘍性疾患との関係を表16-1に示す．遺伝性/家族性腫瘍は，ゲノム遺伝子異常による発癌であり，保因者の診断は，口腔粘膜や白血球からゲノムDNAを抽出して特定の遺伝子領域の塩基配列を調べることで診断できる．腫瘍外科領域では，Lynch症候群(遺伝性非ポリポーシス大腸癌；HNPCC)，家族性大腸ポ

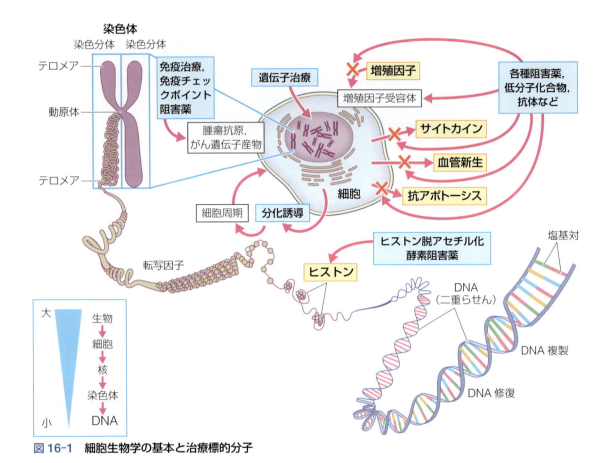

図 16-1　細胞生物学の基本と治療標的分子

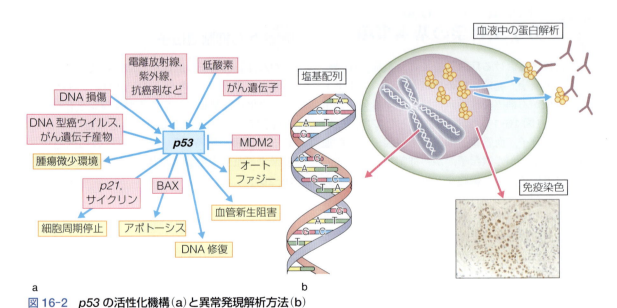

図 16-2　*p53* の活性化機構（a）と異常発現解析方法（b）

B 癌領域における分子標的と分子標的薬剤 ● **185**

表 16-1 癌関連遺伝子の機能と腫瘍性疾患

遺伝子名	主な機能	関連する腫瘍性疾患
APC	β-カテニン結合	家族性大腸腺腫症
BRCA1/BRCA2	転写因子	家族性乳癌，家族性卵巣癌，家族性膵癌
CHEK2	細胞周期調節	家族性乳癌
CLDN18.2	胃粘膜細胞タイトジャンクション	胃腺癌
DCC	N-CAM 様蛋白質	大腸癌
DPC4（SMAD4）	転写因子	若年性ポリポーシス，膵癌
Maspin	セリンプロテアーゼ阻害	乳癌
MLH1	ミスマッチ修復	Lynch 症候群（遺伝性非ポリポーシス大腸癌）
MSH2	ミスマッチ修復	Lynch 症候群（遺伝性非ポリポーシス大腸癌）
NF1	GTP アーゼ活性化	神経線維腫症 1 型
NF2	細胞骨格結合	神経線維腫症 2 型
p16	サイクリン依存性キナーゼ阻害	悪性黒色腫
p53	転写因子	Li-Fraumeni 症候群
p73	転写因子	乳癌，卵巣癌
PARP	翻訳後修飾	家族性乳癌，家族性卵巣癌
PD-1/PD-L1	免疫チェックポイント	メラノーマ，腎臓癌，肺癌，胃癌，食道癌，肝臓癌など
PMS2	ミスマッチ修復	遺伝性非ポリポーシス大腸癌
PTEN	ホスファターゼ	Cowden 病，神経膠芽腫
RB	細胞周期調節	網膜芽細胞腫
SDHD	ミトコンドリア膜蛋白質	傍神経節腫
VHL	転写伸長調節	von Hippel-Lindau 病，腎癌
WT1	転写因子	Wilms 腫瘍

リポーシス，遺伝性乳癌，遺伝性卵巣癌，多発性内分泌腫瘍症（MEN1 型ならびに 2 型），Li-Fraumeni 症候群などがある．

④ がん遺伝子パネル検査とがんゲノム医療

2019 年から，網羅的がんゲノム検査が保険適用となった．原則として標準治療抵抗性の症例が対象であり，癌腫別の保険適用薬剤に限定せずに広くがん関連遺伝子を解析することで，他の癌腫で保険適用となっている薬剤や進行中の治験薬剤で有効性が示唆される薬剤が同定できる可能性がある．2023 年 8 月時点で保険収載されている遺伝子プロファイリング検査は，「OncoGuide NCC オンコパネル」，「FoundationOne CDx がんゲノムプロファイル」，「FoundationOne Liquid CDx がんゲノムプロファイル」，「GenMineTOP がんゲノムプロファイリングシステム」の 4 種類である．「FoundationOne Liquid CDx」は，癌細胞自体の生検が困難症例でも血液サンプルなどで解析可能である点で，有用性が高い．実臨床では，一次治療開始前に，コンパニオン診断として，癌腫別に保険適用となっている分子標的薬剤の分子標的

（HER2，ROS1，KRAS，EGFR，BRAF，c-kit など）を解析し，標準的治療に抵抗性であることが判明した時点で，がんゲノム検査を行う．

⑤ 癌以外の分子生物学的診断法

癌以外の領域において有用な分子生物学的診断法としては，外科感染症，外科侵襲とショック，敗血症などの病態診断で遺伝子診断が実用化されている．外科感染症として重要な多剤耐性菌に特異的な遺伝子配列を同定する手法は迅速診断が可能である．また，外科侵襲とショックの病態においては，IL-1 遺伝子に多型性を有する症例では重篤化することが知られている．

B 癌領域における分子標的と分子標的薬剤

腫瘍外科学において，分子標的治療薬剤に関する基本的知識は必須である．癌領域において実用化されている主要な分子標的薬剤は，癌細胞表面に特異的に発現する癌抗原や増殖因子受容体に対する抗体，増殖因子受容体に結合して本来のシグ

186 ● 第16章 外科と分子生物学

表16-2　分子標的と分子標的薬剤

標的分子	一般名/商品名	適応がん種
ALK	Alectinib/ALECENSA®	*ALK* 融合遺伝子陽性の切除不能な進行・再発の非小細胞肺癌/再発または難治性の *ALK* 融合遺伝子陽性の未分化大細胞リンパ腫
	Brigatinib/ALUNBRIG®	*ALK* 融合遺伝子陽性の切除不能な進行・再発の非小細胞肺癌
	Ceritinib/ZYKADIA®	クリゾチニブに抵抗性または不耐容の *ALK* 融合遺伝子陽性の切除不能な進行・再発の非小細胞肺癌
	Crizotinib/XALKORI®	*ALK* 融合遺伝子陽性の切除不能な進行・再発の非小細胞肺癌/*ROS1* 融合遺伝子陽性の切除不能な進行・再発の非小細胞肺癌
	Lorlatinib/LORBRENA®	*ALK* チロシンキナーゼ阻害薬に抵抗性または不耐容の *ALK* 融合遺伝子陽性の切除不能な進行・再発の非小細胞肺癌
BCL-2	Venetoclax/VENCLEXTA®	再発または難治性の慢性リンパ性白血病(小リンパ球性リンパ腫を含む)/急性骨髄性白血病
Brc-Abl/Kit	Imatinib/GLIVEC®	慢性骨髄性白血病, KIT (CD117)陽性消化管間質腫瘍, フィラデルフィア染色体陽性急性リンパ性白血病, FIP1L1-PDGFRα 陽性の好酸球増多症候群および慢性好酸球性白血病
	Ponatinib/ICLUSIG®	前治療薬に抵抗性または不耐容の慢性骨髄性白血病/再発または難治性のフィラデルフィア染色体陽性急性リンパ性白血病
	Dasatinib/Sprycel®	慢性骨髄性白血病/再発または難治性のフィラデルフィア染色体陽性急性リンパ性白血病
	Nilotinib/Tasigna®	慢性期または移行期の慢性骨髄性白血病
	Bosutinib/Bosulif®	慢性骨髄性白血病
BRAF	Encorafenib/BRAFTVI®	がん化学療法後に増悪した *BRAF* 遺伝子変異を有する治癒切除不能な進行・再発の結腸・直腸癌, *BRAF* 遺伝子変異を有する根治的切除不能な悪性黒色腫
	Dabrafenib/TAFINLAR®	*BRAF* 遺伝子変異を有する切除不能な進行・再発の非小細胞肺癌, *BRAF* 遺伝子変異を有する根治切除不能な悪性黒色腫
	Vemurafenib/ZELBORAF®	*BRAF* 遺伝子変異を有する根治切除不能な悪性黒色腫
BTK	Acalabrutinib/CALQUENCE®	慢性リンパ性白血病(小リンパ球性リンパ腫を含む)
	Ibrutinib/IMBRUVICA®	慢性リンパ性白血病(小リンパ球性リンパ腫を含む)/再発または難治性のマントル細胞リンパ腫
	Tirabrutinib/VELEXBRU®	再発または難治性の中枢神経系原発リンパ腫/原発マクログロブリン血症およびリンパ形質細胞リンパ腫
CCR4	Mogamulizumab/POTELIGEO®	CCR4 陽性の成人T細胞白血病リンパ腫/再発または難治性の CCR4 陽性の末梢性T細胞リンパ腫/再発または難治性の皮膚T細胞性リンパ腫
CDK4/6	Palbociclib/IBRANCE®	手術不能または再発乳癌
	Abemaciclib/Verzenio®	ホルモン受容体陽性かつ HER2 陰性の手術不能または再発乳癌/ホルモン受容体陽性かつ HER2 陰性で再発高リスクの乳癌における術後薬物療法
CD19	Blinatumomab/BLINCYTO®	再発または難治性のB細胞性急性リンパ性白血病

(つづく)

ナルを阻害する化合物, あるいはシグナル自体を阻害するキナーゼ阻害薬などである(**表16-2**). なかでも EGFR や HER2 を介したシグナル伝達経路は, 乳癌, 肺癌, 胃癌などにおける標的分子として重要であり多くの分子標的薬が実用化されている. 現在実用化されている分子標的治療について各臓器における治療効果を示した臨床試験の概要を述べる.

❶ 乳癌のセンチネルリンパ節生検

　乳癌手術で実用化されているセンチネルリンパ節生検では, センチネルリンパ節への転移の有無を考慮してリンパ節郭清範囲を決定する. 通常の HE 染色で転移が同定される場合もあるが, 微小転移は免疫染色法あるいは対象リンパ節 DNA から癌特異的遺伝子を PCR 法で増幅して同定する診断方法が有用である(**図16-3**). 解析対象遺伝

B 癌領域における分子標的と分子標的薬剤 ● **187**

表16-2 （つづき）

標的分子	一般名/商品名	適応がん種
CD20	Rituximab/RITUXAN®	CD20 陽性の B 細胞性非ホジキンリンパ腫/CD20 陽性の慢性リンパ性白血病/免疫抑制状態下の CD20 陽性の B 細胞性リンパ増殖性疾患/多発血管炎性肉芽腫症，顕微鏡的多発血管炎/難治性のネフローゼ症候群（頻回再発型あるいはステロイド依存性を示す場合）/慢性特発性血小板減少性紫斑病/後天性血栓性血小板減少性紫斑病/全身性強皮症/難治性の尋常性天疱瘡および落葉状天疱瘡/視神経脊髄炎スペクトラム障害（視神経脊髄炎を含む）の再発予防/腎移植，肝移植の ABO 血液型不適合移植における抗体関連型拒絶反応の抑制/インジウム（¹¹¹In）イブリツモマブ チウキセタン（遺伝子組換え）注射液およびイットリウム（⁹⁰Y）イブリツモマブ チウキセタン（遺伝子組換え）注射液投与の前投与
	Obinutuzumab/GAZYVA®	CD20 陽性の濾胞性リンパ腫/CD20 陽性の慢性リンパ性白血病（小リンパ球性リンパ腫を含む）
	Ibritumomab Tiuxetan/ZEVALIN®	CD20 陽性の再発または難治性の低悪性度 B 細胞性非ホジキンリンパ腫/CD20 陽性のマントル細胞リンパ腫
CD22	Inotuzumab Ozogamicin/BESPONSA®	再発または難治性の CD22 陽性の急性リンパ性白血病
CD30	Brentuximab Vedotin/ADCETRIS®	CD30 陽性のホジキンリンパ腫/CD30 陽性の末梢性 T 細胞リンパ腫
CD33	Gemtuzumab Ozogamicin/MYLOTARG®	再発または難治性の CD33 陽性の急性骨髄性白血病
CD38	Daratumumab/DARZALEX®	多発性骨髄腫
	Daratumumab Vorhyaluronidase Alfa/DARZQURO®	多発性骨髄腫/全身性 AL アミロイドーシス
CD52	Alemtuzumab / MabCampath®	再発または難治性の慢性リンパ性白血病/同種造血幹細胞移植の前治療
CD79	Polatuzumab Vedotin/POLIVY®	びまん性大細胞型 B 細胞リンパ腫
CCR4	Plerixafor/Mozobil®	自家末梢血幹細胞移植のための造血幹細胞の末梢血中への動員促進
EZH2	Tazemetostat/Tazverik®	再発または難治性の *EZH2* 遺伝子変異陽性の濾胞性リンパ腫（標準的な治療が困難な場合に限る）
EZH1/2	Valemetostat/EZHARMIA®	再発または難治性の成人 T 細胞白血病リンパ腫
FGFR2	Pemigatinib/Pemazyre®	がん化学療法後に増悪した *FGFR2* 融合遺伝子陽性の治癒切除不能な胆道癌
	Futibatinib/LYTGOBI®	がん化学療法後に増悪した *FGFR2* 融合遺伝子陽性の治癒切除不能な胆道癌
FLT3	Gilteritinib/XOSPATA®	再発または難治性の *FLT3* 遺伝子変異陽性の急性骨髄性白血病
	Quizartinib/VANFLYTA®	再発または難治性の *FLT3*-ITD 変異陽性の急性骨髄性白血病
GD2	Dinutuximab/UNITUXIN®	大量化学療法後の神経芽腫
HDAC	Romidepsin/Istodax®	再発または難治性の末梢性 T 細胞リンパ腫
	Vorinostat/Zolinza®	皮膚 T 細胞性リンパ腫
	Tucidinostat/Hiyasta®	再発または難治性の成人 T 細胞白血病リンパ腫/再発または難治性の末梢性 T 細胞リンパ腫
	Panobinostat/FARYDAK®	再発または難治性の多発性骨髄腫
ROS1	Crizotinib/XALKORI®	*ROS1* 融合遺伝子陽性の切除不能な進行・再発の非小細胞肺癌，*ALK* 融合遺伝子陽性の切除不能な進行・再発の非小細胞肺癌
	Entrectinib/ROZLYTREK®	*ROS1* 融合遺伝子陽性の切除不能な進行・再発の非小細胞肺癌，*NTRK* 融合遺伝子陽性の進行・再発の固形癌
EGFR（HER1）	Cetuximab/ERBITUX®	*RAS* 遺伝子野生型の治癒切除不能な進行・再発の結腸・直腸癌，頭頸部癌
	Panitumumab/VECTIBIX®	*KRAS* 遺伝子野生型の治癒切除不能な進行・再発の結腸・直腸癌
	Gefitinib/IRESSA®	手術不能または再発非小細胞肺癌

（つづく）

16

外科と分子生物学

表16-2　分子標的と分子標的薬剤（つづき）

標的分子	一般名/商品名	適応がん種
EGFR（HER1）	Erlotinib/TARCEVA®	切除不能な再発・進行性で，がん化学療法施行後に増悪した非小細胞肺癌/*EGFR* 遺伝子変異陽性の切除不能な再発・進行性で，がん化学療法未治療の非小細胞肺癌/治癒切除不能な膵癌
	Afatinib/GIOTRIF®	*EGFR* 遺伝子変異陽性の手術不能または再発非小細胞肺癌
	Dacomitinib/VIZIMPRO®	*EGFR* 遺伝子変異陽性の手術不能または再発非小細胞肺癌
	Osimertinib/TAGRISSO®	EGFR チロシンキナーゼ阻害薬に抵抗性の *EGFR* T790M 変異陽性の手術不能または再発非小細胞肺癌
	Necitumumab/PORTRAZZA®	切除不能な進行・再発の扁平上皮非小細胞肺癌
HER2	Trastuzumab/HERCEPTIN®	HER2 過剰発現が確認された乳癌/HER2 過剰発現が確認された治癒切除不能な進行・再発の胃癌/HER2 陽性の根治切除不能な進行・再発の唾液腺癌/がん化学療法後に増悪した HER2 陽性の治癒切除不能な進行・再発の結腸・直腸癌
	Trastuzumab Deruxtecan/ENHERTU®	化学療法歴のある HER2 陽性の手術不能または再発乳癌/化学療法歴のある HER2 低発現の手術不能または再発乳癌/がん化学療法後に増悪した HER2（*ERBB2*）遺伝子変異陽性の切除不能な進行・再発の非小細胞肺癌/がん化学療法後に増悪した HER2 陽性の治癒切除不能な進行・再発の胃癌
	Trastuzumab Emtansine/KADCYLA®	HER2 陽性の手術不能または再発乳癌
	Pertuzumab/PERJETA®	HER2 陽性の乳癌/がん化学療法後に増悪した HER2 陽性の治癒切除不能な進行・再発の結腸・直腸癌
	Pertuzumab・Trastuzumab・Vorhyaluronidase Alfa/PHESGO®	HER2 陽性の乳癌/がん化学療法後に増悪した HER2 陽性の治癒切除不能な進行・再発の結腸・直腸癌
	Lapatinib/TYKERB®	HER2 過剰発現が確認された手術不能または再発乳癌
HSP90	Pimitespib/Jeselhy®	がん化学療法後に増悪した消化管間質腫瘍
JAK	Ruxolitinib/Jakavi®	骨髄線維症/真性多血症（既存治療が効果不十分または不適当な場合に限る）
KRAS	Sotorasib/LUMAKRAS®	がん化学療法後に増悪した *KRAS* G12C 変異陽性の切除不能な進行・再発の非小細胞肺癌
MEK	Binimetinib/MEKTOVI®	がん化学療法後に増悪した *BRAF* 遺伝子変異を有する治癒切除不能な進行・再発の結腸・直腸癌/*BRAF* 遺伝子変異を有する根治的切除不能な悪性黒色腫
	Trametinib/MEKINIST®	*BRAF* 遺伝子変異を有する切除不能な進行・再発の非小細胞肺癌/*BRAF* 遺伝子変異を有する根治切除不能な悪性黒色腫
MET	Capmatinib/TABRECTA®	*MET* 遺伝子エクソン 14 スキッピング変異陽性の切除不能な進行・再発の非小細胞肺癌
	Tepotinib/TEPMETKO®	*MET* 遺伝子エクソン 14 スキッピング変異陽性の切除不能な進行・再発の非小細胞肺癌
mTOR	Everolimus/AFINITOR®	根治切除不能または転移性の腎細胞癌/神経内分泌腫瘍/手術不能または再発乳癌/結節性硬化症に伴う腎血管筋脂肪腫/結節性硬化症に伴う上衣下巨細胞性星細胞腫
	Temsirolimus/TORISEL®	根治切除不能または転移性の腎細胞癌
	Sirolimus/Rapalimus®	リンパ脈管筋腫症
Nectin-4	Enfortumab Vedotin/PADCEV®	がん化学療法後に増悪した根治切除不能な尿路上皮癌
NTRK1/2/3	Entrectinib/ROZLYTREK®	*NTRK* 融合遺伝子陽性の進行・再発の固形癌/*ROS1* 融合遺伝子陽性の切除不能な進行・再発の非小細胞肺癌
	Larotrectinib/VITRAKVI®	*NTRK* 融合遺伝子陽性の進行・再発の固形癌
PARP	Niraparib/ZEJULA®	卵巣癌における初回化学療法後の維持療法/白金系抗悪性腫瘍剤感受性の再発卵巣癌における維持療法/白金系抗悪性腫瘍剤感受性の相同組換え修復欠損を有する再発卵巣癌

（つづく）

B　癌領域における分子標的と分子標的薬剤 ● **189**

表16-2 （つづき）

標的分子	一般名/商品名	適応がん種
PARP	Olaparib/LYNPARZA®	白金系抗悪性腫瘍剤感受性の再発卵巣癌における維持療法/*BRCA* 遺伝子変異陽性の卵巣癌における初回化学療法後の維持療法/相同組換え修復欠損を有する卵巣癌におけるベバシズマブ（遺伝子組換え）を含む初回化学療法後の維持療法/がん化学療法歴のある *BRCA* 遺伝子変異陽性かつ HER2 陰性の手術不能または再発乳癌/*BRCA* 遺伝子変異陽性かつ HER2 陰性で再発高リスクの乳癌における術後薬物療法/*BRCA* 遺伝子変異陽性の遠隔転移を有する去勢抵抗性前立腺癌/*BRCA* 遺伝子変異陽性の治癒切除不能な膵癌における白金系抗悪性腫瘍剤を含む化学療法後の維持療法
RET	Vandetanib/CAPRELSA®	根治切除不能な甲状腺髄様癌
	Selpercatinib/RETEVMO®	*RET* 融合遺伝子陽性の切除不能な進行・再発の非小細胞肺癌/*RET* 融合遺伝子陽性の根治切除不能な甲状腺癌/*RET* 遺伝子変異陽性の根治切除不能な甲状腺髄様癌
SLMF7	Elotuzumab/EMPLICITI®	再発または難治性の多発性骨髄腫
VEGF-A	Bevacizumab/AVASTIN®	治癒切除不能な進行・再発の結腸・直腸癌/扁平上皮癌を除く切除不能な進行・再発の非小細胞肺癌/手術不能または再発乳癌/悪性神経膠腫/卵巣癌/進行または再発の子宮頸癌/切除不能な肝細胞癌
VEGF-A, B, PIGF	Aflibercept Beta/ZALTRAP®	治癒切除不能な進行・再発の結腸・直腸癌
VEGFR2	Ramucirumab/CYRAMZA®	治癒切除不能な進行・再発の胃癌，治癒切除不能な進行・再発の結腸・直腸癌，切除不能な進行・再発の非小細胞肺癌，がん化学療法後に増悪した血清 AFP 値が 400 ng/mL 以上の切除不能な肝細胞癌
VEGFR-1,2 3	Axitinib/INLYTA®	根治切除不能または転移性の腎細胞癌
Multi-kinases（VEGFR, PDGFR, c-KIT）	Pazopanib/VOTRIENT®	根治切除不能または転移性の腎細胞癌，悪性軟部腫瘍
Multi-kinases（RAF, VEGFR, PDGFR, RET, FLT3, KIT）	Sorafenib/NEXAVAR®	根治切除不能または転移性の腎細胞癌，切除不能な肝細胞癌，根治切除不能な甲状腺癌
Multi-kinases（VEGFR, PDGFR, c-KIT, FLT3,RET）	Sunitinib/SUTENT®	イマチニブ抵抗性の消化管間質腫瘍，根治切除不能または転移性の腎細胞癌，膵神経内分泌腫瘍
Multi-kinases（VEGFR, EGFR, RET）	Vandetanib/CAPRELSA®	根治切除不能な甲状腺髄様癌
Multi-kinases（VEGFR, MET, AXL）	Cabozantinib/CABOMETYX®	根治切除不能または転移性の腎細胞癌，がん化学療法後に増悪した切除不能な肝細胞癌
Multi-kinases（VEGFR, FGFR, PDGFR, KIT,RET）	Lenvatinib/LENVIMA®	根治切除不能な甲状腺癌，切除不能な肝細胞癌，切除不能な胸腺癌
Multi-kinases（VEGFR, PDGFR, FGFR, KIT, RAF-1, BRFA）	Regorafenib/STIVARGA®	治癒切除不能な進行・再発の結腸・直腸癌，がん化学療法後に増悪した消化管間質腫瘍，がん化学療法後に増悪した切除不能な肝細胞癌
Multi-kinases（FGFR, VEGFR, PDGFR）	Nintedanib/OFEV®	特発性肺線維症

16

外科と分子生物学

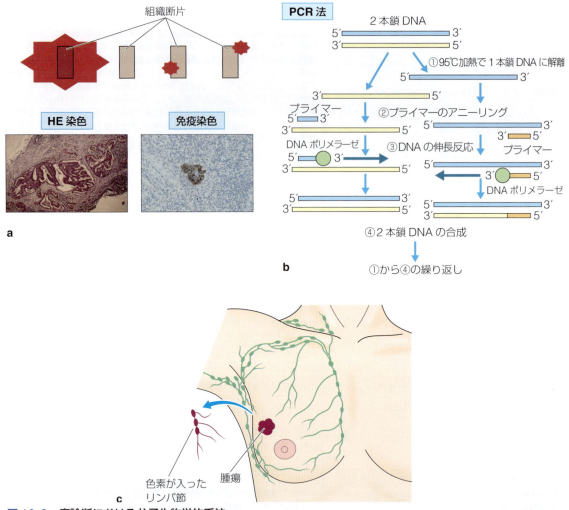

図 16-3　癌診断における分子生物学的手法
a：センチネルリンパ節検索における分子生物学的手法，b：primer chain reaction (PCR)法，c：乳癌におけるセンチネルリンパ節生検．

子としては，CEA，サイトケラチンなどがある．

2 胃癌・乳癌

　HER2陽性胃癌に対して抗HER2抗体であるトラスツズマブを標準治療に併用することで，標準治療のみの場合と比較して治療効果の上乗せが証明された．HER2発現の検索方法(図 16-4a)ならびに比較試験の結果を示す(図 16-4b)．HER2陽性の転移性乳癌の治療ではトラスツズマブが第一選択であり，そのほかのHER2標的治療薬剤としてはペルツズマブ，トラスツズマブ エムタンシンがある．トラスツズマブ耐性乳癌に対してはEGFR/HER2両者を標的としたラパチニブが有効である．

3 大腸癌

　転移性大腸癌において標準的化学療法に抗VEGF抗体であるベバシズマブを併用すると有意に生存期間が延長した(図 16-5a)．同様に，抗EGFR抗体であるセツキシマブを併用した場合にも有意に生存期間が延長した(図 16-5b)．マルチキナーゼ阻害薬であるレゴラフェニブの有用性も明らかとなった．

解析サンプル	HER2 検査方法
DNA	fluorescence *in situ* hybridization（FISH） Southern blot polymerase chain reaction（PCR）
RNA	northern blot reverse transcription-polymerase chain reaction（RT-PCR）
腫瘍組織中蛋白	immunohistochemistry（IHC）
血液中蛋白	enzyme-linked immunosorbent assay（ELISA）

a

	イベント	生存期間中央値	ハザード比	95% 信頼区間	p 値
トラスツズマブ併用群	167	13.8	0.74	0.60-0.91	0.0046
標準療法群	182	11.1			

b

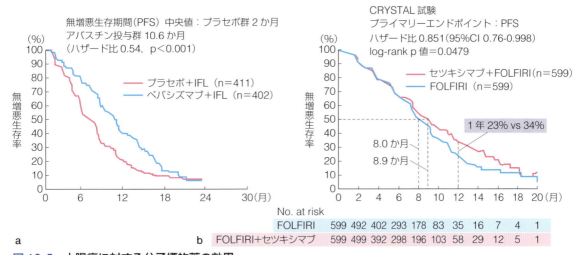

図 16-4　HER2 発現異常の検出方法（a）と胃癌に対する HER2 抗体の効果（b）

〔Bang YJ, Van Cutsem E, Feyereislova A, et al：Trastuzumab in combination with chemotherapy versus chemotherapy alone for treatment of HER2-positive advanced gastric or gastro-oesophageal junction cancer（ToGA）: a phase 3, open-label, randomised controlled trial. Lancet 376：687-697, 2010 より〕

a

No. at risk

FOLFIRI	599	492	402	293	178	83	35	16	7	4	1
FOLFIRI＋セツキシマブ	599	499	392	298	196	103	58	29	12	5	1

b

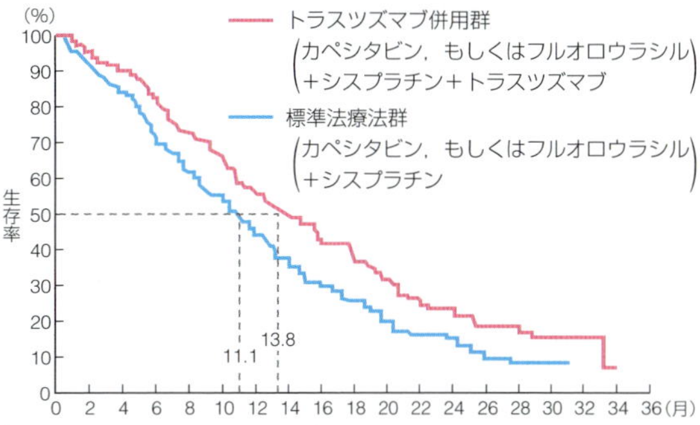

図 16-5　大腸癌に対する分子標的薬の効果

a：ベバシズマブ，**b**：セツキシマブ.

〔Hurwitz H, Fehrenbacher L, Novotny W, et al：Bevacizumab plus irinotecan, fluorouracil, and leucovorin for metastatic colorectal cancer. N Engl J Med 350：2335-2342, 2004 より〕

4 肝臓癌

従来の標準治療であるソラフェニブは，癌細胞の増殖と血管新生に関与する RAF キナーゼ，VEGFR-2，VEGFR-3，PDGFR-β，c-KIT，FLT-3 などを同時に阻害するマルチキナーゼ阻害薬であり生存期間の有意な延長効果を有している．2020 年には，アテゾリズマブ・ベバシズマブ併用治療が，ソラフェニブ治療に比較して有意な予後改善効果を認めたことで新たな標準治療となった（IMbrave 150 試験，**図 16-6**）．

5 肺癌

EGFR/HER2 シグナル経路を標的としたゲフィチニブとエルロチニブは EGFR チロシンキナーゼを特異的に阻害する．アジア人，女性，非喫煙者，腺癌症例に奏効例が多い．日本人の肺腺

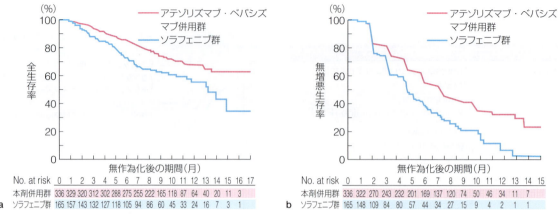

図 16-6 IMbrave 150 試験
a：全生存率の Kaplan-Meier 曲線(IMbrave 150 試験)(ITT 集団)，b：無増悪生存率の Kaplan-Meier 曲線(IMbrave 150 試験)(ITT 集団)．
〔Richard S Finn, et al：Atezolizumab plus Bevacizumab in Unresectable Hepatocellular Carcinoma. N Engl J Med 382 (20)：1894-1905, 2020 より〕

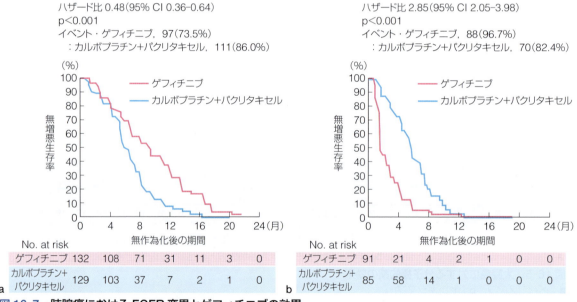

図 16-7 肺腺癌における EGFR 変異とゲフィチニブの効果
a：EGFR 変異あり，b：EGFR 変異なし．
〔Mok TS, Wu YL, Thongprasert S, et al：Gefitinib or carboplatin-paclitaxel in pulmonary adenocarcinoma. N Engl J Med 361：947-957, 2009 より〕

癌の 40〜50% でエクソン 19 やエクソン 21 に EGFR 変異が認められる．これらの症例では奏効率は 70〜80% であるが，EGFR 変異のない症例や KRAS 遺伝子変異のある症例では，治療抵抗性である(図 16-7)．肺癌の 3% 前後で検出されるユニークな分子標的として活性化 ALK 融合遺伝子がある．この ALK 蛋白に特異的に結合するクリゾチニブは著明な治療効果を示す．現在，肺癌では 8 種類(*EGFR, KRAS, ALK, MET, BRAF, ROS1, NTRK, RET*)のドライバー遺伝子が解明され，これらの遺伝子変異を阻害する分子標的薬が実用化されている．

 GIST

ほとんどの GIST には *c-kit* 遺伝子または血小

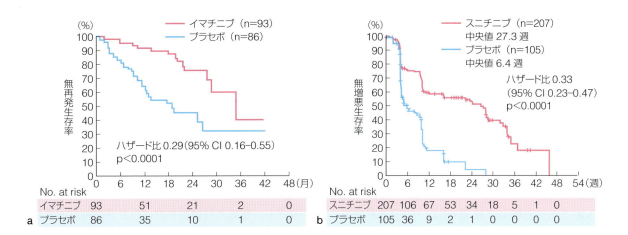

図 16-8　GISTに対する分子標的薬剤の効果
a：GIST切除後イマチニブによる補助療法効果，**b**：イマチニブ抵抗性GISTにおけるスニチニブの効果．
[**a**：DeMatteo RP, Ballman KV, Antonescu CR, et al：Adjuvant imatinib mesylate after resection of localised, primary gastrointestinal stromal tumour：a randomised, double-blind, placebo-controlled trial. Lancet 373：1097-1104, 2009, **b**：Demetri GD, van Oosterom AT, Garrett CR, et al：Efficacy and safety of sunitinib in patients with advanced gastrointestinal stromal tumour after failure of imatinib：a randomised controlled trial. Lancet 368：1329-1338, 2006 より]

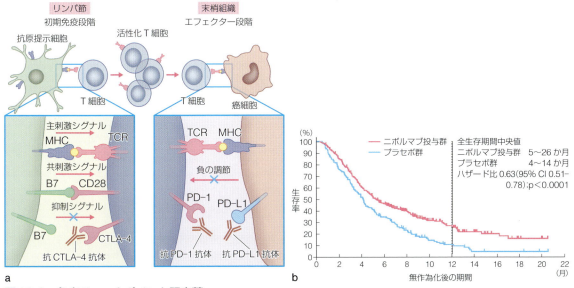

図 16-9　免疫チェックポイント阻害薬
a：免疫チェックポイント分子の相互関係，**b**：進行再発胃癌に対する抗PD-1抗体（ニボルマブ）の治療効果（比較試験）．
[**b**：Kang YK, et al：Nivolumab in patients with advanced gastric or gastro-oesophageal junction cancer refractory to, or intolerant of, at least two previous chemotherapy regimens (ONO-4538-12, ATTRACTION-2)：a randomised, double-blind, placebo-controlled, phase 3 trial. Lancet 390：2461-2471, 2017 より]

板由来増殖因子受容体α（PDGFRA）遺伝子の突然変異がみられる．c-kit遺伝子のエクソン11の変異はイマチニブに感受性が高く，c-kit遺伝子のエクソン9の変異ではイマチニブの感受性がやや悪い．エクソン11の変異にイマチニブが結合することで，KITのリン酸化が阻害され，細胞の増殖も抑えられる．進行再発GISTに対する治療効果のみならず切除術後の補助療法としても特に腫瘍サイズの大きいGISTで無再発生存率の著明な改善が認められた（図16-8a）．イマチニブ

耐性GISTに対しては，マルチキナーゼ阻害薬であるスニチニブが有効である（図16-8b）．

 免疫チェックポイント阻害薬

免疫チェックポイントは，自己細胞に対する免疫応答を抑制するための機構であり，移植免疫・腫瘍免疫において重要な分子機構である．T細胞表面には，PD-1，CTLA-4，CD28などが発現しており，標的細胞にはPD-L1，B7などが発現している（図16-9a）．PD-1とPD-L1，あるいはCTLA-4とB7が結合することで，自己細胞はT細胞からの攻撃を免れており，癌細胞も自己細胞由来の細胞であることから，この免疫回避機能を有している．免疫チェックポイント阻害薬は，これらの免疫チェックポイント分子の相互結合を阻害することで，T細胞の腫瘍細胞への免疫反応を惹起する．このため自己細胞に対する免疫反応も惹起されることで副作用として自己免疫疾患が発生することがある．標準治療抵抗性の進行再発胃癌に対する第Ⅲ相比較試験においてPD-1抗体であるニボルマブは，有意な生存延長効果が認められた（図16-9b）．同様に，食道癌，肺癌，肝臓癌に対しても有効性が確認されており，免疫チェックポイント阻害薬は，腫瘍外科領域において集学的治療を大きく転換させつつある．

本章では，外科学における分子生物学の重要事項から，腫瘍外科領域における分子生物学的診断方法ならびに分子標的治療のメカニズムと有用性について概説した．顕微鏡レベルでの存在診断から，免疫染色へと診断精度が改善し，さらにPCRあるいは塩基配列決定などの技術により腫瘍細胞における微細な遺伝子機能異常を同定することが容易となった．分子生物学的解析技術の進歩により，外科領域における分子治療，細胞治療のさらなる発展が期待される．

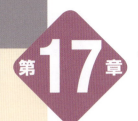

第17章 高齢者の外科

A 高齢者の外科の現状

　総務省統計局による2022(令和4)年10月1日時点のわが国の人口推計によれば，総人口は1億2,494万人，65歳以上の老年人口は29.0%と1950年の4.9%以降一貫して上昇している．75歳以上人口も1950年(1.3%)以降上昇し，2022年では過去最高の15.5%に達した．1997(平成9)年以降老年人口が年少人口を上回り，生産年齢人口割合が減少している．厚生労働省大臣官房統計情報部による人口動態によれば，2005(平成17)年には死亡数が出生数を上回り，2022(令和4)年には死亡数156万8,691人に対し出生数は77万747人まで差が広がっている．一方，年齢階層でみると80歳以上の死亡数は顕著に増加している．死因別の死亡率では人口10万人対悪性新生物316.1，心疾患190.8，老衰147.1，脳血管疾患88.1，肺炎60.6の順となっており(2022年)，悪性新生物，心疾患，老衰は増加を続けている(図17-1)．死亡数では1位悪性新生物，2位心疾患，3位肺炎が2013年から2016年まで続いていたが，2018年からは1位悪性新生物，2位心疾患は変化ないが，3位は老衰となっている．また，国立社会保障・人口問題研究所人口動向研究部による将来推計人口は，2023年4月の推計では今後人口は減少し，2017年の推計より1年早い2052年に1億人を割り込み，高齢化も進行し，老年人口は2020年時点の29.0%から2035年に33.4%，2070年には40.9%に増加すると報告している．

　このようにわが国の高齢化は着実に進んでおり，それに伴う死因としてがん，心臓病，肺炎，老衰が増加しており高齢者の外科医療と密接に関連している．以前は暦年齢のみで手術の適応を決定していたが，診断，手術，麻酔，周術期管理などの進歩により高齢者の治療成績は向上している．しかしながら術後合併症は若年者に比し，より生じやすい．個々人により治療の適応を判断して，適切な治療を行うことが推奨されている．高齢者は個人差が大きく，その多様性が身体的特徴である．種々の測定値のばらつきは加齢とともに拡大する．多くの併存疾患を有していたり，各臓器の予備能も多様である．変化に対応して安定した機能を維持する能力をアロスターシスと呼ぶが，加齢により低下する．老化は遺伝学的にプログラムされており，テロメアの短縮，DNA修復酵素の変異などにより生じる．ミトコンドリアDNAの異常を認め機能障害が生じる．酸化ストレスによる反応も低下し，細胞の再生能も喪失するため組織再生が困難になる．ホルモンの機能不全，宿主としての免疫系の反応低下などの異常も生じる(表17-1)．高齢者に対して安全に治療を

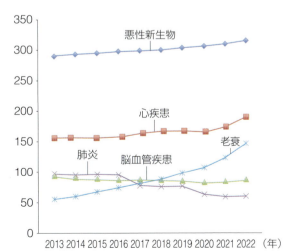

図17-1　死因別人口10万対死亡率の推移
2017年からは「肺炎」とは別に「誤嚥性肺炎」が死因順位に用いる分類項目に追加されている．

表17-1 高齢者における各機能変化

循環系	心係数の低下，収縮期血圧の上昇，左室肥大，後負荷の増加，予備力の低下（負荷時の心拍数，左室駆出率増加の減少）
呼吸機能	肺活量の低下，1秒量の低下，残気量の増加，肺拡散能の低下，末梢気道の弾性低下，胸壁コンプライアンスの低下，咳嗽反射の低下，気道クリアランスの低下
肝機能	肝重量の低下，肝血流量の低下，総蛋白合成率の低下，ICG停滞率の増加，薬物代謝の低下
腎機能	糸球体濾過量の低下，腎血流量の低下，尿細管機能の低下
代謝	基礎代謝の低下
免疫機能	T細胞の減少，胸腺の機能低下
神経系	脳の萎縮，中枢神経機能の低下，脳血液関門の透過性亢進，末梢神経伝達速度の低下
筋・骨格系	筋肉量の低下，熱産生能の低下，骨量の低下，身体活動の低下
消化器	咀嚼・嚥下機能低下，蠕動運動低下，消化液分泌の低下，消化管血流量の低下
内分泌 低下	成長ホルモン，インスリン様成長因子-1（IGF-1），メラトニン，性腺ホルモン，レニン，アルドステロン，ノルエピネフリン
内分泌 上昇	心房性ナトリウム利尿ペプチド，副甲状腺ホルモン
全身	体温調節機能の低下，細胞内水分量の低下
創傷治癒	血管透過性減少，マクロファージ機能の低下，線維芽細胞の減少，血管新生能の減少
手術侵襲	炎症性サイトカインの産生増加

進めるためには，個々人の身体的能力をきちんと把握し，的確な診断，適切な術前管理，過不足のない手術，慎重な術後管理を行うことが肝要である．多くの併存疾患，服用薬剤も少なくなく，服用の継続・中止を適切に行うことが重要である．耐術可能性のコンサルトを含め関連各科，麻酔科の医師との密接な連携も重要である．

高齢者の生理と術前評価・管理

1 全身状態

一般診療において最も簡便な身体状況の評価ではEastern Cooperative Oncology Group（ECOG）によるPerformance Status（PS）が汎用されている（表17-2）．日常生活機能（activities of daily living：ADL）による評価・分類であるが，簡便であり日常臨床において使いやすい評価である．高齢者においてはADLのみならず，精神的機能，社会的な因子を含めた高齢者総合的機能評価（Comprehensive Geriatric Assessment：CGA）も必要となる場合がある．これまでCGAのほかにもVulnerable Elders Survey（VES-13），Triage Risk Screening Tool（TRST），Geriatric 8（G8）など多くの評価法がある．また，手術に関する評価としては米国麻酔学会American Association of Anesthesiologists（ASA）のPhysical Status（PS；ASA-PS），POSSUM score（physiological and operative severity score for the enumeration of mortality and morbidity），Charlson Comorbidity Indexなどの指標がある．ASA-PSは古典的であるがきわめて簡便であり，最も広く使用されている（表17-2）．わが国ではHagaらによりE-PASS評価が報告された．これはPSおよびASA-PSに加え年齢，重症心疾患，重症肺疾患，糖尿病の6因子からリスク評価を行う．POSSUMは身体・検査関連12項目と手術に関する6項目から評価しスコア化する．

近年，高齢者に関しこれらの評価に加えfrailty（虚弱性）が注目されている．体重減少，握力，歩行速度，ADLなどにより評価する．虚弱性も術後合併症，手術死亡，在院期間のリスク因子となる．炎症性のバイオマーカーCRP，IL-6，TNF-αなどと虚弱性のレベルは相関する．Rock-

表17-2 ECOGのPerformance Status（PS）と米国麻酔学会（ASA）のPhysical Status（PS）

Score	Performance Status	Class	ASA-PS
0	全く問題なく活動できる．	Ⅰ	手術対象となる疾患以外に全身的疾患がない．手術対象の疾患は局所的で全身障害を起こさない．
1	肉体的に激しい活動は制限されるが歩行可能で，軽作業や座っての作業は行うことができる．	Ⅱ	軽度の全身疾患を有する．（コントロール良好な高血圧，糖尿病など）
2	歩行可能で，自分の身の回りのことはすべて可能であるが，作業はできない．日中の50%以上はベッド外で過ごす．	Ⅲ	重篤な全身疾患を有する．（コントロール不良な高血圧，糖尿病など）
3	限られた自分の身の回りのことしかできない．日中の50%以上をベッドか椅子で過ごす．	Ⅳ	重篤な全身疾患を有し，生命の危険な状態．
		Ⅴ	瀕死の状態で生存の可能性はほとんどないが手術をしなければならないもの．
4	全く動けない．自分の身の回りのことは全くできない．完全にベッドか椅子で過ごす．	Ⅵ	ドナー目的で臓器が摘出された脳死患者．

〔Performance Status：http://ctep.cancer.gov/protocolDevelopment/electronic_applications/docs/ctcv20_4-30-992.pdf
Physical Status：Common Toxicity Criteria, Version2.0 Publish Date April 30, 1999／http://ctep.cancer.gov/protocolDevelopment/electronic_applications/docs/ctcv20_4-30-992.pdf／http://www.jcog.jp／より〕

woodらにより提唱されたfrailty indexなどが高齢者における手術後のリスク予測因子として有用であり，術前のfrailtyの評価が手術適応の決定を改善することなどが報告されている．

手術を行う対象臓器によりその評価における項目ごとの重要性，重み付けが異なり，それぞれの術式により評価するシステムを変える必要性がある．日本では日本外科学会が中心となり各専門科学会との協力の下に全国レベルでの詳細な手術登録システムとして，ナショナルクリニカルデータベース（NCD）を構築した．各術式のリスクモデルの設定，リスク計算式が作成，公開され，年齢や術前保有リスクを入力することにより死亡率や合併症率を算出できる．年齢は多くの術式において，死亡・合併症の危険因子として取り上げられている．

高齢化により各臓器の生理的予備能が絶対値として減少するばかりでなく，恒常性を維持するための負荷が大きくなり，その結果残存する予備能が絶対値以上に減少する．これをhomeostenosisと呼び，手術によるストレスなど身体的負荷が加わった場合，容易に閾値を超え，臓器不全，死亡に陥ることになる（図17-2）．過度の組織損傷を伴う長時間で複雑な手技，多量の出血や術後合併症により生理的ストレスは増加し，不可逆的変化をきたし不幸な転帰をきたすことになる．

アジア版ESMO（欧州臨床腫瘍学会）コンセンサスガイドライン（2018）においても，PS以外の指標として健康状態に基づく評価により「fit」と「unfit」に分類し治療法を選択するアルゴリズム

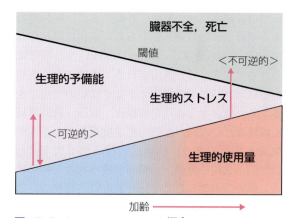

図17-2 homeostenosisの概念
〔Cassel CK, et al：Geriatric Medicine, An Evidence-Based Approach, 4th ed. Springer Verlag, 2003 より改変〕

が作成されている．わが国ではJCOG（日本臨床腫瘍研究グループ）による標準治療を受けることができる（fit）患者，標準治療を受けることができないが何らかの治療を受けることができる（vulnerable）患者，標準治療の適応とならない（frail）患者とする概念的分類が利用されている．

Frontier
フレイルの概念と評価法

フレイルとは可逆的で医学的な病態として提唱されており（フレイルに関する日本老年医学会からのステートメント，2014年），適切な介入により健常状態に戻りうる可逆性を有する状態である．JCOGでは老年医学会の「フレイル」と区別するため"frail"を用いている．「フレイル」は加齢による臓器の機能変化，予備能の低下に伴う外的ストレスへの脆弱性が亢進した状態と捉えられる．身体的要因のみならず精神・心理的要因と社会的要因もあり，それぞれが関与して自

立性の喪失へつながる．「フレイルの進行に関わる要因に関する研究」班による評価方法（J-CHS基準）では，体重低下，筋力低下，疲労感，歩行速度，身体活動の5項目による身体的フレイル評価を推奨している．

Point　フレイルへの対策

- 感染症予防
- 社会参加の促進
- 口腔機能の維持，口腔ケア
- ポリファーマシー対策

2　循環器

　すべての臓器に共通であるが，既往と病状についての詳細な問診が重要である．また，喫煙歴などの嗜好にも注意が必要である．症状に関してはNew York Heart Association（NYHA）の心疾患における重症度分類が汎用される．高齢者の心疾患の症状は非特異的な場合も少なくないので注意を要する．聴診などの理学的検査，血圧，胸部単純X線検査，心電図，血液生化学検査などの基本的検査も重要であり，症状，病状に応じてHolter心電図，負荷心電図，心臓超音波検査など特殊検査に進み，必要に応じて冠動脈血管造影検査，造影CT検査，MRI検査を行う．また，脳血管障害の疑いあるいは併存している場合は，頸動脈超音波検査なども必要になる．糖尿病，腎機能のチェックもきわめて重要である．心血管系の併存症は術後合併症を惹起するリスク因子である．改訂心臓リスク指標（Revised Cardiac Risk Index：RCRI）は高リスク外科手術，虚血性心疾患，うっ血性心不全，脳血管疾患，糖尿病インスリン治療，血清クレアチニン値上昇の6つの予測因子をもとに術後の心臓リスクを評価する．

　老化に伴う循環系の基本的な生理的変化は，後負荷の増加である．動脈，末梢血管のコンプライアンスが減少することにより，拡張期の機能を中心に種々の変化が生じる．加齢による心臓の重要な変化は，左室の肥大と拡張に伴うコンプライアンスの低下である．心臓は他の臓器と異なり加齢に伴う萎縮を認めない．心筋細胞の数は減少するが細胞自体は肥大し，結合組織の増生を認め左室壁は肥厚する．心筋の拡張にはエネルギーを必要とし，加齢により制限を受ける．この拡張期の弛緩に対する抵抗性の増加により左室の拡張期圧は上昇する．これらの変化は体内の液体移動に大きな影響を与え，合併症を増加させる．刺激伝導系の細胞数も減少し，虚血性心疾患とともに脚ブロックなど不整脈の成因となる．

　周術期における β 受容体拮抗薬の使用は，合併症のリスク軽減に有用である．心拍数を低下させ，拡張期における拍出量を増加させる．また，心筋細胞の酸素消費量も減少させ，心筋保護に役立つと考えられている．

3　呼吸器

　既往，喫煙歴，症状の把握は重要である．高齢者において呼吸器関連合併症はきわめて重要であり，死因に肺炎が多いことからも容易に想像される．胸部単純X線検査，呼吸機能検査，動脈血液ガス検査は基本的な検査である．老化により肺は脆弱化しており，呼吸器合併症は術後死亡率と密接な関係を認める．肺の組織ではエラスチンが増加，コラーゲンは減少し，コンプライアンスは増加する．一方，末梢気道の弾性は低下し，虚脱する．その結果，不均等な肺胞の換気，残気が生じ，換気血流の不均衡が生じ，動脈血酸素分圧は低下する．具体的には20歳以降10歳ごとに5mmHgずつ低下する．死腔は増加するが動脈血二酸化炭素分圧は増加しない．胸壁の可動性は減少し，胸壁のコンプアライアンスは減少する．呼吸筋の筋力も低下し，最大呼気，吸気に要する力も減少，易疲労性は増加する．末梢気道の変化とともにFVC（努力肺活量），FEV$_{1.0}$（1秒量）に影響を与え，FVCでは14〜30 mL/year低下，FEV$_{1.0}$では23〜32 mL/year低下する．加齢とともに呼吸の調節機能も劣化しており，低酸素あるいは高二酸化炭素血症に対する反応性は低下する．また，感染などの外的因子からの防御機能も低下する．T細胞の反応も低下し，粘膜線毛運動など気道の浄化システムも機能低下を認める．咳嗽反射も低下しており，誤嚥も生じやすい．周術期の鎮静は反射を低下させる．これらの諸因子から術後肺炎のリスクは高く注意を要する．

④ 肝機能

　既往，アルコール摂取，BMI（body mass index），症状などの把握は重要である．血算，血液生化学検査，血液凝固検査，肝炎ウイルス感染症検査など基本的な検査にて肝機能を把握する．肝予備能として Child-Pugh 分類が汎用される．高齢に伴う肝機能の低下は他臓器に比し保たれていることが多い．しかし肝細胞の数は減少し，肝疾患に関連する死亡率自体は若年者に比し，きわめて高い．肝疾患を有している場合や肝切除を伴う手術には，インドシアニングリーン15分停滞率（ICG R$_{15}$），腹部超音波検査，造影 CT 検査，アシアロシンチグラムなどを行い，病状の把握と残肝予備能の精査が必要である．肝臓で代謝される薬物動態も若年者と異なり，その代謝能の低下を考慮し慎重に使用する．

⑤ 腎機能

　血液生化学検査，クレアチニンクリアランス（Ccr）が重要である．血清クレアチニン値からCockcroft-Gault の式により計算値も算出できる．Ccr＝〔（140－年齢）×体重(kg)〕/〔72×血清クレアチニン値(mg/dL)〕（女性では×0.85）にて求められ，年齢が上がれば Ccr は低下する．加齢によりネフロンは硬化し，腎皮質は著明に縮小する．腎血流も著明に低下し，糸球体濾過率（GFR）は80歳で45%減少する．尿細管機能も同様に低下する．腎機能低下は高齢者の特徴であり，周術期の電解質と水分の管理に注意を要する．

⑥ 栄養状態

　既往，特に消化器系の手術，最近の体重変化，BMI，アルコール摂取量，血算，血液生化学検査などにより評価する．高齢者は薬物，認知障害，口腔内疾患，嚥下障害，うつ，社会的孤立，慢性疾患など多くの原因から低栄養をきたす．低栄養は肺炎など呼吸器合併症，感染症や創傷治癒の遅延など合併症を増加させる．血清アルブミンは最も簡便な指標であり，在院日数，再入院率，死亡率と相関する．短期間の栄養状態評価に関してはプレアルブミン，トランスフェリン，レチノール

結合蛋白などの rapid turnover protein が用いられる．栄養評価指数として Prognostic Nutritional Index（PNI）も用いられる．また，コレステロール値，コリンエステラーゼは肝における蛋白合成能を反映する．貧血も1つのマーカーであり，高齢者では術前の貧血の治療が術後合併症死亡率を減少させる．術前に鉄，ビタミン B$_{12}$，葉酸の補正を行うことも推奨される．

　サルコペニアは虚弱性とともに老年症候群の1つであり，骨格筋の減少により生じる．前述したCGA の評価項目にも含まれており，蛋白摂取の増量が推奨される．

Frontier

アジア人のためのサルコペニア診断基準

　Rosenberg により加齢に伴う骨格筋量の機能低下をサルコペニア（sarcopenia）と命名され，その後欧州老年医学会などの研究グループ European Working Group on Sarcopenia in Older People（EWGSOP）により，筋量と筋力の進行性かつ全身性の減少に特徴をもつ症候群で身体的機能障害，QOL 低下，死のリスクを伴うものと定義づけられ，その診断基準が示された．2013年にはアジア人のための診断基準が Asian Working Groups for Sarcopenia（AWGS）により提唱された．EWGSOP と同様，握力，歩行速度，骨格筋量によりサルコペニアと診断する．歩行スピード 0.8 m/sec 以下，または握力が男性 26 kg 未満，女性 18 kg 未満であり，骨格筋量を測定し，DXA（dual-energy X-ray absorptiometry）法による四肢除脂肪量あるいは BIA（bioelectrical impedance analysis）法による四肢骨格筋量を用いて男性 7.0 kg/m^2 未満，女性 5.4 kg/m^2（DXA 法），5.7 kg/m^2（BIA 法）未満を診断基準としている．AWGS2019 では骨格筋量が測定できる場合は同じアルゴリズムで，DXA 法や BIA 法で測定できない施設でも診断が可能なように，下腿周囲長などによりスクリーニングを行い，低値の場合，握力男性 28 kg 未満，女性 18 kg 未満，歩行速度は 1.0 m/sec 以下により骨格筋量の機能を測定する方法に改訂された．歩行速度の代わりに SPPB（short physical performance battery），5回椅子立ち上がり12秒以上を用いることも可としている．

Point　サルコペニア，フレイルへの介入

- 十分なカロリー摂取
- 蛋白質の適切な摂取（腎障害のない場合 1.2～1.5 g/kg/day 程度）
- 分枝鎖アミノ酸（BCAA）の補充
- ビタミン D 摂取，日光曝露
- 蛋白質合成促進のためのレジスタンス運動
- 歩行能力を向上させる有酸素運動
- せん妄への対策

7 糖代謝

既往，空腹時血糖，ヘモグロビン A1c（HbA1c），血液生化学検査により確認する．必要に応じ，1日尿糖，糖負荷試験などの精査を加える．糖尿病の有無は術後合併症と相関し，手術リスクを検討する際にきわめて重要であり，E-PASS をはじめ多くのシステムにおいて評価項目に含まれる．糖尿病は血管病変を惹起するため，冠動脈疾患，脳血管障害，腎機能障害など多くの臓器機能の詳細なチェックも必要となる．

高齢化に伴い，耐糖能は低下する．空腹時血糖は 10 歳ごとに 1〜2 mg/dL 上昇し，糖負荷では 10 歳ごとに 6〜9 mg/dL 上昇する．膵 β 細胞の機能とインスリン分泌能は加齢とともに減少する．加齢によるインスリン抵抗性についてはまだ議論の余地があるが，直接作用より脂肪組織の増加，筋組織の減少によるとされる．外科的ストレスによる血糖値の上昇（surgical diabetes）のコントロールは，周術期管理において重要である．術後インスリン抵抗性による高血糖のリスクは若年者に比し高く，コントロール不良の高血糖は術後合併症ならびに死亡率を上昇させる．インスリンを用いて積極的に栄養管理，血糖管理を行うが低血糖には十分注意を払う必要がある．

8 免疫機能

加齢は免疫不全の 1 つの原因であり，多くの免疫機能は変化する．胸腺機能は低下し，質量ともに T 細胞が加齢により変化を受ける．未感作の T 細胞は減少し，新たな抗原刺激に対する反応は低下する．サイトカインに関しては IL-6，IL-4 の産生は増加，一方で IL-2，IL-10，IL-12，IFN-γ 産生は減少，遅延型過敏性反応，細胞障害能は抑制されている．遅延型過敏性反応に関してはアナジー（anergy）というかたちで表現される．T 細胞の変化に伴い B 細胞による抗体産生も影響を受ける．IgM，IgD の産生は減少し，IgG，IgA 産生は増加する．自己抗体の産生は増加する．外科侵襲も免疫能を低下させるため，易感染性には十分注意する必要がある．

9 創傷治癒

創傷治癒も高齢者では遅延し，多くの併存症が影響を与える．皮膚は長期にわたる外的刺激により萎縮，乾燥，細胞成分の減少を認める．創傷治癒における止血・炎症相では血小板凝集能は増加し，血管透過性の減少により炎症性細胞浸潤が減少する．マクロファージの機能も低下するが炎症に伴うメディエーターは増加する．増殖相では線維芽細胞減少，血管新生能，コラーゲン合成能も低下し，細胞外マトリックスの形成，肉芽の造成が遅延する．成熟相においてはコラーゲンの再分解・再構築が遅延し，瘢痕組織完成が長期化する．

10 認知機能

高齢者における認知機能，せん妄状態は機能状態に大きな影響を及ぼし，その把握は周術期管理にきわめて重要である．中枢神経機能は加齢により低下する．視覚野，視床前野，皮質，海馬などのニューロンが減少する．また，脳血液関門の血管透過性は加齢とともに亢進する．周術期の中枢神経系の失調による術後の一時的な記憶の欠如，せん妄は一般的である．術後せん妄は通常術後 6〜12 時間以降に生じてくる．せん妄により入院期間の長期化，ドレーン・点滴などの自己抜去，転倒，落下などをはじめ，生命に種々の影響を及ぼす．鎮静薬の使用により呼吸器合併症のリスク上昇や早期離床を障害する．術後せん妄の発症は合併症，死亡率を上昇させ，再入院，再手術のリスクも高めることが知られている．

認知機能の評価に簡易知能検査（Mini-Mental State Examination：MMSE）が汎用される．認知機能障害に気づいていない場合，問診が不正確となり，各臓器機能評価の誤りにつながるので注意を要する．原因として感染，電解質異常，ビタミン欠乏，薬物の有害事象などが特定され，可逆的な場合は治療を行う．MMSE 低値の患者は術後せん妄の発症の独立したリスク因子であり，注意を要する．

⓫ 口腔ケア，プレハビリテーション

　口腔内の歯垢には非常に多くの菌が常在しており，感染症を惹起する病原菌も存在する．術前の口腔ケアが術後合併症を減少させる．特に術後の肺炎予防は周術期管理のうえできわめて重要であり，術後死亡率の減少にも大きく寄与する．口腔ケアと同時に呼吸器合併症を減らすために呼吸訓練も積極的に行う．術前の歩行促進，呼吸訓練など機能強化を図り，術前準備することをリハビリテーションに対応し，プレハビリテーション(prehabilitation)と呼ぶ．喫煙者には禁煙指導を行い，待機的手術の場合は可能であれば 8 週間の禁煙期間を設定し気道の清浄化を図る．慢性閉塞性肺疾患，喘息を併存している場合は，術前から気管支拡張薬も使用する．

Ｃ　高齢者の術後管理

　基本的な部分は若年者と大きく変わらない．状態の注意深い観察により，変化をより早期に発見して適切な対応をすることが若年者よりさらに重要となる．予備力は減少し homeostenosis の状態となっているため，慎重な対応をしないと容易に臓器不全，死亡という不幸な転帰をきたすことになる．

　高齢者では細胞外水分量に変化はないが，細胞内水分量は減少しているため脱水となりやすく，心室拡張能の低下などによる心拍出量の低下などと相まって，ショックのリスクも高くなる．同様に各臓器の血流低下，虚血に対しても十分注意する必要がある．逆に補液が過剰になると腎機能低下を含め予備能が小さいため肺水腫をきたすことになるので，尿量，尿比重，胸部単純Ｘ線検査による心胸郭比，中心静脈圧などを参考に慎重な

管理を要する．特に非機能的体液(サードスペース)からの循環系への戻りに注意を要する．

　呼吸器合併症の防止はきわめて重要であり，排痰の促進，体位ドレナージ，換気血流不均衡の防止などを含め，無気肺を予防し呼吸リハビリテーションを積極的に行う．免疫機能の低下による易感染性も考慮し，術前と同様に口腔内の清浄化，ネブライザーなどを積極的に施行する．疼痛のコントロールも重要であり，呼吸抑制を回避し，早期離床を促進する．また，排痰が不十分な場合は必要に応じ気管支鏡による喀痰吸引，気管切開も積極的に考慮し躊躇せず施行する．誤嚥性肺炎も注意すべき合併症であり，必要に応じ経鼻胃管の挿入を行う．麻薬性鎮痛薬の使用は腸管運動を抑制するので注意を要する．嚥下に障害のある場合は，積極的に嚥下リハビリテーションを行う．

　術後の栄養管理もきわめて重要であり，早期に経口摂取を開始する．経口摂取不能な場合は経腸栄養を考慮する．インスリンを用いて積極的に栄養管理するが，過剰投与ならびに低血糖に注意して血糖管理を行う．体温調節能も低下しており，サルコペニアに代表されるよう熱産生能も低下しているため，蛋白異化亢進に配慮した栄養管理と体温調節が必要である．

　高齢者はせん妄をきたしやすいため対症療法として鎮静薬などの使用を迫られるが，一方で早期離床などの障害にもなる．昼夜逆転を回避した十分な睡眠，周囲との十分なコミュニケーションなど，せん妄予防対策も重要である．認知症患者には合併しやすいとされ，鑑別も重要となる．また，術後の脳血管障害との注意深い鑑別も重要である．

　高齢者は深部静脈血栓症を発症しやすく，弾性ストッキングの着用，必要に応じ低分子ヘパリンなどを使用する．肺塞栓症は致命的になりうるので十分な注意が必要となる．

第18章 臓器移植

A 臓器移植

1 発展の歴史

臓器移植の始まりは，20世紀初頭，Ullmann（オーストリア）やCarrel（フランス）が動物に腎移植を含む臓器の移植を行ったことに始まる．その後世界で最初の腎移植の成功例となるのは，1954年Murrayらによる一卵性双生児間の腎移植である（表18-1）．1956年に，Medawarが拒絶反応の存在を動物実験で明らかにしており，以後，臓器移植は，拒絶反応に対する免疫抑制薬開発の歴史といっても過言ではない．表からもわかるように，ほとんどの臓器移植の手技は1960年代に確立しており，有効な免疫抑制薬の開発が待たれていた．1978年にシクロスポリンが臨床応用され，また，米国をはじめ諸外国で脳死が死として確立したことを契機とし，1980年代に臓器移植が一気に前進する．

日本においては，生体腎移植の第1例目が1956年に，生体肝移植の第1例目が1989年にそれぞれ行われている．脳死移植が進まないなか，生体と心停止後の移植が主流であり（表18-1），1997年の臓器移植法施行後，1999年に高知で初めての脳死臓器提供が行われたが，脳死臓器提供数はごく少数にとどまり，2010年に改正臓器移植法が施行され，ようやく日本の臓器移植の体制も欧米並になった．その後ゆるやかに脳死下臓器提供は増加傾向であった．近年，新型コロナウイルス感染拡大の影響もあり減少に転じていたが，2023年にようやく年間100例以上の提供が達成された（図18-1）．しかし，現在においても日本では肝臓（86%），腎（93%）とも生体移植が主流を占めている（図18-2）．

2 発展と法的整備

米国では，心臓移植をきっかけとして，脳死に関する議論が高まり，1968年にハーバード大学にて初めて脳死の基準が定義された．その後，米国全体としては，1981年の大統領委員会における死の判定ガイドラインで脳死が死と定義され，さらに1984年に「統一臓器移植法」が制定され，脳死・臓器移植の制度が確立した（表18-1）．

日本では，1968年の心臓移植をはじめとして，1984年の膵腎移植も殺人罪で告発されるなど（いずれものちに不起訴），脳死と人の死についての議論が進まず，1985年に厚生省の脳死に関する研究班が脳死の判定基準，いわゆる竹内基準を公表し，1992年に臨時脳死および臓器移植調査会（脳死臨調）が脳死をおおむね人の死として受容・合意した．こうして，「臓器の移植に関する法律」が1997年に施行され，ようやく日本でも脳死移植が幕を開けた．移植法施行後，日本の移植が大きく変わることが期待されたが，ドナーになる要件として，本人の書面での意思確認が必要とされることや15歳未満のドナーが認められないことなど厳しい条件があり（表18-2），脳死臓器提供数は平均年間10件以下で推移した（図18-1）．このため，心臓移植のために海外へ渡航する小児は後を絶たなかった．

これに対して，臓器移植法の改正が叫ばれたが，なかなか実現しない状況が続くなか，2008年に国際移植学会からイスタンブール宣言が出された．臓器売買や移植ツーリズムの禁止，自国での死体ドナーの増加が推奨されており，移植法改正の機運が高まってきた．こうして，2009年改正臓器移植法が国会で承認され，2010年施行の運びとなった．その骨子は，本人の意思で臓器提供ができるのは今までどおりだが，本人の意思表

A 臓器移植 ● 203

表 18-1　海外と日本における臓器移植発展の歴史

海外				年代	日本			
臓器移植手技の確立	1954	Murray（ボストン）	一卵性双生児の腎移植に成功	1950				生体・心停止下移植が中心の時代
					1956	楠	生体腎移植（急性腎不全）	
	1963	Hardy（ミシシッピー）	肺移植	1960				
		Starzl（デンバー）	肝移植					
			アザチオプリンの臨床応用					
	1964	Deterling（ボストン）	小腸移植		1964	中山	死体肝移植（胆道閉鎖症）	
						木本	生体腎移植（慢性腎不全）	
					1965	篠井	生体肺移植	
						四方	死体腎移植	
	1966	Lillehei（ミネソタ）	膵移植					
	1967	Barnard（南アフリカ）	心移植					
	1968	Cooley（ヒューストン）	心肺移植		1968	和田	心移植	
		ハーバード大（米国）	世界初の脳死判定基準					
免疫抑制薬の開発による進歩	1978		シクロスポリンの臨床応用	1970				
	1981	大統領委員会（米国）	脳死を人の死と認定	1980				
	1984	（米国）	統一臓器移植法		1984	岩崎	膵腎移植	
					1985	厚生省	竹内基準	
	1988	Raia（ブラジル）	生体肝移植					
	1989		タクロリムスの臨床応用		1989	永末	生体肝移植	
	1990	Starnes（ロサンジェルス）	生体肺移植	1990				
	1992	Starzl（ピッツバーグ）	異種肝移植（ヒヒからヒト）		1992	脳死臨調	「脳死は人の死」でおおむね受容・合意	
	1994	Makowka（ロサンジェルス）	異種肝移植（ブタからヒト）					
					1996	田中	生体小腸移植	脳死移植時代の到来
					1997		「臓器の移植に関する法律」施行	
					1998	清水	生体肺移植	
					1999		脳死臓器移植（心・肝・腎）	
				2000	2000		脳死臓器移植（肺・膵腎）	
					2010		改正臓器移植法施行	

示がない場合でも家族が臓器提供を決定できることと，15 歳未満のドナーについても両親が承諾すれば臓器提供が可能となったことである（表 18-2）．また，同時に親族への優先提供も可能となっている．このようにして改正臓器移植法は施行されたが，わが国の 2022 年の人口 100 万人あたりの臓器提供は 0.62 と極端に少なく，米国の 1/67，韓国の 1/14 にすぎない（図 18-1）．この数を増やすことは，医師として，移植医としての

表 18-2　臓器移植法の旧法と改正法の違い

	旧法	改正法
脳死判定と臓器摘出の条件	・本人の書面による意思 ・家族の同意	・本人の拒否以外は家族の同意で可
提供年齢	・15 歳以上	・制限なし
親族への優先提供	・不可	・意思表示可能

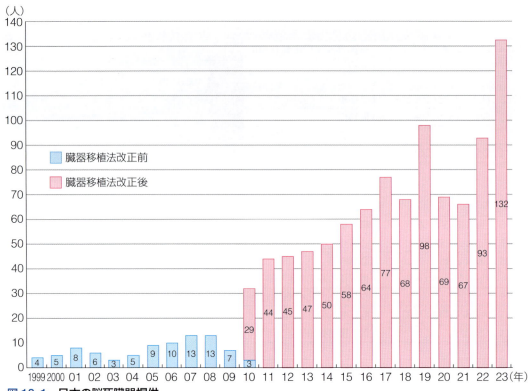

図 18-1　日本の脳死臓器提供

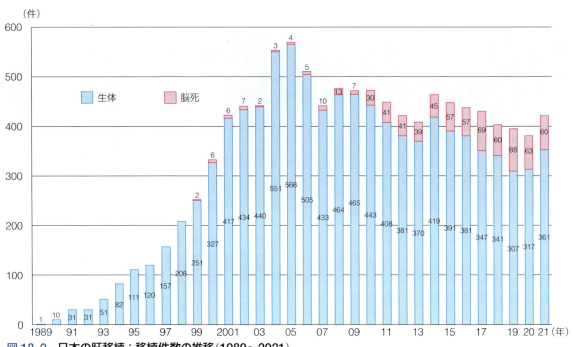

図 18-2　日本の肝移植：移植件数の推移（1989～2021）

表18-3 ドナーとレシピエントの組み合わせによる移植の分類

移植の種類		拒絶反応
自家移植 (autotransplantation)	自分の体の中での移植	なし
同系移植 (isotransplantation)	一卵性双生児間の移植	なし
同種移植 (allotransplantation)	ヒト同士の移植 (一般の移植)	あり
異種移植 (xenotransplantation)	ヒヒからヒト，ブタからヒトなど種を超えた移植	あり

表18-4 ドナーとレシピエントの血液型による一致・適合・不適合の分類

		レシピエントの血液型			
		A	B	O	AB
ドナーの血液型	A	一致	不適合	不適合	適合
	B	不適合	一致	不適合	適合
	O	適合	適合	一致	適合
	AB	不適合	不適合	不適合	一致

使命である．

③ 拒絶反応とその治療

1 ● 移植の種類

臓器移植における拒絶反応は，自己-非自己の識別とその記憶に基づく免疫反応であり，ドナーとレシピエントの組み合わせによる遺伝的相違に応じてレシピエントの免疫システムが反応し，ドナーの組織を攻撃することをいう．

ドナーとレシピエントの組み合わせの種類は，表18-3のように，自分の臓器を自分の体の別の場所に移植する自家移植，自分以外のヒト臓器を移植する同種移植，種の違うヒヒやブタの臓器を移植する異種移植がある．一卵性双生児間の移植は同系移植と呼ばれる．自家移植や同系移植では拒絶反応は起こらないが，同種移植，異種移植と遺伝的相違が大きくなるにつれ，拒絶反応の程度も強くなる．

2 ● 血液型

臓器移植においては，レシピエントとドナーの血液型の組み合わせによって，一致・適合・不適合が表18-4のように示される．脳死移植では心臓，肺，肝臓，膵臓，腎臓，小腸いずれの移植においても，血液型一致または適合するドナーが用いられ，一致が適合より優先されている．生体移植は，心臓を除く，肺，肝臓，膵臓，腎臓，小腸で行われているが，血液型一致または適合するドナーが用いられ，どちらが優先ということは決

まっておらず，生体ドナーの条件によって選択されている．また，生体肝移植や生体腎移植では，血液型不適合による移植が可能になっている．血液型不適合移植の成績は，抗体関連(液性)拒絶反応が起こるために当初はふるわなかったが，現在，リツキシマブ(抗CD20抗体)などBリンパ球を抑える免疫抑制薬が加わって，一致や適合の移植に追いつく成績となってきている．

3 ● 組織適合抗原

拒絶反応の機序は，移植されたドナーの抗原に対してレシピエントの免疫システムが反応することにあるが，体内にある多数の抗原のなかでも，臓器移植の拒絶反応を引き起こす主要な抗原が明らかになっており，主要組織適合複合体(major histocompatibility complex：MHC)と呼ばれる．これらの抗原あるいはその遺伝子の存在により，同じ種のなかにおいて，ある個体とその他の個体を「異なったもの」として認識することができる．ヒトにおいてMHCは，ヒト白血球抗原(human leukocyte antigen：HLA)として知られており，染色体6番に位置する一連の遺伝子よりなる．HLAは，クラスⅠとクラスⅡの2つに分かれ，それぞれその構造と分布が違っている．クラスⅠ分子は，HLA-A，HLA-B，HLA-Cよりなり，すべての有核細胞の表面に認められ，クラスⅡ分子は，HLA-DR，HLA-DP，HLA-DQよりなり，Bリンパ球，単球，樹状細胞などの抗原提示細胞(antigen-presenting cells：APC)に認められる．

移植と関係ない状況では，MHC分子は，APC

が取り込んだ異物蛋白(細菌，ウイルス，癌など)を断片に処理し，抗原としてT細胞に提示する働きをしている．移植の状況では，MHC分子自身が液性や細胞性機序を介して，拒絶反応を惹起することに関与している．液性拒絶反応は，レシピエントがドナーHLAへの抗体を移植前よりもっている前感作状態の場合に起こりやすい．前感作は，過去の輸血，移植，妊娠などによることが多いが，移植後でも，レシピエントがドナーHLAに特異的な抗体を産生することによって起こることもある．ABO不適合移植では，超急性拒絶反応(液性拒絶)を生じやすいことが知られている．

4 ● アロ認識

ドナーHLA抗原に対するレシピエントT細胞の認識をアロ認識といい，直接または間接経路により起こる．直接経路は，レシピエントT細胞が直接ドナーの抗原提示細胞のMHC分子と結合することによって，細胞傷害性T細胞の活性化につながる．間接経路は，レシピエントの抗原提示細胞がドナーの抗原を取り込み，MHC分子上に抗原提示することでレシピエントT細胞を活性化する．いずれもT細胞はT細胞受容体を介してシグナルを細胞内に伝達するが(シグナル1)，このシグナルだけでは細胞は活性化せず，T細胞のCD28と抗原提示細胞のB7や，T細胞のCD40Lと抗原提示細胞のCD40など抗原提示とは関係のない副刺激(シグナル2)の存在下で初めてT細胞の活性化が起こる．

T細胞は，またB細胞の活性化と抗体産生にも関与している．ドナー抗原がB細胞の表面にある免疫グロブリン受容体に捕獲されると，この抗原は抗原提示細胞と同様にMHCとの複合体として細胞表面に提示され，これが活性化ヘルパーT細胞と反応することで，B細胞が活性化され形質細胞への分化・増殖を起こし抗体産生を開始する．

5 ● 拒絶反応の種類

a 機序別

下記に示すように主に細胞性と抗体関連型の拒絶反応があるが，混在する場合もみられる．

- **細胞性拒絶反応**：最近はT細胞関連型拒絶反応として分類されている．細胞傷害性CD8陽性T細胞，ヘルパーI型に分化したCD4陽性

T細胞(Th1)が関与し，組織学的にはこれらの活性化したT細胞の浸潤が特徴的である．通常ステロイド治療が効果的である．

- **抗体関連型(液性)拒絶反応**：ドナーのHLAに対する抗ドナー抗体やABO不適合による血液型抗体より生じる．レシピエントが産生した抗体がグラフト(移植片)の血管内皮に結合し，補体カスケードを活性化させることで組織が障害される．病理ではC4d染色が陽性となる．ステロイド治療に抵抗性であることが多く，その場合補体活性やB細胞を標的とした治療が必要になる．

b 時期別

- **超急性拒絶反応**：移植した臓器が再灌流されたのち，数分で起こる．過去の輸血，過去の移植，妊娠などが原因となる前感作抗体としての抗ドナーHLA抗体またはABO血液型抗体が関与する抗体関連拒絶反応による．血栓形成，血小板の活性化，播種性血管内凝固(disseminated intravascular coagulation：DIC)へと至り，グラフトは虚血性壊死により，すぐに臓器不全となるため再移植が必要となる．

- **急性拒絶反応**：最も一般的な拒絶反応で，移植後1週間から3か月の間にみられる．主として細胞性拒絶反応による．確定診断は生検で行うが，グラフトへのリンパ球を中心とした単核球浸潤が主な所見である．

- **慢性拒絶反応**：移植後，3か月から数年にかけて起こってくる．早期グラフト生着率は，大きく改善してきたが，慢性拒絶反応の十分な治療法は存在せず，長期グラフト不全の最も大きな原因である．組織学的には，細動脈の内膜肥厚が特徴的で，この結果，実質の萎縮・線維化が進行し，臓器不全となる．原因は複合的で免疫学的ならびに非免疫学的機序の両方が関与する．

6 ● 免疫抑制薬

移植の歴史は免疫抑制薬の歴史といわれるように，近代の移植の成功は，効果的な免疫抑制薬の開発によるところが大きい．1960年代には利用可能な免疫抑制薬は2つだけであったが，今では15以上の薬剤が認可されており，現在も新しい免疫抑制薬が開発中である．通常，移植手術の術中，術直後に多種類かつ大量に免疫抑制薬を使

表 18-5　ドナーの種類と摘出可能臓器（日本）

	心臓	肺	肝臓	腎臓	膵臓	小腸
脳死	○	○	○	○	○	○
心停止				○	○	
生体		○	○	○	○	○

表 18-6　各臓器の虚血許容時間

臓器	虚血許容時間 （日本で定める）	虚血許容時間 （海外を含めた実臨床）
心臓	4 時間	6〜8 時間
肺	8 時間	8〜12 時間
肝臓	12 時間	18〜24 時間
膵臓	24 時間	24〜36 時間
小腸	12 時間	18〜24 時間
腎臓	24 時間	36〜48 時間

うことが多く，こちらを導入療法といい，術後，患者の状態が安定した時点で用いる免疫抑制薬療法を維持療法という．作用機序別では，カルシニューリン阻害薬，ステロイド，代謝拮抗薬，mTOR 阻害薬が導入・維持療法に用いられ，抗ヒト胸腺細胞グロブリン(ATG)，抗 CD25 (IL-2R)抗体，抗 CD20 抗体などの生物学的製剤が導入療法に用いられる．

④ 臓器採取と臓器保存

1 ● 移植ドナーの種類

移植のドナーには，脳死，心停止，生体の 3 種類が存在する．

表 18-5 のように，ドナーの種類によって採取できる臓器が決まっており，脳死ではすべての臓器が採取可能であるが，心停止では膵臓と腎臓，生体では肺，肝臓，膵臓，腎臓，小腸が可能である．日本では，肝臓および腎臓において，圧倒的に生体ドナーが多く用いられているが，特に，肝臓においては，術後のドナーの死亡例が世界で 20〜30 例，日本でも 1 例存在する．そのために海外では，生体肝移植を自粛して，脳死あるいは心停止移植を中心にするところが多くなった．このように，生体移植には生体ドナーに常にリスクがあることを考えると，わが国でも早急な脳死臓器提供の増加が望まれる．

2 ● 臓器保存

移植された臓器が良好な機能を発揮するためには，良好な保存が条件である．保存状態が悪いと臓器は虚血再灌流障害を受け，臓器が働かないグラフト機能不全となる．臓器の保存法としては，1℃近くに冷やした保存液に浸すだけの単純浸漬保存とポンプを使って保存液を灌流する灌流保存が存在する．各臓器の保存時間は，表 18-6 のようになっている．腹部臓器(肝臓，膵臓，小腸，腎臓)については，簡便性や費用の面から考えて，単純浸漬保存で十分と考えられているが，胸部臓器については，さらに長時間保存可能な保存液の開発が必要である．

腹部臓器の保存は，以前は，Euro-Collins 液が用いられてきた．その保存時間は腎臓では 30 時間だったが，肝臓，膵臓などは，6〜8 時間程度であり，余裕のある移植を行うにはほど遠い状況であった．それを一変させたのが，1980 年代後半に開発された UW (University of Wisconsin)液であり，現在，臨床で最も頻回に用いられている．同時期に開発された HTK 液も同等の効果を上げ，多くの施設で用いられている．最近では，心肺の保存液として用いられてきた Celsior 液にも UW 液と同等の保存効果があることが判明している．いずれの保存液も市場に出て 15〜25 年になるが，これらに優る保存液はいまだ存在しない．現在急速に進んでいるのは，機械灌流保存の開発であり，ドナーを少しでも増やすために心臓停止後ドナーや高齢者などマージナルドナーからの臓器を使用する目的で開発されており，近年腎臓だけでなく，肺，肝臓においても良好な成績が報告されている．

Frontier

機械灌流による臓器保存

臓器移植は末期臓器不全に対する唯一の根治治療であるが，移植が必要な患者数に対し，臓器提供数が圧倒的に少ないことが重大な問題である．肝移植を例にとると，脳死肝移植待機患者数は全国で約 400 人に対し，脳死下臓器提供は年間 100〜120 例程度であり，移植医療を受けられずに亡くなる患者が数多く存在する．その一方で，臓器の提供希望があった場合でも，高齢・疾患や生活習慣による臓器機能の低下・虚血状態での長時間搬送の必要性など，さまざまな理由で臓器提供を断念せざるをえない事例も多い．

これら臓器提供を断念せざるをえない症例を有効活用するために開発された方法の1つが、体外循環技術を応用した機械灌流による臓器保存である。従来、脳死ドナーから摘出された臓器は氷温に冷却された臓器保存液(HTK液、U-W液)に浸漬保存する単純冷却保存法が用いられてきた。これに対し機械灌流による臓器保存法とは、臓器の主要動脈・静脈(門脈)にカニュレーションを行い、保存液あるいは血液を体外循環ポンプを用いて能動的に循環させる保存法である。保存液・血液を循環させながら保存することにより、虚血再灌流障害を引き起こす代謝産物の除去や、酸素の運搬効率の上昇などの効果が得られる。わが国ではまだ臨床への応用は始まっていないが、この技術の発展により、高齢ドナー・臓器機能の低下したドナーからの臓器提供の増加が期待される。

B 肝臓移植

1 歴史

ヒトへの肝臓移植は、1963年、米国のデンバーでStarzlによって行われたのが最初である。以来、半世紀が経過し、欧米において肝移植は末期肝疾患の治療手段として広く定着している。

日本の肝移植は、生体肝移植を中心に発展を遂げた。国内最初の生体肝移植は、1989年に島根医科大学で胆道閉鎖症の小児に対して行われ、以後、小児を中心として生体肝移植が増加した。1993年より成人に対する生体肝移植も開始され、2000年代半ばまでに盛んに行われるようになったが、2005年の年間566例をピークに減少に転じた。2021年は年間361例実施され、わが国の生体肝移植は累積1万例を超えた(図18-2)。一方、脳死肝移植は、1997年に臓器移植法が制定されてから行われるようになり、2010年の改正を経て症例数の増加に転じ、2023年には年間100例以上の脳死ドナー数に達した。今後さらなる増加が期待される。

2 適応疾患

生体肝移植における小児の適応疾患としては、胆道閉鎖症が最も多く、代謝性疾患、急性肝炎がこれに次ぐ。成人の適応症としては肝細胞性肝硬変が最多であり、肝細胞癌(➡ Frontier、211頁参照)、胆汁うっ滞性肝硬変がこれに次ぐ。最近はC型肝炎ウイルスに対する治療薬の発展により、

C型肝硬変は減少し、非アルコール性脂肪肝炎(NASH)やアルコールを原因とした肝硬変が原因疾患として増加している。肝移植の適応を十分理解してもらい、時機を逸することなく移植医へ紹介してもらえるよう、内科医との連携を密にしておく必要がある。

1 生体ドナー・レシピエントの適応基準

日本移植学会による生体肝移植ガイドラインでは、生体ドナーは①全身性活動性炎症がないこと、②HIV抗体、HBs抗原が陰性、③悪性腫瘍(治癒したものと考えられるものを除く)がないこと、とされている。また、日本移植学会の倫理指針では、生体ドナーは親族(6親等内の血族、配偶者と3親等内の姻族)の成人に限定している。これを原則として実際は各施設の基準に委ねられている。レシピエントについては、制御不能の肝胆道系以外の感染症や悪性腫瘍がないことを条件としている。

2 脳死ドナー・レシピエント適応基準

脳死ドナーの適応基準では全身感染症ならびに悪性腫瘍が絶対禁忌とされている。レシピエントの選択基準では、適合条件として、臓器が12時間以内に搬送可能であり、かつ血液型が一致するという条件のもとで、MELDスコア(➡ Point)が高い患者から順に優先順位がつけられる。

> **Point MELDスコア**
>
> MELD (model for end-stage liver disease)スコアは、12歳以上の肝硬変の重症度の指標として用いられ、欧米における肝移植を受ける優先順位の決定に用いられており、血清ビリルビン値(T-Bil)、プロトロンビン時間国際標準化比(PT-INR)、血清クレアチニン値(Cr)より計算できる。
>
> MELDスコア
> $=9.57\times\ln(Cr)+3.78\times\ln(T\text{-}Bil)+11.2\times\ln(PT\text{-}INR)+6.43$ (なお透析治療中はCr=4.0として計算)
> MELDスコアは、0~40の数値となりスコアは大きいほど緊急度が高く、移植の順位が上がる(一部、劇症肝炎などの例外あり)。12歳未満の小児には、PELDスコアが存在する。

3 手術

1 生体肝移植ドナー手術(図18-3)

生体肝移植ドナー手術は、術前のドナー肝の肝

容積測定およびレシピエントの体格により必要なグラフトが決定されており，グラフトの種類により手術法は変化してくる．最も頻用されているのは，小児では左葉外側区域，成人では左葉または右葉である．個々の肝動脈・門脈・肝静脈・胆管の解剖ならびに血行動態，支配領域の肝容積をふまえ，ドナーの安全性を最優先としたうえで，レシピエント救命のために必要十分なグラフトを選択する必要がある．

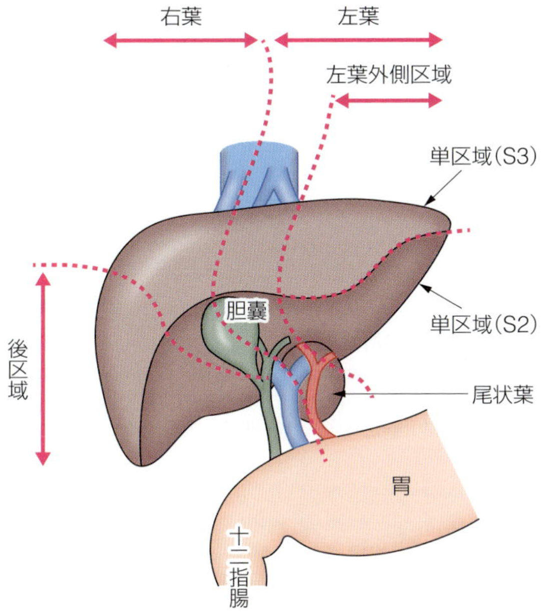

2 ● 生体肝移植レシピエント手術（図18-4）

レシピエント手技は，①肝臓の摘出，②血行再建と再灌流，③胆道再建の3つのパートからなる．①肝臓の摘出は，高度肝機能低下による凝固因子の低下・血小板減少による易出血性の条件のもとで，慢性あるいは急性の高度な炎症を起こした肝臓を摘出する必要があり，出血との戦いといっても過言ではない．まず肝門部で肝動脈・門脈・胆管をできるだけ長く温存しながら切離し，次に肝臓周囲の間膜を切離し，病的肝臓を摘出する．②血行再建は肝静脈・門脈をまず再建し血流再開（再灌流）を行った後，肝動脈を再建する．肝臓の大部分は門脈により栄養されているため，まず門脈血流を再開しできるだけ虚血時間を短くし，その後に動脈血流を再開する．③胆道再建は，ドナー・レシピエントの胆管どうしを直接吻合する方法と，Roux-en-Y脚を形成し，これに胆管を吻合する胆管空腸吻合がある．生体肝移植では，ドナーの安全性を第一に考えて手術を行うため，グラフトに残っている血管や胆管に制約が強いため，脳死肝移植に比し再建は複雑になることが多い．

図18-3　生体肝移植ドナーのグラフト
レシピエントの体格に応じて，小児では左葉外側区域や単区域，あるいは左葉が選択され，成人では左葉，右葉，後区域が選択される．

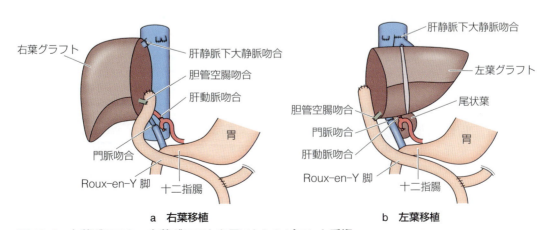

a　右葉移植　　　　　　　　　　　　　　　b　左葉移植

図18-4　左葉グラフト・右葉グラフトを用いたレシピエント手術
肝静脈，門脈，肝動脈の順に吻合し，最後に胆道再建を行う．ここでは，Roux-en-Y脚を作製したのちに胆管空腸吻合を行っているが，胆管の長さや口径に大きな差がなければ胆管胆管吻合も可能である．

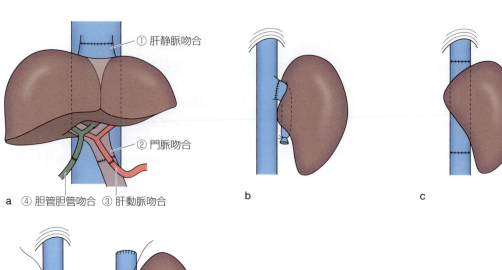
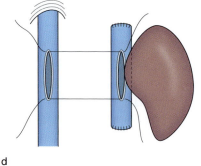

図 18-5 脳死ドナーの全肝移植
肝静脈吻合の吻合法は piggy back 法（**b**），conventional 法（**c**），side-to-side cavocaval anastomosis 法（**d**）があり，**a** では **b** を用いている．なお，**a** は正面からの，**b**〜**d** は側面からのイラストである．

3 ● 脳死肝移植ドナー手術

　脳死下では体内のホメオスタシスが崩れているため，術前管理を適切に行い臓器のコンディションを整えたうえで摘出術を行うことが望ましい．脳死肝移植は虚血時間との戦いでもあるため，想定される虚血時間に耐えうる肝臓かどうかを評価することが重要である．移植可能と判断されれば，腹部大動脈に臓器保存液灌流用のカニューレを留置し，胸腹部大動脈をクランプし保存液の灌流を開始する．この際，下大静脈を開放し脱血を行う．十分に保存液が灌流された後，愛護的，かつ迅速に肝臓を摘出しすばやく冷保存を開始する．

4 ● 脳死肝移植レシピエント手術（図 18-5）

　基本的には，生体肝移植の術式に準じる．脳死肝移植の場合，全肝を用いる場合と，分割肝といって肝臓を2分割して，右葉を成人に左葉を小児に用いる方法がある．

4 術前・術後管理

　術後管理で最も重要となるのが免疫抑制薬の投

Frontier

悪性腫瘍に対する肝移植（transplant oncology）

　1980〜1990年代前半に肝原発あるいは肝外原発悪性腫瘍の肝転移に対して肝移植が試みられたが，術後成績不良であり，後述のミラノ基準内の肝細胞癌，肝芽腫，ならびに neuroendocrine tumor 肝転移以外の悪性腫瘍に対する肝移植は積極的に行われることはなくなった．

　しかし1990年代後半に入り，化学療法の発展に伴い，切除不能肝門部領域胆管癌に対する肝移植の試みが再開された．通常，切除不能肝門部領域胆管癌の予後はきわめて不良であり，標準的な化学療法では3年生存率は10％未満にとどまる．これに対し，術前に集学的治療（放射線化学療法）を行いその治療効果が良好であった症例に対する肝移植の治療成績は5年無再発生存率65％と飛躍的に上昇した．欧米では胆管癌は厳密な適応基準をクリアされれば肝移植の適応とされるようになり，わが国では現在臨床試験が進行中であり，将来的に保険適用となることが期待されている．

　肝門部領域胆管癌以外では，大腸癌肝転移に対する肝移植が試みられている．切除不能大腸癌肝転移とされた症例のなかで，一定の基準（腫瘍マーカー，腫瘍径，化学療法への反応性等）を満たした症例に対し肝移植が行われ，5年生存率56〜83％と良好な成績が得られた．問題点として，生存率は延長するものの，移植後再発は高率に発生しており根治には至らない点が今後克服すべき問題として残されている．これらの疾患に代表される，難治性肝腫瘍に対する肝移植は transplant oncology と呼ばれ，従来根治不能であった悪性腫瘍を克服しうる治療法として注目を集めている．

与法である．標準的な免疫抑制薬の投与法は，カルシニューリン阻害薬(タクロリムス，シクロスポリン)とステロイドを中心として，これにミコフェノール酸モフェチルを加える方法である．免疫抑制薬を強力に使用すれば拒絶反応の発症を抑えられるが，感染症のリスクが上昇する．また，カルシニューリン阻害薬は長期にわたり服用する必要があるが，腎障害，高血圧，糖尿病，発癌などの副作用が出現するため細心の注意を払い使用する必要がある．

原疾患の再発は，肝移植の長期予後を左右する重要な問題である．B型・C型肝炎は効果的な再発予防策がない時代には移植後再発を繰り返していた．現在，B型肝炎については抗HBsヒト免疫グロブリンや核酸アナログ製剤により再発防止率は100％に近づいている．C型肝炎に対しては，2014年以降，DAA(direct acting antivirals)と呼ばれる経口抗ウイルス薬の開発により慢性肝炎患者のウイルス陰性化(sustained virological response：SVR)達成率はほぼ100％であり，肝移植後HCV再発予防率も70〜90％と良好な結果が得られるようになっている．

肝細胞癌は，悪性腫瘍のなかで唯一肝移植の適応となる疾患であり，ミラノ基準(腫瘍単発かつ最大径5cm以内，または腫瘍個数3個以内かつ腫瘍最大径3cm以内で脈管浸潤やリンパ節転移・遠隔転移を有さないもの)を満たす比較的早期肝細胞癌に対し広く行われてきた．ミラノ基準内の肝細胞癌に対する肝移植の成績が良好であるため，適応を拡大する試みが行われ，新たに5-5-500基準を満たすものが適応追加となった(→ Frontier)．現在日本ではミラノ基準，または5-5-500基準を満たすものを肝移植の適応としている．

Frontier

5-5-500 基準

肝細胞癌に対する肝移植適応拡大の試みとして，日本の国内データの解析を行った結果，ミラノ基準を超えていても ① 腫瘍最大径5cm，② 腫瘍個数5個以内，③ AFP値500ng/mL以内の腫瘍であればミラノ基準に匹敵する成績が収められることがわかり，また19％の症例拡大が見込まれることとなった(5-5-500基準)．現在ミラノ基準または5-5-500基準のいずれかを満たすものが肝移植保険適応となっている．

❺ 予後

生体肝移植レシピエントの1年，5年生存率は，それぞれ，小児が91％，88％，成人が83％，75％である．成人で成績が劣る理由として，移植肝グラフトの容積が相対的に小さいことに加え，適応疾患にB型肝炎，C型肝炎，原発性硬化性胆管炎，肝癌など再発性疾患が多いことが原因と考えられる．脳死肝移植の1年，5年生存率は小児が89％，86％，成人が89％，82％と欧米に劣らぬ成績である．

Ｃ 膵臓移植

❶ 歴史と現状

世界最初の膵臓移植は，1966年米国のLilleheiによって行われた．わが国では，1984年に膵腎同時移植が行われたが，本格的に膵臓移植が始まるのは2000年4月の大阪大学での膵腎同時移植後である．わが国では2021年末までに461例の脳死・心停止下での膵臓移植が行われており，391例の膵腎同時移植，70例の膵臓単独移植が行われている．

❷ 適応

膵臓移植の適応は，内因性インスリン分泌が枯渇しているインスリン依存性糖尿病(1型糖尿病)である．レシピエントの多くは糖尿病性腎症による慢性腎不全を合併しており，腎臓移植も必要とすることが多く，膵臓移植の適応に関して腎臓移植との関係から，膵腎同時移植(simultaneous pancreas and kidney transplantation：SPK)，腎移植後膵臓移植(pancreas after kidney transplantation：PAK)，膵単独移植(pancreas transplantation alone：PTA)の術式が設定されている．膵腎同時移植(SPK)は，同一ドナーから提供された膵臓と腎臓を同時に移植するもので，脳死膵臓移植全体の80％を占める．また，腎移植後膵臓移植(PAK)は，すでに生体ドナーからの腎臓移植などで腎臓移植を受けているレシピエントに対する膵臓移植，膵単独移植(PTA)は，腎障害を伴わない

レシピエントに対する膵臓移植である．膵臓移植はレシピエントとドナー間でのクロスマッチ陰性が原則であり，血液型（一致＞適合），HLA適合，術式（SPK＞PAK＞PTA），登録後待機時間の長さが優先されレシピエントが決定される．

③ 手術

膵臓移植のための脳死ドナーの手術では，膵臓は十二指腸や脾臓とともに摘出される．必要に応じて，肝臓と膵臓の同時摘出や膵臓と腎臓の同時摘出を行うこともある．膵臓は，肝臓と共通の血管が多いが，原則として肝臓に血管取得の優先権があるため，膵臓側では，血管再建を必要とする場合が多い．

レシピエント手術は，SPKの場合，レシピエントの膵臓と腎臓は摘出しないまま，右骨盤内に膵臓を，左骨盤内に腎臓を移植することが多い．右下腹部の斜切開にてアプローチし，外腸骨動脈，外腸骨静脈を露出，剥離して吻合に備える．移植膵の門脈は外腸骨静脈に吻合し，上腸間膜動脈は外腸骨動脈，もしくは内腸骨動脈に吻合する．移植膵からの外分泌液は移植膵の十二指腸を小腸，もしくは膀胱に吻合することでドレナージされる．膀胱吻合後には，尿路感染症や出血性膀胱炎により，小腸吻合への変更手術が必要になることもあり，近年ではほとんどの症例で小腸吻合が選択されている．

④ 術前・術後管理

膵臓移植後の標準的な免疫抑制療法は，ステロイド，タクロリムス，ミコフェノール酸モフェチルを用いて行われる．膵腎同時移植では，導入療法として抗CD25抗体（バシリキシマブ）を併用する．膵腎同時移植では，免疫学的に腎臓の拒絶反応をもって膵臓の拒絶反応と診断することが多く，移植腎の病理組織学的所見で確定診断する．移植膵の十二指腸を膀胱に吻合した場合は尿中のアミラーゼ値の推移も拒絶反応の診断の一助となる．

⑤ 成績

わが国における膵臓移植の1年，5年累積生存率はそれぞれ95.8％，92.5％である．膵臓グラフトの生着率を術式別で比較すると，SPK症例の1年，5年の膵臓グラフト生着率はそれぞれ87.5％，82.8％であるのに対して，PAK症例では82.4％，54.9％，PTA症例では68.4％，32.1％と低率である．PAKおよびPTAにおける膵臓グラフト喪失としては慢性拒絶によるものが最も多く，移植後の免疫学的機序が原因の1つとして考えられている．

D 小腸移植

① 歴史

小腸移植が実際に小腸不全に対する一治療法として確定されたのはタクロリムスが使用可能となった1990年代に入ってからである．それまで小腸は，禁じられた臓器（forbidden organ）といわれるほどその移植成績は惨憺たるものであった．現在は，免疫抑制薬を中心とする術後管理の進歩に伴い，小腸移植の成績が改善してきている．日本では，1996年に第1例目の生体小腸移植が行われ，2021年12月までに生体13例，脳死24例の，計37例の小腸移植が行われている．2018年4月より保険適用となり，症例数の増加が予想される．

② 適応

小腸機能不全に対し，多職種連携に基づく腸管リハビリテーションプログラム（intestinal rehabilitation program：IRP）の一環として小腸移植が選択される．かつては，腹壁破裂，中腸軸捻転，壊死性腸炎，先天性小腸閉鎖症などに対する小腸大量切除後の短腸症候群および特発性慢性偽小腸閉塞症や広汎腸無神経節症，微絨毛封入体病（microvillus inclusion disease）など小腸の長さは残っているがその運動機能に問題がある機能的小腸不全が小腸移植のよい適応とされていたが，IRPの進歩に伴い上記疾患が必ずしも予後不良とはいえなくなり，適応の標準化は困難となっている．最近ではIRPのなかでも腸肝不全関連肝障害の合併，中心静脈アクセスルートの消失，重篤なカ

テーテル関連血流感染症を繰り返す場合，著しい成長発育障害などの合併症の有無が小腸移植の基準として提唱されている．そのような事情を背景に，小腸移植の件数は2008年をピークに減少傾向にあるのが世界的な流れである．

❸ 手術

小腸移植には3種類の術式があり，小腸だけ移植する単独小腸移植，肝臓と小腸を同時に移植する肝小腸同時移植，肝臓，膵臓，胃，十二指腸，小腸を移植する腹腔内全臓器移植である．現在，日本では，ほとんどが単独小腸移植で行われている．脳死ドナー手術では，大動脈から保存液（UW液）による小腸の十分な灌流を行ったのち，右結腸動脈起始部より遠位の上腸間膜動静脈を含む腸管および腸間膜を切除する．レシピエント手術では，大動脈ならびに下大静脈に，ドナーより採取したグラフト動脈ならびに静脈を先に吻合しておき，このグラフト動・静脈に小腸グラフトの動・静脈を吻合する．近位側のグラフト小腸とレシピエントの小腸を吻合し，遠位側の小腸は，レシピエントの結腸と端側吻合を行ったのち，人工肛門を作製して後の小腸粘膜生検の経路とする．

❹ 術後管理

小腸はリンパ組織を多く含んでいるため，拒絶反応を起こしやすく，最も強力な免疫抑制療法を必要とする．また，小腸は外界と接しているため，感染症が起こりやすく，感染の予防を十分に行う必要がある．標準的な免疫抑制療法は，タクロリムス，ステロイド，ミコフェノール酸モフェチルであり，導入療法として抗CD25抗体や胸腺グロブリン（ATG）を加える．移植後長期の経過でも拒絶反応をきたしうるため，定期的に内視鏡による腸管粘膜の性状評価と小腸粘膜生検を行い，早期に発見し治療することが重要である．

❺ 予後

わが国における小腸移植の成績は，短期成績ではグラフト生着，患者生存とも1年で80〜90%と他臓器と比べて遜色ないが，長期予後は5年生着率64%，生存率73%，10年生着率47%，生存率59%といまだに不良である．免疫抑制療法や移植後の管理の進歩により，長期予後は徐々にではあるが改善傾向にある．

E 腎臓移植

❶ 歴史と現状

腎臓移植の歴史は，臓器移植のなかで最も古く，最初の成功例は，1954年にMurrayらによって，一卵性双生児間で行われたものである．日本では，1964年に慢性腎不全に対して最初の腎移植が行われており，以後，生体を中心として腎移植数は増加したが，新型コロナウイルス感染拡大の影響で2020年以降腎移植数は減少し，2021年には，生体1,648例，献腎125例，計1,773例の腎移植が行われている．米国で2022年に26,310例の腎移植が行われているのに比べれば，遥かに少ないのが現状である．

❷ 適応

透析を行わないと生命維持が困難，あるいは短期間で透析を導入する必要がある末期腎不全が移植の適応となる．原疾患としては慢性糸球体腎炎が最も多く，なかでもIgA腎症が半数を占める．続いて多い疾患が糖尿病性腎症である．腎臓移植ではクロスマッチ陰性が原則である．献腎移植では，提供された都道府県内，HLA適合，若年者，登録後待機期間の長い症例が優先されて斡旋されるシステムとなっている．

❸ 手術

生体ドナーの手術では，腎機能に左右差がない場合は，腎静脈が長い左腎が選ばれることが多い．ドナー腎摘出術はその多くが完全内視鏡あるいは内視鏡補助下で行われ，ドナーへの低侵襲化，入院期間短縮に寄与している．腎周囲を剝離し，腎動静脈と尿管を剝離して尿管を切断し，尿の流出を確認してから腎動静脈を結紮・切断，バックテーブルにて保存液で灌流する．脳死ド

ナーでは，大動脈からの保存液灌流後，左右腎臓ならびに腎動静脈が分岐する大動脈・下大静脈を一塊として摘出し，バックテーブルにて左右に分離する．

レシピエント手術は，左または右下腹部の斜切開により後腹膜腔に入り，外腸骨動脈，外腸骨静脈を剥離して吻合に備える．グラフト腎の腎静脈は外腸骨静脈に端側吻合し，腎動脈は外腸骨動脈に端側吻合するか，内腸骨動脈と端端吻合する．尿路は尿管膀胱吻合で再建されることが多い．

④ 術前・術後管理

拒絶反応の制御のために移植後より免疫抑制療法が施行される．導入療法として多くの症例で抗CD25抗体（バシリキシマブ）が投与され，その後タクロリムスまたはシクロスポリン，ステロイド，ミコフェノール酸モフェチルから複数を組み合わせて維持療法とされる．必要に応じてmTOR阻害薬であるエベロリムスも使用可能である．血液型不適合生体腎移植では抗血液型抗体による抗体関連型拒絶反応が懸念されることから，術前に血漿交換による抗血液型抗体除去，リツキシマブ投与による抗血液型抗体産生抑制を意図した脱感作療法が施行される．術後に血中クレアチニンが上昇したときには拒絶反応を疑い，腎生検にて確定診断とする．

⑤ 成績

2010〜2020年での日本における腎移植の1年，5年生存率は，生体移植で99%，97%，献腎移植で98%，93%である．1年，5年生着率は，生体移植では99%，93%，献腎移植では96%，88%であり，生体移植のほうが死体移植より生存率，生着率ともに良好である．レシピエントの死因は，悪性新生物（17%），心疾患（13%），感染症（12%）の順に多い．移植腎機能の廃絶は経時的に減少傾向であるが，原因としては慢性拒絶反応（24%）が最も多く，急性拒絶反応（7%）がこれに続く．慢性拒絶反応の抑制が腎移植の成績改善の鍵である．

F 膵島移植

① 歴史と現状

膵島移植は，主に1型糖尿病に対する安全かつ低侵襲な根治的治療法である．ヒトでの最初の膵島移植は，1977年にNajarianらによって報告された．2000年に発表されたエドモントン・プロトコルにより膵島移植の成績は劇的に向上し，わが国では2004年に1例目の膵島移植が施行されている．世界的にみて極端に少ない脳死ドナーからの臓器提供というわが国特有の背景があるが，膵島単離技術は非常に優れており，また世界初の生体ドナー膵島移植の成功例はわが国から報告されている．少ない臓器提供でも，1人でも多くの患者を治療すべく，あらゆる可能性を追求してきた結果である．新規膵島分離酵素を用いた新たな免疫抑制プロトコルによる多施設共同臨床試験，先進医療での膵島移植の実施を経て，わが国では2020年4月に膵島移植が保険収載された．近年の再生医療分野の発展もあいまって，糖尿病に対する次世代の低侵襲な治療法として臨床応用の拡大が期待されている．

② 適応

膵島移植は，内因性インスリン分泌能が廃絶した糖尿病患者で，血糖変動の不安定性が大きく，重症低血糖のため良好な血糖管理を達成できない症例が対象である．わが国での膵島移植の適応基準は，高度の内因性インスリン分泌の低下（随時血清CPR＜0.2 ng/mL）があり，1年以上の糖尿病専門医による治療努力によっても血糖管理が困難な症例とされている．適応検討委員会で適応認定されれば，高度の内因性インスリン分泌の低下に該当しなくとも，インスリン抗体や自律神経障害などにより，血糖管理がきわめて困難な症例も適応となる．ただし，重度の心・肝疾患，活動性の感染症，悪性腫瘍の既往，未処置の網膜症などを認める場合は原則施行できない．

❸ 手術

膵島移植に用いる膵島は，提供された膵臓から，基準を満たした細胞培養加工施設内で，安全かつ清潔な環境下で単離精製される．移植基準を満たすことが確認された膵島が，経皮経肝的に門脈内に留置されたカテーテルを通して患者へ移植される．このため，外科手術が不要であり，移植に必要な所要時間も短く，患者への負担が少ないことが膵島移植の特長である．

❹ 移植後の管理

膵島移植を目的とした膵島の単離操作は，膵島にアポトーシスを含む多くの傷害を引き起こす．また，膵島は肝臓の門脈内に移植されるため，移植直後に惹起される凝固反応や補体の活性化による強い炎症反応・自然免疫反応により，移植された膵島の多くが移植後早期にその機能を失う．instant blood mediated inflammatory reaction（IBMIR）とも称されるこの一連の反応は，十分な効果を得るために，複数回の膵島移植を必要とする原因の1つとなっている．このため，膵島移植では移植時の炎症反応や自然免疫応答の制御も念頭に置いた免疫抑制療法が必要である．初回移植時には導入療法として抗ヒト胸腺細胞免疫グロブリン（ATG）を使用し，2回目以降の移植では抗CD25モノクローナル抗体を使用する．可溶性TNF-αレセプター製剤を移植ごとに使用し，カルシニューリン阻害薬，ミコフェノール酸モフェチルを維持療法として使用する．

❺ 成績

わが国では2020年4月に保険収載されたため，保険診療下での長期成績については今後の報告を待つ必要があるが，海外からの報告や，これまでわが国で施行された膵島移植の成績からは，膵島移植後のHbA1c値の改善，重症低血糖発作の消失に関して，高い有効性が確認されている．医学的に膵臓移植として移植できない膵臓からでも，膵島の単離や膵島移植が可能なことも多く，わが国の少ない脳死ドナーからの臓器提供という現状で，膵島移植が1型糖尿病に対する治療の選択肢として貢献できることが大いに期待される．

Ⓖ 心臓移植

❶ 歴史

1967年12月に南アフリカのケープタウンでBarnardによって心臓移植が開始された．しかし，1980年代前半にシクロスポリンが登場するまでは拒絶反応を有効に抑える免疫抑制薬がなかったために，1年を超える長期生存はきわめて困難であり，世界における心臓移植数は年間100例に満たなかった．シクロスポリンの導入後，他の臓器同様に心臓移植実施数は急速に増加し，2018年代には年間8,000例を超えるに至った．

わが国では，1997年に臓器移植法が施行されて心臓移植が実施可能となった．1999年2月に第1例目が行われたが，脳死臓器提供の条件が厳しすぎたためにしばらく年間10例に満たなかった．2010年7月の改正臓器移植法によって臓器提供が加速し，2023年に年間115例まで増加し，通算800例を超えた．また，臓器移植法の改正によって小児の心臓移植が国内でも実施可能となり，通算80例を超えた．心臓移植は脳死患者からの臓器提供が必須なために，移植待機登録者に比べて臓器提供がきわめて少ない日本においては待機期間が延長し続けて5年を超えた．長期間を安全に待機するために，2011年に移植までの循環補助目的で植込み型補助人工心臓（ventricular assist device：VAD）の使用が認可された．

❷ 適応

1 ● 適応疾患

特発性拡張型心筋症が最も多い．次いで，虚血性心疾患や拡張相肥大型心筋症が多い．心臓弁膜症や先天性心疾患も適応となるものがあるが，日本では非常に少ない（**表18-7**）．欧米に比べ日本では虚血性心疾患に対する移植数は少なく，再移植は日本では実施されていない．

表18-7　心臓移植の適応疾患（日本と欧米）

適応疾患		日本	欧米
非虚血性心筋症	特発性拡張型	69%	50%
	その他心筋症	7%	
拡張相肥大型心筋症		11%	3%
拘束型心筋症		1%	3%
虚血性心疾患		9%	34%
心臓弁膜症		0%	3%
先天性心疾患		1%	3%
再移植		0%	3%
その他		2%	1%

表18-9　心臓移植の適応除外条件

1) 肝，腎臓の不可逆的機能障害
2) 活動性感染症・HIV（human immunodeficiency virus）抗体陽性
3) 肺高血圧症（肺血管抵抗≧6 Wood 単位）や肺梗塞・高度呼吸不全
4) 薬物中毒（アルコール性心筋疾患を含む）
5) 悪性腫瘍の合併または根治後5年未満
6) 社会生活を営むことが困難な精神・神経疾患
7) 重症糖尿病・高度肥満

表18-8　心臓移植の適応条件

1) 長期間または繰り返し入院治療を必要とする心不全
2) β遮断薬およびアンジオテンシン変換酵素阻害薬を含む治療法では NYHA ⅢないしⅣ度から改善しないもの
3) 現存するいかなる治療法でも無効な致死性不整脈を有する症例
4) 65歳未満が望ましい
5) 他臓器障害を合併していないこと

表18-10　心臓移植待機の優先度・緊急度

Status 1
1) 補助人工心臓が装着されている登録者
2) 大動脈内バルーンパンピング（IABP）補助が必要な登録者
3) 人工呼吸を必要とする登録者
4) カテコールアミンなどの強心薬の持続点滴投与が必要な登録者．成人では集中治療室などの重症室に収容されている場合に限る

Status 2
待機中の患者で，上記 Status 1 に該当しない比較的安定した登録者

2● 適応条件

不治の末期的心不全状態にあり，表18-8 の各項目を参考にして最長余命1年以内と予想される場合.

3● 適応除外条件

心臓以外の臓器の末期的・不可逆的な障害，治療困難な感染症，悪性腫瘍の合併や治癒が確定しない場合などが除外条件となる（表18-9）．ただし，高度の肺機能低下を合併する場合に限り，心肺同時移植の適応となる場合がある．欧米では，心臓・腎臓同時移植や心臓・肝臓同時移植が実施されることがある.

4● 適応判定と登録

施設内または第三者判定機関での適応審査を経てから，中立的斡旋機関（国内では日本臓器移植ネットワーク）に移植待機登録を行う．登録は血液型ごとにグループ分けされる．さらに，心臓移植の必要優先度（緊急度）が高い Status 1 と比較的状態の安定している Status 2 に分けて登録される（表18-10）.

❸ 適合と手術

1● ドナーとレシピエントの適合

ドナーとレシピエントの適合で最も重要なのが血液型である．血液型は一致が優先されるが，輸血と同様に適合でも可能である（図18-6）．加えて，主要組織適合性の指標である HLA の適合性も考慮する．心臓移植ではドナーとレシピエントの HLA を一致させないが，直接クロスマッチ法（ドナーリンパ球とレシピエント血清を反応させる）が陰性であれば（レシピエントが抗ドナー抗体を保有していなければ）移植可能と判断している．さらに，ドナーとレシピエントの体重差が大きくない（レシピエントからみてドナーの体重が −20%〜＋30%）ことも考慮する．血液型に次いで重要な選択基準となるのが移植優先度（Status）である．Status 1 の患者で待機期間の長い順に順位づけがなされる.

2● ドナーからの心摘出手術

ドナー心の摘出は通常の開心術と同様に胸骨正中切開で行う．脳死臓器提供では多臓器提供とな

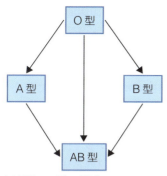

図 18-6　血液型の一致・適合
血液型の一致を原則とするが，適合による移植も可能（矢印の方向へ心臓提供可能）．

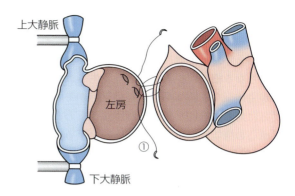

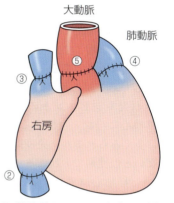

図 18-7　心臓移植における吻合の手順（modified bicaval 法）

ることが一般的で，胸部剝離操作と腹部剝離操作を併行して進める．上行大動脈を遮断して，心表面にアイススラッシュをかけて心臓を冷却しながら心保存液を投与する．左心房，上大静脈，下大静脈，大動脈，肺動脈主幹部で切離する．人工心肺は使用しない．コンタミネーションを起こさないように 3 重に包装して，10℃以下に維持したクーラーボックス内に収納して搬送を行う．

3 ● 心臓移植手術手技

胸骨正中切開を行う．日本では VAD が装着されている場合が大多数で，VAD の送血人工血管や心臓そのものの損傷を起こさないように慎重に高度な癒着の剝離操作を行う．上行大動脈遠位部送血，上・下大静脈脱血で人工心肺を開始して，VAD 補助を停止させる．自己心臓を左心房，上大静脈・下大静脈の右房接合部，大動脈，肺動脈主幹部で切離して，VAD とともに摘出する．

心臓移植手技にはいくつかの方法があるが，日本では modified bicaval 法が主流である．移植は ① 左心房の吻合から開始する（図 18-7）．続けて，② 下大静脈 → ③ 上大静脈 → ④ 肺動脈主幹部 → ⑤ 大動脈と吻合を進める．吻合中はアイススラッシュを心臓表面に載せ，心筋温を 10℃以下に保つことが心筋のエネルギー消費を抑えて移植後心機能の低下を回避するために重要となる．

大動脈遮断を解除して移植心に血流を再灌流させる．自然に心拍動を開始する場合も少なくないが，心室細動の場合には除細動する．心収縮が安定した時点で人工心肺から離脱する．<u>ドナー心の虚血時間は 4 時間以内が安全であるために</u>，レシピエント側の手術進行は虚血時間を考慮しながら迅速に進める．

❹ 移植後免疫抑制療法

1 ● 免疫機構

生体は感染症（細菌，ウイルス，真菌，原虫など）や異物などから自らを防御するために免疫機構を有している．免疫は自らの細胞が機能異常をきたした場合（癌化，老朽化）にも生体防御に働く．免疫機構は生体の維持・防御のためには不可欠の機能である．

2 ● 拒絶反応

a　拒絶反応とは

心臓移植の場合，血液型の一致（または適合）と直接クロスマッチ陰性という 2 つの検査のみで臓器の免疫適合性を決定している．しかし，これだけでは抗原性は一致しないことが一般的で，移植された心臓は異物としてみなされる．免疫抑制

が不十分であると，Tリンパ球やBリンパ球が活性化して移植された心臓を攻撃する．これを拒絶反応と呼ぶ．拒絶反応には，Tリンパ球浸潤が主体となる細胞性拒絶反応と，産生された特異抗体が主体となる抗体関連型拒絶反応がある．拒絶反応に対して適切な免疫抑制療法が行われないと移植心の機能は低下して機能廃絶に至る．

b 拒絶反応の時期と種類

レシピエントがドナーHLAに対する抗体を移植前から保有していると，移植直後に激烈な抗体関連型拒絶反応を起こすことがある．これを超急性拒絶反応と呼ぶ．移植された心臓は2〜3日以内に高度な機能低下を起こす．頻度は非常に少ないが，きわめて予後不良である．最も多いタイプは急性拒絶反応である．これは，ドナーHLAによって感作されたレシピエントの細胞傷害性Tリンパ球が移植心に浸潤・攻撃する反応である．移植後早期に多くみられるが，免疫抑制薬が適切に使用されないと慢性期でも起こる．適切な治療が行われないと移植心は廃絶する．移植後1年以上経過してから緩徐に進行する移植心冠動脈疾患がみられることがあり，慢性拒絶反応と考えられている．冠動脈の近位部から細動脈レベルまでびまん性内膜肥厚により内腔の狭小化を起こす．有効な治療手段がなく，移植後遠隔期死亡の主要な原因である．後述するエベロリムスが移植心冠動脈疾患の進行を抑制する期待がもたれている．

c 心筋生検

軽度〜中等度の拒絶反応では自覚症状はなく，心臓超音波や心臓カテーテル検査でも異常を検出するのは困難なことが多い．そのために，経静脈的にバイオトームと呼ばれる生検用カテーテルを使用して右心室の心筋を採取して病理学的検査を行う．これを心筋生検と呼ぶ．移植後早期は拒絶反応を合併しやすいので，定期的な検査が必要になる．細胞性拒絶反応では，リンパ球の浸潤が高度でかつ心筋の障害があるほど重症と診断される．抗体関連型拒絶反応では，免疫組織染色を併用して補体による障害の程度を観察する．

3 ● 免疫抑制薬

心臓移植後に使用する主な免疫抑制薬は作用機序に応じて a〜d の4つに分けることができる．

a カルシニューリン阻害薬

ヘルパーTリンパ球が受けた情報を細胞へ伝達して免疫機構を増幅する中心的な細胞内情報伝達物質がカルシニューリンである．カルシニューリン阻害薬はカルシニューリンに結合して機能を阻害する．欧州で開発されたシクロスポリンとわが国で開発されたタクロリムスの2種類がある．タクロリムスのほうが多く使用されている．腎機能障害，高血圧，脂質異常症，糖尿病などの副作用に注意が必要である．

b 核酸合成阻害薬

細胞分裂に先立ち核酸の合成が開始されるが，この経路を阻害してリンパ球の分裂増殖を抑制する薬剤が核酸合成阻害薬である．アザチオプリンとミコフェノール酸モフェチル(MMF)の2種類があるが，最近ではMMFが主流である．MMFには骨髄抑制，消化管障害，肝機能障害などの副作用がある．

c 副腎皮質ステロイド

ステロイドは，炎症カスケードの抑制をはじめとして多面的な免疫抑制作用を有している．移植手術中および移植後急性期にはメチルプレドニゾロンを，その後減量しながら慢性期にプレドニゾロンを使用する．副作用は，糖尿病，高血圧，易感染性，骨粗鬆症・骨折など多彩であり，可能な限り移植後1年程度での中止を目指す．

d mTOR阻害薬

平滑筋などの細胞増殖に関わる細胞内情報伝達物質がmTOR (mammalian target of rapamycin)である．mTOR阻害には ① 免疫抑制作用，② 平滑筋などの増殖抑制作用，③ 抗癌作用の3つの作用がある．② の作用は薬剤溶出冠動脈ステントに応用され，③ については腎癌などで臨床応用されている．シロリムスとエベロリムスの2種類が使用されている．拒絶反応抑制に加えて，移植心冠動脈疾患の発症・進行抑制の可能性が期待されている．副作用に創傷治癒不良があるために移植後創傷治癒が安定してから使用する．

4 ● 心臓移植後免疫抑制療法（表18-11）

a 維持免疫抑制療法

心臓移植後は上記 3 ● a〜c の3種類の作用部位の異なる免疫抑制薬を投与する．拒絶反応は移植後早期に起こる危険性が高く，時間とともに発

G 心臓移植 ● **219**

表 18-11　心臓移植後免疫抑制療法の代表例

免疫抑制剤	術前/術中	術後	遠隔期
シクロスポリン（静注）	—	CCU 帰室後 0.5〜1.5 mg/kg/day を持続点滴静注	
シクロスポリン（経口）	—	4〜6 mg/kg/day で開始して目標トラフ値を目指す	トラフ値：150〜200 ng/mL
タクロリムス（静注）	—	CCU 帰室後 0.01〜0.05 mg/kg/day を持続点滴静注	—
タクロリムス（経口）	—	0.07〜0.15 mg/kg/day で開始して目標トラフ値を目指す	トラフ値：4〜8 ng/mL
ミコフェノール酸モフェチル	—	500 mg/day から開始して 1 週間を目処に 2 g/day 程度まで増量	WBC　3,000〜7,000/μL でコントロール
メチルプレドニゾロン	大動脈遮断解除直前に 1,000 mg	CCU 帰室後 125 mg，8 時間ごと 125 mg（3〜5 回）	—
プレドニゾロン	—	メチルプレドニゾロン終了後 1 mg/kg/day で開始．2 日ごとに 5 mg ずつ総量 10 mg/day まで減量	6 か月まで 10 mg/day を維持して，1 年程度を目処に減量・中止する

生率は低下する．移植後早期を過ぎたのちには免疫抑制薬の投与量は減少させることが可能であるが，移植後何年経過しても拒絶反応の危険性があるために投与中止することはできない．

b　拒絶反応時の免疫抑制療法

急性拒絶反応（細胞性拒絶反応）が中等度〜高度な場合には，メチルプレドニゾロンのパルス療法（1 g/day を 3 日間）を行う．維持免疫抑制薬の投与量を同時に増量することが多い．抗体関連拒絶反応が中等度〜高度な場合には，移植心に対する抗体を血液中から除去するための血漿交換，抗体を中和するための大量ガンマグロブリン療法，MMF の増量などを行う．さらに強力な治療が必要な場合には，抗体産生に関与する B リンパ球を除去するために抗 CD20 抗体であるリツキシマブを投与することもある．

⑤ 移植後慢性期合併症

1 ● 心臓移植後感染症

心臓移植が開始された初期の時代は，ステロイド中心の免疫抑制療法であったために感染症による死亡が多かった．その後，シクロスポリン，タクロリムスなどのカルシニューリン阻害薬，MMF の導入などが進んで現在のような 3 剤併用療法が基本となってからは，感染症による死亡はかなり減少してきた．しかし，免疫抑制状態による易感染性にあることには変わりがない．

心臓移植後は細菌やウイルス感染症を発症する頻度は上昇するが，通常の治療によって治癒可能である．しかし，日和見感染症の場合には治療に難渋することが少なくない．日和見感染症を起こす病原体として，原虫（トキソプラズマなど），真菌（カンジダ，アスペルギルス，クリプトコックス，ニューモシスチスなど），ウイルス〔サイトメガロウイルス，EB（Epstein-Barr）ウイルスなど〕などが知られている．

2 ● 心臓移植後感染症予防

心臓移植後は，一般的な感染予防手段（マスク着用，手洗いなど）を徹底する．また日和見感染予防のために，抗真菌薬（口腔・消化管感染予防），ST 合剤（原虫，ニューモシスチス肺炎予防）およびアシクロビルを少なくとも 1 年間は内服する．

レシピエントがサイトメガロウイルスに対する抗体を有していない場合には移植後感染のリスクが非常に高いために，抗サイトメガロウイルス薬を予防的に内服する．

3 ● サイトメガロウイルス感染症

心臓移植後に比較的多くみられる日和見感染症である．レシピエントが移植前に抗体を有していないと，移植後に感染する可能性が非常に高い．

定期的なモニタリングを実施する．感染はどの臓器にも起こるが，特に腸炎や肝炎が多い．サイトメガロウイルス感染は移植心冠動脈疾患のリスク因子であることが知られている．治療あるいは予防にはガンシクロビルが有効である．

4 ● EB ウイルス感染症

主に EB ウイルス抗体を有していない小児・若年者にみられる．EB ウイルス感染はリンパ増殖性疾患を続発しやすいことが知られている．特にB 細胞リンパ腫を発症することが多い．これは全身のあらゆる臓器で発症しうるが，腸管での発症が比較的多く，しばしば腸管穿孔を併発する．

5 ● 心臓移植後悪性腫瘍

免疫抑制薬の長期の使用によって腫瘍免疫が抑制されるために悪性腫瘍の発生率が高くなることが知られている．特に頻度が高いものに皮膚癌と悪性リンパ腫がある．固形臓器癌の発生頻度も2〜3 倍に上昇する．

6 予後

国際心肺移植学会の登録データによる最近の欧米における心臓移植後の 1 年，5 年，10 年，20年生存率は，それぞれ86%，75%，58%，20% である．2022 年 12 月までの 704 例における日本の心臓移植後の 1 年，5 年，10 年，15 年生存率は，それぞれ97%，93%，89%，80% であり欧米よりも優れた成績である．

H 心肺同時移植

1 歴史

心肺同時移植は 1968 年に米国で開始され，シクロスポリンが導入された 1981 年にスタンフォード大学の Reitz によって長期生存が得られた．1980 年代後半には年間 250 例程度施行されていたが，肺移植の長期成績が改善するに伴って減少し，最近では年間 50 例程度にとどまっている．わが国では，2009 年に第 1 例目が施行され，2022 年まで 3 例に施行された．

2 適応

1 ● 適応疾患

心肺同時移植の適応となる疾患は，移植以外では救命ないし延命の期待がもてない以下の重症疾患である．

- 高度の心機能低下を伴う原発性肺高血圧症を含む肺移植適応肺疾患
- 肺高血圧を伴う先天性心疾患〔Eisenmenger（アイゼンメンジャー）症候群〕で外科的修復が困難か，高度心機能低下を伴うもの
- 肺低形成を伴う先天性心疾患で外科的修復が困難か，高度心機能低下を伴うもの
- その他，心肺同時移植適応検討小委員会が認めたもの

2 ● 適応条件

上記の適応疾患で心不全もしくは呼吸不全により，心肺同時移植でなければ救命ないし延命の期待がもてない以下の場合を適応とする．

- 進行した肺疾患により肺移植の適応が考えられる症例において，外科的修復の難しい先天性心疾患や高度心機能低下を伴い，かつ最大限の内科的治療によっても NYHA Ⅲ度からⅣ度に相当する臨床症状から脱しない場合．
- 高度心不全を呈して心移植の適応が考えられる症例において，薬剤抵抗性の不可逆的肺高血圧を伴う場合．
- 年齢は 55 歳以下が望ましい．
- 本人および家族の心肺同時移植に対する十分な理解と協力が得られている．

3 ● 適応除外条件

a　絶対的除外条件

- 肝臓，腎臓の不可逆的機能障害
- 活動性，全身性感染症
- 薬物依存症（アルコールおよびニコチン依存症を含む）
- 悪性腫瘍
- HIV 抗体陽性

b　相対的除外条件

- 肝臓，腎臓の可逆的機能障害
- 活動性消化性潰瘍
- 合併症を伴った 1 型糖尿病

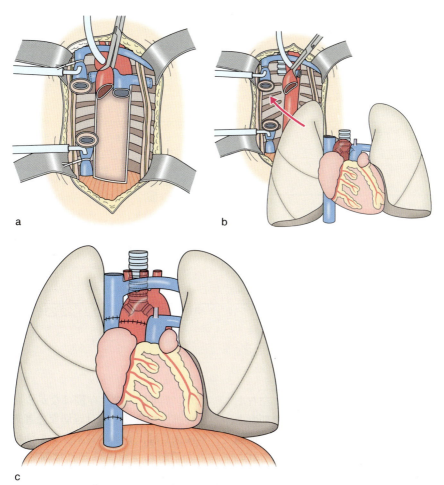

図 18-8　レシピエントへの心肺同時移植手術
a：レシピエント心肺切除後（classical bicaval 法の場合）．
b：右肺を横隔神経の後方を通して納めるところ．
c：心肺移植の完成図．
〔a, b：Atlas of Cardiac Surgical Technique, Saunders Elsevier, 2010 をもとに作図〕

- 高度胸郭変形や胸膜に広範な癒着や瘢痕
- 高度筋神経疾患
- 極端な低栄養または肥満
- リハビリテーションが行えない，またはその能力が期待できない症例
- 本人および家族の理解と協力が得られない
- 精神社会生活上に重要な障害

3 手術

1 ● ドナーからの心肺ブロックの摘出（図 18-8）

　胸骨正中切開で行うことが多い．心臓を評価し，上行大動脈，上大静脈，下大静脈を剝離する．左右の胸膜を切開して両肺の評価も行う．弓部大動脈，肺動脈および気管の周囲まで広範囲に剝離を行う．大動脈遮断はできる限り遠位部で行い，心保存液を投与する．肺フラッシュ液も引き続き投与する．アイススラッシュを心臓および両肺周囲に満たす．上大静脈と下大静脈に続き，上行大動脈を可及的遠位で切離する．気管チューブを抜去して，分岐部より 5 軟骨輪上で気管を切断する．右肺靱帯の剝離と後縦隔の剝離を進め，最後に左肺を剝離して摘出を終了する．

2 ● 心肺同時移植手技（図 18-8）

　レシピエントの心臓摘出をまず行う．横隔神経

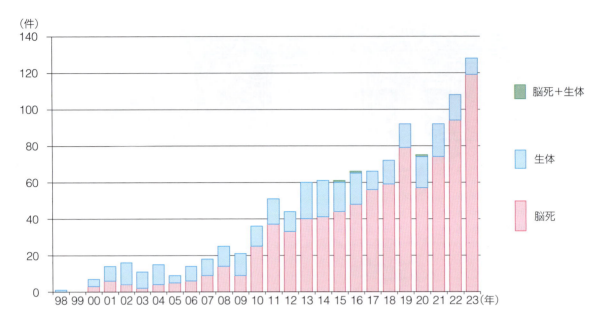

図 18-9　わが国の肺移植実施数の推移

を温存しつつ左肺および右肺を全摘する．左右主気管支から気管分岐部上まで剝離して分岐部直上で切離する．心肺グラフトを心囊内に入れ，横隔神経後方の心膜・胸膜切開部から左右それぞれの肺を胸腔に納める．アイススラッシュで心臓および両肺の温度上昇を抑える．ドナー気管のトリミングを行い，連続縫合で吻合する．上・下大静脈吻合は心臓移植と同様である．最後に上行大動脈を吻合して大動脈遮断を解除する．

3 ● 心肺同時移植の成績

欧米における最近の1年，5年，10年生存率は，それぞれ70%，55%，40%である．日本における例はすべて生存している．

I 肺移植

1 歴史

1983年にトロント大学のCooperらは，58歳男性の特発性肺線維症患者に脳死ドナーからの右片肺移植を施行し，初めて長期生存に成功した．それまでに約40例の臨床肺移植が報告されていたが，1年以上の生存例はなかった．トロント大学の肺移植成功の鍵は適切な患者選択，慎重な術前術後管理，シクロスポリンの使用などによるものと思われた．1986年には脳死両肺移植がトロント大学のPattersonらにより成功した．1990年代には脳死ドナー不足対策として，南カリフォルニア大学のStarnesらによって，生体肺移植が開発された．特発性肺線維症に始まった肺移植は，閉塞性肺疾患，肺高血圧疾患，感染性肺疾患（囊胞性線維症や気管支拡張症など）などのさまざまな末期肺疾患に応用されるようになった．欧米各国の胸部外科施設では肺移植は末期肺疾患の治療法として定着し，国際心肺移植学会が2020年にまとめた統計によると，67,493例の報告がある．

わが国では，脳死問題から肺移植の実現は大幅に遅れた．1997年に臓器移植法が施行されたが，第1例目の成功例は，1998年に岡山大学で行われた生体肺移植であった．次いで2000年に大阪大学と東北大学で脳死肺移植が成功した．2010年に臓器移植法が改正され，家族の同意で臓器提供が可能となり，脳死肺移植数は約5倍に増加．2023年12月末までに1,163例（脳死肺移植868例，生体肺移植292例，脳死＋生体肺移植3例）が実施された（図18-9）．

| 肺移植 ● 223

表18-12 脳死肺移植レシピエントの適応基準

Ⅰ．一般適応指針
1) 治療に反応しない慢性進行性肺疾患で，肺移植以外に患者の生命を救う有効な治療手段が他にない
2) 移植医療を行わなければ，残存余命が限定されると臨床医学的に判断される
3) レシピエントの年齢が，原則として，両肺移植の場合55歳未満，片肺移植の場合には60歳未満である
4) レシピエント本人が精神的に安定しており，移植医療の必要性を認識し，これに対して積極的態度を示すとともに，家族および患者をとりまく環境に十分な協力体制が期待できる
5) レシピエント症例が移植手術後の定期的検査と，それに基づく免疫抑制療法の必要性を理解でき，心理学的・身体的に十分耐えられる

Ⅱ．適応となりうる疾患
1) 肺高血圧症
　特発性/遺伝性肺動脈性肺高血圧症，薬物/毒物誘発性肺動脈性肺高血圧症，膠原病に伴う肺動脈性肺高血圧症，門脈圧亢進症に伴う肺動脈性肺高血圧症，先天性短絡性心疾患に伴う肺動脈性肺高血圧症（Eisenmenger症候群），その他の疾患に伴う肺動脈性肺高血圧症，肺静脈閉塞症/肺毛細血管腫症，慢性血栓塞栓性肺高血圧症，多発性肺動静脈瘻，その他の肺高血圧症
2) 特発性間質性肺炎
　特発性肺線維症，特発性非特異性間質性肺炎，特発性上葉優位型間質性肺炎，上記以外の特発性間質性肺炎
3) その他の間質性肺炎
　膠原病合併間質性肺炎，薬剤性肺障害，放射線性間質性肺炎，慢性過敏性肺炎，上記以外のその他の間質性肺炎
4) 肺気腫
　慢性閉塞性肺疾患，α_1アンチトリプシン欠乏症
5) 造血幹細胞移植後肺障害（GVHD）
　閉塞性GVHD，拘束性GVHD，混合性GVHD
6) 肺移植手術後合併症
　気管支合併症，肺動脈吻合部合併症，肺静脈吻合部合併症
7) 肺移植後移植片慢性機能不全（CLAD）
　BOS（bronchiolitis obliterans syndrome），RAS（restrictive allograft syndrome），その他のCLAD
8) その他の呼吸器疾患
　気管支拡張症，閉塞性細気管支炎，じん肺，ランゲルハンス細胞組織球症，びまん性汎細気管支炎，サルコイドーシス，リンパ脈管筋腫症，囊胞性線維症
9) その他，肺・心肺移植関連学会協議会で承認する進行性肺疾患

Ⅲ．除外条件
1) 肺外に活動性の感染巣が存在する
2) 他の重要臓器に進行した不可逆的障害が存在する
　悪性疾患，骨髄疾患，冠動脈疾患，高度胸郭変形症，筋・神経疾患，肝疾患（T-Bil＞2.5mg/dL），腎疾患（Cr＞1.5mg/dL，Ccr＜50mL/min）
3) きわめて悪化した栄養状態
4) 最近まで喫煙していた症例
5) 極端な肥満
6) リハビリテーションが行えない，またはその能力が期待できない症例
7) 精神社会生活上に重要な障害の存在
8) アルコールを含む薬物依存症の存在
9) 本人および家族の理解と協力が得られない
10) 有効な治療法のない各種出血性疾患および凝固能異常
11) 胸膜に広汎な癒着や瘢痕の存在

18 臓器移植

② 適応基準と適応疾患

　肺移植は，内科的治療では余命が限られている末期肺疾患が適応となる．日本の脳死肺移植レシピエントの適応基準を表18-12にまとめた．わが国では，両肺移植は55歳未満，片肺移植は，60歳未満という年齢制限がある．適応疾患のうちで実施例が多いのは，特発性間質性肺炎，肺リンパ脈管筋腫症，特発性肺動脈性肺高血圧症，閉塞性細気管支炎である．肺外の活動性感染，悪性腫瘍，骨髄疾患などを合併している場合には，適応外となる．

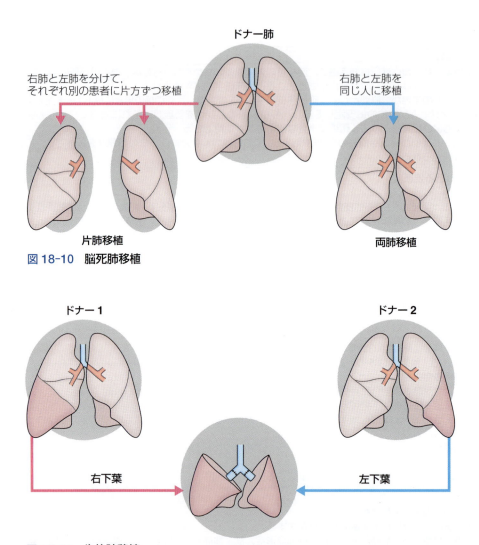

図18-10 脳死肺移植

図18-11 生体肺移植

　生体肺移植は，健康なドナー2人が肺の一部を提供するという犠牲のうえに成り立つ移植方法であることから，脳死者からの肺移植の適応患者のうち，病気の進行が速くこれ以上待つことができない重症患者を適応とするのが一般的である．

3 移植術式

　脳死肺移植には，両肺移植と片肺移植がある（図18-10）．欧米では，長期予後がわずかながら良好な両肺移植が増加傾向にある．

　感染性疾患，肺高血圧疾患は原則的に両肺移植が適応となる．両肺移植では，レシピエントは仰臥位とし，胸骨横切開で開胸する．ドナー肺を左右に分離し，レシピエントの両肺として順次移植する．

　少ないドナーの有効利用という面から，特発性間質性肺炎，肺リンパ脈管筋腫症などは原則的に片肺移植が適応となる．レシピエントは仰臥位あるいは側臥位とし，側方開胸を行う．ドナー肺を左右に分離して，2人のレシピエントに片肺移植を行うことができる．

　生体肺移植では，2人の健康なドナーが右あるいは左下葉を提供し，これをレシピエントの両肺として移植する（図18-11）．移植肺は比較的小さくなるので，レシピエントは小児あるいは女性が多い．稀に片側の生体肺移植も行われている．

　肺移植手術中は，しばしば人工心肺あるいは，

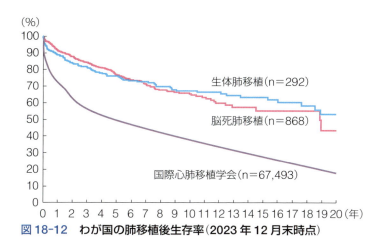

図18-12　わが国の肺移植後生存率(2023年12月末時点)

ECMO (extra-corporeal membrane oxygenation；体外膜型人工肺)を用いる.

4 ドナー

肺移植の脳死ドナーは70歳以下が望ましく，原則的に55歳以下とされている．胸部X線に異常を認めないこと，気管支鏡検査で可視範囲内に膿性痰や誤嚥物を認めないこと，100%酸素換気下で動脈血酸素分圧が300 mmHgを超えていることが重要である．ドナー肺は，肺動脈および肺静脈から保存液で血液を洗い流し，冷却保存する．12時間ぐらいまで保存が可能である．生体肺移植ドナーは60歳以下の健康な成人である．倫理的配慮から，レシピエントと3親等以内の血族あるいは配偶者である必要がある．

脳死肺移植，生体肺移植とも，原則的にレシピエントはドナーと血液型が一致あるいは適合する必要がある．

5 移植後の免疫抑制療法と拒絶反応

肺は，他の臓器よりも拒絶反応が起こりやすいことが知られており，そのため肺移植後の免疫抑制薬投与量は他の臓器移植後よりも比較的多い．カルシニューリン阻害薬(シクロスポリンあるいはタクロリムス)，代謝拮抗薬(アザチオプリンあるいはミコフェノール酸モフェチル)，副腎皮質ホルモン製剤の3剤併用療法が行われている．

急性拒絶反応は，肺移植後1～2週間に起こりやすく，発熱，胸部X線上浸潤影の出現，動脈血酸素分圧の低下などがみられる．気管支鏡下肺生検を行って病理学的に拒絶反応を診断する場合と，臨床所見だけで診断する場合がある．治療は，ステロイドパルス療法である．一方，慢性拒絶反応は，移植後6か月以降に起こりやすく，経時的な1秒量の低下がみられ，病理学的には閉塞性細気管支炎を呈することが多い．明らかに有効な治療法が見つかっていない．

6 移植後の主な術後合併症とその対策

肺移植患者は術前状態が悪いうえに，肺移植手術の侵襲は大きく，前述の拒絶反応以外にもさまざまな術後合併症がしばしば発生する．そのため集中治療管理を必要とし，合併症に対する迅速な診断と的確な対策が重要である．

移植肺は気道を通じて外気と直接交通しており，さらに患者は免疫抑制状態にあることから，さまざまな感染症が起こりやすい．そこで，細菌性感染症に対する抗菌薬，アスペルギルス感染症に対するイトラコナゾール，ミカファンギン，サイトメガロウイルス感染症に対するバルガンシクロビル，ニューモシスチス肺炎に対するST合剤の予防投与を行う．

移植肺機能不全(primary graft dysfunction：PGD)は，約20%に発症する重篤な合併症である．移植後3日以内に発症し，虚血再灌流障害による

肺水腫，低酸素ガス血症をきたす病態である．ステロイド，利尿薬，カテコールアミンで治療するが，重症例では ECMO を必要とする場合もある．

気管支吻合部合併症は数 % に発症する．肺移植時に気管支動脈が切断されているため，ドナーの気管支は虚血状態にあり，吻合部の離開，狭窄が起こりうる．狭窄に対しては，ステント留置が必要なことがある．

❼ 成績

わが国の 2023 年 12 月末までの統計では，脳死肺移植の 1 年，5 年，10 年生存率は，92%，77%，67%，生体肺移植では，89%，76%，67% であり，両術式に有意差はなかった（図 18-12）．国際統計では，5 年生存率約 55%，10 年生存率 35% であり，わが国の成績は，きわめて良好であることがわかる．

第19章 人工臓器

1 人工臓器の定義

人工臓器とは，「臓器や組織の機能を一時的あるいは半永久的に代行するために人工的に形成された装置」と定義される．非常に広く捉えれば，義歯，義足，眼鏡なども前述した人工臓器の定義に矛盾しないが，一般的には生命維持に不可欠な胸腹部臓器機能を補助するものや組織機能を完全に代替するものを人工臓器と呼ぶ（表19-1）．

臓器機能を代行する人工臓器としては，重症急性呼吸不全に対して血液に酸素を送り込むために使用する体外膜型人工肺（extra-corporeal membrane oxygenation：ECMO）などの数日～数週間にわたる短期の使用が中心となるものから，慢性心不全に対して心臓移植までの橋渡しを目的として1年以上にわたって使用される補助人工心臓（ventricular assist device：VAD）や数十年以上の長期にわたって行われる慢性腎不全に対する人工腎臓（血液透析）などが臨床的に広く使用されてい

る．これらすでに広く臨床応用されている人工臓器は，肺のガス交換機能，心臓のポンプ機能，腎臓の濾過機能など，臓器そのものの機能が限定的な臓器に対するものであるが，その一方で臓器機能がきわめて複雑な肝臓において人工肝臓は実際に臨床応用されるには至ってない．また心臓，肺，肝臓，膵臓，腎臓など主要臓器においては，残念ながら臓器移植の成績を凌駕するだけの人工臓器はいまだ存在しない．

しかし一方で，組織機能を代行するために用いられる人工臓器においてはその長期耐用性と安全性がすでに確立されているものが多く，代替血管として用いる人工血管，機能不全となった心臓弁を代替するための人工弁などはそれらの代表格である．人工臓器の開発と発展において，生体材の開発はその核として非常に重要な役割を担ってきたが，今後は再生医療によって作製される多能性幹細胞などの新しい生体材料が人工臓器の開発に大きな役割を果たしていく可能性がある．

表19-1 人工臓器

種類	機能	材料	使用期間
循環器系			
人工心臓（植込型）	ポンプ機能	人工	数か月～数年
人工心肺（体外型）	ポンプ機能	人工	数日～数週間
人工心肺	ポンプ機能・ガス交換	人工	数時間
人工肺	ガス交換	人工	数日～数週間
IMPELLA®	ポンプ機能	人工	数日～数週間
人工弁	弁機能	人工・生体	数年以上
人工血管	血管機能	人工	半永久
ステントグラフト	血管機能	人工	半永久
代謝系			
人工腎臓（急性期）	濾過機能	人工	数日～数週間
人工腎臓（慢性期）	濾過機能	人工	数年以上
人工肝臓（肝細胞）	合成・分解・貯蔵・解毒	ハイブリッド	実験段階
人工肝臓（PE＋CHDF）	補充・解毒	人工	数日～数週間
人工膵臓（携帯型）	インスリン投与	人工	数年以上
人工膵臓（バイオ型）	血糖調節	ハイブリッド	実験段階

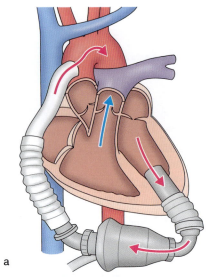 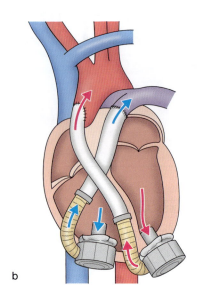

図19-1 補助人工心臓
a：左室補助人工心臓，b：両心補助人工心臓．

2 人工臓器の種類

人工臓器には，① 人工物の物理学的作用を利用して臓器機能を補助あるいは代替する非生物学的人工臓器，② 生体材料のみで作製したバイオ人工臓器，③ 代謝反応や生理活性物質の供給を行うことができる臓器由来の細胞などを人工材料と組み合わせて装置化したハイブリッド人工臓器に大きく分類される．

非生物学的人工臓器には心臓のポンプ機能を代替する人工心臓，肺のガス交換機能を代替する人工肺，腎臓の濾過機能を代替する人工腎臓，ポリテトラフルオロエチレン（polytetrafluoroethylene：PTFE）から作られる人工血管などが含まれる．ウシ心膜弁などの生体心臓弁やブタコラーゲン由来人工皮膚などはバイオ人工臓器に分類される．一方，ハイブリッド人工臓器は臓器細胞群をモジュールと呼ばれる容器に収容し，そこに血液を灌流させることで臓器補助効果を発揮するシステムが一般的である．例えばハイブリッド型人工肝臓では，肝細胞や肝細胞集合体をゲル材料や中空糸など免疫隔離可能な材料で隔離してモジュール内に充填し，その中に血液を流すことで肝臓と同様の機能をもたせている．その他にはLangerhans島細胞を用いた人工膵臓や，内皮細胞を用いて血栓形成の抑制を目的とした人工血管などがハイブリッド型人工臓器として研究開発されている．ハイブリッド型人工臓器において人工材料は，細胞が機能を維持しつつ生存するための足場としての役割を担う．

3 人工心臓

心不全による循環不全に対する治療は強心剤による薬物療法，さらには短期の機械補助デバイスとして大動脈内バルーンパンピング（intraaortic balloon pumping：IABP），経皮的心肺補助（percutaneous cardiopulmonary support：PCPS）〔経皮的静動脈体外膜型人工肺（veno-arterial extracorporeal membrane oxygenation：VA-ECMO）〕，経皮的補助循環用ポンプカテーテル（IMPELLA®）が適応となるが，それらの治療でも十分な補助や心機能の回復が得られず，数か月から年単位の長期間の補助から心臓移植が必要な症例では補助人工心臓（ventricular assist device：VAD）を外科的に埋込むことが必要となる．このような使用法を心臓移植までの橋渡しという意味でbridge to transplantation（BTT）と呼ぶ．

すなわち臓器移植の成績が非常に良好でありかつドナー不足が深刻な現状において，VADの主な役割はBTTとなっており，わが国においてはBTTが植込型VAD，特に左室補助人工心臓（left

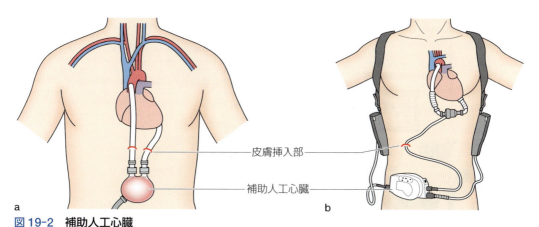

図19-2 補助人工心臓
a：体外設置型補助人工心臓，b：体内植込型補助人工心臓．

ventricular assist device：LVAD，図19-1a）の保険適用の条件である．欧米ではむしろ主流となっているLVADの永久使用(destination therapy：DT)はわが国ではさまざまな理由によりまだ保険適用とはなっていない．また欧米では，心臓の心室部分を取り除いて血液ポンプに置換する完全置換型人工心臓(total artificial heart：TAH)が臨床例に用いられているが，脳血栓症発症のリスクが非常に高くわが国ではいまだ臨床使用されていない．

A 補助人工心臓の種類とメカニズム

a 設置場所

VADには心原性ショックに対する治療として1か月以内の短期使用を目的とした体外設置型VAD(図19-2a)とBTTおよび在宅復帰を目的とした体内植込型VAD(図19-2b)がある．体外設置型はポンプが体外にあり脱血管と送血管がそれぞれ皮膚を別々に貫通する．一方体内植込型ではポンプを体内に植込み，駆動ケーブルのみが皮膚を貫通する．

b ポンプの種類

拍動流型ポンプはポンプを空気で拍動させることにより拍動流を生むが，サイズが大きく体格が非常に大きくないと体内に植込むことは不可能である．一方，定常流型ポンプは回転翼を電気や磁気で回す遠心ポンプや軸流ポンプを用いて血流を生むが，最大のメリットは小型化が可能であることであり，現在用いられている植込型人工心臓はすべて定常流型である．短期の定常流が臓器に与える影響は非常に少ないと考えられるが，年単位の長期の補助がどのような影響を与えるかに関してはまだ一定の見解は得られていない．

c 補助部位による分類

LVADでは左心房あるいは左心室から脱血し，胸部大動脈に送血を行うが，右心機能が保たれていることが必要である．現在BTTを目的としたVADのほとんどは植込型LVADである．右心補助人工心臓(right ventricular assist device：RVAD)は，左心機能および肺機能が保たれている高度の右心不全に対して右室から肺動脈に送血する．またLVADとRVADの2台を用いて両心不全に対して補助を行うものを両心補助人工心臓(biventricular assist device：BVAD)と呼ぶが肺機能は保たれていることが条件である(図19-1b)．

B 補助人工心臓の適応

植込型VADの適応となる疾患は，従来の治療法では救命できない重症心不全であり心臓移植の適応となるものである．わが国で最も多い適応疾患は拡張型心筋症(約70%)であり，次いで虚血性心筋症および肥大型心筋症(それぞれ約10%)である．右心機能が比較的保たれていることや右心病変への介入が，術後右心不全を防ぐうえで重要である．また心臓以外の病変を伴う膠原病やアミロイドーシスなど全身疾患に伴う心疾患など心臓移植の適応外となる症例はBTTとしての植込型LVADの適応とならないことが多い．

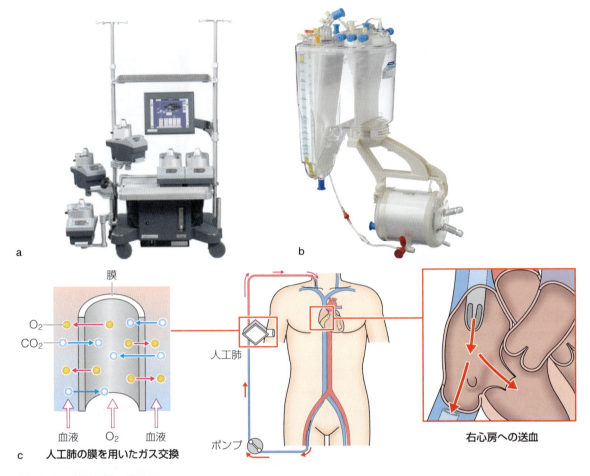

図 19-3 人工心肺，ECMO
a：人工心肺装置，b：人工肺，c：ECMO のメカニズム．
[a, b：画像提供　テルモ株式会社]

4 人工心肺，人工肺，大動脈内バルーンパンピング，経皮的補助循環用ポンプカテーテル

A 人工心肺 cardiopulmonary bypass

　人工心肺とは主に心臓手術における循環補助として手術中に一時的に用いられるものである．心臓外科手術において心腔を開放して手術を行う場合に，心臓に流れている血液を遮断して血液が処置の妨げにならないようにする必要がある．本来心臓に流れている血液のみを遮断すれば手術が可能であるが，心臓のみを遮断する場合は心臓付近の4か所に脱血送血管を取り付ける必要があり，煩雑な操作であるとともに術野の妨げになる．そこで大静脈から脱血し，人工肺と血液ポンプを含む人工心肺を介して大動脈に送血することにより手術が行われている．人工肺により血液に酸素添加と二酸化炭素除去が行われ，血液ポンプにより血液が体内に循環される．心臓と肺をバイパスさせることから体外循環(extracorporeal circulation)とも呼ばれる(図 19-3a)．血液ポンプは人工心に相当し，血液を体内に送血する装置であり，ローラーポンプや遠心ポンプなどの拍動のない定常流ポンプを行うことが多く，30℃程度の低体温により全身の代謝を50〜60%程度に抑えた状態で使用する．

　人工肺には気泡型肺と膜型肺があるが，気泡型は酸素気泡を血液に送り込んで血液の酸素化を行うものであり，メカニズムとしてはシンプルであるが，長時間使用すると酸素による血液成分の崩壊などを引き起こす．一方，膜型肺は血液と酸素

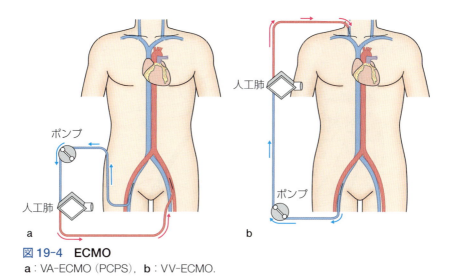

図 19-4 ECMO
a：VA-ECMO（PCPS），b：VV-ECMO．

がポリプロピレンやシリコンでできた中空糸透過膜を介して接触するものである（図 19-3b）．中空糸透過膜は内外径が 0.2〜0.3 mm 程度のストロー状のもので多数の 0.03〜0.07 μm 程度の微細孔を有したものであり，ガスが中空糸の内側を流れ，血液が外側を流れることにより膜を介して酸素と二酸化炭素が移動し，この微細孔は血液が通過することなくガスのみを通過させることにより安定したガス交換が行われる．血球成分に対する影響が少なく，小型で操作性良好な機種の登場により，現在ではほとんど膜型肺を用いた人工肺が広く使われるようになった．

B 体外膜型人工肺 extra-corporeal membrane oxygenation（ECMO）

ECMO は体外において前述の膜型人工肺を用いて酸素化を行うことをいう（図 19-3c）．大腿静脈から脱血して人工肺で酸素化を行い遠心ポンプにて大腿動脈から送血することで循環補助も行うものを veno-arterial ECMO（VA-ECMO）と呼び，急性心筋梗塞に伴う心停止や心原性ショックや肺塞栓症など呼吸不全と循環不全を伴う症例に適応され，経皮的人工心肺ともいえる．わが国においてはこのような VA-ECMO を経皮的心肺補助（percutaneous cardiopulmonary support：PCPS）と呼称してきたが，世界的には VA-ECMO が一般的な呼称である（図 19-4a）．VA-ECMO の利点は比較的簡便に使用可能で手術操作を回避できるということであるが，カニューレのサイズや位置の問題で十分な脱血と送血を維持できない場合は臓器障害が悪化する可能性，カニューレ刺入部の出血や大腿動脈の狭窄による下肢虚血を引き起こす可能性，高度に左心機能が低下した症例では大動脈からの血液の逆流にて後負荷が逆に増加し肺うっ血が悪化する可能性があるなどの欠点を有する．

一方，肺補助だけを目的とした場合は大腿静脈から脱血し膜型人工肺を用いて酸素化を行ったのちに内頸静脈に送血する veno-venous ECMO（VV-ECMO）が用いられる（図 19-4b）．以前は VA-ECMO が ECMO の主体であったが，2020 年に発生した新型コロナウイルス感染症に伴う重症急性呼吸促迫症候群（acute respiratory distress syndrome：ARDS）に対しては循環補助を伴わない純粋な膜型人工肺としての VV-ECMO が積極的に使用され，VV-ECMO からの離脱率は 70％以上であった．急性呼吸不全に対する呼吸管理の第一選択は人工呼吸器による陽圧換気であるが，重症の肺細胞障害を有する症例においては陽圧換気自体が肺障害を引き起こす人工呼吸器関連肺傷害（ventilator induced lung injury：VILI）が知られており，VV-ECMO はそのような症例において自己肺の安静と臓器酸素供給を行うことを目的として適応される．

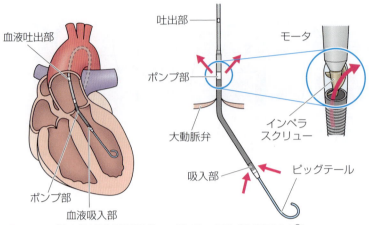

図19-5　経皮的補助循環用ポンプカテーテル(IMPELLA®)

C 大動脈内バルーンパンピング
intra-aortic balloon pumping（IABP）

厳密には人工臓器ではないが，最も広く臨床使用されている補助循環装置である．経皮的に大腿動脈から下行大動脈内にバルーンカテーテルを留置し，心拍動に同期させて拡張期に膨張（inflation）させ，収縮期に収縮（deflation）させることで心臓の圧補助を行う．心嚢拡張期に合わせてバルーンを膨張させることにより大動脈拡張期圧を上昇させ，冠動脈の血流を増加させ，心筋により多くの酸素化血流が供給される．また収縮期にバルーンが収縮することにより後負荷が軽減され，心臓はより容易に血液を拍出することができるようになり，心仕事量および心筋酸素消費量が著しく軽減することにより心拍出量の増加のみならず心筋ダメージを回復させることにも役立つ．注意点はVA-ECMOと同様に大腿動脈からアクセスするため，特に下肢閉塞性動脈硬化症を合併する症例などでは動脈解離，閉塞，血栓などのリスクがある．当然ながら胸腹部に大動脈解離や大動脈瘤を有する症例や中等度以上の大動脈弁閉鎖不全を有する症例では禁忌である．

D 経皮的補助循環用ポンプカテーテル（IMPELLA®）

経皮的に心臓内に留置可能な小型の軸流ポンプであるIMPELLA®がわが国においても2017年に保険収載された．大腿動脈あるいは鎖骨下動脈から逆行性に上行大動脈に至り，大動脈弁を通過させて左室内に留置し，カテーテル内の小型軸流ポンプが左室内から脱血して上行大動脈に送血することで左心補助を行うことが可能となる（図19-5）．適応は内科的治療抵抗性の急性心原性ショックのうち急性左心不全を主体とする循環不全が遷延し，従来のIABPやVA-ECMOによる補助循環のみでは救命困難と予想される病態である．

IMPELLA®を既存のデバイスとどのように併用，あるいは使い分けるかが今後の課題である．

5 人工弁

心臓弁膜症においては，弁の変性破壊が高度で正常の弁機能が維持できない場合には，弁形成術あるいは人工弁に置換する弁置換術が適応となる．人工弁には生体材料を用いた生体弁と金属や高分子材料を用いた機械弁がある（図19-6）．

A 生体弁

ステント（ポリエチレンポリマーやコバルトクロム合金でつくられた弁支柱）付き生体弁とステントレス生体弁がある．ステント付きの生体弁は，ウシの心膜やブタの心臓弁を用いて作られている．ステントレス生体弁はブタの大動脈弁を加工したもので，ステントの固い部分がないために弁の柔軟性が保たれる．

弁膜部分が生体でできている生体弁は機械弁に

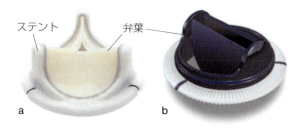

図 19-6 人工弁
a：生体弁．b：機械弁．

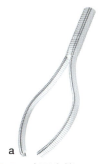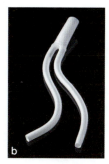

図 19-7 人工血管
a：ダクロン製人工血管．b：ePTFE 製人工血管．

比べ抗血栓性が優れている．機械弁では弁置換術後の抗凝固療法が必須であるが，生体弁では抗凝固薬を術後 3 か月程度投与するのみで，以後の継続的な服用は必要ない．しかしその一方，生体弁は機械弁と比較して耐久性が劣り，耐用期間は 10～15 年，最長でも 20 年といわれており，再置換が必要となる場合がある．

B 機械弁

機械弁は，人工材料から構成されている弁であり，以前はディスク・タイプが用いられたが，現在の機械弁の主流は二葉弁である．主にパイロライト・カーボンという材料でできた半月状の 2 枚の弁葉が蝶の羽のように開閉する構造をしている．機械弁の注意すべき点は，抗凝固療法を必要とするところであり，機械弁挿入後は生涯にわたって抗凝固薬を内服する必要がある．一方，耐久性は生体弁に比し格段に勝る．

6 人工血管

人工血管はその作製にあたって抗血栓性および開存性，耐久性，生体適合性，感染抵抗性などのさまざまな因子を考慮しなければならず，大動脈および末梢血管外科手術においては必要不可欠である．大動脈外科領域で使用する大口径人工血管（内径 10 mm 以上）の研究開発においては，布製（ポリエステル製）人工血管の開存性，耐久性などにおいてはほぼ完成の域に達した．近年は人工血管にステントが縫い付けられたステントグラフトが開発・普及し，大動脈瘤治療において血管内治療という新たな分野が確立した．一方，中～小口径人工血管領域では，既存の布製，ePTFE 製人工血管に加え，近年の再生医学，生体組織工学の進歩により，これらを応用したバイオ人工血管の研究開発が行われている．

A 布製（ポリエステル製）人工血管

布製人工血管は現在，大動脈置換に最も多く使用されている人工血管であり，ポリエステル繊維を編んで作製したダクロン（DACRON®）が主材料となっている（図 19-7a）．この繊維の織り方によって平織り（woven）とメリヤス織り（knitted）に分けられ，繊維間隙（有孔度）に違いが生じる．knitted DACRON® は woven DACRON® に比し有孔度が高く，有孔度が高いほど人工血管の間隙に自家組織が入り込み，人工物と自家組織が一体化したような血管となりやすいとされているが，その一方で人工血管の耐久性は有孔度が高いほど低下することから，一般的に胸部大動脈領域では woven DACRON® が用いられる．

移植後の人工血管からの血液漏出を防ぐため，かつては患者血液を用いて術中に pre-clotting を施行していたが，その後ゼラチン，コラーゲンやアルブミンなどで被覆された人工血管，すなわちシールドグラフトが開発され急速に普及した．

B ePTFE 製人工血管

expanded polytetrafluoroethylene（ePTFE：伸縮性ポリテトラフルオロエチレン製グラフト）人工血管は，撥水性材料である polytetrafluoroethylene（Teflon®）を筒状にし，急速に引き延ばして一体形成したものである（図 19-7b）．この人工血管はほとんど繊維間隙（有孔度）がないために血球成分は全く漏出しないが，稀に血漿成分の濾出により人工血管周囲に体液貯留（血清腫；seroma）

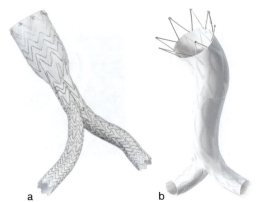

図 19-8　腹部用ステントグラフト
a：Excluder®．b：AFX®．

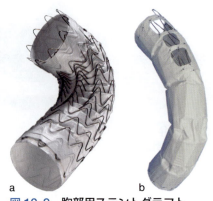

図 19-9　胸部用ステントグラフト
a：ゴア® CTAG．b：Najuta®．

を形成することがある．本グラフトは，ダクロン製のグラフトより吻合部の針穴から出血しやすいという短所を有するものの，長期開存性に優れることから 6〜10 mm の末梢血管の再建に多用されている．近年，人工血管内腔にヘパリンコーティングされたヘパリン使用型人工血管が開発され，抗血栓性向上効果および，人工血管内腔への新生内膜増殖抑制効果が報告されており，末梢血管領域における開存性の向上が現状では最も期待される人工血管である．

C ステントグラフト

ステントグラフトとは人工血管（グラフト）にステントを縫い合わせたものであり，大動脈瘤の血管内治療において使用されるデバイスである〔第 28 章「血管」の「血管内治療」の項（→430 頁）参照〕．現在，わが国で承認市販されている腹部用ステントグラフトとしては，Excluder®（図 19-8a）や AFX®（図 19-8b）が代表的であるが，Zenith®，Endurant®，Aorfix™ も使用される．一方胸部用ステントグラフトは，ゴア®CTAG（図 19-9a），Najuta®（図 19-9b）が代表的であるが，Valiant™，Zenith®，Relay Plus® も使用される．

ステントグラフト作製において被覆材料としての人工血管はデリバリーシースの口径に影響するため，デリバリーシースの細径化のため可能な限り薄くする必要性がある．薄くなるほど人工血管自体の破綻が危惧されるため，損傷リスクを軽減しつつ薄く加工できるポリエステル製人工血管を用いているステントグラフトが多い．通常より薄くするため，細いポリエステル糸を用いて織り密度を落とし，シールドグラフトではない．一方，ePTFE 製人工血管はグラフト素材を薄くしても耐久性が保たれる利点がある〔ステントグラフト内挿術に関しては第 28 章「血管」の「大動脈瘤・大動脈解離の血管内治療」の項（→432 頁）参照〕．

7 人工腎臓

急性あるいは慢性腎不全患者に対して腎機能の代行あるいは補助を行う装置を人工腎臓と呼び，具体的な方法としては血液透析と腹膜透析がある．そのほとんどは血液透析を行っており，年間の患者数は 2019 年で 34 万人に達している．血液透析は人工臓器のなかでも最も古くから最も多くの患者に行われている治療装置である．

A 人工腎臓の適応とメカニズム

人工腎臓の適応は，薬物を中心とした内科的治療に反応しない，① 水分バランスの増加による肺水腫などの臓器障害，② 代謝性アシドーシス，③ 高カリウム血症を中心とした電解質異常，④ 高尿酸血症であり，慢性腎不全の場合はこれらの条件が予想されうる状況が人工腎臓の適応となる．その目的は，水分および電解質バランスの補正，および尿素などの窒素化合物を含む体内老廃物の除去である．腎臓の機能の 1 つである造血ホルモンであるエリスロポエチン，カルシウム代謝を司る活性化ビタミン D の産生に関しては人工腎臓ではなく補充療法にて対応する．

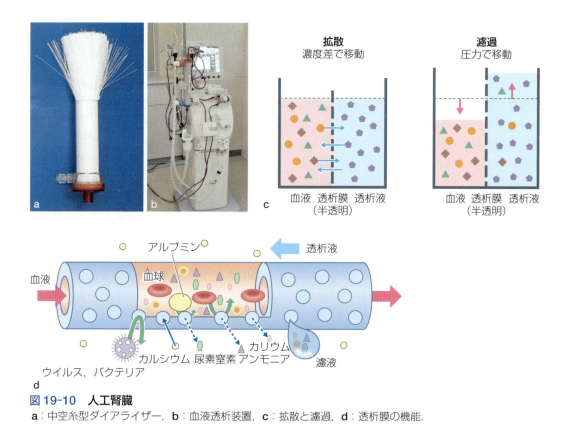

図 19-10　人工腎臓
a：中空糸型ダイアライザー，b：血液透析装置，c：拡散と濾過，d：透析膜の機能．

　血液透析はポンプを用いて老廃物が蓄積した患者血液を脱血・体外循環させ，ダイアライザーと呼ばれるポリメチルメタクリレート（PMMA）などの合成高分子膜やセルロース膜でできた透析膜の集合体を介して血液浄化を行い，再び体内に送血することにより行われる（図 19-10）．透析膜では患者血液を透析液（患者血液とは逆に K，P，Mg 濃度が低く Ca，HCO_3^-，Cl^- 濃度が高く設定されている）と接触させ，濃度の高い部分から低い部分へと溶質が移動する拡散（血液透析；hemodialysis：HD）の原理と，透析膜に圧力をかけることにより水分や溶質を膜の反対側に移行させる濾過（血液濾過；hemofiltration：HF）の組み合わせにて血液が浄化されている（図 19-10c）．電解質など小さな物質が透析膜の無数の孔を容易に通過することにより拡散にて物質移動が行われるが，500～5,000 ダルトン以上の中分子以上の大きさをもった物質は圧較差を加えて濾過することにより物質移動が可能となる．

　ダイアライザーには，中空糸型透析膜で作られたものと積層型透析膜で作られたものがある．中空糸型では約 1 万本のストロー状の中空糸が筒の中に固定されており，この筒の内側を血液が，外側を透析液が流れる構造になっており最も広く使用されている（図 19-10a）．積層型では数層の平らな固定版の間に透析膜を挟み，透析膜の間を血液が流れ透析膜と固定板の間を透析液が流れる構造になっている．ダイアライザーでの血液透析においては中空糸型，積層型いずれにおいても非常に狭い空間を血液が通りながら血液浄化がされるため，ヘパリンやナファモスタットを使用して抗凝固を行うことが必須である．

B 急性血液浄化療法

　敗血症性ショックなどに伴う急性腎不全においては，循環動態が不安定なために大量の血液を短時間で体外循環させて血液浄化を行うことは現実的に不可能であることが多く，短時間での血液浄化ではなく，24 時間継続する持続的血液浄化療法が行われる．持続的血液浄化療法の黎明期に

は，動脈から脱血して静脈に送血し，その間にダイアライザーを間置して動静脈の圧較差により血液浄化を行う持続的動静脈濾過透析（continuous arteriovenous hemodiafiltration）が行われた．近年は十分な脱血を静脈から行える経皮的透析用大径カテーテルの開発と，圧較差のないなかで血流を維持できるポンプの開発により，静脈脱血送血による持続的血液浄化療法〔持続的静静脈血液透析（continuous veno-venous hemodialysis：CVVHD），持続的静静脈血液濾過（continuous veno-venous hemofiltration：CVVHF），持続的静静脈血液濾過透析（continuous veno-venous hemodiafiltration：CVVHDF）〕が主流となった．これらは静脈脱血が原則となっている現在では持続的血液濾過透析（continuous hemodiafiltration：CHDF）と呼ばれることが多い．静脈脱血を用いた血液浄化療法は，ダイアライザーをエンドトキシン吸着担体となるポリミキシンB固定化繊維カラムに置換することで，エンドトキシンショックに対するエンドトキシン吸着療法に応用することもできる．

C 維持透析療法

慢性腎不全におけるブラッドアクセスは外科的に作成されたシャントを用いて行われる．橈骨動静脈シャントを作成して大きく圧の高い皮下静脈を作成することで，毎回の穿刺および透析装置への血流確保を容易にすることが可能となる．血液ポンプは使用するが，ヘパリンにて抗凝固した血液をダイアライザーに循環させることで血液浄化を行う．通常週2〜3回，1回4〜5時間ほどの治療を行い，決められた体重になるように除水を行う．維持透析患者は水分量の増減に寛容な状態となっているため，急性腎不全患者のような持続的血液浄化は必要なく，数時間で2〜3日分の血液浄化と除水を行う．

維持透析患者に発症する合併症としてはアミロイドーシス，腎性貧血，二次性副甲状腺機能亢進症，動脈硬化症などがあげられる．アミロイドーシスはβ_2ミクログロブリンが沈着することで発症することが知られており，関節や骨に沈着して神経圧迫症状などを引き起こす．通常の血液透析（HD）ではなく圧を追加した血液濾過透析（hemodiafiltration：HDF）がβ_2ミクログロブリンの除去

効率の向上に重要であることが知られている．HDFにはオフラインHDFとオンラインHDFという方法があり，オフラインHDFは補液バッグに入った薬剤を規定量だけ補液として使用するため濾過するために足される補液量は少ないが，オンラインHDFは大量の透析液をそのまま補液として使用し，濾過するために足される補液量が多くなるシステムであり，より多くの老廃物を取り除くことができる．ただしオンラインHDFを行うには清潔な透析液を使用することが絶対必要条件であり，厳重な透析液の水質管理が必要である．

D 腹膜透析

慢性腎不全に対する透析療法としては血液を介して透析を行う血液透析が主流であるが，その実際の施行においては透析病院において週に2〜3回，1回4〜5時間ほどかけて行うことが必要である．一方最近は，自宅にて施行可能な腹膜を介した腹膜透析（peritoneal dialysis）を行う症例が増加傾向にある．腹膜透析の特徴は，腹腔内に留置した腹膜透析カテーテルを使用して自宅での透析が可能なことであり，病院への通院が月1回程度であるためよりQOLの高い治療が可能である．腹膜透析の原理は，腹腔内に透析液を注入して一定時間貯めた後に外に出すことで腹膜を介して血液を浄化することである．腹腔内に注入された透析液を一定時間（4〜5時間）貯めておくと腹膜に多く存在している毛細血管から老廃物や余分な水分，電解質が透析液のほうに移行するので，腹膜透析カテーテルを介して透析液を排出し，新たな透析液に交換する"バッグ交換（30分程度の所要時間）"を行う．

腹膜透析のメリットは，血液透析に比してゆるやかな透析であるため心血管系への負担が少ないことや，透析導入後も残存している腎機能が維持されやすいため長く尿量が維持できるということのほか，何よりも自己で行えるという性質上から自身のライフスタイルに合わせた透析が可能であるということがあげられる．また，腹膜透析には1日に2〜5回透析液を交換する連続携行式腹膜透析（continuous ambulatory peritoneal dialysis：CAPD）と夜間就眠時に自宅で自動透析器と透析液を使用して透析を行う自動腹膜透析（automated peritoneal dialysis：APD）がある．

腹膜透析の合併症としては，腹膜透析カテーテルの感染に伴う腹膜炎，長期の腹膜透析に伴う腹膜劣化による10年程度での血液透析への移行，腹膜の肥厚や癒着による被囊性腹膜硬化症などがあげられる．

8 人工肝臓

肝臓は人体で最大の固形臓器であり，その機能としては代謝と解毒，生体必須物質の合成と貯蔵，胆汁分泌などがあげられ，500種以上の化学代謝機能を有しているといわれている．その全貌はいまだ明らかになっていないため，ポンプ機能の心臓，酸素化と換気機能の肺，排泄機能の腎臓などと異なり，人工肝補助療法(artificial liver support：ALS)によって肝機能を全面的に補完することは現実化しておらず，一部の機能を補助する役割にとどまっている．そのような状況下で，培養肝細胞を利用することで肝臓の機能を代替する生物学的人工肝臓(bioartificial liver：BAL)が目指されるようになった．しかしながらBALも実地臨床に応用可能なものはいまだ開発されておらず，肝不全患者に対してはさまざまなALSを組み合わせて内科的治療を行いつつ肝臓移植を待機するというのが現状である．

A 人工肝補助療法 artificial liver support (ALS)

ALSには血漿交換(plasmapheresis；plasma exchange：PE)，血液濾過透析(HDF)などが含まれる．PEとは，体外循環にて患者の全血を血漿成分と血球成分に分離し，病因物質を含む血漿成分を新鮮凍結血漿(fresh frozen plasma：FFP)と交換する血液浄化療法の1つである(図19-11)．PEは肝臓の解毒機能を代役するまでには至らず，主に凝固因子を含む血漿補充療法を大量かつ短時間に行うことが主な役割である．すなわち大量の新鮮凍結血漿を投与することは大量の水分負荷となるため，血漿成分を補充しつつ大量の水分負荷をかけない方式とも考えられる．新鮮凍結血漿は医療経済的に非常に大きな負担となるため，患者あたりの施行回数に制限が設定されている．

わが国ではPEに持続血液濾過透析(CHDF)を組み合わせることで肝不全にて血液中に増加する

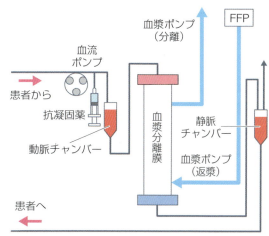

図19-11 人工肝補助療法(ALS)の血漿交換回路

中分子物質を除去することや，PEにおいて大量に投与されるFFPによる高ナトリウム血症や代謝性アルカローシスを補正することが期待されたが，解毒という意味での肝補助としての役割はきわめて限定されていた．そこで最近は透析液をきわめて大量(500 mL/min)に流しつつ濾過透析を行うhigh-flow CHDFが開発され，肝不全に伴う肝性脳症からの意識覚醒率の向上が図られており，特に急性肝不全に対する脳死肝移植待機患者において一定の効果が報告されている．すなわち，現状において急性肝不全の治療としては，high-flow CHDFにて脳症の進行を抑え，PEにて凝固因子の補充を行いつつ内科的補助療法を行い，回復が見込めない症例においては脳死あるいは生体肝移植を待機することが一般的な治療戦略である．

海外では肝不全で増加した血中アルブミン結合毒素を選択的に除去する(molecular adsorbent recirculating system：MARS)が用いられてきた．MARSにおいては透析液にアルブミン溶液を使用し，活性炭とイオン交換樹脂カラムを用いて吸着する方法であり，アルブミンに結合するビリルビン，胆汁酸，芳香族アミノ酸，サイトカインなどを除去することが可能とされていたが，臨床試験の結果は6か月生存率に関して一般治療に対する優位性が否定された．

B バイオ人工肝臓 bioartificial liver (BAL)

BALは，肝細胞や肝細胞集合体(スフェロイ

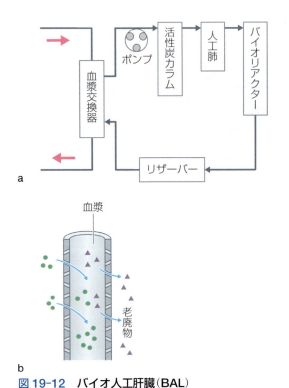

図 19-12 バイオ人工肝臓（BAL）
a：血漿交換回路，b：血漿が流れる中空糸膜の断面.

ド）をゲル材料や中空糸など免疫隔離可能な材料で隔離してモジュール内に充填し，その中に血液を流すことで肝臓と同様の機能をもたせることを目的としたものであり，現在は血漿分離器と組み合わせたハイブリッド型の体循環型 BAL が主流となり開発されてきた（図 19-12）．そもそも BAL の研究はブタから摘出した肝臓を用いた異種間肝灌流から始まったが，異種臓器に対する拒絶反応などにより長期生存率の向上には至らなかった．その後肝細胞の単離が可能となると，肝細胞を浮遊させたモジュールを用いた研究が行われるようになったが，肝細胞は付着性の細胞であり浮遊系では長期細胞生存が困難であったため，その後は前述のように肝細胞や肝細胞スフェロイドを高分子ゲルでカプセル化して充填したモジュール，マイクロキャリアに付着させ培養するモジュール，あるいは中空糸外部空間に肝細胞や肝細胞スフェロイドを高分子ゲルでカプセル化したものを充填したモジュールなどが開発されたが，いずれのBAL もある程度の効果はみられるものの明確な有効性の証明にまでは至っていない．

BAL の課題としては，実際の肝臓と同様な内皮細胞，胆管細胞との関係のうえで成り立つ肝立体構造の実現が困難であること，膨大な数の肝細胞の調達が困難なことがあげられる．ブタ肝細胞は大量に入手可能である反面，ブタ内因性レトロウイルスのヒトへの感染の危険性が危惧され，国内でのブタ肝細胞を用いた BAL 研究は中断されている．ヒト多能性幹細胞からの肝細胞供給においても小動物実験レベルでは可能であるが，ヒトレベルの大量細胞調達は困難である．現状でのBAL 研究は，ヒト多能性幹細胞を用いて3次元培養や肝細胞以外の肝構成細胞との共培養により，肝臓組織に近い立体的3次元細胞集団からなる肝原基の調整にシフトしているのが現状である．

Frontier

人工肝臓における肝細胞供給

代謝系ハイブリッド型人工臓器における細胞供給は，ブタなどの動物由来細胞から始まったが，異種拒絶反応やブタレトロウイルス感染などの問題が明らかとなった．iPS（induced pluripotent stem）細胞は山中伸弥博士がヒト線維芽細胞などすでに分化した体細胞に山中因子（*Oct3/4*, *Sox2*, *Klf4*, *c-Myc*）を導入することで多能性幹細胞に逆分化させる手法であり，そこに種々の増殖因子を導入することでさまざまな臓器細胞に再分化させることが可能となる．iPS 細胞を活用した代謝系人工臓器の開発に期待されている〔iPS 細胞に関しては第 20 章「再生医学」の「iPS 細胞」の項（→242 頁）参照〕．

9 人工膵臓

A 機械的人工膵臓

膵臓には Langerhans 島の β 細胞から分泌されるインスリンと α 細胞から分泌されるグルカゴンによる血糖調節機能のほか，消化液外分泌機能を有することが知られているが，臨床的に最も問題となり，かつ罹患率の高い膵疾患は糖尿病である．人工膵臓開発の目的としては血糖をモニターしつつインスリンを投与することであり，比較的その目的がシンプルであるため機械的人工膵臓の開発が進んでいる．人工膵臓は持続的に血糖を測定するセンサーとインスリン注入ポンプとインスリン注入制御装置からなる．皮下あるいは静脈に留置された血糖センサーから人工膵臓に情報を伝達することにより，必要なインスリン量が計算さ

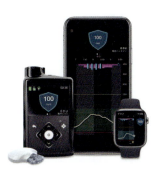
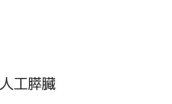

図 19-13　携帯型人工膵臓
〔画像提供：日本メドトロニック株式会社〕

れてインスリンが体内に注入されるシステムが基本である．

　機械的人工膵臓は，まずベッドサイド型人工膵臓が開発され，臨床応用が可能となり2016年にわが国で保険収載となった．その後，長期にわたる血糖値の厳格なコントロールを目的として携帯可能な携帯型人工膵臓が開発された（図 19-13）．携帯型人工膵臓では食事の血糖上昇を抑えるための追加インスリン投与は患者によるボタン操作で可能である．Hybrid Closed Loop（HCL）システムにおいては持続グルコース測定に連動し，基礎インスリンが24時間自動調整され，食事の際や高血糖時は，ボタン操作で追加インスリンを投与する．一方，Advanced Hybrid Closed Loop（AHCL）システムにおいては，持続グルコース測定に連動し，基礎インスリンを24時間自動調整し，さらに基礎インスリンの自動調整では抑えられない高血糖を検知すると，自動で補正インスリンを投与する．ただし，食事時はボタン操作で追加インスリンを投与する必要がある．さらには体内にシステムを植込んでしまう植込型人工膵臓においては，光センサーによる経皮的持続血糖測定装置を義歯あるいはイヤリングとして装着することで血糖値を持続的に測定し，その情報を腹部の皮下に埋込んだ埋込型人工膵臓に送ることで自動的に体内にインスリンを投与するシステムである．

B　バイオ人工膵臓

　バイオ人工膵臓とは，ヒトに移植可能となるような無菌状態で飼育された膵島細胞を高分子ゲルや半透膜など（栄養分やインスリンなどは透過可能）にて被覆した状態で体内に移植するものである．膵島細胞としては，以前はブタなどの異種細胞が用いられたが，最近はES細胞や組織幹細胞をインスリン分泌細胞に分化誘導させる方法が研究されている．

　マイクロカプセル型，マクロカプセル型，血液灌流型に分けられる．マイクロカプセル型は1つひとつの膵島を高分子ゲルで被覆しカプセル化したものであり，通常の膵島移植と同様に腹腔内に移植することが可能である．マイクロカプセル型は免疫細胞から隔離できるうえ，比較的隔離膜厚が薄いために拡散による透過時間が短く，栄養分の透過や細胞の応答が速くなるというメリットがあるが，移植したマイクロカプセル膵島の機能が低下した際に回収することが困難であるという問題がある．マクロカプセル型は，多数の膵島を高分子ゲルあるいは半透膜などで被覆した比較的大型の移植用膵島である．カプセルのサイズが大きくなるため，膵島機能低下時の摘出が可能になるが，一方移植部位によっては血流の確保が課題となることがある．血液灌流型は中空糸モジュール半透膜などに膵島を封入隔離した流路に血液を灌流させる技術であるが，装置サイズが大きく，また血栓形成のリスクが高く実用化には至っていない．

第20章 再生医学

　疾病や外傷によって機能的あるいは解剖学的に廃絶した組織や臓器を，健康な他者のものと置換して治癒を図る「移植医療」は，20世紀に確立された最も意義のある医学的業績の1つと称される．世界中で多くの患者の生命を救い，その生活を改善してきた「移植医療」は，提供者（ドナー）とその家族による比類なき寛大な行為により初めて成り立つ．しかし，治療に要する「提供臓器」が不足している状況は，わが国はもちろん国際的にも深刻である．新たな代替療法として，細胞移植による組織機能の修復や，幹細胞から組織・器官を形成し，欠損組織・臓器の補填を目指す「再生医学」は，21世紀の医療として期待がかけられ，基礎研究が推進されてきた．

　再生医学を行う手法として，クローン作製，臓器培養，多能性幹細胞の利用，自己組織誘導の研究などがある．1997年に報告されたクローン羊作製の成功により，再生医学研究は隆盛を迎えた．しかし臨床応用の可能性の面で，クローン羊の成功よりも多くの注目を集めたのは，1998年，米国のThomsonらによるヒト胚性幹細胞（ES細胞）の単離・培養技術の確立である．ヒトES細胞から，ドーパミン産生細胞を含む各種神経細胞，膵島細胞，各血球系細胞，血管内皮細胞への分化が報告されており，Alzheimer（アルツハイマー）病，Parkinson（パーキンソン）病，脊髄損傷，重症糖尿病，重症血液疾患への応用が期待されている．

　しかし，クローン技術やヒトES細胞を用いる技術を臨床的に応用する場合，さまざまな生命倫理の問題が提起される．クローン人間の作製は，わが国を含め先進諸国で法律によって禁止されている．ヒトES細胞の樹立に関しても，研究利用自体は認める傾向にあるが，臨床応用にとって重要な技術であるヒトクローン胚の作製に関しては，国際的にも慎重に取り扱いがなされている．ヒトクローン胚は，不妊治療の際の余剰な受精卵から核を取り除き（除核卵），体細胞の核を移植することにより生じる胚であり，その胚から樹立されたヒトES細胞から分化誘導した細胞を体細胞提供者に移植することにより，拒絶反応のない再生医療を実現できる可能性があるとされている．一方，ヒトクローン胚は，ヒト受精胚と同様に「人の生命の萌芽」と位置付けられ，倫理的に尊重されるべきものとされている．また，ヒトクローン胚の作製は，ヒトクローン個体の産生につながるおそれのあることから，これを事前に防止するための規制がなされている．

　クローン胚からのES細胞の作製における生命倫理の問題に加え，研究者の社会倫理が問われる事例も関連して，再生医学の研究は世界的にも閉塞感が漂っていた．しかし，京都大学の山中伸弥らが体細胞由来の人工多能性幹細胞（iPS細胞；induced pluripotent stem cell）の生成に成功したのを機に，難治性疾患に対する治療の切り札として臨床応用を目指した研究が再活性化した．

　本章では，再生医学の現況と臨床応用への展望について概説する．

A 総論

　再生医療の実用化には，幹細胞の特定あるいは誘導（細胞源）と，その幹細胞から成熟機能細胞への分化誘導因子（シグナル因子），そして細胞増殖の足場材料（scaffold）といった3要素が重要といわれている．

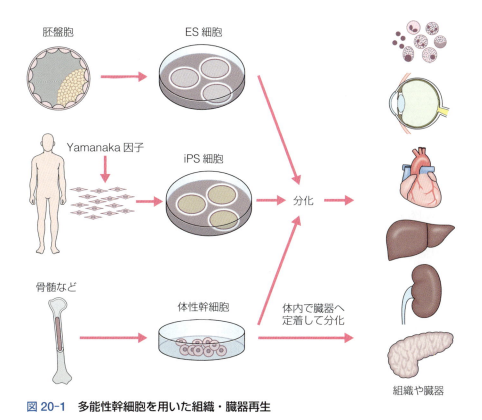

図 20-1　多能性幹細胞を用いた組織・臓器再生

1 幹細胞の特定あるいは誘導（細胞源）

幹細胞（stem cell）は，分裂して自分と同じ細胞をつくる能力（自己複製能；self-renewal capacity）とさまざまな細胞に分化する能力（多分化能；pluripotency）をもち，際限なく増殖できる細胞と定義されている．幹細胞は，対称分裂と非対称分裂の2種類の細胞分裂を行うことによって，自己複製を可能としている．対称分裂は2つの同一の娘細胞を生み出し，その2つはどちらも幹細胞の性質を受け継いでいる．それに対して非対称分裂では，幹細胞と，限られた自己複製能力をもつ前駆細胞を1つずつ作る．前駆細胞は数回の細胞分裂を経てから，成熟した細胞に分化する能力をもつ．

幹細胞には，その由来や能力などから，いくつかの分類がされており，主にES細胞，iPS細胞，体性幹細胞などがあげられる（図20-1）．

A ES細胞（胚性幹細胞）embryonic stem cell

一般に，1つの受精卵が7〜8回分裂（卵割）するまでの個体発生の早期段階を「胚」という．胚細胞は，身体細胞のすべての成熟細胞へ分化する増殖能力をもつ．この初期胚から将来胎児になる細胞集団（内部細胞塊）の細胞を取り出し，あらゆる細胞に分化できる能力（全能性）をもったまま生体外で培養し続けることができるようにしたものをES細胞という．癌化することなく未分化のまま培養が続けられ，外胚葉・中胚葉・内胚葉の3要素すべてに分化しうるのを特徴とする．

マウスのES細胞が1981年，MartinやEvansにより初めて樹立された．体外培養後，胚に戻し，発生させることで，生殖細胞を含む個体中のさまざまな組織に分化することができる．マウスES細胞を免疫不全マウスに移植した場合，奇形腫（テラトーマ）を形成し，そのなかで神経や上皮などの外胚葉由来の組織，軟骨・筋肉などの中胚葉に由来する組織，消化管などの内胚葉に由来する組織の三胚葉性の細胞分化が認められる．ま

た，その高い増殖能から遺伝子にさまざまな操作を加えることが可能である．このことを利用して，相同組換えにより個体レベルで特定遺伝子を意図的に破壊したり（ノックアウトマウス），マーカー遺伝子を自在に導入したりすることができるので，基礎医学研究ではすでに広く利用されている．

ヒト胚盤胞より ES 細胞を取り出し培養する技術は，1998 年に米国ウィスコンシン大学の Thomson らによって報告された．ヒト ES 細胞を用いても，マウス ES 細胞と同様に免疫不全マウスに移植した場合，三胚葉性の細胞分化が確認されている．ES 細胞は，個体を構成するすべての組織細胞に分化する能力をもつゆえ，分化誘導した細胞・組織移植といった新たな治療法は，さまざまな疾病に対して応用できると期待されている．また，ES 細胞は遺伝特性の同じ細胞を無限に培養できるというというところから，医薬品のテストや製造に最適とされている．しかし，前述した倫理的問題に対して，これまでに多くの議論が重ねられ，研究使用や臨床応用を制限する指針が策定されている．

B iPS 細胞 induced pluripotent stem cell

山中らは，数多くの遺伝子のなかから，ES 細胞で特徴的に働いている 4 つの遺伝子（*Oct3/4, Sox2, Klf4, c-Myc*）（Yamanaka 因子）を見出し，レトロウイルスベクターを使って，これらの遺伝子をマウスの皮膚細胞（線維芽細胞）に導入し，数週間培養した．その結果，体細胞の初期化（リプログラミング）が起き，ES 細胞に似たさまざまな組織や臓器の細胞に分化が可能な多能性幹細胞（iPS 細胞）が誘導された．その後，2007 年には，同様の 4 遺伝子を人間の皮膚細胞に導入してヒト iPS 細胞の作製に成功したことが報告された．この iPS 細胞作製方法は，比較的容易であるにもかかわらず，高い再現性が得られる画期的な技術である．生命の萌芽を犠牲にする ES 細胞に比べ，iPS 細胞の誘導には倫理的な問題がないことから，iPS 細胞を利用した再生医療の実現に向けた研究が国際的なトレンドとなった．しかし，これら Yamanaka 因子の遺伝子がどのようなメカニズムですでに分化した細胞を初期化するのかいまだ解明されていない．今後，iPS 細胞の初期化メカニズムを解明することで，より安全かつ効率的な iPS 細胞が樹立できることが見込まれており，研究の進展が期待される．

iPS 細胞を用いた再生医療における安全性の課題として，腫瘍化リスクがあげられる．体細胞に導入された初期化因子（癌関連遺伝子 *c-Myc*）が再活性化すること，あるいは人工的な初期化因子の導入に関連する宿主のゲノム傷害（内在性発癌遺伝子の活性化）により iPS 細胞が腫瘍化してしまう可能性がある．これに対して，再活性化を起こさない初期化因子が探索され，また，初期化因子が DNA に取り込まれない iPS 細胞の作製方法が開発されている．また，遺伝子変異は認めないものの，万能性を残した未分化細胞の残存による奇形腫の形成の懸念もある．

再生医療への応用以外にも，iPS 細胞は，疾患の原因解明や新しい創薬ターゲット探索の基盤技術としての利用が期待されている．患者由来の疾患特異的な iPS 細胞から体外で病理組織を作り，新薬開発の初期段階における副作用検査や創薬ターゲット探索に活用する研究である．従来，罹患組織から細胞を非侵襲的に採取することが不可能な疾患や，適切な病態モデルがなく十分に機能解析できない疾患などを，創薬の対象にするのは困難であったが，疾患特異的 iPS 細胞を活用することで，それらの疾患を対象とした病態解明や治療法の開発に関する取組みが可能となった．このような研究開発は，ヒトの体内に細胞などを移植することがないため，再生医療よりも早期に実用化できる可能性がある．現在では，疾患特異的 iPS 細胞バンクの構築・整備，候補薬となる化合物の評価系の構築などが，研究機関や製薬企業などによって進められている．

C 体性幹細胞 tissue stem cell

体性幹細胞は，身体の組織に存在しており，ある程度の多分化能をもち，発生過程や，細胞死，損傷組織の再生において，新しい細胞を供給する役割をもつと考えられており，成体幹細胞，組織幹細胞とも呼ばれる．ES 細胞に比べると，体性幹細胞のもつ多分化能は限定されると考えられているが，成人の組織サンプルから得ることができ，ヒトの胚を破壊する必要がないため，研究と治療に使っても議論をまねくことはない．患者の

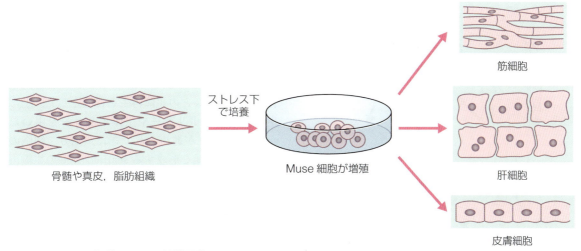

図 20-2 Muse 細胞を用いた組織再生

幹細胞を治療に用いることができることから，現在，いくつかの臨床応用が進められている．以下に，造血幹細胞と間葉系幹細胞の再生医療への応用例をあげる．

a 造血幹細胞

骨髄に由来し，すべての血液細胞に分化する．白血病や血液系癌の治療において，造血幹細胞移植としてすでに一般医療として普及している．

一般に，体性幹細胞は ES 細胞と異なり特定の系統の細胞にしか分化できないことが多い．しかし，造血幹細胞は赤血球，白血球，血小板ばかりでなく，組織に存在する肥満細胞，肝 Kupffer 細胞，破骨細胞，皮膚 Langerhans 細胞などにも分化できることが知られている（分化転換；trans-differentiation）．さらに，胚葉を超えて肝細胞，神経細胞，グリア細胞，筋肉，皮膚，消化管や気管支粘膜上皮細胞にも分化できる可能性も報告され，脊髄損傷，肝硬変，および末梢血管の病変への臨床応用が検討されている．

b 間葉系幹細胞

間葉系幹細胞（mesenchymal stem cells）は骨髄間質に由来し，中胚葉由来の骨・軟骨へ分化する．この分化能を利用して，骨関節疾患の再生医療において臨床応用が開始されている．間葉系幹細胞は，外胚葉や内胚葉由来の組織細胞へも分化することが報告されている．血管内皮細胞へも分化するのみならず，血管内皮細胞増殖因子（vascular endothelial growth factor：VEGF）を多量に分泌するため，下肢虚血疾患や拡張型心筋症や虚血性心筋症に対して，間葉系幹細胞の移植が臨床応用されている．

c Muse 細胞

前述のように，造血幹細胞や間葉系幹細胞では骨，軟骨，脂肪などの間葉系細胞のほかに，神経（外胚葉），肝細胞（内胚葉）など胚葉を超えた分化が報告されている．このことから，間葉系幹細胞に多能性の細胞が内在する可能性が議論されてきた．東北大学の出澤真理らは，ヒトの骨髄や真皮，脂肪組織のような間葉系組織や間葉系の培養細胞において，ストレス耐性のある新たなタイプの多能性体性幹細胞（multilineage-differentiating stress enduring cell：Muse 細胞）を見出した（図20-2）．Muse 細胞は自発的またはサイトカインの誘導により，単一の細胞から三胚葉すべての細胞に分化することができる．この細胞は，成人の生体内に存在する多能性幹細胞であり，これまで間葉系幹細胞でみられてきた幅広い分化能や組織修復を説明すると考えられる．Muse 細胞は遺伝子導入や化合物添加などの誘導操作を必要とせず分離できること，腫瘍性増殖を示さないこと，すでにヒトに移植が実施されている骨髄や間葉系細胞に含まれていることから，安全性について一定の実績を有している．また，フローサイトメトリーなどの一般的な手法により効率よく取得できることから，再生医療の実現にとって有効で安全性の高い細胞として期待されている．

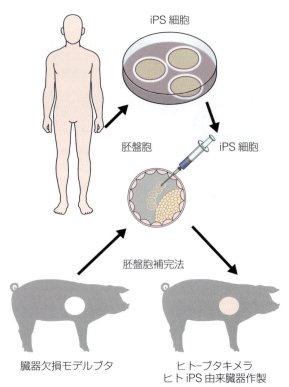

図 20-3　胚盤胞補完法による臓器作製

③ 足場材料と実質臓器の作製

　生体外で細胞を増殖させ組織形成を行うために，細胞外基質の役割を担う人工的に作製した足場材料を用いる方法があり，これまで血管，軟骨，骨，靱帯などの組織再生を目的として，主に生分解性合成ポリマーや生体ポリマーを用いたscaffoldの研究が進められてきた．他方，細胞のみから直接組織を形成するscaffold-freeの組織再生技術も進んでいる．温度応答性ポリマーを利用した細胞シートは，scaffold-freeの代表であり，すでに心筋組織や角膜に対して臨床応用され，その有用性が示されている．さらに，生体由来の血管網の上にiPS細胞由来の心筋シートを段階的に積層させ，細胞密度の高い立体心筋や管状の心臓の開発も進められている．また，より複雑な立体的細胞構造体も研究が進んでおり，バイオ3次元プリンターなどの工学的技術を応用する分野はbio-fabricationと呼ばれている．

　scaffold-freeの臓器再生法として，体細胞クローニング技術と胚盤胞補完法を用いて異種動物内でヒト臓器を作製させる研究が注目されている．胚盤胞補完法とは，特定の細胞を作る能力を欠損している動物の胚盤胞に正常な同種または異種動物由来の多能性幹細胞を注入し，キメラが成立すると，欠損した細胞が完全に多能性幹細胞由来のものに置き換えられるという技術である．2010年，中内啓光らは，この原理を応用し，遺伝的に膵臓を欠損するマウスの胚盤胞に，ラットの多能性幹細胞を注入することによって，マウスの生体内でラットの膵臓を作ることに成功した．2018年には，血管内皮・血液細胞欠損（*Flk-1*遺伝子欠損）マウス受精卵に多能性幹細胞を注入して作製したキメラマウスで，多能性幹細胞由来の血管内皮および血液細胞を作製することに成功した．この成果によって，胚盤胞補完法によって臓器のみならず臓器内の血管内皮および血液細胞も同時に多能性幹細胞から作製できる可能性があり，拒絶反応を起こしにくい移植用臓器の作製法として臓器再生および再生臓器の移植治療に大きく貢献するものと期待される．胚盤胞補完法をヒトに類似した特徴をもつブタに用いて，ヒト臓器の作製を目指す研究が進められている（図 20-3）．

② 幹細胞から成熟機能細胞への分化誘導因子（シグナル因子）

　ヒトiPS/ES細胞などの多能性幹細胞は，分化を起こしやすい条件で培養すると，心筋細胞，血液細胞，網膜細胞，神経細胞などさまざまな種類の細胞に試験管内で分化していく．しかし，多種類の細胞が混在して産生されてしまったのでは，臨床応用できない．疾患に関係した特定の種類の細胞を分化誘導産生する因子の同定や培養条件と単離法の確立が求められる．この目的で，培養環境中に，さまざまなシグナル因子を特定の組み合わせとタイミングで加え，iPS/ES細胞から各種成熟機能細胞を誘導する培養条件を同定する研究が進められている．また，このような培養条件の同定は，組織の発生のプロセスや分化のメカニズムに重要な知見をフィードバックするものと考えられている．

④ ダイレクトリプログラミング

体細胞から多能性幹細胞を経ずに特異的な分化細胞に直接誘導することは，「ダイレクトリプログラミング」と呼ばれており，基礎研究，創薬，さらには再生医療において，新たな潮流として研究開発が行われている．2010 年にスタンフォード大学の Wernig らが，マウスの神経で働く *Ascl1* と *Brn2*，*Myt1l* という 3 つの転写因子の遺伝子を皮膚細胞に導入すると，神経細胞へ変化することを発見した．2011 年に鈴木淳史らは，マウスの皮膚から抽出した線維芽細胞に 2 つの転写因子（*Hnf4α* と *Foxa1*，*2*，*3* のいずれか 1 つ）を導入することで，線維芽細胞を誘導肝細胞へと変化させることに成功した．2020 年には，ヒトの臍帯静脈や末梢血由来の血管内皮細胞に 3 つの転写因子（*FOXA3*，*HNF1A*，*HNF6*）を導入することで，長期培養による安定的な増殖が可能なヒト誘導肝細胞を作製することに成功した．「ダイレクトリプログラミング」を用いた再生医療では，移植した組織や細胞が癌化するリスクが低いことが期待されている．

⑤ 再生医療の実用化のための免疫制御

一般的に iPS 細胞は，罹患者自身から採取した細胞（自家細胞）から作製されたものと，他人の細胞（他家細胞）から作製されたものに大別される．自家細胞を使用する場合，拒絶反応のない移植用組織や臓器の作製が可能になると期待される一方，罹患者ごとに iPS 細胞の作製から細胞の培養までを行うため製造期間が長くなり，治療時期を逸する可能性や製造コストの問題などのため実用化に向かない．そのため，すでに樹立された他家細胞を用いた治療方法の確立が図られている．免疫拒絶反応を最小限にとどめるため，主要組織適合遺伝子複合体（major histocompatibility complex：MHC），すなわちヒト白血球抗原（human leukocyte antigen：HLA）を一致させた他家移植を想定して，HLA-A，B，DR ハプロタイプホモ由来の iPS 細胞を樹立してバンク化する事業が行われている．しかし，生体防御を司る自然免疫および獲得免疫系には，MHC の直接認識を介する

もの以外にも拒絶を惹起するポテンシャルをもつ機構が想定される．2017 年に河本宏らは，ヒト iPS 細胞から再生した細胞をナチュラルキラー細胞が殺傷することを示し，さらにその反応を抑制する方法を開発した．iPS 細胞を用いた再生医療のなかで起こりうる移植片の拒絶反応を軽減させるのに役立つと期待されている．

⑥ ゲノム編集技術を用いた再生医療

ゲノム編集は，人工の DNA 切断システムを利用して正確に遺伝子を改変する技術である．2013 年以降，CRISPR（clustered regularly interspaced short palindromic repeat）/Cas9 ゲノム編集技術により革命的に進展した．ゲノム編集技術の再生医療への応用例を以下にあげる．

iPS 細胞から特定の成熟細胞への分化誘導法を開発する際には，目的細胞に特異的に発現しているマーカー遺伝子を指標とすることが多い．ゲノム編集技術により，iPS 細胞内でレポーター遺伝子を相同組換えで目的とする遺伝子座に導入することが容易となった．

また，従来の患者由来体細胞からの疾患特異的 iPS 細胞株の樹立に加えて，健常人由来の iPS 細胞株にゲノム編集技術を用いて遺伝子変異を導入することによって疾患特異的 iPS 細胞株の樹立が比較的に容易となった．さらに，患者由来の疾患特異的 iPS 細胞株にゲノム編集技術を用いて遺伝子修復を行うことも可能である．このように，ゲノム編集技術の登場により，背景のゲノム配列は同一であるが疾患遺伝子のみ変異が入っている iPS 細胞株と入っていない iPS 細胞株を比較することで，正確な病態解析が可能となった．

B 各論

① 組織再生

A 皮膚

再生医療の分野において，皮膚組織についての研究は最も早期から始まっており，1980 年代から臨床応用され，熱傷や皮膚潰瘍などの創閉鎖に

利用されている．皮膚は自家生体由来細胞からの直接培養が可能であり，ES細胞や多能性幹細胞からの分化誘導を必要としない．表皮細胞の培養は1975年にGreenらによって報告され，数cm^{2}の皮膚組織から多量の培養表皮が得られることが報告された．1981年にO'Connorらによって臨床での使用が報告され，それ以後，幅広く臨床応用されている．

皮膚は表皮と真皮，皮下組織からなるが，表皮を構成する細胞は主に角化細胞であり，角化細胞が重層化して構成され，細胞外基質（extracellular matrix：ECM）はほとんど存在しない．Greenらの方法では，人工表皮を作製するには表皮基底層にある角化細胞を採取し，マウス由来の3T3-J2細胞をfeeder layerとして利用し，膜状に表皮細胞を増殖させることにより，培養表皮として使用する．この手法を用いて作製されたものが，2009年に自家培養表皮ジェイス®（ジャパン・ティッシュエンジニアリング）として保険収載されている．

真皮を構成する主な細胞は線維芽細胞であり，線維芽細胞が分泌したコラーゲンやエラスチンなどでECMが構成されている．また，表皮と違い，微小な血管が無数に走行している．真皮成分が欠損している場合，表皮は生着できないため，皮膚の全層欠損においては真皮の再生が重要となる．真皮では，ECMによるscaffoldが細胞の振る舞いに影響を与えており，真皮の再生において重要とされる．scaffoldとしてはコラーゲンを使用したものが多く報告されており，わが国においてもコラーゲンを使用した真皮欠損用グラフトとして，ペルナック®（スミス・アンド・ネフュー社），インテグラ®（Integra LifeSciences社），テルダーミス®（ジーシー社）が市販されている．また，海外においては，合成高分子に線維芽細胞を播種したDermagraft®（Organogenesis社）や，ナイロンメッシュに線維芽細胞を播種したTransCyte®（スミス・アンド・ネフュー社）も市販されている．さらにより皮膚の構造組成に近づけるため，血漿（Llamesら，2004年），ヒアルロン酸（Priceら，2007年），elastin matrix（Rnjakら，2011年）をscaffoldに加えた報告もある．また，2012年にKochらは，進歩が著しい「インクジェットプリンティング」の技術を用いて，線維芽細胞とケラチノサイトを3次元で構築したと報告した．

汗腺や毛髪といった皮膚付属器の再生についても現在研究されている．2013年にVeraitchらは，ヒトiPS細胞が毛包構造の一部を再生したと報告した．

B 骨，軟骨

欠損した組織の補填を目的とした組織工学の対象として，骨，軟骨は比較的早期から取り組まれてきた．対象となる病態として悪性腫瘍などによる広範囲の骨切除や骨粗鬆症の治療，軟骨の摩耗による欠損があげられる．骨欠損に対して自家骨移植や同種骨移植などが行われているが，再生医療が実現することで自家細胞や組織採取に伴う侵襲が少なくなることやドナー不足などの問題が解消される意義は大きい．当初は血管性を有さない扁平な組織であることから軟骨のほうが組織作製のよい適応であると考えられていた．その後，複雑な構造や血管系を有する骨においても自然再生力を備えていることから，再生臓器として研究が進んできた．骨では常に，リモデリングといわれる破骨，骨吸収，骨形成のサイクルが起こっており，定常状態では破骨後に同量の骨形成がなされる．骨欠損時の理想的な修復過程としては自己の骨組織の再生である．骨再生のためには，細胞源として幹細胞の供給と修復すべき場所にすぐに血行が形成され骨芽細胞が働くことのできるscaffoldおよび成長因子が必要となる（Langerら，1993年）．

骨幹細胞としては，脂肪組織，滑膜，骨膜，骨髄などさまざまな組織から誘導することのできる間葉系幹細胞を細胞源とする研究が多くなされている．骨再生には相応の細胞源が必要となるため，採取や培養に伴う効率などが検討され，すでに一部が臨床応用されている．

一方，軟骨は血管系が存在しないため栄養や前駆細胞の供給が乏しく，ほぼ細胞成分もないため自然に再生する能力はほぼ認められない．軟骨修復を期待して骨髄刺激や自家・同種移植などが行われている．細胞成分の欠如から免疫反応は乏しいと考えられるが，それぞれ軟骨の線維化，組織採取のための手術，自己組織との癒合性などの問題が存在する．間葉系幹細胞を用いた軟骨再生

は，短期的には良好な成績が報告されているが，軟骨細胞以外の細胞を含むさまざまな細胞種に分化することで，長期的には線維化や骨化，過形成などの問題を克服することが必要とされている〔Mithoefer ら（2009 年），Steck ら（2009 年），Gille ら（2010 年）〕．また，軟骨は長期の外力負荷下での耐久性や可変性，滑らかさなど相反する要素が要求されるため，生体力学的に耐久性のある組織の作製および残存組織との癒合が今後の課題としてあげられる．

C 血液，血球

血液の再生医療は，再生不良性貧血や白血病といった血液疾患に対する骨髄・臍帯血移植としてすでに確立している．この治療はドナーの造血幹細胞を用いて，患者の造血系すべてを置換する治療法である．この方法とは別に，目的に応じた血液細胞を iPS/ES 細胞から誘導する方法が研究されており，手術に伴う出血に対して行われる輸血の代替治療としての人工血液の開発および抗がん治療のための免疫担当細胞の開発が行われている．

輸血用血液は献血から成分を精製して行われているが，慢性的に血液は不足している．これを解消するために人工血液の開発が期待されるが，現時点で人工血液は実用化されていない．基礎実験においては，iPS/ES 細胞から造血前駆細胞に分化させ，この造血前駆細胞から末梢血の分化誘導に成功している．赤血球に関しては，2013 年に江藤浩之らが iPS 細胞から未熟な赤芽球である不死化赤血球前駆細胞の樹立に成功し，最終的にヒト赤血球になることが確認された．血小板に関しては，2014 年に江藤らが，iPS 細胞から血小板を産生する源となる不死化した巨核球細胞株血液前駆細胞を誘導し，この巨核球細胞株を成熟させて止血機能を有する血小板の産生に成功している．2019 年には，血小板輸血不応症を合併した再生不良性貧血の患者を対象とする iPS 細胞由来血小板の自己輸血に関する臨床研究が開始された．これらの技術は，大量培養もしくは保存といった技術が確立されれば，実用化への道が開けると期待されている．

免疫担当細胞の開発としては，2010 年に谷口克らはリンパ球における NKT 細胞から iPS 細胞の作製と，その iPS 細胞から腫瘍特異的な NKT 細胞への分化誘導に成功している．また，2013 年に古関明彦らは，がん患者に由来するキラー T 細胞から iPS 細胞を作製し，それを用いて誘導された T 細胞が元のがん抗原に反応する抗腫瘍効果をもつことを証明した．さらに，2011 年に千住覚らは樹状細胞やマクロファージの分化誘導法を確立したことを報告している．臨床応用としては，2020 年に飯沼智久らにより iPS 細胞から誘導した NKT 細胞を用いた頭頸部癌の免疫細胞療法の治験が開始された．

臓器に内在する NK 細胞は，それぞれ独自に分化成熟し，特徴的な自然免疫応答を担う．肝臓に内在する NK 細胞は TNF-related apoptosis inducing ligand（TRAIL）を発現し，肝細胞癌などに抗腫瘍活性をもつ．2021 年，大段秀樹らにより，肝細胞癌に対する肝切除後の再発予防を目的とした末梢造血幹細胞から誘導した肝内在様 NK 細胞移入療法の臨床試験が開始された．iPS 細胞から NK 細胞への誘導も報告されており，今後，免疫細胞療法への応用に期待がかかる．

D 血管再生

血管障害に対する新たな治療戦略として，1997 年に浅原孝之らにより発見された血管内皮前駆細胞（endothelial progenitor cell：EPC）による脈管構造を誘導する再生医療が実践されている．再生医療により血管を再構築するには，生体内で通常の脈管伸展が起こる微小環境を模倣することが足掛かりとなる．血管形成の過程には脈管形成（vasculogenesis）と血管新生（angiogenesis）の過程が存在する．脈管形成とは，既存の血管から発生するのではなく EPC が血管新生部位に到達して血管内皮細胞に分化，増殖し，新たな血管新生に加担する過程をいう．一方で，既存の血管がさまざまな増殖因子により血管支配領域を拡張し，新たな血管網をリモデリングする過程を血管新生という．血管新生を促す増殖因子として線維芽細胞増殖因子〔fibroblast growth factor（FGF）〕，血管内皮細胞増殖因子（vascular endothelial growth factor：VEGF），トランスフォーミング増殖因子 α/β（transforming growth factor α/β：TGF-α/β），胎盤増殖因子（placenta growth factor：PIGF），血小板由来増殖因子（platelet-derived growth factor：PDGF），肝細胞増殖因子(hepato-cyte growth factor：HGF)などが報告されている．脈管形成・血管新生の分子機構が解明されるなか，動脈・静脈への分化制御機構の解析も進められ，2007年にFoubertらは，受容体型チロシンキナーゼであるEph (erythropoietin producing human hepatocellular carcinoma)とそのリガンドであるEphrin (Eph-receptor-interacting protein)のシステムが重要であることを明らかにした．

　血管新生における分子の基礎的研究の進展を受け，その臨床応用も具体化されている．わが国においても，CD34陽性自家EPCの局所注入による，下肢閉塞性動脈硬化症などの末梢性動脈疾患に対する血管再生治療は先進医療に認可され，治療効果が示されている．

E 網膜，角膜

　iPS細胞を用いた再生医療の嚆矢として，2014年，高橋政代らによりiPS細胞から作った網膜の細胞を，加齢黄斑変性の患者に移植する臨床研究が開始された．加齢黄斑変性は網膜の中心にある黄斑の機能が加齢に伴い損なわれ視力が低下する病気で，先進国における主要な失明原因である．本研究は，iPS細胞治療としては世界初となる臨床研究であり，安全性と有効性が注目された．また，2020年にはiPS細胞から作製した網膜シートを網膜色素変性症の患者に移植する臨床研究が開始され，生着および安全性が確認された．

　また，2016年，西田幸二らは，ヒトiPS細胞から機能的な角膜上皮組織を作製することに成功し，2019年には角膜上皮幹細胞疲弊症に対する臨床研究が開始され，これまで拒絶反応や腫瘍形成といった重篤な有害事象は認めず，安全性が示された．

② 臓器再生

A 心臓

　重症心不全患者に対する細胞移植治療は，1990年代にSoonpaaらが心不全モデルマウスの心臓に移植したマウス心筋細胞が生着し，心機能を回復させることを示したことに始まる．これまでES細胞や間葉系幹細胞から心筋細胞への分化

誘導法の開発研究や，成人心臓内の心筋幹細胞を同定する研究が進められてきた．心筋再生の細胞源として，心臓に存在するc-kitあるいはsca-1が心臓幹細胞のマーカーとなり，心筋幹細胞を虚血部へ移植すると心筋細胞へ分化することが報告され，重症心不全患者に対する再生医療として臨床試験が行われている(Bolli, Makkarら，2011-2012年)．また，心臓幹細胞のほかにも，骨格筋芽細胞(Menaschéら，2008年)，骨髄由来細胞(Beitnesら，2009年)，脂肪由来細胞(Houtgraafら，2012年)を用いた心筋再生の臨床応用もすでに行われている．iPS細胞を用いた研究も進められており，心筋細胞への効率のよい分化誘導法や癌化の問題など解決すべき課題はあるが，ヒトへの臨床応用が期待されている．

　従来の一般的な細胞移植方法としてはdirect needle injection法が行われていたが，移植時の細胞損失，炎症反応の惹起，移植部位の制限など問題点があった．そこで前述のような細胞を組織化するためのscaffoldに細胞を定着させて移植する方法が主に研究されてきた．その他の手段として，2002年に清水達也らは，温度感応性培養皿を用いて細胞シートを積層化することで，scaffoldを用いないで3次元組織を構築することを可能にした．心筋細胞どうしの結合が起こり，それらの細胞間にギャップジャンクションが形成され電気的な結合が確立され，細胞シート全体が自律的に同期して拍動するため，細胞移植と比較し機能および生着率がよいことも示されている．これらの研究結果から，わが国において虚血性心疾患による重症心不全患者に対して骨格筋芽細胞シートを移植する臨床治験が2012年より澤芳樹らにより開始され，2015年に保険収載，2016年には保険適用となった．また，澤らは，ヒトiPS細胞由来心筋細胞を用いて，虚血性心筋症モデルブタの心機能を改善させることを報告した．さらに，医療用iPS細胞を用い，心筋細胞の分化誘導に用いる試薬や製造方法を改良することで，ヒトに移植可能な安全性の高い心筋細胞を大量に作製，シート化することに成功し，2020年にヒトでの安全性および有効性を検証する医師主導治験が開始された．同じ年，福田恵一らによる「難治性重症心不全患者を対象とした同種iPS細胞由来再生心筋球移植の安全性試験」の実施が厚生労働省に

よって認められた（図20-4）．

また，2013年には家田真樹らにより Gata4, Mef2c, Tbx5, Myocd, Mesp1 という5つの遺伝子を同時に導入することで，ヒト心臓線維芽細胞からiPS細胞を介することなく直接心筋様細胞を作製できることが発見され，外来性に細胞を移植することなく心臓内の心臓線維芽細胞を心筋細胞へ分化誘導させる可能性（心筋ダイレクトリプログラミング法）が示され，今後の研究が期待されている．

B 肝臓

肝臓は多彩な機能を備えた臓器であり，過度の機能障害を受けた肝不全の状態となると，しばしば全身性に合併症をきたし多臓器不全に陥る．現状で肝移植は肝不全に対する最も有効な治療選択肢であるが，深刻な脳死ドナー不足により施行症例数は限られている．わが国では生体部分肝移植に積極的に取り組んできたが，根本的なドナー問題の解決には至っておらず再生医療の進歩に期待がもたれる．

肝臓は顕著な再生能力をもった臓器として知られており，正常肝臓では60～70%の切除後も肝再生が起こることによって機能的に許容されることが知られている．肝再生，すなわち肝細胞およびその他の構成細胞の増殖には成長因子やサイトカイン，細胞外基質のリモデリングなどの統合的なシグナルカスケードが必要であるといわれている．しかし，ここでいう肝再生とは，真の意味で解剖学的に肝臓の一部分が再生するというよりは残存肝細胞の過形成による肥大が主体である．肝切除後，残存肝が肥大することで機能を代償するように，障害肝の合成能や代謝能の補填を目的として肝細胞やその前駆細胞を用いた細胞移植療法が再生医療として試みられている．また，一時的な肝機能の代償を目的として，肝細胞をbioreactor componentで機能増幅する生物学的人工肝臓（bio-artificial liver）の研究も進められ，一部臨床応用も試みられている．いずれにおいても細胞源が必要となり，肝臓から分離された肝細胞や多分化能をもったCD34陽性骨髄幹細胞が使用されてきた．ES細胞やiPS細胞から肝細胞の分化誘導も可能となってきているが，培養下で機能を維持したまま増殖させるには，肝細胞以外の細胞や基

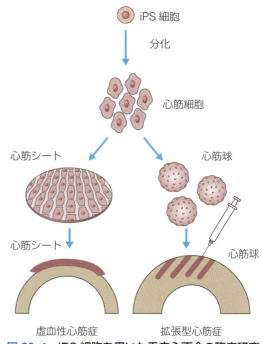

図20-4 iPS細胞を用いた重症心不全の臨床研究

質との相互作用が必須であることがわかってきており，一般に普及されるようになるには今後のさらなる研究に期待がされる．2019年には，笠原群生らにより，先天性尿素サイクル異常症の新生児にヒトES細胞由来の肝細胞を移植する治験が開始された．

一方，再生医学の最終目標ともいえる臓器作製については，肝臓は複雑な脈管系構造や多種の構成細胞の存在により，立体的な人工肝臓作製には高いハードルがある．近年，脱細胞技術を用い動物の肝臓から細胞外基質のみの鋳型を作製し，培養細胞を再充填することで立体構造をもった新たな肝臓を作り出す技術が報告された．また，2013年，谷口英樹らは，ヒトのiPS細胞から肝前駆細胞を作製し，間葉系細胞と血管内皮細胞を試験管内で一緒に培養したところ，球状の肝臓の芽ともいえる原基（ミニ肝臓）が自律的にできあがることを見つけた（図20-5）．その肝臓の原基を免疫不全マウスの体内に移植したところ，肝臓としての機能が発揮されることも確認し，iPS細胞から実質臓器を作製しうる可能性が示された．さらにミニ肝臓に必要なすべての細胞材料をヒトiPS細胞から分化誘導する技術，品質が一定の小型ミニ肝

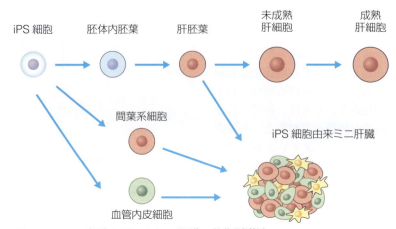

図 20-5　iPS 細胞を用いたミニ肝臓の分化誘導法

臓を大量製造する技術を報告し(2018 年)，臨床応用に向けての進展が期待されている．

C 腎臓

腎臓の再生医療は，慢性腎不全などの難治性腎疾患の治療に貢献するものとして開発が望まれている．腎臓は中胚葉系の臓器であり，中間中胚葉を経由したのち，尿管芽と後腎間葉とが相互作用することにより発生する．腎臓の機能の最小の構成組織であるネフロンは，この後腎間葉に由来する腎ネフロン前駆細胞(human nephron progenitor cells：NPC)から発生する．ヒトでは NPC は出生前に消失するため，出生ののちに失われたネフロンが自然に再生されることはない．ヒトのES 細胞から中間中胚葉への分化を経て，尿管芽および後腎間葉への分化を誘導し，腎臓の構造を構築しネフロンが形成されることが報告され，幹細胞による腎臓の再生医療に期待がかけられている．2013 年に長船健二らは，iPS 細胞をもとに，中間中胚葉を効率よく作製する方法やネフロンを構成する前段階の細胞である NPC を効率よく作り出す方法を報告している．iPS 細胞から作製したNPC を解析した結果，生体の NPC に特徴的な各種の遺伝子が発現していること，ネフロンを構成する細胞になる能力があること，$in\ vitro$ の3 次元培養系や $in\ vivo$ で尿細管に特有の蛋白質を発現し，尿細管に類似した立体的な構造を形成することが確認されている．

複雑な解剖構造をとる腎臓は，それぞれ特有の機能をもった細胞がネットワークを形成することで高次機能を司る．したがって，腎臓の再生には，特有の機能を有した細胞が適した部位に位置する必要があり，scaffold の形成が重要なポイントとなる．この難題に解決の道を示したのが，体外細胞質マトリックスを基盤に scaffold を形成する手法である．2010 年に Vorotnikova らはブタの腎臓を用いて，腎血管に脱細胞化剤を灌流させることで，組織から細胞成分を除去して体外細胞質マトリックスを残す方法を報告した．これを scaffold として利用すれば，腎臓全体の構造を維持することが可能になるが，使用している脱細胞化剤の問題があり，腎の微小脈管構造形成に課題を有している．

2015 年に横尾隆らは，幹細胞を動物胎仔の腎臓発生領域に移植し，腎臓発生に必須である複雑かつ精密な発生プログラムをそのまま借り受けることで，新たな腎臓を移植細胞から構築させる方法を考案した．すなわち，ヒト間葉系幹細胞をラット胎仔腎発生領域に打ち込み，自己組織化へと分化を促しヒト細胞由来のネフロンを再生させるものである(胎生臓器ニッチ法)．

D 膵臓

1 型糖尿病患者は，自己抗体によるインスリンを分泌する膵島細胞の破壊が原因となり，急速なインスリンの欠乏状態による高血糖，意識障害など重篤な障害を生じうる．内科的治療によりこれらの症状のコントロールが困難な場合には，これ

まで根治的治療法として膵臓移植あるいは膵島移植が行われてきた．しかしながら移植医療には，① 絶対的なドナー不足，② 移植後の拒絶反応，③ 術後の再発，などの問題点が指摘されており，インスリン分泌能をもつ細胞を用いた再生医療に関する研究が，臨床応用に向けて行われてきた．

　従来から糖尿病の治療を目的として，さまざまな手法による幹細胞を用いたβ細胞の分化誘導が試みられてきたが，多能性幹細胞の登場によりその分化誘導はさらなる発展を遂げてきた．2008年には複数の施設でES/iPS細胞からのインスリン産生細胞の誘導が証明され，2009年になるとMeltonらが1型糖尿病患者の皮膚細胞からiPS細胞を樹立し，インスリン産生細胞への分化誘導に成功したことで，1型糖尿病の発症メカニズム解明の一助となった．また浅島誠らは，膵臓細胞と同様に神経細胞が，本来はインスリン産生能をもっていることを明らかにし，鼻嗅球から成体神経幹細胞を樹立し自家移植することで糖尿病ラットの血糖が低下することを証明し，従来と異なった観点からより安全な再生医療の可能性を示した．一方で2011年に宮島篤らは，マウス由来のiPS細胞からインスリン産生細胞にとどまらず膵島そのものを分化・誘導し，2013年にはヒトiPS細胞からも同様の成功を収めた．さらには，2014年にMeltonらは，β細胞を作製する遺伝子を特定することで，iPS細胞やES細胞から大量にβ細胞を誘導可能であることを明らかにした．これらを用いることで糖尿病マウスに対する長期にわたる高血糖症状の改善を確認しており，糖尿病の根治へ向けての大きな一歩となった．さらに，2020年に長船健二らは，WNT7Bという蛋白質を用いて，ヒトiPS細胞由来の膵前駆細胞を大量に増殖培養するメカニズムを解明した．以上のように，幹細胞を用いた細胞誘導は，これまでのインスリン産生細胞への分化誘導から大量のβ細胞産生に至るまでの発展をみせており，大きな

進歩を遂げた．しかしながら，多能性幹細胞を用いた実際の臨床応用には，癌化リスクの軽減など安全性の確保，膵島細胞そのものの質・量の両面でのさらなる改善が必須であり，現時点では実際の臨床研究への目途は，依然として至っておらず，今後のさらなる進歩が期待される．

　こうしたなかで，異種動物内において臓器作製を行うことに着目した研究も行われている．2010年に小林俊寛らは，胚盤胞補完法を応用し，膵臓欠損マウスの胚盤胞にラットのiPS細胞を注入し，ラットiPS由来の膵臓が形成されることを証明した．また逆に，マウスiPS細胞をラットの胚盤胞へ注入しても同様に異種間キメラが成立した．このことにより器官形成の欠如した異種の生体内環境において，胚盤胞補完法を用いた固形臓器の再生が可能であることが証明された．このように異種におけるヒトの臓器作製において画期的方法により技術基盤が整いつつある．また，2019年の動物性集合胚の取り扱いに関わる関係指針の改正により，ヒトiPS細胞を注入した動物胚を動物の子宮に移植し，ヒト-動物キメラを作出する実験の施行がわが国でも可能となった．今後，臨床応用に向けて，生命倫理や法整備に関しての議論が必要である．

❸ 組織および臓器再生の展望

　本章で紹介したように，組織および臓器の再生医療においては，さまざまな課題をかかえつつも，基礎研究において多方面からのアプローチがなされており，すでに臨床用に至った事例もある．これらの基礎的および臨床的な知見が結実すれば，従来，治療困難とされていた難治性疾患や臓器不全に対する新たな治療手段になりうる可能性があり，臨床医学への貢献はもとより医療費削減の面からも，社会的に大きな意義があると考えられる．

第21章 術前術後管理と術後合併症

現代外科学は生体に対する侵襲をコントロールする麻酔管理の進歩と外科医の手術手技の向上を両輪として発展を遂げてきたといっても過言ではない．麻酔管理に関しては生体情報をリアルタイムにモニタリング・可視化することで侵襲性の高い手術が可能となり，また合併症を有する患者に対するリスク評価により，このような患者に必要な手術が施行可能となっている．一方外科手術手技に関しては内視鏡外科手術やロボット支援手術をはじめとした進化するデバイスに外科医が適応し，絶え間ない研鑽を重ねることで高度な手術手技が可能となっている．しかしながら生体に侵襲を加える外科手術においては，リスク評価と周術期管理に加え，術後合併症への対応が不可欠である．

近年の超高齢社会においては健康寿命の延長もあり，80歳，90歳あるいは100歳を超える高齢者への手術も通常に行われる状況になりつつある．しかしながら高齢者においては生活習慣病を中心とした併存疾患を複数有している場合も多く，悪性疾患も異時性かつ多臓器に発生することもあるため，手術も複数回に及ぶこともある．このような場合に術前の病態を的確に把握，加えてリスク評価を十分に行って周術期管理にあたることにより術後合併症を最小限に抑えることが可能となる．一方で小児に対する外科手術においては体重1,000g未満あるいは500g未満の低出生体重児を含む新生児だけでなく，国内でもすでに臨床試験が開始された胎児に対する外科手術も，欧米では子宮内での内視鏡外科手術として日常的に行われるなど，手術の対象年齢はさらに広がりつつある．

手術そのものが問題なく執刀された場合でも，患者の併存疾患や術前・術中の状態によっては術後合併症をきたすこともある．そのような場合でも合併症の徴候をいち早く見極めて適切に対応することで，より重篤な病態をきたすことを防ぐことが可能となる．縫合不全を中心とした術後合併症は悪性腫瘍の予後に影響を与えるため，リスクマネジメントに基づく術前術後管理と術後合併症への適切な対応は現在の外科手術・治療には必要不可欠である．

科学的なエビデンスに基づく周術期管理を行う一方で，外科医は非科学的な部分のスキル，つまり病棟回診やベッドサイドでの観察により患者が"なにか少し異変をきたしているのではないか？"

表21-1 術前管理の概要

1. インフォームド・コンセント
　治療・術前術後管理の手順，リスクの説明

2. 手術前の評価

(1)全身状態評価（performance status：PS）
- 病歴・生活歴の聴取，診察（視診，触診，聴診，打診など），採血，画像検査，生理機能検査

(2)麻酔前評価（ASA分類）

(3)栄養評価（ASPEN，ESPENガイドライン）
- 栄養サポートチーム（NST）介入
- 消化機能（＋）：経腸栄養剤や濃厚流動食
- 消化機能（－）：末梢静脈栄養や中心静脈栄養

(4)術前の感染対策〔感染対策チーム（ICT）介入〕
- 鼻腔，咽頭，喀痰（細菌検査）
- 院内感染菌からの隔離処置

(5)併存疾患の有無と評価
- 代謝，内分泌：糖尿病の血糖コントロール，合併症の評価
- 血液・凝固異常：貧血の補正，服用薬の手術前休薬と他薬移行調整
- 循環器疾患（NYHA重症度分類）：高血圧，虚血性心疾患の評価とコントロール
- 呼吸器疾患（Hugh-Jones評価）：肺気腫，間質性肺炎の評価と薬物投与，リハビリテーション
- 消化管疾患：消化管の狭窄や出血の評価，必要に応じて減圧・安静
- 肝疾患（肝予備能Child-Pugh分類）：急性肝炎・慢性肝炎・肝硬変の評価と薬物療法
- 腎疾患（腎予備能Ccr）：腎不全患者の合併症の評価，透析日程調整

表 21-2　術後管理の概要

		方法	術後合併症
一般管理	血圧・脈拍・呼吸・体温などのバイタルサインや尿量		換気不良，肺水腫，心不全，脱水
	血液・生化学検査	術後スクリーニング採血	
	胸部単純X線，腹部単純X線		ガーゼ遺残やドレーン位置確認　無気肺・肺炎・肺水腫・心拡大・イレウスの確認
	疼痛管理，体位変換，早期離床	呼吸抑制の回避や早期離床の促進，呼吸器合併症予防	呼吸抑制，肺炎，無気肺，肺血栓塞栓症
	手術創管理，ドレーン管理	創を滅菌ドレッシング保護，ドレーンの屈曲・閉塞・逸脱防止	
	栄養・水分・電解質	水とNaに注意し輸液〔非機能的体液（サードスペース）を考慮〕	Na, Kの異常，肺水腫
疾患の管理	術後感染症	抗菌薬の予防的投与，血清学的検査，創部の観察，ドレーン管理，細菌培養検査	全身性炎症反応症候群（SIRS），多臓器不全（MOF），腹腔・胸腔内膿瘍，腸炎，尿路感染，創感染
	糖尿病	頻回に血糖チェック　インスリン管理（スライディングスケール法）	糖尿病性昏睡，低血糖性昏睡　代謝性ケトアシドーシス
	副腎皮質機能低下症	ステロイド低用量のカバー	
	血液・凝固異常	ビタミン補充や抗プラスミン作用をもつ抗線溶薬・凝固促進薬・血管強化薬・新鮮凍結血漿（FFP）の投与	術後出血
	循環器疾患	脈拍・血圧・心電図所見・心臓超音波検査　尿量・体温・SpO_2のモニター　酸素投与，電解質補正　手術に伴い休薬した薬物の再開	心不全，狭心症，心筋梗塞，不整脈
	呼吸器疾患	胸部単純X線，体位変換，タッピング，去痰薬投与，血清アルブミン値の測定，SpO_2モニター，動脈血ガス分析，Dダイマーの測定	無気肺，肺炎，急性呼吸促迫症候群，肺血栓塞栓症
	消化管疾患	経鼻胃管，腹腔内ドレーン，排ガス	縫合不全，腹腔内膿瘍，イレウス
	肝疾患	肝酵素・アルブミン・ビリルビン・凝固系の検査　肝安静，肝庇護薬・ビタミン剤・栄養補助剤・利尿薬投与	肝不全
	腎疾患	血清BUN・クレアチニン・電解質・補液量・尿量・体重の測定	急性腎不全
	脳血管障害	頭部CT，MRI，心電図，頸動脈エコー	周術期脳卒中
	精神障害	不安・睡眠障害の改善，過度のストレスの除去	術後せん妄（錯乱状態）

ということを感じるノンテクニカルスキルを身に着けることも重要である．

近年では周術期管理の一環としてERAS（enhanced recovery after surgery；術後早期回復）のプロトコール，つまり痛みを最小限に抑え，患者の回復を促進し，周術期合併症と入院期間を減少させるための変革的な計画が積極的に取り入れられている．ERASはクリニカルパスとともに患者のアウトカムを向上させるだけでなく，診療の標準化，医療安全の向上，薬剤や医療資源の適正な使用へとつながる．表21-1，2に標準的な術前術後管理項目を示す．

A　手術侵襲による生体反応の基本

手術侵襲を加えた場合の生体反応として，アル

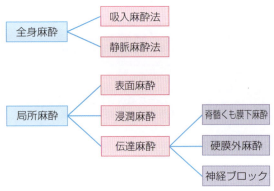

図 21-1　麻酔の種類

コール脱水素酵素(alcohol dehydrogenase：ADH), アルドステロン分泌をはじめとする神経内分泌反応や, 腫瘍壊死因子α(tumor necrosis factor-α：TNF-α)/インターロイキン6(interleukin-6：IL-6)などの炎症性サイトカインなどの分泌により水分・電解質バランスの異常(水分・Na排出低下)が生じやすい. またエネルギー代謝の異常としては耐糖能の低下(高血糖)など外科的糖尿病の病態や線溶凝固系の異常(止血機能亢進)が起こりやすく, 出血だけでなく血栓形成にも注意を払う必要がある. また外科的侵襲による細胞性免疫や液性免疫などが一時的に低下することによる免疫機能の低下により易感染性となっていることも念頭に置く必要がある.

B 術前管理

1 手術前の評価

患者の術前状態が手術アウトカムに大きく影響するため, 術前の正確な患者評価はきわめて重要である. 患者が有するリスクや, 患者に加わる麻酔の影響, 手術の侵襲度などを総合的に判断して手術を含めた治療計画を立案する.

1● 患者の全身状態

病歴は患者自身から詳しく聴取するだけでなく, 家族や近親者, 同居している人物からも詳細な情報を得ておく. 生活歴としては喫煙・飲酒については十分聴取して把握しておく. まず理学所見として視診, 触診, 聴診, 打診などの身体診察を行い, できればPS (performance status)〔第17章「高齢者の外科」の表17-2(➡197頁)を参照〕などの客観的指標を用い, 患者の全身状態と普段の生活状況の把握を行う. 栄養状態の評価に加え, 貧血, 脱水, 浮腫の有無をチェックし, 循環器疾患, 呼吸器疾患, 消化管疾患, 肝疾患, 腎疾患などの重要臓器の併存疾患の有無とその病状に関しても診察時に把握する. さらに, 糖尿病や高血圧などの生活習慣病の罹患歴・治療歴, 出血性素因などの血液・凝固異常の有無, 服用している薬剤(処方と服薬期間), 薬物アレルギー歴なども詳細に確認しておく. 特に手術部位の組織修復遅延につながるおそれがあるステロイドや, 抗凝固薬などは手術の結果に影響を及ぼす可能性がある. また周術期に調整が必要な薬剤に関しては十分に配慮する.

2● 麻酔前における評価

吸入・静脈を含めた麻酔薬投与が影響を及ぼす可能性がある薬物アレルギー歴や気管支喘息などの呼吸器疾患, 悪性高熱症, 褐色細胞腫の有無に関しては病歴をカルテでチェックするだけではなく, 患者本人に確かめておく必要がある. 過去に手術歴・麻酔歴があればそのときに異常反応や挿管における開口障害(著しい肥満による影響)などがなかったか詳細にチェックするとともに, 必要に応じて手術歴・麻酔歴のある前医から情報を入手する. 術前の全身状態の評価に関しては, 米国麻酔学会(American Society of Anesthesiologists：ASA)の分類と手術死亡との間に相関関係にエビデンスがあるため, 手術の危険度を示す指標として使用されることが多い〔第17章「高齢者の外科」の表17-2(➡197頁)を参照〕. なお, 麻酔は全身麻酔と局所麻酔に大別され, 術式や患者の状態により麻酔科医と協議して適切な麻酔法を選択する(図21-1).

3● 手術の方法と侵襲性の程度

手術による患者への侵襲の程度に関しては, 手術アプローチ, 手術時間, 出血量, 切除・摘出臓器の範囲, リンパ節郭清の程度, 合併切除する臓器の有無などにより規定される. また選択する手術術式や手術の緊急度によっても大きく変わってくる. 特に臓器移植など侵襲度のきわめて高い手

術においては，グラフト臓器の虚血時間や移植後の再灌流による各種サイトカイン放出により，再灌流障害を含めた生体への影響がきわめて大きい．最近では内視鏡外科手術・ロボット支援手術が急速に普及し，従来の開腹や開胸などの開放手術と比較してこれらの手術では手術時間は延長する傾向にあるものの，患者への侵襲そのものは軽減される方向にある．

4 ● 術前検査項目（表 21-3）

手術前には患者の基本的な評価の検査として，血液型，血液一般検査，尿検査，血液・凝固異常，各種感染症の有無のチェック，さらに画像検査として胸部単純 X 線検査，腹部単純 X 線検査，生理機能検査としての心電図，呼吸機能検査も行っておく．また必要に応じて心臓超音波検査や動脈血ガス分析なども追加する．これらの一般検査の結果や併存疾患の有無から，特殊検査の追加の必要性を検討する．

② 栄養，水分，電解質

1 ● 栄養状態の評価

術前の低栄養状態や代謝異常を認める患者の場合，術後合併症の発生率が高くなる傾向にある．したがって術前の栄養状態を正確に評価し，適切な栄養管理を行って，周術期合併症の軽減に努めることは重要である．低栄養状態では蛋白質，エネルギーが欠乏しているため，これらが免疫力の低下や各臓器への負担を伴うとともに，外科感染症の発生リスクの上昇や，手術部位の組織修復遅延につながるおそれがある．栄養障害の程度に関しては，患者の体重や食事摂取量などの記録，皮下脂肪や筋肉量を参考とし，臨床検査値に基づく客観的データなどを用いる．体重減少率や血清アルブミン値が参考となるが，短期的栄養指標としては血中半減期の短い蛋白である RTP（rapid turnover protein）を測定することで評価が可能である．近年ではサルコペニアやフレイルといった状態を評価することも注目されている（➡ Frontier 参照）．栄養評価の指針としては米国静脈経腸栄養学会（American Society for Parenteral and Enteral Nutrition：ASPEN）や欧州臨床栄養代謝学会（European Society for Clinical Nutrition and Metabo-

表 21-3　術前一般検査（表中の色文字は特殊検査）

1. 一般検査
(1) 身長，体重，体温，血圧，脈拍数
(2) 血液型：ABO 型，Rh 型，不規則抗体
(3) 血液一般検査：赤血球数，血色素数，ヘマトクリット値，白血球数，白血球分画，血小板数など
(4) 尿検査：比重，糖，蛋白，ウロビリノーゲン，ビリルビン，ケトン体，尿沈渣（赤血球，白血球，上皮，細菌，結晶など）
(5) 喀痰検査（細菌，真菌）
(6) 胸部単純 X 線（正面，側面），胸部 CT
(7) 血清免疫反応：梅毒血清反応，HBs 抗原・抗体，HCV 抗体，HIV 抗体，C 反応性蛋白（CRP），腫瘍マーカー，免疫グロブリン，KL-6
(8) 血清電解質：Na，K，Cl，Ca，P など
(9) 出血凝固：出血時間，プロトロンビン時間（PT），活性化部分トロンボプラスチン時間（APTT），フィブリノーゲン，フィブリン分解物（FDP），D ダイマー，アンチトロンビンⅢ（AT-Ⅲ）
(10) 循環器系：トロポニン，脳性ナトリウム利尿ペプチド（BNP），pro-BNP

2. 脳神経系検査
神経学的診察，頭部 CT，頭部 MRI，PET 脳血流量測定，脳波

3. 循環器系検査
標準心電図（12 誘導），Holter 心電図，負荷心電図，冠動脈造影，心臓超音波検査，負荷心筋シンチグラフィ，頸動脈エコー，3DCT，心臓カテーテル検査

4. 呼吸器系検査
スパイロメトリー：肺活量（VC），努力性肺活量（FVC），1 秒量（$FEV_{1.0}$），1 秒率（$FEV_{1.0}$%），最大換気量（MVV）
動脈血ガス分析：pH，PaO_2，$PaCO_2$，SaO_2，ベースエクセス（BE）など

5. 肝機能検査
総蛋白（TP），アルブミン，A/G 比，ビリルビン（T-Bil，D-Bil），膠質反応（TTT，ZTT），AST（GOT），ALT（GPT），LDH，γ-GTP，ChE，総コレステロール（T-Chol），尿酸（UA），アンモニア，ヘパプラスチンテストなど
ICG（indocyanine green）試験

6. 腎機能検査
血中尿素窒素（BUN），Cr，24 時間クレアチニンクリアランス（24 Ccr），eGFR，シスタチン C，尿浸透圧

7. 糖代謝機能検査
血糖，尿糖，HbA1c，グリコアルブミン，75 g OGTT，尿中 C ペプチド

lism：ESPEN）などのガイドラインを用いることができる．最近では栄養療法に関わる医師，看護師，栄養士，薬剤師などの多職種の専門家が構成する栄養サポートチーム（nutrition support team：NST）がほとんどの医療機関に設置されており，

このNSTと協力して周術期の栄養評価および管理を行うことが重要である.

Frontier

サルコペニアとフレイル

　サルコペニアとは「筋肉量が減少し,筋力や身体機能が低下している状態」,フレイルとは「加齢に伴い身体の予備能力が低下し,健康障害を起こしやすくなった状態」を示しており,いわゆる「虚弱」である.サルコペニアが筋肉量の減少に主眼を置いているのに対して,フレイルのほうは体重低下,疲労感や活動度の低下などの項目が入っておりやや概念が広い.どちらも原因として,加齢や栄養不足,身体活動量の低下,さまざまな疾患の合併などがあげられるため,術前評価の指標としても重要である.サルコペニア(筋力の低下)がフレイル(虚弱状態)につながるなど,両者の状態はお互いに関連している〔第17章「高齢者の外科」の「高齢者の生理と術前評価・管理」の項(➡196頁)参照〕.

2 ● 栄養管理の実際

　疾患や栄養障害の程度にもよるが,一般的には2週間ほどを目安として行う.

　患者の病態により経腸栄養か経静脈栄養の選択を行うが,可能であれば消化管を用いた経腸栄養法が望ましい.これにより腸管内の細菌叢変化(bacterial translocation)を予防して腸内環境を整えることで,消化管機能とその恒常性が保たれると同時に,免疫力の低下や腸管粘膜の萎縮を予防することが可能である.

a　経口摂取

　消化管の通過障害がなく,精神的なストレスによる食欲低下,消化吸収障害,悪性疾患などによる全身性の代謝異常などが対象となる.必要に応じて精神的な支持療法による介入や,食事の摂取形態の工夫や嗜好に合わせて食品を選択する.以上でも十分な栄養補強効果が得られない場合は,不足を経腸栄養剤を投与して補助することもある.

b　経管栄養

　経管栄養用チューブを消化管内に留置して,栄養剤を投与する.このチューブは患者の苦痛にならない太さや材質などを考慮して,通常は経鼻挿入し,先端を胃内もしくは上部空腸内に留置する.病態に応じて内視鏡的胃瘻造設,手術的消化管瘻造設による食道瘻,胃瘻や腸瘻も考慮,選択される.

c　経腸栄養

　経腸栄養を行う場合は,注入を開始する前に必ず,胸部・腹部単純X線を撮影して,挿入・留置したチューブの走行と先端位置を確認しておくことが重要である.また高度の低栄養状態の患者に急激に栄養補強を行うと,時に重篤な合併症(意識障害,痙攣,心不全)や下痢,腹部膨隆などの消化器症状をきたすことがあるため注意が必要である.経腸栄養開始初期は低濃度とし,次第に濃度と投与速度を上げ維持する.チューブの逸脱や誤嚥などの合併症,糖代謝異常,電解質異常,ビタミン異常などに注意を払う.

　経腸栄養剤としては,成分栄養剤,消化態栄養剤,半消化態栄養剤に分類される人工流動食と自然食品をミキサーで処理した天然流動食や牛乳,スープ,果汁などの流動食に大別される.消化管機能(蠕動・消化・吸収)障害がない場合にはバランスのとれた高エネルギー・高蛋白の半消化態栄養剤の投与が可能だが,消化吸収能が低下している患者には投与は不適である.消化態栄養剤は消化吸収がよく残渣がない.そのほかには,化学的に前消化をした状態で吸収しやすくした成分栄養剤なども使用可能である.成分栄養剤は1mLあたりおよそ1kcalのエネルギー摂取が目安となるが,近年は1mLあたりおよそ1kcalを超える成分栄養剤の使用も可能となっており,水分量が制限される場合などに投与が検討される.成分栄養剤はアミノ酸,糖質,ビタミン,微量元素などが含まれており成分が明らかとなっているが,脂肪含有量が少ないため,ほかで補う必要がある.消化作用を必要とせず,主に上部消化管で吸収されるため炎症性腸疾患や短腸症候群などに用いられる.またアルギニンやω3系脂肪酸などが含まれた免疫賦活栄養剤なども,術後免疫や代謝能の改善目的に使用が検討される(➡ Frontier 参照).

Frontier

免疫賦活栄養法(immunonutrition)

- 経腸栄養法の促進と進歩に伴い,エネルギー源としての投与だけではなく,患者の生体免疫機能の増強や修復を目的とした栄養剤(immune enhancing diet:IED)を使用することである.
- 主な栄養素としてはアルギニン,グルタミン,ω3系脂肪酸,核酸,ビタミン,微量元素などがあげられ,製品により成分比率が異なっている.
- 外科周術期管理に使用されることが多く,特に侵襲度の高い手術後の外科感染症に伴う合併症率を低減させる効果があるといわれている.

- 主な対象としては，術前から栄養障害がみられる患者や，栄養状態とは関係なく侵襲性の高い手術を受ける患者にあらかじめ1週間ほどIEDを投与する．

d　経静脈栄養

消化管に高度の通過障害や出血を伴う場合など，経腸栄養チューブが挿入困難な症例や経腸栄養の効果が不十分な場合には，経静脈からの栄養投与が考慮される．必要に応じて経腸栄養と併用されることもある．

- **末梢静脈栄養（peripheral parenteral nutrition：PPN）**：一般的には，適切な経口摂取が行うことができない場合に用いられる．高濃度の輸液は浸透圧が高く静脈炎を起こすため，十分なエネルギー源としての投与には適さない．投与期間としては長くても10〜14日程度の栄養補給として用いられる．必要に応じてアミノ酸製剤，脂肪乳剤などの補助投与も検討する．

- **完全静脈栄養（total parenteral nutrition：TPN）**：必要な1日のすべてのカロリーと栄養素を大静脈系に留置したカテーテルより投与される．そのため中心静脈栄養（central parenteral nutrition：CPN）や経静脈高カロリー輸液法（intravenous hyperalimentation：IVH）とも呼ばれる．長期間の安定した栄養投与が可能であり，消化管の安静を保ちつつ必要な栄養素やカロリーを正確に投与可能である．目的のカロリー量に到達するまでゆるやかな調整が必要である．

- **輸液の組成と代謝**：糖と電解質の基本溶液にアミノ酸，脂質，ビタミン，微量元素などを組み合わせて投与する．これらにより1日の摂取総エネルギー量を30〜40 kcal/kgとなるように調節する．高濃度の糖を含む輸液が投与された場合には，ビタミンB_1の需要が増大することによる相対的な欠乏が起こり，重篤な乳酸アシドーシスとなり死亡に至ることもある．また脳障害が起こることもあるので注意が必要である．またビタミン剤は他の組成との混合や光の影響により分解が促進されるため，なるべく投与直前に混合することが望ましい．糖とアミノ酸の混合により配合変化が起こることがあるため，最近では最初から混合されたワンパック製品ではなく，両組成溶液に隔壁を設けて，使用直前に混合可能な製剤もある．微量元素のなかでも特に亜鉛は創傷治癒や味覚などに関与することより重要である．また亜鉛欠乏は皮膚症状や口内炎，下痢などの消化器症状を伴うので注意が必要である．TPNの投与方法は糖濃度12〜15%で数日投与を行ったのちに20%濃度で維持管理が行われることが一般的である．経口摂取（経腸栄養）により必要カロリーの約3/4が摂取可能になった場合には中止を考慮する．

- **投与法**：経皮的直接穿刺法（鎖骨下静脈，内頸静脈，外頸静脈）によりカテーテル先端を右房近くの上大静脈に位置するように挿入・留置する．最近ではエコーガイド下に静脈を確認しながら安全に穿刺を行う方法が一般的である．また手術部位によって鎖骨下静脈や内頸静脈が使用できない場合は，肘静脈から長いカテーテルを右房近くまで挿入して使用する末梢穿刺中心静脈カテーテル（peripherally inserted central venous catheter：PICC）を使用する方法もある．ただしPICCはあまり長期の留置には適さない．

- **合併症**：静脈穿刺時の気胸，動脈穿刺による出血，静脈炎（PICCの場合），カテーテルの閉塞，偏位や断裂，空気塞栓，静脈内血栓，カテーテル関連血流感染（catheter-related blood stream infection：CRBSI）に伴う敗血症などがある．長期留置した場合では高血糖などの糖代謝異常，肝機能障害，胆汁うっ滞，脂肪肝，電解質異常やビタミン・微量元素欠乏，腸内細菌や毒素が粘膜バリアを通過し，末梢循環に入るbacterial translocation現象が起こる可能性がある．

❸ 感染対策

1 ● 除毛

手術部位の除毛は，皮膚に生じた微細な切創が細菌感染の増殖巣となるため，手術に直接の支障となる場合以外は原則として行わない．また除毛を行う場合も剃刀ではなくバリカンを用いて手術直前に行う．

2 ● 周術期等口腔機能管理

口腔内には実に多くの細菌が存在しており，それが呼吸器や血液中に入ることで肺炎や感染など

の重篤な合併症につながる．手術前から十分な口腔ケアを行い，手術時に"健口"（＝口の中がきれいで術後に口が原因の感染を生じにくい状態）な状態に整えておくことが重要である．周術期口腔機能管理は口の清浄だけでなく嚥下といった機能回復も視野に入れた治療・ケアを行うために，平成24年度から健康保険診療に導入され，平成30年度には周術期等口腔機能管理に変更されている．また手術だけでなく悪性腫瘍に対する抗がん剤や放射線治療を受ける患者にも適応がある．これらの治療中は免疫力が低下し，健康時にはかかりにくい細菌感染や口内炎が生じ，口腔内の状態が悪化しやすいため，この時期にも口腔機能管理を行うことが重要である．

3 ● 院内感染と対策

外科病棟や術後回復室，集中治療室における院内感染のほとんどは接触感染によって引き起こされるため，接触感染対策が感染対策の基本である．スタンダードプリコーション（標準予防策）を徹底することが最も効果的かつ重要である．最近では施設内に感染対策チーム（infection control team：ICT）が，院内での感染防止を目的として活動していることが多く，院内感染防止に役立っている．メチシリン耐性黄色ブドウ球菌（methicillin-resistant *Staphylococcus aureus*：MRSA）やバンコマイシン耐性腸球菌（vancomycin-resistant enterococcus：VRE），多剤耐性緑膿菌（multiple drug-resistant *Pseudomonas aeruginosa*：MDRP），多剤耐性アシネトバクターなどの院内感染を起こす可能性の高い菌には特に注意を払う必要がある．接触感染対策としては手袋，マスクやガウンを適宜使用する．使用後は血液，体液の付着したものは速やかに感染性廃棄物容器に廃棄する．患者の処置前後には速乾性擦式消毒薬を用いて手指消毒を欠かさないようにする．採血，注射，点滴などの処置を行うときも可能な限り手袋の使用を心がける．ガーゼ交換時のガーゼやドレーンなども感染性廃棄物容器に廃棄し，使用した鑷子なども専用の容器に保管して返納する．吸引カテーテルも吸引のつど廃棄する．病棟内使用の包交車などは消毒アルコールで常に清拭しておく．前述の院内感染菌を保菌している患者の処置では，他の患者と使用器具を区別して専用とし，病室も可能であれば個室管理とする．

④ 代謝，内分泌

1 ● 糖尿病（ダイアベティス）症例

糖尿病合併患者は高血糖ばかりではなく，糖尿病に伴う合併症としての動脈硬化性疾患，心血管・腎・眼・末梢神経の障害などにも配慮しながら周術期管理を行うことが重要である．特に手術侵襲や感染，ストレス，高カロリー輸液などにより高血糖が惹起されやすいため，境界型の患者や健常者にも注意が必要となる．高血糖状態により易感染性，創傷治癒遅延，脱水などのリスクが増加する．血糖コントロールの目標としては，低血糖にならないように空腹時血糖値100～150 mg/dL，HbA1c＜6.1%，1日尿糖として10 g未満，尿ケトン体陰性の状態であることが望ましい．手術前日までは，これまで使用されていた経口血糖降下薬やインスリンを使用する．周術期のインスリン使用で大切なことはその種類をよく理解して，作用時間や量を考慮することである．手術侵襲の程度も異なるうえに周術期では代謝の状態によって輸液内容を変更することもあるため，血糖変動予測が困難なことが多い．インスリンの使用にあたっては通常スライディングスケール法（1日3～4回の血糖測定に応じてあらかじめ設定しておいたインスリンを投与）が用いられている．糖尿病専門医と連携しながら，至適な血糖値を維持することが重要である．

2 ● ステロイド服用症例

ステロイドの種類，服用量や期間など投与歴を詳細に把握することが重要である．副腎皮質から分泌されるコルチゾールは，視床下部・下垂体・副腎皮質系で調節が行われているため，手術前にステロイドを服用している患者の場合，これらに抑制が加わりコルチゾール分泌不足が起こる可能性がある．この場合は周術期の低血圧などを防ぐ目的で，ステロイドの補充療法（ステロイドカバー）を行うことがある．特に長期間にわたって服用している場合は，注意が必要である．

❺ 血液・凝固異常

1 ● 貧血

貧血は赤血球の形態により小球性，正球性，大球性などサイズや，正色素性，低色素性などヘモグロビン濃度で分類される．原因は出血など赤血球の喪失や産生の低下などがある．鉄不足によるヘモグロビン合成障害の鉄欠乏性貧血，胃切除後あるいは回盲部切除後のビタミンB_{12}欠乏性貧血，葉酸欠乏性貧血などがよく知られている．診断が得られた場合には欠乏因子を補充して貧血の改善を図る必要がある．赤血球の寿命は120日程度であるため，急速に生じた貧血は出血を考える．慢性貧血の場合は，1日1〜2単位の量でゆっくり輸血して改善を図る．しかしながら，術前に十分な貧血の回復を待つ時間的余裕のない場合は2単位程度の濃厚赤血球を輸血して，ヘモグロビン濃度として10 g/dLを目安に補正しておく．予測上昇ヘモグロビン値は，濃厚赤血球に含まれるHb量(g)を循環血液量で除した値から計算する．

2 ● 凝固系の異常

凝固系の異常は，術前に正常範囲内であっても術中術後の出血に関連することより生じる可能性があるため，特に注意を払う必要がある．通常は血小板減少・機能異常と凝固因子の不足，機能障害によるものがほとんどである．

3 ● 抗血小板薬，抗凝固薬の手術前休薬期間

血栓症の予防のために抗血小板薬や抗凝固薬を服用している患者では，服用中止に伴う血栓塞栓症のリスクが上昇する．体表などの小手術の場合は継続投与が可能なこともあるが，それ以外は原則休薬する．この間別の治療薬(ヘパリン)で代用するブリッジング抗凝固療法に一時的に移行する．

ビタミンK阻害薬のワルファリンは通常手術の場合は，少なくとも5日前には休薬する．出血が術後成績に大きく関与する心臓外科手術や脳外科手術の場合は，アスピリンなどの抗血小板薬は継続するかゆるやかな休止を検討する．血小板の寿命は約10日であるため，抗血小板薬は7〜14日の休薬が一般的であるが，最近では少量のアスピリンであればあえて休薬せずに手術を行う

こともある．同じく抗血小板薬のチクロピジンは術前原則10〜14日前に休薬しておく．

❻ 循環器

潜在的な心血管リスク症例を術前に適切に評価して明らかにしておく．特に動悸，胸痛，息切れ，浮腫などの症状および狭心症や心筋梗塞の既往を確認しておくことが重要である．ニューヨーク心臓協会(New York Heart Association：NYHA)の心疾患における重症度分類が，問診にて容易に評価可能であり有用である(表21-4)．胸部単純X線写真で心拡大の有無を，12誘導心電図やHolter心電図では不整脈の有無を，さらに負荷心電図では運動耐容能評価や虚血性変化の有無を確認しておく．心臓超音波検査は侵襲がなく，血行動態と心機能評価に有用である．最近では冠動脈病変の検出として高性能3DCTや高磁場のMRIも使用されるようになっている．侵襲度の高い心臓カテーテル検査に関しては循環器専門医の判断で施行されることになる．

a 高血圧

過去に治療歴がない場合やコントロール不良の高血圧患者では術前から降圧薬であらかじめ治療を行っておく．

b 虚血性心疾患

重症度により治療法が異なってくる．冠動脈拡張薬の投与で対応できない場合には経皮的冠動脈インターベンション(percutaneous coronary intervention：PCI)や冠動脈バイパス術(coronary artery bypass grafting：CABG)などを検討する．

表21-4 心疾患患者の運動能力による重症度分類（NYHA分類）

1度	心疾患はあるが，日常の身体活動で疲労，動悸，息切れ，狭心痛などをきたさず，身体活動を制限する必要がない．
2度	心疾患はあるが安静時には何も症状はない．しかし日常の身体活動では疲労，動悸，息切れ，狭心痛が起こる．軽度の身体活動制限を要する．
3度	日常の身体活動を軽度に制限しても疲労，動悸，息切れ，狭心痛などが起こる．中等度ないし高度の身体活動制限を要する．
4度	高度の運動制限をしても心不全や狭心痛があり，安静を守らない場合，症状が増悪する．

このような場合には抗血小板療法などが行われるため，周術期にはヘパリン投与に変更しておく．血栓塞栓予防のためにワルファリンが投与されている場合でも休薬してヘパリンを投与するが，活性化部分トロンボプラスチン（APTT）値を参考にしながらモニタリングしておく．

7 呼吸器

　呼吸機能の低下した患者では，術後に肺炎や無気肺などの呼吸器合併症を発症しやすい．術前の呼吸器検査として胸部単純X線写真，スパイロメトリー，血液ガス分析などを行い，肺疾患のスクリーニングを行っておく．胸部単純X線写真で肺透過性亢進，肺過膨張に伴う横隔膜の平坦化，滴状心，肺血管影の減少や呼吸機能検査低下（$FEV_{1.0}/FVC<70\%$）で肺気腫の診断は得られるが，PaO_2 が 60 Torr 以下や $PaCO_2$ が高い症例では肺高血圧を合併している可能性もあるため注意する．びまん性陰影を認めた場合には間質性肺炎を考慮する．間質性肺炎を合併している場合には手術侵襲により術後に急速に病態が悪化して急性呼吸不全に陥る可能性がある．その場合には高分解能 CT（high-resolution CT：HRCT）や病態を反映するとされる血清 KL-6 で確認する．そのほか，気管支拡張症やびまん性汎細気管支炎などに気道感染を合併する場合には，起炎菌の薬剤感受性を確認して抗菌薬の投与によりあらかじめ治療を行う．前述の口腔ケアに加え，術前の徹底した禁煙指導や呼吸リハビリテーションにより気道クリーニングや喀痰の排出力の向上を図っておくことも重要である．

> **Point** 術前呼吸器ケアの留意点
> - 口腔ケアによる口腔内からの感染予防
> - 徹底した禁煙指導
> - 呼吸リハビリテーションによる術後呼吸器合併症の予防

8 消化管

　消化管運動障害が遷延・進行すればイレウス，物理的な狭窄や圧迫では腸閉塞の病態となる（→ Frontier）．したがって，術前に腸管内の浮腫や内容物の停滞，貯留により栄養状態不良がないか

を把握することが重要である．このような場合には，経腸栄養剤の投与，末梢輸液や中心静脈栄養により栄養状態の改善を図っておく．消化管の狭窄がないのに食事が十分に摂取できない場合は，半消化態栄養剤などの経腸栄養剤の経口投与を行う．長期の摂取不良患者や嘔吐，下痢を伴っている患者では水分バランスや電解質異常をきたしている場合があるため，補正が必要となる．一方，術前から消化管の狭窄や閉塞がある場合には，手術に備えて腸管を安静に保つため，必要に応じて経鼻や経肛門からの減圧チューブを留置しておくことも考慮する．以前は術前のプレパレーションとして用いられていた抗菌薬は，現在腸内細菌叢の保護のため投与されなくなっている．しかしながら内視鏡外科手術の普及により，体腔内での小腸・大腸などの消化管吻合が行われる場合にはあらかじめ抗菌薬を使用することもある．腸管の機械的清掃としては必ずしも機械的洗浄は実施されず，最小限の下剤が使用される傾向にある．

> **Frontier**
> #### イレウスと腸閉塞の違い
> 　「イレウス」とは腸管麻痺によって腸管蠕動が低下する状態のことで，「腸閉塞」は腸管内腔が閉塞する状態のこと．したがって「イレウス」は機械的閉塞がない状態（without any mechanical obstruction）と定義とされ，機械的/物理的に閉塞がある場合には使用されない．腸管が機械的/物理的に閉塞した場合を「腸閉塞」とし，麻痺性のものを「イレウス」と呼ぶことになった．そのため，従来は「絞扼性イレウス」といわれていたものは「絞扼性腸閉塞」と呼ぶことになる．
> 　「イレウス」の最も多い原因は，汎発性腹膜炎などの「腹腔内の炎症」である．炎症によって腸管蠕動が低下し，炎症が軽快するまで継続する．上腸間膜動脈閉塞症や腸管壊死など腸管に血流障害を生じた場合にも腸管蠕動は低下し，「イレウス」となる．「イレウス」の症状は，腹満，嘔気・嘔吐が主体で，腹痛はある場合もない場合もある．腸管蠕動が低下・消失し，蠕動音は減弱する．
> 　「腸閉塞」の最も多い原因は，「開腹術後の癒着」である．腹腔内の癒着によって"紐状のバンド"ができ，腸管が閉塞する，あるいは，腸管が腹壁などに癒着することによって腸管にねじれが生じ，腸管閉塞をきたす．「腸閉塞」になると腸管内腔が閉塞し，腸管内容が流れにくくなるため，腹満，腹痛，嘔気・嘔吐などの症状が出る．そして，内腔が閉塞するために「便が出なくなる」ことが多い．

9 肝

　肝予備能の判定には Child-Pugh 分類を用いるのが一般的で，血清総ビリルビン（T-Bil），血清

アルブミン(Alb)，腹水，肝性脳症，プロトロンビン活性値の5項目により判定される(→607頁参照)．ICG R_{15} 値，肝実質細胞量の指標となる^{99m}Tc GSA シンチグラフィなどが重要な指標となる．Child-Pugh 分類 grade C では，術後の重篤な合併症や死亡率が高くなる．その他 MELD スコア・PELD スコアも術後予測の有用な指標といわれている．MELD スコアは，血液生化学的検査データ〔T-Bil，プロトロンビン時間国際標準比(PT-INR)，クレアチニン(Cr)〕と透析治療の有無を用いたスコアリングシステムであり，12歳以上の肝硬変および肝移植登録者における肝予備能の診断に用いられ，MELD Na スコアは，従来の MELD スコア同様の血液生化学的検査データ(T-Bil，PT-INR，Cr)に Na を追加したスコアリングシステムであり，12歳以上の急性肝炎・肝硬変および肝移植登録者における肝予備能の診断に用いられる．PELD スコアは，血液生化学的検査データ(Bil，PT-INR，Alb)と年齢，成長度を用いたスコアリングシステムであり，12歳未満の肝硬変および肝移植登録者における肝予備能の診断に用いられる(→ Point)．その他の肝予備能を把握するための指標としては，肝合成の指標である Alb，プロトロンビン時間(PT)，PT-INR，総コレステロールなどがあり，術前にチェックしておく．肝硬変合併には胃食道静脈瘤などを併発していることがあるので術前に上部消化管内視鏡検査を実施して確認しておく．最近では MDCT からの 3D ボリューム画像により食道静脈瘤を含めた側副血行路を描出することが可能であるばかりでなく，CT volumetry により標準肝容量や切除後の残肝容量を術前に評価することも可能であり，特に肝切除術においては安全な切除術式を決定するのにきわめて有用である．急性肝炎，活動期肝炎などにより肝逸脱酵素が上昇している場合の手術は原則禁忌であり，保存的治療による改善を待ってから行う．慢性肝炎，肝硬変などすでに肝機能が低下している症例では，安静と経口・経腸食の促進や肝庇護薬の投与などによる肝への負担軽減，利尿薬・アルブミン製剤投与による腹水・浮腫のコントロールを行っておく．消化性潰瘍，胃食道静脈瘤の治療や耐糖能障害に対する血糖コントロールなども必要である．

術前に閉塞性黄疸の認められる症例に対して

は，胆汁ドレナージ処置として内視鏡的経鼻胆道ドレナージ(endoscopic nasobiliary drainage：ENBD)，内視鏡的逆行性胆道ドレナージ(endoscopic retrograde biliary drainage：ERBD)，あるいは経皮経肝胆道ドレナージ(percutaneous transhepatic cholangiodrainage：PTCD)による十分な減黄処置(総ビリルビン 2.0 mg/dL 以下を目標とする)を行う．胆汁が腸管に排出されない状況が続くとビタミン K 吸収障害のため血液凝固機能低下と出血傾向をきたすことがあるので補充を考慮する．

Frontier

肝障害度分類と Child-Pugh 分類の違い

肝機能の予備能評価に用いられる Child-Pugh 分類は評価項目のなかに脳症が含まれるが，この項目の代わりに ICG R_{15}(ICG15 分停滞率)が加わった肝障害度分類が用いられることがある．各評価ポイント数の合計で ABC 判定される Child-Pugh 分類と比較して，肝障害度分類はより重症で存在する項目が ABC の判定基準となっている．また肝障害度分類はより軽症の肝障害の程度を評価分類することが可能である．

Point MELD/PELD スコアの計算式

- MELD スコア(12歳以上)
  $=〔0.957×\ln(Cr[mg/dL])+0.378×\ln(T\text{-}Bil[mg/dL])+1.120×\ln(PT\text{-}INR)+0.643〕×10$
- PELD スコア(12歳未満)
  $=10×\{(0.480×\ln(T\text{-}Bil[mg/dL]))+(1.857×\ln(PT\text{-}INR))-(0.687×\ln(Alb[g/dL]))+0.436(1歳未満の場合)+0.667(成長障害：身長または体重が-2SD 未満の場合)\}$

❿ 腎

腎疾患の既往，浮腫や体重増加などの身体的所見に注意し，腎機能検査による腎不全の有無やその程度を評価する．腎不全患者では，電解質異常，栄養障害，免疫低下，易感染性，創傷治癒遅延，副甲状腺機能亢進などの全身合併症が術後合併症に関与する可能性があるため，手術適応や術式などを慎重に検討する．はじめに胸部単純 X 線，尿検査，生化学検査〔脳性ナトリウム利尿ペプチド(BUN)，Cr 値，電解質〕などを行う．クレアチニンクリアランス(Ccr)の基準値は 70〜130 mL/min であり，50 mL/min 以下では腎機能障害を疑う．糸球体濾過値(glomerular filtration rate：

GFR)が高度に低下した病態に高度の手術侵襲が加わると透析が必要になることもある．最近ではGFRに代わって血清Cr値，年齢，性別から推算される推算糸球体濾過値（estimated glomerular filtration rate：eGFR）が広く使用されている．これは蓄尿などの煩雑さがなくスクリーニングなどに適しているが，あくまで推定値であるため，必要に応じて正確なCcrで腎機能を評価することが重要である．貧血や高カリウム血症などの電解質異常やアシドーシスなどが術前にみられる場合は補正をしておく．

C 術後管理と合併症

1 総論

血圧，脈拍，呼吸，体温などのバイタルサインや尿量は患者の病態を把握する最も基本的な指標であり重要である．単に生体モニターのみを頼りに術後管理を行うのではなく，ベッドサイドで患者の状態を注意深く丁寧に観察し，多くの情報を得ることが重要であり，合併症の早期発見につながる．

血圧，脈拍は術中や術後の輸液や循環動態のバランスを反映している．呼吸に関しては肺でガス交換が正しく行われているかを呼吸数，呼吸の深さ，胸郭の動きをよく観察して評価する．浅い頻呼吸の場合は換気不良．起坐呼吸では肺水腫や心不全などを発症している可能性がある．発熱は酸素消費量の増大をきたし，脱水や心不全の悪化にもつながるので早期に解熱をさせて対応することが大切である．

2 検査と管理

1 血液・生化学検査

通常の術後スクリーニング採血のうち，特に術中・術後出血による貧血の程度〔赤血球数（RBC），Hb，ヘマトクリット値（Ht）〕や，麻酔や薬物投与による肝機能〔アスパラギン酸アミノトランスフェラーゼ（AST），アラニンアミノトランスフェラーゼ（ALT），γ-GTP，アルカリホスファターゼ（ALP）〕，炎症の波及や感染に伴う白血球数（WBC），CRP，腎機能の血中尿素窒素（BUN），Crなどにまず気を配る．

2 胸部単純X線，腹部単純X線

手術終了時には，ガーゼの遺残がないことやドレーン位置の確認を行うための胸部・腹部単純X線検査を必ず施行する．術前と異なり立位ではなく仰臥位であることが多いため，異なった撮影条件であることに注意する．その後は必要に応じて無気肺，肺炎，肺水腫，心拡大，イレウス，腸閉塞などのチェックを行う．X線検査の所見により必要であれば，心臓超音波検査やCTでの精査を行う．

3 疼痛管理，体位変換，早期離床

a 疼痛管理

手術侵襲により生じた痛みは，患者の活動を制限するとともに精神的ストレスを増強させる．これらは呼吸抑制を引き起こし，早期離床を遅らせ術後合併症にもつながる．したがって十分な鎮痛を行うことが必要である．投与経路は，経口が不可能な術直後は麻薬の静脈内投与や筋肉内投与，皮下投与が行われる．近年は経皮吸収型の非ステロイド性抗炎症薬（non-steroidal anti-inflammatory drug：NSAIDs）の使用も可能である．比較的侵襲の大きな開胸術，開腹術には局所麻酔薬（ブピバカイン）や麻薬（モルヒネ）などが持続硬膜外投与により行われる．最近では自己調節鎮痛法（patient-controlled analgesia：PCA）で患者が疼痛をコントロールする方法も普及している．またアセトアミノフェン静脈投与製剤の使用も可能となり，総投与量に注意しながら使用することで適切な鎮痛効果が得られる．経口可能になればNSAIDsの経口薬や坐薬が使用される場合もある．

b 体位変換，早期離床

やせた体型の患者の骨突出部は，長時間の手術で圧迫による皮膚損傷を起こし，褥瘡をきたすこともある．ウレタンやエアーマットなどを用いた除圧を行い予防する．また術後長期臥床を強いる場合は，頻回に体位変換を行うことで褥瘡防止に努めるとともに，喀痰喀出を容易にして肺炎予防につなげる．早期離床は肺炎や無気肺などの呼吸器合併症予防につながるとともに，発症した場合

には重篤な経過をたどる肺血栓塞栓症の予防にもつながる.

4 ● 手術創管理，ドレーン管理

手術創が清潔で感染もなく十分な血流がある場合は早期癒合を得ることができるので，滅菌フィルムドレッシングで保護し，包交は創の観察が必要なときのみ行う．術中に適正な位置に留置されたドレーンの性状や量を観察するとともに屈曲，閉塞，逆流や逸脱などがないことを確認する．ドレーンは術後早期の出血のモニタリングや，縫合不全に伴う排液性状の変化の情報入手手段的な意味もあるほか，手術に伴う貯留した体液を排出し治癒を促進させる効果もある.

❸ 栄養，水分，電解質

1 ● 術後栄養管理の意義と栄養法の選択

外科侵襲による蛋白質の喪失は，主に創傷部からの滲出や消化液，胸水などからの喪失，蛋白分解による必要カロリー源として利用されることにより起こる．炭水化物は創傷治癒に必要で脂肪と同様にエネルギー源でもあり，必須脂肪酸は細胞膜の維持や免疫，創傷治癒に関与するため術後患者では十分な補充と補正が必要である.

2 ● 水分・電解質・輸液管理

手術侵襲により，水と Na の生体内への保持が亢進する．輸液は種類により細胞内液や外液に分けられるが，細胞内体液の恒常性を保つための維持輸液，現在喪失している体液を補う補充輸液，不足したものを補う欠乏輸液にも分けられる．術当日は細胞外液を輸液し，その後 2〜3 日まで維持輸液を行い，必要に応じて異常喪失量としてのドレーン排液(腹水，胸水，リンパ液，滲出液)や消化液(胃液，腸液，胆汁)の喪失が多い場合はその量と組成を考慮に入れ補充する.

手術侵襲により細胞外液の一部は侵襲部位を含め非機能的体液(サードスペース)として移動し，第 2 病日以降に水，Na が循環系に戻るため肺水腫などの合併症が発症しやすく水分量の管理に注意する.

3 ● 水分・電解質の異常
a Na の異常

手術では，消化液や胸水などの体液喪失に対し 5% ブドウ糖だけの輸液では水分量増加が起こる．その結果低 Na 血症になりやすい．高血糖では細胞内から細胞外へ体液の流出があるので希釈性低 Na 血症になる．120〜130 mEq/L で症状が出現し，脳浮腫による傾眠，痙攣，嘔吐など神経症状が出現する．治療は，高張性低 Na 血症の場合は血糖などのコントロールや生理食塩液の投与を行うとともに必要なら水分制限を行う．急激な低 Na の補正は浸透圧性脱髄症候群(osmotic demyelination syndrome：ODS)をきたすため，数日かけた慎重な補正を行う.

b K の異常

手術に伴い起こる低 K 血症は，消化液や腎臓からの喪失によることが多い．3 mEq/L 以下の場合は，筋力低下，腸管麻痺，心電図異常，不整脈がみられる．高 K 血症では悪心・嘔吐，心電図異常，不整脈，心停止の危険性がある．治療は炭酸水素ナトリウムやインスリンとブドウ糖の静脈内投与などを行う.

❹ 感染対策

術後感染症は大きく術野内と術野外感染症に分けられる．前者は手術部位感染(surgical site infection：SSI)で皮膚の常在菌や消化管内常在菌が主な原因菌である．術野外感染とは直接手術操作が及ばなかった部位に発症した感染で腹腔内感染，胸腔内感染，腸炎，尿路感染，カテーテル感染などが含まれる.

1 ● 術後感染症の診断と治療

術直後に高熱が出現し，頻脈や，WBC・CRP の上昇などは術後感染を示唆する所見である．創部の観察，ドレーン排液性状の観察，単純 X 線撮影，消化管の造影検査，超音波検査，CT 検査を行い感染の部位の同定とその程度を診断する．感染が全身に波及した敗血症は全身性炎症反応症候群(systemic inflammatory response syndrome：SIRS)といわれている．また感染が進行すれば多臓器不全(multiple organ failure：MOF)に至ることもある．ドレーンは逆行性感染を防ぐため閉鎖

式を用い早期に抜去する．手術としては異物として体内に残らないような吸収性縫合糸を使用し，細菌数を少なくするため術創の十分な洗浄を行う．

2 ● 抗菌薬の予防的投与

術後抗菌薬投与法には予防的投与と感染巣部位へ直接効果を目的としたものがある．予防的投与は，あらかじめ切開する皮膚や手術対象となる臓器に関係が深いと予想される病原菌に対して感受性がある抗菌薬を投与する．初回投与時期は執刀時に濃度が最も高くなるよう30分前か，少なくとも麻酔導入時に静脈から行い，手術時間が長くなれば定期的に手術中に追加投与を行う．抗菌薬の予防的投与に関しては清潔な手術であれば術前のみで，その他でも術後24時間までに投与し，心臓手術や侵襲が大きな手術は48時間までがよい．汚染手術創の場合は手術前早期から投与しておく．抗菌薬の投与法や選択には起炎菌の感受性を評価したうえで，ICTと連携をしながら適正な使用に努めるべきである〔第12章「外科的感染症」（→128頁）も参照〕．

3 ● 術後感染症

a　腹腔内感染

消化管や胆管などの吻合時や術後の縫合不全などにより腹腔内に感染が波及した場合に発生する．また肝臓，膵臓，脾臓などの実質臓器手術後の血腫や漏出液への感染などでも生じる．起炎菌は嫌気性菌および好気性菌が複雑に混合している場合が多い．横隔膜下，肝下面，膀胱周囲，骨盤腔，腸間膜間，後腹膜腔，回盲部などに膿瘍が貯留しやすく，症状としては発熱，腹痛，反跳痛などの腹膜刺激症状から，イレウスになれば悪心，便秘なども認める．貯留部位の特有の症状としては横隔膜下では咳嗽，胸痛，膀胱周囲では頻尿がみられることがある．白血球増多やCRP上昇がほとんどの場合で認められる．血液内感染に至れば菌血症・敗血症となり，血液培養での起炎菌同定が必要になる．腹部単純X線検査では膿瘍周囲の軟部組織濃度，腸腰筋の陰影消失や腸管外遊離ガスなどがみられることがある．腹部超音波検査やCTで部位を同定して診断を確定する．これらの情報をもとに，適切な位置に経皮的カテーテ

ルを留置して膿瘍ドレナージを図る．超音波やCTガイド下で膿瘍形成の位置を確認しながら留置する．カテーテルによる治療が困難な場合には，開腹術による膿瘍デブリードマンとドレナージ，抗菌薬投与を行う．

b　胸腔内感染

呼吸器や食道，心臓などの開胸術後に発症する．食道断端の縫合不全や肺炎の胸腔内への波及が原因とされ，発熱，胸痛や咳嗽などの症状がみられる．胸部CTを参考に胸腔ドレナージを図り，必要に応じて胸腔内洗浄を行う．細菌検査に基づく感受性から抗菌薬を短期間投与する．

c　腸炎

術後抗菌薬の長期投与により菌交代現象が起こることで *Clostridioides*（*Clostridium*）*difficile* が増殖し，毒素で腸管が傷害を受け偽膜性大腸炎が発症する．症状としては下痢や発熱，腹部膨隆，腹痛がみられることがある．原因抗菌薬中止と輸液や乳酸菌製剤などの投与で腸内細菌叢の正常化を図る．MRSA腸炎も合併症として注意が必要である．診断には便の培養同定が重要である．

d　尿路感染

尿路カテーテル長期留置患者では細菌尿，膀胱炎をきたしやすい．さらに上行性に腎盂腎炎に至ることもある．できる限り早期にカテーテルを抜去する．膿尿や排尿痛，頻尿，発熱の原因となれば抗菌薬を投与する．検尿で細菌尿，膿尿，白血球が認められれば診断は確定する．腎盂腎炎に進展すれば強力な静脈経路の抗菌薬の投与を行う．

e　カテーテル感染

長期に体内に留置された中心静脈カテーテルを原因として起こる．高い発熱，白血球増多やCRP高値では，CRBSIを考え早期にカテーテルを抜去する．これにより通常は解熱し症状は改善する．またカテーテル刺入部周囲が発赤し化膿が観察されることもある．刺入部の清潔な管理や接続輸液ルートの感染対策も必要である．

f　敗血症，多臓器不全

敗血症の診断には菌同定のため細菌培養検査が必要である．治療としては症状・理学所見と血液検査に基づいてただちに経静脈的に広域スペクトラム抗菌薬の投与を行う．その後細菌培養結果をもとに感受性のある抗菌薬に変更し，感染源となる部位が体腔内に限局していればドレナージで体

外への排出を図る．重症化した場合には肺・腎・肝などに機能障害をきたし，多臓器不全(MOF)へと移行する．

5 代謝，内分泌

1 ● 糖尿病(ダイアベティス)患者の術後管理

術前より糖尿病の診断が得られている患者は，心血管の合併症や腎疾患の罹患率が高いので術後管理に注意が必要である．外科患者での術後の厳密な血糖コントロールは死亡率を下げるが，術後の厳密なインスリンによるコントロールは低血糖を起こしやすく，著しい低血糖ではむしろ術後の死亡リスクが上昇するため注意が必要である．インスリン使用時は，なるべく頻回に血糖チェックを行い，低血糖を回避する．術後の血糖値の目安としては空腹時血糖値 100〜150 mg/dL がよく，1 日尿糖 10〜15 g 以下とする．

インスリン製剤は種類が多く，作用ピーク時間や持続時間も異なるため，糖尿病専門医などのアドバイスを受けながら行うほうがよい．

2 ● 術後合併症

a 糖尿病性昏睡，低血糖性昏睡

手術侵襲が加わった糖尿病合併患者では，インスリン欠乏やインスリン拮抗ホルモンの増加，また肝でのケトン体合成が亢進するので糖尿病ケトアシドーシスに陥ることがある．治療は十分な輸液と電解質補正，インスリンの投与を行う．高齢の糖尿病患者での手術や高カロリー輸液，感染を契機に著しい高血糖と脱水が加わり高浸透圧高血糖症候群をきたすこともある．尿中ケトン体は陰性であることが前者との鑑別になる．治療は脱水の補正とインスリンの投与である．またこれらによる糖尿病性昏睡のほか，低血糖性昏睡も重要な合併症であり，治療は 20% ブドウ糖か 50% ブドウ糖を緩徐に静脈投与する．

b 副腎皮質機能低下症

術前のステロイド投与量と期間，手術侵襲の程度(低侵襲手術か高侵襲手術か)など手術内容によっては補充投与量の調整が必要である．最近では一度に大量のステロイドを投与せず必要十分な維持量を投与し低用量のカバーが行われることが多い．ステロイドは抗炎症作用や免疫抑制作用を

もつことより創傷治癒遅延が起こり，術後縫合不全や膿瘍形成の危険性が増加することを認識しておく．

6 血液・凝固異常

1 ● 術後出血の予防と管理

術後は手術侵襲に伴う毛細血管抵抗性の減弱や線溶系賦活などから出血が起こりやすい．また手術前栄養不良に伴うビタミン K などのビタミン欠乏症や，凝固因子合成阻害を伴う肝機能障害と脾腫に伴う血小板減少などにより凝固機能障害が起きている患者には注意が必要である．治療にはビタミン補充や抗プラスミン作用をもつ抗線溶薬，凝固促進薬，血管強化薬を投与する．すべての凝固因子が含まれている新鮮凍結血漿(fresh frozen plasma：FFP)は肝不全患者や大量出血に伴う凝固因子欠乏に有用である．緊急手術で抗凝固薬を休薬する時間的な余裕がない場合は，やむをえず血漿成分剤の投与を行う．ヘモグロビンが 6〜10 g/dL までの貧血で頻脈，動悸，血圧低下など症状があれば積極的に輸血を行うべきである．また虚血性心疾患を有する患者は，より積極的な輸血を行って，ヘモグロビンを高値で維持する必要がある．

2 ● 術後出血への対応

出血量が多く持続し，頻脈や血圧低下など自覚症状をきたす場合，特に腹腔内や胸腔内など深部創からのものは再手術による止血を考慮する．再手術を決める出血量の目安は患者の体格や年齢，術式などにより異なるのでバイタルサインなどの推移を注意深く見守る．また留置ドレーンからの排液不良や，それを上回る出血により血腫が形成されることがある．このような腹腔内や胸腔内に貯留した大量血腫は感染の温床あるいは周囲臓器圧排などによる機能障害をきたすため除去することが必要である．

7 循環器

術中術後には補液による循環血液量の増加，低酸素，高 CO_2 血症，疼痛などによる高血圧，電解質異常，迷走神経反射など頻脈性不整脈(心房

細動)などを生じやすい．虚血性心疾患の不安定狭心症や心筋梗塞，心不全を伴う不整脈は術後に注意が必要である．頻脈性不整脈は血行動態を悪化させることがあるので，治療薬(短時間作用β遮断薬，抗不整脈薬)を慎重に投与し，電解質補正なども同時に行う．ペースメーカーに依存した患者では手術用電気メスの影響を受けるため，術中術後に専門家によるプログラム調整が必要となる．手術により一時休薬された循環器関連の冠動脈拡張薬，Ca拮抗薬，β遮断薬などは，経口投与ができない場合は注射や貼付薬を使用する．術後は，脈拍，血圧，心電図所見，尿量，体温，血中酸素分圧をモニターする．重篤例や心不全をきたした症例などでは厳密な監視を行える CCU (cardiac care unit)での管理が望ましい．

1 ● 術後合併症

a 心不全

術中の過剰輸液や数日経過後にはサードスペースから水，Na が循環系，つまり血管内に戻ることにより呼吸困難や咳，起坐呼吸などのうっ血性心不全症状がみられる．聴診でラ音が聴取され，胸部単純 X 線検査で肺門部血管陰影の増強がみられる．また，心機能評価のためには BNP，脳性ナトリウム利尿ペプチド前駆体 N 端フラグメント(NT-proBNP)，腎機能の Cr，BUN などの検査が大切である．治療としては，酸素投与や利尿薬(フロセミド)投与を行うとともに，必要に応じてジギタリス，カテコールアミン類の投与を検討する．

b 狭心症，心筋梗塞

危険因子(喫煙，肥満，脂質異常症，高血圧，糖尿病)を有する患者での術後胸痛の訴えは，虚血性心疾患合併をまず考えて，心電図，心臓超音波検査やマルチスライス CT による冠動脈 3DCT などで冠動脈狭窄の程度を低侵襲的に評価し，心筋障害に対して特異性が高いトロポニン I，T などで推移をみる．確定診断が得られれば，循環器専門医からの支援を受けながら CCU などで酸素投与，硝酸薬，モルヒネ投与を行う．循環器専門医による集中治療管理室で観察治療，必要に応じて心臓カテーテルによる治療，つまり経皮的冠動脈インターベンション(percutaneous coronary intervention：PCI)を行うことが望ましい．

c 不整脈

洞性頻脈は術後の痛み，発熱や輸液量不足による脱水，貧血，低酸素血症などにより起こりやすい．治療は除痛，解熱や輸液の補正，輸血，酸素投与など原因の除去が基本となる．心房細動に対しては心拍数や洞調律のコントロール，抗血栓塞栓症治療を行う．動悸や胸痛などの症状，心機能への影響が認められる場合は，心拍コントロールのため心電図監視下にベラパミル，ジソピラミド，β遮断薬，ジギタリスなどを投与する．徐脈性不整脈(60/min 以下)は術後の心筋梗塞や虚血，電解質異常(高 K 血症)，抗不整脈薬投与により起こることがあるので注意が必要である．

8 呼吸器

術後には鎮静や疼痛などにより十分な肺胞換気ができないことや，また気道分泌の増加や痰の貯留による無気肺，肺炎に伴う換気・血流比不均等が起こること，肺うっ血や肺水腫などガス拡散能が低下することなどにより低酸素血症に陥りやすい．したがってこれらの術後呼吸器合併症を予防するためには，十分な鎮痛薬の投与や加湿された酸素の投与を行うとともに，体位変換，タッピング，去痰薬投与などによる喀痰排出(咳)を促す．自己喀出がどうしても困難な場合は，チューブを用いて吸引するか，気管支鏡による直接吸引を行う．痛みによる浅くて速い呼吸は死腔換気量が増え肺胞換気量を減らすので，深くてゆっくりした呼吸を促すことも重要である．血清アルブミン値は肺合併症の予測因子ともいわれており，著しい低下がみられる場合は補正が必要である．呼吸数，呼吸の深さ，胸郭の動き，チアノーゼの有無を注意深く観察する．浅い頻呼吸の場合は換気不良，起坐呼吸では肺水腫や心不全などが発生している可能性がある．酸素化の指標に SpO_2 など酸素飽和度の連続モニターを行い，必要に応じ動脈血ガス分析を行い評価する．

1 ● 術後合併症

a 無気肺，肺炎

開胸手術や上腹部手術の術後に発症しやすく，無気肺の範囲が広ければ低酸素に伴う呼吸困難，低酸素血症，頻脈，頻呼吸を呈する．低肺機能や

術後疼痛により換気が制限され，咳嗽での十分な痰の喀出ができないために起こる．肺炎は最もよくみられる術後合併症の１つであり，発熱，白血球増多，膿性痰などの症状や胸部単純Ｘ線検査で肺野に浸潤影が認められる．治療の主体としては有効な抗菌薬の投与と喀痰喀出補助となる．高齢者で経口食を始めた時期には誤嚥による肺炎も起こりやすい．慢性閉塞性肺疾患(chronic obstructive pulmonary disease：COPD)や特発性間質性肺炎などの患者では，感染や術後侵襲をきっかけに増悪することがあるので注意が必要である．

b 急性呼吸促迫症候群 acute respiratory distress syndrome (ARDS)

いったん発症すると死亡率がきわめて高い呼吸器合併症である．肺胞に好中球を主体とした非特異的な炎症，凝固異常が起こり，肺胞，血管内皮傷害が起こる病態を急性肺損傷(acute lung injury：ALI；PaO_2/FIO_2 は 300 以下)もしくは急性呼吸促迫症候群(ARDS：PaO_2/FIO_2 は 200 以下)と称する．著しいガス交換障害があり頻呼吸，呼吸困難など低酸素血症の症状を示す．胸部単純Ｘ線検査やCT検査で両側浸潤陰影を認め白血球増加がみられる．治療は好中球エラスターゼ阻害薬が用いられるが，ステロイド大量投与の効果は明確ではない．進行すれば人工呼吸器管理を必要とする．

c 肺血栓塞栓症

発症した場合には約15%の死亡率ともいわれており，重篤な術後合併症の１つである．主に深在静脈血栓が遊離して肺動脈を閉塞した病態であり，術後の起立，歩行時に多く発症するが，術中に発症することもある．症状は急速な低酸素血症に伴う呼吸困難や頻呼吸，肺高血圧に伴うショック，頻脈，胸痛，意識障害などである．胸部造影CT検査で肺動脈内腔の血栓による陰影欠損部が認められる．超音波検査は下肢静脈の血栓の有無や右心負荷所見，肺血栓の描出に用いられる．Ｄダイマーの上昇は鑑別に有用である(正常であれば否定的)．治療は十分な酸素投与，薬物治療(抗血栓療法)の抗凝固療法と血栓溶解療法が主体であり，奏効しない場合は下大静脈フィルターの留置や，カテーテルによる血栓溶解治療も試みられる．

9 消化管

胃内容のドレナージでの減圧を目的とする経鼻胃管は，食道や胃の手術後などに挿入される．術後は排液の量や性状をよく観察する．上部消化管手術の場合は吻合部をはじめとした出血などの情報になるが，長期になると喀痰排出や離床の妨げとなるため必要がなければ早期に抜去する．腹腔内ドレーンは，貯留した体液を外部へドレナージする役割をもつとともに，体液の性状から縫合不全や膵液漏などの情報を得ることができる．最近では逆行性感染リスクを減少させるため閉鎖式ドレーンが用いられることがほとんどである．排ガスは開腹手術術後3〜4日，腹腔鏡手術の場合はそれより早い時期に認めることが多い．排ガスが遅れる場合は，早期離床を促すとともに腸管蠕動を促す目的で，坐薬，浣腸，腸蠕動促進薬の投与などを行う．経口摂取は，腸蠕動音が聴取され排ガスがあれば，基本的に水分から開始する．

1 ● 術後合併症

a 縫合不全

消化器外科手術には一定の確率で起こりうるが，起こって遷延した場合には予後に影響を与える合併症として重要であるため，早期に診断して対処することが重要である．術後数日から１週間頃に発生する発熱，白血球増多，脈拍上昇，頻呼吸などの SIRS 徴候，局所の圧痛や腹膜刺激症状，腹膜炎症状があれば縫合不全を疑う．またドレーンの混濁あるいは消化管内容液，膿汁の排出などがあれば，診断は確定する．必要に応じて吻合部の造影(水溶性造影剤を使用)，CT検査を行い，縫合不全の有無や，その程度，膿瘍の有無を評価する．治療は絶食，経静脈栄養とし，局所に限定していれば適切なドレナージを図る．無効の場合は手術を選択する．腹腔鏡手術や開腹により十分な生理食塩液で洗浄を行ったのちに，縫合不全近傍に有効なドレナージが得られる位置にドレーンを留置する．一般的に縫合不全部の再縫合は炎症により組織が脆弱化しているため，縫合しても無効な場合が多く，行わない．

b 腹腔内膿瘍

ドレナージが不良またはドレーンがない状態で，腹腔内に感染が起こった場合，膿瘍を形成す

る．超音波検査，CT 検査で診断する．左右横隔膜下，肝下面，Douglas 窩などの部位に認めることが多く，部位的に穿刺可能な場合は，超音波ガイド下に経皮的ドレナージを行う．

c　イレウス

術後の腸管蠕動低下により起こる麻痺性イレウスが主である．手術侵襲，麻酔の影響で腸管の蠕動低下が起こり，発症する．高齢者や長時間の手術後に多いが，腸蠕動促進薬などで保存的に軽快することがほとんどである．

d　腸閉塞

血行障害を伴わない単純性腸閉塞は術後の癒着により起こる．捻転や索状物の絞扼により発症する腸閉塞は，血行障害を伴い腸管壊死に至ることもあり重篤化する．したがって絞扼性腸閉塞の場合は，早期診断と手術による治療介入が必要になる．術後1週を過ぎ，2〜3か月頃までは癒着の程度が強く剥離の際に腸管の損傷をきたしやすいので再手術の場合は注意を払う．

e　急性胃粘膜病変

急性胃炎や胃潰瘍の総称である．周術期のストレスや非ステロイド性抗炎症薬などの薬物により発症するが，その症状は急激で，上腹部痛やコーヒー残渣様の嘔吐，吐血を認める．上部消化管内視鏡検査にて，胃粘膜の多発性発赤，びらん，潰瘍を認める．治療の基本は，ストレスの軽減，原因薬物などの中止，絶食と輸液での管理である．薬物治療としては，生じた急性胃粘膜病変の治癒と再燃防止である．H_2 受容体拮抗薬やプロトンポンプ阻害薬などの薬物療法を行うが，経口投与が不可能な場合は，注射薬を投与する．出血を伴う場合は，内視鏡で止血術を行う．

10 肝

麻酔管理や手術による出血とそれに伴う輸血，各種薬剤の投与により肝機能障害が起こりやすい．肝機能障害患者では肝臓での薬物代謝が低下しており，投与には注意が必要である．術中術後に投与された抗菌薬や解熱鎮痛薬（アセトアミノフェノン）など薬物開始により肝障害（AST，ALT，ALP，ビリルビン上昇）が出現した場合は，薬物性肝障害を疑いただちに中止する．

肝硬変を合併している患者で，周術期リスク評価である Child-Pugh 分類の grade，MELD スコア/PELD スコアなどが高い場合には厳重な術後管理が必要である．肝酵素，アルブミン，ビリルビン，各種凝固機能検査を行う．凝固異常が認められる場合は，ビタミン K，新鮮凍結血漿などを投与する．血小板が 5 万/μL を下回っている場合は，術直前や術後に血小板輸血を行い，低 K 血症や電解質異常には補正を行う．

1　肝不全患者の術後管理

慢性肝疾患を有する患者では，手術侵襲により黄疸，腹水，胸水，止血機能低下による出血傾向がみられ，進行すれば時に高アンモニア血症などによる意識障害がみられる場合もある．肝酵素，アルブミン，ビリルビン，凝固系検査などの肝機能検査に加えてクレアチニン，電解質の推移をみる．治療は薬剤の早期中止や臥床による肝安静，肝庇護薬やビタミン剤，栄養補助剤，利尿薬投与を行う．

11 腎

術中術後の出血に伴う血圧低下や輸液量不足による体液量減少，血管収縮薬，抗菌薬，その他の薬物投与に伴い腎臓への負荷が生じる．術前よりすでに慢性腎不全を有する患者では，心血管合併症を発症しやすいので血行動態には細心の注意を払う．このような患者では輸液量を控えめにして，特にカリウムなどの電解質上昇には気をつけ，輸液内容の補正やループ利尿薬を投与し慎重にコントロールする．手術による組織破壊や腸管壊死などが生じた場合には細胞内カリウムが多く放出され高 K 血症に傾く．透析患者は一般的に術前日に透析を行い，術翌日に開始されることが多い．慢性腎不全患者では貧血を伴っていることが多いため，出血により貧血が容易に進行するので，赤血球輸血などの準備をする．血清 BUN，クレアチニン，電解質濃度の測定を行い，補液量と尿量のバランス，体重などの推移をみる．

1　術後の急性腎不全

腎前性，腎性，腎後性の鑑別診断を早く行う．治療はまず十分な補液を行う．心不全に伴う腎不全には注意が必要である．尿管閉塞ではその原因

を取り除く．高K血症やアシドーシスの補正も必要である．術後にどうしても投与が必要な薬物があれば，腎臓専門医に種類や投与量など相談し決める．測定可能であれば投与薬剤の血中モニタリングを行う．腎不全の病態が進行すれば透析療法を行う．

⑫ 脳血管障害

周術期脳卒中は，手術侵襲による凝固亢進，炎症，脱水，不整脈に伴う血栓で生じやすい．術前に糖尿病，脂質異常症，肥満，頸動脈狭窄，不整脈，高血圧を有する患者や高齢者に発生リスクが高い．術後に突然の片側筋力低下や協調運動障害，言語障害，意識レベルの低下が起これば，神経学的な診察と頭部CT検査，MRI検査，心電図で不整脈の有無，虚血性脳血管障害の原因検索のため頸動脈エコーを行う．治療は十分な酸素投与を行い，神経専門医の支援を得ながら遺伝子組み換え組織プラスミノーゲンアクチベーター（recombinant tissue plasminogen activator：rtPA）投与やアスピリン投与，脳保護や抗浮腫治療を行う．脳出血を伴う場合は，出血増大防止と降圧薬による血圧上昇防止や，グリセオール®投与での頭蓋内圧コントロールに努める．

⑬ 精神障害

術後には意識レベルの動揺，認知障害，見当識障害，幻覚など術後せん妄（錯乱状態）といわれる意識混濁が出現し，術後管理を行ううえで大きな支障になることがある．高齢者や侵襲度の高い手術後で，特にICU管理など特殊な環境変化で起こりやすい．疼痛，不安，自由行動の制限，睡眠障害など過度のストレスや薬剤の中枢への影響が誘因になっていると考えられるので，これらの改善に努める．

D 緩和ケア

手術に関する術前術後管理のみではなく，進行した悪性腫瘍疾患における身体的症状の緩和や，心理的支援を含めた緩和ケアについての理解も必

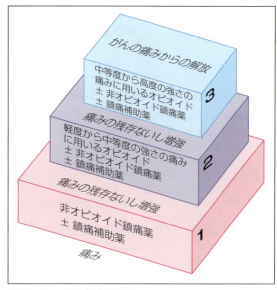

図 21-2 三段階除痛ラダー

要である．疼痛，倦怠感，食欲不振・悪液質，抑うつ感，腹部症状（便秘・下痢，腹水），呼吸症状（呼吸困難，咳，胸水）などの主要な症状に加えて，高K血症など注意すべき病態もある．発症機序をよく理解し，多元的な病態の評価（アセスメント）に基づいた管理が重要である．医師，看護師，薬剤師，栄養士などによる多職種のケアチームの連携，患者本人だけでなく家族を含めた支援が必要である．以下に主な症状に対する管理を記載する．

a がん疼痛

がん疼痛は，がん患者にとって最も苦痛な症状の1つである．疼痛の発生様式や時間的推移，部位，性状，強さなどの評価を行い，鎮痛薬（オピオイド，非オピオイド）や鎮痛補助薬を段階的に組み合わせて除痛を行う（WHO三段階除痛ラダー，図21-2）．薬物以外では，骨転移や腫瘍進展による圧迫痛には放射線治療やペインクリニックによる神経ブロックを検討する．

b がんに伴う倦怠感

低栄養や，貧血，抑うつ感に加えて，化学療法などによる体力低下など，がん関連倦怠感は多くの場合に認められる．食欲不振も同時に惹起されていることが多く，体重減少や筋肉量の減少（サルコペニア）が伴うと悪液質（cachexia）と呼ばれ，栄養サポートが困難な状態になる．食欲亢進や経

腸栄養での補助は，これらの病態を遅らせて軽減させることが可能だが，経静脈栄養の適応はない．

> ### Frontier
> **サルコペニアの診断と外科臨床における意義**
>
> 　骨格筋量の低下を基本とし，これに筋力もしくは運動能力の低下が加わればサルコペニアと診断される．診断基準には四肢骨格筋量，身体機能（歩行速度），筋力（握力）が用いられる．加齢に伴う筋力の低下や筋肉量の減少による一次性，低栄養や代謝性疾患，手術侵襲，悪性疾患に伴う二次性に分類される．運動機会の減少，疾患による食事摂取量の減少や吸収能の低下，各種ホルモンによる筋蛋白質合成と分解の不均衡の促進などが要因とされる．
>
> 　このような患者は転倒のリスクばかりではなく術後合併症の発症率が高いともいわれている．病態把握に努めるとともに，周術期には蛋白質摂取や適度な運動療法などの治療介入が必要である．

c　抑うつ感

　抑うつ感や不安，無気力，絶望感などさまざまな心理的反応を伴う頻度が高い．患者自身のがんに対する不安や，家族や家庭，仕事，経済的課題などへの不安を取り除くサポートを行い，必要に応じて専門医の介入によるカウンセリングや薬物治療などを行う．

第22章 外科とリスクマネジメント

① 医療安全対策の基本概念

　1999年頃より，患者誤認，薬剤誤認，異型輸血などの初歩的なミスに基づく医療事故が相次いで報道され，重大な社会問題として認識されるに至った．同様の医療事故はそれ以前にも発生していたものであったが，医療行為の安全性に関する十分な検討が行われてこなかったため，再発防止に活かされていなかった．この反省に基づき，医療事故防止対策が，医療従事者が早急に取り組むべき問題として認識されるようになった．

　医療安全の確保は，従来では医療従事者個人の責任と考えられてきたが，近年の医療の高度化・複雑化によって，医療従事者個人の努力に依拠したシステムでの医療安全の確保は難しくなってきた．医療安全対策は，「誤り」に対する個人の責任追及よりも，むしろ，起こった「誤り」に対して原因を究明し，医療提供組織全体として事故防止対策を立てていくことが重要である．さらに医療安全対策は患者のみならず医療従事者と病院を守るという側面がある．

　他産業においては，製造業界などにおける製品の品質管理の手法，原子力業界，航空機業界などにおける誤りがあっても障害に至らない仕組み（フェールセーフ）や誤りが起こりにくい仕組み（フールプルーフ，エラープルーフ）を取り入れたシステムの安全性向上など，すでに安全対策をシステム全体の問題と捉え，科学的手法の下に進めている例がある．これら他産業における対策を積極的に取り入れ，「人は誤りを犯す」ことを前提とした組織的対策を講じていく必要がある．

② 過去の医療過誤研究

　米国で行われた過去の医療事故に関する大規模な研究の結果を表22-1に示す．入院患者の医療処置に関連した有害事象の発生率は2.9～4.7%であり，そのうち患者死亡に至ったものが6.6～13.6%を占める．これらのうち，医療従事者が過失責任を負うべき事案は約30%である．

　一般に医療事故では，投薬に関連する問題が過半数を占め，なかでも注射薬が最大のリスクである．また，器機の操作や管理も重要な問題である．特に人工呼吸器と心電図モニターの操作・管理ミスは致命的な過誤につながる．さらに，患者の転倒・転落，誤嚥・誤飲などが問題であるが，これらは主として高齢者・中枢神経障害者の診療過程で発生する場合が多い．

③ 院内安全対策

1 ● 概要

　院内安全対策は，院内安全対策委員会の設置，医療安全管理部門の設置と医療安全管理者（リスクマネージャー）の選任，インシデント・アクシ

表22-1 医療事故に関する大規模研究の結果

	対象患者数 （施設数）	事故発生率（%） （うち過失例 %）	事故のうち 死亡例（%）
California Study (1974)	20,864 (23)	4.7 (17.0)	9.7
Harvard Study (1984)	30,121 (51)	3.7 (27.6)	13.6
Utah Study (1992)	4,943 (13)	2.9 (32.6)	—
Colorado Study (1992)	9,757 (15)	2.9 (27.5)	6.6

デント・レポート制度の確立，院内安全対策マニュアルの作成などを通じて，医療従事者への教育と啓蒙，危険回避・危険予知のための人的・物的体制づくりを行うことを柱とする．

2 ● インシデント・アクシデント・レポート制度

- **意義**：院内の危険性を把握するための中心となる方法はインシデント・アクシデント・レポート制度である．「アクシデント」とは医療事故のことであり，「インシデント」とは，日常診療の場で，誤った医療行為などが患者に実施される前に発見されたもの，あるいは，誤った医療行為などが実施されたが，結果として患者に影響を及ぼすに至らなかったもの（いわゆる「ヒヤリ・ハット」）をいう．これらを医療従事者から自発的に報告させることによって，小事故・ニアミスの事例を集積して原因を分析・除去し，同時に職員に周知して注意を喚起し，大事故を未然に防ぐことが重要である．事故に関する統計では，1例の重大事故の陰には，同じ原因によって生じる約29の小事故と約300の事故の重大な危機があるとされている（ハインリッヒの法則）．したがって，小事故・ニアミスに関する報告を求めることによって原因を除去してしまえば，重大事故発生の可能性は著しく小さくなるはずである．インシデント・アクシデント・レポート制度は，このような理論的背景をもつもので，この制度を基本とした院内安全対策を徹底し，業務体制の改善策をできる限り図って，過誤の防止に努めなければならない．インシデント・アクシデント・レポート制度は，医療事故を病院システム全体の問題と考える前提に立ち，また，病院職員が数多くの報告を行うことが必要であるため，報告を行った医療従事者個人の不利益には用いられないことが保証される．各医療従事者は，自らが原因を作り出して発生したインシデントやアクシデントであっても，積極的に報告を行うことが望ましい．
- **解析方法**：各インシデント・アクシデント・レポートから原因と対策を分析する方法として，航空機業界の安全対策において用いられている解析方法が参考とされてきた．4M-4Eマトリックスとは，事故原因を人間，機械，環境，

事故原因：4M
① Man（人間）
② Machine（機械）
③ Media（環境）
④ Management（管理）

対応策：4E
Ⅰ Education（教育・訓練）
Ⅱ Engineering（工学・技術）
Ⅲ Enforcement（強化・徹底）
Ⅳ Example（模範・事例）

	①	②	③	④
Ⅰ				
Ⅱ				
Ⅲ				
Ⅳ				

図 22-1 4M-4Eマトリックスによる分析

S=Software（ソフトウェア）
H=Hardware（ハードウェア）
E=Environment（環境）
L=Liveware〔人間（当事者・関係者）〕
各EVENTについて検討

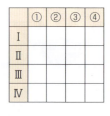

SHELL	要因	対策
L-S		
L-H		
L-E		
L-L		

図 22-2 SHELLモデルによる分析

管理（4つのM）の4つの観点から，対策を教育・訓練，工学・技術，強化・徹底，模範・事例（4つのE）の観点から分析する方法である（図22-1）．SHELLモデルとは，事故原因と対策を人間（当事者）-ソフトウェア，人間（当事者）-ハードウェア，人間（当事者）-環境，人間（当事者）-人間（関係者）の4つの関係の観点から分析する方法である（図22-2）．SHELLモデルの発展型として，4つの関係の観点に全体のバランスに影響するものとして管理（management）の分析を含めるm-SHELLモデルや，さらに個々の患者（Patient）の特性を考慮して分析するP-mSHELLモデルなどもある．また，Root Cause Analysis（根本原因分析）は，発生した結果を分析して，根本原因を突き止め，再発を防ぐ解析方法で，まず，起こった出来事を時系列に経過を記載し，それぞれについて「なぜそうなったのか」を問うて原因を掘り下げていき，根本原因に至ろうという方法である（図22-3）．

- **医療事故情報収集等事業**：効果的な医療安全対

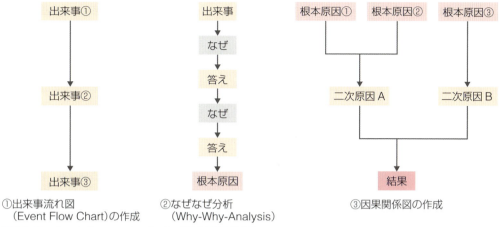

図22-3 Root Cause Analysis（根本原因分析）

策を立てるためには，医療事故につながりうるさまざまな要因を客観的に把握し，その分析に基づいた対策を講じる必要がある．そこでは，個々の医療機関の事情に基づく要因を超えて，各医療機関に共通する要因や改善策を広く効果的に収集し，個々の要因の重要性や傾向を把握することが重要である．

このため，個々の医療機関が収集・分析した情報や，当該情報をもとに検討した対策などを収集・分析し提供することにより，広く医療機関が医療安全対策に有用な情報を共有するとともに，国民に対して情報を提供することなどを通じて，医療安全対策のいっそうの推進を図ることを目的として，公益財団法人日本医療機能評価機構が「医療事故情報収集等事業」を行っている．全国の参加を申請した医療機関から医療事故情報やヒヤリ・ハット事例を収集して集計・分析し，その結果を公開している（一部医療機関では報告義務）．

この事業において収集の対象となる医療事故情報は表22-2，ヒヤリ・ハット事例は表22-3のとおりで，ヒヤリ・ハット事例については「発生件数情報」と「事例情報」（表22-4）を報告する．各医療機関においては，順次公開されている本事業の集計・分析結果を十分に参考として，院内安全対策に活用することが重要である．

3 ● ノンテクニカルスキルの重要性とWHOチェックリストの活用

これまでの医療安全の取り組みにより，手術に

表22-2 医療事故情報収集等事業における収集対象事例

① 誤った医療又は管理を行ったことが明らかであり，その行った医療又は管理に起因して，患者が死亡し，若しくは患者に心身の障害が残った事例又は予期しなかった，若しくは予期していたものを上回る処置その他の治療を要した事例． ② 誤った医療又は管理を行ったことは明らかではないが，行った医療又は管理に起因して，患者が死亡し，若しくは患者に心身の障害が残った事例又は予期しなかった，若しくは予期していたものを上回る措置その他の治療を要した事例（行った医療又は管理に起因すると疑われるものを含み，当該事例の発生を予期しなかったものに限る）． ③ ① 及び ② に掲げるもののほか，医療機関内における事故の発生の予防及び再発の防止に資する事例．

表22-3 ヒヤリ・ハット事例として報告する情報の範囲

① 医療に誤りがあったが，患者に実施される前に発見された事例． ② 誤った医療が実施されたが，患者への影響が認められなかった事例または軽微な処置・治療を要した事例．ただし，軽微な処置・治療とは，消毒，湿布，鎮痛薬投与などとする． ③ 誤った医療が実施されたが，患者への影響が不明な事例．

表22-4 ヒヤリ・ハット事例における事例情報

① 当該事例の内容が仮に実施された場合，死亡もしくは重篤な状況に至ったと考えられる事例 ② 薬剤の名称や形状に関連する事例 ③ 薬剤に由来する事例 ④ 医療機器等に由来する事例 ⑤ 収集期間ごとに定められたテーマに該当する事例（今期のテーマ）

麻酔導入前	皮膚切開前	患者の手術室退室前
（少なくとも看護師と麻酔科医でチェック）	（看護師，麻酔科医，外科医がチェック）	（看護師，麻酔科医，外科医がチェック）
患者のID，手術部位，手術法の確認と同意 □ 済み 手術部位のマーキング □ 済み □ 適用なし 麻酔器と薬剤のチェック □ 済み パルスオキシメーターの装着と動作確認 □ 済み 患者が有するリスク アレルギー □ なし □ あり 気道確保困難または誤嚥のリスク □ なし □ あり．機器・援助の用意済み 500 mL以上の出血にリスク （小児では7 mL/kg） □ なし □ あり．2つの静脈路/中心静脈路の 　確保と輸液の準備済み	□ 手術チームの全員が自己紹介（名前と 　役割）したことを確認 □ 患者の名前，手術法，皮膚切開の部 　位の確認 手術直前60分以内の抗菌薬の予防的投与 □ 済み □ 適用なし 予想される重大なイベント 外科医： □ 重大なこと，あるいは通常の手順と 　異なることは何か？ □ 予想される手術時間は？ □ 予想される出血は？ 麻酔科医： □ 患者に特有の懸案事項は？ 看護チーム： □ 滅菌の確認（インジケーターの結果 　を含む） □ 機器の問題，または何か懸念され 　ることは？ 必要な画像は展示されているか □ 済み □ 適用なし	看護師による口頭での確認： □ 手術名 □ 器具，手術用スポンジ（ガーゼ）と針の 　カウントの完了 □ 手術標本ラベルの貼布（患者名を 　含めラベルを声に出して読む） □ 器具に関して注意すべき問題があ 　るかどうか 外科医，麻酔科医，看護師： □ この患者の回復と管理に関する 　重要な問題は？

このチェックリストは包括的なものではありません．各施設の状況に合わせ追加・改良することを奨励します．

図22-4　Surgical Safety Checklist（WHO，2009年）

おける左右取り違え防止のための手術側のマーキング，検体や薬剤の取り違え防止のためのバーコード照合，併用が禁忌となる薬剤の処方を防ぐためのコンピュータ・ソフトの導入，点滴と経管栄養のラインを異なる口径とすることによる取り違え防止，誤刺防止機能付きの器具の導入による医療従事者の針刺事故防止などの技術的な対策が進んできた．一方，近年の研究では，特に手術関連の有害事象の原因としては，医療従事者の専門的知識や技術に関する問題よりも，各医療従事者や医療チーム内での状況認識や意思決定，コミュニケーション，チームワーク，リーダーシップ，役割分担や対人関係などのノンテクニカルな問題のほうが多いということが明らかになっており，これらに関するノンテクニカルスキルを高めていくことが重要と考えられている．特に，医療チームのメンバーの心理学的安全性（「支援を求めたりミスを認めたりして対人関係のリスクをとっても，公式，非公式を問わず制裁を受ける結果には

ならない」と信じられること）を高め，メンバーが発言しやすい職場環境とすることによりチーム内の情報交換を活性化することの重要性が指摘されている．それによって，メンバーがミスを報告する際の心理的ハードルが下がり，ミスや問題が生じた場合でもすぐに報告・共有がなされ，迅速な対応が可能となると考えられる．

手術に関するノンテクニカルスキルを支援する方策として，WHOのSurgical Safety Checklist（図22-4）の活用が推奨される．経済状況や人種構成の異なる世界8都市の病院で行われた共同研究では，このチェックリストを使用した場合，術後30日以内の死亡率や合併症発症率が有意に低下したことが報告されている．

4● 特定機能病院における安全管理体制の強化

大学附属病院などにおいて，新規手術や麻酔薬の適応外使用などに関連して医療安全に関する重大な事案が相次いで発生した．問題点として，大

学附属病院などにおいて，院内のある診療科で死亡例が多発していても，必ずしも管理者が把握できる体制とはなっていなかったことや，高難度新規医療技術を導入したり，未承認医薬品などを使用したりする場合のルールが明確ではなかったこと，などが指摘された．

そのため，特定機能病院の要件が厳格化され，入院患者が死亡した場合や，通常は必要がない措置・治療が必要になった場合に，医療安全部門への報告が義務付けられ，また，高難度新規医療技術の導入や未承認医薬品などの使用に関し，実施の適否などを確認する部門を設置し，実施の際のルールを遵守させ，その遵守状況の検証を義務付ける，など安全管理体制が強化された．

5 ● Safety-Ⅱとレジリエンス・エンジニアリング理論の医療安全への適用

従来の医療安全対策では，事故を減らすことを目的として，インシデントやアクシデントなどの失敗事例を学習の対象として，特定された原因（人，技術，組織文化など）に対して個別の安全対策を講じてきた（これをSafety-Ⅰのアプローチと呼ぶ）．このような方法は，精密機械のように，複雑ではあるが設計どおりに動くシステムに対しては有効である．しかし，医療現場では，新たな患者が入院したり，さまざまな患者の容態が刻々と変わるなど常に状況が動き，これらの状況変化は，再現性なく出現する．したがって，医療現場において，あらかじめ設計したり，設計どおりに制御しようとすることには限界があり，また，計画外や想定外を含むあらゆる事態に対応できるように，常に万全に備えておくことも不可能である．そのため，医療のような複雑なシステムで業務がうまく運営できるようにするため，医療安全への新しいアプローチとして，レジリエンス・エンジニアリングが注目されるようになった．複雑な医療業務が，変動を続ける環境において，限られたリソースの下で日々うまく運営されているのは，医療従事者が設計された計画を忠実に実行したからではなく，業務のやり方を環境の変化に合わせて調整し，柔軟に対応しているからである．レジリエンス・エンジニアリングは，このようレジリエンス特性（柔軟性や適応力）を利用し，「うまくいくこと」を増やそうとするものである（これ

をSafety-Ⅱのアプローチと呼ぶ．表22-5）．今後は，従来の医療安全対策に，レジリエンスの向上の考え方を取り入れていくものと考えられる．

事故発生時の対応と医療事故調査制度

1 ● 外面的・客観的事実の正確な記録

医療事故の原因や経過は，のちの検証を経て初めて明らかになる場合も少なくない．その場合，事故発生当時の状況をできるだけ正確に再現することが必要となるが，そのためには，何時何分にどのような事態が発生したのかなどの外面的・客観的情報の確定作業が前提として必要となる．そのために，事故が発生した場合には，これらを正確に記録しておくことが重要である．

2 ● 正確な一貫性ある家族への説明

事故の状況は，診療担当医から当該診療科のリスクマネージャー，安全対策委員会，さらには院長または副院長へと速やかに報告されることが必要である．同時に，のちの紛争化，訴訟対応を考慮して，病院事務管理部門と連携して事故への対応を図る．これらのメンバーでの事件の検討結果をふまえ，迅速に家族への説明を行う．この際には，判明している外面的・客観的事実をできるだけ正確に一貫性をもって説明し，未確定な憶測について多くの言及は避けるべきである．死因の判断が難しい場合などでは，安易な説明が家族の不信を強める結果となる場合もある．重要なのは，重大な医療過誤による死亡が客観的に強く疑われる場合を除き（この場合は司法解剖の適応となる），死因を明らかにするために病理解剖への同意を得ることである．解剖所見は死因確定に役立ち，紛争の速やかな解決につながる．

3 ● 医療事故調査制度

医療事故が発生した場合には，担当医にも原因が十分に把握できない場合や，患者側が医師の説明に納得しない場合も多い．そこで，医療事故の客観的な調査ができるよう，第三者が加わって調査を行う医療事故調査制度が創設され，2015年10月より開始された．その概要は，以下のとおりである（図22-5）．

表22-5　Safety-ⅠとSafety-Ⅱの対比

	Safety-Ⅰ	Safety-Ⅱ
安全の定義	失敗の数が可能な限り少ないこと	成功の数が可能な限り多いこと
安全管理の原理	受動的で，何か許容できないことが起こったら対処	プロアクティブで（先取りして），連続的な発展を期待する
事故の説明	事故は失敗と機能不全により発生する	成功と失敗の起源は同じにかかわらず基本的には同じように発生する
事故調査の目的	原因と寄与している要素を明らかにする	時々物事がうまくいかないことを説明する基礎として，通常どのようにうまくいっているかを理解する
ヒューマンファクターへの態度	人間は基本的にやっかいで危険要素である	人間はシステムの柔軟性とレジリエンスの必要要素である
パフォーマンス変動の役割	有害であり，できるだけ防ぐべきである	必然的で，有用である．監視され，管理されるべきである

〔エリック・ホルナゲル（著），北村正晴・小松原明哲（監訳）：Safety-Ⅰ & Safety-Ⅱ―安全マネジメントの過去と未来．p161，海文堂出版，2015より，一部改変〕

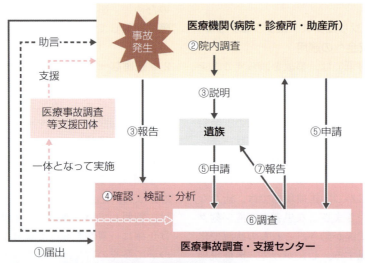

図22-5　医療法上の医療事故調査制度の概要

① 調査目的は，原因究明および再発防止を図り，医療の安全と医療の質の向上を図ることである．
② 調査対象となる「医療事故」は，「当該病院等に勤務する医療従事者が提供した医療に起因し，又は起因すると疑われる死亡又は死産であって，当該管理者が当該死亡又は死産を予期しなかったものとして厚生労働省令で定めるもの」とされている．
③ 調査の流れとしては，まず，医療機関は，「医療事故」が発生した場合，遺族に十分な説明を行い，「医療事故調査・支援センター」に届け出る（図22-5 ①）．医療機関は，必要に応じて「医療事故調査・支援センター」や「医療事故調査等支援団体」に支援を求めつつ，速やかに院内調査を行い（図22-5 ②），当該調査結果について遺族に説明するとともに（図22-5 ③），「医療事故調査・支援センター」に報告する（図22-5 ③）．
院内調査の実施状況や結果に遺族の納得が得られなかった場合など，医療機関または遺族から調査の申請があったものについて（図22-5 ⑤），「医療事故調査・支援センター」が調査を行う（図22-5 ⑥）．「医療事故調査・支援センター」が実施した医療事故に係る調査結果は，医療機関の管理者および遺族に報告する（図22-5 ⑦）．「医療事故調査・支援センター」から警察・行政機関へ報告しない．

④「医療事故調査・支援センター」は，独立性・中立性・透明性・公正性・専門性を有する民間組織で，全国に１つとすることが想定されており，上述の調査業務のほか，a. 医療事故の報告により収集した情報の整理および分析を行い（図22-5 ④），医療事故の報告をした病院などの管理者に対し，その結果を報告すること（図22-5 ⑦），b. 医療事故調査に従事する者に対し医療事故調査に係る知識および技能に関する研修を行うこと，c. 医療事故の再発の防止に関する普及啓発を行うことなどの業務を行う．

⑤「医療事故調査等支援団体」には，各医療機関が院内調査を行う際に，その支援を円滑・迅速に受けることができるよう，都道府県医師会，医療関係団体，大学病院，学術団体などをあらかじめ登録しておくことが想定されている．

「医療事故調査・支援センター」には，一般社団法人日本医療安全調査機構が指定され，2020年には制度開始から５年が経過したが，年間300〜400件が「医療事故」として報告されている．

4 ● 診療行為に関連した患者死亡等の届出・報告

医師法第21条は，「医師は，死体又は妊娠4月以上の死産児を検案して異状があると認めたときは，24時間以内に所轄警察署に届け出なければならない」と規定し，同法第33条の2には罰則も設けられている．医師が，自らが診療中であった患者が死亡した場合にも，本規定の届出義務が認められるか否かについては議論があったが，2004（平成16）年4月13日，最高裁判所は，「医師法21条にいう死体の『検案』とは，医師が死因等を判定するために死体の外表を検査することをいい，当該死体が自己の診療していた患者のものであるか否かを問わない」として，これを肯定する判断を示した．しかし，臨床上，具体的にいかなる場合に本件の届出義務が生じるかについては，いまだ結論が出ていない．

前述の医療事故調査制度においては，医師法第21条に関する問題点は解決されておらず，医療事故調査制度によって調査が行われても，医師法第21条の届出義務が免除されるわけではない．医師法第21条の解釈にはいまだに議論がある

が，少なくとも，医療過誤が強く疑われる事案などでは，医師法第21条で求められる異状死体の届出を考慮する必要がある．

❺ 医療従事者の法的責任

1 ● 3つの制裁

医療過誤が発生した場合，医療従事者は，①民事責任として，診療契約上の債務不履行および不法行為に基づく損害賠償責任，②刑事責任として，業務上過失傷害・致死罪による懲役・罰金などの刑罰，③行政処分（正確には法的責任ではない）として，業務停止・免許取り消し，これら3種類の制裁を受ける．

医療過誤は，（A）患者取り違え，薬剤名・投薬ルートの間違い，異物遺残などの基本的な注意義務の懈怠の事案（実行上の過誤）と，（B）治療ミス，誤診，インフォームド・コンセント（IC）の不備などの専門的な裁量の逸脱（計画上の過誤）の事案に大別できる．さらに後者は，（B-1）現在の標準的診療から著しく劣った診療と，（B-2）不適切な部分を含む診療に類型化できる（表22-6）．例えば，B-1に該当するのは，高熱患者に対して採血検査を実施しなかった場合や，IVHカテーテルの挿入を誤り胸腔内へ大量輸液を行った場合などである．B-2に該当するのは，薬疹の発見が遅れた場合や手術後の合併症管理の不備などである．

これらの類型を，質的に2つに分類すると，(1)過失が明らかな類型に，AとB-1が該当し，(2)過失の有無が微妙な類型にB-2が該当する．この2分類は，解決過程を考えるうえで重要であると考えられる．すなわち，(1)過失が明らかな事案の場合には，民事的には示談（訴訟外の和解）で解決する場合が多い反面，刑事事件（業務上過失致死傷）や行政処分の対象にもなりうる．一方，(2)過失の有無が微妙な事案の場合には，民事訴訟で解決が図られる場合が多い（図22-6）．

従来は，医療過誤事件においては，罰金刑が適用される場合がほとんどであったが，近年，刑事罰の厳格化が顕著であり，禁錮刑が適用される事例も出てきている．また，従来は，行政処分を受けるのは，ほとんどが刑事責任の認められた場合であったが，近年では，民事責任だけで解決され

表 22-6　医療過誤の質的な類型

(1) 過失が明白な類型
　A. 基本的注意懈怠（実行上の過誤）
　　例：患者誤認，薬剤誤認，異物遺残
　B. 不適切な診療（計画上の過誤）
　　例：誤診，治療ミス，IC の不備
　　B-1. 著しく「医療水準」から劣った診療
　　　　（例）高熱患者に対する血液・
　　　　　　　生化学検査不実施
　　　　　　　高カロリー輸液の胸腔内投与
　　B-2. 「医療水準」に達しない診療
　　　　診断遅延，治療不十分，IC の不備
　　　　（例）X 線写真の読影ミス
　　　　　　　手術合併症の可能性の不説明例
(2) 過失の有無が微妙な類型

IC：インフォームド・コンセント．

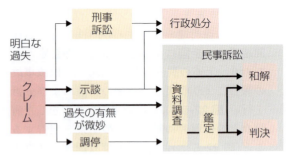

図 22-6　医事紛争の解決過程

た事件であっても，悪質なものは，行政処分の対象とされるようになった．

しかし，医療過誤に対する過度の厳罰化が，勤務医の労働環境悪化や萎縮医療につながっているとの批判もあり，今後，前述の医療事故調査制度の運用もふまえ，議論が続いていくものと考えられる．

2 ● 医事紛争・医事訴訟の動向

医療過誤訴訟数は 1990 年代から 2004 年にかけて急増し，以降はやや減少傾向で推移している（図 22-7）．しかし，訴訟には至らない，かなりの割合の医事紛争が，当事者間の示談や，各地の医師会などの機構を通じて，裁判外で解決処理されているため，実際に医事紛争数が減少しているのかどうかは明らかではない．1990 年代からの医事紛争増加の理由として，医師数が増加して医療供給が量的に確保されたことによる患者数の増加，新薬・新技術の開発に伴う副作用や合併症の増加などもあげられるが，第一の理由は医療に関する一般的知識が国民に普及し，患者の人権意識が高揚したことにある．このような患者の権利意識の伸張を背景に，近年の裁判所の考え方には大きな変化がみられ，近年の裁判例では，医療機関に要求される診療上の注意義務は厳格なものとなっている．

なお，特に産科医療については，医事紛争が多いことが一因となって分娩の取り扱いを止める施設が多く，産科医療の提供が十分でない地域が生じたため，2009（平成 21）年度より産科医療補償制度が実施されることとなった（運営は公益財団法人日本医療機能評価機構）．本制度は，通常の妊娠・分娩にもかかわらず脳性麻痺の児が生まれ，一定の障害を生じた場合に補償金を支払う制度であり，それとともに，事故原因の分析を行い，将来の同種事故の防止に資する情報を提供することなどにより，紛争の防止・早期解決や産科医療の質の向上を図ることを目的としている．原則として，すべての分娩機関の加入が求められている．外科においても，このような制度を求める意見も多いが，財源や補償範囲の検討が困難で，実現に至っていない．

3 ● インフォームド・コンセントの重視など

最高裁判所は，2000（平成 12）年 2 月 29 日の判決において，患者の自己決定権が憲法 13 条で保障された人権である人格権の一内容であると判断した．今日，自己決定権を実質的に保障するインフォームド・コンセントがきわめて重要となっている．治療にあたり医師は，① 病名や病期，② 予定している治療法の内容，だけでなく，③ 当該治療法により発生しうる合併症の具体的内容と具体的頻度，④ 他の選択可能な治療法の有無と，予定している治療法との利害得失，⑤ 治療を行わない場合の予後，などについて，平易に説明する義務がある（表 22-7）．患者から受動的な同意を得るのではなく，患者が自分の理解に基づき自ら治療を選択するように説明することを心がける必要がある．ただし，患者が治療の選択について責任を負わされると受け止めると，患者不安の増幅と医療不信につながる可能性があるので，患者と医療従事者はともに疾患の改善・治癒という目的を共有しているチームであるとの認識のもとに，説明することが望ましい．

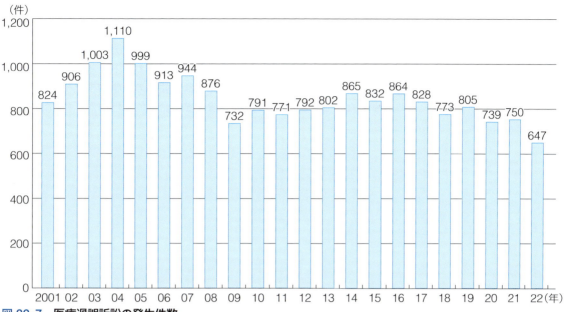

図 22-7　医療過誤訴訟の発生件数
〔最高裁判所資料より作成〕

表 22-7　厚生労働省「診療情報の提供等に関する指針」(6. 診療中の診療情報の提供)

- 医療従事者は，原則として，診療中の患者に対して，次に掲げる事項等について丁寧に説明しなければならない．
  ① 現在の症状及び診断病名
  ② 予後
  ③ 処置及び治療の方針
  ④ 処方する薬剤について，薬剤名，服用方法，効能及び特に注意を要する副作用
  ⑤ 代替的治療法がある場合には，その内容及び利害得失（患者が負担すべき費用が大きく異なる場合には，それぞれの場合の費用を含む．）
  ⑥ 手術や侵襲的な検査を行う場合には，その概要（執刀者及び助手の氏名を含む．），危険性，実施しない場合の危険性及び合併症の有無
  ⑦ 治療目的以外に，臨床試験や研究などの他の目的も有する場合には，その旨及び目的の内容
- 医療従事者は，患者が「知らないでいたい希望」を表明した場合には，これを尊重しなければならない．
- 患者が未成年等で判断能力がない場合には，診療中の診療情報の提供は親権者等に対してなされなければならない．

〔2003（平成15）年9月12日，2010（平成22）年9月17日改正〕

　また，医療従事者らは，患者らが患者の診療記録の開示を求めた場合には，原則としてこれに応じなければならない．近年の裁判例では，医療事故が発生した場合に，患者の診療録などの診療記録の開示の請求を，医療機関が正当な理由なく断ると，医療機関側の過失が認定される事例が多くなっている．

4 ● 診療標準化

　近年，さまざまな診療方法に関する諸知見を客観的・科学的見地から評価し，科学的に信頼できる根拠に基づいた標準的な診療方法に関する知見を提供するため，各種疾患について，「診療ガイドライン」の作成が進められてきた．科学的根拠に基づいた診療ガイドラインは，医師・患者双方に信頼性・妥当性ある医療情報を提供することにより，医師による適切な診療内容の実践と，患者

による自分自身の価値観に従った治療選択を可能とし，医療の安全と質の向上，および医師と患者間の信頼関係構築に貢献している．その時点における標準的な知見を集約したものであるから，医師が具体的な医療行為を行うにあたって，診療ガイドラインに従わなかったとしても，ただちに診療契約上の債務不履行または不法行為に該当すると評価されるわけではない．しかし，診療ガイドラインの内容をふまえたうえで医療行為を行うことが必要であり，診療ガイドラインと異なる方法を採る場合には，相応の医学的根拠や，患者固有の特殊事情など，合理的な理由が求められる．

各論

23	頸部
24	乳腺
25	胸壁 および 胸膜
26	気管・気管支 および 肺
27	心臓
28	血管
29	縦隔 および 横隔膜
30	食道
31	胃 および 十二指腸
32	小腸
33	結腸
34	直腸 および 肛門管
35	腹壁，臍，腹膜，大網 および 後腹膜
36	ヘルニア
37	肝臓
38	胆嚢 および 肝外胆道系
39	膵臓
40	減量・代謝改善手術
41	脾臓 および 門脈
42	リンパ系
43	小児外科

第23章 頸部

A 頸部の臨床的解剖

1 体表頸部の指標となる解剖学的構造物

頸部前面は，頭側は下顎骨の下縁まで，尾側は鎖骨および胸骨の上縁までの範囲となる．中央には，頭側から舌骨，甲状軟骨，輪状軟骨，気管が存在する．

筋肉は表層から広頸筋，前頸筋群（胸骨舌骨筋，胸骨甲状筋，甲状舌骨筋），肩甲舌骨筋がある．また前頸筋群の外側には胸鎖乳突筋があり，後頸部には僧帽筋が存在する（図23-1）．これらを指標とした頸部の区分にそれぞれ名称が付いている（図23-2）．

前頸部に存在する主な血管は，総頸動脈，内頸静脈などがあり，その間を迷走神経が併走している（図23-3）．また交感神経叢および神経節は総頸動脈の背面を走行する．

2 リンパ節

外科的治療における所属リンパ節の領域を示すためにそれぞれ名称が付けられている（図23-1）．

3 甲状腺，副甲状腺

甲状腺は上下方向に約4 cmの大きさで，重量は20 g程度の軟らかい組織である．胸骨甲状筋の背側で気管の前面を取り囲むようにして存在し，Berry靱帯と呼ばれる結合織で左右の気管側壁に強く固定されている．頭側には甲状腺軟骨がある．

副甲状腺は米粒大のウニ色の組織で，重量は30 mg程度である．甲状腺実質の背側，もしくはその周囲に存在する（図23-4）．

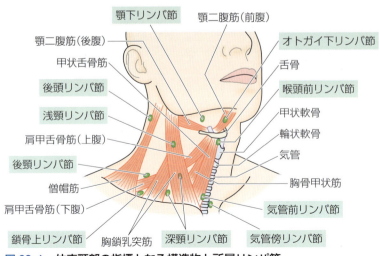

図23-1 体表頸部の指標となる構造物と所属リンパ節

A 頸部の臨床的解剖 ● 283

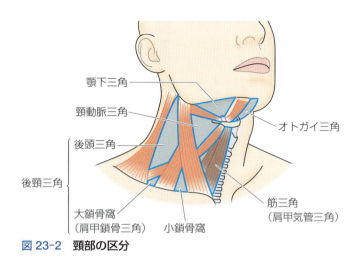

図 23-2　頸部の区分

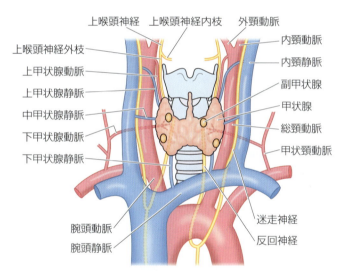

図 23-3　甲状腺周囲の血管・神経

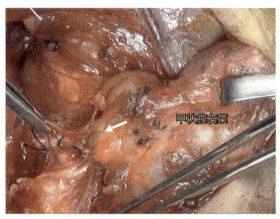

図 23-4　正常副甲状腺（右下腺）

4 甲状腺・副甲状腺手術に関与する血管（図23-3）

　甲状腺に流入する主な動脈は上および下甲状腺動脈である．上甲状腺動脈は外頸動脈から分岐し，上極に流入する．下甲状腺動脈は鎖骨下動脈から分岐する甲状頸動脈の分枝で総頸動脈の背側を通り，反回神経と交叉して甲状腺の側面に流入する．また腕頭動脈から分岐した最下甲状腺動脈が存在することがある．

　甲状腺から流出する主な静脈は上・中・下甲状腺静脈で，上甲状腺静脈は上甲状腺動脈と併走し

て，中甲状腺静脈は総頸動脈の前面を交叉して内頸静脈に流入する．下甲状腺静脈は甲状腺下極から下行し腕頭静脈に流入する．

上副甲状腺はほとんどが上甲状腺動脈から1本ないし2〜3本の血行があり，さらに動静脈とも数本の枝で甲状腺後縁，咽頭，食道の血管叢へつながっている．下副甲状腺は下甲状腺動脈から分岐する1本の細い終末動脈で栄養されている．甲状腺から離れているときは最下甲状腺動脈や内胸動脈などの最寄り動脈からの分枝を受ける．

5 甲状腺・副甲状腺手術に関与する神経（図23-3）

甲状腺，副甲状腺の近傍に存在する神経では，反回神経が重要である．

左反回神経は左迷走神経から分岐し大動脈弓を旋回したのち食道気管溝を上行し喉頭下顎に流入する．一方，右反回神経は右迷走神経から分岐し腕頭動脈を旋回したのち，左反回神経に比べ気管から離れて上行する．そのため両側反回神経の走行は甲状腺下極付近では非対称である．ごく稀に腕頭動脈の起始異常のため，右反回神経が反回すべき構造物を失い，迷走神経から分岐したのち頸動脈を交叉して喉頭に流入することがある．

また上喉頭神経は迷走神経から喉頭上部で分岐したのち，外枝と内枝に分かれる．このうち外枝は輪状甲状筋を支配する．その走行パターンは上甲状腺動脈を併走するのが標準的だが，上甲状腺動脈と癒着や交叉していることがある．あるいは下咽頭収縮筋内を走行していることもあり，視認がきわめて困難な場合が存在する．

横隔神経は，頸部では前斜角筋の前面の筋膜下を下行するので内深頸リンパ節の郭清の際には注意を要する．

副神経は頭蓋骨の大後頭孔を出たのち内頸動脈に沿って下行し，胸鎖乳突筋を貫通してその後縁のほぼ中央から胸鎖乳突筋を出て，後頸三角を横走し僧帽筋に至る．

B 甲状腺の位置と機能

1 甲状腺の位置と触診

甲状腺は柔らかく，また前面には前頸筋群があるため，通常は触診では確認できないが，甲状腺がびまん性に腫大した場合には触診や時に視診によっても確認されることがある．甲状腺の触診は，前頸部を過伸展させると前頸筋群が緊張し硬くなることで甲状腺を確認しにくくなるため，頸部は普通の状態で行うべきである．まず輪状軟骨を示指で触れ確認し，そののちその尾側を目安に行うようにする．男性では甲状腺軟骨が女性よりも低く位置しているので，自然甲状腺も尾側に位置する．

2 甲状腺の機能

甲状腺は濾胞および濾胞上皮細胞にて甲状腺ホルモンを生成して分泌する．甲状腺ホルモンには，アミノ酸の1つのチロシンに，濾胞上皮細胞内でヨウ素が結合することにより合成され，ヨウ素原子を3個有するトリヨードサイロイニン（T3），4個有するサイロキシン（T4）の2種類存在する．T3は甲状腺でも生成されるが，主に末梢でT4が脱ヨード化されて変換されたものである．甲状腺ホルモンの役割は脂肪細胞の分解や筋肉の異化蛋白質異化亢進による生体での熱・エネルギー産生の促進，交感神経刺激による心拍出量・心拍数の増加が主なものであるが，胎児あるいは小児期の発育にも関与している．

またその他のホルモンとしてカルシトニンがある．カルシトニンは甲状腺の傍濾胞細胞（C細胞）から生成され，破骨細胞の不活性化することにより骨吸収を抑制する．その結果，血中Caを低下させる作用を有するが，ヒトカルシトニンの生理作用はきわめて弱い．

C 甲状腺の腫大

甲状腺の腫大は甲状腺全体が腫大するびまん性甲状腺腫と，腫瘤を形成し部分的に腫大する結節

性甲状腺腫に大別される．びまん性甲状腺腫には単純性甲状腺腫，Basedow病，橋本病，悪性リンパ腫などがある．結節性甲状腺腫には慢性甲状腺炎や橋本病における偽結節によることもあるが多くは良性腫瘍や悪性腫瘍（癌）である．

びまん性甲状腺腫を呈する疾患

1 単純性甲状腺腫

甲状腺ホルモンや自己抗体に関する血液検査に異常なく，ただ甲状腺のサイズが大きい場合，単純性びまん性甲状腺腫と呼ばれる．思春期（成長期）にみられることがある．

2 Basedow（バセドウ）病（Graves病）

1 ● 原因，診断，症状

甲状腺濾胞細胞膜に発現している甲状腺刺激ホルモン（TSH）受容体に対する刺激型自己抗体がつくられ，甲状腺ホルモンが持続的に生成されることによる．診断はTSHの低値，FT3，FT4の高値であることに加え，抗TSH受容体抗体が陽性であることが必要である．甲状腺中毒症状をきたす以外に，眼球突出はBasedow病に特異的な症状であり，約10%の症例にみられる．甲状腺腫大，頻脈，眼球突出はMerseburgの三徴として知られている．

2 ● 治療

a　薬物療法

わが国では第一選択となる治療法である．抗甲状腺薬であるチアマゾールやプロピルチオウラシルを投与する．多くの患者で長期寛解が得られるが，一部の患者では再燃を繰り返し寛解が得られない．また副作用のうち重要なものとして，好中球減少症や肝機能障害（稀に劇症型）があり，これらを発症した場合はもう一方の薬剤や後述の別の治療法への変更を検討する．

b　放射性ヨウ素内用療法

放射性ヨウ素（^{131}I）カプセルを内服する．甲状腺濾胞細胞内に取り込まれた^{131}Iから放出されるβ線で甲状腺細胞を破壊する．簡便な方法であ

り，ほとんどの症例で寛解が得られる．デメリットはカプセルの服用が複数回必要になるケースがあり，治療効果が得られるまでの期間が予測しにくいこと，長期的にはほとんどのケースで甲状腺機能低下症になり，甲状腺ホルモン薬の内服が必要になること，眼症が悪化することがあることなどである．

c　手術療法

薬物療法で寛解がなかなか得られない，または副作用で薬物投与の継続が困難な症例に対し，放射性ヨウ素内用療法を選択されない場合は甲状腺への外科的治療を行う．現在では再発を生じないよう甲状腺は全摘術を行うことが主流となっている．甲状腺全摘術のデメリットは，術後甲状腺機能低下症が必発で終生にわたる甲状腺ホルモン薬の内服が必要になることである．また侵襲の高い治療法であり，反回神経損傷リスクや永続的副甲状腺機能低下症などの手術合併症も懸念される〔本章の「甲状腺手術や頸部リンパ節郭清術の合併症」の項（→290頁）参照〕．しかしながら治癒については確実性があり，甲状腺中毒症への治療に外科的治療が不可避な場合がある．早期挙児希望のある女性にはしばしば選択される．手術中あるいは術後に甲状腺機能が極端に亢進することがあるため，術前に甲状腺機能を十分コントロールしておくことが重要である．

3 慢性甲状腺炎（橋本病）
chronic thyroiditis

慢性甲状腺炎の原因は甲状腺内のサイログロブリンやペルオキシダーゼといった蛋白質に対し，自己抗体が産生されることによる．その結果，甲状腺組織にリンパ球が浸潤し濾胞上皮の変性や濾胞が破壊される．甲状腺に疼痛や熱感といった炎症症状を自覚することはないが，甲状腺ホルモンの生成分泌能が低下し，甲状腺機能低下症状をきたすことがある．

甲状腺はびまん性の腫大を呈する以外に，萎縮して硬く変化したり，多発性の偽結節を形成し結節性甲状腺腫を呈することもある．診断は抗サイログロブリン抗体や抗TPO抗体高値などによる．治療は甲状腺機能低下症に対してレボチロキシン（甲状腺ホルモン薬）を投与する．

4 悪性リンパ腫 malignant lymphoma

甲状腺原発の悪性リンパ腫はびまん性甲状腺腫を呈するが，多結節性に腫大する症例もしばしば存在する．慢性甲状腺炎をベースに発症する症例が多いとも考えられている．甲状腺悪性リンパ腫はびまん性大細胞性B細胞リンパ腫(diffuse large B cell lymphoma：DLBCL)と MALT (mucosa-associated lymphoid tissue)リンパ腫，あるいはその混合型が大半を占める．急速増大する症例も多く気道狭窄をきたす懸念があるため，迅速な診断と治療が必要とされる．臨床所見や穿刺吸引細胞診で甲状腺悪性リンパ腫を疑った場合は，開放生検や針生検による病理組織診(免疫組織化学検査を含む)とともに採取した組織の一部をフローサイトメトリー検査，染色体検査，遺伝子検査に提出し悪性リンパ腫の病型を診断し，それに応じた化学療法，分子標的薬治療，放射線外照射治療が選択される．

結節性甲状腺腫を呈する疾患

慢性甲状腺炎の偽結節や急性化膿性甲状腺炎による膿瘍，ホルモン合成障害により甲状腺が結節性に触知されることがあるが，以下の腫瘍性(様)病変が大半を占める．

1 腫瘍様病変

a　腺腫様甲状腺腫

甲状腺濾胞が多結節性に増殖し腫大する良性の腫瘍様病変で，多発結節性甲状腺腫を呈する．多発する結節は大小さまざまで，性状も多様で充実性，囊胞性，あるいはその混合型，コロイド貯留，出血，瘢痕線維化，石灰化などを呈する．結節の周囲甲状腺組織への圧排は乏しく，通常は全周性の非被膜形成を欠く．個々の結節は腺腫様結節と呼ばれ，濾胞性腫瘍や甲状腺癌との鑑別が難しい場合がある．

2 良性腫瘍

a　濾胞腺腫

濾胞細胞が小濾胞構造を主体に腫瘍性増殖する

病変で，周囲甲状腺組織を圧排し線維性被膜を形成する．腫瘍の性状は均一な充実性であることが多い．濾胞腺腫は良性であっても高度な核異型を示すことがある．

3 悪性腫瘍

甲状腺癌は乳頭癌，濾胞癌，低分化癌，未分化癌，髄様癌に分類される．このうち乳頭癌が約90%，濾胞癌が10%弱，低分化癌，未分化癌，髄様癌がそれぞれ0.3〜1.0%程度を占める．わが国での2019年における甲状腺癌推定罹患数は18,780例(男性4,888例，女性13,892例)で人口10万あたりの罹患率は14.9例，2020年の死亡数は1,843人(男性591名，女性1,252人)で人口10万あたりの死亡率は1.5人(男性1.0例，女性2.0例)である．

1　甲状腺乳頭癌

甲状腺乳頭癌は重畳核，すりガラス状核，核の溝，核内細胞質封入体といった核所見，乳頭状構築を呈する組織所見によって特徴づけられる濾胞細胞由来の甲状腺癌である．

治療は手術が第一選択となる．腫瘍が増大するスピードは遅く，臓器遠隔転移が少ないため生命予後は良好で，術後の5年生存率は90%以上である．ただし，高齢者のほうが若年者に比べ予後は悪い．一方，所属リンパ節への転移は比較的頻度が高く，そのため局所再発率は手術後10年で15%程度とされる．

甲状腺乳頭癌の術式は甲状腺切除および頸部リンパ節郭清であるが，甲状腺の切除は全摘術と片葉切除に大別される．頸部リンパ節の郭清は，気管周囲のリンパ節領域についてはルーチンで行われることが一般的だが，外側領域のリンパ節は転移リンパ節がある場合のみ施行されることが多い．甲状腺を全摘した場合は，術後に血中サイログロブリン値を測定することで再発状況が確認でき，放射性ヨウ素による再発病変の局在診断や治療(放射性ヨウ素内用療法)が可能になるので，再発リスクの高い症例には全摘術を施行することが考慮される．わが国の甲状腺腫瘍ガイドライン2024では生命予後および再発予後を考慮した甲状腺乳頭癌リスク分類およびその治療管理指針が

提示されている．1 cm 以下の腫瘍径でリンパ節転移や遠隔転移を認めない「超低リスク」症例では手術を施行せず，積極的経過観察を行うことを容認している．

甲状腺乳頭癌は TSH によって増殖・成長することがいわれているため，甲状腺機能が亢進しない程度の過剰の甲状腺ホルモン薬量を投与することで TSH の抑制を行うことも考慮される．

2 ● 甲状腺濾胞癌

濾胞構造を基本とする濾胞細胞由来の甲状腺癌である．診断基準は腫瘍細胞の被膜浸潤，血管浸潤，あるいは甲状腺外への転移の最低1つを組織学的に証明することである．これらを認めない場合は前述の濾胞腺腫と診断される．乳頭癌と同様，生命予後は良好であるがリンパ節転移は稀で，骨，肺などへの血行性転移は比較的認められる．また高齢者のほうが若年者に比べ予後は悪い．甲状腺取扱い規約（第9版）では，浸潤形式を微小浸潤性，被包化血管浸潤性，広範浸潤性に分類している．甲状腺外の転移や画像診断的に明らかな周囲浸潤所見がない場合は，手術により切除したのち病理組織診を施行しなければ濾胞腺腫か濾胞癌を鑑別することはきわめて困難で，そのためこれらを疑う結節は「濾胞性腫瘍」として一括りにされる．甲状腺腫瘍ガイドライン 2024 では遠隔転移を伴っている濾胞性腫瘍（癌）は甲状腺全摘術を推奨している．一方で遠隔転移を伴わない濾胞性腫瘍では片葉切除することを推奨しているが，片葉切除の結果，広範浸潤型と判明した場合や微小浸潤型で危険因子が高い（55歳以上，腫瘍径が4 cm 超，広汎な血管浸潤）場合は改めて対側葉を切除（補完全摘）して，遠隔転移症例と同様に放射性ヨウ素内用療法および TSH 抑制療法を施行するといった治療管理指針を提示している．

3 ● 未分化癌

未分化癌は高度な細胞異型，構造異型を示し，腫瘍の増殖スピードは急速である．高分化癌（乳頭癌と濾胞癌）は予後が良好であるのに対し，未分化癌は診断後の1年以上の生存は 20% 以下とされ，予後はきわめて不良である．診断時には切除不能なケースが多く，分子標的薬や放射線外照射療法などの集約的治療が中心となるが，気道狭窄や肺転移による呼吸困難を早期に伴うことから，緩和医療も同時に進めることが重要である．未分化癌の一部に高分化癌成分や低分化癌成分が認められる例が多く，これは未分化癌がこれらを先行病変として発生したことの証左とされる（未分化転化）．

4 ● 低分化癌

高分化癌と未分化癌の中間的な予後を示す濾胞上皮由来の甲状腺癌である．組織診断では，低分化成分（充実性，索状，島状の増殖パターン）を 50% 以上占めることが必要である．

5 ● 髄様癌

上述の甲状腺癌と異なり，発生由来細胞は傍甲状腺細胞（C 細胞）である．そのため，腫瘍増殖に伴い血清 CEA に加え，血清カルシトニンが上昇することが特徴的である．髄様癌の症例の約 1/3 は多発性内分泌腫瘍症（multiple endocrine neoplasia：MEN）2 型の関連疾患として遺伝性である．RET 遺伝子検査の胚細胞変異検出で確認可能である．MEN2 型に関連する髄様癌であれば全摘術を施行する．ただし褐色細胞腫を合併している場合は，循環動態安定のため，褐色細胞腫の手術を先行させる．

> **Frontier**
>
> #### 根治切除不能甲状腺癌への分子標的薬
>
> 現在，根治切除不能の甲状腺癌に対し以下の分子標的薬が選択されることがある．
> - マルチキナーゼであるソラフェニブ，レンバチニブ，バンデタニブ（髄様癌のみ適応）
> - RET 遺伝子異常を認める髄様癌や乳頭癌（RET 融合遺伝子）にセルペルカチニブ
> - BRAF 遺伝子変異を認める甲状腺癌にダブラフェニブとトラメチニブの併用
> - NTRK 融合遺伝子を認める甲状腺癌にラロトレクチニブかエヌトレクチニブ

④ 結節性甲状腺腫の診断

1 ● 病歴の聴取

甲状腺の結節を自覚した症例では，自覚した時期を確認する．短時間に急速な増大を示した場合は気道狭窄を考慮し迅速な診断を得ることが重要である．また髄様癌や乳頭癌が家族内発症するこ

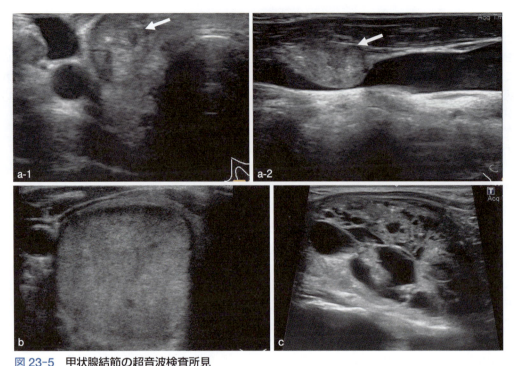

図 23-5　甲状腺結節の超音波検査所見
a-1：乳頭癌，a-2：乳頭癌リンパ節転移，b：濾胞性腫瘍（術後病理組織診で濾胞癌と診断），c：腺腫様結節．

とがあるため，詳細な家族歴を聴取する．

2 ● 触診

甲状腺の結節は気管に固定されているので唾液を飲んでもらいその嚥下運動とともに上下すれば甲状腺由来の腫瘤であることが確認される．連動しなければ皮下腫瘤など甲状腺とは関係ない腫瘤を考える．硬い，可動性が乏しい，リンパ節触知は悪性の可能性を高める所見である．濾胞性腫瘍や腺腫様結節は通常弾性硬か軟らかく触れる．

3 ● 画像診断
a 超音波検査（図 23-5）

超音波検査は甲状腺結節の性状を詳細に描出する．縦横比が高い，辺縁不整，内部の微細石灰化は悪性の可能性を高める所見である．

b CT 検査（図 23-6）

CT 検査は超音波検査に比べ，甲状腺結節の性状を評価することは劣るが，結節が大きい場合，腫瘍の全体像および周囲組織への圧排・浸潤を評価するには有効である．

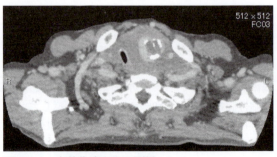

図 23-6　未分化癌の CT 所見

4 ● 穿刺吸引細胞診

甲状腺実質は出血しやすく，組織採取のために用いる太さの針による生検は困難であるため，代わりに穿刺吸引細胞診が行われる．22G か 23G の注射針をエコーガイド下で結節に穿刺し，吸引することで針内に得られる細胞をプレパラート上に移し，これを検鏡する．それから得られる所見に基づき 7 つの診断カテゴリーのいずれかに当てはめる（表 23-1）．本検査は細胞異型しか評価できないため確定診断ではないが，甲状腺乳頭癌

D　その他の甲状腺疾患 ● **289**

表23-1　甲状腺細胞診の判定区分

判定	所見
検体不良	細胞診断ができない
嚢胞液	嚢胞液で，診断に足るコロイドや濾胞細胞を含まない
良性	悪性細胞を認めない
意義不明	良性・悪性の鑑別が困難，他の区分に該当しない，診断に苦慮する
濾胞性腫瘍	濾胞腺腫または濾胞癌が推定される，あるいは疑われる
悪性の疑い	悪性と思われる細胞が少数または所見が不十分なため，悪性と断定できない
悪性	悪性細胞を認める

〔日本内分泌外科学会・日本甲状腺病理学会(編)：甲状腺癌取扱い規約(第9版)．p61，金原出版，2023より〕

は細胞核に特徴的な所見をもつため，かなり正確に診断される．一方，濾胞癌と濾胞腺腫の鑑別は細胞診では不可能である．

5 ● 結節性甲状腺腫の手術適応

甲状腺結節の多くは，腺腫様甲状腺腫や濾胞性腫瘍が疑われるものであるが，これらは細胞診で完全に悪性(特に濾胞癌)でないことを証明することは困難である．これらについては上記の細胞診判定の結果に加え，病歴，画像診断所見を考慮し，手術で切除するか経過観察をするかの管理指針を患者の意向をふまえ決定する．有症状，腫瘍径のサイズ(一般的には4cm以上)，増大傾向がある，血清サイログロブリン値の上昇(一般的には1,000ng/mL以上)，機能性がある，縦隔内に進展しているなどは，より手術を考慮する所見となる．

D　その他の甲状腺疾患

1　甲状腺機能亢進症を呈する疾患

Basedow病以外に以下の甲状腺疾患は甲状腺機能亢進症を呈する．

1 ● Plummer(プランマー)病(自律機能性甲状腺結節)

濾胞腺腫や腺腫様甲状腺腫の結節から甲状腺ホルモンが産生されることがあり(機能性結節)，Plummer病と呼ばれている．単結節性の場合も多結節性の場合もある．甲状腺結節が機能性であ

ることを確認するのに，ヨードシンチあるいはテクネチウムシンチによる結節への集積が有効である(図23-7)．外科的治療(甲状腺切除)が原則的である．

2 ● 無痛性甲状腺炎

出産等をきっかけに，何らかの原因で甲状腺濾胞が破壊され，濾胞内の甲状腺ホルモンが血中に放出されるため甲状腺機能亢進症を呈する．慢性甲状腺炎(橋本病)や寛解Basedow病の経過中発症することが多い．名前のとおり甲状腺痛は伴わず，甲状腺機能亢進症は自然経過で通常3か月以内に改善するため，外科的治療はもちろんのこと，抗甲状腺薬による内科的治療も必要がない．そのため，Basedow病との鑑別が重要であり，抗TSH受容体抗体陰性であることや放射性ヨウ素(またはテクネチウム)甲状腺摂取率低値であることが診断に必要である．甲状腺中毒症状が強ければβブロッカーを投与する．

3 ● 亜急性甲状腺炎

何らかの炎症による甲状腺濾胞破壊により甲状腺機能亢進症を呈する有痛性の甲状腺腫である．上気道感染症状の前駆症状をしばしば伴うため，ウイルス感染の関与も示唆されている．甲状腺の疼痛は一側性で限局性(結節性)であるが，しばしば反対側にも移動する．超音波検査では疼痛部に一致した低エコー域を認める．炎症反応は上昇しCRPや赤沈は高値を示す．自然経過により数か月以内に改善するが，疼痛や発熱に対し鎮痛解熱剤や副腎皮質ステロイドが投与されることが多い．

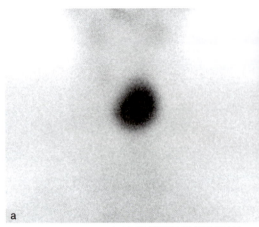
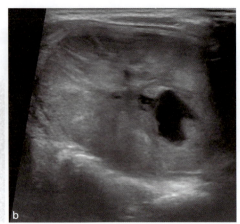

図 23-7　Plummer 病（自律機能性甲状腺結節）
a：テクネチウムシンチグラフィ．b：超音波検査．

2　急性化膿性甲状腺炎

　急性化膿性甲状腺炎は，先天的に遺残した下咽頭梨状窩瘻を介して甲状腺あるいはその周囲が細菌感染する疾患で，そのため前頸部に発赤と疼痛・圧痛を認める．ほとんどが小児期に初発し，約 90％ が左葉に発症する．進行すれば膿瘍を形成する．治療は抗菌薬投与を行い，膿瘍があれば切開排膿を行い局所の炎症を改善させる．そののち，咽頭食道造影検査で下咽頭梨状窩瘻の存在を確認し，瘻孔切除術を行う．喉頭鏡下で化学焼灼にて瘻孔を閉鎖する治療（下咽頭梨状窩瘻化学焼灼療法）の有効性の報告もある．

E　甲状腺手術や頸部リンパ節郭清術の合併症

1　反回神経損傷

　反回神経の片側損傷は，損傷側の声帯麻痺による声門間隙の閉鎖障害をきたし，嗄声と誤嚥を発症する．
　両側損傷では，両側声帯の正中固定により，失声のみならず気道狭窄をきたすため気管切開が必要となる．

2　上喉頭神経外枝の損傷

　上喉頭神経外枝の損傷は声帯の緊張の低下をきたすため，高音や大きな声の発声が障害され，発声持続時間も短縮する．

3　迷走神経損傷

　反回神経の分岐部より中枢で損傷された場合は，反回神経損傷と同様の症状をきたす．

4　頸部交感神経損傷

　損傷側の眼瞼下垂，縮瞳，顔面発汗障害といったいわゆる Horner（ホルネル）症候群をきたす．

5　横隔神経損傷

　横隔神経の損傷は損傷側の横隔膜が弛緩し，頭側へ挙上される．片側の場合は無症状の場合が多いが，両側の場合は呼吸障害が出現する．

6　副神経損傷

　僧帽筋が萎縮し，肩が下垂するほか，肩関節の外転障害もきたす．また肩周辺部の鈍痛も発症する．

7　副甲状腺機能低下症

　甲状腺手術で，副甲状腺は術中に同定し，生体内に温存（血行温存）するか，あるいは一緒に摘出されたものが確認できれば，それを筋肉内に自家移植することが望ましい．しかし，甲状腺全摘術で 4 腺とも同定できず，甲状腺と一緒に摘出されてしまったにもかかわらず，そこから発見され

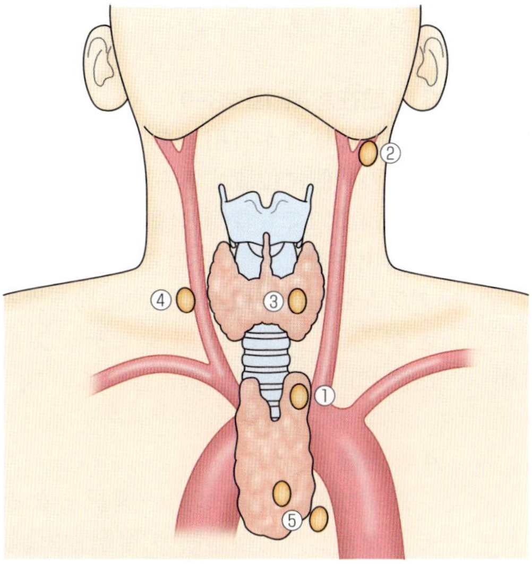

①胸腺舌部内（約30％の頻度）
②総頸動脈分岐部付近（1～2％の頻度）
③甲状腺実質内（完全埋没）（2％の頻度）
④総頸動脈鞘内
⑤縦隔内（縦隔胸腺内，縦隔内気管周囲，aortopulmonary spaceなど）

図 23-8　異所性副甲状腺
その他，咽頭食道背側，副咽頭間隙（迷走神経付近），梨状窩などに存在したとの報告もある．

ず自家移植できなかったか，あるいは生体内に温存されても血流障害でその機能が温存できなかった場合は，副甲状腺ホルモンの欠乏により低カルシウム血症をきたす．活性型ビタミンD薬やカルシウム薬の投与を行うことで対応するが，永続的な副甲状腺機能低下症は数％の症例に発症する．

8 ● 胸管損傷

左外側頸部領域のリンパ節郭清を行った場合に起こりうる．胸管損傷部からリンパ液が漏出し頸部が腫脹する．脂肪摂取制限を行い，ドレナージにて自然消退するのを待つことになるが，流出量が多い場合は外科的に対応することもある．

9 ● 術後出血

頻度は1％程度である．血腫により頸部が腫脹する．気管の圧排狭窄や喉頭浮腫をきたすことを回避するために，緊急で再開創し血腫を除去したのち，出血部位を確認し止血することが必要である．<u>呼吸が切迫している場合は，マスク換気や気管内挿管することは考えず，ベッドサイドであっても頸部創をただちに開創し血腫を除去することを躊躇してはならない．</u>

F 副甲状腺の位置と機能

1 副甲状腺の位置と数

副甲状腺は脂肪組織やリンパ節，甲状腺の結節や実質の隆起部との見分けが難しいことが多い．甲状腺の背側に上下・左右の計4腺存在することが原則的であるが，必ずしも甲状腺実質背側表面にあるとは限らない（図23-8）．また5腺目あるいはそれ以上存在する（過剰腺）場合も約10％程度の頻度でみられる．

2 副甲状腺の役割

副甲状腺は副甲状腺ホルモン（PTH）を生成分泌する．副甲状腺ホルモンは①近位尿細管細胞内にある1αヒドロキシラーゼを活性化することで，活性型ビタミンDの生成を促し，腸管からのCaの吸収を促進する．②遠位尿細管でCa再吸収を増加する．③骨吸収を促進し骨から血中へCaを移行する．以上から血中のCaを増加させる．またPTHはPも骨から血中へ移行させるが，近位尿細管でPの再吸収を抑制する作用があり，こちらのほうが優位なため，血中のPは減少する．副甲状腺細胞にはCa感知受容体やビ

タミンD受容体が発現しており，CaやビタミンDを感知することによってPTHの生成分泌は抑制される．

G 副甲状腺機能亢進症
hyperparathyroidism

副甲状腺の疾患で外科的治療の対象になる疾患は原発性副甲状腺機能亢進症と続発性(二次性)副甲状腺機能亢進症である．

1 原発性副甲状腺機能亢進症

Ca代謝異常など先行する原因がなく副甲状腺機能亢進症をきたす疾患である．一部は遺伝性疾患が関与し，代表的なものは多発性内分泌腫瘍症(MEN)1・2型である．骨吸収の亢進による脆弱性骨折，血中Caの増加に伴う高Ca尿症に起因する尿路結石発作が古典的症状と呼ばれるが，そのほかにも高Ca血症によるさまざまな症状を発症しうる．

1 病型

原発性副甲状腺機能亢進症の責任病変は，病理組織学的に腺腫，過形成，癌に分類される．これらはしばしば病理形態学的に判別することに難渋することがあり，臨床的には腺腫≒単腺腫大，過形成≒全腺腫大と近似されてみなされることが多い．原発性副甲状腺機能亢進症の90%近くが単腺腫大の腺腫であるが，稀に2個の腺腫(double adenoma)を有する症例も存在する．過形成は原発性副甲状腺機能亢進症の約10%を占めるがその多くはMEN1型である．一方，頻度は少ないが散発性の過形成症例も存在する．また，癌は稀であり，周囲への浸潤所見や転移を認めなければ腺腫・過形成との鑑別は難しい．副甲状腺癌の予後は比較的良好だが，死因は高Ca血症によることが多い．

2 存在診断

PTHの上昇，血清Ca値の上昇，血清P値の低下を認める．鑑別診断として家族性低Ca尿症高Ca血症があり，FECaが1%未満であればこちらを考慮する．

3 局在診断(図23-9)

超音波検査が有用である．しかしながら，鎖骨等骨の背側に位置するものや縦隔内に存在するもの，頸部内でも背側の深いところに位置するものは検出が難しい．そのため，^{99m}Tc-MIBIシンチグラムも施行し相互補完的に局在性を確認することが多い．^{99m}Tc-MIBIシンチグラムの代わりに造影CTの有効性も報告されている．

4 治療

副甲状腺摘出術は第一選択となる治療法である．ただし，局在診断の偽陽性や偽陰性，多腺病変，過剰腺，異所性副甲状腺の存在のため，責任病変の取り残しにより手術の成功が得られず，再発あるいは持続性副甲状腺機能亢進症を呈することがある．

現在は超音波検査，^{99m}Tc-MIBIシンチグラムで単腺腫大と診断された場合，多くの専門施設ではfocused approachによりその腫大腺を摘出し(図23-10)，術中迅速PTH測定にて責任病変の摘出完了を確認する手法がとられている．術前の局在診断が不明瞭な場合や，多腺腫大が疑われる場合などでは両側検索が行われる．散発性，あるいはMEN1・2型による過形成症例には，副甲状腺全摘出後自家移植術や亜全摘術が選択されることが多い．副甲状腺癌を疑う症例で甲状腺等周囲組織に浸潤している場合は，浸潤部を合併切除する．

Frontier

無症候性原発性副甲状腺機能亢進症の手術適応

かつては古典的症状を呈することが原発性副甲状腺機能亢進症の診断起点となることが多かったが，最近では無自覚症状の状態で高Ca血症を指摘されてから診断されることが多い(生化学型)．さらには高Ca血症との関連性がはっきりしない症状を有するものもあり，これらは生化学型と合わせて無症候性原発性副甲状腺機能亢進症と呼ばれている．

無症候性原発性副甲状腺機能亢進症の手術適応はさまざまな議論があるが，第5回原発性副甲状腺機能亢進症国際ワークショップによるガイドラインでは，以下の症例を手術適応としている．

- 血清Ca値が正常上限値より1 mg/dLを超える
- 骨密度(DEXA法)のT値が腰椎，股関節全体，大腿骨頸部，橈骨遠位1/3のいずれかで−2.5未満
- 画像診断で椎体骨折を認める

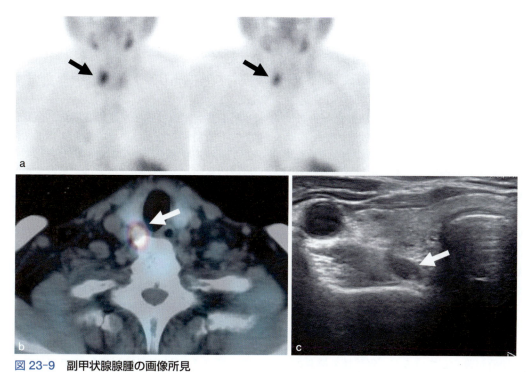

図 23-9　副甲状腺腺腫の画像所見
a：副甲状腺シンチグラフィ所見．左は早期相（核種注射後 15 分），右は晩期相（核種注射後 120 分），b：SPECT-CT 所見，c：超音波検査所見．

- クレアチニンクリアランスか eGFR が 60 未満
- 尿中 Ca 値が男性 250 mg/day，女性 300 mg/day を超える
- 画像診断で腎結石・腎石灰化を認める
- 50 歳未満

2 続発性（二次性）副甲状腺機能亢進症 secondary hyperparathyroidism

　続発性に副甲状腺機能が亢進する原因として，ビタミン D 欠乏症，吸収不良症候群やセリアック病などの消化吸収障害，リチウム内服などがあるが，症例の大半は末期慢性腎臓病が原因である．これは腎性副甲状腺機能亢進症と呼ばれている．

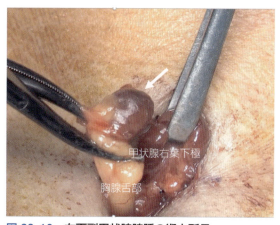

図 23-10　右下副甲状腺腺腫の術中所見

1 ● 発症機序

　慢性腎臓病では，ネフロンが減少し血中にPが蓄積する結果，リン制御因子であるFGF23の分泌が亢進し，そのため活性型ビタミンDの産生が低下する．このことが腎性副甲状腺機能亢進症を発症する起点になることが知られている．副甲状腺は全腺が過形成変化をきたす．末期慢性腎臓病の患者で高P血症のコントロールが不良なケースでは，腎性副甲状腺機能亢進症が高度に進行し，やがては副甲状腺細胞がPTHの自律分泌能を獲得することで病態がさらに進行する．

2 局在診断

原発性副甲状腺機能亢進症と同様，超音波検査や ^{99m}Tc-MIBI シンチグラムを施行する．

3 治療

PTH生成分泌の抑制のため，活性型ビタミンDを投与する．またPの腸管内吸着剤としてカルシウム薬などが投与される．近年はCa感知受容体アゴニストが登場し，多くの患者で良好なコントロールが得られている．

一方，ビタミンD薬やカルシウム薬により，あるいは副甲状腺細胞のPTH分泌自律能獲得のため，低Ca血症から高Ca血症に転じ，さらにPも上昇する．その結果，血管壁や心臓弁の石灰化が惹起され，このことは生命予後を左右するリスクファクターとなるため，内科的治療に抵抗するものは外科的治療が考慮される．慢性腎臓病の根治治療である腎移植が盛んな海外では副甲状腺は亜全摘術が普及しているが，腎移植の機会の少ないわが国では頸部再発を回避する目的で，副甲状腺は全摘術および前腕自家移植術を施行することが多い．

H 頸部リンパ節腫をきたす疾患

頸部リンパ節の腫脹を認める場合，全身性か局所性を鑑別することは重要である．頸部に限局するリンパ節腫脹をきたす疾患・病態としては上気道感染を始めとする頸部の感染・炎症，甲状腺癌やその他頭頸部癌のリンパ節転移などがある．また，肺癌，乳癌，食道癌，縦隔悪性腫瘍などでは鎖骨上窩のリンパ節転移がありえる．特に左鎖骨上窩では，腹部臓器の悪性腫瘍から胸管を通じて同領域へのリンパ節転移をきたすことがあり，Virchowリンパ節転移と呼ばれる．病歴から全身性の炎症・アレルギー疾患（全身感染，薬剤過敏性，自己免疫疾患など）の可能性を検討し，該当すれば原疾患に対する対応を考慮する．触診，画像診断あるいは穿刺吸引細胞診で悪性疾患（癌，悪性リンパ腫）を疑った場合，開放生検を検討する．

第24章 乳腺

A 解剖と機能

1 解剖 breast anatomy

乳房は第2肋骨から第6肋骨の間と胸骨と中腋窩線の間に位置する臓器である．矢状断面で見ると，皮膚，皮下脂肪組織，乳腺組織，乳腺後隙の脂肪組織，大胸筋で構成され，皮膚から乳腺後隙の脂肪組織までを乳房と称する（図24-1）．乳腺組織は皮下脂肪組織の中の浅在筋膜浅葉と乳腺後隙の脂肪組織の中の浅在筋膜深葉の間に存在し，浅在筋膜浅葉から伸びるCooper靱帯（乳腺提靱帯）で支えられている．乳腺組織は，15～20の腺葉に分かれ，乳頭から放射状に分布しているが，乳頭に近い部分や末梢のみの腺葉も存在する．各腺葉は独立しているが，時に腺葉の間に短絡路が認められる．各腺葉からは主乳管が伸びて乳管洞を経て乳頭部の乳管口に開口する．

2 機能 breast physiology

腺葉には20～40個の小葉がある．小葉とは乳汁を分泌する腺房の集合体で，小葉内終末乳管，細乳管，間質を合わせた名称である．乳汁を分泌する機能において小葉とその小葉外終末乳管が最小単位となる．乳汁分泌は産褥期の生理的な変化であるが，高プロラクチン血症など病的な変化もある．原因として，向精神薬や抗不安薬の内服に伴う薬剤性，下垂体腺腫による視床下部障害，原

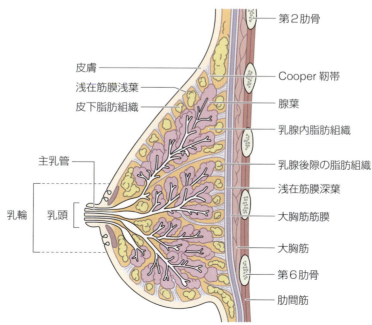

図24-1　乳房の矢状断面

発性甲状腺機能低下症などがある.

B 形態異常

1 副乳 accessory breast

　胎生期に腋窩から鼠径部にかけて乳腺堤(milk line)に沿って,乳腺の原基が発生する.人間は通常一対の乳房が形成され残りは退縮するが,このうち残ったものが副乳である.乳頭,乳輪が存在する副乳も稀にあるが,乳腺のみの場合,腋窩リンパ節,汗腺,皮脂腺の病変,脂肪腫などと鑑別が必要になる.組織学的には主乳腺組織と類似する.妊娠,授乳期に腫大し,稀に乳癌が発生する.

2 陥没乳頭 inverted nipple

　形成不全によるものは,通常,乳管短縮を伴い,外観,授乳困難,細菌感染などが問題になる.乳癌,乳輪下膿瘍による乳頭陥凹(nipple retraction)との鑑別は臨床経過から可能であるが,乳頭乳輪部に硬結を触知する場合はマンモグラフィと超音波検査を行う.用手牽引,搾乳器,マッサージなどにより改善することがあるが,中等度〜高度なものは乳頭形成術の適応となる.

C 炎症

1 急性乳腺炎

　うっ滞性乳腺炎は,乳汁の排出が不完全なため,乳汁がうっ滞して起こる非細菌性の乳腺炎である.通常,初産婦の,産褥期の早期(1〜2週)に発症することが多い.乳房のびまん性の腫脹と疼痛を訴える.治療の第一は,乳汁のうっ滞を除去することである.
　急性化膿性乳腺炎(acute purulent mastitis)は,産褥の2〜3週後あるいは,離乳期に起こりやすく,うっ滞性乳腺炎に,乳管口から逆行性に細菌が感染することによって発症する.起炎菌は黄色ブドウ球菌,表皮ブドウ球菌が多く,半数近くを

占める.症状は乳房全体あるいは一部の疼痛,発赤,腫脹,腫瘤,熱感などで,38℃以上の発熱がみられることもある.白血球増多やCRP高値に加え,超音波検査による膿瘍形成の有無を確認する.抗菌薬の投与が必要となるが,母乳中への移行が問題になるので,授乳は中止することが望ましい.うっ滞した母乳のドレナージの役割を果たすので,搾乳,射乳は可能であればできるだけ続ける.膿瘍に対して切開,排膿が必要な場合もある.

2 慢性乳腺炎(乳輪下膿瘍)
chronic mastitis (subareolar abscess)

　非授乳性乳腺炎のなかで最も頻度が高く,若年者から中高年まで幅広い年齢層に発症する.再発を繰り返す乳輪下の慢性化膿性炎症であり,その本体は主乳管上皮が種々の長さに扁平上皮化生(squamous metaplasia)を起こし,その結果,ケラチン(keratin)の塞栓を生じて乳管拡張をきたし,管外に破壊して膿瘍や瘻孔をつくるものである.起炎菌としてはブドウ球菌が多い.膿瘍は,切開または自潰によりいったん治癒するが,その多くは再発し,長期にわたり再燃を繰り返す.炎症の活動期には乳輪下の膿瘍に対する,切開,排膿と抗菌薬の投与を行う.反復性では,寛解期に病巣切除を行う.

3 乳腺脂肪壊死 fat necrosis of breast

　肥満傾向の中高年層にみられる比較的稀な病態で,打撲など外傷の既往がない場合もある.脂肪組織の変性壊死に伴う肉芽腫性炎症反応で,境界不明瞭な腫瘤を呈し,マンモグラフィ,超音波検査でも乳癌との鑑別が必要になることが多く,生検が必要になる.

4 Mondor(モンドール)病
Mondor disease

　前胸壁と乳房の皮下浅在静脈の血栓性静脈炎で,突発的に,乳房外側から前胸壁に疼痛を感じ,その後,疼痛部位に一致して硬い索状物を触知する.索状物の上の皮膚を手で寄せると溝状の

陥凹が証明される（図24-2）．治療の必要はなく，疼痛の強い場合のみ消炎鎮痛薬，冷湿布などを投与する．2〜4週で自然に消退する．乳癌術後や乳房再建術後にみられる場合もある．

D 乳腺症
mastopathy, fibrocystic disease

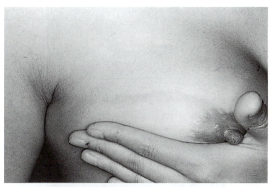

図 24-2　Mondor 病
乳房を支えることで，乳輪直上から外側に向けて，索状の引きつれが判然と認められる．

1 ● 疾患概念，疫学

乳腺特有の病態で乳腺の退行性変化と増殖性変化とが共存する病変である．欧米ではfibrocystic diseaseと呼ばれてきたが，近年，正常乳腺の発達および退縮の逸脱的な変化と理解される傾向にある．乳腺疾患のなかで最も頻度が高く，30〜40歳代女性に好発し，閉経後には減少する．

2 ● 病因，病理

性ホルモンであるプロゲステロンとエストロゲンの不均衡に伴うとされている．すなわち，エストロゲンの相対的過剰状態が基盤となって起こる，乳腺の変化が増強された状態とされる．

変化は乳腺上皮と間質の両成分に起こる．病理学的には非炎症性，非腫瘍性の増殖性病変であり，組織像は増殖，萎縮，化生性変化などが混在した病変である．特に高度な上皮増殖や異型性をもつ乳管過形成や小葉過形成は乳癌を発生する危険性が高くなる．

3 ● 症状，所見

以下を主訴として来院することが多い．
- **乳房の腫脹・疼痛（自発痛・圧痛）**：疼痛は周期性であり，月経前にみられることが多いが，無関係のこともある．
- **硬結・腫瘤**：周囲組織との境界が不明瞭な硬結を認める．硬結に一致して疼痛を伴うこともある．
- **乳頭異常分泌**：分泌物の性状はさまざまであり，血性，漿液性，水様，乳汁様と多彩である．分泌乳管口も1本であったり数本であったりする．さらに両側性のこともある．

4 ● 診断

画像診断として一般的に行われているものは，マンモグラフィと超音波検査である．これらの画像診断の目的は乳腺症を診断することと，乳癌の所見がないことを確認することを目的としている．

- **マンモグラフィ**：辺縁不鮮明なびまん性の淡いすりガラス様陰影を呈する．囊胞を認める場合は境界平滑で鮮明な円形の腫瘤像が認められる．
- **超音波検査**：乳腺実質は広範囲な不均一エコー像で，小斑状の低エコー域が散在する像を「あばた紋状」や「豹紋状」と表現し，乳腺症に多くみられる像である．また大小の囊胞が混在する像を呈することもある（図24-3）．

乳癌を否定できない場合は，マンモグラフィと超音波検査に加えてMRI，CTを行う．最終的には細胞診や生検によって乳癌との鑑別をすることが重要である．

5 ● 治療

乳腺症と確診できれば治療は不要であることが多い．しかし，症状の強い症例では，ホルモンの不均衡を正常化することにより症状を軽快させることができる．用いられているのは抗ゴナドトロピン作用を有するダナゾール（danazol）であり，有用性が報告されている．

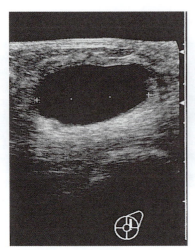

図 24-3　乳腺嚢胞の超音波像
境界鮮明で縦横比の小さい(平たい)平滑で整な無エコー腫瘤像で，後方エコーは増強している．

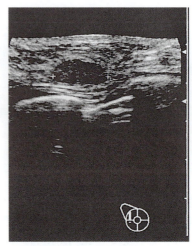

図 24-4　乳腺線維腺腫の超音波像
境界鮮明で縦横比の小さい(平たい)整な低エコー腫瘤像で，内部エコーは繊細均一，後方エコーは増強している．

E 良性腫瘍

1 乳腺線維腺腫

1 ● 疫学

乳腺良性腫瘍のなかで最も頻度が高い．思春期後半から30歳代前半に好発する．発育は緩徐であり，30歳代以降は増大傾向が停止することが多い．稀に若い女性に発生し，巨大になる線維腺腫に巨大線維腺腫(giant fibroadenoma)がある．これは若年性線維腺腫(juvenile fibroadenoma)などとも呼ばれる．

2 ● 症状，診断

境界のきわめて明瞭な球形〜卵形の腫瘤で，表面はほぼ平滑な弾性硬の腫瘤である．可動性は良好で，皮膚との癒着や浸潤は認めない．巨大になると皮膚の発赤・熱感や表面静脈の怒張などを認めることがある．

- マンモグラフィ：限局性で境界明瞭平滑なほぼ円形・楕円形もしくは軽度分葉状の均一な腫瘤陰影として認められる．この内部に粗大もしくはポップコーン状の石灰化を認めることがあり，これは硝子化した古い線維腺腫である．
- 超音波検査：限局性の境界明瞭平滑なほぼ円形・楕円形もしくは軽度分葉状の低エコー像として描出される．一般に縦横比は小さい．時に両側に側方陰影が認められることがある．後方エコーは不変または増強することが多い．腫瘍内部に粗大高エコースポットを伴うこともある(図 24-4)．
- 穿刺吸引細胞診：典型的な線維腺腫の細胞像は，シート状および分枝状細胞集団と背景に双極裸核(naked bipolar nuclei)と呼ばれる線維芽細胞に由来した紡錘形核の裸核細胞の増加を認める．上皮細胞には2相性が認められる(図 24-5)．穿刺吸引細胞診で確定診断のつかない症例は，生検をすることもある．
- 病理診断：肉眼的には境界明瞭な灰白色の腫瘤で，その割面は均一である．組織学的には乳腺の乳管上皮と結合織成分の増殖による混合腫瘍である(図 24-6)．

3 ● 治療

若年者で良性と診断がついている小さな線維腺腫は経過観察でよい．増大傾向が強く，大きいものは摘出する．最近ではマンモトームを用いることで，小さな線維腺腫は分割切除が可能である．

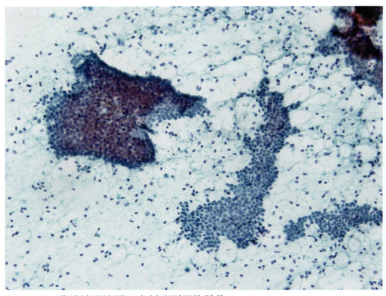

図 24-5　乳腺線維腺腫の穿刺吸引細胞診像
結合性の良好な上皮細胞集塊を認め，背景には間質の双極裸核細胞を認める．

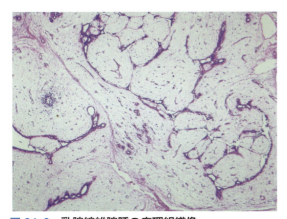

図 24-6　乳腺線維腺腫の病理組織像
スリット状に引き伸ばされた上皮細胞と明るい浮腫状の間質とからなっている．

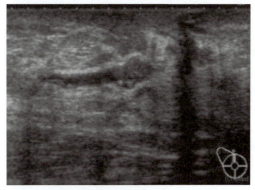

図 24-7　乳管内乳頭腫の超音波像
乳管内に高エコーの充実性腫瘤像と低エコーの末梢乳管拡張像を認める．

2 乳管内乳頭腫
intraductal papilloma (IDP)

1 ● 疫学，病理

比較的太い乳管内に発生する乳頭状の良性腫瘍である．孤立性のものは乳癌のリスクはないが，多発性のものを乳頭腫症と呼び，乳癌の高リスク群とされる．

2 ● 症状，診断

しばしば片側性，単孔性の血性乳汁分泌を呈し，乳癌との鑑別が必要となる．マンモグラフィ，超音波検査，乳管造影，乳管内視鏡，分泌液の細胞診などが診断に有用である(図 24-7)．

3 ● 治療

癌との鑑別がつかないことが多く，腫瘤切除術や乳管腺葉区域切除術(microdochectomy)が必要となる．すなわち，乳管口から注入した色素を目安にして，当該乳管とその乳腺葉を乳管口直下か

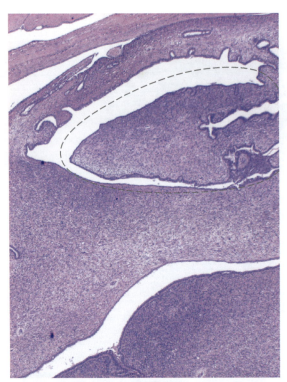

図 24-8　葉状腫瘍の病理組織像
囊胞内の葉状構造を認める（破線部分）．間質の細胞密度の増加が顕著である．

ら末梢まで切除する．

F 葉状腫瘍

1 病態，診断

　乳腺腫瘍の1%以下の稀な腫瘍．上皮成分と間質の線維成分よりなる．急速に増大し，転移を起こす悪性のものから，線維腺腫と区別できないようなものまで多彩である（図24-8）．組織学的には，良性・境界・悪性に分類される．悪性の頻度は20〜25%であり，組織学的に良性でも臨床的に悪性の場合もある．悪性の5年生存率は80%程度である．

2 治療

　急速に増大する腫瘍は組織学的評価が必要である．組織学的に断端陰性とするために，広範囲切除あるいは，乳房切除術が必要となることもある．リンパ節郭清は不要である．補助放射線療法は確立していない．また，化学療法の有効性も未確定である．

G 悪性腫瘍

1 乳癌

1 疫学，病因

　乳腺悪性腫瘍の99%は，原発性上皮性悪性腫瘍の乳癌が占める．年次推移は，罹患率は一貫して増加しているが，死亡率は近年横ばいである．女性の部位別罹患率の第1位であるが，死亡率では，大腸，肺，膵臓に次いで第4位である．患者数は年間約9.7万人，人口10万人あたり150.0人（2020年，部位別がん罹患数）と推定されている〔第14章「腫瘍」の図14-4（→159頁）参照〕．乳癌に罹患するリスクは，初潮年齢が低く，出産数の少ない者に高く，結果として授乳期間の短い者で高くなる．初潮年齢が低く，閉経年齢が高い女性，すなわち卵巣機能の持続期間が長い女性もリスクが高い．更年期症状緩和のためのエストロゲンと黄体ホルモン併用のホルモン補充療法は長期投与により乳癌発症リスクを上げるが，経口避妊薬のリスクは不確かである．また，アルコール飲料の摂取および喫煙はリスクを上げる．肥満もリスクを上げる．高線量の放射線被曝はリスクを高め，特に若年者が被曝した場合に最も高い．当然ながら，乳癌の既往はリスクを高める．遺伝的素因としては乳癌家族歴が重要で，母親や姉妹に乳癌があるとリスクは確実に高くなる．遺伝性乳癌の臨床的な特徴は，若年性で，両側性が多いことである．遺伝性乳癌の1つとして，癌抑制遺伝子である *BRCA1*，*BRCA2* 遺伝子変異によるものがあり，同一家系内に乳癌と卵巣癌が多発し，生涯の乳癌発症率は欧米では約70%とされる．

　乳癌は閉経前の40歳代後半と閉経後の60歳代〜70歳代前半に好発年齢最大のピークがあり発生頻度は高い（図24-9）．なお，男性にも乳癌はあり，全乳癌の1%を占めている．男性乳癌については項を改めて記述する〔本章の「男性乳癌」の項（→316頁）参照〕．

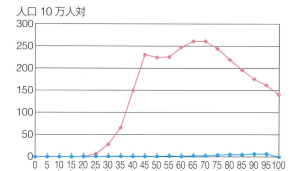

図 24-9 年齢階級別乳癌罹患率（2019 年）
〔国立がん研究センターがん情報サービス「がん統計」より〕

表 24-1　乳癌の組織型分類

1. **非浸潤癌** Noninvasive carcinoma
   a. 非浸潤性乳管癌 Ductal carcinoma in situ
   b. 非浸潤性小葉癌 Lobular carcinoma in situ
2. **微小浸潤癌** Microinvasive carcinoma
3. **浸潤癌** Invasive carcinoma
   a. 浸潤性乳管癌 Invasive ductal carcinoma
     （1）腺管形成型 Tubule forming type
     （2）充実型 Solid type
     （3）硬性型 Scirrhous type
     （4）その他 Other type
   b. 特殊型 Special types
     （1）浸潤性小葉癌 Invasive lobular carcinoma
     （2）管状癌 Tubular carcinoma
     （3）篩状癌 Invasive cribriform carcinoma
     （4）粘液癌 Mucinous carcinoma
     （5）髄様癌 Medullary carcinoma
     （6）アポクリン癌 Apocrine carcinoma
     （7）化生癌 Metaplastic carcinoma
       （ⅰ）扁平上皮癌 Squamous cell carcinoma
       （ⅱ）間葉系分化を伴う癌 Carcinoma with mesenchymal differentiation
         ① 紡錘細胞癌 Spindle cell carcinoma
         ② 骨・軟骨化生を伴う癌 Carcinoma with osseous/cartilaginous differentiation
         ③ 基質産生癌 Matrix-producing carcinoma
         ④ その他 Others
       （ⅲ）混合型 Mixed type
     （8）浸潤性微小乳頭癌 Invasive micropapillary carcinoma
     （9）分泌癌 Secretory carcinoma
     （10）腺様嚢胞癌 Adenoid cystic carcinoma
     （11）その他 Others
4. **Paget 病** Paget disease

2 ● 検診

わが国における乳癌集団検診は 1987 年度に問診，視・触診検診として全国に導入されたが，死亡率減少効果を示す根拠は不十分であった．欧米でのランダム化比較試験によるマンモグラフィによる乳癌検診が死亡率を減少させるとの結果から，2004 年度には 40 歳以上にはマンモグラフィ併用検診を行うとの通達が出された．さらに，日本人女性の乳癌の特徴として，閉経前に好発年齢のピークがあり，マンモグラフィでは高濃度乳房が多いことから，40 歳代の女性を対象としたマンモグラフィと超音波検査の併用による検診の有用性について検証が進められている．

3 ● 病理

日本乳癌学会の乳癌取扱い規約による組織型分類が用いられる（表 24-1）．乳癌は乳管内に癌がとどまる非浸潤型と乳管外に浸潤する浸潤型とに大別され，前者には非浸潤性乳管癌と非浸潤性小葉癌，後者には通常型と特殊型がある．非浸潤癌の頻度は約 10% で，残りが浸潤癌で，浸潤型の大多数は通常型の浸潤性乳管癌である．

腺管形成型には，腺腔形成を伴う乳頭状増殖を示すものと面皰癌（comedo carcinoma）（図 24-10）とが含まれ，充実型では，充実性の髄様ないし小腺管様構造を混じた癌巣が圧排性の発育を示す．硬性型は全乳癌の 25～30% と高く，浸潤性の発育と間質の著明な増殖が特徴的で，視・触診や画像診断上で典型的な乳癌像を示し，リンパ節

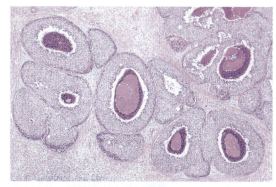

図 24-10　面皰癌の病理組織像
乳管内には癌細胞が密に増殖し，中心部には壊死と石灰化が認められる．

転移が多く，予後は比較的悪い．リンパ節転移の有無に加えて，浸潤径，組織異型度，核異度，脈管侵襲の有無から悪性度を評価して再発リスクを予測する．

小葉癌（lobular carcinoma）は両側性の頻度が高く，画像診断で対側乳房にも疑われる場合は生検を考慮する．髄様癌（medullary carcinoma）は間質にリンパ球浸潤をしばしば伴い，予後は比較的良好である．Paget（パジェット）病は乳管癌が上皮内進展により乳頭に湿疹〜びらん様外観を呈するもので，表皮基底層に明るい細胞質を有する大型の Paget 細胞が認められ，予後はよい．

4 ● 発育，転移，病期分類

非浸潤癌として発生する乳癌は，比較的時間をかけて，発生した乳腺葉の中で乳管に沿って広がる．どこかの時点で浸潤癌の性質を獲得し，その時点から周囲の乳腺組織を巻き込みながら浸潤性に発育増殖する．乳癌の一部は比較的早い時期から血行性転移を伴いうる全身病（systemic disease）である．

リンパ節転移の主経路は腋窩リンパ節へのもので，腋窩リンパ節はレベルⅠ・Ⅱ・Ⅲの3つに区分される．レベルⅠは小胸筋の外側，レベルⅡは小胸筋の裏側，レベルⅢは小胸筋の内側に位置する〔後出の図 24-23（➡310 頁）参照〕．リンパ節転移は，進行して鎖骨下リンパ節から鎖骨上リンパ節に及ぶ．この経路の一部に胸筋間リンパ節（Rotter リンパ節）が介在し，最高位の鎖骨下リンパ節が Halsted リンパ節である．副経路が内胸動静脈に沿う胸骨傍リンパ節のものである．

血行性転移は骨，肺，胸膜，肝，脳などに多く起こるが，髄膜，卵巣，副腎など全身の臓器に起こりうる．

臨床病期 TNM 分類では，腫瘍（tumor），リンパ節（lymph node），遠隔転移（distant metastasis）の各因子を評価分類し，この3つの因子の組み合わせで病期が決まる（表 24-2）．

T0 乳癌とは視・触診，画像診断で原発巣を確認できないものをいう．病理検索上，0.2 mm より大きく，2 mm 未満のリンパ節転移を微小転移（micrometastasis；UICC 改訂第8版では pN1 mi と記載），さらに 0.2 mm 未満あるいは 200 個以下の腫瘍細胞塊を isolated tumor cells（ITC）

〔UICC では pN0（i＋）とする〕と定義する．

5 ● 症状，所見

しこり（腫瘍，結節，硬結など）を主訴とする場合が大部分であるが，稀に血性乳頭分泌や乳頭びらんが主訴のこともある．乳癌腫瘤は一般的には孤立性，表面凹凸不整，境界やや不鮮明，可動性不良，弾力性なく硬く，無痛性で圧痛を欠如するという特徴を有するが，例外も多い．周囲組織を巻き込むように発育し，芯が硬い偽脂肪腫様腫瘍と表現されることも多い．

進行すると，皮膚の引きつれ〜陥凹（skin retraction），乳頭の引きつれ〜陥凹（nipple retraction），乳房の変形，乳頭が病巣方向に向く（pointing）などの所見を呈するようになる（図 24-11）．皮膚の引きつれは，腫瘍上の皮膚を引き寄せるプラトー試験（plateau test）などで証明されることも多く，この「えくぼ症状（dimpling sign）」は約 60% の症例で陽性である（図 24-12）．

皮膚に浸潤すると腫瘍露出，潰瘍形成，出血などの所見を呈し，さらには周囲に衛星皮膚結節（satellite skin nodule）も出現するようになる．皮下リンパ節が癌細胞で広範囲に塞栓されると皮膚に発赤，浮腫をきたすため，橙皮様皮膚（peau d'orange）と呼ばれる状態を呈する．

転移した腋窩リンパ節は硬く触知され，進行すると転移リンパ節は互いに，あるいは周囲組織と癒着するようになり，また高位のリンパ節へと進展し，時に上腕浮腫も出現する．乳房の局所所見に気づかずに，遠隔転移病変による症状や徴候が主訴のことも稀にある．

6 ● 診断，画像診断

マンモグラフィによる診断率は疑診を含めて 80〜85% 程度である．乳癌腫瘤は典型的には，形・辺縁が不整な高濃度の腫瘤陰影を示し，周囲に放射状〜棘状突起〔スピキュラ（spiculation）〕を伴う．また 50〜70% の例で，病巣内部から近辺に認められる多数の砂粒状/棒状/索状の不規則な微細石灰化像（microcalcification）が認められる．乳癌の間接的な所見には，皮膚の陥凹や肥厚，乳頭の陥凹，Cooper 靭帯や乳管の引き込み像，血管怒張などがある（図 24-13）．マンモグラフィ読影の精度管理を図るためにマンモグラフィガイ

G 悪性腫瘍 303

表 24-2 乳癌の病期分類

1) 臨床T因子：原発巣[注1]

	大きさ(mm)	胸壁固定[注2]	皮膚の浮腫, 潰瘍 衛星皮膚結節
TX	評価不可能		
Tis	非浸潤癌あるいは Paget 病[注3]		
T0	原発巣を認めず[注4,5]		
T1[注6]	≤20	−	−
T2	20<≤50	−	−
T3	50<	−	−
T4 a	大きさを問わず	+	−
T4 b		−	+
T4 c		+	+
T4 d	炎症性乳癌[注7]		

注1：Tの大きさは原発巣の最大浸潤径を想定しており, 視触診, 画像診断を用いて総合的に判定する. 乳管内成分を多く含む癌で, 触浸径と画像による浸潤径との間に乖離がみられる場合は画像による浸潤径を優先する. 乳腺内に多発する腫瘍の場合は最も大きいTを用いて評価する.
注2：胸壁とは, 肋骨, 肋間筋および前鋸筋を指し, 胸筋は含まない.
注3：浸潤を伴わない場合.
注4：視触診, 画像診断にて原発巣を確認できない場合.
注5：異常乳頭分泌例, マンモグラフィの石灰化例などはT0とはせず判定を保留し, 最終病理診断によってTis, T1mi などに確定分類する.
注6：mi（≤1mm）, a（1mm< ≤5mm）, b（5mm< ≤10mm）, c（10mm< ≤20mm）に亜分類する.
注7：炎症性乳癌は通常腫瘤を認めず, 皮膚のびまん性発赤, 浮腫, 硬結を示すものを指す. 腫瘤の増大, 進展に伴う局所的な皮膚の発赤や浮腫を示す場合はこれに含めない.

2) 臨床N因子：領域リンパ節[注1]

	同側腋窩リンパ節レベルI,II		内胸リンパ節	同側腋窩リンパ節レベルIII[注2]	同側鎖骨上リンパ節
	可動	周囲組織への固定あるいはリンパ節癒合			
NX	評価不可能				
N0	−	−	−	−	−
N1	+	−	−	−	−
N2 a	−	+	−	−	−
N2 b	−	−	+	−	−
N3 a	+/−	+/−	+/−	+	−
N3 b	+ または	+	+	−	−
N3 c	+/−	+/−	+/−	+/−	+

注1：リンパ節転移の診断は触診と画像診断などによる.
注2：UICC/TNM 分類第8版でいう鎖骨下リンパ節を含む.

3) 臨床M因子：遠隔転移
M0 遠隔転移なし
M1 遠隔転移あり

4) 臨床病期分類表

TNM 分類

転移 ＼ 腫瘍	T0	T1	T2	T3	T4
M0 N0					
M0 N1					
M0 N2					
M0 N3					
M1					

病期 0*　Tis 非浸潤癌　該当せず
病期 I*
病期 IIA
病期 IIB　　　浸潤癌
病期 IIIA
病期 IIIB
病期 IIIC
病期 IV

＊：わが国では早期乳癌と定義づけられる.

〔日本乳癌学会（編）：臨床・病理 乳癌取扱い規約, 第18版. 金原出版, 2018 より〕

ドラインが作成されている（図24-14, 15）.
　超音波検査による診断率はマンモグラフィとほぼ同等で, 2つの検査にはそれぞれ特徴があり相補的である. 例えば, マンモグラフィには腫瘤を触れない乳癌を微細石灰化像の存在から見つけ出せるという特徴があり, 一方, 腫瘤像自体の解析では超音波検査のほうが優れている. 乳癌腫瘤は超音波画像上, 典型的には, 形・辺縁が不整な低

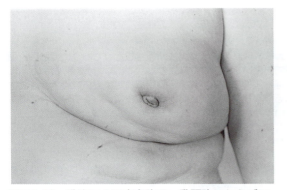

図 24-11　乳癌による皮膚陥凹，乳頭陥凹ならびに乳頭 pointing
乳癌腫瘤は周囲組織や乳管を引き込むように発育し，進行すると皮膚陥凹（俗称 delle），乳頭陥凹ならびに乳頭が病巣方向に向く pointing を示すようになる．

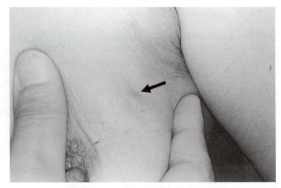

図 24-12　乳癌による "えくぼ症状（dimpling sign）"
腫瘤上の皮膚を引き寄せて調べるプラトー試験によって皮膚が陥凹する．Cooper（提）靱帯が引き込まれているために出現する．

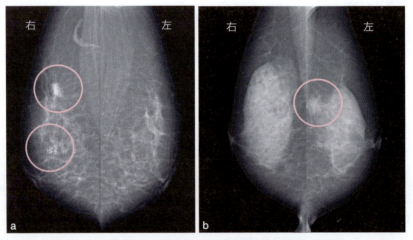

図 24-13　乳癌による腫瘤影と石灰沈着ならびに局所的非対称性陰影
　a：右乳房上部に高濃度・不整形・微細鋸歯状の腫瘤影（腫瘤カテゴリー分類 5）と中央部に集簇した微細石灰沈着（石灰カテゴリー分類 3）を認める（総合でカテゴリー分類 5）．
　b：左乳房の胸筋側に等濃度の局所的非対称性陰影を認める（腫瘤以外のカテゴリー分類 3）．

エコー腫瘤像で，悪性反射暈（malignant halo）と呼ばれる不規則帯状の高エコー境界像を伴い，内部エコーは不規則・不均一で，後方エコーは減弱ないし欠損するものが多い．腫瘤像の縦横比（depth to width ratio；D/W）が 0.7 以上（深さ／幅 ≧0.7）で低エコー腫瘤の中に微細石灰化像を示す不規則な高輝点がしばしば認められる（図 24-16，17）．また，超音波検査は腋窩リンパ節や胸骨傍リンパ節腫大の診断にも有効である．超音波カラードプラ断層法では，増加している局所血流が画像化される．

なお，MRI や CT は造影剤による多発性病変や乳管内での癌進展の描出に優れ，温存術式の適応や切除範囲を判断し，また転移したリンパ節の描出にも有用である（図 24-18）．ただし，小葉癌は多数の腺葉に発生する症例もあり切除範囲の診断は困難である．

血性乳頭分泌のある例には分泌液の細胞診や CEA 検査をするが，乳管造影では陰影欠損像や乳管断裂〜狭窄像が描出され，乳管内視鏡検査で直視できることもある．

問診，視・触診と画像診断法による総合診断に

G 悪性腫瘍 ● 305

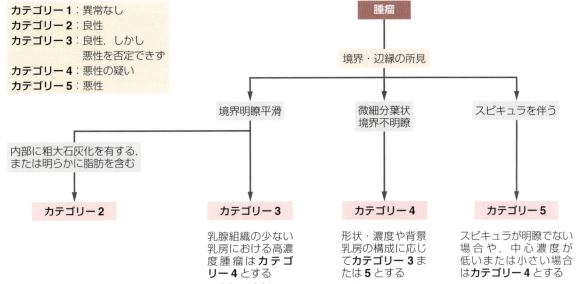

図 24-14 マンモグラフィ読影における腫瘤の診断のフローチャート
〔日本医学放射線学会/日本放射線技術学会(編)：マンモグラフィガイドライン，第 4 版，医学書院，2021 より〕

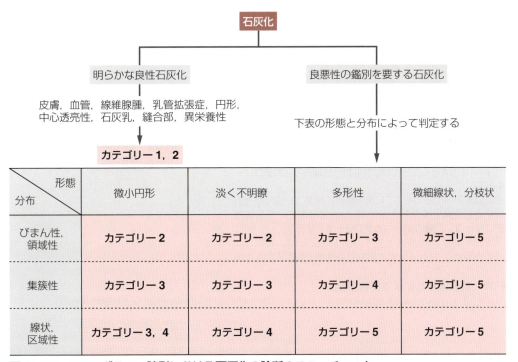

図 24-15 マンモグラフィ読影における石灰化の診断のフローチャート
〔日本医学放射線学会/日本放射線技術学会(編)：マンモグラフィガイドライン，第 4 版，医学書院，2021 より〕

より，90％程度の正診率が得られるが，触知病変では触知下に，非触知病変では超音波画像誘導下に，あるいはステレオタクティック（立体走性）X 線誘導下に検体を採取し，組織診によって病理学的診断を確定する．乳癌術前症例の血液生化学検査では，一般的に異常所見は認められない．腫瘍マーカーは CEA, CA15-3, NCC-ST-439, BCA225, TPA，HER2 などが検査されるが，根治手術可能

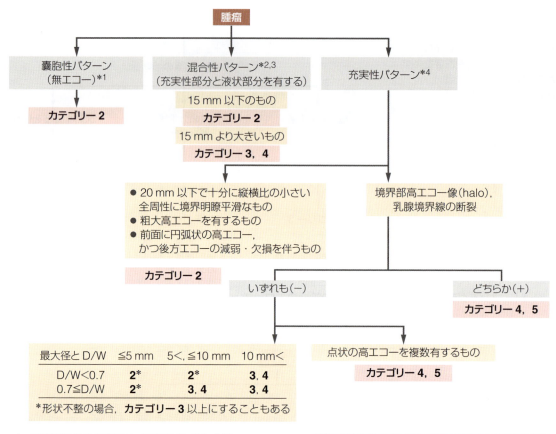

図 24-16 超音波検診による要精査基準
〔「日本乳腺甲状腺超音波医学会編：乳房超音波診断ガイドライン，改訂第4版．p.124，2020，南江堂」より許諾を得て転載．〕

な例での陽性率はせいぜい 10〜15% と低く，遠隔転移や再発で陽性率が高くなり，多発性転移などでは過半数で陽性になる．なお，血中 ALP 上昇が骨，肝などへの転移，LDH 上昇が肺，肝などへの転移，高カルシウム血症が多発性骨転移を示唆する．

Frontier

AI による画像診断と病理診断

AI (artificial intelligence) はさまざまな分野で実社会に応用されている．乳癌でもマンモグラフィ，超音波の AI 診断や病理所見の AI 診断が試みられ高い診断精度が報告されている．近い将来，乳癌検診や病理所見での AI による補助診断の導入が期待される．

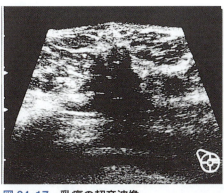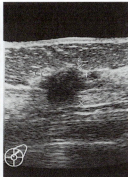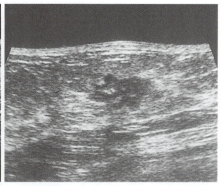

図 24-17 乳癌の超音波像
一般的には，形・辺縁が不整な低エコー腫瘤像で，縦横比が高い．粗雑で不均一な内部エコーの内に石灰化像を示す不規則な輝点を認め，不規則な帯状の境界エコーを伴い，後方エコーは減弱～消失傾向を示す．これらの特徴をさまざまな程度に伴う典型的な例を示した．

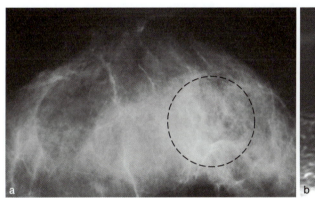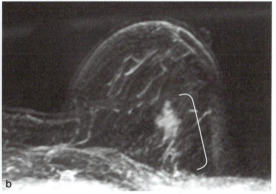

図 24-18 乳癌診断における造影 MRI の有用性
マンモグラフィ（a）では腫瘍の存在する領域（囲み）に異常を認めないが，造影 MRI（b）では乳管内に進展する腫瘍が描出される．

> **Point　乳癌の診断に有用な画像所見**
>
> **マンモグラフィ**
> - 形・辺縁が不整な濃厚腫瘤陰影
> - スピキュラ：放射状～棘状突起
> - 微細石灰化像
>
> **超音波像**
> - 形・辺縁が不整な低エコー腫瘤像
> - 不規則・不均一な内部エコー
> - 減弱ないし欠損する後方エコー
> - 縦横比が 0.7 以上
>
> **造影 MRI または造影 CT**
> - 不整な腫瘍像
> - 乳管内の進展
> - リンパ節転移

7 鑑別診断

鑑別が必要となる病態には，腫瘤や硬結を呈する病変として乳腺症，乳腺線維腺腫など，皮膚や乳頭の引きつれを伴いうる腫瘤病変として脂肪壊死，慢性乳腺炎など，また，血性乳頭分泌を呈するものでは乳管内乳頭腫がある．

8 治療

a 初発乳癌の治療

乳癌は非浸潤性乳癌（0 期）と浸潤性乳癌（Ⅰ～Ⅳ期）に大別される（図 24-19）．非浸潤性乳癌は手術が治療の第一選択（初期治療）であるが，浸潤性乳癌はバイオマーカーにより治療方針が異なる（図 24-20）．

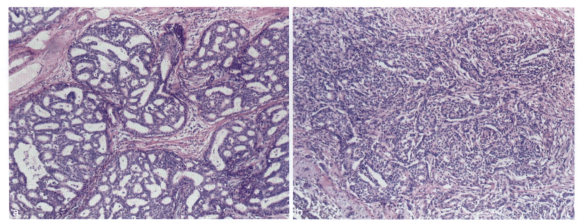

図 24-19　非浸潤性乳管癌（a）と浸潤性乳癌（b）
乳管内・小葉内にとどまる非浸潤性乳癌と，筋上皮細胞を破り浸潤する浸潤性乳癌に分かれる．

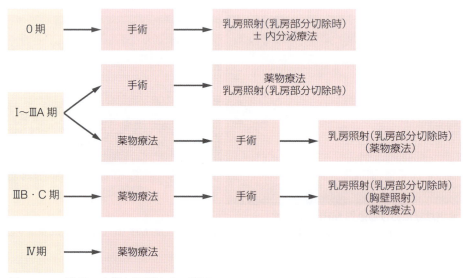

図 24-20　乳癌の病期と初期治療の選択

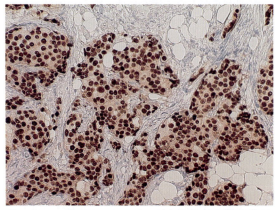

図 24-21　乳癌エストロゲン受容体（ER）の蛋白発現
癌細胞の核が濃染されている．

- バイオマーカー

【ホルモン受容体】：乳腺組織のホルモン受容体の消長は発育・機能における変化とほぼ並行する．乳癌組織の ER（estrogen receptor）およびエストロゲンの作用で出現する PgR（progesterone receptor）は，ホルモン感受性を予測するうえで重要である（図 24-21）．発現頻度は，ER（＋）PgR（＋）が 45～60％，ER（＋）PgR（－）が 20％，ER（－）PgR（＋）5～10％，ER（－）PgR（－）が 20～30％程度である．ホルモン療法の効果は，両方が陽性の場合には 70～80％，どちらか一方が陽性の場合は 30～40％

G 悪性腫瘍 309

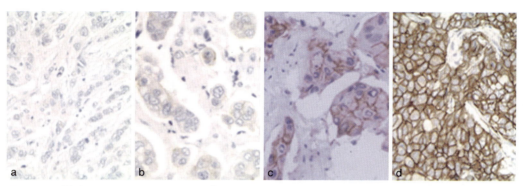

図 24-22　乳癌 HER2 の IHC による蛋白発現
a：スコア 0，b：スコア 1+，c：スコア 2+，d：スコア 3+．
癌細胞の膜の染色の有無と全周性の染色率（10% 以上）で分類される．

であり，両方陰性以外はホルモン感受性ありと判断し，ホルモン療法の適応とする．

【HER2 蛋白】：HER2 癌遺伝子はヒトの 17 番染色体に存在し，チロシンキナーゼ活性を有する細胞膜貫通型の増殖因子受容体蛋白をコードする．HER2 遺伝子の増幅あるいは HER2 蛋白の過剰発現は乳癌症例の 25〜30% に認められ，予後不良因子の 1 つとされている（図 24-22）．そこで，ホルモン受容体と同様に手術時の検索が推奨されている．検索方法としては，HER2 蛋白に対する抗体を用いて HER2 蛋白の過剰発現を調べる免疫組織化学 (immunohistochemistry：IHC) 法と遺伝子の増幅を調べる fluorescence in situ hybridization (FISH) 法などが用いられる．従来，HER2 蛋白の過剰発現（HER2 スコア 3+）あるいは HER2 遺伝子の増幅を対象に抗 HER2 療法が行われたが，近年 HER2 蛋白低発現を標的とした抗体療法が開発された．

【細胞増殖能】：細胞増殖能は組織異型度，核異型度，Ki67 などが指標である．Ki67 は IHC 法で核が染色された癌細胞をカウントし，細胞増殖能の高低の目安は 20% 程度とされている．

【多遺伝子アッセイ】：腫瘍から抽出した乳癌関連遺伝子の発現の有無から生命予後あるいはサブタイプを推定する多遺伝子アッセイが臨床導入されつつある．Oncotype DX™（2023 年保険収載），MammaPrint™，Curebest™ 95GC Breast，PAM50™ など，従来の悪性度評価より正しく生命予後が予測され，あるいは IHC 法による

表 24-3　乳癌のサブタイプ分類

ER, PgR		HER2	(−)	(+)
(+)	細胞増殖能	(低)	luminal A	luminal-HER2
		(高)	luminal B	
(−)			トリプルネガティブ	HER2

ホルモン受容体，HER2，Ki67 により正しくサブタイプが診断できる．

【サブタイプ分類】：乳癌は遺伝子解析によって分類される時代に入っている．多遺伝子アッセイにより luminal type，luminal-HER2 type，HER2 type，basal type に大別される．遺伝子発現と蛋白発現で一部相違があるが，実地臨床では ER，PgR，HER2，細胞増殖能を用いた分類（表 24-3）が用いられている．最近では分子標的治療薬も併用されることから，サブタイプ分類に加えて BRCA 遺伝子変異による PARP 阻害薬や PD1，PDL-1 発現による免疫チェックポイント阻害薬などコンパニオン診断が行われている．

Frontier

コンパニオン診断

　コンパニオン診断とは，特定の医薬品の有効性や安全性を高めて患者を適正に選択するための検査である．例えば，PARP 阻害薬は BRCA 遺伝子による DNA 修復機能が喪失した BRCA 遺伝子変異乳癌で有効であり，BRCA 遺伝学的検査におけるコンパニオン診断が必要である．

- **治療方針**：理学所見，画像診断，組織診断によ

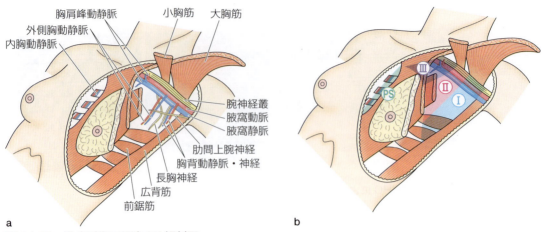

図 24-23　乳癌手術に関連する解剖図
a：皮膚を開放し，乳腺，大胸筋，小胸筋などを離断して腋窩領域を展開した図．乳腺の基底面での直径は 10～13 cm で，その組織は上方は第2肋骨，下方は第6肋骨，内方は胸骨外縁，外方は前腋窩線に及ぶ円板状を呈し，さらに腋窩方向には舌状に延びている．
b：腋窩リンパ節に関しては小胸筋外縁よりも外側をレベルⅠ（Ⅰ），背側をレベルⅡ（Ⅱ），内縁よりも内側をレベルⅢ（鎖骨下領域）（Ⅲ）と呼ぶ．鎖骨下領域の最高位のものが Halsted リンパ節で，肋軟骨裏側の内胸動静脈に沿ったリンパ節は胸骨傍（parasternal node）リンパ節（PS），大胸筋と小胸筋との間の胸筋間リンパ節は Rotter リンパ節と呼ばれる．通常レベルⅠ/Ⅱ，転移があるなどの状況でレベルⅢまで郭清される．

りまず非浸潤癌と浸潤癌を大別する．非浸潤癌であれば手術が先行し，浸潤癌のⅠ～ⅢA期であればサブタイプあるいは悪性度に応じて手術あるいは薬物療法が初期治療である．局所進行癌のⅢB・C期と遠隔臓器転移を伴うⅣ期では薬物療法が第一選択である（図 24-20）．

b　根治手術（▶動画 12）

- **手術可能乳癌の術式（図 24-23）**：乳癌に対する手術療法は乳腺とリンパ節に対する2つの部分から構成されている．乳腺を部分切除すれば乳房温存手術，全切除すれば乳房切除術であり，リンパ節については，腋窩リンパ節のサンプリング（センチネルリンパ節生検を含む）を行うか，郭清するか，どのレベルまでの郭清を行うかである．現在，日本では乳房温存手術と乳房切除術は，ほぼ半数ずつの患者で行われている．乳癌の術式の変遷は，1980年代に乳房温存手術が普及して乳房切除術は減少した．しかし，乳房温存手術が必ずしも整容性に優れているとはいえないことや乳房再建術が保険収載されたことから乳房温存手術が減少している．さらにセンチネルリンパ節生検の導入から腋窩リンパ節郭清も減少している（図 24-24）．

【**乳房温存手術（breast conserving surgery）**】：わが国では，現在，約半数の患者がこの術式で治療されている．乳房温存手術は乳房部分切除（partial mastectomy）とも呼ばれ，乳頭下から辺縁に向けて腫瘍を含めて4分円を切除する乳房扇状部分切除術（quadrantectomy：Bq），腫瘤縁から一定の距離をおいて切除する乳房円状部分切除術（wide excision：Bp），腫瘤縁ぎりぎりで切除する腫瘤摘出術（tumorectomy/local excision：Tm）がある．リンパ節は術前の画像診断で臨床的に転移陰性（N0）であればセンチネルリンパ節生検を行い，臨床的に転移陽性（N+）であればレベルⅠあるいはレベルⅡまでの腋窩リンパ節郭清（+Ax）を併せて行う．残存乳腺内再発を減少させるために残存乳腺に術後放射線照射を行うのが標準である．

【**胸筋温存乳房切除術（非定型的乳房切除術；modified radical mastectomy）**】：現在，約1/4の乳癌患者がこの術式で治療されている．皮膚切開は斜切開/横切開が主に用いられ，乳頭，

動画12：乳房部分切除術とセンチネルリンパ節生検

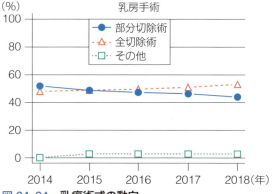
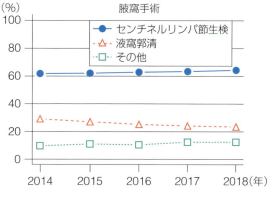

図 24-24　乳癌術式の動向
(日本乳癌学会：全国乳がん患者登録調査報告 2018 年症例報告)

乳輪を含めて乳腺全切除(Bt)，大胸筋筋膜切除，腋窩リンパ節郭清(Ax)を行うのが Auchincloss 法(Bt＋Ax)，これに小胸筋切除(Mn)を加えて鎖骨下リンパ節郭清(Ic)まで行うのが Patey 法(Bt＋Ax＋Ic＋Mn)，切除しないで一時切離して行うのが Kodama 法(Bt＋Ax＋Ic)である．

【その他の術式】：大胸筋(Mj)と小胸筋の両方を切断し，かつて定型的乳房切除術と呼ばれた Halsted 法などの胸筋合併乳房切除術(standard radical mastectomy；Bt＋Ax＋Ic＋Mj＋Mn)は Halsted により確立され 1 世紀以上にわたり世界中で標準術式であったが，現在では胸筋浸潤例などの局所進行例や腋窩リンパ節転移の高度な例だけが適応になり，胸骨傍リンパ節(Ps)や鎖骨上リンパ節(Sc)の郭清を行う拡大乳房切除術(extended radical mastectomy；Bt＋Ax＋Ic＋Mj＋Mn＋Ps[＋Sc])も稀な術式である．なお，乳房部分切除の際に整容性を高めるべく乳腺組織や脂肪組織を受動して欠損部に充填したり乳頭乳輪部の位置を修復するオンコプラスティックサージェリーが普及しつつある．

【センチネルリンパ節生検(sentinel lymph node biopsy：SLNB)】(図 24-25)：腋窩リンパ節郭清の合併症として上腕浮腫，知覚異常，腋窩のリンパ液貯留などがある．リンパ節への転移がなければ郭清は不要であるが，術前にこの判定が難しい．<u>癌が転移するとすれば最初に転移するであろうリンパ節(sentinel lymph node：SLN，見張りリンパ節，センチネルリンパ節)</u>を同定し，この生検で転移が陰性であれば，腋窩リンパ節郭清を省略する方法が，臨床的に N0 症例の標準術式となっている．また，患側上肢の QOL に関しても SLNB が優れている．

SLN の同定には，トレーサーとして，ラジオアイソトープ(RI)を用いる方法，色素を用いる方法があるが，両者の併用法が優れている．RI を用いる際，その検出にガンマプローブを使用する．なお，ICG による蛍光発色を利用した方法も普及しつつある(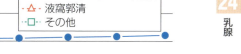動画 12)．

実際の手技は，術前にテクネチウム 99m (^{99m}Tc)で標識された錫コロイドまたはフチン酸(リンパ管へ移行し SLN 内で停滞する)および生体色素を腫瘍近傍に注入し，ガンマプローブを用いて放射能の高い部位を検索し，皮膚にマーキングを置いたのち皮膚を切開し，SLN を摘出する．摘出したリンパ節の高放射能を確認するとともに，創内にプローブを挿入し，残存する SLN がないことを確認する．摘出した SLN を術中迅速病理診断し，転移陽性であれば腋窩リンパ節郭清を行う．最近，癌細胞由来のサイトケラチン 19 mRNA を検出する one-step nucleic acid amplification (OSNA)法がわが国において開発され，通常の病理学的検索の代用として用いられつつある．

SLNB の精度の指標として，95％ 以上の同定率および 5％ 以下の偽陰性率が求められている．

- **手術術式の選択**：初回治療の中心は根治切除で，手術様式は主病巣の位置，大きさ，組織，リンパ節転移の状況，年齢，全身状態などの

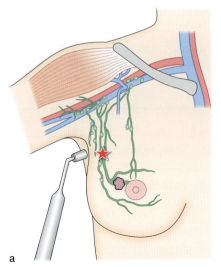 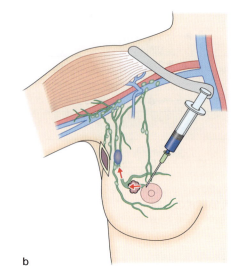

図 24-25　センチネルリンパ節生検
乳房へ ^{99m}Tc 標識 RI を注射してセンチネルリンパ節に集積するγ線を検出器で同定する方法(**a**)と色素を注射して視覚的に同定する方法(**b**)がある．

多くの因子を勘案して患者との話し合いのうえで決定される．
まず乳房温存手術の適応が検討され，乳房温存が不適切と判断される場合には胸筋温存乳房切除術が選択される．乳房温存手術の現在の適応は，腫瘍部位や腋窩リンパ節転移の状況を問わず，サイズが 3 cm 程度までとする施設が多いが，微細石灰化や乳管内進展が広範囲の例では切除断端が陽性になりやすい．切除断端陽性であれば温存を目標に再切除するか，乳房再建手術を考慮した乳房全切除術をあらかじめ選択するか，または陽性度が軽微な乳房内進展の場合には術後照射に依存する．乳管内進展の診断には MRI が有用である．
なお，最近，手術跡を小さくし，しかも目立たない部位に置くために，内視鏡併用手術が乳腺実質切除，再建用の筋皮弁作製，あるいは腋窩リンパ節に一部試みられ，整形的に良好な効果が得られている．
- **乳房再建手術**：乳房再建手術は，再建の時期と方法により分類される．乳房切除術に引き続いて同時に再建する一次再建と後日再建する二次再建とがある．再建には，自家組織である腹直筋皮弁あるいは広背筋皮弁などやインプラントであるシリコンバッグを挿入する一期再建と，まず tissue expander（皮膚拡張器）を挿入し，後日自家組織あるいはインプラントで再建する二期再建とがある（図 24-26）．2013 年からシリコンインプラントを用いた乳房再建手術が保険適用となり乳房再建手術が増加する一方，乳房温存手術は減少している．

c　乳癌の薬物療法

- **術後補助療法**（postoperative adjuvant therapy）：手術可能な乳癌の集学的治療について，臨床試験結果を元に国際コンセンサス会議（スイス・ザンクトガレン）が開かれている．会議では患者背景，サブタイプ，病期などに基づいて専門家の意見が集約される．2023 年会議での薬物療法の概要をサブタイプ別に示す（表 24-4）．
ホルモン療法は，閉経前症例では，抗エストロゲン薬（エストロゲンがエストロゲン受容体に結合するのを競合的に阻害する）であるタモキシフェンクエン酸塩あるいは卵巣機能抑制療法（LH-RH 作動薬，卵巣への放射線照射，卵巣摘出）を用いる．高リスクでは両者を併用する．閉経後症例では，アロマターゼ阻害薬（閉経後，副腎皮質で産生される男性ホルモンをエストロゲンに変換するアロマターゼを阻害する）を用いる．大規模なランダム化比較試験の結果では，タモキシフェンクエン酸塩 5 年投与に比してアロマターゼ阻害薬 5 年投与で再発が有

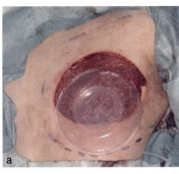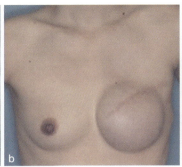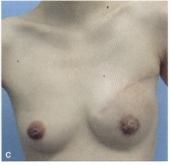

図24-26 人工乳房による一次二期再建
a：乳房を切除し拡張器を挿入する前．b：術後に膨らませたところ．c：シリコン入れ替えと乳輪乳頭の再建後．

表24-4 手術可能な乳癌のサブタイプ別薬物療法

病期	HER2陽性乳癌	トリプルネガティブ乳癌	ホルモン受容体陽性HER2陰性乳癌
Ⅰ期	トラスツズマブ＋化学療法（ホルモン受容体陽性であれば内分泌療法を追加）	化学療法	内分泌療法（再発リスクから化学療法を追加）
Ⅱ期ないしⅢ期	抗HER2療法＋化学療法（複数の抗HER2薬を投与．ホルモン受容体陽性であれば内分泌療法を追加）	化学療法＋免疫チェックポイント阻害薬（BRCA陽性であればPARP阻害薬の追加を考慮）	内分泌療法＋化学療法（再発リスクからCDK4/6阻害薬，またはテガフール・ギメラシル・オテラシルカリウムの追加を考慮．また，BRCA陽性であればPARP阻害薬の追加を考慮）

意に少ない．また，タモキシフェンクエン酸塩2～3年の投与でアロマターゼ阻害薬に切り替えることや，タモキシフェンクエン酸塩5年投与後にアロマターゼ阻害薬を投与することも有用である．

術後化学療法の投与期間については，レジメンにもよるが6か月以上の長期の化学療法の有用性は明らかではない．原則として多剤併用療法で，ドキソルビシン塩酸塩やエピルビシン塩酸塩などのアンスラサイクリン系の薬剤を組み入れたレジメンが有用である．また，腋窩リンパ節転移陽性例では，パクリタキセルあるいはドセタキセル水和物などのタキサン系の薬剤を追加する．

HER2陽性乳癌では，HER2蛋白に対するヒト化モノクローナル抗体であるトラスツズマブを1年間投与することが標準治療である．

乳房温存手術に続いて多くの例で残存乳腺組織に放射線照射され，この両者を合わせて乳房温存療法と呼ばれる．なお，良好な局所コントロール，生命予後の改善につながることから，リンパ節転移が4個以上の症例については，リンパ節領域に術後照射療法がしばしば追加される．

- **術前療法**（neoadjuvant therapy, primary systemic therapy）：局所進行乳癌や炎症性乳癌に対し，全身的化学療法を施行して，手術不能から切除可能になる例が少なくない．また，手術可能症例の術前に化学療法を施行して，乳房温存率が向上することが示されている．さらに，手術可能な早期乳癌に対して術後の補助化学療法を術前に行っても，生存率は変わらないことが報告されている．病理学的効果の解析において，術前化学療法後に病理学的完全奏効（pathological complete response：pCR）が得られた症例では，明らかに予後改善効果が認められている．

Frontier

乳癌の一部は全身病

乳癌治療は19世紀の手術療法に始まり，20世紀後半から薬物療法が進歩を遂げた．その間，手術は縮小化したが，生命予後は大幅に改善した．理由は乳癌の一部は早期から末梢血あるいは骨髄に癌細胞が存在する全身病であるが，薬物療法で制御可能となったからである．

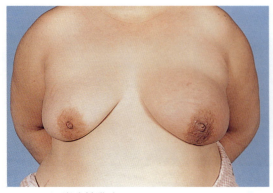

図 24-27 炎症性乳癌
左乳房の広範囲に発赤，浮腫，腫脹が認められる．

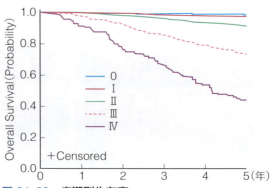

図 24-28 病期別生存率
（日本乳癌学会：全国乳がん患者登録調査報告 2004 年次症例）

> **Point** 乳癌の薬物療法
> **ホルモン療法**
> - 閉経前には抗エストロゲン薬や卵巣機能抑制
> - 閉経後にはアロマターゼ阻害薬
>
> **化学療法**
> - アンスラサイクリン系やタキサン系の薬剤が主体
>
> **分子標的療法**
> - 抗 HER2 薬
> - mTOR 阻害薬
> - CDK4/6 阻害薬
> - PARP 阻害薬
> - 免疫チェックポイント阻害薬
> - AKT 阻害薬

9 ● 特殊な乳癌

a 炎症性乳癌 inflammatory breast cancer

乳房皮膚 1/3 以上の範囲に皮下リンパ管内の癌細胞塞栓による発赤，浮腫，腫脹などの炎症所見（図 24-27），橙皮様皮膚（peau d'orange）を呈する乳癌で，全乳癌の 1〜3% を占め予後が悪い．術前化学療法，手術，術後照射，術後化学療法などの積極的なアプローチにより治療成績の向上が認められる．

b 妊娠・授乳期乳癌
　　breast cancer during pregnancy and lactation

妊娠中や授乳期に発見される乳癌では，腫瘍の発見が遅れることが多く，診断も比較的困難であり，リンパ節陽性率が 70〜80% と高く，予後も悪いものが多い．しかしながら病期別に一般乳癌と比較した場合には，予後の差はあまりないという報告が多い．

10 ● 初回治療後の予後と合併症

初回治療時に T 因子，N(n)因子の進んだもの，これら組み合わせによる病期が進んだものほど予後が悪い．また，年齢，病理学的浸潤径，組織学的悪性度，周囲組織や脈管への浸潤度，ホルモン受容体，HER2 蛋白などの予後因子が影響する．TNM 分類による 5 年後生存率は，病期Ⅰで 96%，Ⅱで 90%，Ⅲで 72%，Ⅳで 42% である（図 24-28）．

術後の合併症では，手術創の血腫形成，創縁の皮膚壊死，皮下漿液貯留などがあり，中期的には肩関節の運動制限，長期的には上肢の浮腫が代表的である．

11 ● 進行・再発乳癌の治療

進行・再発乳癌では治癒が得られる可能性が少なく，治療の目的は病勢コントロールと生活の質の向上である．一般的に薬物療法が治療の中心だが，腫瘍切除術，照射，薬物療法などを組み合わせることで 5 年を超える長期生存が期待されるようになり治療の意義は大きい．

薬物療法はホルモン感受性があり，予後良好な転移であれば，ホルモン療法あるいはホルモン療法にサイクリン依存性キナーゼを標的とした CDK4/6 阻害薬を加えた治療が第一選択である．ホルモン感受性がない症例や進行した臓器転移など予後不良の転移の場合には時機を失わないように化学療法を導入する．代表的な薬剤は，抗エストロゲン薬タモキシフェンクエン酸塩，フルベストラント，アロマターゼ阻害薬，黄体ホルモン薬と性ホルモンの分泌を減少させ医学的に卵巣が切

除された状態（medical oophorectomy）をもたらす LH-RH 作動薬がある．細胞内シグナル伝達を阻害する mTOR 阻害薬をアロマターゼ阻害薬と併用する場合もある．

HER2 陽性の進行・再発乳癌では，抗 HER2 療法に化学療法を併用する．治療薬として抗体薬であるトラスツズマブ，ペルツズマブ，トラスツズマブに抗がん剤を結合させたトラスツズマブ エムタンシン，トラスツズマブ デルクステカンと，小分子経口チロシンキナーゼ阻害薬であるラパチニブトシル酸塩が有効である．なお，トラスツズマブ デルクステカンは HER2 低発現の進行・再発乳癌にも高い奏効を示すことから，バイオマーカーとしての HER2 蛋白の基準が見直されつつある．

化学療法ではドキソルビシン塩酸塩，エピルビシン塩酸塩，シクロホスファミド，フルオロウラシル，ドセタキセル，パクリタキセル，エリブリンメシル酸塩，カペシタビン，ビノレルビン酒石酸塩など，再発後の最初の治療であれば，いずれも単剤で 20～60% 前後の有効率を示す．これらを組み合わせた多剤併用療法や単剤を病勢進行まで使用し，順次に薬剤を変えていくのが一般的な治療戦略である．なお，骨転移に対しては，デノスマブ（抗 RANKL モノクローナル抗体）あるいはビスホスホネート製剤を追加する．

ホルモン感受性がなく HER2 陰性であるトリプルネガティブ進行・再発乳癌では，免疫細胞にアポトーシスを誘導する PD-L1，PD1 が発現している場合，免疫チェックポイント阻害薬（アテゾリズマブ，ペムブロリズマブ）と化学療法薬との併用が有効である．

12 ● 遺伝性乳癌卵巣癌症候群 hereditary breast and ovarian cancer syndrome（HBOC）

乳癌と卵巣癌の 5～10% は遺伝性に発症する．特に BRCA1 遺伝子と BRCA2 遺伝子は癌抑制遺伝子として知られ 2 本鎖 DNA の修復不全に基づく発癌に関与している．ともに常染色体優性遺伝であり，1/2 の確率で子孫に受け継がれる．BRCA 遺伝子の変異（BRCA 陽性）に伴う一生涯での発癌リスクは乳癌で 60～80%，卵巣癌で 20～40% と推定される．家族歴から HBOC を疑う場合，遺伝カウンセリングと遺伝子検査を行

う．変異が見つかれば，予防的手術であるリスク低減乳房切除術とリスク低減卵管卵巣摘出術が考慮される．これらの予防手術は，BRCA 遺伝子変異を伴う乳癌あるいは卵巣癌の既発症者を対象として 2020 年より保険収載された．さらに，1 本鎖 DNA の修復酵素である PARP 阻害薬のオラパリブが HER2 陰性 BRCA 陽性乳癌に対する分子標的治療薬として保険収載されている．

Frontier

乳癌におけるがんゲノム医療

癌は遺伝子異常によって正常細胞が癌化する病気であるが，がんゲノム医療とは癌細胞の遺伝子情報に基づいた医療を意味する．これまで形態学，病理学やいくつかの分子マーカーから診断と治療を組み立てていたが，多遺伝子アッセイによる再発低リスク群では化学療法が不要となった．パネル検査では網羅的な遺伝子解析から個々の患者の遺伝子増幅や遺伝子変異に基づく薬物が選択されるようになった．さらに，liquid biopsy では体内にある癌細胞 DNA を同定することから超早期の癌診断や薬物の効果判定が可能となりつつある．がんゲノム医療によって，発症した臓器ごとの癌治療から遺伝子ごとの癌治療へシフトすることが予想される．

2 乳腺肉腫 mammary sarcoma

乳腺肉腫は全乳腺悪性腫瘍の 1% 以下と少ない．悪性葉状腫瘍が乳腺肉腫の半数を占め，残りは，悪性リンパ腫，血管肉腫，線維肉腫，脂肪肉腫，白血病などである．一般に罹患年齢は乳癌よりも若く，発育増殖が速く，診断時に巨大なものが多い．腫瘍の増大により皮膚膨満感，皮下静脈怒張，発赤をきたし，壊死，潰瘍，出血などを認めることも多い．手術が原則であるが，手術法は腫瘍や乳房の大きさによる．大部分の腫瘍で多中心発生（multicentricity）の可能性は低く，十分な切除断端の広範囲局所切除（wide local excision）が一般的である．臨床的に腋窩リンパ節転移が疑われなければ，郭清は不要である．しかし，脂肪肉腫や悪性リンパ腫では，リンパ節郭清が必要とされる．

H 男性乳腺疾患

1 女性化乳房 gynecomastia

1 ● 病態と診断

男性にみられる良性の乳腺組織が増殖した病態．乳腺組織に対する増殖刺激であるエストロゲンと抑制に働くアンドロゲンとのインバランスで起こる．生理的には，新生児期，思春期，老年期にみられるが，薬剤や，エストロゲン活性の増加や，アンドロゲン活性の低下を伴う疾患，慢性腎不全などが原因となることもある．主訴は，乳輪下の腫瘤および疼痛である．乳癌との鑑別が必要な場合には，画像診断，細胞診などを行う．薬剤の服用歴，甲状腺機能亢進症状，性腺機能低下症状，腹部腫瘤，精巣腫瘤などの身体所見，血清ヒト絨毛性ゴナドトロピン，エストラジオール，テストステロン，黄体化ホルモンの測定が原因検索に有用である．

2 ● 治療

大部分の生理的な症例は，自然に軽快する．薬剤に起因する場合，可能であれば投与を中止し，1か月程度観察すると症状が軽減する．薬物療法としては，アンドロゲン，抗エストロゲン薬，アロマターゼ阻害薬があるが，現在保険適用の薬剤はない．疼痛に対しては鎮痛薬を投与する．長期化し日常生活に支障がある場合，切除を行う．

2 男性乳癌

全乳癌の約1%を占める．好発年齢50～60歳代で平均年齢は女性乳癌と比べて高い．病因としては，エストロゲン受容体陽性症例が約90%を占めることからホルモン環境との関連が指摘されている．また，Klinefelter（クラインフェルター）症候群や女性化乳房，胸壁放射線照射もリスクファクターとしてあげられている．さらに*BRCA1*や*BRCA2*などの遺伝子異常との関連が研究されている．病理学的には特殊なものはないが，正常の男性乳腺は小葉を欠くため小葉癌はきわめて稀である．診断・治療の手順や方法は，女性乳癌に準じる．女性化乳房との鑑別が重要であり，悪性を疑った場合は積極的に穿刺吸引細胞診や生検を行う．

治療についても女性乳癌に準じるが，乳房温存術については，乳腺組織が少ないこと，乳頭，乳輪直下に発生することから，適応になることは少ない．術後薬物療法，再発乳癌に対する治療も女性乳癌に準じて行う．

予後は，女性乳癌と比べて大きな差はないと考えられている．

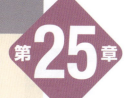

第25章 胸壁および胸膜

胸壁 chest wall

A 胸壁の解剖

胸壁は骨性胸壁と筋性胸壁で構成される．

1 骨性胸壁

主に胸骨，肋骨，肩甲骨，胸椎などで構成され，肋間筋は外肋間筋と内肋間筋，最内肋間筋からなり肋骨間を固定する．肋骨下縁の内側を肋間動静脈と肋間神経が走行する．また，第1肋骨の中央付近に前斜角筋や中斜角筋が付着している．

胸骨は上部が胸骨柄，中央部が胸骨体，下端が剣状突起の3つの部分に分けられ，胸骨柄の上縁には胸鎖乳突筋，胸骨舌骨筋，胸骨甲状筋が付着する．また，上縁の両端（鎖骨切痕）が鎖骨との関節（胸鎖関節）面である．

2 筋性胸壁（図25-1）

軟部胸壁は多数の筋群から構成される．前方では大胸筋，小胸筋が主な構成筋である．また腹直筋が第5・6・7肋軟骨に付着している．背部では外層に僧帽筋，広背筋があり，その内層には大菱形筋，下後鋸筋などがある．頸部につながる筋として前・中・後斜角筋があり，前二者は第1肋骨，後者は第2肋骨に付着する．

3 胸壁の血管・神経

胸壁の動脈は肋間動脈と内胸動脈が存在し，前者は胸部大動脈から直接分枝し，後者は鎖骨下動

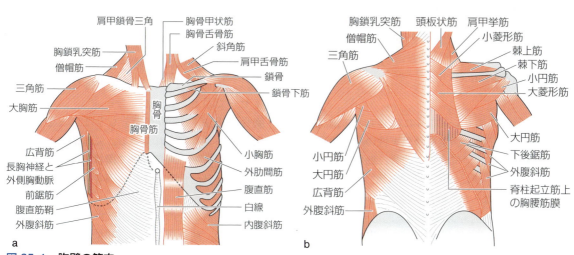

図25-1　胸壁の筋肉
a：胸壁の筋群（前面より），b：胸壁の筋群（背面より）．

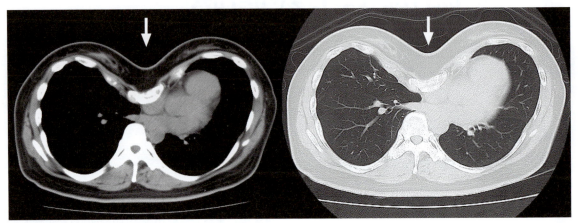

図 25-2 漏斗胸の胸部 CT 像
胸骨が陥凹している所見を認める．

脈から分枝する．肋間動脈はそれぞれの肋間を前方に走り，内胸動脈肋間枝と吻合する．内胸動脈は鎖骨下動脈から分枝したあと，傍胸骨部を下方に向かって走り，上腹壁動脈となる．

胸壁の静脈は肋間静脈，内胸静脈，奇静脈，半奇静脈からなる．肋間静脈と内胸静脈とは，それぞれ動脈に伴走し，奇静脈は右側胸壁の静脈血を上大静脈に，副半奇静脈は左側胸壁の静脈血を左腕頭静脈に還流する．

胸壁の神経はおおむね肋間神経により支配されているが，鎖骨下の前胸壁は C4 由来の神経によって支配されている．

B 胸壁の変形
deformations of chest wall

漏斗胸 funnel chest

1 疫学

漏斗胸は人口の 0.1〜0.7% に認められる前胸部が陥凹する遺伝的素因濃厚な先天性の胸郭変形である．胸骨とそれに付着する肋骨，肋軟骨が脊柱に向かって漏斗状に陥凹した変形である（図 25-2）．男女比では，圧倒的に男性に多く，遺伝的に関係のない症例もある．先天的心奇形や Marfan 症候群と関連する場合もある．出生直後あるいは乳児期に陥凹が出現することが多いが，思春期に症状が明らかになることもある．

2 病態生理・症状

美容上の問題だけで症状を欠くことが多いが，陥凹が強い小児では，呼吸器感染や消化管の圧迫による成長障害を訴えることがある．成長とともに心臓への圧迫による動悸，胸痛などの症状を訴えることが多くなるが，自然軽快する場合もある．また，思春期になると外見上の理由により手術を希望することが多くなる．

3 治療

手術適応については，胸部 CT を用いて，Haller の CT 指数や正岡の陥凹率（陥凹部の左右径と陥凹部の深さの比）などを用いて重症度を評価したり，心理的側面などを考慮し決定する．

手術法としては胸骨挙上法と胸骨翻転法がある．前者として最近では胸骨背面に金属バーを置いて裏面から陥凹胸郭を押し上げる方法（Nuss 法）が非侵襲的で盛んに施行されている．胸骨翻転法は，陥凹胸骨を 2 か所で切断し，反転してワイヤーで固定するものである．

- **胸骨挙上法**：Ravitch 法をもとにさまざまな工夫，変法が考案されている．基本的には，変形肋軟骨を切除，胸骨を横に楔状切開し，楔型に切開した自己骨を充填し，胸骨の変形を矯正する．
- **胸骨翻転法**：変形胸壁を広範囲に切除し，トリミング後，翻転縫合する方法である．この方法の欠点は，遊離した骨が壊死を呈したり，非対称性の漏斗胸には不向きなことである．

胸壁—D　胸壁の悪性腫瘍　●　319

- **Nuss 法**：U字型の金属性のバーを右肋間から胸腔に挿入し，胸骨背側を通して左肋間へ誘導する．挿入点を支点にしてバーを180度回転させ，胸骨を挙上させる．低侵襲で手術時間も短く，最近では広く施行されている．

2 鳩胸 pigeon chest

胸骨中央部を頂点として全体が前方に膨隆する胸郭奇形であるが，漏斗胸に比べて頻度は少なく，機能的障害を起こすこともない．

3 頸肋 cervical rib

第7頸椎より異常肋骨が発生し，横突起が異常に成長したものと考えられる．頸肋と前斜角筋の間で鎖骨下動脈，腕神経叢を圧迫すると，いわゆる胸郭出口症候群(thoracic outlet syndrome)をきたし，上腕の神経痛様疼痛，しびれ感，冷感などを呈する．治療は頸肋を切除して閉塞を解除する．

C 胸壁の良性腫瘍
benign tumor of chest wall

1 軟骨腫 chondroma

肋骨と肋軟骨接合部に発生しやすい．局所浸潤が強い場合は，術前に悪性腫瘍と鑑別するのは困難なことも多い．治療は広範囲胸壁切除である．

D 胸壁の悪性腫瘍
malignant tumor of chest wall

胸壁に発生する悪性腫瘍は，骨性胸壁，軟性胸壁から発生するものや，肺癌，乳癌など他臓器の悪性腫瘍からの転移に大別される．

1 軟骨肉腫 chondrosarcoma

骨性胸壁の原発性悪性腫瘍のなかでも最も多い．肋骨のどの部位からも発生するが，好発部位は肋骨・肋軟骨接合部である．治療としては，肋骨の広範囲切除を行う．

2 骨肉腫 osteosarcoma

10〜20歳代の若年者に好発する．有痛性の肋骨腫瘤として発見されることが多い．局所で急速に進行するとともに，血行性に肺転移をきたしやすい．治療としては，広範囲の完全切除と必要に応じて全身化学療法を行う．

3 形質細胞腫 plasmacytoma

軟骨肉腫に次いで頻度の高い胸壁悪性腫瘍で，50〜70歳代に好発する．多発性骨髄腫の分症で単発，多発いずれであっても確定診断のために生検が必要である．尿中のBence Jones蛋白の検出が診断の一助になる．

4 Ewing（ユーイング）肉腫
Ewing sarcoma

若年者，長管骨に好発するが，胸壁にも発生することがある．未分化で悪性度が高く，神経由来の腫瘍と推測されている．放射線感受性ではあるが，遠隔転移をきたしやすい．診断には生検が必要で，治療の主体は化学療法，放射線療法である．外科的切除は，化学療法，放射線療法後に遺残する病巣に対して考慮される．

5 軟性胸壁の肉腫 soft tissue sarcoma

横紋筋肉腫，滑膜肉腫，脂肪肉腫，神経線維肉腫などがある．

胸膜 pleura

A 胸膜の解剖

胸膜は，壁側胸膜と臓側胸膜およびその移行部から構成されている．壁側胸膜は，胸腔の内面を覆い，臓側胸膜は肺表面を覆い，両者は肺門で移行し胸腔を形成する．胸腔内圧は，安静時吸気時で$-8～-4\,cmH_2O$，呼気時は$-4～-2\,cmH_2O$に変化する．

1 壁側胸膜

壁側胸膜は，肋骨や肋間筋の内側を覆う肋骨胸膜，縦隔を覆う縦隔胸膜，横隔膜の上面を覆う横隔胸膜，胸膜頂に分けられる．壁側胸膜は，横隔神経や肋間神経に支配され，疼痛の知覚神経も分布している．栄養血管は，肋間動脈や内胸動脈などである．

2 臓側胸膜

臓側胸膜は，1層の中皮層，その下に中皮下層，さらに内弾力膜，結合組織層，基底膜と続く．狭義の臓側胸膜は中皮層と中皮下層であり，容易に肺実質から剥離できるわけではない．臓側胸膜は迷走神経の支配であるが，知覚神経は存在しない．気管支動脈や肺動脈に栄養されており，肺表面に微細なリンパ管のネットワークが存在する．

B 気胸 pneumothorax

気胸とは，肺や胸壁の傷害などにより吸気が肺の損傷部位を通して胸腔内に流入し，肺が虚脱した状態を指す．気胸の原因には，さまざまなものがあり，自然気胸，続発性気胸，外傷性気胸，医原性気胸，月経随伴性気胸に分類される．

1 自然気胸（特発性気胸） spontaneous pneumothorax

好発年齢は，2相性で主に10歳代後半〜20歳代の若年者に多く，小さいピークは60歳代以降に認められる．

性別では男性に多く，体格は細長型に多い．若年者ではブラ(bulla)の破裂により，高齢者では肺気腫，気腫性肺嚢胞の破裂が原因であることが多い．

1 症状

発症の契機はさまざまであり，特に要因が認められないことも多い．気象の変化，特に気圧の急激な変化（低下）に伴い自然気胸の発生と関連性があるともいわれている．症状は，突然の胸痛，患側肩や背部に放散する痛み，呼吸困難などが出現する．

2 診断

理学的には，患側呼吸音の減弱をきたす．胸部X線では，患側に虚脱した肺とその周囲の透過性が亢進した空気層が観察される（図25-3a）．矢印で示したように無血管領域を認め，虚脱した肺野を確認することができる．図25-3b では，右胸腔にドレーンを挿入し，右肺が拡張した所見を示した．胸腔ドレーン挿入後は，胸部X線で正面，側面像の撮影を行い，胸腔ドレーンの位置を確認する（図25-3c）．胸部CTでは，虚脱した肺を観察し，肺尖部などにブラを認めることが多い．

高齢者の気胸では，気腫性肺嚢胞の破裂などで生じるため，大きな嚢胞が存在していたり，癒着などを呈することが多く，胸部X線では典型的な所見を示さず，胸部CTを施行しないと気胸と診断されにくいことも少なくない．

気胸の程度が著しく，患側の胸腔内圧が上昇すると緊張性気胸になり，健側への縦隔偏位，患側横隔膜の平低化を認める（図25-4a）．胸部CTでは，左肺上葉に複数のブラを認める（図25-4b）．図25-4c では，左の虚脱と縦隔の右側への偏位を示している．

肺の損傷部位から空気が漏出している部位は一方弁(one way valve)のようになっているため，

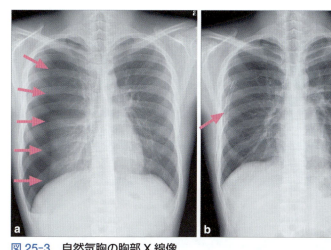
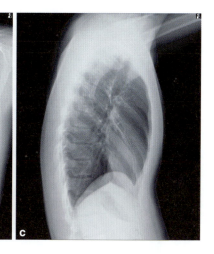

図 25-3　自然気胸の胸部 X 線像
a：矢印は無血管領域，b：右胸腔にドレーン挿入（矢印），c：側面像．

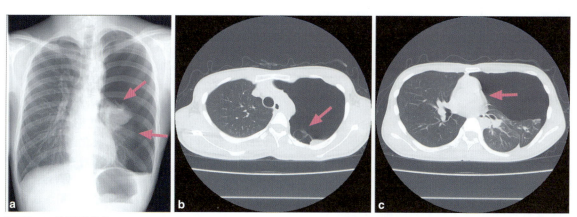

図 25-4　緊張性気胸
a：胸部 X 線像．矢印は虚脱した肺．
b：胸部 CT．矢印はブラを示す．
c：胸部 CT．矢印は縦隔の右側へのシフトを示す．

吸気時に胸腔内に空気が流入し，呼気時には弁が閉じ，進行性に胸腔内に空気が貯留していくために生じる．緊張性気胸では，静脈還流の低下，心拍出量の低下，低酸素により頻呼吸，頻脈などを生じ，心停止に至る危険性もある．

3 ● 治療

軽度な場合は，安静にして経過観察をするが，そうでない場合は ① 穿刺脱気，② 胸腔ドレナージ，③ 手術を行う．基本的には，胸腔ドレナージを行い，肺膨張させる．経過観察とする際の目安は，胸部 X 線で肺尖部が鎖骨より上にあることである．

胸腔ドレナージは，前〜中腋窩線上第 4〜7 肋間腔より胸腔ドレーンを挿入し低圧（−15〜−5 cmH₂O）で吸引する．その際に肋骨上縁に沿ってドレーンを挿入し肋間動脈損傷を起こさないように注意をする．胸腔ドレーンは，原則として持続陰圧で吸引するが，肺の膨張具合，肺からの空気漏れの程度により陰圧のかけ方も決まったものはない．図 25-5a は，図 25-4 の症例に対して左胸腔にドレーン挿入後の胸部 X 線である．ド

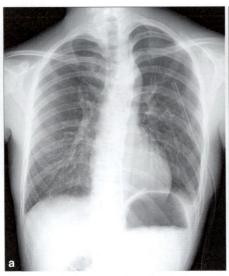
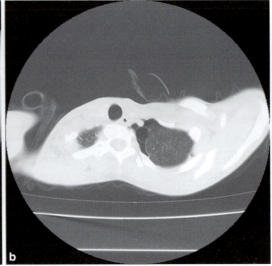

図 25-5　胸腔ドレーン挿入後の画像
a：胸部X線像，b：胸部CT像．

表 25-1　気胸の手術適応

1. 膨張不全
2. 肺漏の持続
3. 著明な血胸
4. 両側性気胸
5. 再発性
6. 社会的適応（パイロット，ダイバーなどの職業）

レーンを挿入し，左肺が拡張した際の胸部CTでは，左肺尖部にブラを認める．（図25-5b）．

　手術としては，肺部分切除によりブラ切除や，肺縫縮術を行う．手術の適応は，①ドレナージによっても肺膨張が得られない，②持続的な空気漏れがある，③著明な血胸を伴う，④両側性気胸，⑤2回以上の再発，⑥社会的適応などがあげられる（表25-1）．初回の気胸であってもブラなどが画像上，明確である場合は再発のリスクが高いため，手術対象となりうる．一方，緊張性気胸の場合でもドレナージを行えば，必ずしも手術適応となるわけではないが，図25-5bのようなブラを認める場合は，手術も考慮する．

　図25-6は手術中の胸腔鏡で観察した肺尖部のブラである．こうしたブラに対しては，通常，自動縫合器を用いた肺部分切除術が施行される．

　気胸に対する手術は，多くの症例で胸腔鏡手術が施行されるが，再発する症例がみられる．再発率を低下させる目的で，ポリグリコール酸（PGA）シートを肺切除面に貼付したり，フィブリン糊散布などを行うことがある．

　何らかの理由で手術適応にならない場合や，手術を希望されない場合，胸膜癒着術が行われる．これは，胸腔内に薬物を注入して化学的に刺激させ，胸膜炎を起こすことで胸膜癒着を促す方法である．癌性胸膜炎を併発している場合は，OK-432（ピシバニール），タルクなどが使用される．

4 ● 胸腔ドレーンによる合併症

　胸腔ドレーン挿入後，一気に肺が膨張することで再膨張性肺水腫（re-expansion pulmonary edema）を起こし呼吸困難が増悪する場合がある．これは，急速な肺膨張による肺内血流の増加，血管透過性亢進が原因とされる．肺虚脱が長期にわたって続いていた症例では注意を要し，胸腔ドレーン挿入後，水封（water seal）で緩徐に吸引したりする．治療としては，ステロイド投与や酸素吸入などを行う．

　その他，肋間動静脈損傷，肺損傷，肝損傷などの合併症に注意する．

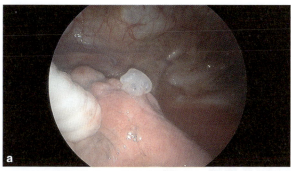
図25-6　肺尖部ブラの胸腔内所見

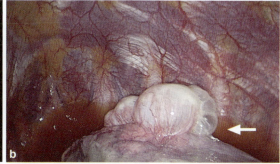

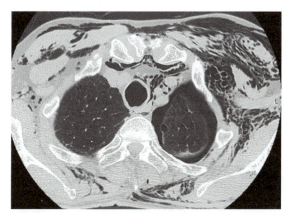
図25-7　左気胸と皮下気腫の胸部CT像

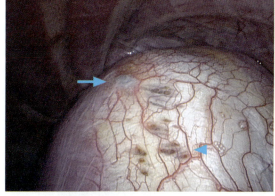
図25-8　横隔膜に認める小孔(矢印)と異所性粘膜(矢頭)

2 その他の気胸

1 ● 続発性気胸 secondary pneumothorax
肺結核，肺膿瘍，肺癌などの病巣の穿孔によって生じる気胸である．

2 ● 外傷性気胸 traumatic pneumothorax
胸壁の穿通性外傷，肋骨骨折片による肺損傷，鈍的胸部外傷による気管・気管支断裂が原因で生じる．肋骨骨折の場合は，血胸を伴っていることが多い．図25-7のように気胸のほかに縦隔気腫，皮下気腫を伴う場合は，気管・気管支断裂の可能性があり，気管支鏡検査が必要である．

3 ● 医原性気胸 iatrogenic pneumothorax
中心静脈穿刺，人工呼吸，心臓マッサージや経気管支的肺生検，経皮的肺生検，胸腔穿刺などの診断手技の合併症として生じる場合がある．

4 ● 月経随伴性気胸 catamenial pneumothorax
月経に随伴して反復して発症し，胸痛，呼吸困難といった症状を認め，右側に発生することが多い．子宮内膜の組織の一部が横隔膜などに迷入し，月経時にその部分が剝脱して気胸を起こす．肺に穿孔を認めず，横隔膜に小孔とその周囲に異所性子宮粘膜を疑う所見を認めることがある(図25-8)．治療としては，手術的に異所性の子宮内膜組織を切除するが，基本的には子宮内膜症に対するホルモン療法が必要である．

C 乳び胸 chylothorax

乳びが胸腔に貯留した状態を指す．

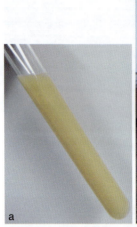
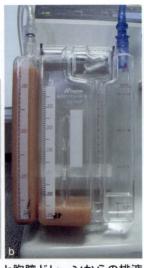

図 25-9　乳びの外観（a）と胸腔ドレーンからの排液（b）

1 胸管の解剖と生理

　胸管は第1〜2腰椎の高さにある乳び槽に始まり，脊椎体部前面やや右寄りを上行し，第10〜12胸椎の高さで大動脈裂孔を通って胸腔に入る．食道の後方，胸椎の前面で大動脈と奇静脈に挟まれて上方へ走行し，第5胸椎の高さで左右へ移り，大動脈弓の後方で食道の左側を頸部に至る．左鎖骨下静脈の後面を通り，左内頸静脈と左鎖骨下静脈の合流点外側角付近に開口する．胸管は，直径5〜10 mm程度で，内腔に弁を有し逆流を阻止している．胸管を流れる乳びの量は1.0 mL/min程度とされるが，脂肪食摂取により著明に増加する．乳びの外観は乳状で（図25-9a），放置するとクリーム様の層が分離し，エーテルまたはアルカリを加えると清澄となる．脂肪含有によりズダンIIIに染色される．

2 原因

- **先天性（特発性）**：稀に先天性のリンパ管腫や原因が明らかではないが，リンパ脈管筋腫症（lymphangioleiomyomatosis：LAM）などでみられる．
- **術後合併症**：頻度としては最も多く，頸部・胸部・腹部手術の術後に発生することがある．悪性腫瘍手術における縦隔・肺門リンパ節郭清，食道手術，開心術後などの合併症としてみられることがある．
- **外傷**：頸部，胸部の穿通性外傷，胸部の鈍的外傷，脊椎の過伸展などでみられることがある．
- **腫瘍・炎症**：縦隔の転移リンパ節による胸管の閉塞，悪性リンパ腫，左鎖骨下静脈血栓症などが原因となることがある．

3 症状，診断

　胸部悪性腫瘍術後などでは，経口摂取後に胸腔ドレーンからの排液が乳白色に観察されれば，まず乳び胸であることに間違いない．排液中のカイロミクロンを証明するためにズダンIIIで好染すること（図25-9b）やエーテルを加えることで透明化すれば確定である．

4 治療

　術後合併症の場合，低脂肪食として排液量が減少するかどうか観察する．減少しない場合，禁食とし経静脈的に栄養を投与する．減少すれば自然治癒も期待できるが，胸膜癒着術を行うのも1つの方法である．胸腔ドレーンからの排液量が減少せず，1日量が500 mLを超えるようであれば手術を考慮する．術式としては，胸管損傷部位を確認できれば結紮を行う．術前に牛乳などを経口投与し，損傷した胸管部位を確かめたりするが，わからない場合は，胸管本幹の結紮術を行う．

D 膿胸　empyema，pyothorax

　胸腔内に膿性液の貯留した状態であり，急性膿胸と慢性膿胸に分類される．前者は発症3か月以内，後者は3か月以上経過したものをいう．原因としては，肺感染症に続発するもの，外科手術後，外傷に起因するものなどがある．肺感染によるものは，起因菌としてグラム陽性球菌のほか，グラム陰性桿菌，嫌気性菌などがある．グラム陰性桿菌としては，緑膿菌，肺炎桿菌などが主である．嫌気性菌の感染は，多くは誤嚥に基づくものであり，高齢者などが誤嚥性肺炎を契機に膿胸を併発することがある．

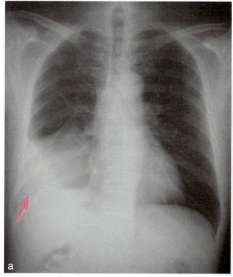
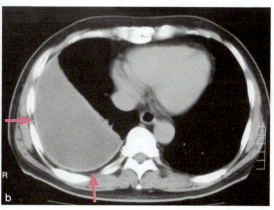

図 25-10　右膿胸
a：胸部 X 線像，b：胸部 CT 像では肥厚した胸膜（矢印）と液体の貯留を認める．

グラム陽性球菌も穿通性外傷後の膿胸や，小児の肺炎後膿胸の主な起因菌である．特に小児期膿胸の原因菌はほとんど黄色ブドウ球菌である．気管支や皮膚と瘻孔を有するものを有瘻性膿胸，ないものを無瘻性膿胸として区別する．

1 急性膿胸

1 病態，症状
急性膿胸では，38℃以上の高熱を呈することが多く，咳嗽や膿性痰の喀出がみられる．

2 診断
胸部 X 線，胸部 CT で胸水貯留を認め，胸腔穿刺やドレナージによる胸水の培養を行う．膿胸の場合，胸水は混濁し，膿性，淡黄〜黄白色を呈していることがある．

3 治療
抗菌薬の投与と早期の適切な胸腔ドレナージが必要である．持続吸引し，肺の膨張が得られれば，膿胸腔が消失し，菌が陰性化するまでドレナージを行う．肺の膨張が得られない場合，膿胸腔を搔爬し臓側胸膜に付着しているフィブリン塊を取り除き，引き続き持続吸引を行う．有瘻性膿胸の場合は，感染巣の制御のために開窓術などの外科手術を行う．

2 慢性膿胸

1 病態，症状
慢性膿胸は，急性膿胸が 3 か月以上遷延して慢性化した場合，結核性胸膜炎から移行した場合などである．多くの場合，急性膿胸の際の不十分な排膿・ドレナージのために肥厚した胸膜による膿胸腔を形成することにより生じる．図 25-10 のように，胸部単純 CT でもわかるくらい胸膜肥厚を認める．

慢性膿胸の症状として，慢性炎症による微熱，全身倦怠，食欲不振，体重減少などや膿胸腔による肺の膨張障害のために，呼吸障害を呈することがある．

長期間存在した慢性膿胸では，膿胸壁に悪性リンパ腫などが発生することがあるため，注意が必要である．

2 診断
胸部 CT で，膿胸腔，膿性胸水の貯留を認め，慢性の経過のために胸壁の萎縮，縦隔の健側への偏位，胸膜の石灰化を認めたりする．

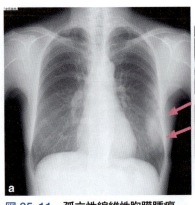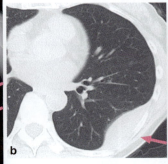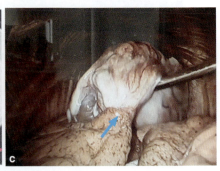

図 25-11　孤立性線維性胸膜腫瘍
a：胸部 X 線像，b：胸部 CT 像，c：臓側胸膜から発生した腫瘍と有茎の頸部．

3 ● 治療

外科的治療の目的は，膿胸腔をきれいに無菌化し，肺の膨張を改善させることである．一般的には，①胸膜剝皮術，②胸膜肺全摘術，③胸郭形成による膿胸腔縮小手術，膿胸腔閉鎖術，④開窓術などがあげられる．

①**胸膜剝皮術**：膿胸腔を肥厚した胸膜とともに切除し，肺を再膨張させ呼吸を改善させる．

②**胸膜肺全摘術**：膿胸腔を含めて肺を全摘する方法で，肺実質が器質化し機能不全に陥っている場合に用いられ，稀である．

③**膿胸腔縮小・閉鎖術**：膿胸腔を搔爬後，複数の肋骨を切除し，胸郭を縮小させ筋肉充塡などにより死腔の閉鎖を図るものである．広背筋，前鋸筋，肋間筋などを剝離し，胸腔内へ留置する．感染を伴う場合には，大網による自浄作用を利用するため，腹腔より有茎で大網を横隔膜を通して胸腔内へ留置する．

④**開窓術**：有瘻性で胸腔内が汚染されている場合，感染巣をコントロールするために肋骨を数本切除し，膿胸腔を開放し，浄化する．一般的には，開放された膿胸腔に多くのガーゼを入れ，感染巣が沈静化するのを待つ．稀な手術であるが，有瘻性膿胸の際は，きわめて重要な術式である．

E 胸膜腫瘍 neoplasm of pleura

1 孤立性線維性胸膜腫瘍
solitary fibrous tumor（SFT）of pleura

SFT は，中皮下の間葉組織由来の腫瘍で，比較的稀である．肉眼的に有茎性である場合が多く，臓側胸膜から発生する腫瘍のほうが壁側胸膜から発生する場合より多いと報告されている．

1 ● 症状，診断

多くは無症状で胸部 X 線（図 25-11a）や CT（図 25-11b）により偶然発見される．画像上は，境界明瞭な腫瘍で，壁側胸膜から発生する場合は，胸膜外徴候（extrapleural sign）を認める．図 25-11c では，臓側胸膜から発生した腫瘍と有茎の頸部を認める．頻度は多くないが，随伴症状として関節痛，ばち指などを認めることがある．

2 ● 治療

診断・治療目的に外科的切除する．有茎性の場合，切除は容易である．

2 悪性胸膜中皮腫
malignant pleural mesothelioma

悪性胸膜中皮腫は，漿膜腔を覆う中皮表層およびその下層から発生するもので，胸膜・心膜・腹膜から発生し，胸膜発生のものが最多である．胸

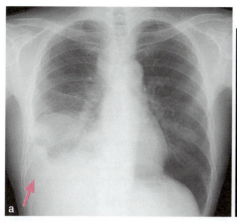
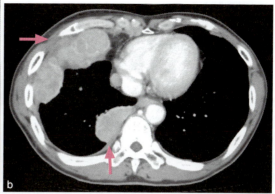

図 25-12 悪性胸膜中皮腫
a：胸部X線像，b：CT像では多発する胸膜中皮腫を認める．

膜中皮腫の発生とアスベスト曝露との間には明らかな関係があり，患者の多くは<u>アスベスト曝露歴</u>がある．特にクロシドライト（青石綿），アモサイト（茶石綿），クリソタイル（白石綿）などの曝露が原因とされると報告されている．

アスベストの使用は，日本では2006年に原則的に禁止されたが，曝露から胸膜中皮腫発生までの潜伏期間は30〜40年のため，今後まだ数十年は患者数が増加すると予測されている．発生ピークは2030年頃で，患者数は年間約3,000人と予測されている．死亡者は，1997年の597人から2007年1,068人，2017年1,555人と増加している．

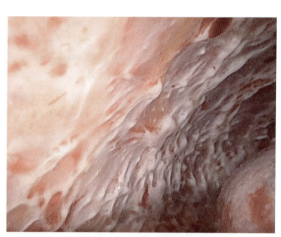

図 25-13 胸腔鏡による壁側胸膜所見

1 ● 症状，診断

多くの症例で胸痛，呼吸困難，咳嗽といった症状を認め，胸部X線で胸水貯留所見を呈する．局所浸潤の傾向が強く，胸壁に浸潤が及ぶと胸痛，背部痛が出現し，病期の進行とともに疼痛は高度になり，体重減少，食欲不振，発熱，貧血，上大静脈症候群，心タンポナーデ，反回神経麻痺などを呈する．

胸部CTでは，胸壁の肥厚や胸壁に沿って進展する腫瘍を認める（図25-12）．胸水を認めることが多いため，胸水細胞診を行うが，確定診断に至る例は20〜30%前後とされ，確定診断には胸膜生検が有効である．胸水細胞診を行う際は，セルブロック法により免疫染色を加えることで診断精度が向上すると報告されている．また，胸水中のヒアルロン酸や可溶性メソテリン関連蛋白の上昇は胸膜中皮腫の補助診断になる．

図25-13は，胸腔鏡による胸膜生検時の壁側胸膜所見である．電気メスなどを用いて，止血を行いながら，広い範囲の胸膜を切除し，病理検査を行う．

病理学的には，WHO分類で上皮型，肉腫型，混合型に分類され，特に肉腫型の予後はきわめて不良である．

2 ● 治療

現在のところ，標準治療は確立されていない．
耐術能のある切除可能な症例では，胸膜肺全摘術（extrapleural pneumonectomy：EPP）と胸膜切

除/肺剝皮術（pleurectomy/decortication：P/D）のいずれかの術式が行われる．EPP は壁側胸膜を胸壁，縦隔，横隔膜から切離し，肺，心膜・横隔膜合併切除を行う．手術侵襲が大きく，手術死亡率は 3〜10％ と高率である．一方，P/D は EPP と同様に壁側・臓側胸膜を胸壁，縦隔，横隔膜より切離するが，肺は温存する．P/D は，肺機能が温存されるが，EPP より手術時間が長く術後の肺瘻が遷延することが多い．現在のところ，EPP と P/D との優劣については確定されていない．組織学的に肉腫型中皮腫では，きわめて予後が悪いため，外科治療による有効性については明確ではない．

EPP 後に片側胸郭に放射線照射を行うことは，局所制御の改善に有効であるが，完遂率が低く，生存率改善にはつながらないとされている．

手術例では，術前または術後にシスプラチンとペメトレキセドによる化学療法が推奨されている．

切除不能な場合は，一次治療としてシスプラチンとペメトレキセドによる化学療法が施行される．二次治療としては，ビノレルビン単剤，ゲムシタビン単剤などが施行される．最近では，免疫チェックポイント阻害薬であるニボルマブ単剤投与が推奨されるようになった．しかし，診断時に進行例で PS 不良な症例では，予後はきわめて不良で，薬物療法は勧められていない．

胸部外傷 chest trauma

全胸部外傷の 80％ 以上が鈍的損傷によるものであり，さらにその 3/4 が交通外傷関連である．そのため，胸腔内における臓器損傷が重篤であっても実際の臨床現場では体表などに創傷を認めないことも少なくない．バイタルサインに注意し，心電図，胸部単純 X 線，CT などにより病態を確認することが重要である．特に緊張性気胸，血胸，縦隔動揺，心・大血管・気管気管支・食道・横隔膜などの損傷の診断，治療は緊急を要する〔胸部外傷に関しては第 11 章「外傷外科」の「胸部外傷」の項（→122 頁）も参照〕．

A 胸壁損傷 injury of chest wall

1 肋骨骨折 fracture of rib

転倒や交通事故などの際に前胸部〜側胸部の第 4〜9 肋骨などにみられる．スノーボードによる転倒や高齢者の自宅での転倒では，背部を強打し肋骨後方を複数箇所骨折することも少なくない．長期にわたる咳嗽やゴルフなどの可動域を超えた運動などが原因で骨折を起こすこともある．重症の上位肋骨骨折の場合は大血管損傷，気管・気管支損傷を起こしたり，下位肋骨骨折では血気胸，肺挫傷，肝損傷，腎損傷などを引き起こすことがある．

1 ● 症状，診断

症状としては，骨折部の疼痛が主であるが，肺損傷による血気胸を合併すると呼吸困難や呼吸状態の悪化を認める．肺挫傷などでは血痰や咳嗽が出現しやすい．また，気管・気管支損傷では皮下気腫や嗄声などを認めることがある．診断には，胸部単純 X 線，胸部 CT が有用で，肋骨骨折を確認することができる．気管・気管支損傷が疑われる場合は，気管支鏡検査を行い，損傷部位や程度を確認する．

2 ● 治療

肋骨骨折の際は，骨折部位からの出血により画像上，血胸を呈したり，気胸・血気胸を合併することは少なくない．気胸の程度，血胸の程度により胸腔ドレナージ術が必要になる．また，肋骨骨折による肺損傷のために血気胸を併発している場合は，肺損傷の修復（肺縫縮術）や肋骨骨折部位の処理のために手術を行うこともある．骨折だけの場合は，内服薬による疼痛コントロールやバストバンドによる外固定法を行う．

2 胸壁動揺（フレイルチェスト） flail chest

連続する 3 本以上の肋骨がそれぞれ 2 か所以

上で分節骨折を起こした場合，骨折線によって区画された胸壁部分が他の部分との連続性を失う．この部位は，正常な呼吸に伴う胸壁運動とは逆の動きを行っている状態，すなわち奇異呼吸(paradoxical respiration)を呈する．

1 ● 症状

多発骨折による疼痛と奇異呼吸による呼吸障害で呼吸困難を呈する．多くは頻呼吸，努力性呼吸となる．縦隔は吸気時に健側に，呼気時に患側に移動し，縦隔動揺(mediastinal flutter)をきたす．また，吸気時に吸気は患側から健側気管支へ移動し，呼気時には呼気は健側から患側気管支へ移動する(振り子様空気；pendulum air)(図25-14)．

2 ● 治療

奇異呼吸を軽減することを目的として，内固定(気管挿管で人工呼吸器による間欠的陽圧呼吸法を行い，陽圧換気による圧力により胸壁の非連続部の奇異呼吸を防止する)あるいは外固定(バストバンドなどで胸郭を外側から物理的に支持する)が行われるが，改善しない場合は観血的に肋骨を固定釘で固定する．

3 外傷性気胸，外傷性血胸
traumatic pneumothorax, traumatic hemothorax

胸部外傷の際，気胸は血胸と合併して発生することが多く，打撲時の肺裂傷や肋骨骨折に伴う肺損傷などに起因することが多い．

1 ● 症状，診断

疼痛のほか，呼吸困難を訴える．症状は気胸や血胸の程度により異なる．胸部単純X線やCTにより診断する．

2 ● 治療

気胸や血胸が軽度な場合は経過観察を行うが，それ以外では胸腔ドレナージを行う．胸腔ドレナージで肺漏のため拡張が悪い場合，血性の排液が1〜1.5 Lに達する場合や200〜300 mL/hrで減少傾向がみられない場合，胸腔内に血餅がみられドレナージ不良の場合など，緊急手術が必要である．術式として肺縫縮術，血餅除去術など行う．

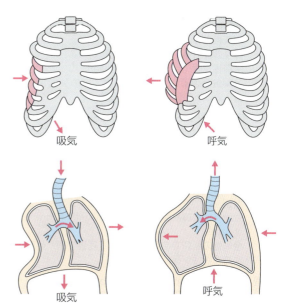

図25-14 flail chestにおける奇異呼吸

B 胸部の損傷
injury of thoracic organs

肺の損傷は肺挫傷，肺内血腫，肺裂傷，外傷性肺仮性囊胞などが含まれる．胸部外傷の10〜15%を占めており，胸膜損傷を伴わない鈍的な非穿通性肺損傷(交通外傷など)と鋭的な穿通性肺損傷(刃物刺創など)があり，胸部への強い圧迫・打撲に際して発生する前者のほうが多くを占める．損傷は重症度に応じて，Ⅰ型は保存的治療で軽快すると思われるもの，Ⅱ型は場合により開胸手術を要するもの，Ⅲ型は緊急手術を要するものとして分類されている．

1 肺挫傷 pulmonary contusion

肺間質の損傷が主であり，急激な肺胞内圧上昇による肺胞および毛細管の破綻をきたした結果，肺組織の挫滅，肺内血腫，囊胞(肺胞断裂部の空気の集積)などを形成する．受傷部位が広範な場合や挫傷が高度であった場合には，肺水腫が惹起されることがある．

表 25-2　気管・気管支損傷分類

Ⅰ型 裂傷 laceration
- a　内膜損傷 intimal laceration
  非全層性裂傷で，内膜に限局している
- b　全層性裂傷 transmural laceration
  全層性損傷で主に膜様部の縦方向の裂創または
  1/3 周以下の軟骨横断裂の損傷

Ⅱ型 不完全断裂 incomplete transection
全周性（気管，気管支鞘で被覆）あるいは 1/3 周以上
の軟骨横裂であるが，気管・気管支の連続性は保持
されている
- a　部分断裂 partial transection
  1/3 周以上の横断裂あるいは軟骨部の縦方向の
  断裂
- b　気管支鞘被覆断裂 transection with bronchial
  sheath
  全周性の断裂であるが，気管・気管支鞘，外膜
  により連続性が保持されている

Ⅲ型 完全断裂 complete transection
全周性で非連続性に横断裂している
- a　単純型 simple transection
  断裂断端が比較的整っている
- b　複雑型 complete transection
  断裂断端が複雑あるいは星芒状に損傷している

〔日本外傷学会臓器損傷分類委員会：気管・気管支損傷分類 2008（日本
外傷学会）．日外傷会誌 22：269，2008 より一部改変〕

1 ● 症状，診断

　自覚症状としては咳，血痰，胸痛，胸部圧迫
感，呼吸困難，血性泡沫の喀出，発熱などがあ
り，他覚的には浅速な呼吸，呼吸音減弱，胸郭運
動の制限，喘鳴，捻髪音，湿性ラ音などである．
症状が重い場合は血圧低下，チアノーゼなどを認
める．

　胸部 X 線で受傷肺野に散在性あるいは融合性
の線状ないしは斑状陰影を認めることが多いが，
ほとんどの場合において軽度であれば 1 日〜数日
で消失する．胸部 CT では，損傷部全体に肺浸潤
様陰影を認める．肺内血腫を認めることもある．
また，外傷性肺仮性嚢胞などは損傷部に一致した
肺内の空洞病変として観察され，出血を伴う場合
は空洞内部に鏡面形成像を呈する．受傷後 1〜2
日経過してから肺水腫の合併や急性呼吸促迫症候
群（acute respiratory distress syndrome：ARDS），
さらに晩期に胸水貯留などをきたすことがある．

2 ● 治療

　軽症の場合は経過観察で治癒することが多い

が，高度な肺裂傷を伴い出血などが持続している
場合は緊急手術を行う．また多量の血痰や酸素投
与下での呼吸状態の悪化を認めた場合は ARDS
を疑い，気管挿管による人工呼吸器管理を行う．

② 気管・気管支損傷
injury of trachea, injury of bronchus

　強い外力による気道への圧迫の結果，瞬間的に
気道内圧が上昇するため，周囲組織の過伸展など
から気道破裂に及ぶ．また胸骨と脊椎による気道
の挫滅なども原因となる．損傷の程度により，裂
傷，不完全断裂，完全断裂の順に分類されるが，
膜様部の損傷が多い（表 25-2）．周囲組織から比
較的よく固定されている部位，すなわち気管分岐
部を中心とした周囲 2 cm 以内の部位や主気管支
などに多い．

1 ● 症状，診断

　血痰を主症状とし，皮下気腫，縦隔気腫がある
ときは本症を疑う．皮下気腫は他覚的には気腫部
に触知した際の握雪感や捻髪音を感じ，頸部まで
広く波及した場合，自覚症状として圧迫感や呼吸
苦を呈することもある．胸部 X 線上で縦隔の左
右拡大，胸部 CT 像において縦隔気腫や頸部への
進行性皮下気腫などが認められることが多い．気
管支鏡検査を行い損傷部位を確認するが，損傷が
軽微な場合は発見が困難なこともある．

2 ● 治療

　わずかな気管断裂であれば安静で自然治癒する
が，重症の場合は気管切開・気道確保・縦隔ドレ
ナージなどを必要とする．一般的に気管周囲の
1/3 以上の損傷が認められるときには断裂部の吻
合あるいは気管・気管支形成術が必要となる．

③ 横隔膜損傷 injury of diaphragm

　横隔膜損傷は重症度により挫傷，非全層性裂
傷，全層性裂傷に分類される．外傷性横隔膜損傷
は，鈍的外傷の 0.8〜7%，鋭的損傷では 10〜
15% の頻度で発生するとされている．

1 ● 症状，診断

胸腹部の X 線・CT などが用いられるが，臓器脱出の有無などを中心に診断する．

2 ● 治療

腹腔内臓器の合併損傷が多いなどの理由から，急性期は開腹でのアプローチが一般的である．右側例や慢性期発症例においては開胸下のアプローチで修復手術を行うことが多い．

4 心挫傷 cardiac contusion

鈍的外力によって心臓が強く圧迫されることでさまざまな心機能障害を起こす．交通外傷，転落や挟圧外傷など，急激に胸腔内圧が上昇する場合に発生する．多くの場合で良好な経過をたどるが，重度の場合には心タンポナーデや心原性ショックを合併することもある．

1 ● 診断

血液検査，心電図，心臓超音波，核医学，心臓カテーテル検査などにより診断される．

2 ● 治療

安静，酸素吸入が基本であり，心電図モニターは重要である．心原性ショックに対しては昇圧薬や強心薬の投与などを行い，また心タンポナーデに対しては心嚢穿刺，ドレナージにて対処する．

5 穿通性心臓外傷
penetrating cardiac trauma

鋭利な物体による刺創や弾丸による銃創などに伴って穿通性に心臓組織に損傷を与える外傷であり，多くは心タンポナーデや血胸などを併発し致死的である．ほとんどの場合，ショック症状を呈し，早急に診断を確定する必要があることから，検査は必要最小限かつ迅速に行う．

6 大血管損傷 injury of great vessel

本症は内膜または外膜損傷，非全層性損傷（内膜損傷解離，外膜損傷解離），全層性損傷（仮性瘤・破裂，非全周性離断，全周性離断）に分類される．生存状態で医療機関に搬送されてくるのは全体の約 20％ とされている．

1 ● 症状，診断

胸部大血管が損傷されると出血性ショックなど重篤な状態に陥り，意識障害や不整脈から心停止に至るため，きわめて緊急性の高い対応が必要となる．診断のための検査としては胸部 X 線，造影 CT・MRI，経食道的超音波，大動脈造影などにて確定する．

2 ● 治療

速やかに緊急手術（損傷部の縫合あるいは人工血管置換術）を行う．近年では，損傷部における大動脈内腔に血管にステントグラフトを内挿する低侵襲治療法も行われている．

第26章 気管・気管支および肺

❶ 肺の解剖

肺の発生は胎生第4週の肺芽の形成に始まる．肺芽は気管と左右の気管支芽を形成し，右側からは3本，左側からは2本の2次気管支が形成され，左右の肺葉の起源となる．肺の成熟は，出生前の腺様期，管状期，終末嚢期，出生後の肺胞期の4期に分かれ，8歳で完了する．右肺は10区域，左肺は8区域からなる（表26-1）．右横隔膜は左より高く，容積比は右8：左7，また肺血流の分布比は右55％：左45％である．右肺の上中葉間を水平裂と呼び，右肺で上中葉と下葉の間，左肺で上葉と下葉の間を斜裂と呼ぶ．水平裂（上中葉間）は前面にて第4肋間の高さである．

1 ● 気管・気管支

気管は，喉頭輪状軟骨より連続し，成人男性で長さ10〜15 cm，横径2〜2.5 cmほどである．前壁および側壁は16〜20個の馬蹄形の気管軟骨とそれらを結合する輪状靱帯からなる．後壁は平滑筋により構成され膜様部と呼ばれる．気管は第4胸椎下面の高さで気管分岐部となり左右に分岐する．同部の三角形の軟骨は竜骨(carina)と呼ばれる．分岐は左右非対称であり，左主気管支は右主気管支より長く分岐角も大きい．異物の誤嚥が右に多いのは分岐角の違いが理由と考えられている．右主気管支は右上葉気管支を分岐したのち，中間幹となる．左右の主気管支と中間幹は気管と同様の構造をもち肺外気管支である（図26-1）．

肺内気管支では馬蹄形の軟骨は消失し，板状の軟骨が配列する．葉気管支，区域気管支，亜区域気管支……と分岐を繰り返し細気管支(bronchiole)となる．細気管支はさらに分岐を繰り返し終末細気管支（およそ16次分岐），呼吸細気管支，肺胞管を経て肺胞嚢に至る．この間に約20〜24

回の分岐を繰り返すといわれている（図26-2）．細気管支以降には軟骨および気管支腺は存在しない．一方，平滑筋は終末細気管支まで存在する（表26-2）．終末細気管支までは肺胞を伴わずガス交換には関与しないことから気道系と呼ばれ，肺胞成分が加わる呼吸細気管支，肺胞管，肺胞嚢はガス交換に関与することから肺胞系と呼ばれる．

肺葉(lobus)は区域(segment)に分割され，さらに肺を細分化すると小葉(lobulus)となる．小葉に対応する気管支は細気管支であり，細気管支の最終分岐である終末細気管支はそれぞれに1つの細葉(acinus)をもつ．

❷ ● 気管支肺胞系の細胞成分

a 気管・気管支の上皮細胞

気管・気管支の内面を覆う上皮は，主に多列線毛円柱上皮細胞が主体を占め，線毛細胞は協調した線毛運動により喉頭に向かう求心的な異物の排除，すなわち粘液線毛クリアランス(mucociliary clearance)を行う．粘液線毛クリアランスは，肺における防御機能の役割を果たしている．

気管・気管支にはそれぞれ気管腺，気管支腺が存在し，粘液細胞と漿液細胞からなる混合腺となっており，それぞれ粘液，漿液が産生分泌される．筋上皮細胞は腺房を外から包み込むように存在し，刺激により腺房を収縮させ分泌物の排出を行う．

気管支では末梢にいくほど線毛細胞は減少し杯細胞が増加する．杯細胞は気管腺，気管支腺とともに気道内に粘液を分泌する．基底細胞は，線毛細胞，杯細胞に分化し，気道上皮の修復と再生を行う．基底膜に接して神経内分泌細胞(Kulchitsky細胞)もあり細胞内に内分泌顆粒を有する．終末細気管支や呼吸細気管支では無線毛立方上皮細胞(Clara細胞)が認められる．Clara細胞は外分泌

1 肺の解剖 ● 333

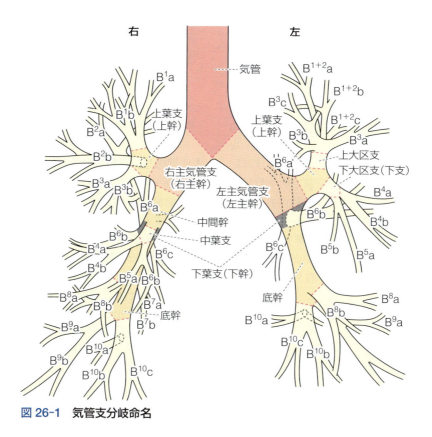

図 26-1 気管支分岐命名

表 26-1 肺の区域

	右肺	左肺
上葉	S^1, S^2, S^3	S^{1+2}, S^3, S^4, S^5
中葉	S^4, S^5	
下葉	$S^6, S^7, S^8, S^9, S^{10}$	S^6, S^8, S^9, S^{10}

左肺 S^4, S^5 は特に舌区と呼ぶ．左肺に S^7 はない．

表 26-2 肺の構造

区分		気管支腺	軟骨	平滑筋	弾力線維
気管		++	+++	++	++++
葉気管支		++	+++	+++	+++
区域-亜区域気管支		++	++	+++	+++
肺小葉	細-終末細気管支	-	-	+++	+++
	呼吸細気管支	-	-	-	+
肺細葉	肺胞管	-	-	-	+
	肺胞（囊）	-	-	-	++

軟骨，腺構造は肺小葉以下にはみられない．

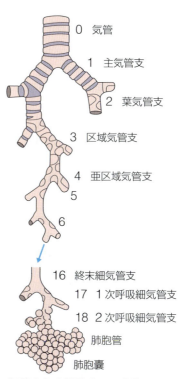

図 26-2 気管支から肺胞までの名称
〔［谷田達男：呼吸器の正常構造，呼吸器腫瘍外科学（藤村重文 編），p 28, 1999, 南江堂］より許諾を得て改変し転載．〕

細胞で，サーファクタントなどを分泌する．

b　肺胞の上皮細胞

　肺胞表面を覆う上皮細胞はⅠ型肺胞上皮細胞とⅡ型肺胞上皮細胞からなる．Ⅰ型肺胞上皮細胞はきわめて薄く肺胞を覆い，それを通してガス交換を行う．Ⅱ型肺胞上皮細胞は立方状で，肺表面活性物質（サーファクタント；リン脂質やSP-Aなどの蛋白）を分泌する．サーファクタントは肺胞の表面張力を減少させて肺胞の虚脱を防ぐ役割がある．肺胞壁にはところどころに肺胞孔（Kohn孔）があり，隣の肺胞と交通している．肺胞内には肺胞マクロファージが存在し，肺胞内のサーファクタント量の調節，分解産物や異物の除去を通して，肺胞の維持に重要な役割を果たしている．

3 ● 肺血管系

　肺の動脈には機能血管としての肺動脈と栄養血管としての気管支動脈がある．肺循環系は低圧で灌流されるが流量が多い．気管支動脈は体循環系である．

　肺動脈は右室流出路から肺動脈幹が出て，左右の主肺動脈に分かれる．右主肺動脈は，上行大動脈，上大静脈の背側を走り，右主気管支の腹側を通り，肺門から肺内に至る．左主肺動脈は，左主気管支の頭側を腹側から背側に乗り越えながら肺内に至る．肺内の肺動脈は，末梢に至るまで気管支に伴走する（図26-3）．

　肺動脈の発生は3つの別々なものから構成される．肺動脈幹は心臓とともに発生し，肺内肺動脈は肺内肺動脈原基から発生する．肺内肺動脈と肺動脈幹をつなぐ左右の主肺動脈は第6鰓弓動脈から形づくられる．

　気管支動脈は主に胸部下行大動脈から分枝する．左右の気管支に沿って肺に至り，気管支の栄養を司る．気管支動脈の血流の多くは毛細血管レベルで肺循環に流入する生理的シャントとなる．一方，気管支形成術などで気管支を離断した場合，末梢側の気管支の酸素化は気管支動脈の逆流によって肺循環血によりまかなわれる．

　肺静脈は，気管支・肺動脈が区域の中心を通ることと異なり，区域間を通り血流を集め左右の上肺静脈，下肺静脈となり左房に流入する．

Frontier

主肺動脈欠損症

　肺は正常に発生するが，第6鰓弓動脈による主肺動脈が欠損し，心臓と肺内肺動脈がつながらない先天異常が発生することがある．その場合でも肺内肺動脈は正常に存在し肺静脈も正常であることが多い．

---

4 ● 肺のリンパ管とリンパ節

　肺のリンパ系路には，気道に沿う気道壁リンパ系と胸膜下を灌流する胸膜下リンパ系の2系統が存在する．気道壁リンパ系は肺胞領域には存在せず，小葉間隔壁から気管支周囲に分布し，気管支肺リンパ節を経て肺門に至り縦隔リンパ節に流れ込むネットワークを形成する．さらに頸部で左右の静脈角に注ぐ．一方，胸膜下リンパ系は，臓側胸膜下を流れて縦隔胸膜に至り，縦隔リンパ節に注ぐ．すなわち，肺のリンパの一部は，気管支肺リンパ節を経ずに直接，縦隔リンパ節に流れ込む．

　胸管は第1～2腰椎の位置にある乳び槽から椎体前面右側を上行し大動脈裂孔から胸腔内に至る．奇静脈と大動脈の間を上行し，第5胸椎の高さで左に移行し食道の左を通って静脈角に至る．数本のネットワークをつくり1本とは限らない．

5 ● 肺の神経系

　胸腔内に分布する神経には，迷走神経，横隔神経，肋間神経，胸部交感神経幹がある．迷走神経からは反回神経が分枝し，右は鎖骨下動脈，左はBotallo靱帯にかかり，気管側壁を上行し喉頭に至る（表26-3）．

　肺の神経支配は，大部分が迷走神経で，一部交感神経の支配を受けている．迷走神経は，遠心性線維と求心性線維に分けられ，遠心性線維は気管支・血管平滑筋，気管支腺，杯細胞に分布し，気管支の収縮や分泌に関与する．求心性線維は，肺伸展受容体を介してHering-Breuer反射や異物除去の咳反射を司る．

　横隔神経は第3～5頸神経から分枝し，前斜角筋の腹側に沿って下行したのち胸腔に至り，肺門の腹側を通り横隔膜に分布する．

　胸部交感神経幹は星状神経節から連なり，椎体の外側を下行し胸膜直下の構造物として視認でき

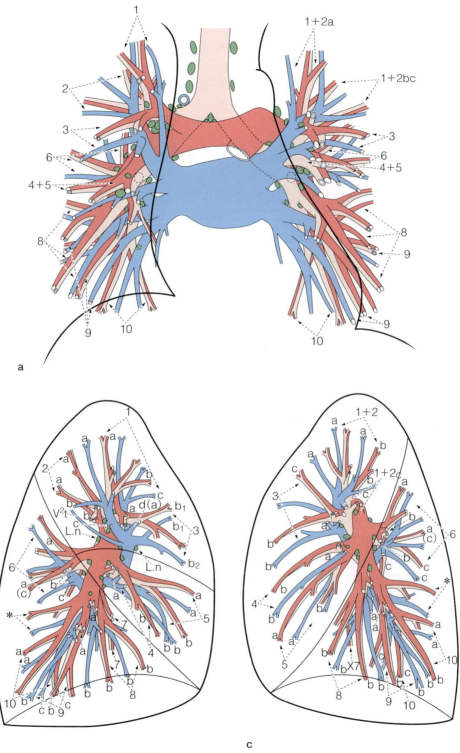

図 26-3 気管支と肺動静脈の関係
a：正面像，b：右肺の側面像，c：左肺の側面像．
〔Hideki Yamashita：Roentgenologic Anatomy of the Lung. 医学書院，p 196，1978 より〕

表 26-3　胸郭内の神経

1. 迷走神経（第X脳神経）
   肺枝を肺門付近で分枝した後食道とともに下行，食道裂孔から腹腔に至る．
   反回神経：右は鎖骨下動脈下面，左は大動脈弓下面を後方に反回する．
2. 横隔神経
   前斜角筋前面 → 鎖骨下動静脈の間 → 胸腔 → 肺門の前 → 縦隔胸膜と心膜の間 → 横隔膜の上面
3. 肋間神経
   肋骨の内下面に VAN (vein-artery-nerve) の順序で並ぶ（胸腔穿刺の場合，肋骨上縁を刺す理由）．
4. 胸部交感神経幹
   両側の脊椎柱（肋骨頭の近傍）を下行

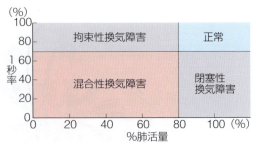

図 26-4　閉塞性換気障害と拘束性換気障害

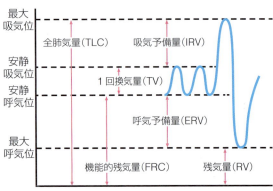

図 26-5　肺気量

る．肋間神経と交差，交通している．

　胸壁側の壁側胸膜には肋間神経の知覚枝が分布し，壁側胸膜の刺激は強い痛み，胸膜痛を感じる．臓側胸膜には知覚がないが，肺をつかむと前述した迷走神経求心性線維により咳が誘発される．

2 呼吸生理

　呼吸とは細胞での酸素取り込みを用いた TCA 回路/電子伝達系によるエネルギーの産生であり，二酸化炭素の排出を伴う．そのため，末梢組織への酸素運搬量（$\dot{D}O_2$＝動脈血酸素含量×心拍出量）が重要となる．肺における酸素取り込みおよび二酸化炭素排出と，循環の要素が加わったものが総合的に評価される必要がある．呼吸機能の評価は，換気および拡散能力（$D_{L_{CO}}$）によりなされることが多いが，肺活量などの換気機能検査は循環の要素がない一方，$D_{L_{CO}}$ には一部循環の要素が加わっており，両者を用いた総合的な判断が望ましい．

1 ● スパイロメトリー

　肺活量（VC）は安静換気後，ゆっくり最大吸気位から最大呼気位まで呼出した気量変化〔全肺気量（TLC）－残気量（RV）〕を測定する．性，年齢，身長から求めた基準値に対する割合を%VC といい，80% 未満を拘束性換気障害とする（図 26-4）．

　努力性肺活量（FVC）は数回の安静換気後，最大吸気位から最大呼気位まで一気に呼出した気量変化を測定する．このうち，最初の1秒間に呼出された気量を1秒量（$FEV_{1.0}$）と呼ぶ．$FEV_{1.0}$/FVC を Gaensler の1秒率（$FEV_{1.0}$%），$FEV_{1.0}$/VC を Tiffeneau の1秒率と呼ぶが，Gaensler の1秒率すなわち $FEV_{1.0}$/FVC を1秒率として用いることが多い．

　気道抵抗が上昇すると気流は制限され，1秒率は低下する．1秒率が 70% 未満を閉塞性換気障害とする．しかし，慢性閉塞性肺疾患（chronic obstructive pulmonary disease：COPD）では気流制限の程度を，1秒率ではなく1秒量の基準値に対する割合（%$FEV_{1.0}$）により分類している．肺切除においても，機能的切除限界の指標としては %$FEV_{1.0}$ が用いられている．

2 ● 肺気量

　機能的残気量（FRC）を知るためには，肺気量の測定が必要である．FRC から呼気予備量（ERV）を引いたものが RV となり，FRC に1回換気量（TV）と吸気予備量（IRV）を加えたものが TLC となる（図 26-5）．肺気量はガス希釈法，体プレチ

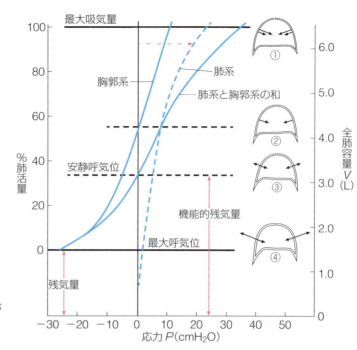

図 26-6 胸郭肺コンプライアンスカーブ
① 胸郭も肺も縮もうとしている
② 肺は縮もうとしている
③ 胸郭の広がる力と肺の縮む力のバランスがとれた状態
④ 胸郭は広がろうとしている

スモグラフィ法により測定される．健常者ではどちらの測定法でもほぼ等しいが，COPD ではガスが到達できないブラなどが存在するため，体プレチスモグラフィ法による測定がより正確である．

3 ● 肺拡散能（$D_{L_{CO}}$）

肺胞の酸素が肺胞上皮，間質，血管内皮を通過して血漿へ拡散し，赤血球膜を通過しヘモグロビンと結合して初めて全身への酸素供給が可能となる．この全体のプロセスを評価する検査として肺拡散能（$D_{L_{CO}}$）が用いられる．$D_{L_{CO}}$ は血流，すなわち循環の要素を含んだ検査となる．COPD や拘束性換気障害（間質性肺炎など）などにより，呼吸のための有効な肺胞（血管床）が減少している場合，$D_{L_{CO}}$ は低下する．肺切除においても，機能的切除限界の指標としては %$D_{L_{CO}}$ が用いられている．

4 ● 運動負荷試験

客観的な検査法としては，トレッドミルや自転車エルゴメーターにより定量的な漸増負荷をかけ最大酸素摂取量（$\dot{V}O_{2max}$）を測定する検査法が用いられ，簡便な代替検査として階段昇降テスト，シャトルウォークテストなどがある．肺切除における手術適応を検討する場合，まず，手術後に予想される %$FEV_{1.0}$，%$D_{L_{CO}}$ を計算し，所定の数値に満たない場合，上記の運動負荷試験を行う．

5 ● 胸郭肺コンプライアンス

肺気量はさまざまな要因により影響されるが，特に胸郭コンプライアンスと肺コンプライアンスのバランスにより決定される（図 26-6）．肺気腫などの肺コンプライアンスが増加する疾患では，胸郭コンプライアンスと肺コンプライアンスのバランスにより FRC は増加する．一方，間質性肺炎などの肺コンプライアンスが低下する疾患では，胸郭コンプライアンスと肺コンプライアンスのバランスにより FRC は低下し，胸腔内圧の陰圧は増加する．肺切除においても肺コンプライアンスは低下するため，胸腔内圧の陰圧は増加し残存肺の過膨張，横隔膜の上昇，縦隔の肺切除側への偏位が認められる．

3 肺疾患診断のための検査

1 ● 胸部単純 X 線

正面像では，脊椎および骨性胸郭，肺容量の変

化，肺野におけるX線透過性の変化を確認する．縦隔肺門部では正常構造物の解剖の理解が必要であり，正常構造物の境界線が病変により消失する場合をシルエットサイン陽性と呼ぶ．特に左肺下葉の無気肺や腫瘍により下行大動脈の外側縁が不鮮明となる場合が多い．側面像では，正面像ではわかりづらい前縦隔や，S^3，S^6などの腫瘍の有無を確認する．

2 ● CT

水平断，矢状断，冠状断に再構成でき，空間分解能に優れている．すりガラス陰影では陰影内の血管影が追えるが，血管影が不明瞭化するほどの陰影濃度増強を充実性陰影(consolidation)と呼ぶ．造影CT検査では肺動静脈を含む大血管の描出を行う．肺血栓塞栓症における肺動脈内血栓の描出や，肺門部リンパ節腫大の確認に有用である．肺区域切除に際しては解剖学的理解のため，各種アプリケーションを用いて，肺動脈，肺静脈，気管支を3次元再構築したものを用いる．

検診としてCT検査を行う場合は被曝量を減らすため低線量CTを行う．

3 ● 喀痰細胞診

重喫煙者では喉頭癌や中心型肺扁平上皮癌の発生が多い．中心型肺扁平上皮癌は胸部X線単純写真では発見困難であり，CTにおいても早期癌の発見は難しい．このためBrinkman指数(1日喫煙本数×喫煙年数)が600以上の重喫煙者には喀痰細胞診を行うことが推奨されている．サコマノ液に3日間蓄痰する方法と一回法がある．パパニコロー染色して検鏡する．

4 ● 気管支鏡検査

通常，軟性気管支鏡を用いる内視鏡検査であり肺疾患の診断に最も重要な検査である．喉頭から亜区域気管支まで可視範囲内の内腔の異常の有無を確認し，病変があれば生検(transbronchial biopsy：TBB)する．末梢肺病変に対しては，X線透視または気管支ナビゲーションシステム(バーチャルブロンコスコピー；virtual bronchoscopy；3DCTによる気管支再構成)により病変へ気管支鏡を誘導し，X線透視または後述する超音波を用いて病変を確認して生検(transbronchial lung bi-

opsy：TBLB)を行う．また，気管支鏡を用い経気管支的に針生検(経気管支吸引細胞診；transbronchial aspiration cytology：TBAC)を行う場合もある．気管支肺胞洗浄(bronchoalveolar lavage：BAL)なども行われる．近年，気管支鏡内にクライオプローブを通し末梢肺を凍結させ，より大きな生検検体を得るクライオ生検(transbronchial lung cryobiopsy：TBLC)も行われるようになってきた．

a 超音波気管支鏡

endobronchial ultrasonography (EBUS)

気管支鏡先端にコンベックス走査式超音波プローブを装備した超音波気管支鏡により，気管支壁外のリンパ節や腫瘍を針生検(EBUS-TBNA)するものと，ラジアル走査式超音波プローブを内腔に入れたガイドシースを用いて末梢肺野の腫瘍エコーを確認し，ガイドシースを通して生検するものとがある．EBUS-TBNAの普及により，肺癌の病期診断のための縦隔リンパ節生検は，縦隔鏡ではなくEBUS-TBNAで行われるようになってきている．

5 ● 胸腔鏡検査 thoracoscopy

悪性胸膜中皮腫，癌性胸膜炎などの胸膜病変が疑われる場合や胸水の原因精査のために行われる．胸腔内全体の観察や異常所見の生検に用いられる．全身麻酔で胸腔鏡下手術として行う場合と局所麻酔で行われる場合がある．局所麻酔で行う場合は気管支鏡検査と同様に軟性鏡で行う場合が多い．

6 ● 核医学検査

a PET

PET (positron emission tomography)は，放射性同位元素で標識した薬剤を体内へ投与し，その広がりや動態を検出する装置である．がん組織ではグルコースを基質とした嫌気代謝が多く行われているため，がんの検出にはFDG (fluoro-deoxy-glucose)を用いることが多い．取り込み程度を半定量的に数値化したものとしてSUV値(standard uptake value)があり，その最大値(SUVmax)が指標として用いられている．

b 肺血流スキャン

凝集アルブミンにテクネチウムを標識したもの

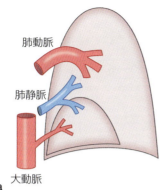

図 26-7 肺葉内・肺葉外分画症
a：肺葉内分画症，b：肺葉外分画症．

〔テクネチウム大凝集人血清アルブミン（^{99m}Tc）注射液〕を経静脈投与し肺微小血管にトラップさせ肺血流分布をみる検査である．肺血栓塞栓症や肺気腫などで病変の不均一な分布が描出される．また，分布の左右比をとり肺機能検査の補助として左右別肺機能を算出することもある．

A 先天性疾患

1 肺分画症 pulmonary sequestration

肺分画症とは，正常な気道系と交通のない肺組織（分画肺）が存在し，大循環系から血液供給される異常動脈が存在することを特徴とする先天性疾患である．分画肺が正常肺と同じ臓側胸膜に覆われている肺葉内肺分画症と，正常肺と独立した胸膜で覆われている肺葉外肺分画症に分けられる（図 26-7，表 26-4）．肺葉内分画症には Pryce 分類があり，Ⅱ型は異常動脈が分画肺と正常肺に流入し，Ⅲ型は異常動脈が分画肺にのみ流入するものである．

肺葉内肺分画症では感染などをきっかけに気管支と分画肺の交通が生じると，感染を繰り返すようになり，発熱，血痰，胸痛などをきたす．肺葉外肺分画症は無症候性であり，偶然発見されることが多い．

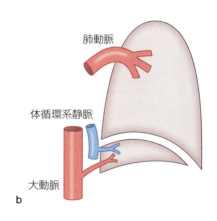

表 26-4 肺葉内分画症と肺葉外分画症

	肺葉内分画症	肺葉外分画症
好発部位	下葉	横隔膜の上下
患側	左側に多い	90％ が左側
異常血管 動脈	大動脈	大動脈（肺動脈もある）
静脈	肺静脈へ	奇静脈，半奇静脈，門脈
合併奇形	なし	あり（横隔膜ヘルニアなど）
気道との交通	しばしばあるため呼吸器感染症を起こしやすい	なし

1 肺基底動脈大動脈起始症 anomalous systemic arterial supply to basal segments of the lung

以前は Pryce Ⅰ型の肺分画症とされていたが，現在は独立した疾患として肺分画症から除外されている．肺は正常に発生しており，左または右の肺基底区の肺動脈が肺動脈ではなく下行大動脈から分枝した異常動脈につながっているものである．このため肺基底動脈壁には肺高血圧変化が現れ，時に喀血をきたす．

2 先天性肺気道奇形 congenital pulmonary airway malformation (CPAM)

先天性肺気道奇形（CPAM）は，先天性嚢胞性腺腫様奇形（congenital cystic adenomatoid malformation：CCAM）と呼ばれていた疾患を包括して

表26-5 先天性肺気道奇形のStocker分類

CCAM分類		Ⅰ型	Ⅱ型	Ⅲ型	
CPAM分類	0型	1型	2型	3型	4型
頻度（%）	1〜3	>65	20〜25	8	2〜4
囊胞（最大径，cm）	0.5	10.0	2.5	1.5	7.0
被覆上皮（囊胞）	線毛 多列高円柱上皮 杯細胞	線毛 多列高円柱上皮	線毛 円柱/立方上皮	線毛 立方上皮	扁平 肺胞上皮
囊胞壁の筋層厚（μm）	100〜500	100〜300	50〜100	0〜50	25〜100
粘液細胞	+（100%）	+（33%）	−	−	−
軟骨	+（100%）	+（5〜10%）	−	−	−
骨格筋	−	−	+（5%）	−	−

分類し直した先天性の肺囊胞性疾患で，肺の形成過程で気管支閉塞機転の生じる時期と閉塞レベルによりさまざまな形態を生じる．反復する肺炎を契機に発見されることが多い．囊胞の大きさや位置，形態により0〜4型に分類するStocker分類（表26-5）が用いられ，2型は肺分画症や先天性気管支閉鎖症などと共存することがある．治療は肺葉切除である〔第43章「小児外科」の「先天性囊胞性肺疾患」の項（➡702頁）参照〕．

③ 先天性気管支閉鎖症
congenital bronchial atresia

一度気管支が発生したのちに主に区域気管支レベルで閉塞機転が生じる．末梢気管支は閉鎖腔となり，区域性の肺気腫を伴う疾患である．末梢気管支腔への粘液塞栓が腫瘤様を呈して，胸部異常陰影として発見されることがある．

④ 気管食道瘻 tracheoesophageal fistula

先天異常で最も多いのは食道閉鎖合併例で，Gross分類のC型が多い〔第43章「小児外科」の「先天性食道閉鎖症」の項（➡704頁）参照〕．

⑤ 気管支原性囊胞 bronchogenic cyst

余剰な副肺芽が気管に分化し，単房性囊胞となる．気管や気管支に接した上中縦隔に多く，増大すると周囲の圧迫症状を呈する．

⑥ 肺動静脈瘻
pulmonary arteriovenous fistula

肺動静脈瘻は肺動静脈間を毛細血管を介さず異常短絡した疾患である．先天性のものが多い．常染色体優性（顕性）遺伝の遺伝性出血性毛細血管拡張症〔hereditary hemorrhagic telangiectasia：HHT；Rendu-Osler-Weber（ランデュ-オスラー-ウェーバー）病〕の一部分症である場合がある．HHTは全身の多発性毛細血管拡張を主体とする疾患で鼻出血なども呈する．肺動静脈瘻では短絡血流量が多くなると右左シャントに伴い，チアノーゼ，続発性赤血球増多症，低酸素血症，ばち指がみられるようになる．また，短絡のため脳梗塞や脳膿瘍をきたす．胸部X線像やCTで肺門から瘻に連なる流入動脈，流出静脈が認められる．治療は，コイル塞栓もしくは瘻を含む肺切除となる．稀に肺高血圧症を合併することがある．

B 炎症性疾患

① 肺結核症 pulmonary tuberculosis

結核は感染法上の2類感染症に分類され，結核と診断した場合や潜在性結核感染症などと診断した場合には，最寄りの保健所に届出を行わなければならない．イソニコチン酸ヒドラジド（イソニアジド；INH），リファンピシン（RFP），エタンブトール（EB），ピラジナミド（PZA）などによる内科治療が行われるが，INH，RFPの少なく

とも2剤に耐性を獲得した多剤耐性結核菌（MDR-TB）が問題となっている．また，近年は，フルオロキノロンや注射二次薬（カナマイシン，アミカシン）にも耐性を獲得した超多剤耐性結核菌（XDR-TB）も出現している．リネゾリドやデラマニド，ベダキリンなどの新しい抗結核薬も使用されているが，XDR-TBとなる前のMDR-TBの段階での治療が重要である．

これらの症例に対し手術適応のある場合には専門施設での手術治療が行われる．手術適応は，①化学療法にもかかわらず排菌している場合，②化学療法により排菌は停止したが耐性菌による再発リスクが高い場合，などである．

1 ● 気管支結核

気管支への結核感染により気管支が瘢痕狭窄する病態である．肺結核としての内科治療後に狭窄に対する治療を行う．気管支鏡によるインターベンション（バルーニングやステント留置）などで対応が困難である場合，気管支形成手術を行う．

2 非結核性抗酸菌症
nontuberculous mycobacteriosis（NTM）

非結核性抗酸菌症（NTM）とは結核菌と癩菌を除いた抗酸菌による肺感染症の総称であり，*Mycobacterium avium* と *M. intracellulare* を合わせた *M. avium* complex（MAC）によるものが最も頻度が高く，次いで，*M. kansasii*，*M. abscessus* などが起因菌となる．近年増加している．画像上は，線維空洞型や結節・気管支拡張型を示す．

治療の主体はクラリスロマイシン，リファンピシン（RFP），エタンブトール（EB）などによる多剤併用化学療法である．薬剤感受性があれば化学療法で完治する肺結核と異なりNTMでは相対的治癒にとどまる．手術適応は，①化学療法を行っても排菌が続く，②空洞性病変が残り再発再燃が危惧される，③大量排菌病巣の急速な病勢進行，④喀血などの重大な随伴症状がある場合などである．

3 肺化膿症 pulmonary suppuration

肺化膿症とは肺実質の壊死を伴う化膿性肺炎症

表26-6 肺アスペルギルス症の分類

慢性型，急性型
- 単純性肺アスペルギローマ
- 慢性進行性肺アスペルギルス症
  ① 慢性壊死性肺アスペルギルス症
  ② 慢性空洞性肺アスペルギルス症
- 侵襲性肺アスペルギルス症

アレルギー型
- アレルギー性気管支肺アスペルギルス症

であり，好気性菌，嫌気性菌またはその混合感染による肺膿瘍（abscess of lung）である．原因として，①口腔内病原菌による経気道感染，②菌血症に引き続く血行性感染，③横隔膜下膿瘍や隣接臓器からの波及性感染などがあげられる．発熱，咳，痰，胸痛，呼吸困難などの症状を呈する．時に膿気胸を合併することもある．

抗菌薬による化学療法で大部分は治癒するが，手術が必要となることもある．手術適応は，①悪性腫瘍の存在または疑い，②内科治療に抵抗性で感染制御しがたいもの，③繰り返す血痰や喀血，などである．

1 ● 閉塞性肺炎

肺癌などにより気管支が閉塞し腫瘍およびその末梢肺に感染をきたすことがあり，閉塞性肺炎と呼ばれる．肺化膿症ではその原因に肺癌などの悪性疾患の有無を確認する必要がある．

4 肺真菌症 pulmonary mycosis

肺における主要な真菌感染として肺アスペルギルス症，肺クリプトコッカス症があげられる．

1 ● 肺アスペルギルス症

pulmonary aspergillosis

肺アスペルギルス症の分類を表26-6 に示す．これらのうち手術治療の対象となるのは，単純性肺アスペルギローマ（simple pulmonary aspergilloma：SPA），慢性進行性肺アスペルギルス症（chronic progressive pulmonary aspergillosis：CPPA）の一部である．侵襲性肺アスペルギルス症（invasive pulmonary aspergillosis：IPA）は易感染性宿主（compromised host）に発症する日和見感

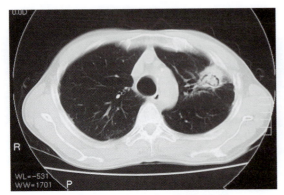

図 26-8　肺アスペルギルス症の胸部 CT 像
左肺に空洞とその中心に菌球がみられる.

染(opportunistic infection)であり致死的である. アレルギー性気管支肺アスペルギルス症(allergic bronchopulmonary aspergillosis：ABPA)は喘息を症状とし内科治療が行われる. 起因菌として *Aspergillus fumigatus* が多いが, その他の菌も病因となる.

アスペルギローマでは, 結核性遺残空洞や肺囊胞などの既存の空洞内で増殖した真菌が菌球(fungus ball)を形成し, 胸部 CT では菌球と空洞壁の間に三日月型透亮像(meniscus sign)を呈する(図 26-8). 真菌は空洞内に定着しているが肺組織への浸潤は通常は認められず, 空洞壁には炎症細胞浸潤を認める. 一方, CPPA や IPA では真菌の肺組織への浸潤を認める.

治療として抗真菌薬が用いられるが, 喀血を繰り返すもの, 内科的治療に抵抗性なものは手術の対象となり, 通常, 肺葉切除が行われるが, 低肺機能などの症例に対し, 空洞切開＋菌球除去術が行われることもある.

2 ● 肺クリプトコッカス症
pulmonary cryptococcosis

土壌や大気中に存在する *Cryptococcus neoformans* を病原体とし, 経気道感染する. 健康診断などで胸部異常陰影として健常成人に発見される場合は, 肺野の結節陰影を呈することが多い. 易感染性宿主への日和見感染では多彩な陰影を呈する. 髄膜炎を生じやすい. 抗真菌薬による治療が優先されるが, 肺野の孤立性陰影で肺癌との鑑別が困難なものでは切除されることもある.

C 気管支拡張症および肺囊胞性疾患

1 気管支拡張症 bronchiectasis

慢性非特異性気道炎症病変により, ①囊状, ②紡錘状, ③棍棒状および円柱状に, 区域気管支よりも末梢の気管支が不可逆的に拡張した状態をいう. 拡張した気管支内には痰の貯留を認める. 気管支の拡張変化は後天的に起こることが多いが, 先天性の素因を有するものもある. 乳幼児期の呼吸器感染症に続発することがある. 先天性素因を有するものでは両側性びまん性であることが多く, 感染を契機にしたものでは限局性のものもある. 治療は内科治療が主となるが, 限局したものでは肺葉切除などが行われる場合もある. 喀血をきたす場合は気管支動脈の塞栓術や手術が考慮される. 重症呼吸不全にまで進行すると肺移植の適応となることもある.

1 ● 副鼻腔気管支症候群
sinobronchial syndrome

原発性線毛機能不全症候群(immotile cilia syndrome)により, 粘液線毛クリアランスが障害され, 慢性の副鼻腔炎と下気道の慢性非特異性気道炎症病変, すなわち気管支拡張症を合併したもの. これに, 内臓逆位(右胸心)を合併すると Kartagener(カルタゲナー)症候群という. 常染色体劣性(潜性)遺伝で微小管のダイニン腕の欠損が原因である.

2 ● 囊胞性線維症 cystic fibrosis

全身の外分泌機能不全症で, 膵機能不全を合併することが多い. 常染色体劣性(潜性)遺伝を示す. 主な病態は Cl^- イオンチャンネルの異常により水分の透過性が低下し, 粘液の粘度が上昇することによる. 肺では痰の粘度が上昇し, 大量の粘稠痰により気管支閉塞, 感染を繰り返し気管支拡張症をきたす.

2 巨大気腫性嚢胞
giant emphysematous bulla

気腫性肺嚢胞(ブラ)が発育, 巨大化して片側胸腔の1/3を超えるものを巨大気腫性嚢胞(giant bulla)と呼ぶ. check valve機構によりブラは増大し, 本症では進行性に肺実質を破壊し気腔が増大し, さらに増大した気腔が周囲の健常肺組織を圧迫する. 胸膜弾性板は維持されており, 気胸の合併は稀である. 労作時呼吸困難を認める場合もあるが自覚症状に乏しいことも多い. 健常肺の圧迫を解除し, 病変の進行を防止する目的で嚢胞切除が行われる.

3 肺気腫 pulmonary emphysema

肺気腫では肺のコンプライアンスが増大しており, 肺は過膨張し横隔膜は低下する. それにより横隔膜はドームを形成できなくなり(半径は増大), 換気効率は低下する. このため, 過膨張を是正する方法として, 気腫化が進み肺血流の少ない部分を切除する肺容量減少手術(lung volume reduction surgery:LVRS)が行われることがある. ただし, 術後合併症が多く, 適応症例の慎重な選択, 術前の徹底したリハビリテーションなどの課題がある. 近年, 気管支鏡下に区域気管支に一方向弁を留置し, 気腫化の進んだ肺葉を無気肺とすることで肺容量減少を達成する気管支鏡的肺容量減量術(bronchoscopic lung volume reduction:BLVR)も行われるようになってきた. 若年発症の場合, 肺移植の適応となることがある.

4 Swyer-James (スワイヤー‒ジェームス)症候群
Swyer-James syndrome

幼少時のウイルス感染に続発する閉塞性細気管支炎により, 片側性の肺野の透過性亢進をきたす疾患. 病側肺の肺動脈は枯れ枝状となり血流低下をきたす.

D 良性腫瘍

呼吸器に発生する良性腫瘍は比較的稀で肺腫瘍全体の2〜5%程度である.

肺腫瘍は表26-7のように分類される. 肺癌や転移性腫瘍などの悪性腫瘍や結核腫, 真菌症などの炎症性疾患と鑑別を要する. 肺野に発生しやすいものと, 気管や太い気管支に発生しやすいものがある. 通常は単発性で, 一般に増殖は遅いが, 悪性化を完全に否定できず, 肺癌との鑑別も必要となるため, 外科切除が行われることも多い.

1 肺過誤腫 pulmonary hamartoma

過誤腫とは, ある臓器に本来の組織構成成分とは異なった成分比を有する組織が迷入し腫瘍化したものをいう. 肺以外にも肝, 腎, 乳腺, 脾など種々の臓器に過誤腫が発生する. 肺の過誤種は軟骨成分を主体とした軟骨性過誤腫が最も多く約80%を占める. 40歳以上の中・高年男性に多いが, 女性にも発生し, 良性肺腫瘍のなかでは最も多い.

1 ● 症状
肺野に発生するものは無症状で, 健康診断時に撮影した胸部X線やCTなどで発見されることが多い. 大きくなると, 咳嗽, 喀痰, 血痰, 胸痛などを訴えることがある. 稀に気管支腔内に発生するものがあり, 気道刺激症状としての咳嗽, 喀痰, 血痰や気道閉塞による無気肺, 肺炎, 呼吸困難が発見の契機となる.

2 ● 診断
画像上, 肺野に境界明瞭な類円形陰影を呈することが多い. 大きさはさまざまで, 内部に石灰化を伴ったり, ポップコーン状の形態をとることがある(図26-9).

病理学的には3胚葉成分からなり, 軟骨腫との鑑別は間葉性成分のほかに上皮性成分を有する点にある. 通常, 発育は緩徐で何年もかけて増大する. 染色体領域12q14-15, 6p21に異常を認めることは先天的な組織の迷入よりは真の腫瘍であることを支持している. 軟骨成分が多いために組

表26-7　肺の良性腫瘍および腫瘍性病変

Epithelial tumors Bronchial Papilliomas	**上皮性腫瘍** **気管支乳頭腫** Squamous cell papilloma, NOS［扁平上皮乳頭腫 NOS］，Squamous cell papilloma, inverted［扁平上皮乳頭腫，内反性］，Glandular papilloma［腺上皮乳頭腫］，Mixed squamous cells and glandular papilloma［扁平上皮腺上皮混合型乳頭腫］
Adenomas	**腺腫** Sclerosing pneumocytoma［硬化性肺胞上皮腫］，Alveolar adenoma［肺胞腺腫］，Papillary adenoma［乳頭腺腫］，Bronchiolar adenoma/ciliated muconodular papillary tumor［細気管支腺腫/線毛性粘液結節性乳頭状腫瘍（CMPT）］，Mucinous cystadenoma［粘液嚢胞腺腫］，Mucous gland adenoma［粘液腺腺腫］
Precursor glandular lesions	**腺系前浸潤性病変** Atypical adenomatous hyperplasia［異型腺腫様過形成］
Adenocarcinoma *in situ*	**上皮内腺癌** Adenocarcinoma *in situ*, non-mucinous［上皮内腺癌，非粘液性］，Adenocarcinoma *in situ*, mucinous［上皮内腺癌，粘液性］
Adenocarcinomas Minimally invasive adenocarcinoma	**腺癌** **微少浸潤性腺癌** Minimally invasive adenocarcinoma, non-mucinous［微少浸潤性腺癌，非粘液性］，Minimally invasive adenocarcinoma, mucinous［微少浸潤性腺癌，粘液性］
Invasive non-mucinous adenocarcinoma	**浸潤性非粘液性腺癌** Lepidic adenocarcinoma［置換型腺癌］，Acinar adenocarcinoma［腺房型腺癌］，Papillary adenocarcinoma［乳頭型腺癌］，Micropapillary adenocarcinoma［微小乳頭型腺癌］，Solid adenocarcinoma［充実型腺癌］
Invasive mucinous adenocarcinoma	**浸潤性粘液性腺癌** Invasive mucinous adenocarcinoma［浸潤性粘液性腺癌］，Mixed invasive mucinous and non-mucinous adenocarcinoma［粘液・非粘液混合腺癌］
Other adenocarcinoma	**その他の腺癌** Colloid adenocarcinoma［コロイド腺癌］，Fetal adenocarcinoma［胎児型腺癌］，Enteric-type adenocarcinoma［腸型腺癌］，Adenocarcinoma, NOS［腺癌 NOS］
Squamous precursor lesions	**扁平上皮系前浸潤性病変** Squamous cell carcinoma *in situ*［扁平上皮内癌］，Mild squamous dysplasia［軽度扁平上皮異形成］，Moderate squamous dysplasia［中等度扁平上皮異形成］，Severe squamous dysplasia［高度扁平上皮異形成］
Squamous cell carcinomas	**扁平上皮癌** Squamous cell carcinoma, NOS［扁平上皮癌 NOS］，Squamous cell carcinoma, keratinizing type［角化型扁平上皮癌］，Squamous cell carcinoma, non-keratinizing type［非角化型扁平上皮癌］，Basaloid squamous cell carcinoma［類基底細胞型扁平上皮癌］，Lymphoepithelial carcinoma［リンパ上皮腫癌］
Large cell carcinomas	**大細胞癌** Large cell carcinoma［大細胞癌］
Adenosquamous carcinomas	**腺扁平上皮癌** Adenosquamous carcinoma［腺扁平上皮癌］
Sarcomatoid carcinomas	**肉腫様癌** Pleomorphic carcinoma［多形癌］，Giant cell carcinoma［巨細胞癌］，Spindle cell carcinoma［紡錘細胞癌］，Pulmonary blastoma［肺芽腫］，Carcinosarcoma［癌肉腫］

（つづく）

D 良性腫瘍 ● **345**

表 26-7 （つづき）

Other epithelial tumors	**その他の上皮性腫瘍** NUT carcinoma[NUT 癌]，Thoracic SMARCA4-deficient undifferentiated tumor[胸部 SMARCA4 欠損未分化腫瘍]
Salivary gland-type tumors	**唾液腺型腫瘍** Pleomorphic adenoma[多形腺腫]，Adenoid cystic carcinoma[腺様嚢胞癌]，Epithelial-myoepithelial carcinoma[上皮筋上皮癌]，Mucoepidermoid carcinoma[粘表皮癌]，Hyalinizing clear cell carcinoma[硝子化明細胞癌]，Myoepithelioma[筋上皮腫]，Myoepithelial carcinoma[筋上皮癌]
Lung neuroendocrine neoplasms	**肺神経内分泌新生物**
Precursor lesion	**前駆病変** Diffuse idiopathic pulmonary neuroendocrine cell hyperplasia[びまん性特発性肺神経内分泌細胞過形成]
Neuroendocrine tumors	**神経内分泌腫瘍** Carcinoid tumor, NOS/neuroendocrine tumor, NOS[カルチノイド腫瘍 NOS/神経内分泌腫瘍 NOS]，Typical carcinoid/neuroendocrine tumor, grade 1[定型カルチノイド/神経内分泌腫瘍，グレード 1]，Atypical carcinoid/neuroendocrine tumor, grade 2[異型カルチノイド/神経内分泌腫瘍，グレード 2]
Neuroendocrine carcinomas	**神経内分泌癌** Small cell carcinoma[小細胞癌]，Combined small cell carcinoma[混合型小細胞癌]，Large cell neuroendocrine carcinoma[大細胞神経内分泌癌]，Combined large cell neuroendocrine carcinoma[混合型大細胞神経内分泌癌]
Tumors of ectopic tissues	**組織異所性腫瘍** Melanoma[黒色腫] Meningioma[髄膜腫]
Mesenchymal tumors specific to the lung	**肺間葉系腫瘍** Pulmonary hamartoma[肺過誤腫]，Pulmonary chondroma[肺軟骨腫]，Diffuse pulmonary lymphangiomatosis[びまん性肺リンパ管腫症]，Pleuropulmonary blastoma[胸膜肺芽腫]，Pulmonary artery intimal sarcoma[肺動脈内膜肉腫]，Congenital peribronchial myofibroblastic tumor[先天性気管支周囲筋線維芽細胞腫]，Pulmonary myxoid sarcoma with *EWSR1-CREB1* fusion[*EWSR1-CREB1* 融合肺粘液性肉腫]
PEComatous tumors	**血管周囲類上皮細胞系腫瘍** Lymphangioleiomyomatosis[リンパ脈管平滑筋腫症]，PEComa, benign[良性血管周囲類上皮細胞腫]，PEComa, malignant[悪性血管周囲類上皮細胞腫]
Haematolymphoid tumors	**血液リンパ球性腫瘍** MALT lymphoma[節外性濾胞辺縁帯粘膜関連リンパ組織型リンパ腫（MALT リンパ腫）]，Diffuse large B-cell lymphoma, NOS[びまん性大細胞型 B 細胞リンパ腫 NOS]，Lymphomatoid granulomatosis, NOS[リンパ腫様肉芽腫症 NOS]，Lymphomatoid granulomatosis, grade 1[リンパ腫様肉芽腫症，グレード 1]，Lymphomatoid granulomatosis, grade 2[リンパ腫様肉芽腫症，グレード 2]，Lymphomatoid granulomatosis, grade 3[リンパ腫様肉芽腫症，グレード 3]，Intravascular large B-cell lymphoma[血管内大細胞型 B 細胞リンパ腫]，Langerhans cell histiocytosis[ランゲルハンス細胞組織球症]，Erdheim-Chester disease[エルドハイム・チェスター病]

〔日本肺癌学会（編）：臨床・病理 肺癌取扱い規約，第 9 版金原出版，2025 より〕

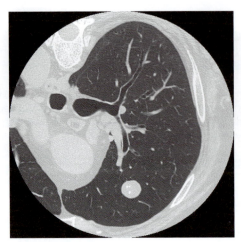

図 26-9　過誤腫の CT 像

織が硬く，経皮針生検や経気管支肺生検での鉗子による検体採取が困難で，切除腫瘍の病理検索によって確定診断が得られることが多い．気管支発生の腫瘍は気管支鏡検査で表面平滑なポリープ状腫瘤を確認できるが，硬いために鉗子での組織片採取が困難であることが多い．

3 ● 治療

外科的切除が行われる．肺野発生例に対しては肺部分切除や腫瘍摘出術(核出術)が行われる．気道内に突出する腫瘍に対しては，気管支鏡下に高出力レーザーで焼灼したり，金属スネアで腫瘍茎部を電気的に切除して摘出する．

2 硬化性肺胞上皮腫
sclerosing pneumocytoma

以前は硬化性血管腫という呼称であったが，肺胞上皮を発生母地とすることが明らかになったため現在の名称となった．

中年女性に多い．肺胞上皮に由来する表層細胞と円形細胞からなる境界明瞭な腫瘍である．血管と種々の程度の器質化を示す出血巣，脂肪やヘモジデリンを含む組織球の浸潤なども伴う．多発例もある．わが国においては，いわゆる良性腫瘍のなかで過誤腫に次いで多く，下葉発生例が多い．

1 ● 症状

無症状での胸部 X 線撮影など偶然の機会に発見されることが多いが，血痰，咳嗽，喀痰，胸痛などを訴えることもある．

2 ● 診断

胸部 X 線や CT で肺野に境界明瞭な類円形陰影を呈する．肺癌との鑑別診断が最も重要である．経気管支肺生検で診断が得られることもあるが，腫瘍内部が多彩な組織からなるため，小さな組織片からの病理診断が困難で，切除材料の病理検索で最終診断が得られることが多い．気管支動脈造影で，マスクメロンの皮に類似した網目状造影所見が得られることもある．ごく稀に所属リンパ節への転移例が報告されており，悪性化の可能性を完全に否定はできない．

3 ● 治療

治療は外科的切除で，通常は腫瘍を含む肺部分切除が行われる．

3 扁平上皮乳頭腫
squamous cell papilloma

主として気管，気管支に発生する．喉頭から下気道に多発する乳頭腫症(papillomatosis)と単発性乳頭腫(solitary papilloma)がある．前者は小児に多く，悪性化はみられず，human papilloma-virus (HPV) 6, 11 型が検出され，ウイルス感染が原因と考えられている．確実な薬物治療がないために内視鏡的に切除されることが多い．一方，単発性乳頭腫は 40 歳以上の中・高年男性に多い．多くは中枢気道に発生し，咳嗽，喀痰，血痰，無気肺，肺炎などが発見の契機となる．組織学的には，扁平上皮に裏打ちされた結合組織の増生を伴う乳頭状腫瘍である．1〜2% で悪性化することがあり，注意を要する．発生部位に応じて肺葉切除や気管支形成術が行われるが，太い気管支に発生した腫瘍に対しては遺残しないように注意しながら内視鏡的に切除されることもある．

E 悪性腫瘍

呼吸器に発生する腫瘍の95〜98%は悪性で，そのほとんどが肺癌である．治療成績は他臓器の癌と比較して不良であり，肺癌全体の5年生存率は15〜25%程度である．したがって，その予防と早期診断・治療に努力が注がれている．

① 肺癌 lung cancer

肺癌は気管から気管支，肺胞に至るいずれかの上皮細胞が癌化したものをいう．他の臓器に発生した癌が肺に転移して形成される転移性肺癌と区別するために原発性肺癌と呼ぶ．発生母地の違いにより組織型が多彩なことが特徴の1つで，組織型ごとに腫瘍の生物学的性格が異なる．

1 ● 疫学

肺癌は近年，わが国でも急速に増加し，1998年に胃癌死を抜いて以後，癌死原因の第1位である．2020年の肺癌死亡数は男性53,200人，女性22,300人の合計75,600人で，癌死亡の約20%を占める．肺癌死の増加傾向は今後も続くと予測され，その減少を図ることは急務である．元来，高齢者に発生する癌であり，人口の高齢化に伴って増加する．男性に多く，わが国における2020年の肺癌罹患数は男性82,000人，女性41,000人の合計123,000人で男女比はおよそ2：1である．

肺癌発生の原因として最大のものは喫煙である．非喫煙者との比較で喫煙者の肺癌死の危険性は5倍以上といわれる．煙の中には3,4-ベンゾピレンやニトロソアミンなどをはじめ200種類以上の発癌物質が存在するとされ，体内で酵素活性されるとDNAに結合し遺伝子異常の原因となる．また，歴史的に職業における発癌物質への曝露が指摘されており，砒素，アスベスト，4価クロム，ニッケル，ラドン，塩化ビニルなどがあげられる．重工業の発達や自動車の普及に伴う環境，大気汚染の影響も無視できず，ディーゼル排ガス中の微粒子と肺癌発生との関連やPM2.5の害が注目されている．

表26-8 免疫染色と組織型

	腺癌	扁平上皮癌	大細胞癌
PAS	＋（粘液）	＋（グリコーゲン）	－
alcian-blue	＋	－	－
TTF-1	＋	－	－
SP-A	＋	－	－
napsin A	＋	－	－
p40	－	＋	－
CK5/6	－	＋	－

2 ● 病理

肺の悪性腫瘍は以下の4型，あるいは表26-7のように分類されている．

主要組織型は腺癌(adenocarcinoma)，扁平上皮癌(squamous cell carcinoma)，神経内分泌腫瘍(neuroendocrine tumor)，大細胞癌(large cell carcinoma)の4型である(図26-10)．

臨床的には肺癌を非小細胞癌(non-small cell lung carcinoma)と小細胞癌に分類し，治療方針を決定する．必要に応じて免疫染色を行い，組織の判定をする(表26-8)．

a 腺癌

腺癌は腺上皮分化を示す悪性の上皮性腫瘍である．微少浸潤性腺癌，浸潤性非粘液性腺癌，浸潤性粘液性腺癌，特殊型腺癌に分類される．肺癌の50%程度を占める．

- **微少浸潤性腺癌**(minimally invasive adenocarcinoma)：非粘液性と粘液性の2つの細胞型に亜分類される．大きさ3 cm以下の置換性増殖をする癌であるが，一部に浸潤部があり，その大きさは0.5 cm以内の症例を指す．浸潤癌といっても初期のものであり，切除後の生存率はほぼ100%である．

- **浸潤性非粘液性腺癌**(invasive non-mucinous adenocarcinoma)：置換型腺癌，腺房型腺癌，乳頭型腺癌，微小乳頭型腺癌，充実型腺癌の5つの組織亜型があり，組織内で最も多くを占める亜型で診断される．

  【**置換型腺癌**】：Ⅱ型肺胞上皮細胞やClara細胞類似の腫瘍細胞が肺胞壁を置換性に増殖する．0.5 cmを超える浸潤部位を有するか，浸潤部位が0.5 cm以内で腫瘍全体が3 cmを超える場合はここに分類される．

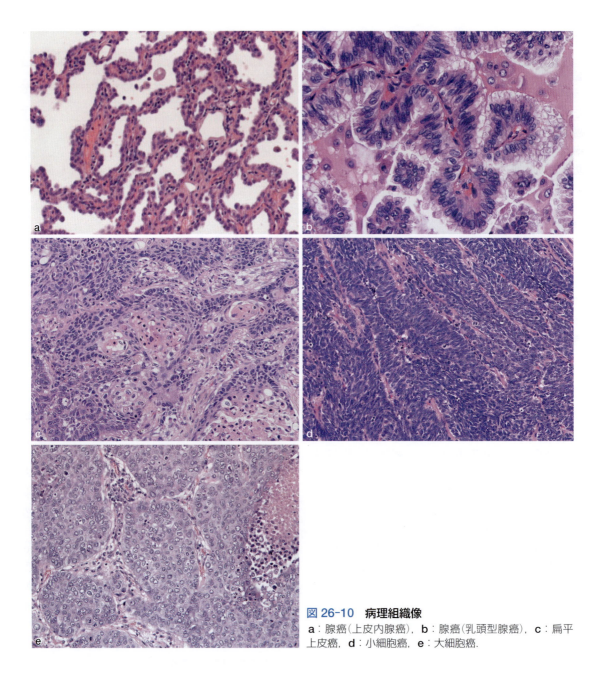

図 26-10　病理組織像
a：腺癌（上皮内腺癌），**b**：腺癌（乳頭型腺癌），**c**：扁平上皮癌，**d**：小細胞癌，**e**：大細胞癌．

【腺房型腺癌】：腫瘍細胞が腺管構造を構築するように増殖する．粘液を貯留する症例もある．
【乳頭型腺癌】：腫瘍細胞が積み重なり腫瘍腺管内や肺胞内を乳頭状に充満するように増殖する像が優位である（図 26-10b）．
【微小乳頭型腺癌】：腫瘍細胞が花冠状に配列し，内部に線維血管間質を欠く腫瘍細胞塊が増殖する．腫瘍細胞塊は気腔内に浮遊しているような形態を呈する．悪性度の高い亜型である．

【充実型腺癌】：腫瘍細胞が乳頭状や管状などの一定の構造をとらず，シート状に配列しながら増殖する．

- 浸潤性粘液性腺癌（invasive mucinous adenocarcinoma）：浸潤性粘液性腺癌と粘液・非粘液混合腺癌に分類される．前者は杯細胞，円柱状細胞からなり，豊富な細胞質内粘液を有する．非粘液成分が 10% を超える場合は後者と診断される．

Frontier

腺癌の悪性度評価

現行の TNM 分類での T 因子にあたる腫瘍径は浸潤部位の径で分類する．したがって，特に腺癌では組織学的な浸潤と非浸潤の鑑別が重要である．

浸潤と診断する所見として

- 置換型以外の組織亜型が 1 つ以上みられる
- 間質内に活動性線維芽細胞の増生巣が認められる
- 脈管・胸膜浸潤を認める
- 肺胞腔内に腫瘍細胞の分離性増殖をも認める

があげられている（肺癌取扱い規約，第 8 版補訂版）．

組織所見と CT 所見は密接な関係があり，一般的に浸潤部は CT で充実性の所見，非浸潤部はすりガラス状所見を呈する．充実性の割合が多い腫瘍のほうが悪性度が高いと考えられる．

b 扁平上皮癌（図 26-10c）

肺癌の 30% 程度に相当し，中枢気管支に発生するものが過半数を占める．角化または細胞間橋を伴う悪性上皮性腫瘍，あるいは未分化であるが免疫組織学的に扁平上皮癌マーカーで陽性を示す腫瘍である．角化型，非角化型，類基底細胞型に分類される．角化型は癌真珠，細胞間橋が特徴的な所見であり重層扁平上皮に類似し，癌細胞は分化勾配を保ちつつ癌胞巣の中心に向かい次第に扁平化する像を示す．非角化型では形態学的に他の組織型との鑑別が困難な場合があり，その場合は免疫染色を行う．扁平上皮癌マーカーの p40 が陽性で TTF-1 は陰性である．

c 神経内分泌性腫瘍

神経内分泌分化を示す腫瘍であり，小細胞癌，大細胞神経内分泌癌，カルチノイド腫瘍などがある．肺癌の約 15% を占めロゼット形成，鋳型状配列を呈する．

- **小細胞癌**（図 26-10d）：臨床的には悪性度が高く，発見時にはリンパ節転移，遠隔転移をきたしていることが多い．細胞質が乏しい裸核状の小型の癌細胞が均質，充実性に増殖する．核は微細顆粒状のクロマチンを有し，核小体は目立たない．細胞配列は索状，胞巣状ないしはロゼット形成を示す．背景に壊死を伴うことがしばしばである．
- **大細胞神経内分泌癌**（large cell neuroendocrine carcinoma：LCNEC）：腫瘍細胞は大型で核内空胞を有し，細胞質は豊富である．核分裂像が多い．神経内分泌マーカーの chromogranin A，

synaptophysin，NCAM（CD56）のうち 2 種以上が陽性になる．

- **カルチノイド腫瘍**（carcinoid tumour）：円形から類円形の画一的な核と好酸性の細胞質を有する．核分裂像の数により定型的カルチノイドと非定型的カルチノイドに 2 分類される．定型的カルチノイドは 2 mm^2 あたりの核分裂像が 2 個未満で壊死を伴わない．円形または楕円形の核を有し，エオジンに淡染する細胞質をもつ細胞が索状，胞巣状，リボン状に配列する．間質結合織は乏しく，血管に富む．非定型的カルチノイドは 2 mm^2 あたりの核分裂像が 2～10 個で壊死を有する．細胞形態が単調さを欠き，核も多様な形と大きさを示す．非定型的カルチノイドのほうが悪性度が高く，転移しやすい．

d 大細胞癌（図 26-10e）

大型の癌細胞が特定の分化傾向を示さずに増殖するもので，大きな核，顕著な核小体が目立つ．形態学的に腺癌，扁平上皮癌，小細胞癌の成分がない除外診断的な分類である．なお免疫染色で腺癌，扁平上皮癌が示唆された場合はそちらに分類する．

3 ● 症状

症状は肺癌の発生部位と進展度によって異なる．区域支より中枢の気管支に発生する中心型肺癌は，喀痰，血痰，咳嗽などの症状が早期から出現する傾向にある．一方，亜区域支より末梢に発生する末梢型肺癌は小型のうちは無症状であることが多く，検診や人間ドックの胸部 X 線や CT で発見される．

喀痰・咳嗽は多くの呼吸器疾患にみられる非特異的な症状であり，肺癌と他の呼吸器疾患との鑑別が重要となる．肺癌の場合，症状が数週間にわたって持続し，改善傾向がみられないことが多い．

血痰は肺癌の重要な症状の 1 つであるが，急性気管支炎や気管支拡張症など気道の炎症性疾患でも発現し，これらとの鑑別が必要となる．

腫瘍の胸壁への直接浸潤や椎体，胸骨，肋骨への転移により背部痛，胸痛をきたす．胸痛は持続性で腫瘍の進行とともに増悪する．壁側胸膜や縦隔胸膜への浸潤が軽度の胸痛として自覚されることもある．肺癌に起因する呼吸困難は腫瘍の増殖

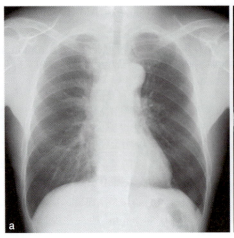
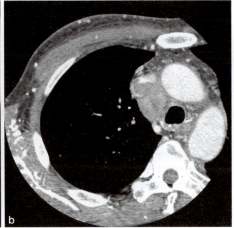

図 26-11　上大静脈症候群
a：X 線写真，b：造影 CT 像．上大静脈が腫瘍の浸潤により狭窄している．

による中枢気道の狭窄や閉塞，健常な肺容積の減少，肺動脈浸潤による換気血流比不均衡，大量の胸水や心嚢液の貯留などさまざまな要因によって生じる可能性がある．

　腫瘍により中枢気道が閉塞すると無気肺や閉塞性肺炎をきたす．また，発熱は大きく発育した腫瘍の中心部が壊死・感染を起こした場合などに起こる．特殊な例として，癌細胞が顆粒球コロニー刺激因子（granulocyte colony-stimulating factor：G-CSF）を産生し，腫瘍による発熱（弛張熱）と末梢血中の著しい顆粒球増多をきたすことがあり，大細胞癌に多い．

　肺癌が直接，または転移リンパ節を介して，反回神経に浸潤することによって一側の声帯麻痺による嗄声をきたす．腫瘍が前縦隔を走行する横隔神経に浸潤すると，患側の横隔膜が挙上する．

　他臓器への転移による症状はさまざまである．脳転移による頭痛・嘔吐・痙攣・歩行障害，骨転移では頑固な疼痛をきたすことがある．特に荷重がかかる腰椎や下肢骨に転移をきたすと病的骨折を起こしやすく注意を要する．椎体転移巣の脊髄圧迫による脊髄神経麻痺（四肢麻痺，直腸膀胱障害），腎転移による血尿，小腸転移によるイレウス，肝門部転移による黄疸などがある．

4　肺癌と関連した症候群
a　上大静脈症候群
　肺癌あるいは著明に腫大したリンパ節の上大静脈への浸潤や外圧性圧迫により顔面，上肢からの静脈還流が阻害され（図 26-11），脳・顔面・両上肢の著しいうっ血，浮腫をきたす．奇静脈，内胸静脈，胸壁皮静脈などが側副血行路となって拡張する．縦隔腫瘍も原因となるが，肺癌が原因となることが最も多い．

b　Horner（ホルネル）症候群　Horner syndrome
　主として肺尖部に発生した腫瘍が頸部交感神経節へ浸潤することにより，患側の縮瞳，眼瞼下垂，眼球陥凹，顔面半分の発汗異常をきたす．

c　Pancoast（パンコースト）症候群　Pancoast syndrome
　肺尖に発生した肺癌（肺尖部肺癌）が第 1 肋骨を含む上位肋骨や椎体，腕神経叢に浸潤し，肩，背部，上肢の頑固な疼痛をきたすものである（図 26-12）．尺骨神経の支配領域の障害とともに，交感神経節に浸潤すると Horner 症候群（患側の縮瞳，眼瞼下垂，眼球陥凹，発汗異常）を合併する．

d　Lambert-Eaton（ランバート-イートン）症候群　Lambert-Eaton syndrome
　重症筋無力症に類似した易疲労性，脱力症状を特徴とする．神経内分泌系腫瘍と，神経・筋シナプスの伝達物質となるアセチルコリン小胞に共通抗原が存在し，これらに対する共通自己抗体が原因するという説がある．筋電図上は反復刺激で漸増現象（waxing）を認める点が重症筋無力症との鑑別点となる．小細胞癌でごく稀に認められる．

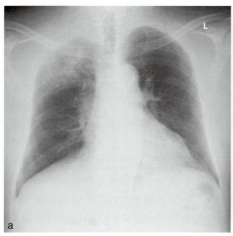
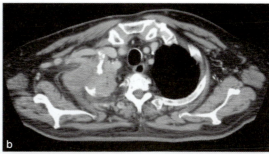
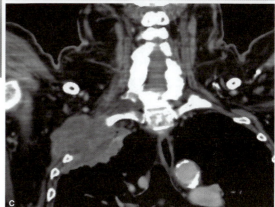

図 26-12　右肺尖部肺癌
a：X 線写真．b：CT 像（横断）．c：CT 像（前額断）．

e　腫瘍随伴内分泌症候群

ACTH（adrenocorticotropic hormone）による Cushing（クッシング）症候群，ADH（antidiuretic hormone）による不適合 ADH 分泌症候群，PTH（parathyroid hormone）関連蛋白による高カルシウム血症など，肺癌細胞が産生する各種の異所性ホルモンによって多彩な症状を呈する．異所性ホルモン産生は小細胞癌で多いが，ほかの組織型にもみられる．癌性悪液質，肥大性肺骨関節症，播種性血管内凝固症候群なども含めて，広義の腫瘍随伴症候群（paraneoplastic syndrome）と呼ぶことがある．

> **Point　肺癌に関連した症候群**
> - 上大静脈症候群：顔面，両上肢の著しいうっ血，浮腫
> - Horner 症候群：頸部交感神経節へ浸潤 → 患側の縮瞳，眼瞼下垂，眼球陥凹，顔面半分の発汗異常
> - Pancoast 症候群：肺尖部に発生した肺癌が第 1 肋骨を含む上位肋骨や腕神経叢，交感神経節に浸潤することにより起きる症状
> - Lambert-Eaton 症候群：筋の脱力症状．小細胞癌で稀に認められる．
> - 腫瘍随伴内分泌症候群：PTH による高カルシウム血症など．異所性ホルモン産生は小細胞癌で多い．

5　診断

肺野の病巣は X 線や CT 検査などの画像診断で存在が確認され，また，太い気管支の微小な病巣は気管支鏡検査によって局在が診断される．病巣が肺癌であると確定するためには，病巣から採取した細胞・組織が病理学的に癌と診断されることが必要である（確定診断）．同時に組織型も決定される．また，肺癌の病期は TNM 分類により決定され，治療方針決定や予後予測に使用される．

a　画像診断

- **胸部 X 線**：正面像と側面像の 2 方向撮影により，肺内での病巣の局在部位が把握できる．肺区域は肺の解剖学的な構造単位であるとともに病巣の占居部位の記載に重要である．肺癌の X 線所見は多彩であり，異常影を認めた場合，肺癌の可能性も含めて鑑別を進める必要がある．一方で小型病変や陰影が縦隔，横隔膜と重なるなど，胸部 X 線で検出困難な場合も存在するので注意が必要である．
肺癌で最も多いのは孤立性の腫瘤影（結節影）であるが，それ以外にも種々の所見を呈する．腺癌の一亜型である微小浸潤性腺癌では，癌細胞が肺胞壁に沿って増殖し病巣部の肺胞に含気が

残存するため，明瞭な結節影として認識できないことも多い．

癌細胞が臓側胸膜を穿破して胸腔内に播種すると癌性胸水（悪性胸水）が貯留することがある．腺癌に多く，胸水貯留の程度はさまざまである．癌の浸潤ではなく胸膜刺激のみによる反応性の胸水貯留もあり，胸水細胞診による鑑別が必要となる．

無気肺は中枢気管支に発生した肺癌が太い気管支を閉塞する場合に生じる．中枢気管支発生の進行期の扁平上皮癌にみられることが多いが，進行した腺癌でも転移リンパ節の腫大やリンパ節を介した腫瘍浸潤によって気管支内腔が閉塞して生じることもある．

- **胸部CT**：胸腔内病巣の局在と性状，隣接臓器との位置関係，肺門・縦隔リンパ節腫大の様子がわかる．注目する領域をさらに薄いスライスで描出する（高分解能CT）ことで微細な所見も捉えられる．肺野条件では，X線で確認の困難な径5mm以下の微細な病巣も明瞭に描出されるので，肺野発生の小さな肺癌や微細な転移巣の検出に有用である．組織型によって特徴的なCT所見を呈する．腺癌の代表的な所見を下記に示す．

【棘形成（spicula）】：結節，腫瘍の辺縁から周囲に向かって棘状あるいは線状に突出する構造である（図26-13a）．

【胸膜陥入（pleural indentation）】：中心部に瘢痕を形成して周囲組織を引き込みながら発育したため，結節，腫瘍より途切れることなく胸膜面に達する線状・索状構造を指す（図26-13b）．

【血管・気管支の収束（convergence）】：同様の機序によって腫瘍周辺の血管や気管支が病巣に引き込まれる所見である（図26-13c）．

【切痕形成（notch）】：周囲に凸状に発育を示す腫瘍が気管支壁や血管壁で増殖を阻まれ，その部分が凹状に切れ込みに見えることを指す（図26-13d）．

一方，上皮内腺癌，微少浸潤性腺癌は既存の肺胞構造が比較的保たれているため，大部分がCTではすりガラス状の淡い陰影として描出される（図26-13e）．微少浸潤性腺癌ではすりガラス状所見のなか，浸潤性の部分は充実成分として描出される（図26-13f）．

末梢発生の扁平上皮癌は空洞形成（cavity formation）を伴うことが多く，これは腫瘍の中心部が血流不足によって壊死融解し空洞となる．壁は厚く，内面は不整である（図26-13g）．

縦隔条件のCTは，肺門・縦隔リンパ節腫大の有無を評価するのに不可欠である．腺癌では径10mm以上，扁平上皮癌では反応性腫大を考慮して径15mm以上を有意なリンパ節腫大とする．例えば小細胞癌では肺門・縦隔の転移リンパ節が累々と腫脹する所見が典型的である．

また，少量の胸水の存在や腫瘍の胸壁・縦隔への浸潤も判読できるが，胸膜播種の診断は困難なことが多い．最近では，低線量CTによる肺がん検診も一部の地域で行われている．立体像を再構成することで描出される3DCTでは肺内血管や胸腔内臓器，胸壁と病巣との関係を把握するのに有用である．

- **胸部MRI**：種々の撮影法を行うことが可能で，肺結節，腫瘍の質的診断，肺癌の病期診断，病変の大血管への浸潤の評価などに用いられる．特徴の1つは，必要とする多断面の画像が得られることである．コントラスト分解能に優れるが，空間分解能はCTと比較してやや劣り，心拍動や呼吸運動によるアーチファクトが画面の劣化をまねく欠点がある．CTと異なり，血管内腔が無信号域となり，血管壁が明瞭に描出される．血管内腔の狭窄や，血管周囲脂肪層の半周以上にわたる消失は血管浸潤を疑う所見といわれる．

- **肺血管造影**（pulmonary angiography）：肺門部血管への腫瘍の浸潤程度を知り，術前に肺血管の処理が可能か否かを判定するのが主な検査目的．最近では3DCTと併用して描画されることが多い．

- **PET-CT**：肺結節の良悪性の判定に用いた場合，CT単独と比較して優れているという報告がある．しかし良性の疾患であっても炎症の場合などFDGの集積が強いため，PET-CTのみでは良悪性の鑑別は不十分であり，CT所見とともに総合的に判断する．リンパ節転移の診断に関してはCT単独のリンパ節の径による判断に比べ，PET-CTの診断能は感度，特異度ともに優れている．遠隔転移の有無も含め，日常臨床で病期診断を中心に広く用いられている．

E 悪性腫瘍 ● 353

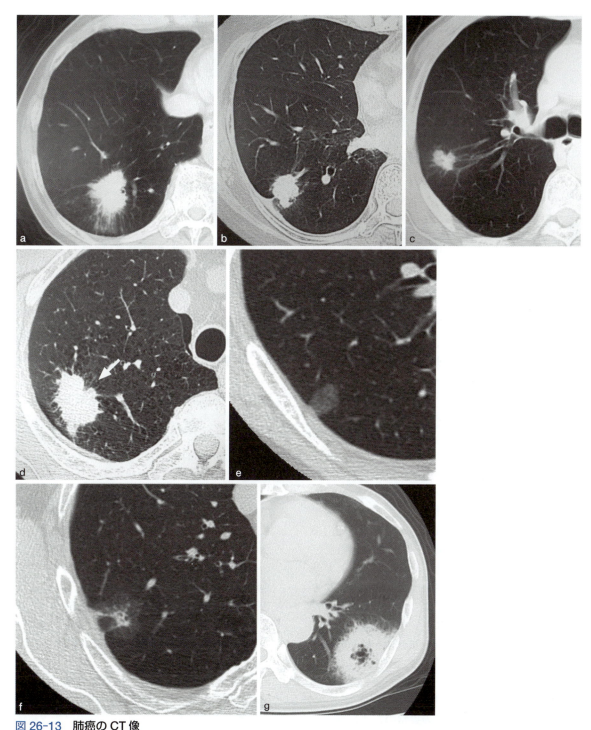

図 26-13 肺癌の CT 像
a：棘形成，b：胸膜陥入，c：血管の収束，d：切痕形成，e：すりガラス状，f：部分充実，g：空洞形成．

b 確定診断

- **喀痰細胞診**(sputum cytology)：喀痰中の細胞を採集してパパニコロー染色を行い，癌細胞の有無などを検査するもので，非侵襲的で簡便な検査である．3日間の蓄痰で検出感度が上昇し，中心型肺癌の検出率は約80%と高く有用

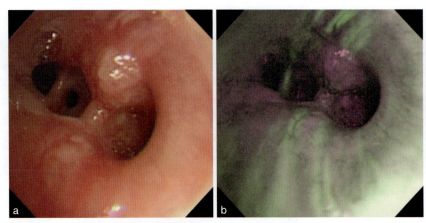

図 26-14　中心型肺癌の気管支鏡所見
a：気管支鏡，b：自家蛍光気管支鏡．腫瘍の部位で正常の自家蛍光（緑色）が消退している．

である．高度喫煙者に対する肺癌検診や血痰が継続する場合に行われる．日本肺癌学会による細胞判定基準では陰性，疑陽性，陽性の3区分で判定される．喀痰細胞診陽性の症例に対しては気管支鏡検査を行って病巣部位を特定する．気管支に異常がない場合は咽喉頭領域，食道，副鼻腔などに病変が存在する可能性もあるので注意を要する．

- **気管支鏡検査**(bronchoscopy)：気管支鏡の可視範囲は亜区域気管支より中枢の気管支であるので，その領域の気道内腔の観察が可能である．また，中枢気道と末梢肺を問わず病変からの検体採取の目的で施行される．まず可視範囲内の気管支粘膜や内腔の異常を観察する．進行肺癌の中枢気道への浸潤や肺門や縦隔の腫大した転移リンパ節が気管支壁を圧排，壁内浸潤すると，気道の狭窄や閉塞をきたす．気管支鏡可視範囲内の病変は直視下に生検して確定診断が得られる（気管支内生検；endobronchial biopsy）．一方，中枢気管支に発生した早期癌（中心型早期肺癌）では胸部X線，CTでは全く異常を認めない．高度喫煙者の男性がほとんどであり，血痰の継続や喀痰細胞診の異常のために施行した気管支鏡検査で発見されることが多い．中心型早期肺癌はリンパ節転移，遠隔転移がなく，気管から亜区域支に限局し，病巣の末梢辺縁が内視鏡で確認でき，長径が2 cm以下の扁平上皮癌と定義されている．その気管支鏡所見は平坦型，結節型，早期ポリープ型の3型に分類される．

可視範囲外の肺野病巣に対しX線透視画面で陰影を確認しつつ気管支鏡下に生検用鉗子を病巣に誘導して組織採取を行う検査法を経気管支肺生検(transbronchial lung biopsy：TBLB)と呼ぶ．末梢肺の異常陰影に対する確定診断法の第一選択である．良悪性の鑑別，従来の組織学的診断とともに，進行癌では得られた検体からゲノム解析を行い，分子標的薬や免疫チェックポイント阻害薬の適応を決定するための診断も行うことが日常化されておりいっそう重要となっている．鉗子の代わりにブラシを用いて病巣から細胞診用検体を得る検査を経気管支擦過細胞診(transbronchial brushing cytology：TBBC)という．気管支鏡のチャンネルから注入した生理食塩液によって腫瘍に向かう末梢気管支を洗浄し，その回収液中の癌細胞の有無を調べる方法を気管支洗浄細胞診(bronchial washing cytology)という．気管支洗浄液の一部は培養やPCR (polymerase chain reaction)など微生物検査に用いて肺癌と各種感染症の鑑別に利用される．中心型早期肺癌のうち平坦型の病巣は気管支粘膜に微細な変化しか生じず，通常の気管支鏡検査では発見が困難な場合がある．最近は腫瘍と正常気管支では発生する自家蛍光強度が異なる現象を利用した自家蛍光気管支鏡も汎用され，早期肺癌の診断率を向上させている（図26-14）．腫大リンパ節など気管支壁外の病変や，肺野の微小病変に対しては，超音波プローブで位置を

確認しながら検体を採取する超音波気管支鏡(endobronchial ultrasonography：EBUS)手技がある．リンパ節や気管支壁外病変に対しコンベックス型超音波気管支鏡を用いて気管支内腔から針を穿刺して検体を採取する超音波気管支鏡ガイド下針生検(endobronchial ultrasonography-guided transbronchial needle aspiration：EBUS-TBNA)が行われる．特に腫大あるいはPET-CTで転移が疑われるリンパ節の組織学的診断に有用である．また，TBLBを行う際にガイドシースからラジアル走査式超音波プローブを挿入し病変内に到達していることを確認する．プローブを抜去した後，ガイドシースに生検鉗子を挿入して生検することにより，小型の末梢肺結節に対する診断率を向上させる検査法をガイドシース併用超音波診断法(endobronchial ultrasonography with a guide-sheath：EBUS-GS)という(図26-15)．

- 経皮的針生検(percutaneous needle biopsy)：小型陰影は気管支鏡による確定診断率が低下するため，CT画像で病巣を確認しつつ経皮的に生検針を穿刺し，組織採取して確定診断を行う．合併症として10%程度に気胸を発症する．
- 胸腔鏡検査(thoracoscopy)：胸腔内の観察や肺，胸膜，縦隔リンパ節などからの組織採取を目的に行われる．麻酔下に肋間の小切開創から胸腔鏡を挿入し，画像を見ながら処置を行う．胸水の原因精査や確定診断の得られない末梢肺野小腫瘤に対する診断のために肺部分切除を施行することが多い．後者の迅速病理診断で肺癌と診断された場合，引き続き根治術を行いうる．
- 斜角筋前リンパ節生検(prescalene lymph node biopsy)：原則として，右肺と左下葉のリンパ流は右静脈角へ，左上葉のリンパ流は左静脈角へ注ぐ(Rouvièreの法則)ことから，斜角筋前リンパ節の組織学的検索が肺癌リンパ節転移の進展度評価に役立つことがある．最近はCTの発達で行われることは少なくなった．
- 縦隔鏡検査(mediastinoscopy)：縦隔リンパ節への転移の有無は治療方針の決定に重要であるが，CTによる画像診断の正診率は60%前後にすぎない．そこで，胸骨柄上縁を切開して縦隔鏡を挿入し，リンパ節生検を行い，より正確な情報を得ようとする検査である．近年では

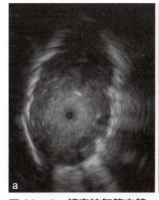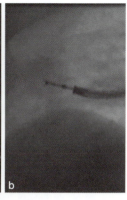

図26-15 超音波気管支鏡
a：病巣の超音波画像，b：生検(TBLB)．

PET-CTの汎用や縦隔リンパ節に対する超音波気管支鏡検査の進歩により第一選択として行われることが多い．

c 病期診断

腫瘍の進展度はTNM分類で評価される．表26-9に現行の分類を示す．病期は世界的に共通の基準のもとに癌の診断，治療を行うことを目的としており，臨床病期(c-stage；clinical stage)，と病理病期(p-stage；pathological stage)に大別される．臨床病期は治療の前に理学的検査，画像診断，内視鏡診断などで決定される病期で，治療方針を決定する際の指針となる．病理病期は術後，切除した肺や郭清リンパ節の病理学的検索によって診断された正確な病期である．

T因子は腫瘍径1cmごとに細分化されているとともに，腫瘍の最大径は浸潤性増殖を示す部分の最大径である．特に肺腺癌では病理組織学的に置換型増殖(lepidic growth)を示し，肺組織間質への浸潤がみられない部位がしばしば存在し，この部位はCTですりガラス状の所見を呈する．腫瘍の最大径はすりガラス部分を含めた腫瘍の最大径ではなく，CT上充実性の所見を呈する浸潤性増殖部分のみを評価する(表26-10)．

N因子はリンパ節マップ(図26-16)により定義されるリンパ節の転移の有無によって決定される．

d 遠隔転移の診断

病期分類のM因子を決定するためには他臓器転移の有無を検索する必要がある．肺癌遠隔転移の頻度が高い臓器は，肺，骨，脳，副腎，肝などである．通常，各部のCT，MRIや骨シンチグラ

表 26-9　肺癌の病期分類

病期	T	N	M
潜伏癌	TX	N0	M0
0 期	Tis	N0	M0
ⅠA 期	T1	N0	M0
ⅠA1 期	T1mi	N0	M0
	T1a	N0	M0
ⅠA2 期	T1b	N0	M0
ⅠA3 期	T1c	N0	M0
ⅠB 期	T2a	N0	M0
ⅡA 期	T1a	N1	M0
	T1b	N1	M0
	T1c	N1	M0
	T2b	N0	M0
ⅡB 期	T1a	N2a	M0
	T1b	N2a	M0
	T1c	N2a	M0
	T2a	N1	M0
	T2b	N1	M0
	T3	N0	M0
ⅢA 期	T1a	N2b	M0
	T1b	N2b	M0
	T1c	N2b	M0
	T2a	N2a	M0
	T2b	N2a	M0
	T3	N1	M0
	T4	N0	M0
	T4	N1	M0
ⅢB 期	T1a	N3	M0
	T1b	N3	M0
	T1c	N3	M0
	T2a	N2b	M0
	T2b	N3	M0
	T3	N2b	M0
	T4	N2a	M0
	T4	N2b	M0
ⅢC 期	T3	N3	M0
	T4	N3	M0
Ⅳ期	Any T	Any N	M1
ⅣA 期	Any T	Any N	M1a
	Any T	Any N	M1b
ⅣB 期	Any T	Any N	M1c

〔日本肺癌学会（編）：臨床・病理 肺癌取扱い規約，第 9 版．金原出版，2025 より〕

フィ，最近では PET-CT などの補助的画像診断が行われる．

e　血清腫瘍マーカー

　肺癌組織型ごとに陽性率の高いマーカーがあるが，特異的なマーカーはない．偽陰性，偽陽性が一定割合存在することに留意する．

　【CEA (carcinoembryonic antigen)】：大腸癌に特異的として発見されたマーカーであるが，肺癌の組織型を問わず陽性率は高い．癌以外でも慢性気管支炎，肺線維症，肺炎，喫煙者，腎不全，肝不全，甲状腺機能低下症，自己免疫疾患などさまざまな病態で高値を示すことがある．

　【SCC 抗原（扁平上皮癌関連抗原；squamous cell carcinoma-related antigen）】：子宮頸癌関連抗原で，分子量約 45,000 の蛋白質である．扁平上皮癌に特異性が高いが，CEA と同様に肺の良性疾患や腎不全でも上昇することがある．

　【SLX (sialyl Lewis^X)】：腺癌で陽性率が高い．膵癌，卵巣癌でも陽性を示し，肺線維症，膵炎，胆囊炎などでも上昇することがある．

　【NSE (neuron specific enolase)】：解糖系酵素エノラーゼのうち，神経組織に特異的に存在するものである．肺小細胞癌やカルチノイドは発生母地が神経内分泌系細胞と考えられ，高値を示すことがある．

　【CYFRA (cytokeratin 19 fragment)】：細胞骨格蛋白成分である cytokeratin は多くのファミリーからなるが，そのうち扁平上皮癌に特異性の高いものが CYFRA である．SCC の値とは相関がなく，肺良性疾患の偽陽性率は低いといわれる．

　【pro-GRP (pro-gastrin releasing peptide)】：GRP の前駆体で，小細胞癌やカルチノイドなど神経内分泌系腫瘍の診断に有用なマーカーである．小細胞癌での陽性率が 80% 近くあるのに対し，非小細胞癌では 5% 以下と報告されている．腎不全で高値を示すことがある．

6 ● 組織型別の特徴

　肺癌組織型ごとの臨床的特徴を把握することが，診断・治療に重要である（表 26-11）．

a　腺癌 adenocarcinoma

　わが国で最も頻度が高く，世界的にみても増加傾向で肺癌の 50% 程度を占める．末梢肺野に発生する．小型のうちは無症状のことが多い．

　症例によって臨床像が異なり，充実型腺癌，微小乳頭型腺癌のように悪性度の高いものから上皮内腺癌，微小浸潤性腺癌のように緩徐に発育するものまで多様性に富む．総じて転移能は高い．女性肺癌，非喫煙者の肺癌，40 歳未満の若年肺癌は腺癌が多い．

表 26-10 肺癌病期の要約

TX	原発腫瘍の局在を判定できない	T4	以下のいずれかの特徴を有する腫瘍 充実成分径>7 cm/縦隔, 胸腺, 気管, 気管分岐部, 反回神経, 迷走神経, 食道, 横隔膜への浸潤/心臓, 大血管(大動脈, 上・下大静脈, 心膜内肺動静脈), 腕頭動脈, 総頸動脈, 鎖骨下動脈, 腕頭静脈, 鎖骨下静脈への浸潤/椎体, 椎弓板, 脊柱管, 頸椎神経根, 腕神経叢への浸潤/原発巣と同側の異なった肺葉内の副腫瘍結節
T0	原発腫瘍を認めない		
Tis	上皮内癌 carcinoma in situ		
T1	肺または臓側胸膜内に存在するか, 気管支または葉気管支より末梢に腫瘍が存在する		
T1mi	微少浸潤性腺癌: 充実成分径≦0.5 cm かつ病変全体径≦3 cm		
T1a	充実成分径≦1 cm かつ Tis・T1mi に相当しない		
T1b	充実成分径>1 cm かつ≦2 cm	N1	同側肺門リンパ節転移
T1c	充実成分径>2 cm かつ≦3 cm	N2	同側縦隔リンパ節転移
T2	以下のいずれかの特徴を有する腫瘍	N2a	単一 N2 ステーションへの転移
T2a	臓側胸膜浸潤/隣接する肺葉への浸潤/腫瘍が主気管支に及ぶか, 肺門まで連続する部分的または一側全体の無気肺か閉塞性肺炎がある	N2b	複数 N2 ステーションへの転移
		N3	対側縦隔, 対側肺門, 同側または対側の斜角筋/鎖骨上窩リンパ節への転移
T2b	充実成分径>4 cm かつ≦5 cm	M1	遠隔転移
T3	以下のいずれかの特徴を有する腫瘍 充実成分径>5 cm かつ≦7 cm/壁側胸膜, 胸壁への浸潤/心膜, 横隔神経, 奇静脈への浸潤/胸部神経根(T1, T2 など)または星状神経節への浸潤/原発巣と同一葉内の不連続な副腫瘍結節	M1a	対側肺内の副腫瘍結節, 胸膜結節, 悪性胸水(同側・対側), 悪性心嚢水
		M1b	胸腔外の一臓器への単発遠隔転移
		M1c	胸腔外の一臓器または多臓器への多発遠隔転移
		M1c1	胸腔外の一臓器への多発遠隔転移
		M1c2	胸腔外の多臓器への多発遠隔転移

注)「病変全体径」とはすりガラス成分と充実成分を合わせた最大径を,「充実成分径」とは充実成分の最大径を表す.
〔日本肺癌学会(編):臨床・病理 肺癌取扱い規約, 第9版, 金原出版, 2025 より〕

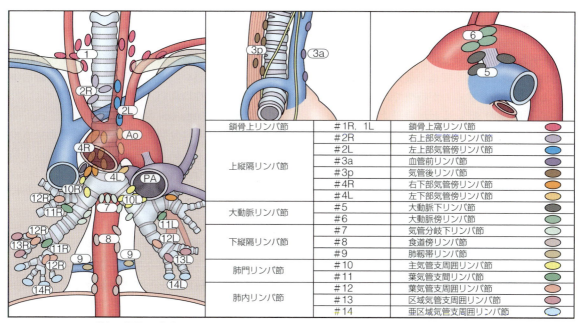

図 26-16 リンパ節の部位と命名
〔日本肺癌学会(編):臨床・病理 肺癌取扱い規約, 第9版, 金原出版, 2025 より〕

表26-11 肺癌組織型による臨床上の特徴

組織型	画像所見		臨床像	腫瘍マーカー
腺癌	棘形成，胸膜陥入など 高分化腺癌はすりガラス状所見	胸膜陥入　収束像	肺癌の50%程度 末梢肺野に発生 小型のうちは無症状 検診などで発見	CEA, SLX, CA19-9, NCC-ST-439 など
扁平上皮癌	中枢気管支発生 　進行すると無気肺 　早期癌はX線，CTで無所見 末梢肺野発生 　空洞形成	空洞　無気肺	肺癌の20〜30%程度 喫煙者に好発 中枢気管支，末梢肺野のいずれにも発生	SCC, CYFRA, CEA など
小細胞癌	転移リンパ節の著明な腫大 　肺門・縦隔リンパ節腫大		肺癌の10〜15% 悪性度が高く予後不良 多発リンパ節転移，遠隔転移をきたしやすい	NSE, pro-GRP, CEA など
大細胞癌	末梢肺野発生 圧排性発育 大腫瘤		増殖が速く予後不良	CEA など

b 扁平上皮癌 squamous cell carcinoma

男性や高齢者に多く喫煙が最大の危険因子である．しばしば多発するのが特徴である．

中心型肺癌の90%以上が扁平上皮癌である．中枢発生例では画像上，肺門部陰影の拡大や，気管支を閉塞すると無気肺を呈したり，閉塞性肺炎など末梢の二次変化が出現する．一方で中心型早期癌は気管支粘膜に微細な変化を呈するのみである．胸部X線，CTで発見困難で，喀痰細胞診で発見されることが多い．

末梢発生の扁平上皮癌は空洞形成（cavity formation）を伴うことが多い．

c 小細胞癌 small cell carcinoma

肺癌の10〜15%程度を占め，高度喫煙者に多い．比較的太い気管支に発生することが多いが，末梢発生例もある．非小細胞肺癌と比較して増殖が著しく早く，気管支上皮下を浸潤する．早期からリンパ行性および血行性転移をきたすため，発見時にはすでに進行癌のことが多く，予後は肺癌のなかで最も悪い．一般に化学療法，放射線治療に対する感受性は高い．

d 大細胞癌 large cell carcinoma

病理組織学的に分類しにくい分化度の低いものが含まれるため，総じて増殖が速く，予後は不良である．膨張性，圧排性発育を示すことが多く，画像上，棘形成や胸膜陥入像は稀である．内部に壊死を伴う大きな腫瘤を形成することがある．

7 遺伝子異常

癌細胞にはさまざまな遺伝子異常が存在しており，それらが癌細胞としての無制限な増殖，隣接組織への浸潤能，リンパ節転移能，遠隔臓器転移能の原因になっている．

同じ組織型や病期でありながらその予後に差が生じる原因は，癌細胞の生物学的悪性度に起因すると考えられる．ゲノミクス（genomics）は細胞

の全遺伝子情報を網羅的に解析して悪性度などを解析しようとするもので，診断・治療への応用が期待されている．

細胞増殖的に作用するがん遺伝子(oncogene)の発現増加，逆に増殖抑制的に作用するがん抑制遺伝子(tumor suppressor gene)の発現低下が多くの癌で観察されている．肺癌で異常が報告されているがん遺伝子としては c-myc, K-ras, EGFR (erbB1), HER2 (erbB2)，がん抑制遺伝子としては p53, Rb などがある．EGFR (epidermal growth factor receptor)遺伝子異常は肺腺癌に多く，東洋人，女性，非喫煙者に高頻度に発生する．東洋人の腺癌患者の 40〜50% に変異を認めるが，欧米人では 10〜15% である．exon 19 の欠失変異ならびに exon 21 の点突然変異がほとんどである．EGFR 受容体の阻害薬である分子標的薬が奏効する．同じくある種の肺癌には，EML4-ALK (echinoderm microtubule associated protein-like4-anaplastic lymphoma kinase)融合遺伝子が存在し，ALK 転座は腺癌の 5% 程度に認められ，若年者に多いという特徴がある．活性化した受容体の阻害薬が有効である．

このような個別化治療は高い効果が望めるため，他のドライバー遺伝子に対する分子標的治療やコンパニオン診断の開発が進んでいる．それらの遺伝子変異の有無を別個に検査するのは非効率的なため，次世代シークエンサを用いた全ゲノムシークエンスや特定遺伝子を解析する遺伝子パネル検査が行われている．癌病巣から得られた組織検体を用いて多くの遺伝子変異の有無を一度に解析できるため，進行肺癌に対する有効な薬剤選択に有用である．

8 ● 治療

肺癌の治療方針は，腫瘍学的に臨床病期で決定され，非小細胞癌(non-small cell carcinoma)と小細胞癌で異なる．同時に生理学的適応として PS (performance status)，心肺機能，腎機能や併発疾患の状況を吟味したうえで，最終的に患者のインフォームド・コンセントを得て治療が開始される．日本肺癌学会が示す肺癌診療ガイドラインなどを参考にして治療が行われるのが一般的である．

表 26-12　肺癌手術を中心とした治療選択

T因子	N因子	治療	
Tis	N0	手術(縮小手術も考慮) 1.5 cm 未満のすりガラス状の腫瘍は経過観察	
T1mi-T1b		手術(縮小手術も考慮)	
T1c-T3	N0	手術＋術後補助療法	
T1a-T2b	N1		
T3	N1	手術＋術後補助療法	
T4	N0-N1	術前導入療法＋手術 (必要に応じて拡大手術) (切除不能なら化学放射線療法)	
anyT	N2	切除可能	手術＋術後補助療法 術前導入療法＋手術
		切除不能	化学放射線療法

a　非小細胞癌の治療方針(表 26-12)

肺癌の 80% は非小細胞癌である．一般に I 期から一部のⅢA 期までは外科切除の適応があるとされる．Ⅱ期やⅢA 期では手術単独治療は推奨されず，術後に化学療法や分子標的薬，免疫チェックポイント阻害薬による補助療法を行ったり，あるいは術前導入療法を行って，腫瘍を退縮させてから手術を施行することもある．一方，複数の縦隔リンパ節に転移があり，特に大きく腫大しているときは手術適応とならず，化学放射線療法の適応となる．ⅢB 期の症例は原則として化学放射線療法の適応で，手術適応はない．Ⅳ期症例は薬物治療の適応となる．腫瘍のゲノム解析結果によっては，細胞障害性抗癌剤のほかに分子標的治療や免疫チェックポイント阻害薬投与も行われる(図 26-17)．

進行した肺癌で積極的な治療が施行できない場合は，苦痛の除去を目的とした緩和療法(best supportive care)が行われる．

• **外科療法**：術前準備として血液・生化学的検査，呼吸機能検査，心電図検査から，貧血，炎症，耐糖能異常，心疾患，肝・腎機能障害の有無など患者の一般状態を把握する．外科手術に共通する危険因子として，高齢，肥満，糖尿病，心疾患，肺疾患の存在などが知られており，十分な対策を講じて手術に臨む必要がある．喫煙習慣は術後肺合併症の危険因子であり，術前の禁煙指導を徹底する．

開胸手術では後側方開胸が広く用いられる．患

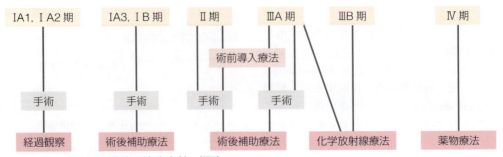

図 26-17　非小細胞肺癌の治療方針の概略

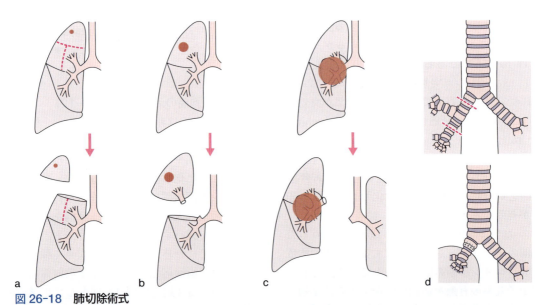

図 26-18　肺切除術式
a：肺区域切除術（右 S^1 区域切除），b：肺葉切除術（右上葉切除），c：肺全摘術（右側肺摘除），d：右上葉管状切除．

者を側臥位にし，肩甲骨内縁から下極に沿って前腋窩線まで皮膚切開を加える．筋群を切離して骨性胸郭に至り，第4ないし第5肋間で開胸する．また最近では主にモニター視で小切開創から手術操作を行う VATS（video-assisted thoracoscopic surgery, video-assisted thoracic surgery）と呼ばれる胸腔鏡下手術が普及している．

切除範囲は肺癌の局所進展状況，根治性，術後残存肺機能などを吟味して決定するが，術後に QOL（quality of life）を維持しつつ最も根治性の高い術式を選択する必要がある（図 26-18）．肺癌に対する標準術式は肺葉切除と肺門・縦隔リンパ節郭清である（図 26-18b，動画 13）．

肺癌取扱い規約の命名による 2a 群リンパ節までの郭清が必要である．腫瘍が存在する肺葉を他肺葉から剝離し，関連する肺静脈枝，肺動脈枝を結紮・切離し，葉気管支を離断して肺葉を摘出する．腫瘍が隣接した2葉に浸潤する場合は2葉切除が，腫瘍が主気管支や肺動脈本幹に浸潤する場合は肺全摘が行われる（図 26-18c）．肺全摘は肺機能の損失と循環動態に与える影響が大きいため，根治性からみて避けにくい場合のみ適応となる．

動画 13：胸腔鏡下左上葉切除術＋縦隔リンパ節郭清

早期肺癌の一部あるいは低肺機能例の呼吸機能温存のために肺葉切除より小範囲の肺区域切除（図 26-18a），肺楔状切除（肺部分切除）などの縮小手術が行われることがある．縮小手術は肺葉切除と比較して局所再発率が高いとする報告がある反面，CT 検査などで発見される腫瘍径 2 cm 以下の肺癌症例は，葉切除と同等の予後が期待できるため，積極的な目的の縮小手術が選択されることが増えている．

隣接臓器への浸潤を伴う進行肺癌に対して標準手術の切除範囲を超えて浸潤隣接臓器を合併切除したり，リンパ節の郭清範囲を拡げる手術を拡大手術という．浸潤臓器には左心房，大動脈，上大静脈，肺動脈などの心大血管，胸壁，横隔膜，心膜，椎体などがあり，長期生存も散見されるが，概して予後不良である．リンパ節転移が伴う場合は特に予後不良であり，手術適応とならない場合が多い．

根治術後の病理検索でリンパ節転移が陽性であった場合は白金製剤を含む術後補助療法を行い，症例に応じて分子標的治療や免疫チェックポイント阻害薬を投与する．腫瘍径 2 cm 以上の病理病期 I 期の完全切除例に対してはフッ化ピリミジン製剤の投与を考慮する．

扁平上皮癌など中枢気管支に発生した腫瘍や，末梢肺から中枢気管支に浸潤した腫瘍に対して，肺全摘術を避け，肺機能温存を目的として気管支形成術が工夫される（図 26-18d）．

• **術後管理と合併症**：肺切除後の術後管理は合併症を予防する観点から重要である．高齢者，喫煙者，低肺機能症例などは肺合併症併発のリスクが高いことに留意する．

術後は十分なガス交換が行えるようになるまで酸素吸入を行う．動脈血酸素分圧と炭酸ガス分圧の値をチェックしながら，徐々に吸入酸素濃度を下げる．

胸部 X 線写真は定期的に撮影し，無気肺，術後肺炎の発生に注意する．胸腔ドレーンからの出血量とエアリークの程度に注意を払う必要がある．術直後から 200 mL/hr 以上の出血が続き減少傾向のないときは，再開胸のうえ止血を考慮する．エアリークが消失し，排液が漿液性で 1 日量 200 mL 以下となれば抜管できる．術後合併症には細菌性肺炎，間質性肺炎，不整脈，乳び胸，膿胸，気管支瘻などがある．

b　小細胞癌の治療方針

小細胞癌は発見時にほとんどの症例が転移を伴う進行癌であり，全身病と考えて対処する必要がある．治療の主体は内科的治療で，外科治療の役割は限られている．I 期については外科切除を行う場合もあるが，術後に化学療法を追加する．小細胞肺癌の臨床病期は TNM 分類だけでなく治療方法の観点から限局型（limited disease：LD）と進展型（extensive disease：ED）が臨床的に用いられる．病変が同側胸郭内に加え，対側縦隔，対側鎖骨上窩リンパ節までに限られ，悪性胸水，心嚢水を有さない症例を限局型と定義しそれ以外を進展型としている．限局型は化学療法と放射線療法の併用療法が最も治療効果が高く，進展型には化学療法を行う．

9 ● 予後

国際肺癌学会（International Association for Study of Lung Cancer：IASLC）の肺癌 94,708 例から作成された TNM 分類（第 8 版）による予後を述べる．5 年生存率は，臨床病期で，I A1 期 92%，I A2 期 83%，I A3 期 77%，I B 期 68%，II A 期 60%，II B 期 53%，III A 期 36%，III B 期 26%，III C 期 13%，IV A 期 10%，IV B 期 0% で，病理病期 I A1 期 90%，I A2 期 85%，I A3 期 80%，I B 期 73%，II A 期 65%，II B 期 56%，III A 期 41%，III B 期 24%，III C 期 12% である．

10 ● その他の肺悪性腫瘍

a　腺扁平上皮癌 adenosquamous carcinoma

腺癌成分と扁平上皮癌成分の両者から構成され，そのいずれかの成分が腫瘍全体の少なくとも 10% 以上を占めるものをいう．

b　肉腫様癌 sarcomatoid carcinoma

肉腫あるいは肉腫様成分を含む低分化な癌で多形癌，紡錘細胞癌，巨細胞癌，癌肉腫，肺芽腫の 5 型からなる．

癌肉腫（carcinosarcoma）は非小細胞肺癌と肉腫の成分からなる腫瘍で，原発巣から気管支腔内を中枢に向かってポリープ状発育を示す．浸潤性が強く予後は不良である．肺芽腫（pulmonary blastoma）は肺野に発生し，低悪性度胎児型腺癌と未分化な肉腫様組織からなる．

c　唾液腺型腫瘍 salivary gland-type tumours

　気管・気管支腺に由来する腫瘍で粘表皮癌（mucoepidermoid carcinoma），腺様嚢胞癌（adenoid cystic carcinoma），上皮筋上皮癌（epithelial-myoepithelial carcinoma），多形腺腫（pleomorphic adenoma）がある．粘表皮癌は粘液産生細胞と扁平上皮細胞の2方向への分化を示す細胞からなり，扁平上皮細胞の胞巣内に粘液産生細胞が管腔を形成している．一般に異型性は軽度である．腺様嚢胞癌は小型の濃染する円形核をもつ比較的均一な細胞が胞巣状に配列し，粘液を容れる嚢胞様部分が目立つ．粘液はアルシアンブルーで染まる．気管や主気管支などの中枢気道に発生し，気道狭窄の症状や呼吸困難で発見されることが多い．腺様嚢胞癌は気管支上皮下を気道の長軸方向に広く進展する傾向があり，粘膜下の浸潤傾向が強く手術による完全切除が困難なこともある．切除不能例や呼吸困難を伴う気道狭窄に対しては内視鏡的レーザー治療による気道拡大やステント挿入によって気道内腔を確保する．

② 転移性肺腫瘍 metastatic lung tumor

　肺は肺胞間質の毛細血管網がフィルターとして作用し，血中を流れる腫瘍細胞が着床するため転移の標的臓器となる．転移巣は末梢肺野に形成されることがほとんどであるが，臓側胸膜や気管支上皮への転移もある．

1 ● 症状

　原発巣の症状とともに転移に伴う呼吸器症状として喀痰，咳嗽，血痰などが出現する．転移巣が小さい場合は無症状のことも少なくない．気管支内腔への転移では気道刺激症状が著しく，気道の閉塞によって無気肺や肺炎を呈する．

2 ● 診断

　胸部X線で大小混在する境界明瞭な円形陰影（図26-19）を呈するのが典型であるが，単発のこともある．原発性肺癌と比較して境界は比較的鮮明である．腫瘍内部に壊死傾向が強く，小腫瘍であっても内部に空洞を形成することが少なくない．

　原発巣によっては特徴的所見を呈することがあ

り，骨肉腫や軟部腫瘍では多発性の巨大な結節影を示し，cannon ball と呼ばれる．甲状腺乳頭癌では両肺野の散布性粟粒陰影が特徴である．腎癌，膀胱癌，大腸癌などは太い気管支の上皮に転移することがある．胃癌，乳癌は癌性リンパ管症をきたして肺炎に類似した浸潤影を呈することがある．

　確定診断は，生検組織の病理検索によって原発巣と同様の組織を証明することにある．高分化な大腸癌などで典型的な組織像が得られれば転移の診断は容易だが，乳癌などでは肺腺癌と組織像が類似しているため原発性肺癌と転移との鑑別診断が困難なことがある．こうしたときには，免疫染色による抗原解析が役立つことがあり，例えばTTF-1（thyroid transcription factor 1）は，肺腺癌と甲状腺癌で陽性となり，肺腺癌では CK7（cytokeratin 7）陽性，CK20（cytokeratin 20）陰性であるのに対し，大腸癌では CK7 陰性，CK20 陽性となる．また乳癌では ER（estrogen receptor）陽性が根拠の1つとなる．

3 ● 治療

　転移性肺癌は全身疾患の分症であり，多くは内科的治療の対象となる．原発巣に有効な薬剤が転移巣にも有効なことが多い．悪性絨毛上皮腫や精上皮腫は化学療法に感受性が高く，前立腺癌や乳癌にはホルモン療法，腎癌にはインターフェロンが有効なことがある．

　限られた症例には手術の適応がある．古くからの手術適応基準に Thomford の4原則がある．すなわち，①原発巣が完全に処理されており，②ほかの臓器に転移がなく，③X線上，肺転移が一側肺に限局し，④全身状態が手術に耐えられる場合，切除が考慮されるというものである．最近では原発臓器ごとに切除を検討し，両側転移であっても転移個数が数個にとどまれば切除に踏み切る場合もある．通常はリンパ節郭清を伴わない肺部分切除を行うことが多い．径の大きな腫瘍では肺部分切除が困難で，リンパ節転移の頻度が高くなるため，状態が許せば，原発性肺癌に準じて肺葉切除とリンパ節郭清を行うべきとする意見がある．肉腫ではリンパ節転移がほとんどみられない．原発巣切除から肺転移出現までの期間が長く，転移個数が少ないほど予後良好の傾向があ

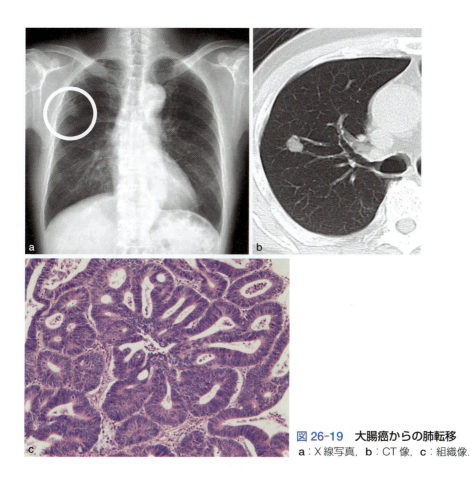

図 26-19　大腸癌からの肺転移
a：X線写真，b：CT像，c：組織像．

り，切除例全体の5年生存率は30%程度となっている．

開胸法，肺切除術および閉胸法

開胸手術において重要なことは，術後のQOLを重視した術式の選択である．単純に手術侵襲を少なくすることが重要なのではなく，再発を最小限にし，疼痛を極力抑えるように安全で確実な手術を行うことを心がけるべきである．さらに，開胸を行う前の患者確認や左右の取り違えがないように注意することも必要である．そのためには，執刀医はもちろん手術に関係する医師は術前に患者記録，カルテを十分把握し，手術の際は麻酔導入から立ち会い，手術側の確認や手術体位の固定を適切に行う必要がある．不適切な手術体位によって過伸展や屈曲，圧迫で神経麻痺が生じる危険を念頭に置かなければならない．

1 開胸法

開胸法は腫瘍や病変の位置や肺の癒着の程度で選択をする必要がある（図26-20）．

1 ● 後側方開胸 posterolateral thoracotomy

肺癌手術で最も使用されてきた開胸法である．側臥位で第4あるいは第5肋間を開胸する．皮膚切開は第5・6肋骨に沿い10～15 cmに及ぶ（図26-20a）．かつては標準開胸法と呼ばれたが，広背筋や前鋸筋などを切開するため，術後の肺機能で拘束性障害を助長した．近年，皮膚切開は小さくなり切開する筋も縮小されてきた．最近では胸腔鏡手術が主流となったが，癒着が高度なときなどに使用される．

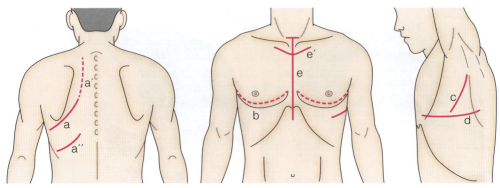

図 26-20 各種開胸法
a：後側方開胸（第5肋間または第5肋骨床），a′：高位後側方開胸，a″：第8または第9肋間後側方開胸，b：前側方開胸，c：腋窩開胸，d：側方開胸，e：胸骨正中切開，e′：Y字正中切開（破線は切開創を延長した場合）．
〔「半田政志：手術法，呼吸器腫瘍外科学（藤村重文編），p 117，1999，南江堂」より許諾を得て改変し転載．〕

2 前側方開胸 anterolateral thoracotomy

半側臥位で，乳房下縁の弧状切開で外側は後腋窩線，内側は胸骨縁まで延ばすこともある（図26-20b）．肺癌病巣が前方にある場合，前縦隔腫瘍などに用いられる．胸腔鏡補助下の肺切除の際，特に上葉切除の際には肺門が見やすいので多用される．

3 腋窩開胸 axillary thoracotomy

側臥位で前腋窩線上に縦に皮膚切開し，第4肋間で開胸する（図26-20c）．自然気胸など肺門操作をしない場合に用いる．また，肺門処理を必要とする可能性がある場合は側方切開を用いることもある（図26-20d）．側方切開の場合は後側方切開に移行できることが利点である．

4 胸骨正中切開 median sternotomy

前縦隔腫瘍，心膜切開，気管・気管分岐部などの手術に用いる．胸骨上縁から心窩部までの正中線上に皮膚切開を加え胸骨を縦切開する（図26-20e）．

5 胸腔鏡下手術

video-assisted thoracic surgery（VATS）
内視鏡下手術器具の開発・改良により，わが国の肺癌手術の70％程度を占め，標準アプローチとなるに至った．①疼痛が少ない，②回復が早い，③術後合併症が少ないといった利点がある．欠点として，中枢の血管損傷の際に緊急の対応が難しいことがあげられる．肺癌も含め，気胸，肺嚢胞症，肺良性腫瘍，良性縦隔腫瘍，肺生検，胸膜生検，リンパ節生検などで行われている．胸腔鏡と鉗子，自動縫合器などの手術器具を挿入する複数の小孔で手術を施行する．

2 肺・気管支の手術術式

1 胸膜癒着剥離

胸膜の癒着剥離は肺切除に先立ち行う．血管新生のある部分では止血を十分に行う必要がある．癒着が強く肺と胸膜に分けられない場合は胸膜外剥離を行うが，出血しやすいのでなるべくその範囲を小さくする．

2 血管処理

肺門部の血管は十分に剥離し，全体を遊離させて処理すれば安全である．常に血管損傷に注意をして剥離する必要がある．肺動静脈の中枢が腫瘍などで剥離できない場合は，心膜を開いて心囊内処理することがある．また，太い血管に対しても，自動吻合器を用いて切離する機会が増えている．

3 気管支の処理

肺切除後に発生する気管支瘻は重篤な合併症になるので，気管支断端の閉鎖には十分注意が必要

である．気管支断端の閉鎖は気管支周囲や気管支粘膜下の結合組織の増殖により，また，断端を被覆した場合にはそこから発生した肉芽によって二次的に断端閉鎖がなされる(二期癒合)．したがって断端閉鎖は，この過程が完了するまで機械的に閉じておくだけのものと考えられる．

断端処理は気管支軟骨部と膜様部を縫い合わせる Sweet 法と膜様部を折りたたんで気管支軟骨どうしを縫い合わせる Overholt 法がある．Sweet 法は断端を合わせやすい利点があるが気管支狭窄をきたしやすい．Overholt 法は気管支の縦軸に直交する方向で縫合するので狭窄をきたしにくい．ともに結節縫合であるが，施設によって合成モノフィラメント糸や吸収糸を使用する．最近では自動吻合器での断端処理がほとんどである．

4 ● 肺切除の種類

疾患の種類，病巣範囲，残存肺機能，術後合併症の危険度，再発の可能性などを勘案して手術法が決定される．① 肺全摘術(pneumonectomy)，② 肺葉切除術(lobectomy)，③ 肺区域切除術(segmentectomy)，④ 肺部分(楔状)切除術〔partial (wedge) resection〕などがある．一般に肺癌などは肺葉切除術を選択し，肺良性腫瘍や転移性肺腫瘍(転移性肺癌)などは肺部分切除術を選択する．肺門部早期癌では管状切除術が選択される〔本章の「外科療法」の項(➡359頁)参照〕．

❸ 閉胸法

閉胸に際しては胸腔内を微温生食(または蒸留水)で洗浄し，出血，残存肺からの気漏，異物の遺残がないことを確認し，ドレーンを留置して閉胸する．ドレーンは肺膨張の促進，胸腔内の滲出液の排除，漏出空気の排除などが目的である．閉胸時には切断した肋間筋などを密に縫合する．吸引圧は約 10 cmH$_2$O 程度に保ち術後気漏がなく胸水貯留がおおむね 1 日 200 mL 程度になればドレーンを抜去する．

第27章 心臓

先天性心疾患

　先天性心疾患の外科治療があらゆる複雑心奇形に及ぶようになった今日では，常に正常心を目指して修復するだけではなく，姑息手術や機能的修復術であってもより良好な正常に近いQOLを得られるような手術が計画されるようになった．

　先天性心疾患の外科治療の進歩の結果，重症心疾患に対してより早期に（多くの場合は新生児期に）一期的に心内修復術を行うか，もしくは段階的手術の第一段階を行うようになった．さらに胎児エコー診断の進歩によって，産科・小児科が協力して，母体搬送を含めて，出生前から治療方針が立てられるようになった．したがって外科医は最善の手術術式や手術時期を決定するためにも胎児循環をよく理解していなければならない．

　胎児は母胎内にいる間は呼吸していないため，酸素を取り込み，炭酸ガスを排出する作業は胎盤を経由して母体との間で行っている．

　臍静脈から酸素と栄養分を含んだ血液が胎児の下大静脈へ流入する．右心房から右心室・肺動脈へ送られた血液は，呼吸をしていない肺には少量流れるが，大部分は動脈管を通って下行大動脈に流れる（主として下半身へ）．一方，卵円孔を介して左心系に流入した血液は，左心房から左心室・大動脈へと流れて上行大動脈から主として上半身を灌流する．新生児の心臓血管外科治療においては，この肺血管抵抗の高い状態から出生後に肺循環が確立して肺血管抵抗が下がっていく過程で外科治療が行われることを常に念頭に置くことが必要である．

　先天性心疾患において，外科的治療が早急に必要とされる状態は大きく分け2つある．左心系容量負荷による心不全状態と重篤なチアノーゼもしくはその可能性が高い状態である．以上2つの病態を呈しない疾患では，手術は計画的に，予防的に行う．

A 左-右短絡を主とする疾患（非チアノーゼ性肺血流増加疾患）

左心系容量負荷を呈する疾患

1 動脈管開存症
patent ductus arteriosus (PDA)

1 概要

　胎生期に開存している動脈管は通常出生後72時間以内に閉鎖して動脈管索となる．閉鎖しないまま残るものが動脈管開存症である．大動脈圧は収縮期・拡張期ともに肺動脈圧よりも高いため，常に左-右短絡血流がある．そのため動脈管径が大きい場合は，肺血管抵抗の低下した乳児期早期に肺血流増加による左室容量負荷を生じ，左心不全症状を呈する．低出生体重児では，動脈管が閉鎖しないことがあり，インドメタシンなどの薬物治療による閉鎖ができない場合に早期手術の対象となる．多くの症例は心雑音（連続性雑音）によって容易に診断される．

2 検査所見

- 心エコー図：ドプラ法により動脈管での左-右短絡を認める．
- 心臓カテーテル検査：右心カテーテルでカテー

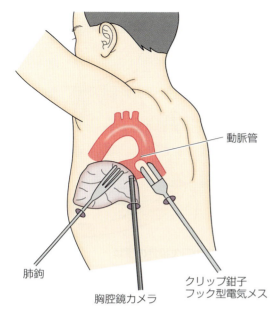
図 27-1 胸腔鏡下動脈管閉鎖術（3 ポート法）

テルが肺動脈から動脈管を抜けて，下行大動脈に挿入できる．肺動脈で酸素飽和度の上昇を認め，重症例では肺高血圧を呈する．大動脈造影検査で動脈管から肺動脈が造影される．

3 ● 手術適応

短絡量が少ない症例でも放置すると心内膜炎の罹患率が高いとされてきた．2 mm 以下の動脈管の一部は心雑音を聴取しない silent PDA であり，その積極的加療適応については議論のあるところである．低出生体重児も含め乳児期に心不全を呈する例は早期手術の対象となるが，無症状のものは待期的に就学前の 3～6 歳で手術する．近年，成人期まで放置された症例も散見され，要注意である．さらに高齢者の症例では，重篤な肺高血圧を呈しており，手術のリスクが高い．

4 ● 手術術式

左側方開胸によって，動脈管を剥離して，血管クリップで閉鎖もしくは結紮を行う．人工心肺は不要で，手術危険率の少ない安全な手術の 1 つである．近年は，内視鏡（胸腔鏡）下に閉鎖する手術も行われている（図 27-1）．動脈管の形態によっては閉塞栓（AMPLATZER™ duct Occluder）やコイル（coil embolization）などを使用し，カテー

テルを用いて動脈管を閉塞する方法も行われる．

5 ● 予後

一般に予後は良好で，完治することが可能である．手術の合併症としては，反回神経麻痺が起こりうるので剥離・閉鎖時に注意を要する．

なお，成人まで至ってしまった症例では，石灰化や動脈硬化により手術は危険度が高く，高齢者や動脈管動脈瘤症例では胸部大動脈瘤と同等の危険率である．幼児期までに手術もしくはカテーテルインターベンションで閉鎖しておくことが望ましい．

> **Point 動脈管開存症**
> - 動脈管開存症は左-右短絡疾患で，左室容量負荷による左心不全を呈することがある．
> - 重症例では乳児期に肺高血圧を呈する．
> - 手術による閉鎖により，完治することが可能である．

2 心室中隔欠損症
ventricular septal defect (VSD)

1 ● 概要

先天性心奇形としては最も頻度が高く，先天性心疾患の 20～30% を占める．本来は心室レベルでの左-右短絡であるが，合併疾患や肺血管病変によっては右-左短絡が出現することもある．無症状で心雑音のみのものから，乳児期早期から心不全を呈するものまで，欠損孔の位置や大きさによって種々の病態を示す（図 27-2）．膜性部中隔欠損が最も多いが（70% 以上），日本人には肺動脈弁下欠損（円錐部欠損）が欧米に比べて多い．特有の随伴疾患として，肺動脈狭窄，動脈管開存，大動脈弁閉鎖不全などがあり，また多くの複雑心奇形にも合併する．

2 ● 検査所見

- **心エコー図**：左房，左室，肺動脈の拡大．ドプラ法により欠損孔に一致してモザイク状の左-右短絡血流を認める．
- **右心カテーテル検査**：右室レベルでの酸素飽和度の上昇，右室・肺動脈圧の上昇．肺血管抵抗が上昇すると右-左短絡も出現する．

3 ● 手術適応

肺体血流量比 1.5 以上が手術適応となる．短絡量が多く，左室容量負荷による心不全の強い例では月齢にかかわらず，早期手術が必要となるが，新生児は肺血管抵抗が高いので生後1か月以内に手術を要する例は少ない．高肺血流の症例では肺血管病変の進行を防ぐために，1歳未満で手術するべきである．短絡の小さな症例でも大動脈弁の欠損孔への陥入による閉鎖不全を伴う(円錐部中隔欠損に多い)場合や肺動脈弁下狭窄が進行する場合は手術適応となる．長期に放置したために肺血管抵抗が高くなり，右-左短絡が主体で左-右短絡が減少したいわゆる Eisenmenger（アイゼンメンジャー）症候群には手術適応はない．肺血管病変の進行を診断するには，心カテーテル検査での肺血管抵抗の測定と肺生検による病理的診断が必要である．

4 ● 手術術式

体外循環下に直視下欠損孔閉鎖術を行う．欠損孔の直接縫合閉鎖よりも，パッチ閉鎖が行われることが多い．円錐部中隔欠損は主肺動脈を切開して経肺動脈弁的に，膜性中隔欠損や流入部中隔欠損は右房を切開して経三尖弁的に欠損孔を閉鎖する．筋性中隔欠損では心室切開を必要とすることが多い．膜性中隔欠損や流入部中隔欠損においては刺激伝導系の近傍を縫合閉鎖しなければならないので，その損傷をきたさないような注意が必要となる．日本では年間 1,500 例に手術が行われ，手術死亡率は 0.3% である（ただし乳児では 850 例で死亡率 0.5% である）．

開心術の進歩に伴い，単独疾患としての心室中隔欠損症に対して姑息的に肺動脈絞扼術（pulmonary artery banding：PAB）を行うことは少なくなったが，低出生体重児（2 kg 未満）症例では，行われる．

5 ● 予後

短絡量が適応以下で手術をしないで経過をみた症例のうち，右室流出路狭窄の進行のために手術が必要となる例が 20% 程度あるとされる．円錐部中隔欠損の症例では，大動脈弁の変形が超音波診断で証明された時点で手術をしないと，大動脈弁閉鎖不全が進行して，大動脈弁手術を要すること

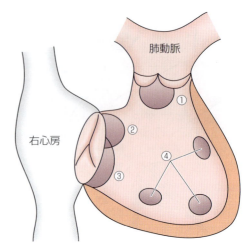

図 27-2　心室中隔欠損症の種類
①肺動脈弁下欠損(円錐部欠損)，②膜性部欠損，
③流入部欠損，④筋性部欠損．

とがある．パッチ閉鎖を順調に受けた症例の予後は良好である．

> **Point　心室中隔欠損症**
> - 心室中隔欠損症は左-右短絡疾患で，乳児期早期に左室容量負荷による左心不全を呈することがある．
> - 欠損孔の大きい症例では乳児期に肺高血圧を呈する．
> - 手術による閉鎖で，完治することが可能である．

❸ 房室中隔欠損症（心内膜床欠損症）
atrioventricular septal defect（AVSD）

胎生期の心内膜床の形成不全から発生する疾患で，房室中隔部の欠損と同時に房室弁の形成異常を伴う．以前は心内膜床欠損症と呼ばれていたが，最近では房室中隔欠損症という呼び名が使われるようになった．

1 ● 概要

先天性心疾患の 2〜3% を占め，21-トリソミー〔Down（ダウン）症候群〕に伴ってみられることが多い．心房中隔下部の欠損と僧帽弁の裂隙（mitral cleft）を伴う不完全型（一次孔欠損）と，心房中隔下部と心室中隔上部に欠損があり僧帽弁と三尖弁が分離せず共通房室弁尖を有する完全型がある．房室弁については，左側は僧帽弁形態ではなく，右側も三尖弁形態ではないため，左側房室弁・右側房室弁と表現される．不完全型の多くが心房中

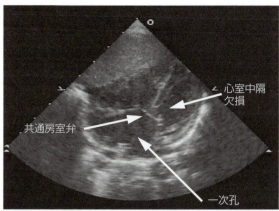

図 27-3　完全型房室中隔欠損症の心エコー図
四腔像で中隔欠損と共通房室弁尖が観察される.

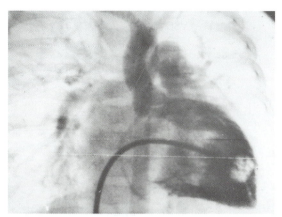

図 27-4　房室中隔欠損症の左室造影像
典型的な goose neck sign.

隔欠損症と同様の経過をとり幼児期に待期的に手術できるのに対し，完全型では心室中隔欠損と同様に，乳児期から心不全を呈し，房室弁逆流を有する場合は特に重篤で早期に手術が必要となる．

2 ● 検査所見

- **心エコー図**：四腔像（four chamber view）で左側房室弁と右側房室弁と高さが一致し，その頭側に一次孔欠損を認める．ドプラ法により欠損孔に短絡血流を認める．また両房室弁の逆流を認めることが多い(図 27-3)．
- **心臓カテーテル検査**：右心カテーテルを左房から左室へ容易に挿入できる．右房で酸素飽和度の上昇を認め完全型ではさらに右室でも酸素飽和度の上昇を認め肺高血圧を呈する．
- **心血管造影**：左室造影正面像では，狭小な左室流出路と左側房室弁の付着異常による goose neck sign（雁首徴候）が特徴的である(図 27-4)．

3 ● 手術適応

不完全型は肺体血流量比 1.5 以上が手術適応であるが，僧帽弁閉鎖不全を伴う場合は，欠損孔パッチ閉鎖とともに弁形成術の適応となる．

完全型は全例に手術適応があると考えられるが，乳児期早期から重篤な心不全を呈する例には早期手術が必要である．心不全がコントロールできる例でも肺血管病変の予防のために，生後 6 か月までに手術を行うことが望ましい．

4 ● 手術術式と手術成績

不完全型では僧帽弁裂隙を縫合して欠損孔をパッチ閉鎖する．裂隙の縫合だけでは逆流が収まらない症例もあり，人工弁輪による弁形成や稀に人工弁置換を要する例もある．

日本では年間約 60 例に手術が行われており，手術死亡率は 1.0% である．

完全型では房室弁が共通前尖・共通後尖により一体化しているため，心室中隔欠損と心房中隔欠損をパッチ閉鎖すると同時に，この共通弁尖を分割する必要がある．さらに左側房室弁の裂隙の縫合も行う(図 27-5)．

乳児期早期に心不全が強い症例に対し，姑息手術として肺動脈絞扼術を行うこともある．

日本では年間約 220 例の心内修復術が行われており，手術死亡率は 2.0% 前後である．

5 ● 予後

不完全型房室中隔欠損症では，人工弁置換を要する稀な症例を除くと予後は良好である．

完全型房室中隔欠損症の場合は，肺血管病変の程度と左側房室弁閉鎖不全が予後を左右する．21-トリソミー合併症例では，肺血管病変の進行が速く，肺高血圧が残存する症例もある．

> **Point　房室中隔欠損症**
> - 房室中隔欠損症は左-右短絡疾患で，乳児期早期に左室容量負荷による左心不全を呈することがある．

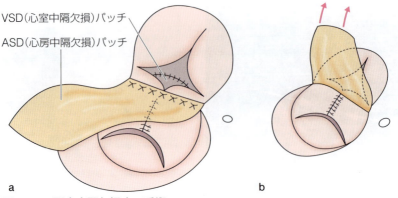

図 27-5　房室中隔欠損症の手術
心室中隔欠損のパッチ（**a**）と左側房室弁の形成（**b**）が終了したところ．

- 完全型では，21-トリソミー合併例が多く，房室弁閉鎖不全と肺血管病変が予後を規定する．
- 不完全型では，房室弁閉鎖不全がない症例では，予後は良好である．

4 総動脈幹（遺残）症
persistent truncus arteriosus

1 ● 概要

　総動脈幹は胎生初期に動脈幹中隔によって大動脈と肺動脈に分割されるが，この分割が行われず総動脈幹が心室中隔欠損に跨るかたちで左右両室の血流を受ける．唯一の出口にある総動脈幹弁（truncal valve）は約60％が3弁で，約30％が4弁，稀に2弁の例が認められ，機能的には閉鎖不全が半数以上に，狭窄が約20％に認められる．大動脈と肺動脈の分かれ方によって4つに分類されている（Collett & Edwards分類）が，Ⅳ型は現在ではFallot（ファロー）四徴症の極型もしくは心室中隔欠損を伴う肺動脈閉鎖に分類される（図27-6）．ほとんどの症例で新生児期から大量の左-右短絡による左心不全を呈し，総動脈幹弁の閉鎖不全や肺血管病変の合併率の高いこともあり，6か月以内の死亡率が80％と自然予後は不良である．早期の外科治療が必要で，姑息手術としては左右両側肺動脈絞扼術がある．

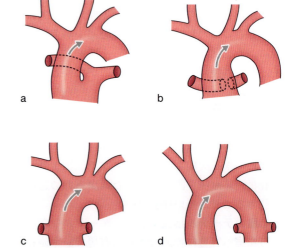

図 27-6　総動脈幹症の病型分類（Ⅰ型〜Ⅳ型）
a：Ⅰ型，**b**：Ⅱ型，**c**：Ⅲ型，**d**：Ⅳ型．
矢印は心臓からの血流の方向を示す．
〔Collett RE, Edwards JE：Persistent truncus arteriosus ; a classification according to anatomic types. Surg Clin North Am 29：1245-1270, 1949より〕

2 ● 検査所見

- **心エコー図**：心室中隔欠損に騎乗した総動脈幹を認め，単一の半月弁が描出される．通常の上行大動脈の位置で肺動脈が総動脈幹から分岐する．ドプラでは心室レベルの左-右短絡と総動脈幹弁の逆流を認める．
- **心臓カテーテル検査**：左右心室は等圧，肺高血圧，動脈血酸素飽和度の軽度低下．
- **心血管造影検査**：逆行性に総動脈幹造影を行うと，肺動脈の分岐部の形状と総動脈幹弁の逆流の有無を診断できる．

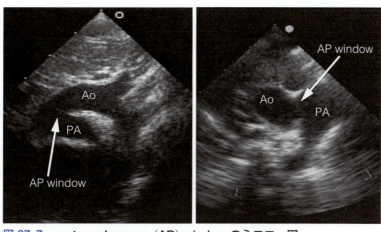

図 27-7　aorto-pulmonary (AP) window の心エコー図

3 ● 手術適応

外科治療なしで 1 歳まで達する例は稀である．両側肺動脈絞扼術は，肺動脈の形状によっては手技的に困難なこともあるため，新生児に対しても一期的に心外導管を用いた修復術を行うこともある．しかし，低体重での心外導管手術のため，成長に応じて心外導管の交換手術を要する．

4 ● 手術術式

心内修復術は肺動脈を総動脈幹から切離し，心室中隔欠損孔を閉鎖したのち，右心室と肺動脈を心外導管でつなぐ．心外導管としては，弁なしの人工血管，ゴアテックス® 弁付きの人工血管，自己心膜による弁付き導管などが用いられる．近年，ウシ頸静脈弁付き導管も使用されるようになった．欧米では心外導管に同種肺動脈弁（ホモグラフト）を使うことでよい成績をあげている．

5 ● 予後

重篤な心不全を呈する新生児，乳児の緊急手術であることが多く，総動脈弁閉鎖不全や肺血管病変も伴うが，近年は手術成績も向上した．わが国では年間 40 例前後の手術しか施行されない稀な疾患で，手術死亡率は 5% 前後である．また，遠隔期に右室-肺動脈導管の交換が必須であり，必ず再手術が必要となる．

> **Point 総動脈幹症**
> - 総動脈幹症は左-右短絡疾患で，新生児期に左室容量負荷による左心不全を呈し，重症総動脈弁逆流のある症例では，予後不良である．
> - 総動脈弁閉鎖不全と肺血管病変が予後を規定する．
> - 遠隔期に右室-肺動脈導管の交換が必須であり，必ず再手術が必要となる．

5 大動脈中隔欠損 aortic septal defect or aorto-pulmonary window

1 ● 概要

総動脈幹遺残症と同様に，総動脈幹の大動脈（Ao）と肺動脈（PA）への分割が不完全となり，大動脈と肺動脈の間に短絡が生じた疾患である．欠損の形態によって，近位型欠損と遠位型欠損と全欠損とに分類される．短絡量が少ないことはむしろ稀で，ほとんどの症例で乳児期早期から心不全となる．以前は心室中隔欠損症や動脈管開存症との鑑別が困難な場合があるとされていたが，断層エコー法が発達した今日では鑑別は容易である．15% 程度の症例が大動脈弓離断症を合併している．

2 ● 検査所見

- 心エコー図：断層エコーにて上行大動脈の左側と主肺動脈の右側との間に隔壁の欠損と短絡血流を認める（図 27-7）．
- 心臓カテーテル検査：肺高血圧，肺動脈血酸素飽和度の上昇を認める．

- **心血管造影検査**：大動脈造影で主肺動脈が大動脈と同時に造影される．

3 ● 手術適応
乳児期から心不全を呈する症例がほとんどであり，全例に手術適応がある．

4 ● 手術術式
稀に大動脈と肺動脈の間の細長い交通であることがあり，その場合は動脈管と同様に結紮や縫合閉鎖が可能である．しかし大多数は太くて短い交通で，人工心肺を用いずに閉鎖できる症例は少ない．したがって，通常は体外循環・心停止下に切断して上行大動脈と肺動脈の欠損を閉鎖する．

5 ● 予後
大動脈中隔欠損症単独例では，低出生体重児を除くと手術危険率は低い．大動脈弓離断症との合併例は一期的に根治手術をする以外に方法がないうえに，3 kg 以下で状態の不良な新生児であることが多く成績が不良であったが，最近の新生児手術の技術向上により改善が得られている．

> **Point　大動脈中隔欠損症**
> - 大動脈中隔欠損症は，大動脈離断などの心疾患との合併が多く，急速に左心不全を生じるため，乳児期までに手術となる．
> - 大動脈中隔欠損症単独例では，適切に治療が行われれば，予後は良好である．

6 Valsalva（ヴァルサルヴァ）洞動脈瘤（破裂）(ruptured)aneurysm of sinus of Valsalva

1 ● 概要
大動脈基部の Valsalva 洞に先天的に弱い要因があるために，Valsalva 洞の一部が細長い瘤を形成し(windsock)右室または右房に突出したもので，それが破裂することで大量の左-右短絡から心不全症状を呈する疾患である．欧米よりも東洋でやや頻度が高い疾患である．半数以上に心室中隔欠損症（円錐部欠損型）を合併し，20〜30 % に大動脈弁閉鎖不全を伴う．破裂する以前に症状を呈することは少ない．基本的には先天性心疾患の1つであるが，成人になってから破裂し発症する例が多い（図27-8）．

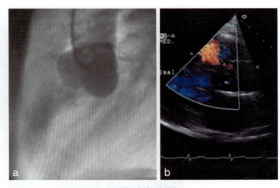

図 27-8　Valsalva 洞動脈瘤破裂
a：大動脈造影．b：ドプラ心エコー図．

2 ● 検査所見
- **心エコー図**：ドプラにより大動脈基部から右房または右室への短絡を認める．
- **心血管造影検査**：無冠洞または右冠洞の動脈瘤と，その先端から右房または右室への短絡血流を認める．

3 ● 手術適応
破裂した Valsalva 洞動脈瘤は，短絡量が少なくてもすべて手術適応と考えられる．放置した場合は，大動脈弁の変形の進行や短絡量の増加とともに，細菌性心内膜炎罹患の可能性が高くなる．

4 ● 手術術式
右房あるいは右室経由で Valsalva 洞動脈瘤の突出部を切除しパッチ閉鎖する．心室中隔欠損合併例は同時にパッチ閉鎖する．

> **Point　Valsalva 洞動脈瘤破裂**
> - Valsalva 洞動脈瘤破裂は，急速に左心不全を生じるため，緊急手術となることがある．
> - 多くは，成人で発症するが，適切に治療が行われれば，予後は良好である．

左心系容量負荷を呈しない疾患

1 心房中隔欠損症
atrial septal defect (ASD)

心房中隔の欠損には，最も多い心房中隔二次孔欠損(ostium secundum atrial septal defect)と，心房中隔一次孔欠損(ostium primum atrial septal

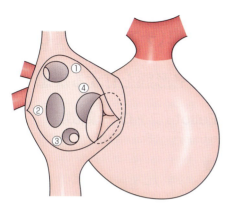

図 27-9　心房中隔欠損症の分類
① 静脈洞型欠損，② 二次孔欠損，③ 冠静脈洞型欠損，
④ 一次孔欠損.

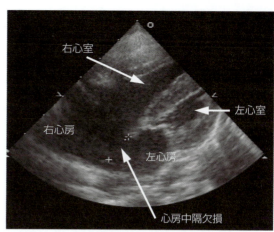

図 27-10　心房中隔欠損症の断層心エコー図
右心室が拡大している．

defect）と，しばしば肺静脈の還流異常を伴う静脈洞型欠損（sinus venosus defect）および非常に稀な冠静脈洞型欠損とがある．一次孔欠損は，不完全型心内膜床欠損として別に分類される（図 27-9）．

1 ● 概要

先天性心疾患の 7～10% を占め，比較的頻度の高い疾患である．心房レベルでの左-右短絡のために右心系に容量負荷をきたす．乳幼児期に心不全症状を呈する症例は少なく，3 歳児健診や学校健診で心電図異常や心雑音から診断に至ることが多い．合併疾患としては肺静脈還流異常，肺動脈狭窄などの頻度が高い．成人まで放置された症例では稀に Eisenmenger 化し，右-左短絡をきたすようになる．

2 ● 検査所見

- 心エコー図：右房，右室は拡大，左室がやや小さい（図 27-10）．心室中隔の奇異性運動が特徴．ドプラ法により欠損孔に一致してモザイク状の短絡血流を認める．
- 心カテーテル検査：カテーテルが欠損孔を通って左房に挿入できる．上下大静脈に比べ，右房で酸素飽和度の上昇を認める．年長例では肺高血圧を示すこともある．

3 ● 手術適応

肺体血流量比 1.5 以上が手術適応である．心不全を呈するものは乳児であってもその時点で手術対象となるが，非常に稀である．就学前かつ無輸血開心術の可能な 3～5 歳で待期的に施行する．症状がないために診断が遅れた症例でも，小学校卒業までに手術をすることが望ましい．二次孔欠損型で全周性に中隔の辺縁がある症例については，現在はカテーテルインターベンションによる閉鎖が主流となっている．

4 ● 手術術式と手術成績

体外循環下に直視下欠損孔閉鎖術を行う．二次孔欠損型は直接縫合が可能なことが多いが，静脈洞型や冠静脈洞型はパッチ閉鎖を要する．開心術としては容易な手術の 1 つで，肺高血圧や心不全を伴わない場合の手術危険率は皆無に近い．日本では 1 年間に 1,200 例近くの心房中隔欠損閉鎖術が行われており，成人例まで含めた手術死亡率は 0.5% である．

5 ● 予後

学童期以前に手術された場合の予後は良好で，正常人と同等の QOL が見込まれる．青年期以降の手術では，肺血管病変の残存，三尖弁閉鎖不全を伴う右心不全，難治性の上室性不整脈などの合併症のために術後の QOL が低下する．

> **Point** 心房中隔欠損症
>
> - 心房中隔欠損症は左-右短絡疾患・肺血流増加性疾患であるが，左心不全は呈しない．
> - 手術による閉鎖で，完治することが可能である．

2 部分肺静脈還流異常症 partial anomalous pulmonary venous drainage (PAPVD)

1 概要

　肺静脈の一部が右心系に異常還流する奇形で，90%は心房中隔欠損症を合併する．最も多いのは右上肺静脈が右房上部または上大静脈に還流するもので，しばしば静脈洞型の心房中隔欠損症に合併する．左側では左肺静脈が無名静脈に還流するタイプが多い．右肺静脈が垂直に下行し横隔膜を越えてから下大静脈に還流するものは，その走行の形態から scimitar（三日月刀）症候群と呼ばれる．症状および検査所見は心房中隔欠損症に準じる．

2 手術適応

　肺体血流量比 1.5 以上が手術適応である．心房中隔欠損を伴わない例では，右または左前部の還流異常でないと適応がない．

3 手術術式

　部位によっては人工心肺を用いない方法も可能であるが，一般的には人工心肺下に心房中隔欠損孔の閉鎖と還流異常の修正が行われる．手術危険率は心房中隔欠損症の場合と同じである．

> **Point** 部分肺静脈還流異常症
>
> - 部分肺静脈還流異常症は心房中隔欠損に合併することが多く，左-右短絡疾患・肺血流増加性疾患であるが，左心不全は呈しない
> - 手術で，完治することが可能である．

B 右-左短絡を主とする疾患（チアノーゼ性心疾患）

両心室形態を有する疾患

1 Fallot（ファロー）四徴症 tetralogy of Fallot (ToF)

1 概要

　代表的なチアノーゼ性心疾患で，先天性心疾患の約 10% を占める．Fallot 四徴症の解剖学的特徴は，①肺動脈狭窄，②心室中隔欠損，③大動脈騎乗，④右室肥大の 4 つである．肺動脈狭窄の主体は左室流出路の前方偏位で，肺動脈弁の狭窄や右室流出路の筋性狭窄を伴う．そのために肺循環系の抵抗が高く，しかも大動脈が心室中隔欠損の上に騎乗しているため，体静脈血が右-左短絡してチアノーゼを呈する．体血管床は増加し，上行大動脈は正常に比べ太い．左室容量負荷を生じることはなく，したがって左心不全症状はなく，体重増加不良もない．新生児期からチアノーゼを認め，右室流出路狭窄が中等度以上の症例では哺乳時や体動時に無酸素発作（anoxic spell）を起こす．手術を受けずに成長すると，運動後に蹲踞（squatting）の姿勢をとるようになる．右室流出路の狭窄が軽度の症例から極型といわれる肺動脈閉鎖例まで，スペクトラムの広い疾患である．肺動脈閉鎖症例では，肺血流が動脈管に依存しているため，プロスタグランジン E_1 製剤の投与が必須である．

2 検査所見

- **心エコー図**：長軸像により心室中隔欠損および大動脈の騎乗を，短軸像によって右室肥大と右室流出路狭窄を描出できる．
- **心臓カテーテル検査**：右室圧は左室圧と等圧であり，右-左短絡のため体循環の酸素飽和度が低下している．右心カテーテルは肺動脈よりも大動脈に挿入しやすい．
- **心血管造影検査**：右室造影で大動脈も造影され，同時に右室から肺動脈への流出路に狭窄を認める（図 27-11）．

3 ● 手術適応

全例が手術適応となる．心内修復術までの経過中に，感染性心内膜炎や脳膿瘍を併発することがある．乳児期に無酸素発作を繰り返す症例および肺動脈の発育が不良で左室容量が不十分と判定された症例には，Blalock-Taussig 手術を行う．また，肺動脈閉鎖症例には，Blalock-Taussig 手術を施行し，プロスタグランジン E_1 製剤の投与を中止する．この短絡手術によって肺血流を増加させ，肺動脈と左心室の発育を促す．以前は二期的手術が一般的で，心内修復術は2〜3歳で施行されていたが，最近では乳幼児期に一期的に心内修復術を施行することが多い．

4 ● 手術術式と手術成績

- **肺動脈短絡術**：現在では，Blalock-Taussig 手術の原法より人工血管を用いた Blalock-Taussig 変法手術が主流である（図 27-12）．
- **根治手術**：心室中隔欠損のパッチ閉鎖を行ったのち，右室流出路狭窄の程度に合わせた右室流出路拡大術が行われる．一弁付き流出路パッチや弁付き心外導管も用いられるが，多くの症例は弁のない状態（ある程度の肺動脈弁閉鎖不全を示す）に十分耐えることができる．術後に軽度の収縮期雑音と肺動脈弁逆流雑音が残るのが一般的である．日本では年間 500 例以上に心内修復術が行われ，手術死亡率は約 1〜2% である．

5 ● 予後

心内修復術を受けた多くの症例が肺動脈弁閉鎖不全の状態であり，それが原因で長期の遠隔予後において，一部の症例で右室機能不全や不整脈を併発して治療が必要となる．心臓外科の歴史が重ねられ，高齢の術後生存者が増加してきた昨今では，遠隔期には 20% 以上の症例に肺動脈弁を人工弁や生体弁で置換する必要があるとされる．

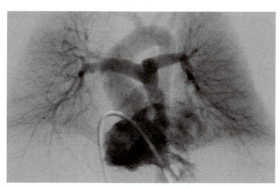

図 27-11 Fallot 四徴症の右室造影像

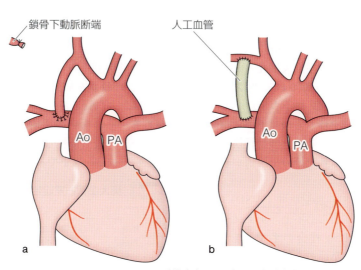

図 27-12 Blalock-Taussig 手術（a）およびその変法（b）

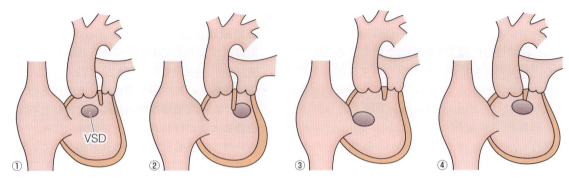

図 27-13　両大血管右室起始症の分類(Neufeld の分類)
①：大動脈弁下に VSD あり．肺動脈狭窄を合併する場合は Fallot 四徴症に類似した血行動態を示す．
②：肺動脈弁下に VSD あり．肺高血圧を示すもので，Taussig-Bing 複合と呼ばれる．
③：VSD が両大血管から離れて後下方に存在するもの(non-committed VSD)．
④：VSD が両大血管弁直下に及ぶもの(doubly-committed VSD)．

> **Point　Fallot 四徴症**
> - Fallot 四徴症は，肺血流減少性チアノーゼ心疾患で，左心不全症状はない．
> - 無酸素発作を繰り返す症例や肺動脈の発育が不良で左室容量が不十分と判定された症例では，姑息術である Blalock-Taussig 手術を行う．
> - 根治手術で，チアノーゼは消失するが，肺動脈弁閉鎖不全が残存している症例では，遠隔期に再手術の可能性がある．

2　両大血管右室起始症
double outlet right ventricle (DORV)

1　概要

先天性心疾患の 1% を占める．大動脈，肺動脈とも右室から起始するが，一方の大血管と他方の大血管の 50% 以上が右室から出ていることが条件である．したがって，心室中隔欠損(VSD)が左室の主たる出口となる．心室中隔欠損孔と両大血管の位置関係によって 4 つに分類される(図 27-13)．

① subaortic VSD (大動脈弁下 VSD)：60% と最も多い．肺動脈狭窄を伴うものは Fallot 四徴症に類似して治療も同様であるが，肺動脈狭窄がなく肺高血圧を伴うものは乳児期の根治術が必要となる．

② subpulmonary VSD (肺動脈弁下 VSD)：25% に認められ，新生児期から心不全，チアノーゼが強く重症で Taussig-Bing 複合の名で知られる．このタイプは大動脈縮窄症の合併が多い．

そのほかに ③ non-committed VSD (両大血管から離れた VSD) および ④ doubly-committed VSD (両大血管下 VSD) がある．

2　検査所見

- 心エコー図：両大血管が右室から並んで起始する．大動脈弁の位置が高い．
- 心臓カテーテル検査：右室と左室は等圧．肺動脈狭窄がないと肺高血圧．
- 心血管造影検査：右室造影で大動脈と肺動脈がともに造影される．大動脈弁の位置が正常より高く肺動脈弁と同等で，両弁下に筋性の流出路をもつため房室弁と大動脈弁の連続性がない．

3　手術術式(図 27-14)

手術術式の基本は，VSD から大動脈弁への狭窄のない経路を得ることである．大動脈弁下 VSD や両大血管下 VSD では本術式が可能であるが，肺動脈弁下 VSD では不可能なことが多い．形態上 VSD から肺動脈弁への経路しかとれない場合は，大血管スイッチ手術を合わせて行う必要がある．その場合の手術危険率は 10% 程度である．一方，最も単純な形の大動脈弁下 VSD の手術危険率は 2% 以下である．

> **Point　両大血管右室起始症**
> - 両大血管右室起始症は VSD の位置により分類され，大動脈弁下 VSD や両大血管下 VSD では，Fallot 四徴症と同様で，予後は良好である．
> - 肺動脈弁下 VSD は Taussig-Bing 複合と呼ばれ，手術死亡率が高い．

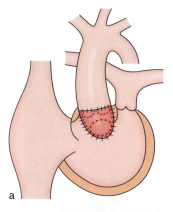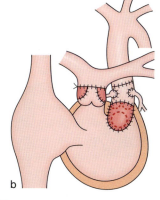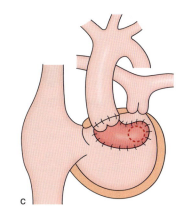

図27-14 両大血管右室起始症の手術
a：大動脈弁下VSDに対して，左室から大動脈へトンネル状のパッチ縫着．
b：肺動脈弁下VSD（Taussig-Bing複合）に対して，大血管レベルでの血流転換術．
c：肺動脈弁下VSD（Taussig-Bing複合）に対して，左室から大動脈へトンネル状のパッチ縫着（川島法）．

表27-1 完全大血管転位症の分類

病型	心室中隔欠損	肺動脈狭窄
Ⅰ型	−	−
Ⅱ型	＋	−
Ⅲ型	＋	＋

3 完全大血管転位症 complete transposition of great arteries（TGA）

1 ● 概要

心室と大血管の接続が逆転し，右心室から大動脈が，左心室から肺動脈が起始している．先天性心疾患の約5％を占める．心室中隔欠損の有無および肺動脈狭窄の有無により3型に分類される（表27-1）．頻度はⅠ型が約60％，Ⅱ型が約30％，Ⅲ型が約10％である．体循環と肺循環が並列関係にあるため病型にかかわらず新生児期からチアノーゼが著明で，卵円孔または心房中隔欠損，心室中隔欠損，動脈管開存のいずれかによる動静脈血混合がないと生存できない．バルーン心房中隔裂開術（balloon atrial septostomy：BAS）または手術なしでは50％以上が1か月以内に死亡する．病型により治療の方法や時期が異なる．根治的には心房，心室，大血管いずれかのレベルでの血流転換手術が必要となる．

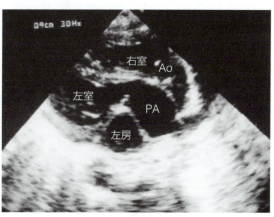

図27-15 完全大血管転位症の心エコー図

2 ● 検査所見

- 心エコー図：大動脈が前方の心室（右室）より起始し，肺動脈が後方の心室（左室）より起始している．大血管スイッチ手術のために冠動脈の走行も可能な限り判定する（図27-15）．
- 心臓カテーテル検査：診断は心エコー検査のみで可能だが，左心室圧の測定と同時にBASを行うことができるので有用である．
- 心血管造影検査：右室造影により大動脈が，左室造影により肺動脈が造影される．冠動脈の走行異常が疑われる場合には，冠動脈造影も必要である（図27-16）．

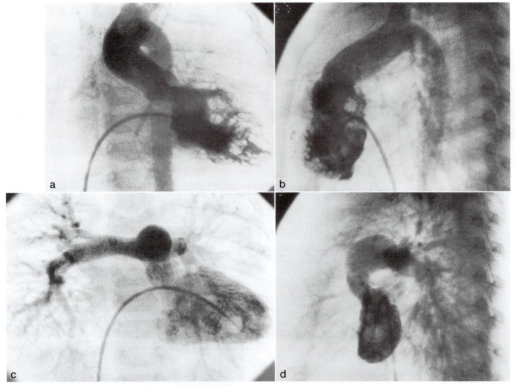

図 27-16　完全大血管転位症の心血管造影像(完全型大血管転位Ⅰ型)
a：右室造影(正面)，**b**：右室造影(側面)，**c**：左室造影(正面)，**d**：左室造影(側面).

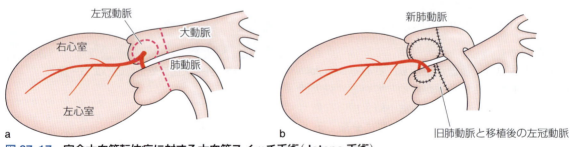

図 27-17　完全大血管転位症に対する大血管スイッチ手術(Jatene 手術)
a：術前，**b**：術後.

3 ● 手術適応と手術時期および術式の選択

病型にかかわらず手術なしに長期生存は望めない．Ⅰ・Ⅱ型に対しては以前は BAS を施行してから待期的に心房内血流転換手術(Mustard 手術, Senning 手術)が行われていたが，長期予後における不整脈と解剖学的右室の心不全が注目されるようになり，最近では大血管レベルでの血流転換手術(Jatene 手術)(図 27-17)が第一選択となっ

た．それに伴いⅠ型では，BAS で心房中隔を大きく破ると左室圧の低下や左室壁厚の減少をきたすため不適とされ，プロスタグランジン E_1 製剤による動脈管の維持と小さめに行う BAS で左室の負荷を保ちつつ，生後 2 週間以内に Jatene 手術が行われるようになった．Ⅱ型では VSD があるために動静脈血混合も左室圧の低下も心配が少ないが，一方で心不全をきたしやすい．心不全の

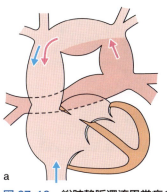
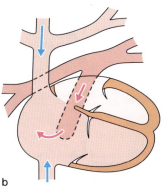
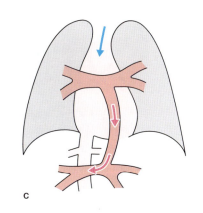

図 27-18 総肺静脈還流異常症の病型分類
a：Ⅰ型（上心臓型），b：Ⅱ型（心臓型），c：Ⅲ型（下心臓型）．
Ⅳ型（混合型）：Ⅰ～Ⅲ型が混合し，還流部位が 2 か所に分かれているもの．

コントロールができれば生後 3～4 週に VSD の閉鎖と Jatene 手術が行われる．Ⅲ型では Blalock-Taussig 手術によりチアノーゼを改善し，成長を待ち 3～5 歳で心外導管を用いた Rastelli 手術を施行する．

4 ● 手術術式
a 姑息術
- 体肺動脈短絡術：主として Blalock-Taussig 変法手術が行われている．
- 肺動脈絞扼術：Ⅱ型に対し待期的に Jatene 手術を行う際の姑息手術として用いられることがある．

b 根治術とその予後
- Jatene 手術：大血管レベルの血流転換術．Ⅰ・Ⅱ型に適応．新生児期手術の進歩とともに成績が向上してきた（図 27-17）．わが国では年間 150 例以上の Jatene 手術が行われ，手術死亡率は 3～4％ である．
- Rastelli 手術：心室内トンネルと心外導管による根治術．Ⅱ・Ⅲ型に適応．手術危険率は 3～4％ 前後．心外導管は成長や変性によって交換する必要がある．
- Mustard 手術，Senning 手術：ともに心房内血流転換手術．以前は主流であったが，現在では特殊な事情で診断が遅れて左室圧が下がってしまったⅠ型症例に適応があるのみである．

> **Point 完全大血管転位症の手術**
> - Ⅰ型：プロスタグランジン E_1 製剤の投与（動脈管開存の維持），小さめの BAS を行い，生後 2 週間以内に大血管転換術（Jatene 手術）を施行する．
> - Ⅱ型：生後 3～4 週間後に VSD の閉鎖と Jatene 手術を行う．
> - Ⅲ型：Blalock-Taussig 手術を行い（チアノーゼの改善），3～5 歳時に Rastelli 手術を施行する．

4 総肺静脈還流異常症 total anomalous pulmonary venous return (TAPVR)

1 ● 概要
左心房に還流すべき肺静脈が，すべて右心系に還流したもの．心房中隔欠損もしくは卵円孔開存による左心系への血流が維持されていないと生存できない．右室，肺動脈の血流は増大し，肺高血圧を呈する．還流する経路に狭窄を有する場合（肺静脈閉塞；pulmonary venous obstruction：PVO）は肺うっ血をきたし重篤である．本症は肺静脈の還流部位により 4 型に分類される（図 27-18）．上心臓型（Ⅰ型）が約 50％ と最も多く，下心臓型（Ⅲ型）は PVO の頻度が高く，新生児早期から重篤の例が多い．全体の 80％ 以上は新生児期から肺うっ血，肺高血圧，心不全となり早急な手術を要する．先天性心疾患の約 1％ の発生率である．

2 ● 検査所見
- 心エコー図：左房，左室の狭小と右室の拡大．ドプラエコーでは ASD を介しての右-左短絡

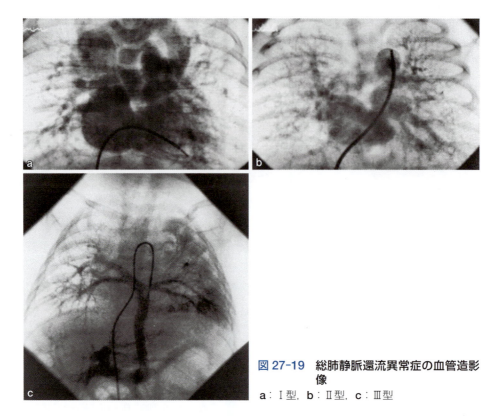

図 27-19 総肺静脈還流異常症の血管造影像
a：Ⅰ型, b：Ⅱ型, c：Ⅲ型

を認める．ほとんどの症例で異常還流部位を描出できるようになった．

- **心臓カテーテル検査**：肺静脈還流部位での酸素飽和度の上昇と左心系での酸素飽和度の低下および肺高血圧を認める．
- **心血管造影検査**：超音波診断の進歩により重症の新生児には行わなくなったが，肺動脈造影を行えば，還流の形態がわかる（図 27-19）．特に混合型の診断には有用である．

3 ● 手術適応

全例に手術適応がある．PVO を伴うものは緊急手術の必要があるが（図 27-20），それ以外は準緊急的に手術する．

4 ● 手術術式

Ⅰ型およびⅢ型では共通肺静脈幹と左房を吻合する．手術の方法として，心尖を持ち上げる posterior approach と右方から心房に横切開を加える right side approach がある．Ⅱ型に対しては，心房内で ASD を介して肺静脈血を左房に返すようにパッチを当てる．手術危険率は PVO の有無に左右されるが，わが国では年間 180 例以上に手術が行われ，手術死亡率は 6〜7% である．

5 ● 予後

手術生存者のうち 5〜15% の症例に，内膜の過増殖による肺静脈の狭窄が発生する．この病態の予後は不良で再手術による救命率は低い．

> **Point** 総肺静脈還流異常症
> - 総肺静脈還流異常症は生直後から肺静脈狭窄を呈することが多く，新生児期に緊急手術を要することがある．
> - 手術死亡も依然として高く，肺静脈吻合部再狭窄の発生率も高いが，順調に経過した症例の予後は良好である．

5 三心房心 cor triatriatum

1 ● 概要

左心房が異常な隔壁によって，肺静脈の還流する部分（副室）と左心室に通じる部分（固有左房）に分割されている稀な疾患．この隔壁にある開口部によって，副室と左房の交通が得られている．隔壁の開口部が小さく，右心系への交通も少ない場

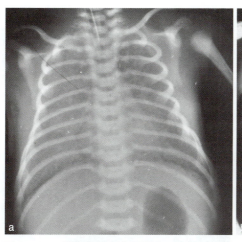
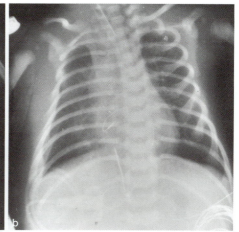

図 27-20　総肺静脈還流異常症の胸部 X 線像
術前の著明な肺うっ血(a)が術後は改善している(b).

合は重症のため，肺静脈還流異常症と同様に高度の肺うっ血を呈し，緊急手術を要する．交通が十分な症例では症状はなく，心房中隔欠損症の精査の過程で見つかることが多い．

2 ● 手術術式
体外循環・心停止下に隔壁を切除する．

3 ● 予後
日本で年間 10〜20 例の手術しか行われない稀な疾患である．手術死亡率は 1〜2% 前後で，遠隔予後も良好である．

6 修正大血管転位症 corrected transposition of great arteries

1 ● 概要
稀な疾患．右心系は右心房-僧帽弁-左心室-肺動脈，左心系は左心房-三尖弁-右心室-大動脈とつながっている状態．すなわち房室錯位と大血管転位とを合併しており，結果的に静脈血は肺動脈に，動脈血は大動脈に流れるように修正されている(図 27-21)．したがって他の心奇形の合併がない限り血行動態は正常である．年長になるにつれ，房室伝導障害や左側房室弁閉鎖不全(左側にある三尖弁の閉鎖不全)がみられ，また解剖学的右室が体循環を代行しているために心不全が次第に進行する例が多くなる．合併心奇形として最も多いのは心室中隔欠損，次が肺動脈狭窄である．

2 ● 検査所見
- **心エコー図**：両心室が side by side に並び，大動脈弁が肺動脈弁の左に並ぶ．
- **心臓カテーテル検査**：合併心奇形の診断に有用である．
- **心血管造影検査**：両室造影により，機能的な右室は解剖学的な左室で，機能的な左室は解剖学的な右室であることがわかる．ほかの所見は合併疾患次第である．

3 ● 手術適応
合併心奇形の手術適応に準じる．心室中隔欠損兼肺高血圧の合併では，1 歳未満で欠損孔を閉鎖する．房室結節が心室中隔の前方にあり刺激伝導系が右室に近い経路をとるので，心室中隔欠損の閉鎖は欠損孔の左室側を縫合しなければならない(DeLeval 法)．心室中隔欠損兼肺動脈狭窄の合併では，体肺動脈短絡術ののち 5 歳くらいで左室から肺動脈への心外導管を含む根治術を行う．経年的変化である房室伝導障害と左側房室弁閉鎖不全に対しては，症状に応じてそれぞれペースメーカー植込みおよび人工弁置換を行う．本疾患の術後長期予後が不良なことから，心房レベルの血流転換(Mustard 手術，Senning 手術)と心室-大血管レベルの血流転換(Jatene 手術，Rastelli 手術)を同時に行うダブルスイッチ手術が行われるよう

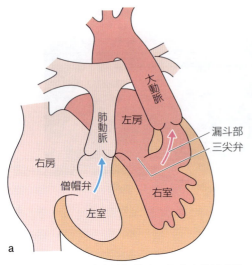
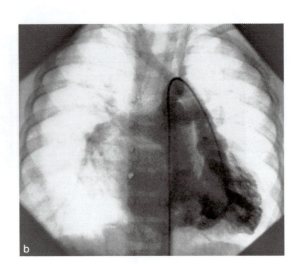

図 27-21　修正大血管転位症と心大血管造影像
a：修正大血管転位症：右房は右側にある左室につながり，ここから肺動脈が出ている．左房は左側にある右室につながり，ここから大動脈が出ている．
b：逆行性大動脈造影：左側に解剖学的右室，大動脈が位置し，心室間交通孔を通して，解剖学的左室，肺動脈が造影されている．

になった．困難な手術ですべての症例に適応できるわけではないが，心室機能の温存が期待されており遠隔成績の検討が待たれる．

両心室形態を有しない疾患（単心室症）

単心室症は両側心房からの血流が1つの心室に流入する疾患であるため，必ずチアノーゼが存在する．多彩な形態の心奇形が包括的に含まれている．しかしながら，外科治療の観点からみれば，これら形態のいかんにかかわらず，治療戦略はほぼ一定であるため，ここでは一括して述べる．

1 単心室症 univentricular heart

1　概要

心室の形態からは，左室型，右室型，両心室型に分類される．機能的に意味のない，痕跡的な2つ目の心室を有している場合も単心室と呼称する．房室弁の形態からは，2つの房室弁が単心室に流入している場合(double inlet ventricle)，共通房室弁で房と室がつながっている場合，一側の房室弁が閉鎖している場合(tricuspid atresia, mitral atresia)がある．いずれにしても，血行動態

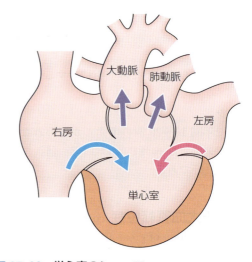

図 27-22　単心室のシェーマ

的には図27-22に示すシェーマのようになる．一般に単心室では，計算上，肺体血流比＝1.0 の状態での動脈血酸素飽和度(SaO_2)は75〜80％となる．末梢組織で酸素消費により動脈血酸素飽和度が20〜25％低下すると仮定すれば，肺体血流比＝1.0 の単心室では以下の式で，動脈血酸素飽和度は計算される．

$SaO_2(\%) =$
　$\{(SaO_2 - 20\% \text{ or } 25\%) \times 1 + 100\% \times 1\}/2$
　$\therefore SaO_2 = 80\% \text{ or } 75\%$

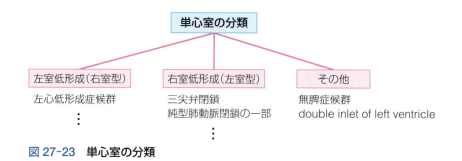

図 27-23 単心室の分類

ここで注意すべきは，もし動脈血酸素飽和度95%の単心室循環ならば，この式から肺体血流比は約4.0〜5.0となることである．この状態での単心室の拍出すべき総血液量は，肺体血流比1.0のときの実に2.5〜3.0倍になる．チアノーゼは軽くなるが，きわめて大きな容量負荷が単心室にかかることになり，心不全状態となる．一方，肺血流が減少し肺体血流比が0.5となれば，動脈血酸素飽和度は50〜60%となり，心室容量負荷は軽減されるが，強いチアノーゼを呈する．このように，単心室循環では適度な肺血流の調節が重要であることがわかる．

2 ● 単心室の分類

一般に左右心室を用いた解剖学的根治術を行うには，左右ともに心室容積（拡張末期容積）は，正常の60〜70%は最低必要といわれている．したがって，左右いずれかの心室で，60%未満の心室容積しかない場合は，機能的には単心室に分類され，単心室治療戦略に則って治療計画が立てられる．これまでに述べてきた先天性心疾患の多くでも，稀ではあるが，ある一定の頻度で一方の心室が著しく低形成となっている患児がみられる（完全大血管転位で左室低形成や両大血管右室起始で右室低形成など）．また一方で，代表的な単心室である三尖弁閉鎖症，左心低形成症候群，無脾症候群などがある．簡潔な分類を図27-23に示す．そのほかには，double inlet of left ventricleや，分類が困難な解剖学的にも心室が1つしかない単室症などが含まれる．

3 ● 手術方針

左室型単心室の一部に，左右の心室を分割して左心系と右心系に分けることが可能な症例がある（septation手術）．しかしほとんどの単心室症では解剖学的根治術（二心室修復）は不可能であるため，最終手術は機能的修復術であるFontan手術である．すなわち，チアノーゼをなくすことを目的として，右心系は右心室なしで大静脈血を肺動脈に流入させる修復術である．Fontan循環は，右心系がないというきわめて特異な血行動態，肺循環を有するので，循環が成立するためには，さまざまな適応基準を満たす必要がある．従来は，"Fontanの十戒"といわれた10個の満たすべき基準が一般的であった．小児心臓外科の進歩に伴い，Fontan手術も原法から改良された変法が開発され，両方向性Glenn手術（bidirectional cavopulmonary shunt：BCPS）を行ってから二期的にFontan手術を完成させる段階的Fontan手術が導入された現在では，適応基準として肺血管抵抗と単心室心機能のみが重要とされている．ただし，一部の症例では，第二段階の両方向性Glenn手術を経ないで，Fontan手術を行うこともある．

- **第Ⅰ段階手術**：新生児期・乳児期にはまず姑息手術を施行する．肺血流が減少もしくは動脈管に肺血流が依存している患児には，Blalock-Taussig手術を施行する．肺血流増加例には肺動脈絞扼術を施行する．左心低形成症候群では，Norwood手術を新生児期に施行する．
- **第Ⅱ段階手術**：両方向性Glenn手術を3か月以降の乳児期に行う．上大静脈を切断して，肺動脈に端側に吻合する（図27-24）．この際，体肺短絡シャントや絞扼した肺動脈からの肺血流は閉鎖することが多い．これにより，単心室循環の血行動態から部分右心バイパスの血行動態となり，単心室の容量負荷は軽減される．しかし，依然として下大静脈血は，左心系に還流するため，チアノーゼは残存し，上半身の血流

量の多い乳幼児では動脈酸素飽和度は80〜90%である．
- **第Ⅲ段階手術**：Fontan手術を1歳以降の幼児期に行う．Fontan手術およびその変法（図27-25）を示す．
【Fontan原法】：ASDを閉鎖したのち，右房と肺動脈を大動脈弁のホモグラフトを用いて吻合し，さらに逆流防止のため下大静脈の右房流入部にもホモグラフトの大動脈弁を挿入する．
【total cavo-pulmonary connection (TCPC)法】：原法で行われた症例の術後遠隔期に右房が拡大して乱流が生じ，血流のうっ滞をきたして肺循環動態を悪化させることが判明したために，下大静脈から上大静脈への直線的なトンネルを作製し，肺動脈には切断した上大静脈を上下から吻合する改良法．最近では下大静脈から肺動脈へのルートをゴアテックス®人工血管でつなぐ方法が流体力学的に優れていることから普及している．

4 ● 手術成績

- **第Ⅰ段階**：姑息術である体肺短絡術は，Fallot四徴症などの二心室修復を行う症例も含めて，日本では年間500例前後に行われ，死亡率は4%前後である．肺動脈絞扼術も同様に二心室修復症例を含めて，600例以上に行われ，死亡率は4%前後である．
- **第Ⅱ段階**：両方向性Glenn手術は多くの場合，房室弁形成や肺動脈形成などの付加的手術を行うことが多く，年間350例前後に行われ，死亡率は2.0%前後である．
- **第Ⅲ段階**：わが国では年間400例前後にFontan手術およびその変法が行われ，手術死亡率は1〜2%程度である．しかし古典的なFontan手術での長期遠隔成績は不良で，上室性不整脈やうっ血性心不全，蛋白漏出性胃腸症などのためにQOLもよくない．最近の変法の遠隔成績が待たれている．疾患別にみると左室型単心室である三尖弁閉鎖症とdouble inlet ventricleの手術成績は比較的良好だが，右室型である左心低形成症候群や無脾症に伴う単心室症例の成績はまだ不良で，最終的にFontan手術に到達する率もやや低い．

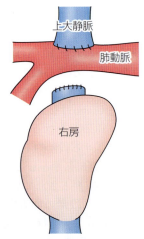

図 27-24　両方向性Glenn手術

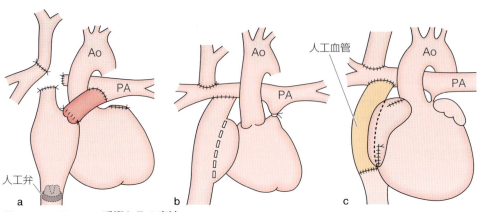

図 27-25　Fontan手術とその変法
a：Fontan原法，b：TCPC手術，c：人工血管によるTCPC手術．

先天性心疾患―B　右-左短絡を主とする疾患　385

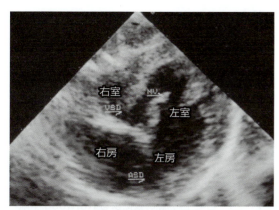

図 27-26　三尖弁閉鎖症の心エコー図
MV：僧帽弁，USD：心房中隔欠損，ASD：心室中隔欠損．

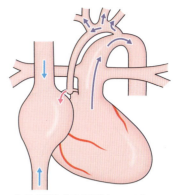

図 27-27　左心低形成症候群（HLHS）

3　左心低形成症候群
hypoplastic left heart syndrome（HLHS）

1　概要
欧米では先天性心疾患の 8〜10% を占めるといわれているが，わが国ではそれほど多くない．僧帽弁の高度の狭窄もしくは閉鎖を伴って，左室は痕跡程度に小さく，上行大動脈も非常に細く左心系全体が低形成である．心臓からの血流はすべて右室から肺動脈へと駆出され，体循環は動脈管を経由して保たれている（図 27-27）．動脈管の閉鎖傾向により体循環が保たれなくなると，代謝性アシドーシス，冠血流低下による心筋虚血，肺血流増大による心不全からショック状態を呈し，70% は生後 1 週間以内に死亡する．本質的に肺循環と体循環とが直列配置となった血行動態のため，肺血管抵抗の変化によって病態が激変するので，人工呼吸器と鎮静薬，筋弛緩薬により低酸素血症・高二酸化炭素血症の状態にして肺血管抵抗を高めないと生存できない．

1980 年代に至るまで本疾患に対する外科治療は不可能とされていたが，Norwood 手術の成績が徐々に改善しつつあり，治療可能な疾患となった．

2　検査所見
- 心エコー図：異常に細い上行大動脈（4 mm 以下）と非常に小さく見つけにくい左室，異常に太い肺動脈を認める．ドプラでは動脈管での右-左短絡を認める．
- 3DCT：状態不良のため通常のカテーテルを用いた心血管造影は行われにくい．侵襲の少ない

Point　単心室症
- 単心室症では，必ずチアノーゼを認め，心室容量負荷や肺血管病変の観点から適度な肺血流の調節が必要である．
- 外科治療は Fontan 手術が最終目標であり，初回姑息手術，両方向性 Glenn 手術を経る段階的 Fontan 手術が行われる．
- Fontan 手術の適応上，重要なものは，単心室機能と肺血管抵抗である．

2　三尖弁閉鎖症　tricuspid atresia

1　概要
三尖弁閉鎖症は，左室型単心室の代表的疾患である．心室と大血管の関係も，正常大血管関係か大血管転位か，高肺血流か低肺血流かでバリエーションが多い．大血管転位が 85% に認められ，肺動脈狭窄は 70% に認められる．

2　検査所見
- 心エコー図（図 27-26）：閉鎖した三尖弁と，低形成の右室，左室との心室間交通を認める．心房中隔欠損の血流は右-左である．

3　手術
第 1 段階の姑息術は，肺血流が少ないか動脈管に依存している場合は体肺短絡手術で，肺血流の多い場合は肺動脈絞扼術となる．以降，前述のとおりに Fontan 手術に向かい治療が進められる．

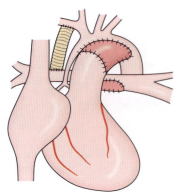

図 27-28　Norwood 手術

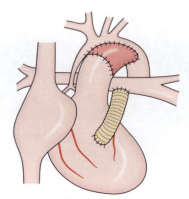

図 27-29　右室-肺動脈導管による Norwood 手術

造影 CT 検査で形態学的な評価は可能である．

3 ● 手術

　Norwood 手術は，術中・術後管理が困難で，手術成績も不良であったが，術後管理の向上と術式の工夫によって，多くの施設で成績の改善が認められている（図 27-28）．わが国では年間約 100 例前後に行われており，手術死亡はいまだ 15% 前後である．Norwood 手術で生存すると，段階的に両方向性 Glenn 手術を経て，Fontan 手術へと向かう．

> **Frontier**
> **右室-肺動脈導管を用いた Norwood 手術**
> 　わが国における Norwood 手術は，肺血流路として Blalock-Taussig シャント変法が行われていたが，術後肺血流の調節・管理の困難により手術成績が不良であった．それに代わる肺血流路として，右室-肺動脈導管（図 27-29）が 2000 年頃より行われるようになり，手術成績は格段に改善した．現在，欧米諸国でも広く行われ，Blalock-Taussig シャント変法との長期成績の比較検討が行われている．

4　無脾症候群，多脾症候群
asplenia syndrome, polysplenia syndrome

1 ● 概要

　稀な疾患ではあるが，脾臓の形態異常とともに高度のチアノーゼを伴う複雑心奇形を有する．内臓錯位症を必ず合併しており，無脾症候群ではしばしば対称肝（symmetrical liver）を有し，胃泡も中央に認めることが多い．単心房であることが多く，心房および肺の構造が左右対称である．無脾症（右側相同；right isomerism）では心房・肺とも右型（bilateral right sidedness）で，多脾症（左側相同；left isomerism）では心房・肺とも左型（bilateral left sidedness）である．無脾症に多い合併心奇形は，大血管転位，単心房，単心室，肺動脈閉鎖，総肺静脈還流異常症などである．多脾症では大血管転位を除いて無脾症と同様の疾患のほかに，下大静脈欠損・奇静脈結合や心内膜床欠損症の合併が多い．症例ごとに種々の心奇形の組み合わせを呈するが，複雑な組み合わせで新生児期から高度のチアノーゼや心不全を呈する場合の予後は，外科的治療を行ってもなおはなはだしく不良である．比較的生存しやすい組み合わせの症例で学童期まで手術を要しなかった場合には，根治的手術も可能でその成績は良好である．

2 ● 検査所見

- **末梢血検査**：無脾症では，Howell-Jolly 小体が認められる．
- **胸部 X 線**：心臓の位置はさまざまだが，肺が左右対称．無脾症では両側とも右型，多脾症では両側とも左型である．肝臓は左右対称のことが多い．胃泡は中央もしくは右に認める．

3 ● 手術

　疾患の構成が多岐にわたるため一概にいえないが，肺動脈閉鎖症と総肺静脈還流異常症の合併例は新生児期に重篤となり，特に成績不良である．体肺動脈シャントや，肺静脈-左房吻合などの姑息手術に耐えて成長した症例の一部に心内修復術の適応例が認められる．二心室への修復よりも Fontan 手術の適合例のほうが多い．

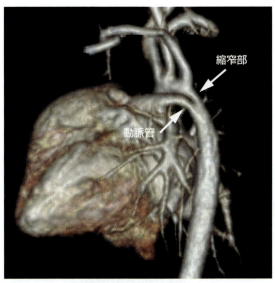

図 27-30　大動脈縮窄症の 3DCT 像

C 大動脈の形成異常を主とする疾患

1 大動脈縮窄症
coarctation of the aorta (CoA)

1 概要
大動脈の先天的な狭窄が動脈管付近に生じるもので，先天性心疾患の 5% に発生する．胎生期の血流パターンから大動脈峡部の発育が阻害されることが原因という説が唱えられている．縮窄部の内腔に限局性の線維性の突出(shelf)を認める．心奇形の合併が多く，それによって重症度が左右される．約 40% が心室中隔欠損を合併し，約 20% が複雑心奇形を合併する．これらを縮窄複合(coarctation complex)と呼び，新生児期に重篤な心不全，呼吸不全，アシドーシスを生じ，プロスタグランジン E_1 製剤を中心とした積極的な薬物治療と緊急手術を必要とする．心疾患を合併しない単独の縮窄症の場合は症状の発現が遅く，心雑音や上肢高血圧をきっかけに診断される．

2 検査所見
- **心エコー図**：胸骨上窩からの断層エコーで，大動脈弓遠位部が狭窄あるいはほぼ途絶した像が得られる．ドプラエコーによって，圧較差を測定することができる．
- **上下肢血圧**：年長例では著明な上肢高血圧と上下肢血圧差を認める．しかし新生児の coarctation complex では状態不良のときは四肢の血圧がすべて低く，血圧差は不明で，またプロスタグランジン E_1 製剤が有効な例は動脈管経由の右−左短絡によって下半身が灌流されるため，やはり上下肢血圧差は不明確である．
- **3DCT**：高速 CT 装置の普及により，近年では新生児においても，かなり正確な撮像が得られる．侵襲も小さく，得られる情報も多いことから，広く施行されている(図 27-30)．
- **心血管造影検査**：新生児では心臓カテーテル検査の侵襲を避けるため逆行性橈骨動脈造影が行われてきたが，CT の進歩により，最近では必須ではなくなりつつある．

3 手術適応
狭窄が軽度な症例を除きすべて手術適応である．軽度の狭窄および術後の狭窄残存にはカテーテルインターベンションも有効である．

4 手術術式
- **subclavian flap 法**：乳幼児に対して有用な術式である．形成部の成長が期待でき，再狭窄は少ない．しかし左鎖骨下動脈を結紮切断しなければならず，QOL の面からほとんど施行されなくなった．
- **縮窄切除・端々吻合**：狭い範囲でこの術式を行うと再狭窄が多いため，最近では大動脈弓部まで十分に切開して縮窄を可及的に切除する拡大術式が行われるようになり，早期・遠隔ともよい成績を示している(図 27-31)．
- **人工血管置換術**：成人にのみ適応がある．
- 近年はステントグラフトなどによる血管内治療も施行され，低侵襲ゆえに期待されている．

5 予後
単純な縮窄症の手術成績は良好であるが，合併心奇形を有する新生児では 3% 前後の手術危険率がある．狭窄の残存や再発に対しては，カテーテルインターベンションによる治療が効果的である．

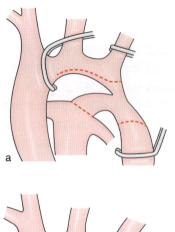

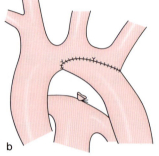

図 27-31 大動脈縮窄症の縮窄切除・端々吻合
a：術前，b：術後．

> **Point** 大動脈縮窄症
> ・大動脈縮窄症は下半身の血流が動脈管に依存しているため，出生直後からプロスタグランジン E_1 製剤の投与が必須である．
> ・単独大動脈縮窄症は少なく，多くは合併心奇形を有する縮窄複合である．

2 大動脈弓離断症
interruption of aortic arch (IAA)

1 概要

大動脈が弓部で連続性を欠く異常で，大動脈縮窄症の極端なかたちといえる．太い動脈管〔この場合は pulmonary ductus-descending aorta trunk (PDDT) と称する〕を有し，下半身への血流が右室-肺動脈経由で維持されている．離断部位によってA，B，Cの3型に分けられる（図27-32）．高率に心室中隔欠損や複雑心奇形を合併し，coarctation complex と同様に新生児期から重篤である．プロスタグランジン E_1 製剤を中心とした積極的な薬物治療と緊急手術を必要とする．心室中隔欠損症を60％以上に，複雑心奇形を30％に

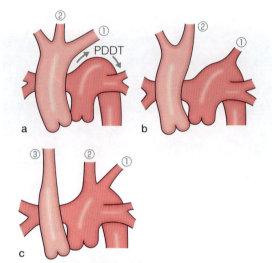

図 27-32 大動脈弓離断症の病型分類
（Celoria-Patton の分類）
a：A型：弓が左鎖骨下動脈（①）直下で離断されたもの（42％）
b：B型：弓が左総頸動脈（②）と左鎖骨下動脈の間で離断されたもの（53％）
c：C型：弓が腕頭動脈（③）と左総頸動脈の間で離断されたもの（5％）
いずれの型も主肺動脈→動脈管→下行大動脈に至る pulmonary ductus-descending aorta trunk (PDDT) を形成する．

合併する．

2 検査所見

心エコー図および3DCTで大動脈弓部での血流の途絶を示す以外は，大動脈縮窄症と同様の所見．

3 手術適応

動脈管の閉鎖傾向とともに下半身の灌流が急速に不良となり（ductal shock），重篤なアシドーシスを呈し，肝不全，腎不全を併発する．心奇形の合併のために心不全，肺高血圧も伴うので多臓器不全の状態に陥りやすい．人工呼吸や内科的治療で状態を改善して，できるだけ早急に外科治療を行う．

ほとんどの症例で心内奇形を伴う．以前は新生児に対する一期的手術は侵襲が大きく成績が不良だったため，分割手術が行われていた．しかし姑息的手術のリスクも高く予後も不良なため，一期的手術が選択されることが多くなった．

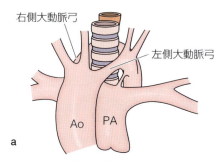
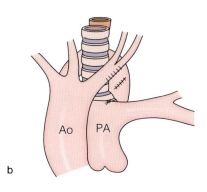

図 27-33　重複大動脈弓の手術
a：術前．b：動脈管索と左側大動脈弓の切断．

4 ● 手術術式（大動脈弓部再建術）

- **Blalock-Park 手術**：鎖骨下動脈を用いたバイパス手術で成長は期待できるが，人工材料によりバイパスを太くする変法も行われる．
- **直接吻合法**：理想的な術式であるが，形態，離断の距離などから困難な場合もある．
- **人工血管バイパス法**：手術は最も容易だが，乳幼児に行うと成長に応じて必ず再手術が必要になる．

新生児に対する手術は，術前状態が不良なことと，左室流出路狭窄の合併が多いことにより大動脈縮窄症よりも危険率が高く，約5％である．

> **Point　大動脈弓離断症**
> - 大動脈弓離断症は下半身の血流が動脈管に依存しているため，生直後からプロスタグランジン E_1 製剤の投与が必須である．
> - 新生児期に緊急手術が必要で，多くは合併心奇形を有する大動脈離断複合である．

3 血管輪，肺動脈スリング
vascular ring, pulmonary artery sling

胎生期における大動脈の形成過程において，正常ならば退縮もしくは離断するべき箇所が残存したために，大動脈系の走行が異常となり，気管や食道を締め付けてしまう状態を総称して血管輪という．大動脈弓が左右とも退縮せず形成されると重複大動脈弓となり，右大動脈弓に左動脈管索を伴う症例や左大動脈弓に異所性の鎖骨下動脈を伴う症例も血管輪を形成する．血管輪は頻度が低いが，不完全な血管輪を含めると種類は多い．また肺動脈の走行異常によって同様な症状を呈する肺動脈スリング（pulmonary artery sling）も本項に含める．

1 ● 診断と手術適応

重複大動脈弓や肺動脈スリングは，新生児期から気管の呼吸圧迫による呼吸困難が出現し，超音波断層検査およびCTにより診断は容易である．通常は人工呼吸管理を要し，狭窄の強い症例では人工呼吸管理のもとでも呼吸不全状態となる．新生児期から呼吸管理を要する症例はすべて手術適応である．稀に重複大動脈弓でも発症の遅い症例があり，年長児となってむしろ嚥下障害で診断がつく例がある．この場合は，まず食道造影で鑑別診断してから大血管の画像診断へと進める．

- **重複大動脈弓**：左右の第Ⅳ弓がどちらも背側大動脈とつながっているために，気管と食道を挟んで両側に大動脈弓部が形成されている．下行大動脈は左側であることが多く，左右の大動脈弓の太さを比べると右側のほうが太いことが多い．乳児期早期から気管と食道の圧迫症状を呈する症例と，年長児になるまで症状の発現をみない症例がある．
手術は左側方開胸下に細いほうの大動脈弓を切断する．左側を切断することが多く，左鎖骨下動脈の末梢側で切断するのが標準である．気管に対する手術治療が必要となる症例の報告は少ない（図 27-33）．
- **肺動脈スリング**：肺動脈スリングは，発生過程で左肺動脈が主肺動脈と結合せずに右肺動脈と異常に結合したもので，その走行は右の気管支

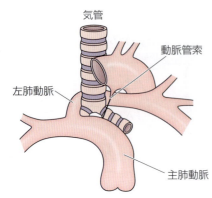

図 27-34　肺動脈スリング

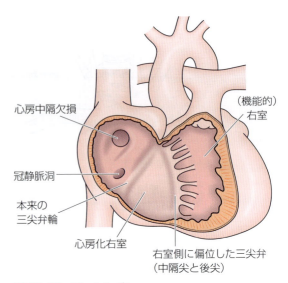

図 27-35　Ebstein 病

の上を越えて気管分岐部の後ろで食道との間を通る．動脈管索は通常の位置でつながっており，その結果として輪を形成し，気管・気管支の狭窄をきたす．この狭窄は広範囲に及ぶこともあり，重篤な呼吸不全を呈する症例が半数以上である．

高度な気管狭窄を伴う新生児の呼吸不全例では本疾患を鑑別する必要がある．MR アンギオグラフィ（MRA）や 3DCT で診断できる．

手術は胸骨正中切開で人工心肺下に行う（術前から ECMO 補助が必要な症例もある）．動脈管索を切断したのちに左肺動脈を右肺動脈から切離して，本来あるべき主肺動脈の左側に吻合する（図 27-34）．気管・気管支の形成手術が必要な場合はリスクが高くなる．

D　弁の異常を主とする疾患

1　Ebstein（エプスタイン）病
Ebstein's anomaly

1　概要

三尖弁の中隔尖と後尖が右室心尖部に近く偏位している．このため右室腔が 2 つに分けられ，流入側は心房化右室を形成し壁は菲薄となる．機能的右室は狭小で高度の三尖弁閉鎖不全を伴う．右心室の肺動脈に対する駆出が不十分で，心房中隔欠損もしくは卵円孔開存を合併するために心房レベルで右-左短絡を示す．25% に WPW（Wolff-Parkinson-White；ウォルフ-パーキンソン-ホワイト）症候群による発作性上室頻拍症を伴う．乳児早期から心不全を呈する例の予後は不良である（図 27-35）．

2　手術適応

症状の軽いものでは手術の必要はない．心不全をきたしたときに手術適応となる．

3　手術術式

- 三尖弁形成術（Danielson 手術，Carpentier 手術，Cone 手術）：偏位した三尖弁後尖および中隔尖を正常の弁輪部に吊り上げ，心房化右室を縫縮する．
- 三尖弁置換術：弁の変形が高度の場合には弁形成術は不可能であり，人工弁置換術の適応となる．

> **Point　Ebstein 病**
> - 新生児期・乳児期重症 Ebstein 病はきわめて予後不良である．
> - それ以外の手術成績は良好である．

2　左室流出路狭窄　left ventricular outflow tract obstruction (LVOTO)

左室流出路の狭窄であるが，大動脈弁の狭窄と

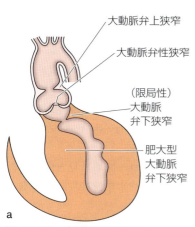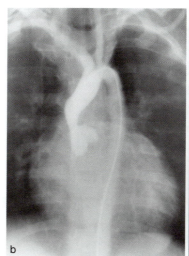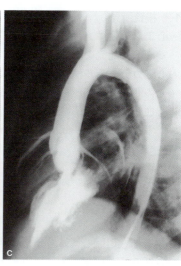

図 27-36　左室流出路狭窄
a：先天性左室流出路狭窄の各型，b：大動脈弁上狭窄の造影像，c：限局性大動脈弁下狭窄の造影像．

その前後の狭窄とに分類される（図 27-36a）．
- A．弁性狭窄（valvular stenosis）
- B．弁上狭窄（supravalvular stenosis）
- C．弁下狭窄（subaortic stenosis）
  限局性弁下狭窄（discrete subaortic stenosis）
  肥大型弁下狭窄（idiopathic hypertrophic subaortic stenosis）

A 弁性狭窄 valvular stenosis

先天性心疾患の5～6%と比較的多い疾患である．大動脈弁は3弁のこともあるが，2弁のことが多く，いずれの場合も交連が癒合して弁口の狭窄をきたしている．狭窄が高度の症例では乳児期に心不全症状を呈し，緊急に手術もしくはカテーテルインターベンションを必要とする（重症大動脈弁狭窄；critical AS）．幼児期になり運動量が増加するにしたがって易疲労性，狭心痛，失神などの症状が徐々に発現する．突然死の原因疾患の1つである．

1 ● 検査所見
- 心エコー図：大動脈弁の癒合，二尖弁，ドプラにより大動脈弁口の乱流を認め，大動脈弁前後での血流速度を測定して圧較差を算出する．
- 心臓カテーテル検査：左室から大動脈への引き抜き圧測定で，圧較差を証明する．

2 ● 手術適応
左室大動脈間の収縮期圧較差が50 mmHg以上のものは手術適応がある．圧較差が50 mmHg未満でも，失神や狭心痛を伴う症例は手術適応である．新生児で手術のリスクが高い症例では，カテーテルインターベンションも適応となる．

3 ● 手術術式
乳幼児では，可能な限り交連切開により弁口面積を拡大する．しかし過度な交連切開は閉鎖不全をきたして危険である．弁口の癒合だけでなく，弁輪が狭小なために成長とともに再手術として人工弁置換が必要になることが多い．人工弁置換に際しては，自己弁輪が狭小な例ではKonno法やNicks法などの弁輪拡大術を併せ行う必要がある．一方，最近では自己肺動脈弁を大動脈弁位に移植するRoss手術が再評価され，行われるようになっている．

B 弁上狭窄 supravalvular stenosis

大動脈弁上の上行大動脈に，限局性または大動脈弓部にまで及ぶびまん性の狭窄を呈する．精神発達遅滞，妖精様顔貌（elfin face），末梢性肺動脈狭窄を合併する症例は，Williams（ウィリアムス）症候群と呼ばれる．

1 ● 検査所見

- **心エコー図**：上行大動脈に狭窄を認め，ドプラで同部に乱流を認める．
- **心臓カテーテル検査**：左室と大動脈狭窄の末梢との間に収縮期圧較差を認める．
- **心血管造影**：上行大動脈に狭窄（**図 27-36b**）と狭窄後拡張（post-stenotic dilatation）を認める．

2 ● 手術適応

弁性狭窄と同じ．

3 ● 手術術式

狭窄部を切開してパッチで拡大する．1 冠尖にのみ切り込む旧来の方法よりも，2 冠尖に切り込む Doty 法や，3 冠尖に切り込む Brom 法が，圧較差の解消には優れている．

C 弁下狭窄 subaortic stenosis

稀な疾患．肥大型弁下狭窄では肥大型心筋症との鑑別が困難で，必ずしも先天性と断定できない．症状や心音は弁性狭窄に類似しており，心血管造影や心エコー図などの画像診断で初めて鑑別される（**図 27-36c**）．手術は大動脈弁経由で狭窄部を切除する．

> **Point 大動脈弁狭窄**
> - 大動脈弁狭窄では，多くは再手術になる．重症大動脈弁狭窄では，予後不良である．
> - 大動脈弁上狭窄は，Williams 症候群に多くみられる．

③ 肺動脈弁狭窄症
pulmonary valvular stenosis（PS）

1 ● 概要

肺動脈弁の先天的形成不全で，2 弁または 3 弁の肺動脈弁尖が癒合して開放が制限され，fish mouth（金魚の口）状または dome（半球）状の狭窄を呈する．高度狭窄例では肺動脈閉鎖症と同様に，新生児期に心不全・チアノーゼのため緊急手術を要する．軽症～中等症では，加齢とともに易疲労性などの症状が出現することが多い．合併疾患としては，右室流出路狭窄，心室中隔欠損，心房中隔欠損などがある．同様の血行動態を示す漏斗部狭窄や末梢肺動脈狭窄との鑑別が必要である．

2 ● 検査所見

- **心エコー図**：肺動脈弁は硬く，動きが制限されている．主肺動脈は狭窄後拡張（post-stenotic dilatation）のために太く，ドプラエコーで主肺動脈内に乱流を認める．
- **心臓カテーテル検査**：右室収縮期圧が上昇し，右室-肺動脈間に圧較差が存在する．引き抜き圧曲線により，狭窄部位の鑑別も可能となる．狭窄高度例や心不全例では心房レベルでの右-左短絡を示すことがある．
- **心血管造影検査**：心エコー図の所見と同様であるが，右室流出路狭窄や末梢性肺動脈狭窄などの合併の診断に役立つ．

3 ● 手術適応

右室圧 70 mmHg 以上で手術を考慮する．右室圧 100 mmHg 以上または右室圧が左室圧を超えるときは絶対的手術適応である．

4 ● 手術術式

- **直視下肺動脈弁切開術**：体外循環下に肺動脈弁の交連を切開する．同時に右室流出路拡大や心房中隔欠損孔閉鎖を必要とすることが多い．手術危険率は非常に少ない．
- **非直視下肺動脈弁切開術（Brock 手術）**：新生児・乳児の重症例に対し人工心肺を用いず，右室流出路から鉗子やダイレーターを挿入して盲目的に肺動脈弁口を拡大する．
- **カテーテルによる弁形成術**：カテーテルインターベンションの進歩に伴い，他疾患の合併のない症例においてはバルーン弁形成術（balloon-valvuloplasty）によって治癒が得られるようになった．

> **Point 肺動脈弁狭窄症**
> - 心房中隔欠損や心室中隔欠損を合併している症例では，直視下弁切開が行われる．
> - 重症肺動脈狭窄では，新生児期に緊急でカテーテルによる弁形成術が行われる．

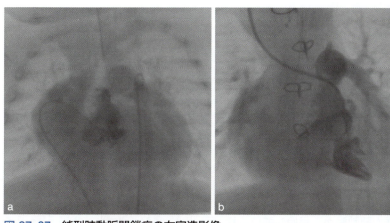

図 27-37　純型肺動脈閉鎖症の右室造影像
　a：術前．b：術後（右室流出路形成＋両方向性 Glenn 手術）．

4　純型肺動脈閉鎖症 pulmonary atresia with intact ventricular septum（PA・IVS, pPA）

1 ● 概要

　多くの複雑心奇形に伴う肺動脈閉鎖症と異なり，心室中隔欠損を伴わない肺動脈閉鎖を純型肺動脈閉鎖症と称する．肺血流は動脈管に依存し，体静脈血は卵円孔もしくは心房中隔欠損を介して左心房に流入する．したがって新生児期より動脈管の閉鎖傾向に伴って，強いチアノーゼとアシドーシスおよび呼吸不全を認める．ただちにプロスタグランジン E_1 製剤を投与して動脈管の開存維持を図る必要がある．ほとんどの症例が右室腔および三尖弁口が狭小であるために，一期的な心内修復術は不可能なことが多い．新生児期には姑息的に肺血流を確保し，発育を待って二期的あるいは三期的な修復を目指す．構造上の必然から中等度から高度の三尖弁閉鎖不全を合併する．

2 ● 検査所見

- **心エコー図**：主肺動脈はほぼ正常の太さがあり，肺動脈弁位には膜様物が描出される．したがって，弁の有無よりもドプラエコーで右室から肺動脈に向かう血流がないことで弁閉鎖を診断する．右室は流出路を中心に肥厚し，内腔の狭小を呈す．
- **心臓カテーテル検査**：右室圧は体血圧より高い．右房圧は三尖弁閉鎖不全のために高く，心房レベルでの右-左短絡を呈す．
- **心血管造影検査**：肺動脈は動脈管および側副血行から造影される．右室造影により狭小な右室と強い三尖弁逆流を示す（図 27-37）．

3 ● 手術適応

　外科治療なしでは生存できない．第一期手術として，体肺動脈短絡術もしくは肺動脈弁切開術あるいはその両者を施行する．

4 ● 手術術式

- **体肺動脈短絡術**：Blalock-Taussig 変法手術が主として行われる．
- **肺動脈弁切開術**：閉鎖部位が薄い膜様であれば，カテーテル治療で開通を図るのが第一選択である．筋性狭窄を伴っていたり，閉鎖部位が厚く硬い場合は，非直視下の Brock 手術もしくはバルーンを用いて右室流出路を閉塞し直視下に弁切開をする方法がある．また体外循環下に右室流出路拡大術を行う場合もある．
- **心内修復術**：姑息手術で経過を観察してから，右室の発育状態によって最終的な手術の適応を決定する．右室拡張期容積が正常の 50% 以上あれば右室流出路の拡大術と心房中隔の閉鎖が可能であるが，それ以下の場合では Glenn 手術の追加をするか，Fontan 手術にする必要がある〔本章の「両心室形態を有しない疾患（単心室症）」の項（→ 382 頁）参照〕．

E 冠動脈異常を主とする疾患

1 左冠動脈肺動脈起始症〔Bland-White-Garland（ブランド-ホワイト-ガーランド）症候群〕

anomalous origin of left coronary artery from pulmonary artery（ALCAPA），Bland-White-Garland syndrome

1 ● 概要

先天的に左冠動脈が肺動脈から起始している稀な疾患．新生児期で肺動脈圧が高いうちは酸素飽和度の低い肺動脈血が左冠動脈に流れるが，肺血管抵抗の低下に伴い肺動脈圧が下がり，左冠動脈領域の虚血から心筋梗塞をきたす．この時期に心機能障害で死亡する症例もある．この時期を乗り越えると，右冠動脈からの側副血行によって左冠動脈領域も灌流されるようになる．しかし梗塞部心筋は線維化をきたして心機能は低下する．拡張型心筋症との鑑別が重要である．また梗塞の合併症として，僧帽弁の乳頭筋機能不全により僧帽弁閉鎖不全を併発することもある．

2 ● 検査所見

- 心電図：前壁から側壁にかけての心筋梗塞所見．
- 心血管造影検査：大動脈造影で左冠動脈がすぐには造影されず，右冠動脈からの側副血行により遅れて造影される．

3 ● 手術適応

病態が進行し左室心筋の線維化が完成してからでは手術による改善は望めない．診断がつき次第できるだけ早期に血行再建手術を行う．

4 ● 手術術式

- 左冠動脈直接移植術：肺動脈から左冠動脈を切り抜き，大動脈基部に引き寄せて直接吻合する．
- 竹内法（図 27-38）：大動脈と肺動脈の間に交通孔をつくり，肺動脈前壁をフラップ状に利用して左冠動脈口までのトンネルを作製する．

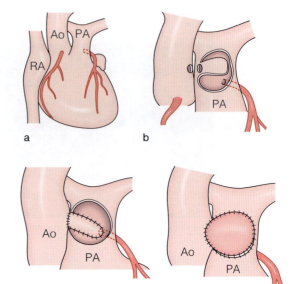

図 27-38　左冠動脈肺動脈起始症手術（竹内法）
a：左冠動脈が肺動脈から起始，b：肺動脈のフラップと大動脈および肺動脈に小孔作製，c：大動脈肺動脈間に AP window をつくり，冠動脈との間をフラップで覆う，d：肺動脈の欠損部をパッチで補填する．

> **Point　左冠動脈肺動脈起始症**
> - 拡張型心筋症との鑑別が重要であり，僧帽弁閉鎖不全の合併も多い．

2 冠動脈瘻 coronary artery fistula

1 ● 概要

冠動脈が心房，心室，肺動脈，肺静脈などに瘻孔を通じて開口する奇形である．右冠動脈が 50% 以上と最も多く，左冠動脈が 35%，両側が 5% である．瘻孔の開口部位は右室 40%，右房 25%，肺動脈 15%，左房 8% などである．右心系に開口すれば左-右短絡となり，その量が多ければ心不全症状を呈することがある．

2 ● 検査所見

- 心血管造影検査：冠動脈造影で拡張蛇行した冠動脈と瘻孔から心血管腔への造影剤の流出を認める．

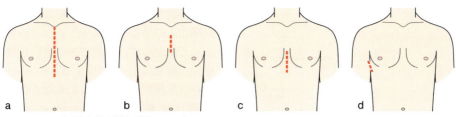

図 27-39 心臓血管外科手術のアプローチ
a：胸骨正中切開，b：胸骨上部部分切開，c：胸骨下部部分切開，d：右腋窩小切開．

3 ● 手術適応

無症状で短絡量の少ないものは適応がない．心不全症状を認めるもの，冠動脈の拡張が動脈瘤のように大きい例には手術適応がある．

4 ● 手術術式

瘻孔が冠動脈の末梢にあるものでは，人工心肺を用いずに結紮可能であるが，瘻孔が冠動脈中枢にあるものや，冠動脈の拡張が著しい例では人工心肺下に冠動脈を切開して瘻孔を閉鎖し冠動脈も縫縮形成する．

> **Point** 冠動脈瘻
> ・右冠動脈に最も多く，右心系に大きく開口すれば，左-右短絡から心不全を呈する．

後天性心疾患

A 心臓血管外科手術のアプローチ

心臓血管外科手術の標準的なアプローチは胸骨を縦切開する胸骨正中切開法である．心臓，上行～弓部大動脈，肺動脈に対するアプローチが可能で最も汎用性が高い．

一方，近年，小さい皮膚切開で，胸骨部分切開や肋間開胸・腋窩小切開により心臓にアプローチする低侵襲心臓外科手術（minimally invasive cardiac surgery：MICS）も普及している（図 27-39）．

MICS には，手術創が目立ちにくいという美容的メリットに加え，輸血量の減少，胸骨感染の予防，入院期間の短縮などのメリットがある．しかし手術難易度が高いので，安全性の担保が重要である．

最近では，完全胸腔鏡下手術やロボット心臓手術も行われ始めている．

B 体外循環

体外循環は多くの心臓血管外科手術で用いられる．これにより心臓および肺の機能が代行され，心停止や無血視野の確保が可能となり，心血管内操作を安全に行うことができる．

人工心肺装置には歴史的変遷があるが，現在では膜型肺と遠心ポンプの組み合わせが一般的である〔第 18 章「臓器移植」の「心肺同時移植」の項（→220 頁）参照〕．

体外循環開始前には，回路内の血栓形成を予防するためにヘパリンを全身投与する．上行大動脈（あるいは大腿動脈，鎖骨下動脈など）に送血カニューレ，右房（あるいは上・下大静脈）に脱血カニューレを挿入し，これらを体外回路に接続して体外循環を開始する（図 27-40）．右房からの静脈血は人工肺で酸素化され動脈カニューレから体内に戻される．上行大動脈を遮断して冠動脈への血流供給を止めると心臓は停止するが，この際，適切な心筋保護法を用いて血液供給の停止から心停止までの時間を短縮させ心筋細胞のエネルギー消費を可能な限り抑制することが，その後の細胞機能を維持するうえで重要である．心内操作終了後に大動脈遮断を解除すると冠動脈への血流が再開し，徐々に心拍動が再開する．心室細動になっ

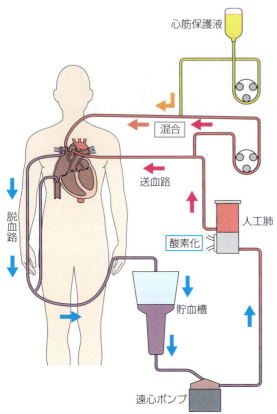

図 27-40　体外循環回路

た場合は，適宜，電気的除細動を行う．心腔内の残存空気が除去され，十分な復温，心拍動が得られたことを確認し，体外循環から離脱する．

C 心筋保護法

心筋保護液(cardioplegia)を用いて，大動脈遮断後に速やかに心臓を停止させ，遮断中を通じて心停止を維持することは，心筋のATP消費を抑制し心筋のダメージを最小限にとどめるために重要である．これにより，大動脈遮断解除後，再灌流後の心機能が良好に保たれる．

心筋保護液の投与法は，上行大動脈に専用針を刺入して，あるいは大動脈切開後に冠動脈口から直接注入する順行性投与が生理的で標準的であるが，冠静脈洞からの逆行性投与も広く行われている．特に冠動脈狭窄がある場合には狭窄部より末梢への心筋保護液の到達が優れており，また，上行大動脈を切開する手術の際には冠動脈口からの直接注入の操作を省略できるなどのメリットがある．したがって，症例ごとに適切な投与法(順行，逆行，両者併用)を選択する．

心筋保護液には，組成に血液を含まない晶質性心筋保護液〔crystalloid cardioplegia，高K濃度(約16 mM)あるいは低Na濃度(約12 mM)が基本〕と，酸素化された血液を含む血液性心筋保護液(blood cardioplegia)がある．

大動脈遮断時間(心停止時間)が長くなる場合は局所冷却を併用し，心筋代謝のさらなる抑制を図る．

D 手術のリスク評価

個々の患者の術前データから心臓血管外科手術のリスク(術後30日死亡率や合併症の発生率など)を予測することは，術前説明や治療選択をするうえで非常に有用である．現在よく用いられるリスク解析モデルにはSTS score，EuroSCORE Ⅱ，JapanSCOREなどがある．EuroSCORE Ⅱはヨーロッパのデータベースをもとにつくられたモデルであり，Web上で所定の因子を入力すると心臓手術の周術期死亡率が計算される．JapanSCOREは，日本の心臓血管外科手術が全例登録されるデータベース JCVSD (Japan Cardiovascular Surgery Database)をもとに作成されたモデルで，年齢，術前状態(クレアチニン値，NYHAなど)，併存疾患(糖尿病の有無，腎不全の有無など)，手術(緊急度，術式など)などの入力項目から，術後30日以内の死亡率や主要合併症の発生率が算出される．

E ハートチーム

近年，カテーテル治療など新しい治療法の出現によって治療選択肢が増えたこともあり，1人の主治医あるいは単一の診療科が考え，治療を完結する従来型の医療体制から，心臓血管外科医，麻酔科医，循環器内科医，画像診断医，リハビリテーション科医，看護師，臨床工学技士，放射線技師など多くの診療科，職種が「ハートチーム」

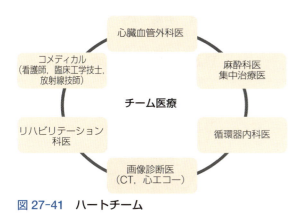

図 27-41　ハートチーム

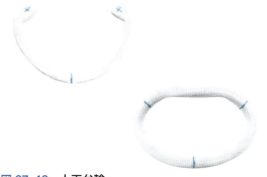

図 27-42　人工弁輪

（図 27-41）を構成し，それぞれの専門的知識や技術を持ち寄って方針決定や治療を行う医療体制の重要性が認識されている．

F 心臓弁膜症

心臓弁膜症は，心臓に存在する4つの弁のいずれか，あるいは複数が，先天性あるいは後天性の原因によって機能不全をきたした状態である．弁の異常には，狭窄，閉鎖不全（逆流），それらの複合したものがある．かつてはリウマチ性の大動脈弁狭窄症や僧帽弁狭窄症が多かったが，リウマチ熱の著明な減少により，現在では先天性二尖弁や高齢化による大動脈弁狭窄症，弁の変性による僧帽弁閉鎖不全症が多い．

手術適応は，症状，心エコー所見，血液データ〔脳性ナトリウム利尿ペプチド（brain natriuretic peptide：BNP）など〕，全身状態などをもとに総合的に判断するが，慢性弁膜症は症状が緩徐に進行することや，特に高齢者では無意識に活動を抑制することも多く，症状を自覚しにくくなっていることには注意が必要である．

心臓弁膜症の診断には心エコーが最も有用である．弁膜症の機序，重症度，心腔の大きさ，心機能などを評価でき，確定診断，手術適応の評価，フォローアップいずれにおいても必須である．通常は経胸壁心エコー（transthoracic echocardiography：TTE）を用いるが，必要に応じ，経食道心エコー（transesophageal echocardiography：TEE）を用い，より詳細な検討を行う．症状と心エコーによる重症度評価が合致しない場合には，運動負荷・薬物負荷心エコーを検討する．

1 弁膜症の外科治療

弁膜症の外科治療には形成術と人工弁置換術がある．以前は人工弁置換術がほとんどであったが，現在は，特に僧帽弁閉鎖不全症や三尖弁閉鎖不全症に対しては弁形成術が広く行われている．形成術を行う際には，補強材料として人工弁輪を用いることが多い．人工弁輪は，拡大した弁輪を縫縮し弁尖の接合を改善するとともに，弁輪の再拡大を予防する（図 27-42）．

最近では，主に高齢者やハイリスク例を対象として，大動脈弁狭窄症に対する経カテーテル的大動脈弁置換術（transcatheter aortic valve replacement：TAVR），僧帽弁閉鎖不全に対する経皮的僧帽弁接合不全修復術など，カテーテル治療も行われるようになった．

2 人工弁の種類

人工弁には機械弁と生体弁があり，それぞれにメリット，デメリットがある（表 27-2）．機械弁は耐久性に優れるが，生涯の抗凝固療法（ワルファリン内服）が必要である．一方，生体弁はブタやウシの生体材料で作られており，術後3か月以後は抗凝固薬を中止できるが，遠隔期に弁尖の硬化や亀裂などが生じる可能性がある．手術に際して，生体弁，機械弁のいずれかを選択するかは，ワルファリン内服の適否，血栓塞栓症や抗凝

表27-2 機械弁と生体弁の長所と短所

	機械弁	生体弁
外観	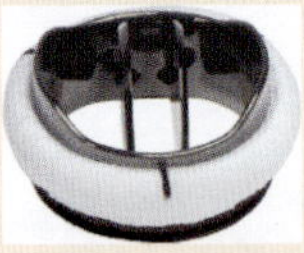	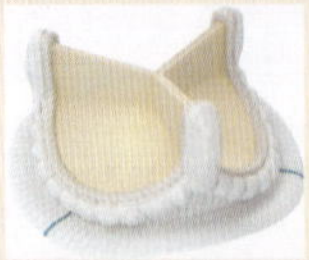
長所	・耐久性に優れる ・弁が小さい患者にも使える	・抗凝固薬(ワルファリン)を飲まなくてよい(※ただし心房細動の場合は内服あり)
短所	・抗凝固薬(ワルファリン)を飲み続けなければならない	・耐久性に限界がある(10〜15年) ・弁が小さい患者には植え込み不可能

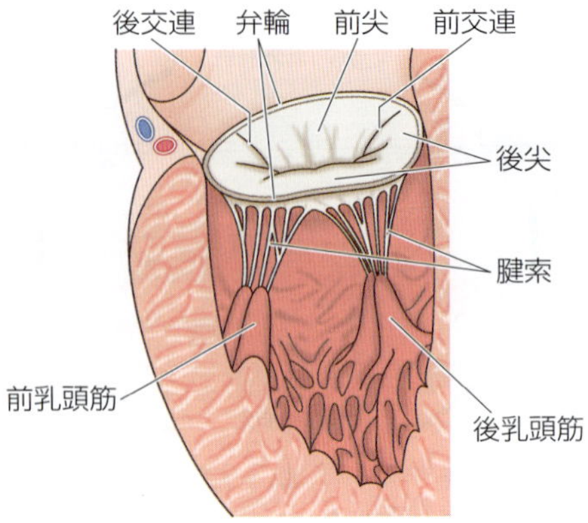

図27-43 僧帽弁複合体

固療法に伴う出血性合併症の頻度,再手術の可能性などに関して十分な情報提供を受けたうえで患者本人が最終的に決定する.わが国の現状では,生体弁の耐久性,高齢者のほうが構造的劣化の進行が若年者よりも緩徐であることなどを勘案し,おおよそ65歳を目安として,より高齢者には生体弁,若年者には機械弁が選択されることが多い.ただし,例えば,挙児希望の女性でワルファリンの副作用(催奇形性)の懸念から若年者でも生体弁を選択するなど,例外もある.

これらのほかに,ヒトから摘出した心臓弁を凍結処理したホモグラフトがあり,特に感染性心内膜炎(infective endocarditis:IE)に有効とされるが,現状では入手がきわめて困難である.

③ 僧帽弁閉鎖不全症
mitral regurgitation (MR)

1 ● 病因

僧帽弁は,僧帽弁複合体という名称・概念でも示されるように,弁尖,弁輪,腱索,乳頭筋,左房,左室が協調して1つの装置のように機能している(図27-43).したがって,弁尖に限らず,僧帽弁複合体のいずれかの部位の異常によりMRが発生する.

このうち,僧帽弁逸脱,腱索断裂,感染性心内膜炎に伴う弁穿孔など,弁尖,腱索,乳頭筋の器質的異常によるものは一次性MR(器質性MR)と呼ばれ,拡張型心筋症,心筋梗塞,心サルコイドーシスなど左室機能低下や左房・左室の拡大に

よる弁輪拡大などに伴うものは二次性MR(機能性MR)と呼ばれる.

一次性MRの原因は,以前はリウマチ性が多数を占めたが,現在,リウマチ性MRは少ない.二次性MRは,病変の本体が僧帽弁ではなく左室にあるため,心不全に対する十分な内科治療を前提としてMRに対する治療を検討する必要がある.

2 ● 病態,症状

左室から大動脈(全身)へ向かうべき血流の一部が左房に逆流すると,大動脈への血流が不足し,左房圧が上昇する.これに対し,左室が拡大,過収縮することで全身への血流量が維持され,左房が拡大することで左房圧上昇が緩和され,このような代償機転が十分に機能している間は無症状で経過する.しかし,次第に左室容量負荷による左室機能低下が進行し,心筋ダメージが不可逆的になると予後は不良である.

MRはその経過により,急性MRと慢性MRに分類される.

感染性心内膜炎や外傷による腱索断裂,急性心筋梗塞に伴う乳頭筋断裂などは急性MRをきたす.急性MRでは,病状が急速に進行し,左室,左房の代償機転が十分に働く猶予はないため,息切れ,起坐呼吸,浮腫,呼吸困難などの左心不全症状を呈する.低心拍出量と肺うっ血によりショックに陥ることも少なくない.

一方,慢性MRは代償機転によりしばらくは無症状で経過するが,病状の進行に伴って労作時

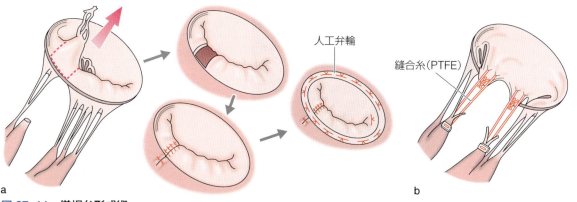

図 27-44 僧帽弁形成術
a：後尖切除＋人工弁輪による形成術．b：人工腱索による前尖再建術．

の息切れ，易疲労感，動悸などを生じるようになり，ついに代償機転が破綻すると心不全に陥る．慢性 MR では，左房拡大により心房細動を生じることが多い．

3 ● 検査

MR の診断，重症度評価（軽症，中等症，重症に分類），血行動態評価には経胸壁心エコー（TTE）が有用である．カラードプラ法で大きな中心逆流（＞ 左房面積の 50％），E 波の増高（＞ 1.2 m/sec），僧帽弁逆流弁口面積（EROA）≧ 0.40 cm^2，逆流量 ≧ 60 mL，逆流率 ≧ 50％，縮流部幅（vena contracta）≧ 7 mm などは重症の指標である．経食道心エコー（TEE）や 3 次元エコーによる弁形態の詳細な評価は，弁形成の方法の決定にきわめて有用である．

4 ● 手術適応

MR に対する手術は，左室拡大や左室機能低下が進行し不可逆的な心筋傷害を生じる前に行うのがよい．

したがって，重症 MR に伴う症状があれば原則的に手術適応である．また，良好な手術成績を背景に，最近は，無症状でも重症 MR に対して積極的に形成術が行われるようになり，左室駆出率の低下（≦ 60％）あるいは左室拡大（左室収縮末期径 ≧ 40 mm）があれば手術適応である．さらに，これらの基準に達しない段階でも，左室機能低下が経時的に進行している場合，新規に心房細動が発症した場合や安静時の肺高血圧（肺動脈収縮期圧 ＞ 50 mmHg）を呈する場合などは，まだ左室機能が保持されている段階でも手術適応となる．

5 ● 手術

- **僧帽弁形成術**（図 27-44）：MR に対する手術は，僧帽弁形成術が第一選択である．手術は，体外循環を用いて心停止下に行われる．僧帽弁逸脱は形成術のよい適応である．術式は，余剰弁尖を切除し再縫合する方法と，ポリテトラフルオロエチレン（PTFE）糸で腱索を再建する方法が主流であり，多くの場合，人工弁輪を用いた弁輪形成術を併用する．
  以前はほとんどの手術が胸骨正中切開で行われていたが，最近では右腋窩小切開アプローチ（MICS）も多く用いられている．
- **僧帽弁置換術**：弁尖の硬化が強いリウマチ性 MR，弁輪石灰化の強い透析例など，弁形成が困難な症例には，僧帽弁置換術（mitral valve replacement：MVR）を選択する．弁置換の際に，腱索をなるべく切断せずに僧帽弁複合体の機能を維持する腱索温存法が推奨されている．
- **経カテーテル的僧帽弁形成術**（図 27-45）：手術リスクが高く開胸手術が困難な症例で，形態的な要件を満たす場合には，経カテーテル的僧帽弁形成術を選択する場合がある．大腿静脈から挿入したカテーテルを心房中隔経由で左房に到達させ，僧帽弁弁尖を特殊なクリップで把持し接合させる方法である．実際の手技は経食道心エコー（TEE）下に循環器内科医が行うことが多いが，治療選択のディスカッションや緊急時

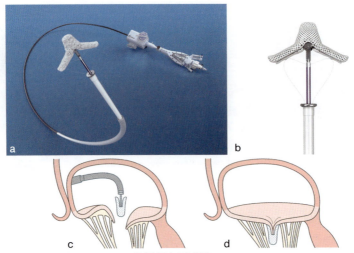

図 27-45　経カテーテル的僧帽弁形成術
a：MitraClip™ システム．b：クリップ部．c：大腿静脈から挿入したカテーテルを左房まで進める．d：クリップを留置する．
〔a, b：画像提供：アボットメディカルジャパン合同会社〕

のバックアップなど，ハートチームの一員としての心臓血管外科医の存在は重要である．

4　僧帽弁狭窄症
mitral stenosis（MS）

1　病因
MSは，かつて心臓弁膜症の代表的疾患であり，その多くはリウマチ性であったが，リウマチ熱の減少に伴い症例数は激減した．一方，高齢者における弁輪石灰化など変性によるMSが徐々に増加している．ほかに先天性のものもあるが，その数は少ない．

2　病態，症状
左房から左室への血流の流入障害に伴い左房圧・肺静脈圧が上昇し，呼吸困難を主とする症状が出現する．病状の進展とともに心拍出量は低下し，肺高血圧に伴う右心拡大，三尖弁閉鎖不全，右心不全が生じるようになる．
初発症状は，労作時呼吸困難が多いが，左房内血栓による全身塞栓症で発症することもある．右心不全例では肝腫大や末梢浮腫などを認める．一方，進行が緩徐で，自ら活動制限している場合は自覚症状に乏しく注意が必要である．
リウマチ性MSの多くは，リウマチ熱罹患後15〜20年の無症状期を経て，45〜65歳で症状が出現する．
MS以外の弁膜症の症状は重症になってから出現する場合が多いが，MSの症状は心拍数による影響が大きく，頻脈下では中等症〔MVA（mitral valve area；僧帽弁口面積）1.0〜1.5 cm^2；正常のMVAは4〜6 cm^2〕でも症状が出現する．そのため，MS以外の弁膜症における手術適応は重症であることが原則であるが，MSの場合は，症状があって弁の形態が経皮的経静脈的僧帽弁交連切開術（percutaneous transvenous mitral commissurotomy：PTMC）に適していれば，中等症でもPTMCの適応となっている．

3　検査
MSの診断，重症度評価，血行動態評価には経胸腔心エコー（TTE）が有用である．断層心エコー図で僧帽弁尖開放の低下と弁尖肥厚を認めればMSと診断される．経食道心エコー（TEE）は左房内血栓の評価に有用である．

4　手術適応
MSの手術適応は，自覚症状と弁口面積によって規定される．薬物治療を行っても労作時呼吸困難がありMVA≦1.5 cm^{2}の場合（中等症および重症MS）は治療適応（外科手術またはPTMC）であ

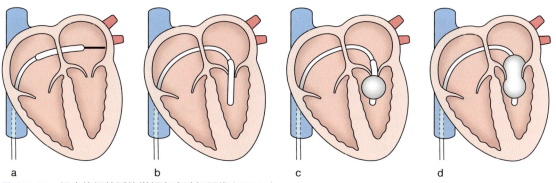

図 27-46　経皮的経静脈的僧帽弁交連切開術（PTMC）
a：大腿静脈からカテーテルを挿入し右房まで進め，心房中隔を穿刺し左房に挿入する．b：左房から僧帽弁にアプローチする．c：バルーンを僧帽弁口から左室内に挿入する．d：バルーンを膨張させ弁口を拡げる．

る．MVA＞1.5 cm^2（軽症 MS）の場合にも，症状があり，運動負荷などによる一定の要件を満たせば治療介入を考慮する．また，症状がなくても，中等症以上の MS で，新規発症心房細動や適切な抗凝固療法下で塞栓症を繰り返す場合は治療介入が推奨される．

　手術あるいは PTMC の適応外と判断された有症状の重症 MS は，利尿薬，β遮断薬などにより心不全に対する薬物治療を行う．

5 ● 手術

- **僧帽弁置換術**：弁尖の肥厚，交連部の癒合，腱索の肥厚や短縮などが生じているため弁尖や弁下組織の温存は困難であり，僧帽弁置換術（MVR）が基本である．
体外循環を用いて心停止下に，左房（あるいは右房および心房中隔）を切開し，僧帽弁を切除したうえで，弁輪に人工弁を縫合する．
- **直視下交連切開術**（open mitral commissurotomy：OMC）：体外循環を用いて心停止下に，癒合した弁の交連部や弁下組織を切開し，弁口面積の拡大を図る．PTMC よりも正確な交連切開が可能であり，若年者で機械弁を回避したい場合に有用である．
- **経皮的経静脈的僧帽弁交連切開術**（PTMC）（図 27-46）：体外循環や心停止を用いないカテーテル治療である．治療の成否を決定する最大要因は弁形態であり，心エコーによる詳細な術前評価が重要である．心房内血栓の存在，中等症以上の MR の合併，高度または両交連部の石灰沈着がある病変は PTMC に適さない．

PTMC か外科治療かの選択は PTMC に適した解剖要件と手術リスクとの総合的な判断に基づいて決定される．非リウマチ性 MS の多くは PTMC の適応とならない．

大動脈弁閉鎖不全症
aortic regurgitation（AR）

1 ● 病因

　AR は大動脈弁弁尖間の接合が障害されて逆流が生じた状態である．その機序には，弁自体の器質的変化による場合（リウマチ性，加齢変性，先天性二尖弁による弁尖逸脱など）と，弁そのものには変化がなく上行大動脈の拡大によって弁尖の接合が浅くなり逆流を生じる場合〔Marfan（マルファン）症候群や Ehlers-Danlos（エーラス-ダンロス）症候群などにおける大動脈弁輪拡張症，大動脈解離など〕がある．漏斗部心室中隔欠損は，右冠尖が欠損孔に嵌入し，徐々に弁尖逸脱に伴う AR を生じる．

2 ● 病態，症状

　大動脈弁逆流により左室拡大が生じる．代償機転が十分に機能している間は無症状で経過するが，左室容量負荷により左室収縮能，左室駆出率（left ventricular ejection fraction：LVEF）が低下すると左室不全症状が生じる．

　AR はその経過により，急性 AR と慢性 AR に分類される．

　急性 AR の原因には感染性心内膜炎，大動脈解離，外傷，医原性などがあり，しばしば高度の逆

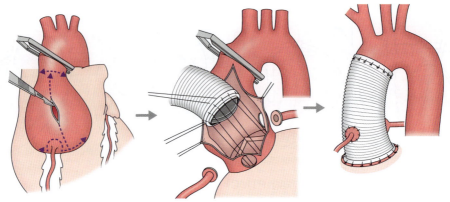

図 27-47　大動脈基部置換術（Bentall 手術）
Carrel patch 法による冠動脈再建．

流を生じる．左室拡大や左室コンプライアンスの増加を認めない段階で急激に逆流が生じるため左室拡張末期圧は急速に上昇し，肺うっ血を呈する．前方駆出が低下し，さらに拡張期 MR も加わり，心拍出量が著しく低下すると，重症肺水腫・心原性ショックを呈する．

　一方，慢性 AR は病態の進行が緩徐で，左室は容量負荷に対して肥大，拡大し，代償機転が働く．急性 AR と異なり，症状の発現もゆるやかである．左室の拡張末期容量，収縮末期容量がともに増加し，LVEF は長期間保持され，大多数は無症状で経過する．しかし，代償機転が破綻すると LVEF が低下し，この時点で初めて症状が出現する．さらに進行すると，心筋障害により左室機能低下は不可逆的になる．

3 ● 検査

　心エコーにより，AR の重症度（軽症・中等症・重症）の評価，AR の発生機序を評価する．詳細な弁尖，逆流弁口や大動脈基部形態の評価には経食道心エコー（TEE）が有用であり，特に大動脈弁形成や自己弁温存基部置換術を考慮する場合には弁尖の長さ（geometric height），弁閉鎖時の弁輪面から弁尖先端までの垂直距離（effective height），弁輪径，Valsalva 洞径，ST junction 径なども計測する．

　最近では，心臓 CT による計測も行われる．大動脈造影による逆流評価（Sellers 分類），左室造影による LVEF の計測などを行う場合もある．

4 ● 手術適応

　急性 AR は内科的にはコントロール困難な場合が多く，外科治療を早急に検討する．慢性 AR は症状があれば手術適応である．無症状でも左室機能低下（LVEF＜50％），左室拡大（左室収縮末期径＞45 mm），上行大動脈拡大や他の開心術を行う場合には手術適応となる．

5 ● 手術

- **大動脈弁置換術**：弁尖に器質的変化がある症例では大動脈弁置換術（aortic valve replacement：AVR）が基本である．
体外循環を用いて心停止下に上行大動脈を切開し，大動脈弁を切除したうえで，弁輪に人工弁を縫合する．
最近では，弁の縫合を要さない，あるいは数針のみで行える新しい生体弁も登場している．

- **大動脈弁形成術**：大動脈弁形成術（aortic valvuloplasty：AVP）は僧帽弁形成術のように普及しているものではないが，近年，一部の症例に対する治療選択肢の 1 つとなっている．例えば，弁置換の際に機械弁を選択することが多い若年者には，弁形成により抗凝固療法を回避できるメリットは大きい．術式は病変に応じて，余剰弁尖に対する切除や縫縮（plication），弁尖の不足に対する弁尖拡大（cusp augmentation），弁尖に開いた孔に対するパッチ修復などさまざまである．弁輪拡大を伴う場合は弁輪縫縮が必要で，人工弁輪も開発されている．

- **大動脈基部置換術**（図 27-47）：人工弁（機械弁

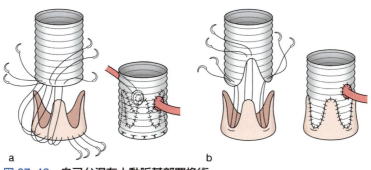

図 27-48　自己弁温存大動脈基部置換術
a：reimplantation（David）法，b：remodeling（Yacoub）法．

または生体弁）および人工血管を用いる大動脈基部置換術（Bentall 手術）は，大動脈弁輪拡張症や大動脈解離など大動脈基部拡大を伴う AR に対する標準的手術である．最近では Valsalva 洞に類似した膨らみを有する人工血管も用いられる．左右冠動脈は大動脈からボタン状にくり抜き，人工血管に作製した小孔に吻合する方法（Carrel patch 法，図 27-47），あるいは小口径の人工血管を間置する方法（Piehler 法，Cabrol 法）などを用いて血行再建する．

- 自己弁温存大動脈基部置換術（図 27-48）：大動脈弁尖自体の器質的変化が軽微な場合には，人工弁を用いない自己弁温存大動脈基部置換術が行われる．術式には，拡大した Valsalva 洞を人工血管で置換し，大動脈弁を人工血管内に縫着する reimplantation（David）法と，長軸方向に 3 つの切り込みを入れた人工血管を大動脈弁輪部に直接縫合する remodeling（Yacoub）法がある．

6　大動脈弁狭窄症 aortic stenosis（AS）

1　病因

AS の原因は，加齢に伴う大動脈弁尖の変性が 80％以上を占め，ほかには先天性二尖弁がある．大動脈二尖弁の有病率は人口の 0.5〜2％，3：1 で男性に多く，また，しばしば大動脈病変（拡大，瘤，解離）を伴うことが知られている．かつて多数を占めていたリウマチ性 AS は現在では稀である．

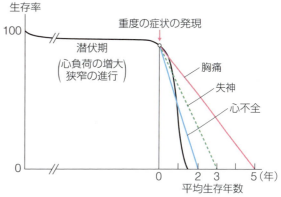

図 27-49　Braunwald 予後曲線

2　病態，症状

最初は弁狭窄を伴わない大動脈弁硬化として始まるが，無症状のうちに大動脈弁尖の肥厚，線維化，石灰化が進行し，大動脈弁狭窄となる．AS の病態は，大動脈弁狭窄に伴う左室への圧負荷であり，代償機転として左室肥大が起こる．次第に左室線維化の亢進，左室機能障害が進行し，最終的には血行動態が破綻する．

古典的には，心不全，失神，胸痛などの自覚症状が出現すると平均余命は 2〜3 年といわれている（図 27-49）．一方，症状がない場合の突然死のリスクは年 1％程度にすぎない．ただし，症状がない重症 AS であっても，弁狭窄の程度が特に強い場合，短期間で AS が進行している場合，LVEF が低下傾向にある場合などは注意が必要である．

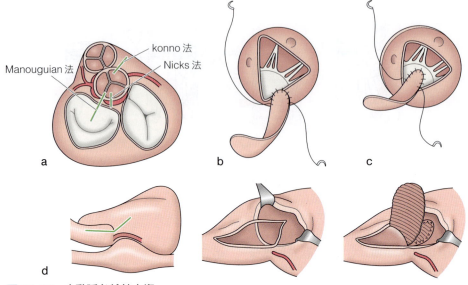

図 27-50　大動脈弁輪拡大術
a：弁輪拡大の切開線，b：Nicks 法，c：Manouguian 法，d：Konno 法．

3 ● 検査

心エコーにより，AS の診断と重症度評価を行う．弁の形態（弁尖の数，交連部癒着の有無），石灰化の有無や程度，弁開閉の状態などを観察し，ドプラ法を併用して大動脈弁最大血流速度，最大圧較差，平均圧較差，弁口面積〔大動脈弁口面積（aortic valve area：AVA）〕などを計測して重症度評価を行う．

弁口面積 1.0 cm^2 未満，あるいは弁口面積係数（弁口面積/体表面積）iAVA 0.6 cm^2/m^2 未満であれば重症 AS と診断される．負荷心エコー検査を行う場合もある．

4 ● 手術適応

狭心症，心不全による呼吸困難，失神発作などの症状を伴う重症 AS は手術適応である．また，症状がない場合でも，左室機能低下（LVEF <50%）を伴う一部の重症 AS は手術適応である．

5 ● 手術

主な術式として，体外循環を用いて心停止下に行う外科的大動脈弁置換術（surgical aortic valve replacement：SAVR）と経カテーテル的大動脈弁置換術（TAVR）がある．どちらの術式を選択するかは，年齢，併存疾患，虚弱度（フレイル），病変部の解剖学的特徴，手術リスク（STS score，EuroSCORE，Japan SCORE など），TAVR 手技リスク，外科弁・TAVR 弁の耐久性，患者の希望などに関し，ハートチームで十分に評価・議論したうえで最終決定する．

- **大動脈弁置換術**：AS に対する基本術式である．体外循環を用いて心停止下に上行大動脈を切開し，大動脈弁を切除したうえで，弁輪に人工弁を縫合する．弁輪と人工弁が縫着される部分の位置関係から，sub-valvular，para-valvular，supra-valvular implantation などの縫着方法がある．近年，弁輪縫合を要さない，あるいは簡略化した外科手術用の人工弁が登場し，心停止時間の短縮に寄与している．

- **大動脈弁輪拡大術**（図 27-50）：大動脈弁置換術において人工弁のサイズは重要で，体格に比して人工弁のサイズが不十分な場合（prosthesis-patient mismatch：PPM）は予後不良である．そのため，十分なサイズの人工弁の縫着が困難な狭小弁輪例では，弁輪拡大術を考慮する．弁輪拡大術は，大動脈切開線の一部を弁輪まで延長し，切り込んだ部分の弁輪をパッチで拡大する（後方拡大：Nicks 法，Manouguian 法，前方拡大：Konno 法）術式であり，これにより，1〜2 サイズ大きな人工弁を使用でき

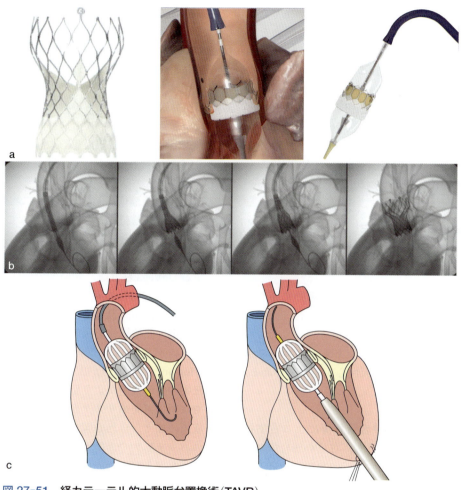

図 27-51　経カテーテル的大動脈弁置換術（TAVR）
a：自己拡張型（左）とバルーン拡張型（右）の TAVR 弁．b：大腿動脈から挿入したカテーテルを大動脈弁まで進め，到達したらバルーンを膨らませて TAVR 弁を拡げ留置する．c：アプローチには経大腿動脈（左）のほかに経心尖（右）などがある．
〔a 右：画像提供：エドワーズライフサイエンス合同会社，b：画像提供：日本メドトロニック株式会社〕

るようになる．

- **経カテーテル的大動脈弁置換術**(transcatheter aortic valve replacement：TAVR)（図 27-51）：以前は，高リスクの AS 患者に対する治療法はバルーン大動脈弁形成術(balloon aortic valvuloplasty：BAV)であったが，BAV は症状の一時的改善をもたらすものの長期的な予後の改善は期待できなかった．このようななか，2002 年にフランスで TAVR が初めて臨床導入されると，より根治的な治療法として世界中に急速に普及した．
カテーテルの挿入は大腿動脈から行われることが大部分であり，最近は，カテーテルの小口径化により，非挿管麻酔下にカテーテルを穿刺挿入する方法が広まりつつある．一方，血管アクセスに問題がある場合は，鎖骨下動脈アプローチや頸動脈アプローチ，開胸下での心尖部や上行大動脈アプローチなどが用いられる．
TAVR 弁には，バルーン拡張型弁と自己拡張型弁がある．TAVR 弁の場合，人工弁では必要な弁輪に縫合するためのソーイングカフ（糸をかける部分）がなく，その分，有効弁口面積が大きく得られるメリットがある．さまざまなエビデンスの蓄積をもとに，当初は外科手術が不可能な患者や高リスク例に限定的に使われた TAVR 弁は，徐々に適応が拡大してきている．

主に弁の劣化により狭窄や閉鎖不全が生じた生体弁の内側に TAVR 弁を挿入し，再開胸を回避することもある．一方，耐久性，AVR より高い伝導障害リスクなどの懸念は，現時点でなお存在し，若年者に対して安易に適応を拡大することは慎む必要がある．何よりも重要なことは，個々の症例に対し，ハートチームでしっかりと議論を行い，適切な治療を選択し，心臓血管外科医と循環器内科医が良好な協力関係のもとで治療を行うことである．

❼ 三尖弁閉鎖不全症
tricuspid regurgitation (TR)

1 ● 病因

TR の多くは，僧帽弁疾患や心房細動に伴う右心負荷より三尖弁輪が拡大する二次性 TR である．一次性 TR の原因には，ペースメーカーの右心室リード，感染性心内膜炎，Ebstein (エプスタイン)病をはじめとする先天性心疾患などがある．

2 ● 病態

右室に対する圧および容量負荷による右室拡大，心房細動による右房拡大，右室心筋自体の障害などで，三尖弁輪の拡大や三尖弁尖の接合不全などにより，TR が生じる．TR に伴い静脈圧は上昇し，心拍出量は低下する．TR による容量負荷は，右室，三尖弁輪をさらに拡大させ，TR を増悪させる悪循環に陥る．右室拡張期圧が上昇すると心室中隔が左室側に偏位し，左室拡張不全を生じさせることもある．

症状は，僧帽弁疾患に伴う二次性 TR の場合，息切れや呼吸困難などの左心不全症状がまず前面に出るが，TR が進行すると下腿浮腫，胸水貯留，食欲低下，体重増加など右心不全症状も出現するようになる．全身臓器のうっ血，低心拍出状態が長期に及び，多臓器不全を引き起こすこともある．

3 ● 検査

心エコーにより，三尖弁の構造，動き，三尖弁輪を評価する．

4 ● 手術適応

僧帽弁疾患に伴う二次性 TR は軽度であれば左心系の治療により改善するが，重症 TR であれば三尖弁形成術(不可能であれば置換術)を同時施行する．

僧帽弁疾患がなくとも，右心不全症状を繰り返す場合，無症状であっても進行性の右心機能低下や右室拡大を認める重症 TR は手術適応である．

5 ● 手術

- **三尖弁輪縫縮術**：TR の多くは二次性 TR であり，三尖弁輪縫縮術で対応可能なことが多い．以前は，後尖を縫縮して前尖と中隔尖の二尖化を図る Kay 法や後尖と前尖の弁輪を巾着縫合する DeVega 法など，短時間で簡便に行える縫縮による弁輪形成術(suture annuloplasty)が主流であったが，最近は，より確実に弁輪形態の安定化・弁輪縫縮を図るために，三尖弁輪に人工リングを縫着するリングによる弁輪形成術(ring annuloplasty)が広く用いられている．
- **三尖弁尖形成術**：より重症で，弁輪形成術のみでは術後再発のリスクが高い症例では，弁輪形成術に加え，自己心膜や異種心膜を用いた弁尖のパッチ拡大や，3 つの弁尖の中央を縫合する術式など，弁尖形成術が行われることもある．
- **三尖弁置換術**：弁尖の変形や破壊が著明な場合は，人工弁置換術が行われる．人工弁の血栓形成のリスクが左心系に比べて高いため，三尖弁置換では生体弁が選択されることが多い．

❽ 感染性心内膜炎
infective endocarditis (IE)

1 ● 病因

自己弁あるいは人工弁などの心内膜に細菌が感染した状態を感染性心内膜炎(IE)という．歯科治療などの観血的医療行為，長期に及ぶ体内カテーテル留置，気管挿管，血液透析などが原因となる．近年は糖尿病，悪性疾患，免疫抑制状態に伴う IE が増加している．起炎菌は，黄色ブドウ球菌，緑色連鎖球菌，腸球菌などが多い．

2 ● 病態，症状

IE には急速に心不全が進行する急性 IE と緩徐

に進行する慢性 IE がある．組織破壊性が強い黄色ブドウ球菌では急性 IE，溶血性連鎖球菌では慢性 IE が多いといわれている．

感染により弁が破壊されると急性閉鎖不全が生じ，心不全を引き起こす．感染部位に細菌塊(疣腫；vegetation)が形成され，それが飛散すると，脳塞栓や末梢動脈塞栓などを生じる．人工弁置換後の IE では，弁輪部に感染が及びやすく，脆弱となった組織から縫合した人工弁がはずれ弁周囲逆流が生じたり，大動脈仮性瘤が形成されることもある．

IE の代表的な症状は発熱，寒気，振戦，易疲労感，食欲低下などであるが，弁破壊による急性心不全症状や塞栓症状が前面に出る場合もある．発熱はほとんどの症例で認められる症状であるが，不明熱として抗菌薬投与により長期間の経過観察がなされ，診断までに時間を要することも少なからずある．

3 ● 検査

IE の診断は，敗血症に伴う臨床症状，血液中の病原微生物の確認，疣腫をはじめとした心内構造の破壊の確認によってなされる．したがって，心エコーは血液培養と並びきわめて重要な検査法である．

IE の診断の遅れにより病状の著しく悪化する場合があるため，原因不明の発熱が続く場合は，IE の可能性を念頭に，遅滞なく心エコー行うことが重要である．

4 ● 治療

血液培養により同定された病原菌に感受性のある抗菌薬を大量・長期間投与することが基本である．血液培養陰性の場合は，経験的抗菌薬投与(empiric therapy)を行う．

抗菌薬が有効な場合，疣腫が小さく，塞栓源とならないようであれば手術は不要である．

一方，修復を要する心内病変がある場合は，可能であれば，炎症の鎮静化後に手術を予定する．しかし，抗菌薬無効(1週間が目安)，難治性心不全，塞栓症を認める場合は，早期手術が必要となる．

手術は感染部位を十分に郭清したうえで人工弁置換術を行う．感染，疣腫が弁尖に限局し弁輪に達していない場合は，弁形成が可能な場合もある．弁輪部膿瘍を伴っている場合は，膿瘍腔を掻爬し，欠損部を自己心膜あるいは異種心膜パッチで補塡・修復したうえで弁置換を行う．

G 虚血性心疾患

1 冠動脈の解剖(図 27-52)

左右冠動脈は大動脈基部の Valsalva 洞から起始する．左冠動脈は短い主幹部の後，左前下行枝(left anterior descending：LAD)と左回旋枝(left circumflex artery：LCx)に分岐する．これら左冠動脈の2枝(LAD，LCx)と右冠動脈を主要3枝と呼ぶ．

- **左前下行枝**：前室間溝を下行して心尖部に向かい，前壁に対角枝(diagonal branch)，中隔に中隔枝(septal branch)を分岐する．前壁，中隔を灌流する．
- **左回旋枝**：左冠状溝を走行し，側枝に鈍角縁枝を分岐し，後側壁枝(posterior lateral：PL)と後下行枝となる．側壁，後壁を灌流する．
- **右冠動脈**：右冠状溝を走行し，洞結節枝，右室枝(right ventricular：RV)，鋭角縁枝を分岐し，後室間溝で後下行枝(4PD；posterior descending)と房室結節枝(4AV；atrioventricular)に分かれ心尖部に向かう．房室結節枝は後側壁を走行し，房室結節動脈を分岐する．

2 冠動脈の狭窄度

米国心臓協会(American Heart Association：AHA)は冠動脈の部位を数字(右冠動脈1〜4，左冠動脈を5〜15)で呼称し，臨床の場で広く用いられている(図 27-52b, c)．

冠動脈の狭窄度は0%(狭窄なし)〜100%(完全閉塞)で表される．狭窄度75%以上は狭窄部の末梢への冠灌流，酸素供給が低下するため，有意狭窄と呼ばれ，治療対象となる．

3 狭心症と心筋梗塞

心筋の酸素需要に対し，供給が不足して胸痛発

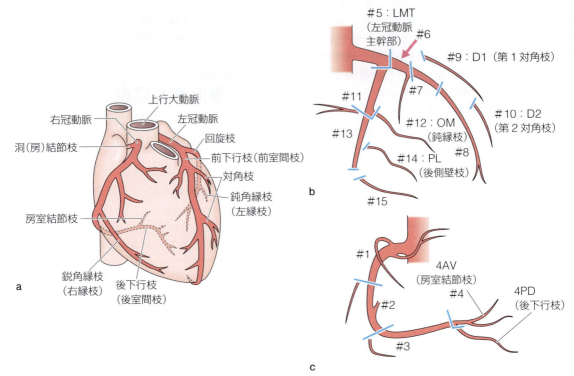

図 27-52 冠動脈の解剖
AHA による冠動脈の呼称を左冠動脈は **b**，右冠動脈は **c** に示した．

作が起こる病態が狭心症，虚血が高度となり心筋が壊死に陥った状態が心筋梗塞である．

4 冠動脈疾患の治療

冠動脈疾患の治療法には冠動脈バイパス(coronary artery bypass grafting：CABG)，カテーテル治療(percutaneous coronary intervention：PCI)，薬物治療がある．欧米では CABG と PCI の症例数の比率は約 1：1 であるが，わが国では 1：10 と PCI が圧倒的に多い特殊な現状である．冠動脈狭窄に対する血行再建の要否，治療法は PCI，CABG のどちらが適切かといった治療方針の決定は，カテーテル治療施行医が単独で行うのではなく，心臓血管外科医，麻酔科医，循環器内科医，看護師などを含む多職種ハートチームで集学的に検討することが重要である．

5 狭心症

1 病因

冠動脈の狭窄により，灌流領域における血流供給が酸素需要に対して不足し，胸痛が生じる．狭心症の主な原因は動脈硬化であり，高血圧，糖尿病，脂質異常症，高尿酸血症，加齢，冠動脈疾患の家族歴，肥満，喫煙，肉体的・精神的ストレスなどがそのリスクファクターとして知られている．

冠動脈に存在する不安定な動脈硬化性プラークが破裂すると，血小板，凝固カスケードが活性化され急性血栓が形成される．これにより冠動脈が閉塞すると急性冠症候群(不安定狭心症，急性心筋梗塞，心臓突然死)となる．

狭心痛が生じる別の機序として，冠動脈の攣縮があり，冠攣縮性狭心症，異型狭心症と呼ばれる．

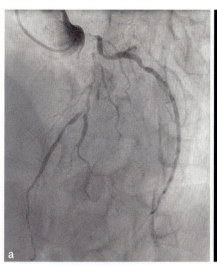
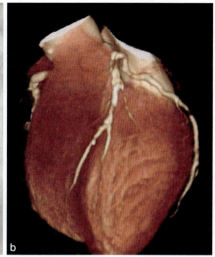

図 27-53　冠動脈狭窄の評価
a：冠動脈造影，b：冠動脈 CT 像．

2 ● 病態，症状

狭心症は，狭心発作の出現経過により，安定狭心症（stable angina）と不安定狭心症（unstable angina）に分けられる．

安定狭心症は，安静時には無症状で，運動時や階段昇降時など心臓の酸素需要が増加した際に胸痛が出現する．画像診断の進歩によって，胸部症状を自覚しない無症候性心筋虚血や陳旧性心筋梗塞が診断されるようになり，最近では安定冠動脈疾患（chronic coronary syndrome）とも呼ばれる．安定狭心症の多くは，理学所見上，異常を認めない．

一方，不安定狭心症は，非 ST 上昇型心筋梗塞（non-ST elevation myocardial infarction：NSTEMI），ST 上昇型心筋梗塞（ST elevation myocardial infarction：STEMI）とともに急性冠症候群に分類され，心筋梗塞に類似した症状を呈する．CK，心筋トロポニンなど心筋マーカーの値は心筋梗塞の基準を満たさないが，20 分以上の安静時胸痛，1 階分の階段昇降や 1〜2 ブロックの平地歩行程度における胸痛，狭心症状の増悪，のいずれかの症状を認める．心筋梗塞同様，呼吸困難や発汗を伴う場合もある．発作時の心電図変化（ST 低下，ST 上昇，T 波逆転など）は一過性である．不安定狭心症から心筋梗塞に移行する場合もある．

3 ● 冠動脈病変の評価

冠動脈病変の狭窄度の評価は冠動脈造影（coronary arteriography：CAG）がゴールド・スタンダードであるが，最近では冠動脈 CT で診断される場合もある（図 27-53）．

他の検査結果や臨床所見と CAG 所見が一致しない場合，冠動脈血行再建の適応判断に心筋血流予備量比（fractional flow reserve：FFR）計測が用いられる．FFR は，冠動脈狭窄部位前後の冠動脈内圧から求められる数値の比で，FFR<0.75（狭窄部末梢の冠動脈内圧が中枢より 25％以上低下）であれば血行再建が必要，FFR 0.75〜0.80 は境界域と判断される．

冠動脈病変の形態と重症度を客観的にスコア化した SYNTAX スコアは，血管径 2 mm 以上で 50％以上の狭窄病変すべてを評価対象として病変枝数，部位，分岐状態，屈曲，石灰化などを客観的に点数化するもので，特に，3 枝病変や主幹部病変症例における PCI のリスク評価として広く用いられている．SYNTAX スコア≦22 は低リスク，23〜32 は中等度リスク，≧33 は高リスクに分類される．

また，長期予後に関しては，SYNTAX スコアに患者背景（年齢，クレアチニンクリアランス，LVEF，非保護主幹部病変，閉塞性末梢動脈疾患，性別，慢性閉塞性肺疾患）を組み入れた SYNTAX Ⅱ スコアが用いられる．

4 ● 治療

禁煙，食事・運動療法，適正体重の維持，薬物治療などの optimal medical therapy (OMT) は手術の有無にかかわらず重要である．

急性冠症候群の場合は，抗血小板薬，抗凝固薬，硝酸薬，β遮断薬，ならびに STEMI に対する血栓溶解薬，PCI，または(時に)CABG による緊急再灌流療法が行われる．急性心筋梗塞の場合，迅速な血流再開が最も重要であるため，主に緊急 PCI が選択され，緊急 CABG は左主幹部 (left main trunk：LMT) 病変や左前下行枝 (LAD) 近位部病変など PCI が施行困難な病変や PCI 不成功例などに対し限定的に行われる．

急性心筋梗塞以外の場合も血行再建の遅れにより心筋梗塞へ移行することは避けるべきであり，重症例は 2 週間以内，安定狭心症でも 6 週間以内の血行再建が推奨される．

一般的には，1 枝病変で LAD に近位部病変がなければ PCI，近位部病変があれば CABG が推奨される．一方，多枝病変の治療成績は病変の複雑性と糖尿病の有無によって規定され，糖尿病があり病変の複雑性が高度であるほど CABG が有利とされる．LMT 病変，低心機能 (LVEF＜35％) 例なども CABG が推奨される．

もちろん，治療方針は病変部位や形態のみによって決定されるものではない．例えば，多枝の複雑病変に対する完全血行再建には PCI よりも CABG が優れ，生命予後改善の観点からは CABG が有利であるが，80 歳以上の高齢者では狭心症状の改善が治療の主眼となる場合が多く，低侵襲な PCI を選択する場合もある．いずれにしても，血行再建法の選択 (PCI か CABG か) は，個々の症例のリスク評価をもとに，ハートチームで十分な検討を行うことが重要である．

5 ● 手術

- **冠動脈バイパス術 (CABG)** (図 27-54)：CABG の目的は，① 狭心症状の改善，② 心血管イベント予防による予後改善であり，LMT 病変，LAD を含む多枝病変，糖尿病合併の多枝病変，低心機能例などが主な対象となる．
PCI が狭窄病変そのものに対する治療であるのに対し，CABG はバイパスを作製することで狭窄部以遠の血流を増加させることが目的である．

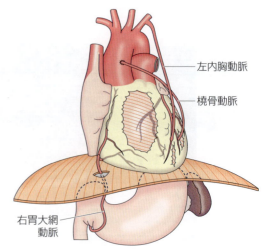

図 27-54　冠動脈バイパス術 (CABG)

グラフト材料には，内胸動脈，大伏在静脈，橈骨動脈，胃大網動脈などがあるが，左前下行枝 (LAD) への左内胸動脈 (left internal thoracic artery：LITA) を用いた血行再建 (LITA-LAD) は，静脈グラフトと比較して短期・長期開存ともに良好で，CABG におけるゴールド・スタンダードとなっている．

CABG には，体外循環を使用する術式と，体外循環を使用しない術式 (off-pump CABG：OPCAB) がある．目的とする冠動脈前壁を 5 mm 程度切開し，グラフトを 7-0 あるいは 8-0 のモノフィラメント糸で吻合する．吻合法には端側吻合，側側吻合がある．

OPCAB の場合は，心拍動下に冠動脈吻合を行うので，吻合部を安定化させる stabilizer や吻合部の出血を吹き飛ばす blower などを用いる．グラフト採取の低侵襲化を図るために da Vinci など手術支援ロボットを用いることもある．

【OPCAB の有用性】：ハイリスク群では，大動脈ノータッチ OPCAB は脳梗塞，総死亡，腎不全，出血，心房細動，ICU 滞在を減少させることが期待される．

【緊急 CABG】：心筋梗塞による左室自由壁破裂，心室中隔破裂または心室中隔穿孔 (ventricular septal perforation：VSP)，乳頭筋断裂による重症僧帽弁閉鎖不全などの機械的合併症に対しては緊急の修復手術とともに CABG を考慮する．

- **on-lay patch grafting 法，内膜摘除術**：びまん性に狭窄した病変を長く切開し，同長に切開したグラフトで吻合する術式である．狭窄部の動脈硬化病変が吻合の外側に排除されることにより完成した血管内腔のほとんどがグラフトの正常内膜で覆われることとなる．また，側枝の内腔も直接確認できるため確実な血行再建が可能である．

内腔性状が悪い症例には内膜摘除術を追加で行う．

❻ 虚血性心疾患に伴う急性期機械的合併症

急性心筋梗塞後に脆弱化した心筋が断裂し，左室自由壁破裂，心室中隔破裂・穿孔，乳頭筋断裂をきたすことがあり，これらは機械的合併症と称される．いずれも急性循環不全，ショックに至ることも多く，死亡率が非常に高い合併症である．入院加療の遅滞，心筋梗塞発症後の血圧上昇，高齢などが発生の危険因子である．側副血行が乏しい1枝病変の初回心筋梗塞に伴って起こることが多いといわれている．

診断には心エコーが有用である．左室自由壁破裂では心タンポナーデ，左室中隔破裂では心室中隔を介する左-右短絡血流，乳頭筋断裂では高度の僧帽弁逆流や断裂した乳頭筋が観察される．聴診上，心室中隔破裂，乳頭筋断裂では全収縮期雑音を聴取する．

救命には手術が必要であり，急激な血行動態の破綻に対し大動脈内バルーンパンピング(IABP)や静脈体外膜型人工肺(VA-ECMO)を迅速に使用して全身状態の悪化を回避しつつ，早期に手術を行うことが重要である．

Ⓐ 左室自由壁破裂

多くは，急性心筋梗塞から1週間以内に発生する．梗塞部からじわじわと出血する滲出(oozing)型と，梗塞部が突然破裂し急速に循環虚脱に至る噴出(blow out)型がある．滲出型では，手術時にすでに出血が止まっている場合も多く，非縫合術式の良好な成績が報告されている．一方，噴出型では梗塞部を切除し，心筋断裂部を直接縫合あるいはパッチ縫合する．脆弱心筋部での縫合は縫合線からの出血や再破裂の可能性が高く，健常部での縫合を行うことが重要である．

Ⓑ 心室中隔破裂，心室中隔穿孔

心室中隔を栄養する主な冠動脈は，前壁側心尖部領域は左前下行枝(LAD)，後壁・心基部付近は右冠動脈(right coronary artery：RCA)あるいは左優位の左回旋枝(LCx)から分岐する中隔枝である．そのため，LAD閉塞による前壁梗塞では心尖部近くの心室中隔が穿孔し，RCAまたはLCx閉塞による下壁・側壁梗塞では後壁側・心基部近くの心室中隔が穿孔する．発生率は前壁梗塞と下壁梗塞でほぼ同等であり，重症度は短絡血流量と心筋梗塞の範囲により決定される．

術式はDaggett法(パッチ閉鎖術)とDavid法(infarct exclusion法：梗塞部を大きなパッチで広く覆い，梗塞部を左室から隔絶する術式)の2つを基本とし，近年，さまざまな術式が報告されている．

心筋梗塞急性期の手術では梗塞心筋の脆弱性から縫合線の裂開による短絡血流の残存により手術成績が不良なため，機械的循環補助により循環動態の安定化が得られるのであれば，1～2週間の待機期間後に手術を行うのがよい．すでに循環不全により全身状態が悪化している場合は，左心補助循環装置(left ventricular assist device：LVAD)など強力な循環補助を長期間行い，全身状態，心筋の脆弱性が改善した後に手術を行う．

Ⓒ 乳頭筋断裂

乳頭筋断裂は，高齢，高血圧の既往，下壁梗塞後に多いといわれている．

乳頭筋には前乳頭筋と後乳頭筋があるが，前乳頭筋はLADとLCxの2枝，後乳頭筋はRCA 1枝から灌流されていることが多い．このためか，乳頭筋断裂は後乳頭筋断裂が約9割を占める．

治療の第一選択は手術であり，確実に僧帽弁閉鎖不全を修復するために僧帽弁置換術を選択する場合が多い．部分断裂で病変範囲が小さい場合や健常な乳頭筋が残存している場合には，断裂した乳頭筋を健常乳頭筋に固定する術式，健常な乳頭筋を使って人工腱索を立てる術式なども用いられる．

H 不整脈外科手術

1 心房細動に対する手術

　高齢化に伴い心房細動の症例数は増加している．心房細動では脳塞栓の予防が重要である．初期の治療は薬物療法，電気的除細動などで行われるが，頻脈発作が頻発する場合には観血的治療も考慮される．心房細動に対する治療のみの場合は，ほとんどの症例でカテーテルアブレーションが選択されるが，最近では内視鏡を用いて心房細動に対する低侵襲手術も行われている．開心術を行う場合には，併存する心房細動に対して外科治療を同時に行うことも多い．

A メイズ手術，肺静脈隔離術

　1987年にCoxらによって開発されたメイズ手術は，高頻度反復性興奮が発生する肺静脈を電気的に隔離し，複数の迷路のような心房切開線によってリエントリーを阻止することで心房細動を停止させる術式である．症例選択が適切であれば70〜90%で洞調律に復帰すると報告されている．病歴の長い症例（特に15年以上），左房径が大きい症例（>70 mm），徐脈で心電図上f波のない症例などは，手術による除細動の効果があまり見込めない．

　一方，肺静脈隔離のみでも心房細動を停止できる場合もあり，これまでに心房切開線の変更や簡略化，凍結凝固や高周波による切開線の代用などが導入され，手術の簡略化・低侵襲化が図られてきた．オリジナルのメイズ手術は両心房壁を切開・再縫合するものであるが，三尖弁の病変がない場合には右房の切開を行わない左房メイズ手術，病歴の短い症例では両側の肺静脈隔離術のみを行う手術でも高い治療効果が報告されており，これらの簡略化された術式はMICSにおいて特に有用である．

B 左心耳閉鎖術・切除術

　心房細動に伴う脳塞栓の予防として抗凝固療法が行われるが，左心耳は血栓形成の好発部位であるため，手術の際に左心耳切除，内腔からの左心耳縫合閉鎖なども行われる．最近ではクリップ型左心耳閉鎖デバイスを用いた左心耳閉鎖術も広く用いられている．

2 心室頻拍の手術

1 対象

　心室頻拍に対する治療はカテーテルアブレーションやICD植え込みなどの治療が進歩し，対象となる外科治療は減少したが，心筋梗塞，左室瘤などに合併した症例では，同時治療の適応となる．

2 手術術式

- **map-guided手術**：手術中にマッピングにより，心室頻拍の最早期興奮部位やエントリー回路の遅延伝導部位などを確認し，心内膜切除や凍結凝固を施行する．
- **左室瘤・虚血性心筋症に対する外科手術**：虚血性心室頻拍に対しては，左室瘤や梗塞心筋の切除と同時に心筋虚血により瘢痕化した心内膜も切除し，この切除ラインに凍結凝固を施行することで心室頻拍を予防する．

I 重症心不全

　心不全に対する治療の第一選択は薬物療法であるが，重症例に対しては機械的循環補助が行われる．

　わが国において現在使用しうる主な補助循環には，経皮的挿入が可能な大動脈内バルーンパンピング（IABP），補助循環用ポンプカテーテル，静動脈体外膜型人工肺（VA-ECMO）/経皮的心肺補助（PCPS）と，外科的手技が必要な左心補助装置（人工心臓）（LVAD）がある〔第19章「人工臓器」（→227頁）参照〕．

1 大動脈内バルーンパンピング intra-aortic balloon pumping（IABP）（図 27-55）

　バルーンの付いたカテーテルを下行大動脈内に挿入・留置し，心拍に同期させて拡張，収縮させ循環補助を行う．心拡張期にバルーンを拡張させることで拡張期圧が上昇し，その結果，冠血流が増加する．また，心収縮期にバルーンを収縮させ

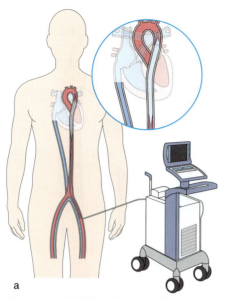
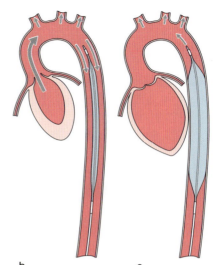

図 27-55 大動脈内バルーンパンピング
b：心収縮期，c：心拡張期．

ることで後負荷が減少し，心仕事量，心筋酸素消費量を低下させる．
　大動脈弁閉鎖不全，大動脈瘤，大動脈解離は，IABP の作動により，それぞれ血液逆流量，瘤腫による塞栓症リスク，大動脈破裂リスクが高まるため禁忌である．

2● 経皮的補助循環用ポンプカテーテル（図 27-56）

　大腿動脈あるいは鎖骨下動脈から非常に小型のポンプをカテーテルで左心室内に挿入し，左心室から脱血し上行大動脈に送血する循環補助法である．
　IABP が圧補助であるのに対し，ポンプカテーテルでは流量補助が行われる．

3● 体外膜型人工肺/経皮的心肺補助 extra-corporeal membrane oxygenation（ECMO）/percutaneous cardiopulmonary support（PCPS）

　大腿静脈経由で右房まで挿入したカテーテルから脱血した血液を人工肺で酸素化し，遠心ポンプで大腿動脈から送血する循環補助法である．

4● 人工心臓

　IABP や ECMO/PCPS による循環補助では効

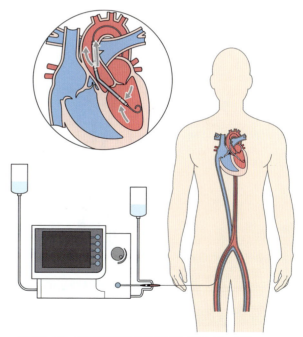

図 27-56 経皮的補助循環用ポンプカテーテル

果が不十分な場合には，人工心臓が用いられる．人工心臓には，自己心を温存して心臓の機能の一部を補う補助人工心臓（ventricular assist device：VAD）と，心臓を切除して埋め込まれる完全置換型人工心臓（total artificial heart：TAH）が存在す

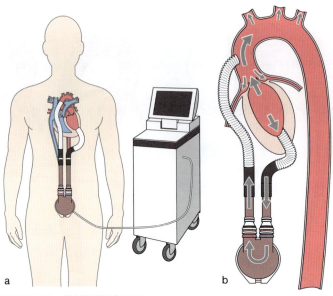

図 27-57 体外設置型 VAD

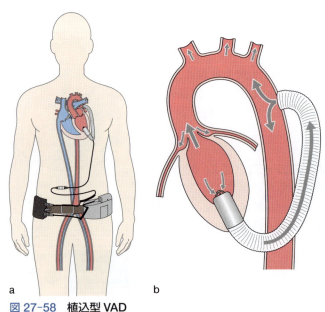

図 27-58 植込型 VAD

るが，日本では TAH の臨床例はない．

- **体外設置型 VAD**（図 27-57）：左室補助人工心臓（LVAD）は，胸部大動脈に接続した送血管と，左室または左房に挿入した脱血管を皮膚に貫通させ，体外にあるポンプ本体と接続する．右室補助人工心臓（RVAD）の場合は，肺動脈に接続した送血管と，右室または右房に挿入した脱血管を皮膚に貫通させポンプ本体に接続する．LVAD と RVAD を同時に施行する場合を両心補助人工心臓（BVAD）と呼ぶ．

- **植込型 VAD**（図 27-58）：植込型 LVAD はポンプ本体を体内に置く循環補助装置である．重度の心原性ショック（静注強心薬の増量や機械的補助循環を行っても血行動態の破綻と末梢

循環不全をきたしている状態)の場合には体外設置型 LVAD，静注強心薬を中止できないような症例の場合には植込型 LVAD を用いることが多い．

植込型 LVAD の適応には，心臓移植へのブリッジとして用いる場合(bridge to transplantation：BTT)と，NYHA 心機能分類Ⅳ度の移植適応外の重症心不全患者に用いる場合(長期在宅補助人工心臓治療；destination therapy：DT)がある．

5 ● 左室形成術

拡張型心筋症や虚血性心筋症において，人工心臓や心臓移植の前段階，あるいは非適応例に対し，左室形成術が行われることがある．左室形成術は，左室容積の減少，左室機能および形態の改善を図ることを主な目的とし，同時に，残存心筋への血行再建，梗塞部の血流遮断(exclusion)，僧帽弁逆流に対する手術などが行われる．

6 ● 心臓移植〔第 18 章「臓器移植」の「心臓移植」の項（➡215 頁）参照〕

拡張型心筋症，拡張相肥大型心筋症，虚血性心疾患，先天性心疾患などを基礎疾患として，長期間または繰り返し入院治療を必要とする心不全，薬物療法で NYHA 心機能分類Ⅲ度ないしⅣ度から改善しない心不全，現存するいかなる治療法でも無効な致死的重症不整脈を有するなど不治の末期的状態にあり，最長余命が 1 年以内と予想される症例が心移植の対象となる．年齢は 65 歳未満が望ましく，本人および家族の心臓移植に対する十分な理解と協力が得られることも重要である．

ドナー心を摘出し，レシピエントに移植する．

日本では移植希望登録者数に比べて臓器提供者数が著しく少なく，移植待機期間は約 3 年半となっており，ほぼ全例が補助人工心臓を装着して移植に到達しているのが現状である．

術後は免疫抑制薬を用いる．

J その他の後天性心疾患

1 心臓腫瘍

心臓腫瘍の発生頻度は高くない．

約 60％ は良性腫瘍で，心臓粘液腫が最も多く，乳頭状線維弾性腫が次ぐ．心臓粘液腫は 80〜90％ が左房に発生する．無症状のことも多いが，体重減少，易疲労感，貧血などの症状を有することもあり，腫瘍塞栓による塞栓症状が主訴となる場合もある．

診断は，心エコー，CT，MRI などで行われる．

治療の原則は腫瘍の完全切除であり，心房中隔から発生した左房粘液腫の場合は，右房および右側左房切開を併用し，付着部位周囲の心房中隔壁とともに切除する．切除後の予後は良好である．

悪性原発性腫瘍のなかでは血管肉腫が最も多い．切除後の再発も多く予後不良である．

2 心臓外傷

銃弾や鋭利な刃物による鋭的損傷と，事故や転落など胸部への強い打撃による心筋の断裂や壊死，心臓弁の損傷などの鈍的損傷を起こすことがある．

鈍的外傷の場合は，他臓器が損傷している可能性も高く，体外循環の使用などのリスクを十分に考慮する必要がある．

3 収縮性心膜炎

収縮性心膜炎は，炎症後に肥厚・瘢痕化した心膜により心室が拡張障害をきたす疾患である．炎症の原因として，かつては結核が多かったが，現在ではウイルス性，心臓手術後，放射線後，膠原病などが多い．

心臓カテーテル検査では右室圧の dip and plateau (平方根サイン)(図 27-59)が特徴的である．拡張早期には右室圧の下降からの急峻な上昇により dip をつくり，その後，固くなった心膜により拡張が制限されるため，高く平坦な plateau 波形となる．

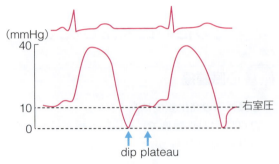

図 27-59　dip and plateau pattern

　右室拡張末期圧の上昇により静脈圧が上昇し，慢性右心不全症状を呈する．下肢の浮腫，肝腫大，腹水貯留などがみられ，高度になると低心拍出量症候群により腎機能障害を合併する．

　内科治療では心不全が改善しない場合は，手術適応となる．

　手術では，拡張能の改善を図るために，十分な範囲の心膜を切除する必要がある．この際，横隔神経の走行を意識し，これを損傷しないようにすることが重要である．

第28章 血管

① 血管と循環

循環は，動脈と静脈の血管内を循環する血管系と，間質を循環するリンパ系とで構成される．血管系は主に全身に酸素や栄養を運搬し，血管の内面を覆う内皮細胞は，抗凝固，抗血栓機能を発揮し，血管透過性の調整を行っている．一方，リンパ系は血管系から漏出した成分を回収し，免疫担当細胞の活動を補助する機能がある．

動脈壁，静脈壁はともに内膜，中膜，外膜の3層からなる．内膜側に血管内腔があり，血液が通過する．内膜は結合組織により支持された内皮細胞からなり，次の層である中膜はエラスチンなどで構成される内弾性板で内膜と分離される．中膜は3層のなかで最も厚く，コラーゲン線維や平滑筋細胞を有しており，血管の収縮や弛緩に関与する．最も外層の外膜は外弾性板により中膜と分離され，線維芽細胞や神経を支持するコラーゲン束があり，血管壁を栄養する血管（vasa vasorum）が含まれる．動脈と静脈の構造的で最も大きな相違は，静脈は静脈弁を構築していることである．

動脈は大動脈に代表される弾性線維に富む弾性動脈と，末梢動脈に代表される筋肉線維を含んだ筋性動脈，さらにその末梢の細動脈に分類される．大動脈の弾性は，心臓の収縮期に動脈内の圧力をいったん吸収し，拡張期にその吸収した圧力を一定の力で放出して末梢に血液を送り込む作用をもっている（Windkessel 作用）．そのため下肢では血圧が弾性に富んだ大動脈を介して増幅され，上肢の血圧に比べて高く測定される（systolic pressure amplification 現象）〔これを応用した非侵襲的検査が ABI 検査である（➡ 438 頁参照）〕．

② 血行動態と流体力学

血液は水に比べ約 3.5 倍の粘性を有し（viscosity），粘稠な血液では，液体内にずり応力（shear stress）（層流間のずれを生む力）が発生する．ずり応力は，

$$\omega = 4\eta Q/\pi r^3$$

（ω：ずり応力，η：液体の粘性，Q：液体の流速，π：円周率，r：管腔径）

で表され，血管壁に接した部分で最も大きく，流れの中心部で最も小さい．これは動脈径（r）が小さいほどずり応力が大きく，動脈径が大きくなるほど，ずり応力は小さくなることを示している．

ずり応力の変化勾配が大きな部では，渦流（vortex）が生まれ，血液中の血小板と内皮細胞の接触時間が長くなる．このことが，動脈壁に動脈硬化性の変化が発生しやすい理由とされ，腎動脈の分岐末梢で腹部大動脈の動脈硬化性病変が発生しやすい理由も，この部に多くの分枝動脈があり，ずり応力の変化が大きいためと考えられている．また壁にかかる応力（壁応力：wall stress）は Laplace の法則が知られており，壁へかかる張力は，

$$T = \Delta Pr/\delta$$

（T：壁の張力，ΔP：壁内外の圧較差，r：管腔径，δ：動脈の壁厚）

で表され，動脈瘤では血圧が高くなればなるほど，かつ瘤径が増大するほど大動脈壁にかかる張力が大きくなり，破裂のリスクが高くなる．

液体が狭窄部を流れる場合は狭窄部の上流と下流で圧較差を生じる．この圧較差は Hagen-Poiseuille の式，

$$\Delta P = 8QL\eta/\pi r^4$$

（ΔP：圧較差，Q：液体の流速，L：管腔の長さ，η：液体の粘性，π：円周率，r：管腔径）

で表され，粘性の高い血液では，水以上に狭窄部の上流と下流で圧較差が大きい．また，動脈径が50％の狭窄を起こせば，断面積は75％減少することになる．臨床的には60％を超える動脈径の減少を有意狭窄とすることが多い．

Ａ 大動脈疾患

大動脈疾患は閉塞性疾患，拡張性疾患，解離性疾患に大別される．閉塞性疾患の代表は閉塞性動脈硬化症，拡張性疾患の代表は大動脈瘤，解離性疾患の代表は大動脈解離である．

いずれの疾患も多くは動脈硬化症による動脈壁の変性や弾性低下が背景にある〔閉塞性動脈硬化症については，本章の「四肢その他の末梢循環障害」の項（➡436頁）も参照〕．

① 大動脈縮窄症 coarctation of the aorta

1 ● 概説

大動脈の限局性狭窄で，先天性と後天性の原因がある．先天性大動脈縮窄症は，大動脈峡部（aortic isthmus）に発生し，Turner（ターナー）症候群や心奇形を高頻度に合併する．後天性大動脈縮窄は，高安動脈炎など非特異的な炎症性疾患が原因の瘢痕性狭窄（異型大動脈縮窄症といわれる）である．大動脈の分枝動脈にも狭窄を伴う場合が多い．

2 ● 症状

〔先天性に関しては，第27章「心臓」の「大動脈縮窄症」の項（➡387頁），後天性に関しては，本章の「慢性動脈閉塞症」の項（➡428頁）参照〕

3 ● 治療

上下肢の血圧差の著しいものや心不全を呈する症例は手術適応となるが，症状に応じた術式の選択が必要である．

② 大動脈弁輪拡張症 annuloaortic ectasia

1 ● 概説

大動脈弁輪部が拡張する病態でMarfan症候群

（➡ Frontier ）との合併が知られている．その他，動脈硬化症，高安病，大動脈解離，特発性などの原因がある．

2 ● 症状

多くは無症候性であるが，大動脈弁閉鎖不全を併発した場合は血液の逆流があり，狭心痛や心不全などの症状がみられる．軽症例では心雑音のみの場合もある．上行大動脈も同時に拡張し，造影で上行大動脈基部の拡張（洋ナシ状拡張）がみられる．

3 ● 治療

上行大動脈が5cm以上拡張した症例は，手術の適応になる．弁付き人工血管を用いて冠動脈再建と同時に大動脈基部と上行大動脈を再建するBentall手術や自己弁温存手術であるYacoub手術（remodeling法），David手術（reimplantation法）などが行われる〔本章の「胸部大動脈瘤」の項（➡423頁）も参照〕．

> ### Frontier
>
> ### Marfan（マルファン）症候群と Loeys-Dietz（ロイス-ディーツ）症候群
>
> Marfan症候群は，fibrillin 1（FBN1）遺伝子変異が原因の常染色体優性遺伝疾患である．fibrillin 1は微細線維の主要な構成成分で，その異常は結合織の形成不全を起こす．また，fibrillin 1は炎症性サイトカインTGF-βのシグナル強度も調節しているため，シグナルを上流で制御するアンジオテンシンⅡ受容体拮抗薬が治療法として有効であることが示唆されている．Marfan症候群は大動脈瘤・大動脈解離のほかに，高身長，くも状指，側彎症などの骨格病変や水晶体亜脱臼などの症状を呈する．Marfan症候群と同様にTGF-β受容体1，2遺伝子変異などが原因のLoeys-Dietz症候群でも類似の大動脈解離や大動脈瘤がみられる．Loeys-Dietz症候群も常染色体優性遺伝で，頭蓋骨縫合早期癒合症や口蓋裂を合併するⅠ型と，Ehlers-Danlos（エーラス-ダンロス）症候群の血管型（Ⅳ型）と類似したⅡ型が多数を占める．

③ 大動脈解離 aortic dissection

1 ● 概説

大動脈解離とは大動脈壁が中膜のレベルで2層に剥離し，大動脈の走行に沿ってある長さをもち2腔となった状態と定義され，本来の大動脈内腔を真腔，解離した部を偽腔（解離腔）と称する．真腔と偽腔は内膜と中膜の一部からなる解離

A 大動脈疾患

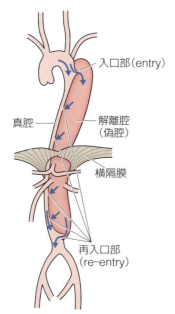

図 28-1 大動脈解離（Stanford B 型）
解離腔（偽腔）により真腔は狭小化し，その分枝動脈である腹腔動脈，上腸間膜動脈，腎動脈に狭窄や閉塞をきたすことがある．

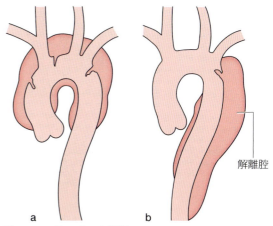

図 28-2 Stanford 分類
a：A 型：上行大動脈に解離があるもの．
b：B 型：上行大動脈に解離がないもの．

フラップにより分け隔てられており，解離フラップは通常 1～数個の内膜裂孔（tear）を有する．真腔から偽腔へ血液が流入する主な内膜裂孔（initial tear，primary tear）をエントリー（entry）と称し，偽腔から真腔へ再流入する内膜裂孔（secondary tear）をリエントリー（re-entry）と称する．エントリーは，上行大動脈，大動脈峡部（下行大動脈の起始部）に生じる場合が多く，約 10％ で弓部大動脈にみられる（図 28-1）．慢性期には偽腔の外壁が拡張して瘤を形成することがある（解離性大動脈瘤）．

70 歳代の男性に多く，発症のピークは男女とも 70 歳代である．発症は冬場に多く，活動時間帯である日中が多いとされる．発症のメカニズムは不明なことが多く，経時的な中膜変性に主に高血圧等の血行力学的な要因が加わり発症すると考えられており，その原因は高血圧，Marfan 症候群，Loeys-Dietz 症候群（→ Frontier）や Ehlers-Danlos 症候群などの遺伝性結合織疾患などがあげられる．これらの遺伝性結合織疾患では組織像として囊胞性中膜壊死を認めることが多い．さらに大動脈解離では大動脈二尖弁，大動脈縮窄症，高安病などを合併する場合がある．

2 ● 分類

大動脈解離は，病期，解離の範囲，偽腔の血流状態によって分類される．病期による分類では，発症後 2 週間以内を急性期，2 週間～3 か月以内を亜急性期，3 か月を超えた場合を慢性期とする．解離の範囲による分類では，Stanford 分類（図 28-2）と DeBakey 分類（図 28-3）が使用される．発症頻度は DeBakey Ⅲ型が高く，Marfan 症候群ではⅡ型の発生頻度が高い．偽腔血流状態の分類では，偽腔閉塞型〔IMH（intramural hematoma；壁内血腫）を含む〕，ULP（ulcer-like projection）型，偽腔開存型に分類される．ULP 型は偽腔の大部分に血流を認めないものの，tear 近傍に限局した偽腔内血流（ULP）を認めるものとされる．

3 ● 症状

急性期は，突発的な激しい胸痛や背部痛，呼吸困難を認める．心筋梗塞の胸痛と鑑別が必要な場合もある．ショックを伴うこともあるが，血圧は上昇している場合が多い．Stanford A 型解離では，大動脈弁閉鎖不全や心タンポナーデによる急性心不全症状や狭心症，心筋梗塞様症状がみられる．また，解離が上行大動脈より末梢に広がる例では，分枝血流が低下するため，弓部では腕頭動脈や左総頸動脈閉塞による脳梗塞，上肢の血圧左

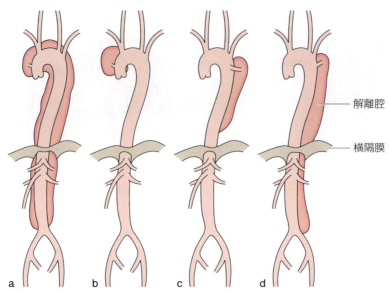

図 28-3　DeBakey 分類
a：Ⅰ型：上行大動脈に tear（内膜亀裂）があり弓部大動脈より末梢に解離が及ぶもの（Stanford A 型）．
b：Ⅱ型：解離が上行大動脈に限局しているもの（Stanford A 型）．
c, d：Ⅲ型：下行大動脈に tear があるもの．Ⅲa 型（c）：解離が腹部大動脈に及ばないもの，Ⅲb 型（d）：解離が腹部大動脈に及ぶもの（Stanford B 型）．

右差（解離による鎖骨下動脈/腕頭動脈閉塞による），腎梗塞や腎不全（腎動脈閉塞による），肝機能障害や腸管虚血，腹膜炎（腹腔動脈，上腸間膜動脈などの閉塞による），下肢の虚血（腸骨動脈閉塞による），下肢の対麻痺（前脊髄動脈閉塞などによる）など，多彩な症状がみられる．

4　診断

Stanford A 型解離では，胸部 X 線で縦隔陰影拡大，胸腔の滲出影，心タンポナーデによる心拡大所見を認めることがある．また，心エコーは大動脈弁の逆流や大動脈の解離腔，剝離内膜が同定できる．10～20％ に心電図上の虚血性変化がみられる．大動脈解離の診断には造影 CT が不可欠であり，画像から分枝動脈や冠動脈と解離腔の関係を検討する．MRI は剝離内膜の動態評価などには有用であるが急性期には不向きである．心筋梗塞，腸管虚血，腎梗塞，下肢の急性動脈閉塞を認める症例では，血清 LDH 値や CK 値の上昇を認め，播種性血管内凝固（disseminated intravascular coagulation：DIC）を発症することもある．

5　治療

Stanford A 型解離は心合併症による死亡を防ぐため，原則全例で緊急手術の適応である．しかし心合併症などのない偽腔閉鎖型で IMH の肥厚が軽度であれば待機的手術，または保存的治療を行うこともある．臓器（腸管，下肢など）の高度の虚血症状合併例（分枝灌流障害；malperfusion）や解離腔が急速拡大する例でも，緊急手術を行う．

Stanford B 型解離では，臓器虚血を合併せず，循環動態が安定している症例（uncomplicated タイプ）に対しては安静，禁食として循環動態を管理しつつ，降圧治療と疼痛コントロールを行う．降圧治療では収縮期血圧 100～120 mmHg とし，頻脈を生じないよう β 遮断薬（＋Ca 拮抗薬）を用いる．疼痛が著しい場合は，モルヒネ塩酸塩など強い鎮痛薬が必要になる．ただし，治療抵抗性で破裂の危険があるものは手術適応となる．

上行大動脈にエントリーがある場合の手術は，体外循環下に解離した大動脈を切除して人工血管に置換する．また大動脈弁輪拡張がみられるときは，Bentall 手術もしくは Yacoub 手術や David 手術といった自己弁温存手術を行う．弓部大動脈に

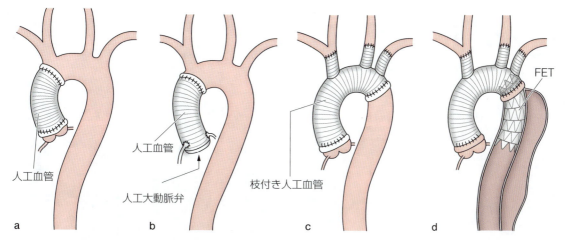

図 28-4　大動脈解離手術
上行大動脈に解離が限局し，大動脈弁輪拡張がみられない例の手術(**a**)と大動脈弁輪拡張がみられる例の Bentall 手術(**b**)．弓部大動脈に解離が広がった例は枝付き人工血管で置換術を行う(**c**)．下行大動脈に残存する解離のリモデリングを期待して，あるいは後日ステントグラフトによる追加治療を念頭に FET を併用する(**d**)．

エントリーがある場合は全弓部置換術を行い，近年では遠隔期のリモデリング(remodeling；偽腔の消退)を期待して open stent graft (frozen elephant trunk：FET)を併用することもある(図 28-4)．Stanford B 型解離のうち，破裂，疼痛の持続や malperfusion などを伴う場合(complicated タイプ)では手術となるが，近年では外科手術のほかにエントリー閉鎖を目的とした TEVAR (thoracic endovascular aortic repair；胸部ステントグラフト内挿術)を行うようになってきた．その治療成績は良好であり，uncomplicated タイプの B 型解離でも，将来偽腔拡大が予測されるような症例に対しても亜急性期や慢性期に予防的 TEVAR (preemptive TEVAR)を行うようになってきている(図 28-5)．また慢性期に拡大し解離性大動脈瘤となった場合は開胸開腹人工血管置換術なども行われる．

6 ● 予後

非手術例の 10 年生存率は Stanford A 型で 23%，B 型で 53% とされる．A 型の多くは発症 1 か月以内に死亡する．

4 大動脈瘤 aortic aneurysm

1 ● 病態

動脈瘤は動脈壁の全周，または局所が正常の 1.5 倍以上拡張した状態で，進行すると破裂(rupture)に至る．前述した Laplace の法則から瘤径が大きく，血圧が高いほど，破裂の頻度が高い(図 28-6)．原因の多くは動脈硬化性とされてきたが，近年では変性(degeneration)とされている．動脈硬化のみでは説明できない点(内腔側に強い動脈硬化性変化を認めるも，動脈硬化を主体とする閉塞性動脈硬化症との関連が乏しい，家族性発生がある，糖尿病がリスク因子でない，または逆相関を示す報告があるなど)があるためである．他の成因としては外傷性，炎症性，感染性，高安病や Marfan 症候群などの遺伝性結合織疾患などがあげられる．

症候としては，多くは無症候性(asymptomatic)に経過するが，破裂による痛みや出血，周辺臓器へ及ぼす圧迫症状などもみられる．近年では破裂をしていなくても痛みがある場合，症候性(symptomatic)として侵襲的治療を行うことが多い(切迫破裂；impending rupture とされることがある)．

大動脈瘤の発生頻度は，腹部大動脈瘤は男性に多く，胸腹部大動脈瘤では男女ほぼ同等である．

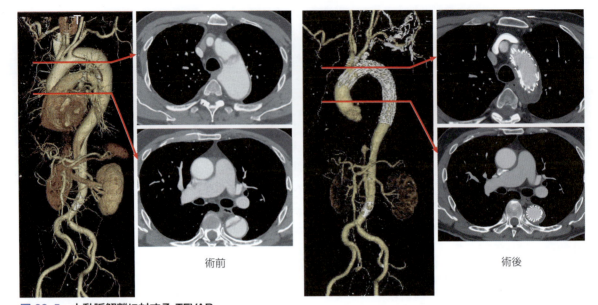

図 28-5　大動脈解離に対する TEVAR
術後に良好なリモデリング(偽腔の消退)を認めている.

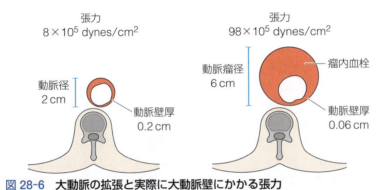

図 28-6　大動脈の拡張と実際に大動脈壁にかかる張力
2 cm の大動脈がその壁量を変化させず 6 cm まで拡張した場合,大動脈瘤壁は伸展されて菲薄化するため,単なる大動脈瘤径の拡張以上に壁にかかる張力は大きく,10 倍にも達する.実際の大動脈瘤は球形に近いため,3 次元方向にも張力は働く.

発症ピークは男性 70 歳代,女性 80 歳代である.大動脈瘤の多くは,腎動脈末梢の腹部大動脈に発生する.

大動脈瘤はその広がりに関係なく一様な遠隔期の予後が報告されており,腹部大動脈瘤の 5 年生存率は 40〜75%,胸腹部大動脈瘤では 60% である.遠隔期予後の関連因子には,心合併症,術後対麻痺,腎不全,呼吸器疾患がある.

2 ● 分類(図 28-7)

- **瘤壁の構造による分類**:真性動脈瘤,仮性動脈瘤,解離性動脈瘤があり,真性動脈瘤は動脈瘤壁の内膜・中膜・外膜の 3 層構造を保ちながら動脈壁が拡張したもの,仮性動脈瘤は,動脈壁が破綻し,血腫の周囲に増生した動脈壁外の結合織が動脈瘤壁を形成したものである.解離性は前述した通り,中膜レベルで 2 層に剝離して偽腔を有する状態で拡張した場合であり,大動脈解離の慢性期に認められる病態である.
- **形状による分類**:紡錘状動脈瘤,囊状動脈瘤がある.紡錘状動脈瘤は大動脈全周が拡張したものであり,囊状動脈瘤は動脈壁の膨隆が袋状に局所的に拡張したもので,外傷,感染などの仮性動脈瘤がこの形をとることが多い.

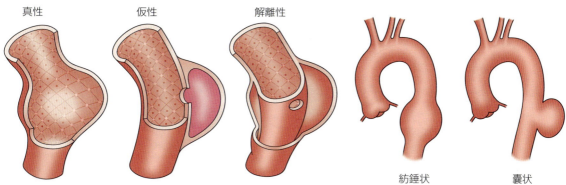

図 28-7 大動脈瘤の分類

- **発生部位による分類**：大動脈瘤の発生部位により胸部大動脈瘤，胸腹部大動脈瘤，腹部大動脈瘤がある．胸腹部大動脈瘤は胸部大動脈と腹部大動脈の境界部位に発生する．腎動脈や脾動脈などの臓器へつながる動脈へ発生するものは内臓動脈瘤と呼ばれ，四肢に発生するものは末梢動脈瘤と呼ばれる．

A 胸部大動脈瘤 thoracic aortic aneurysm

1 概説

発生部位により上行大動脈瘤，弓部大動脈瘤（遠位弓部大動脈瘤を含む），下行大動脈瘤に分類される．かつては，梅毒による上行大動脈瘤もみられたが，最近では多くは動脈硬化（変性）によるものである．上行大動脈瘤は大動脈弁輪から腕頭動脈分岐部まで，弓部は腕頭動脈起始部から肺動脈分岐部（第3～4胸椎の高さ）までとされており，瘤の中枢が左鎖骨下動脈に及ぶ位置にある瘤は遠位弓部大動脈瘤と呼ぶことがある．下行大動脈瘤は肺動脈分岐部以下をいう．弓部より中枢の動脈瘤では外科手術においては主に体外循環が必要となる．

2 症状

通常は無症状で，胸部単純X線で偶然発見される場合も多い．瘤径が大きければ，大動脈基部拡大による大動脈弁閉鎖不全症，気管や食道圧迫症状（喘鳴，呼吸困難，嚥下障害），神経圧迫症状（反回神経麻痺，嗄声，横隔神経麻痺）がみられる．動脈瘤内の血栓が塞栓源となり，末梢動脈の急性閉塞や足趾のチアノーゼがみられることもある（→Frontier）．破裂では胸背部の激痛，貧血，血胸，ショックがみられる．

Frontier

血栓症，塞栓症

血栓症はVirchow三徴（① 血流のうっ滞，② 凝固能亢進，③ 血管内皮障害）に代表される因子や，ずり応力により血小板が活性化され形成される．塞栓症は心臓にできた血栓（心原性）（血栓塞栓症），脂肪滴（脂肪塞栓症）や空気（空気塞栓症）などの塞栓子が，末梢へ飛散することで生じる．

壁在血栓を伴う動脈瘤などはしばしば末梢へ塞栓症を起こすことが知られている（図a）．塞栓症はトラップされた臓器によってさまざまな症状を呈する．

動脈瘤だけではなくmobileな鋸歯状の血栓を伴う動脈はshaggy aortaと呼ばれ（図b，c），平常時でも塞栓症を引き起こすことが知られており，そのような動脈を伴う患者の手

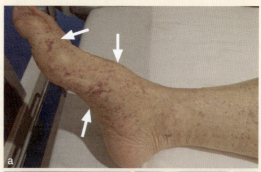

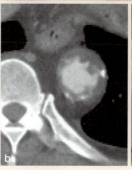
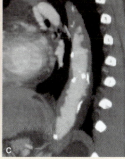

図 血栓塞栓症
a：下肢への末梢塞栓．
b，c：shaggy aorta．動脈壁に多量で鋸歯状の血栓を認める．

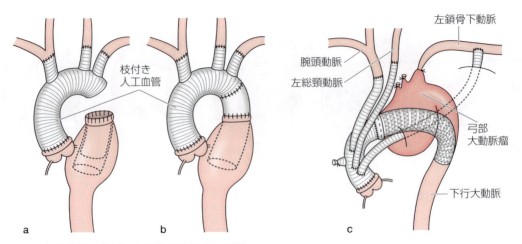

図 28-8　下行大動脈に広がった弓部大動脈瘤の手術
エレファントトランク法では，最初に下行大動脈瘤内に一端を内翻させたグラフトを挿入して下行大動脈起始部と縫合する（a）．その後，内翻した断端を中枢側に引き出して，弓部大動脈と置換したグラフトと吻合する．下行大動脈に挿入したグラフトのもう一端は，開放する（b）．最近はステントグラフトを用いて非開胸のまま，エレファントトランクを中枢吻合部とする TEVAR（二期的ハイブリッド手術）も可能になってきた．FET を追加した弓部大動脈瘤手術（c）．

術では術後の塞栓合併症が高いことが知られている．
下肢の足趾のチアノーゼや疼痛を引き起こす疾患として blue toe 症候群が知られている．これは主に大動脈からの動脈化由来のコレステロール結晶が微小塞栓として遊離し引き起こされることで発症し，しばしばコレステロール塞栓症と同義で扱われることがある．白血球の好酸球の上昇や皮膚生検でコレステロール結晶を認める場合に診断される．コレステロール塞栓症の治療は決定的なものがなく支持療法が主体となる．

3 ● 診断

胸部 X 線で大動脈影，縦隔陰影の拡大がみられる．縦隔腫瘍や肺癌との鑑別を要する場合もあるが，MRI，CT で診断は容易である〔Adamkiewicz 動脈に関する精査は，次の「胸腹部大動脈瘤」の項（→425 頁）参照〕．

4 ● 内科治療

降圧管理が最も重要となり，第一選択はβ遮断薬である．目標血圧は 130/80 mmHg 未満が推奨されるが，降圧が不十分な場合は ACE 阻害薬やアンジオテンシンⅡ受容体拮抗薬（ARB）を使用する．ACE 阻害薬や ARB は瘤拡大を抑制する可能性が知られている．そのほかスタチンが matrix metalloproteinase（MMP）などを抑制することで瘤拡大抑制に働く可能性があり使用されることがあるが，その効果は確立されていない．

5 ● 外科治療

最大短径 5.5 cm 以上を手術適応とする場合が多い．主に体外循環下に人工血管置換術を行う．上行大動脈瘤で大動脈弁閉鎖不全があるときは，Bentall 手術や Yacoub 手術，David 手術を行う．弓部大動脈瘤では，動脈瘤から分枝する頸部分枝である腕頭動脈，左総頸動脈，左鎖骨下動脈の再建を要する．下行大動脈に病変が広がる広範囲の弓部大動脈瘤に対しては，下行大動脈に人工血管を挿入するエレファントトランク（elephant trunk）や FET 法を行うことがある（図 28-8）．これらの方法により追加治療が必要な場合はエレファントトランクを中枢吻合部とする TEVAR（二期的ハイブリッド手術）も可能となった（術後対麻痺発生については，次の「胸腹部大動脈瘤」の項参照）．下行大動脈瘤の治療は，以前は開胸人工血管置換術が主流であったが，解剖学的要件を満たしていれば，TEVAR を第一選択とするようになった．下行大動脈瘤破裂においても，解剖学的要件を満たす場合では外科手術よりも TEVAR が有用とされる．また術式の改良により TEVAR は，下行大動脈瘤のみでなく，弓部大動脈瘤にも行われている〔胸部大動脈瘤のステントグラフト治療は，本章の「血管内治療」の項（→430 頁）参照〕．

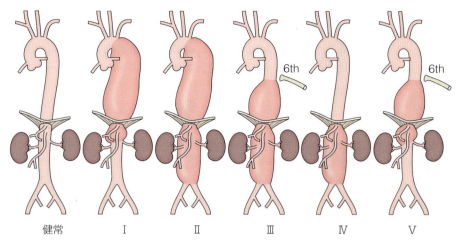

図 28-9　修正 Crawford 分類（Safi 分類）

B 胸腹部大動脈瘤
thoracoabdominal aortic aneurysm

1 概説
胸部から腹部に連続した大動脈瘤の名称で，原因の多くは動脈硬化を主体とする変性もしくは嚢胞状中膜壊死である．胸腹部大動脈瘤患者の1/3は，腹部大動脈瘤の手術既往があるが，腹部大動脈瘤とは背景が異なっており，胸腹部大動脈瘤の2～3割は大動脈解離から発生するとされている．

2 分類
胸腹部大動脈瘤では，腹腔動脈，上腸間膜動脈，腎動脈の腹部分枝のいずれかが大動脈瘤から分枝している．Crawford 分類では，主に瘤がどこにあるかによって4型に分けられるが，近年では修正 Crawford 分類（Safi 分類）として5型に分けられることがある（図 28-9）．

3 症状
多くは無症状で，X 線検査や CT 検査で偶発的に発見される．大動脈瘤の圧迫による腹痛，背部痛，心窩部痛，血痰，嚥下障害，呼吸障害を訴えることもある．末梢動脈塞栓の頻度は低い．

4 診断
術前画像検査で動脈瘤と腹部分枝の関係を十分に把握する必要がある．肋間動脈や Adamkiewicz 動脈の位置を動脈造影で把握する．Adamkiewicz 動脈は，85～90％が Th9-L2 のレベルで大動脈から分枝する．最近では選択的動脈造影検査が MRI や MDCT に置き換わりつつある．

5 内科治療
A 胸部大動脈瘤に準じる．

6 外科治療
待機手術の死亡率が高いため，大動脈瘤最大短径 6.0 cm 以上を手術適応とする場合が多い．術後早期の生存例では，予後は比較的良好である．
左開胸および正中開腹法もしくは左外側到達法で大動脈瘤にアプローチし，人工血管で置換する（図 28-10）．この際，必要に応じて腎動脈や腹腔動脈，上腸間膜動脈の再建を同時に行う．術後合併症の1つである対麻痺（前脊髄動脈症候群）予防のため，術中に脳脊髄液ドレナージ（cerebrospinal fluid drainage：CSFD）の併用や，肋間動脈の再建を行う．肋間動脈や脊髄動脈の再建の必要性を術中に確認するため，体性感覚路を刺激する体性感覚誘発電位（somatosensory evoked potential：SEP）や，皮質運動野を刺激する運動誘発電位（motor evoked potential：MEP）などの神経モニタリングが用いられる．胸腹部大動脈瘤によるステントグラフト治療は腹部分枝を再建しなければならず，ハイブリッド治療や開窓型ステントグラフトが使用される〔胸腹部大動脈瘤に対するステントグラフト治療は，本章の「血管内治療」の項(→430

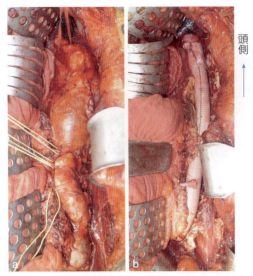

図 28-10　胸腹部大動脈瘤に対する人工血管置換術
a：腹部分枝に黄色のテーピングがされている．
b：inclusion 法で腹部分枝再建を行い人工血管置換術を施行．

頁）参照］．

　術後合併症には，腸管虚血，腎不全，呼吸不全，脊髄虚血による対麻痺などがある．

C　腹部大動脈瘤　abdominal aortic aneurysm

1　概説

　病因の多くは変性によるもので，大多数が腎動脈分岐部より末梢に発生する．かつて頻度が高かった結核や梅毒による感染性動脈瘤は，現在はあまりみられない．総腸骨動脈瘤や内腸骨動脈瘤といった腸骨動脈瘤の合併が多くみられる．また末梢動脈瘤で最も頻度の高い膝窩動脈瘤でもしばしば腹部大動脈瘤を合併する．関連因子としては，高血圧，慢性閉塞性呼吸器疾患（COPD），高齢，男性，喫煙歴などが知られている．男性が多いが，破裂リスクは女性のほうが 3〜4 倍高いとされる．

2　分類

　大動脈拡張が，腎動脈から 1 cm 以上離れた末梢から始まる腎動脈下（infrarenal）腹部大動脈瘤が多い．この距離が 1 cm 未満にまで拡張が及んでいるものは傍腎動脈（pararenal）腹部大動脈瘤と総称され，腎動脈上まで拡張が及んでいないものを juxtarenal，大動脈瘤から腎動脈が分岐しているものを suprarenal と称する．大動脈瘤の拡がりが，腹腔内臓器と胸腔内に及んでいる場合は，胸腹部大動脈瘤とされる［修正 Crawford Ⅳ型，本章の「胸腹部大動脈瘤」の項（→425 頁）参照］．

3　症状

　通常は無症状であるが，腹部の拍動性腫瘤を触知したり，腹痛や腰痛が出現したりする場合もあるが，健診や他疾患の画像検査で偶然発見される場合も多い．また，動脈塞栓による下肢虚血を起こすことがある．破裂例では，腹痛，腹部膨満が急速に出現し，ショックに陥る．破裂でなくても大動脈瘤径の急激な増大や腹痛のある腹部大動脈瘤は，緊急手術の適応となる．

4　診断

　本症を疑う場合は，強く触診したり穿刺を行ってはならない．大動脈の屈曲，蛇行が拍動性腫瘤として触知されることもあるが，腹部超音波検査で鑑別は容易である．CT，MRI では，腹部大動脈瘤の範囲，瘤径，腎動脈や上腸間膜動脈，下腸間膜動脈の分枝状態について確認する．
　周術期の心合併症発生回避のため，虚血性心疾患の合併の有無を心筋シンチグラフィや冠動脈造影検査で確認する．冠動脈造影は，虚血所見のみられるもののみに行うのが一般的である．その他，腎機能障害にも注意を払う．

5　内科治療

　胸部大動脈瘤と同様に降圧管理が重要である．高血圧，COPD，喫煙は，大動脈瘤の拡張と破裂に関与する．特に禁煙は大動脈瘤拡大のリスクが低下することが知られており，喫煙者の破裂，および死亡率は非喫煙者よりも高いことが確認されている．またフルオロキノロン系抗菌薬は，血管壁に MMP の発現を促進する効果があることが報告されており，大動脈疾患ならびにリスク患者に対する投与は慎重に行うべきである．

6　外科治療

　待機手術は，人工血管置換術や EVAR（endovascular aortic repair；腹部ステントグラフト内挿術）が行われる．手術適応は，大動脈瘤破裂のリスクと手術のリスクを考慮して総合的に決定さ

れる．実際の破裂頻度は，図 28-11 に示したように 7 cm を超えるものでは，5 年以内に 95％ が破裂する．

最近のガイドラインでは男性が大動脈瘤最大短径 5.5 cm，女性が 5.0 cm を手術適応とし（女性は男性に比べ破裂リスクが高いため），破裂しやすい慢性解離や Marfan 症候群などの合併例は，4.0〜5.0 cm を手術適応としている．しかしながら，5.0〜5.4 cm の腹部大動脈瘤の 8 割以上が 4 年以内に手術を受けており，低リスク例は 5.0 cm を手術適応とする場合もある．手術の決定には，さらに患者のリスク，年齢，併存疾患の種類と重症度，瘤径の拡張速度，瘤の形状（嚢状動脈瘤など），施設の手術成績なども考慮する．高リスク例では 6.0 cm まで経過観察をするとの報告もある．

腹部大動脈瘤の手術では通常人工心肺は必要としない．実際には大動脈瘤は切除せず，瘤を切開して人工血管を植え込む．経腹膜到達法，経後腹膜到達法がある．

腹部大動脈瘤の手術では下腸間膜動脈を犠牲にするため，左側結腸〜下部結腸の術後腸管虚血（虚血性腸炎）予防に少なくとも一側の内腸骨動脈を温存することが好ましい．また，下腸間膜動脈を人工血管に吻合再建する場合もある．

破裂例で腹腔内に出血した場合は，急激な循環不全に陥る．術後は多臓器不全が発生しやすく，その一因として腹腔内圧が上昇する腹部コンパートメント症候群（abdominal compartment syndrome）も関与するとされている．

術後遠隔期合併症は腹壁瘢痕ヘルニアの発生が比較的多いが，そのほかの仮性動脈瘤，消化管瘻形成，人工血管感染などはいずれも低頻度で，遠隔期成績は良好である．

EVAR の治療成績は，手術死亡が開腹手術より明らかに低く，動脈瘤関連死亡を含む早期成績は良好であるが，中期から遠隔期成績については，優位性が確立されていない．また，EVAR では長期的に追加治療（re-intervention）の頻度が高いことが知られている．しかし近年では長期成績向上のためのデバイス開発や予防的処置なども行うことで良好な成績になってきている〔腹部大動脈瘤のステントグラフトは，本章の「血管内治療」の項（→430 頁）参照〕．

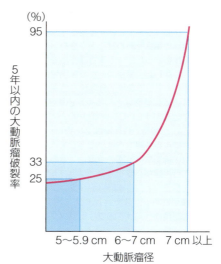

図 28-11 腹部大動脈瘤の瘤径と 5 年以内の破裂率
大動脈瘤径が 7 cm を超えるものでは，5 年以内の破裂率は 95％ を超える．

Frontier

炎症性大動脈瘤，感染性動脈瘤

炎症性大動脈瘤は瘤壁の肥厚，周囲の線維化，周辺臓器（十二指腸や尿管など）の癒着を特徴とした動脈瘤であり，原因不明の非特異性の炎症を伴う．腹部大動脈に好発するが，胸部大動脈などにも生じた報告がある．超音波検査や CT ではマントルサインと呼ばれる壁肥厚を認めることがあり，肉眼的には白色の大動脈瘤壁として認められる（図）．腹痛や発熱などの炎症症状を生じることがあり，有症状例にはステロイド薬などの抗炎症薬の投与を考慮する．外科手術では癒着により腎動脈上での大動脈遮断が必要なことが多く，そのため近年ではステントグラフトによる治療が増えている．また IgG4 関連疾患との合併が注目されており，約半数で病理組

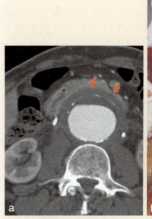 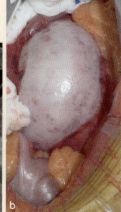

図 炎症性腹部大動脈瘤
a：瘤周囲のマントルサインを認める．
b：白い動脈壁を有する．

織学的に IgG4 が陽性となる.

　感染性大動脈瘤は感染に起因する場合と，既知の大動脈瘤に感染が加わった場合をあわせて総称される．以前は梅毒などによるものが多かったが，近年ではサルモネラ菌やブドウ球菌が多い．しかし起因菌が同定されない場合もあり，その際は炎症反応や CT にて嚢状，分葉状で急速に拡大する瘤とそれに近接する軟部陰影などの所見から総合的に診断する．また診断補助として PET-CT やガリウムシンチグラフィなどを用いることがある．致死率は 24〜37% と非常に高く，破裂や敗血症による多臓器不全が原因である．治療は起因菌が同定できれば適切な抗菌薬を使用し，手術は瘤を含む感染巣の除去と血行再建が必要である．グラフトは解剖学的再建の場合はホモグラフト，自家静脈やリファンピシン浸漬人工血管などが使用される．ステントグラフトは破裂を予防し，次の人工血管置換術へ向けてのブリッジング手術としては有用である．

⑤ 慢性動脈閉塞症（大動脈腸骨動脈閉塞症）（aorto-iliac occlusive disease）
〔下肢の閉塞性動脈硬化症は，本章の「四肢その他の末梢循環障害」の項（➡436 頁）参照〕

1● 概説
　間欠性跛行を起こす閉塞動脈は，25% が大動脈腸骨動脈領域，65% が鼠径靱帯以下の動脈が占めている．包括的高度慢性下肢虚血〔chronic limb threatening ischemia：CLTI；旧称重症虚血肢（critical limb ischemia：CLI）〕では，一般的に鼠径靱帯以下の病変が存在する場合が多い．

　大動脈，腸骨動脈の閉塞性動脈硬化症でも，下肢の閉塞性動脈硬化症と同様に，非特異的なしびれ，冷感，間欠性跛行，安静時疼痛，虚血性潰瘍・壊疽へと虚血程度を分類（Fontaine 分類，Rutherford 分類）する．

　間欠性跛行を訴える患者の半数以上は側副血行の発達で症状軽快する．約 1/4 の患者は症状悪化し，5〜10% で CLTI に移行するが，肢切断に至るものは 2% 未満である．また，閉塞性動脈硬化症例の生命予後は 5 年 30%，10 年 50% と不良で，多くは心血管系の合併症で死亡する．

2● 内科的治療
　まず禁煙を励行させる．また，糖尿病合併例では，血糖値の厳重管理が必要である．

　十分な監督下で運動療法を行えば，側副血行が発達し，歩行距離が延長する．

　血管拡張薬やシロスタゾールなどの抗血小板薬の内服は間欠性跛行に有効である．また，低用量アスピリンは手術を回避し，バイパス術後の閉塞

を予防するとされる．

3● 外科的治療
　腹部大動脈，腸骨動脈領域の閉塞や狭窄では，大動脈-両側大腿動脈バイパス術や腋窩動脈-両側大腿動脈バイパス術が標準術式であるが，近年では血管内治療による手術も増えている．特に腸骨動脈に限局する病変では，血管内治療が標準治療となっている．血行再建術では，外腸骨動脈は閉塞をきたしやすいため，大腿動脈に末梢吻合を置くことが多い．大動脈-両側大腿動脈バイパス開存率は 5 年 85〜90%，10 年 70〜75% と良好である〔血管内治療に関しては，本章の「血管内治療」の項（➡430 頁）参照〕．

⑥ 高安病（大動脈炎症候群）
Takayasu disease（aortitis syndrome）

1● 概説
　大動脈本幹とその太い分枝動脈に発生する非特異性炎症で，20〜30 歳代女性の発症が多い．炎症は動脈の 3 層全体にわたり，その部位が瘢痕化して動脈に狭窄，閉塞を生じる．原因は不明であるが，HLA-B52，-B67 との相関が報告されている．病変部の炎症所見などは若年齢で強く，高齢では病変部の瘢痕性収縮による狭窄，閉塞に対する治療が必要になる．

2● 診断
　CT や MRA で特徴的な血管の狭窄病変と閉塞が描出され，血液検査で原因不明の赤沈亢進，CRP 値の高値，白血球数増多が確認されれば診断は確定する．若年女性の腎動脈性高血圧では本疾患を疑う．

3● 症状
　初期には上気道炎に類似した症状を認める．炎症を生じる血管により多彩な症状が出現し，鎖骨下動脈病変では，上肢血圧の左右差を認め，半数近くの患者に認められる．頸動脈病変では，めまい，失神などが，腎動脈病変では，腎動脈性高血圧などが出現する．狭窄による血管雑音（bruit）を聴取することがある．

4 治療

内科治療ではステロイドによる治療が基本となり，その他，免疫抑制薬や抗血小板薬の投与が行われる．慢性期の動脈閉塞症状が著しい症例では，バイパス手術や大動脈弁置換が行われることがある．また，頸部分枝狭窄や腎動脈狭窄に対しては血管内治療の適応となることがある．

7 急性腸管虚血，慢性腸管虚血（腹部アンギーナ）

1 概説

急性腸管虚血は，上腸間膜動脈血栓症，上腸間膜動脈塞栓症，上腸間膜静脈閉塞，器質的血管閉塞を伴わない血管攣縮による非閉塞性腸管虚血（non-occlusive mesenteric ischemia：NOMI）が原因であるが，臨床像が腸管の炎症所見である虚血性腸炎を鑑別する必要がある．原因は，上腸間膜動脈塞栓が過半数を占め，塞栓源の大部分は心原性である．進行すれば，腸管壊死，穿孔から汎発性腹膜炎に至る．近年では高齢化や透析患者の増加に伴い動脈硬化による虚血も増えている．

上腸間膜静脈血栓では，血液凝固異常を背景とする場合がある．NOMIは予後不良なことが多く，しばしば心不全や重篤なショック状態後にみられる．慢性腸管虚血は，40～60歳代の女性に多く，複数の腹腔内臓器の栄養動脈が閉塞している．

2 症状

急性虚血は急激な腹痛で始まり，嘔吐を伴うこともある．発症早期には腹膜刺激症状が乏しいことが特徴であるが，腸管壊死の進行に伴い筋性防御やショックが出現してくる．慢性虚血の症状は，腹痛，体重減少，食事摂取困難で，食後10～30分で始まる疝痛発作（腹部アンギーナ）が特徴的である．血管雑音は約半数にしか聴取されない．

3 診断

病歴，理学的所見，検査所見，画像所見から総合的に診断する．慢性的な腹部アンギーナの既往があれば，上腸間膜動脈血栓症を疑う．塞栓症の既往があり，心房細動が認められれば塞栓症を疑う．NOMIでは心不全，急性循環不全，大血管

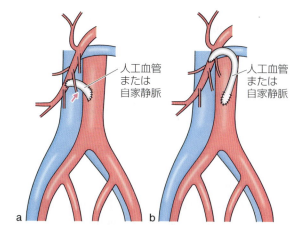

図 28-12 上腸間膜動脈（SMA）の血行再建術
SMAの血行再建では，グラフトが短いと閉腹時に腸管圧迫による屈曲を生じやすいため（a），十分な長さをもったグラフトを作製する（b）．

手術の既往など重篤な背景因子が重要である．

腹部X線で門脈ガス像や腸管壁気腫像を認めることがある．白血球増多，LDH，AST，CKの酵素上昇，乳酸値の上昇，代謝性アシドーシスの進行は，いずれも虚血が進行した症例の所見である．

造影CTが最も有用で，急性虚血で血栓像や上腸間膜肥厚が認められ，腸管壁肥厚，腹水貯留，腸管壁の造影不良などがみられる．超音波検査は，慢性虚血で腸間膜動脈根部の狭窄性病変が描出される場合もあるが，急性虚血の診断精度は低い．

選択的動脈造影は，そのまま血管内治療に移行することも可能であり，急性期においては考慮されるべき検査である．特にNOMIは動脈造影にて診断される．

4 治療

腸管壊死の可能性が低ければ血管内治療により血栓溶解療法，血栓吸引療法や上腸間膜動脈ステントなどが行われる．あるいは開腹して血栓除去術を行うこともある．腸管壊死に対しては腸管切除を行う．いずれの場合も腸管のviabilityをドプラで確認し，viabilityに疑問が残る場合は12～24時間後にセカンドルック手術を積極的に検討する．慢性で，限局性である場合は血行再建術を行う（図28-12）．NOMIに対しては血管拡張薬の持続動注を行う．動脈血栓症や静脈血栓症では術後の抗凝固療法を行う．

人工血管

人工血管の材質はダクロン(ポリエステル)かePTFE (expanded polytetrafluoroethylene)である. ダクロンは編み方により, 平織り(woven)とメリヤス編み(knitted)に分類され, 編み目から血液が漏出するため, ゼラチン, コラーゲン, アルブミンなどでシールされて血液が漏れない製品が使用される.

ヒト臍帯静脈をグルタールアルデヒドで処理し, メッシュで補強したグラフトは遠隔期に壁変性を起こすため, 最近はあまり使用しないが, 感染が存在する部位ではヒトホモグラフトを使用することがある.

胸部大動脈瘤では強度の点からwovenポリエステルが使用され, 下大静脈など比較的流速が遅く腹腔臓器による圧迫を受けやすい部位では抗血栓性の観点からリング補強したePTFEが用いられることが多い.

血管内治療 endovascular treatment

① デバイスと治療成績
〔第19章「人工臓器」(➡227頁)も参照〕

最近, 大動脈疾患に対しても低侵襲の血管内治療が行われることが多くなった. 狭窄や閉塞に対してバルーン, ステント, ステントグラフト(人工血管に金属が縫い付けられているもの)などが使用され, 動脈瘤に対してはステントグラフトが使用される. 内臓動脈瘤などの小さい囊状動脈瘤に対してはコイルなどを使用した塞栓術が施行される.

動脈狭窄・閉塞に対しては一般的に経皮的血管形成術(percutaneous transluminal angioplasty：PTA)を行う. PTAは動脈の狭窄・閉塞部にワイヤーを通過させ狭窄・閉塞部をバルーンで拡張する手技である. 通常PTAのみでは元に戻ろうとする力(recoil)による再狭窄やバルーン拡張による動脈解離を起こすことがあり, ステントやステントグラフトを追加留置することが多い. ステントは, バルーン拡張型(balloon-expandable)ステント(バルーンで内側から受動的に押し広げ拡張するステント)と自己拡張型(self-expanding)ステント(自らの弾性で拡張するステント)の2種類

がある. ステントはステンレス鋼やニチノール(ニッケルとチタンの合金)などの金属から構成されることが多く, ニチノールはMRIの影響を受けにくい. 近年ではステントやバルーンにパクリタキセルなどの内膜肥厚抑制の薬剤を塗布した薬剤溶出性デバイスが開発され, 末梢動脈でも良好な治療成績が報告されている. さらに病変を突破するためのアテレクトミーデバイスや解離腔から真腔に戻るためのリエントリーデバイスなどの補助デバイスも開発されている.

ステントグラフト内挿術は, 1988年にVolodosらが外傷性胸部下行大動脈瘤に, 1991年にParodiらが腹部大動脈瘤に施行したことを報告して以来, その低侵襲性から急速に普及した. 特に2つの割付試験(randomised controlled trial：RCT)の結果が普及を促進させた. 1つはEVAR trial 1(イギリス), もう1つはDREAM trial(オランダ)であり, ともに開腹手術にもステントグラフト内挿術にも適した腹部大動脈瘤の症例を割付けした結果, いずれもステントグラフト内挿術が手術死亡を低下させ, 中期までの動脈瘤に関連した死亡も低下させたことを報告した. この結果を受けて, わが国でも腹部大動脈瘤に対するステントグラフトが2006年に承認された. その後ステントグラフト術は年々増加傾向にあり, 腹部大動脈瘤に対しては過半数がステントグラフトによって治療されている. 2007年には胸部大動脈瘤に対するステントグラフトが承認され, 胸部大動脈瘤に対するステントグラフト内挿術も増加傾向にある. 現在わが国で使用できるステントグラフトは腹部が7機種, 胸部が5機種となっている(図28-13). わが国のガイドラインでは胸部下行大動脈瘤に対する治療ではステントグラフトが第一選択となっており, 破裂例に対しても解剖学的要件を満たせばステントグラフトが第一選択となっている. 弓部大動脈瘤に対しては開窓型ステントグラフトが承認されているが, バイパスなどを併用することで複雑な弓部大動脈瘤や胸腹部大動脈瘤への応用も可能である. 近年では大動脈解離にも承認されており, さらに治療の適応が拡大している. ステントグラフトは年々改良が加えられ多くの機種が開発されているが, いずれもIFU (instruction for use；解剖学的適応基準)が定められており, 要件にあった症例に使用すべきである.

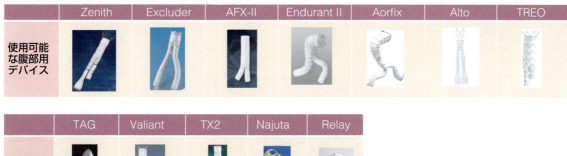

図 28-13 現在わが国で使用可能なステントグラフト

Frontier

枝付きステントグラフト内挿術

ステントグラフト内挿術は通常は IFU に準じることが要件であるが，開胸手術や開腹手術が不可能な併存疾患をもつ患者や，全身麻酔下がかけられないような患者に対しては限定的であるが枝付きステントグラフト内挿術が行われている．弓部では開窓型ステントグラフトが保険適用となっているが作製に時間がかかるため緊急症例には使用が難しい．近年 Ohki らは，通常のステントグラフトに直接針で開窓することで頸部分枝を再建する RIBS 法（retrograde in situ branched stentgrafting：図1）を考案し，その初期成績を報告している．30 例の弓部置換ハイリスク症例に対して RIBS 法を行っており，技術的成功率は 100％ であり，手術死亡は 0 例，術後脳梗塞 2 例，1 年後の全死因生存率は 92.3％ と良好なものであったと報告している．この方法であれば保険適用外ではあるが，従来使用されているデバイスで手技が可能であり，緊急症例にも応用可能と述べている．

また胸腹部大動脈瘤に対する枝付きステントグラフト内挿術（図2）は欧米では 10 年以上前から行われており，その成績は年々向上している．わが国では保険適用がないため，限定的に行っている施設が多い．近年の報告では死亡に関しては通常の開胸開腹手術と比較して有意差はないが，対麻痺の観点でステントグラフトのほうが有意とするレビューが報告されている．いずれも限定的な治療とはなるが，従来の手術を受けることができない患者にとっては大きな福音となっている．

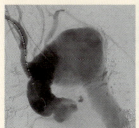
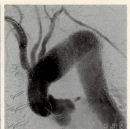

図1 RIBS 法

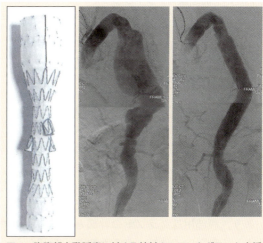

図2 胸腹部大動脈瘤に対する枝付きステントグラフト内挿術

2 大動脈・腸骨動脈領域の血管内治療

〔大腿・膝窩動脈領域については，本章の「四肢その他の末梢循環障害」の項（➡436頁）参照〕

軽度～中等度の間欠性跛行では，PTA やステントなど血管内治療が推奨されており，TASC Ⅱ分類（図 28-25，➡443頁参照）の Type A，B では良好な成績が期待できる．

血管内治療の初期成功の評価は，動脈造影所見，末梢拍動，病変前後の圧較差を用いる．

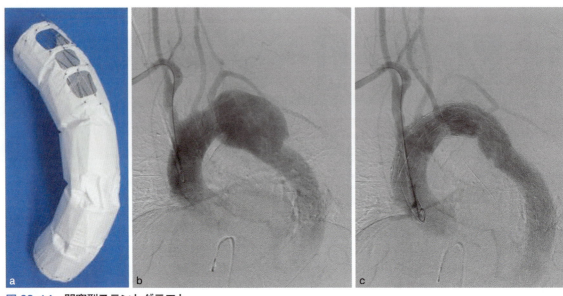

図28-14 開窓型ステントグラフト
a：開窓型ステントグラフト，b：胸部大動脈瘤，c：開窓型ステントグラフトを使用して治療．

3 大動脈瘤・大動脈解離の血管内治療

1 ● ステントグラフトの構造と種類

ステントグラフトは文字どおりステント（金属）と人工血管（グラフト）が一体化したもので，金属は主にステンレス鋼やニチノールなどの材質が，グラフトはポリエステルもしくはePTFEで構成されている．腹部用と胸部用のステントグラフトがあり，腹部用はグラフトの幹部と脚部を別々に挿入して動脈内で連結されるものと，最初から一体となったものがある．胸部用は主に筒状の形状である．ステントグラフトはあらかじめシース（筒状の入れ物）と一体化したものか，先にシースを挿入してデバイスを挿入するタイプに大別される．

2 ● ステントグラフト内挿術の対象疾患

腹部大動脈瘤もしくは胸部下行大動脈瘤がよい適応である．近年では，その低侵襲性と良好な治療成績からB型大動脈解離に対しても適応となった〔本章の「大動脈解離」の項（➡418頁），「大動脈瘤」の項（➡421頁）参照〕．欧米では試験的であるがA型解離や上行大動脈瘤に対するステントグラフト術も行われるようになってきており，さらに適応が拡大している．わが国では弓部大動脈瘤に対しては開窓型ステントグラフト（図28-14）が保険適用となっているが，セミオーダーメイドデバイスであり作製に時間を要する．そのため緊急症例には不向きである．その他，頸部分枝の直視下血行再建を同時に行うハイブリッドTEVARが行われている（図28-15）．また通常のステントグラフトを弓部に留置し，針で開窓し頸部分枝に小口径のステントグラフトを挿入する in situ fenestration TEVAR や retrograde in situ branched stentgrafting（➡ Frontier ）も行われているが，限定的であり，まだ長期成績は不明である．

胸腹部大動脈瘤でも腹部分枝動脈の血行再建を行うハイブリッドTEVARが行われることがあるが標準術式にはなっていない．また一部の限定した施設では海外にオーダーメイドすることで腹部分枝の部分に開窓，あるいは分枝用の枝が作製された枝付きステントグラフト内挿術を行うこともある．しかしこれらも保険適用外であり標準術式には至っていない．

腹部大動脈瘤に対するEVARは初期成績が良好であることから現在は腹部大動脈瘤の治療の過半数を占めている．しかし遠隔期に追加治療が多いため，現在も改良が進められている．なかでもEVAR時における下腸間膜動脈への塞栓についてはその治療効果が認められており，わが国で行われたRCTでは結果的に遠隔期の大動脈イベント

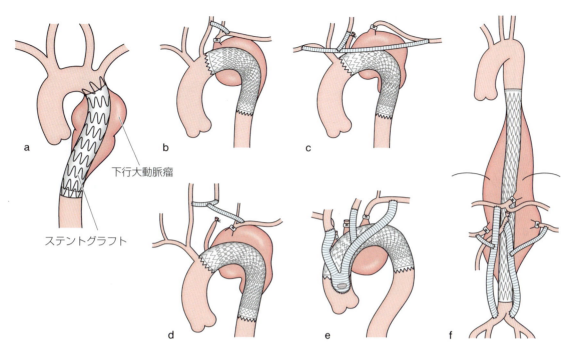

図 28-15　ハイブリッド TEVAR
a：標準的な TEVAR.
b～e：頸部分枝を人工血管で再建しステントグラフトを挿入.
f：腹部分枝を人工血管で再建しステントグラフトを挿入.

を抑制することが認められている．そのためガイドラインでもその有用性について言及されており，近年では EVAR 時に下腸間膜動脈塞栓を併施することが推奨されている（preemptive embolization）．また近年では内腸骨動脈を温存可能な枝付きステントグラフトも保険適用となっている．内腸骨動脈を閉塞させることは容認されているが，少なくとも一方は温存することが望ましい．また腹部大動脈瘤や胸部下行大動脈瘤においては破裂症例に対してもステントグラフトによる治療が増えている．

3 ● ステントグラフト内挿術の手技

　手術室または透視装置を完備したハイブリッド手術室で行う．

　総大腿動脈を外科的に露出して 6～9 Fr のシースを挿入し，透視画像を見ながらガイドワイヤーを用いてステントグラフトを挿入する．最近では血管壁を縫合する止血デバイスの使用が可能となり，大腿動脈を露出せずに完全穿刺のみの治療も可能となっている．カテーテルやワイヤーを用いて動脈瘤の位置を血管造影で確認し，デバイスを留置する部位を決定し大動脈に展開する（図 28-16）．

4 ● ステントグラフト内挿術の合併症

　① 挿入動脈の損傷，破裂，② 末梢塞栓，③ post-implant syndrome（発熱，全身倦怠，腰痛など），④ 腎機能障害，⑤ 穿刺部の出血，仮性動脈瘤，リンパ嚢胞形成，⑥ エンドリーク，⑦ ステントグラフトの移動（migration）などがある．

　頸部分枝を巻き込む弓部大動脈瘤では脳梗塞などの合併症も生じる．胸部下行大動脈瘤のステントグラフト，特に広範囲動脈瘤では，脊髄虚血（対麻痺）が 0～10％ に発生するが開胸手術よりも発生は低いとされている．しかしステントグラフト内挿術では瘤の血栓化などが原因となり術数日後，遅発性に脊髄虚血が起こることがある．特に広範囲のカバー，腹部大動脈瘤置換後，左鎖骨下動脈や内腸骨動脈閉塞などは脊髄虚血の解剖学的危険因子である．

　エンドリークはステントグラフト留置後も大動

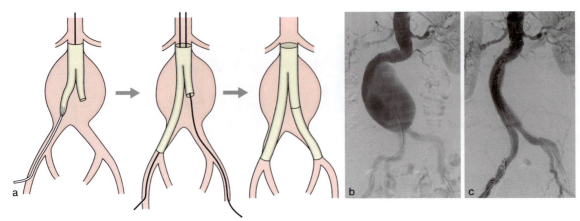

図 28-16　腹部大動脈瘤に対するステントグラフト内挿術
a：Y型人工血管によるステントグラフト内挿術の手順，b：ステントグラフト挿入前，c：ステントグラフト挿入後．
腹部のステントグラフトは2つの部分からなっている場合が多く，それらをグラフト脚で合体させる．

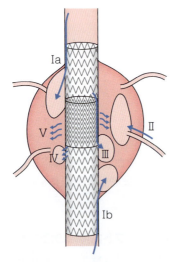

図 28-17　エンドリークの種類
type Ⅰa：中枢のステントグラフト固定部からの漏れ
type Ⅰb：末梢のステントグラフト固定部からの漏れ
type Ⅱ：大動脈瘤の側枝（肋間動脈，腰動脈，下腸間膜動脈など）から生じる血液の逆流による漏れ
type Ⅲ：ステントグラフトどうしの接合部からの漏れ（Ⅲa），ステントグラフトの人工血管布の破損などによる漏れ（Ⅲb）
type Ⅳ：ステントグラフトのポロシティ（人工血管布に開いている小孔）からの漏れ
type Ⅴ：瘤内に血流が認めないにもかかわらず，瘤拡大するもの（エンドテンションとも呼称される）

脈瘤内に血流が残存する状態で，原因別の分類がされている（図 28-17）．最初の 30 日以内に認められるものを一次性エンドリーク，その後のものを二次性エンドリークとする．このエンドリークがステントグラフト挿入術後に追加治療が必要となる最大の要因である．早急に対応が必要なエンドリークは type Ⅰ および type Ⅲ であり，type Ⅱ や Ⅳ は放置してよいとされていた．しかし特に腹部大動脈瘤においては遠隔期に type Ⅱ による瘤拡大からの遠隔期大動脈瘤破裂も生じることが知られてきたことから，下腸間膜動脈が開存している場合はステントグラフトを行う際に下腸間膜動脈の閉塞を併施することが推奨されている．type Ⅱ のエンドリークは術後 6 か月後で 15% 程度の頻度と報告されている．

B 肺動脈疾患

1 肺動脈血栓塞栓症
pulmonary thromboembolism

1 ● 概説

　肺動脈が，血栓や塞栓により，急性または慢性閉塞をきたす病態を指す．下肢の深部静脈血栓症が原因となることが多い〔深部静脈血栓症については，本章の「深部静脈血栓症」（→455 頁）参照〕．広範な肺梗塞（pulmonary infarction）は致死的となるが，症状が非特異的で見過ごされていることもある．急性例のうち 5% 程度が血栓塞栓症を繰り返して肺高血圧症や右心不全に移行するとの報告もある．特に慢性的な場合は CTEPH（chronic thromboembolic pulmonary hypertension）と呼ばれる．CTEPH は器質化した血栓により肺動脈が閉塞し，肺循環動態が 6 か月以上にわたって固定している病態で，平均肺動脈圧が 25 mmHg 以上の肺高血圧を合併する状態である．

2 ● 診断

症状から本症を疑うことが重要で，深部静脈血栓描出は本症を疑う重要な所見である．胸部 X 線の血管影減少（Westermark 徴候），心電図の S_1，Q_3，T_3 パターン，心エコーの右房拡張など右心負荷の所見を認める．血中 D ダイマーや FDP は高値となるが，特異度は高くない．以前は肺換気/血流シンチグラフィの換気/血流ミスマッチが確定診断に使用されたが，最近では造影 CT 検査の肺動脈内血栓塞栓描出が診断の決め手となる．

3 ● 症状

急性では，突然の呼吸困難，胸痛，血痰，意識消失などがみられ，しばしば頻脈，頸静脈拡張，血圧低下などを伴う．下肢の深部静脈血栓症を伴えば本症を疑う．術後発症では，歩行開始時に突然意識消失発作が出現することもある．中心静脈内留置カテーテル周囲の感染性血栓が塞栓源の場合は，敗血症の病態が主体となる．また，血栓症を合併しやすい薬剤（抗がん剤やホルモン薬など）が原因となることもある．

急性期の救命例では，血栓が溶解し，症状や検査所見は軽快するが，血栓は一部器質化して肺動脈閉塞は残存することがある．慢性経過での肺高血圧症合併例の予後は不良とされていたが，近年ではさまざまな治療を行うことで予後が改善してきている．

4 ● 治療

急性期にはヘパリン経静脈投与後，ワルファリン使用の抗凝固療法が標準治療であったが，近年では経口活性化凝固第 X 因子阻害薬（Xa 阻害薬）が開発され，新しい抗凝固薬として直接作用経口抗凝固薬（direct oral anticoagulants：DOAC）と呼称され使用されるようになった．またウロキナーゼや，遺伝子組換え組織プラスミノーゲンアクチベーター（tPA）を経カテーテル的に局所投与する血栓溶解療法も行われることがある．大型血栓合併例や慢性例に血栓摘出手術（pulmonary endarterectomy：PEA）を推奨する報告もある．CTEPH に関しては内服治療のほかにバルーン肺動脈形成術（balloon pulmonary angioplasty：BPA）や PEA なども施行されており，予後改善に寄与している．

手術例では，術前に深部静脈血栓症の発生リスクを評価して，術中の空気ポンプ使用，早期離床など発生予防も重要である．

肺動脈塞栓の再発例，高発生リスク例や抗凝固不能例などでは下大静脈フィルターが挿入されるが，長期的な有効性は確立されていない．

C 大静脈疾患

大静脈が外科的治療の対象となることは稀であったが，近年，静脈ステントが承認され血管内治療が適応となってきたことから治療頻度が増えてきた（図 28-18）．

大静脈の手術では，先天性の凝固異常の存在を念頭に置く必要がある．また，最近では，なんらかの背景疾患に対して，抗血小板薬が投与されている場合があり，手術における止血といった観点から注意が必要である．

1 上大静脈閉塞（上大静脈症候群）
superior vena cava syndrome

1 ● 背景

上大静脈閉塞による上半身のうっ血をきたす．原因は悪性腫瘍が非常に多く，逆に上大静脈症候群をみた場合は悪性腫瘍の存在を念頭に検査を進めるべきである．悪性腫瘍は，肺癌，胸腺腫，リンパ腫が多い．胸部大動脈瘤，縦隔炎など良性疾患によるものやカテーテル留置による静脈内血栓など医原性のものも増加している．

2 ● 症状

顔面や上肢，上半身の浮腫がみられる．急性閉塞では側副血行発達が不良のため，頭痛，傾眠傾向，意識障害など重篤な脳浮腫の症状がみられる．通常は慢性の経過をとり，側副血行発達に伴

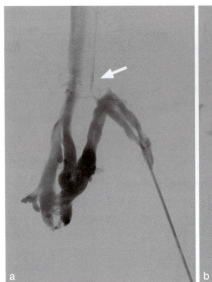
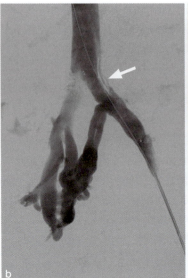
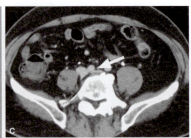
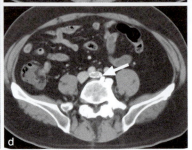

図 28-18　静脈ステント
腸骨静脈圧迫症候群に対するステント術．左総腸骨静脈閉塞を認め（**a**），ステント留置（**b**），術前 CT では右総腸骨動脈と腰椎により左総腸骨静脈が圧排されているが（**c**），術後 CT ではステントにより改善している（**d**）．

う頸部や胸部の体表の静脈怒張，顔面や上肢のチアノーゼなどの症状がある．

3 ● 診断

臨床症状，身体所見より比較的容易であるが，原因を検索する必要がある．診断の確定は静脈造影，造影 CT，MRI などで行う．

4 ● 治療

胸骨正中切開にて閉塞部のパッチ血管形成術，人工血管置換術を行うが，原疾患が予後を規定する．悪性腫瘍が発生原因である場合は，予後不良なことが多く，手術適応は慎重であるべきである．最近では，より侵襲的な治療として狭窄部や閉塞部にステントグラフト留置も行われる．

2　下大静脈閉塞〔Budd-Chiari（バッド-キアリ）症候群〕

1 ● 背景

下大静脈の閉塞は先天性の形成異常が知られているが，そのほかに後天性の血栓性静脈炎，悪性腫瘍，外傷によるものも報告されている．原因が不明の場合も多い．肝部下大静脈もしくは肝静脈の閉塞で門脈圧亢進症に至る場合 Budd-Chiari 症候群と称する．

2 ● 症状

Budd-Chiari 症候群には急性型と慢性型があり，急性型は予後不良である．症状は主に下大静脈閉塞に伴う下肢の浮腫と肝静脈閉塞に伴う門脈圧亢進症状（肝機能障害，食道静脈瘤，腹水，脾腫，胸腹壁の皮下静脈怒張など）がある．

3 ● 治療

先天性のものでは膜状閉塞の頻度が高く，カテーテルによる膜の開通や拡張とステント留置の報告が多い．直接病変部にアプローチして狭窄や閉塞部を切除し，パッチによる血管形成術も行われる．

D　四肢その他の末梢循環障害

四肢および腹部臓器を含む末梢循環障害は動脈，静脈およびリンパ管の病変発生部位，発生原因，血行動態などにより多彩である．ここでは臨床的に頻度の高い末梢動脈疾患や静脈疾患について述べる〔リンパ疾患については，第 42 章「リンパ系」（→689 頁）参照〕．

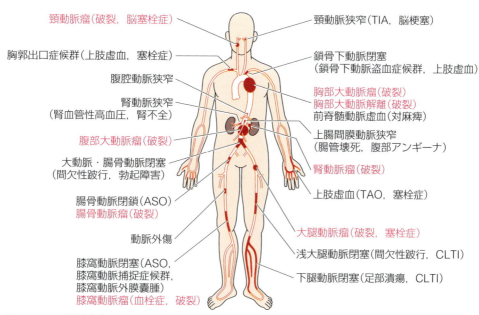

図 28-19　動脈疾患
拡張性疾患を色文字，閉塞性疾患を黒字で示す．
ASO：閉塞性動脈硬化症，TIA：一過性脳虚血発作，TAO：閉塞性血栓性血管炎，CLTI：包括的高度慢性下肢虚血．

末梢動脈疾患

　動脈疾患の基本的病態は閉塞性疾患と拡張性疾患によって異なる．閉塞性疾患では血流が障害されて末梢組織に虚血が生じるが，拡張性疾患では血管壁が劣化し拡張，破裂，出血をきたす．動脈疾患の種類を図 28-19 に示す．また原因別に分類すると，①変性疾患，動脈硬化によるもの（動脈瘤，閉塞性動脈硬化症など），②炎症性疾患によるもの〔高安病（大動脈炎症候群），Buerger（バージャー）病，膠原病など〕，③先天性疾患によるもの（動静脈瘻，形成異常症など），④機能性疾患によるもの〔Raynaud（レイノー）病など〕，⑤外傷，その他に大別される．

1 診断と治療

1 ● 診断に必要な臨床症状と身体所見

- **病歴，臨床症状**：四肢の冷感やしびれ感，Raynaud 症状，間欠性跛行（しばらく歩くと下肢のだるさや痛みから歩けなくなり，しばらく休むと再び歩けるようになる），夜間に増強する安静時疼痛，指趾潰瘍や壊死の有無などの虚血症状を聴取する．跛行症状については，症状の出現する筋肉群（腓腹筋や殿筋，大腿筋，足底筋など）を確認し，跛行が出現するまでの時間や距離を知る．また発症様式が突発性か，緩徐か，症状は改善しているか，増悪傾向か，などの経過は治療方針を決定するうえで大切である．既往歴では動脈硬化の危険因子（①不変因子：加齢，性別，家族歴，②可変因子：喫煙歴，糖尿病，脂質異常症，高血圧症，肥満，精神的ストレスなど）の有無，脳血管障害，虚血性心疾患，腎障害，肺気腫，心房細動などの併存疾患治療歴を詳細に聴取する．
- **身体所見**：皮膚温低下や色調変化（チアノーゼ，蒼白，虚血性紅潮，うっ血など），筋萎縮，皮膚疾患，潰瘍，壊死を見落とさない．虚血が重症なものでは下肢を挙上しわずかに重力の負荷をかけるだけで虚血性紅潮はまたたく間に変化して蒼白を呈する（下肢挙上試験，図 28-20）．動脈拍動の有無や左右差は最も重要な所見である．大腿動脈，膝窩動脈，足背動脈，前・後脛骨動脈，総頸動脈，橈骨動脈，尺骨動脈，上腕動脈などの四肢動脈拍動をしっかり触知する（図 28-21）．その際，thrill の触知，血管雑音

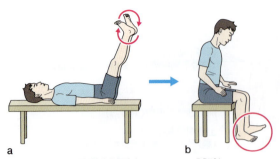

図 28-20　下肢挙上試験（Ratschow 試験）
下肢を挙上して 10 回程度足部を屈伸させると高度の虚血肢では患肢が蒼白になる（a）．続けて下垂させると色調が回復するまで健常者より 1 分以上遅れ，より強く充血する（紅潮）．

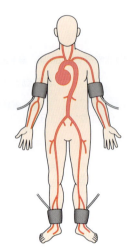

$$ABI = \frac{足関節血圧（後脛骨動脈または足背動脈）}{左右の上腕血圧の高いほうの値}$$

正常値：0.91〜1.39
0.9 以下：虚血あり
0.4 以下：重症

図 28-22　足関節上腕血圧比（ABI）

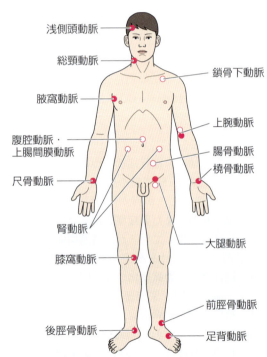

図 28-21　動脈の触診（●）および聴診（○）部位

（bruit）の聴取，拍動の減弱は狭窄病変を示唆する．

2 ● 非侵襲的検査

閉塞性動脈疾患が疑われた場合に，最初に行うべき検査は足関節上腕血圧比〔ankle brachial pressure index：ABI（ABPI）〕の測定である．ドプラ血流計や血管脈波検査装置で足関節部の動脈収縮期圧を測定し，上腕動脈収縮期圧に対する比を求める生理的検査である（図 28-22）．安静時の ABI（ABPI）値が 0.9 以下では閉塞性病変の存在が疑われ，一般に 0.4 以下は重症である．間欠性跛行を有する患者で安静時 ABI が正常な場合には，運動後の ABI を計測するのが有用である．また，糖尿病例や透析患者などでは，Mönckeberg（メンケベルク）型動脈硬化症に伴う下腿動脈の中膜石灰化のため，実際の動脈圧よりも高値を示す場合があり注意を要する．この場合，足趾動脈圧（toe pressure：TP）の測定が狭窄病変の正しい評価に有用である．脈波伝播速度（pulse wave velocity：PWV）の測定は，動脈硬化の進展を非侵襲的に評価する方法として用いられる．潰瘍や壊疽を有する重症例では経皮的酸素分圧測定，皮膚灌流圧測定，サーモグラフィ検査などが行われる．

単純 X 線像では動脈走行に沿った石灰化陰影を認めれば，動脈硬化性病変が示唆される．糖尿病や維持透析例では，特に下腿動脈にびまん性石灰化を認める．

超音波検査は非侵襲的で，かつ装置の移動も容易であり，いつでもベッドサイドで行える利点をもつ画像検査である．断層法（B モード）にて動脈壁の性状や壁在血栓の有無を詳細に観察できる．

さらに各種ドプラ法を併用することにより血流速度の測定や血流方向の観察が可能で，頸動脈病変や下肢静脈瘤の評価などにきわめて有用である．しかし，下肢動脈など観察範囲が広範な場合には，検査に時間を要し，スクリーニングとしては難点がある．

造影CTは，動脈疾患に対する最も標準的な画像診断法である．MDCT（multi-detector CT）の登場により頭部から下肢まで全身の血管を一度に短時間で観察でき，病変の範囲や壁の性状（石灰化，壁在血栓など）を詳細に評価することができるようになった．ただし，造影剤アレルギーや腎機能障害例では慎重に対処する必要がある．MRIは被曝がなく，非造影法でも血管病変の大まかな評価，質的評価が可能である．しかし，狭窄病変を過大評価する可能性が高く，検査に時間を要し，広範な病変の検査，緊急検査には適していない．

3 ● 侵襲的検査

超音波，CT，MRIなどの非侵襲的画像検査法が発達した今日においても，血管造影検査は必要不可欠である．濃度分解能の高いDSA（digital subtraction angiography）が広く用いられ，経静脈的に鮮明な動脈像が得られるようになった．この方法はintravenous DSA（IVDSA）と呼ばれ，外来でも施行可能である．血行再建術（血管内治療や外科手術）を前提とした場合，血管病変の正確な部位や範囲を評価し，詳細な側副路様式や動脈壁の性状を観察するためintra-arterial DSA（IADSA）が行われる．通常，大腿動脈や上腕動脈から経皮的に血管造影用カテーテルを挿入し造影検査を行う．病変の評価のみならず，閉塞部より末梢側の血管床（run-off vessel）の状態の評価も可能であり，引き続き血管内治療を行うこともできる．合併症として穿刺部位出血・血腫形成，動静脈瘻，仮性動脈瘤，末梢動脈血栓塞栓症などを伴う可能性があるため慎重に行う必要がある．

4 ● 血管内治療

末梢動脈疾患に対する血管内治療は，近年，最も発展した分野であり，この手技の習得なくしてさまざまな血管病変を過不足なく治療することは不可能である．閉塞性疾患に対する経皮経管血管形成術（percutaneous transluminal angioplasty：PTA）やステント留置術，動脈瘤に対するコイル塞栓術，ステントグラフト内挿術などが含まれる．前者はSeldinger法にて経皮的に血管内挿入したカテーテルを病変部近傍に誘導し，ガイドワイヤーを病変部に先行通過させたのち，ガイドワイヤーを介してバルーン拡張や金属ステントの留置を行う．金属ステントは再狭窄防止や拡張時の解離した動脈の治療に使用され，自己拡張型とバルーン拡張型がある．近年，薬剤溶出性ステント（drug eluting stent：DES）および薬剤コーティングステント（drug coated stent：DCS）が，閉塞性動脈硬化症に対しても使用可能となり，ステントの再狭窄・再閉塞率の改善につながっている．さらには，バルーンも同様に薬剤コーティングバルーン（drug coated balloon：DCB）が使用可能となり，新たな治療選択肢が出現した．DCBは，体内に異物を残さず，ステント破損やステント血栓症などのステント特有の有害事象がないことが利点である．

なお，これらに使用される薬剤は抗がん剤であるパクリタキセルであり，再狭窄の原因である血管平滑筋細胞の過剰増殖を抑制する．ガイドワイヤー，血管造影用カテーテル，バルーン付きカテーテル，ステントグラフト，塞栓用コイルは形状，太さ，堅さ，長さなどの違いにより多種多様な製品があり，その特徴と使用方法に習熟しておく必要がある．

血管内治療の利点は，手術に比べ低侵襲であることで，外科手術侵襲が特に大きな胸腔および腹腔内の深部病変に対してはいっそう大きな利点がある．しかも局所麻酔で行うことも可能で，繰り返し施行治療することが可能である．ただし，下肢閉塞性動脈硬化症に対する治療では再発（再狭窄・再閉塞）をきたすこともあり，また，頸動脈狭窄症に対しては末梢塞栓により逆に症状を悪化させることがある．加えて，こうした表在血管に対するバイパス術や内膜剥離術の侵襲は小さいうえに手術成績は良好なので，深部病変に比して血管内治療の有用性は低い．慎重な治療適応決定が肝心である．従来，血管内治療は血管造影室で行われていたが，最近では手術室に固定型血管造影装置を備え，外科的治療も同時に行えるハイブリッド手術室を備える施設が増加している．

5 ● 外科的治療

　外科的治療には急性動脈閉塞症に対する血栓除去術(Fogartyバルーンカテーテルを使用)，限局性病変に対する血栓内膜摘除術(肥厚した血管壁を中膜層まで剥離し，内腔にある血栓とともに除去する)，長区域病変に対するバイパス手術などがある．バイパス手術には解剖学的バイパス術(大動脈-大腿動脈バイパス術，大腿-膝窩動脈バイパス術，大腿-後脛骨動脈バイパス術など)と全身リスクの高い症例に適応される非解剖学的バイパス術(腋窩-大腿動脈バイパス術，大腿-大腿動脈交差バイパス術など)に分けられる．一般に非解剖学的バイパスの長期成績(開存率)は解剖学的バイパスに比べわずかに不良である．使用される代用血管(グラフト)は，人工血管と自家静脈に大別される．人工血管の素材はePTFEやポリエステル(ダクロン)などである．また近年では，人工血管の開存率を改善するためePTFE人工血管に低分子ヘパリン分子を結合させたヘパリン分子結合型人工血管も登場している．自家静脈グラフトとしては大・小伏在静脈，上肢静脈などが使用される．大動脈-腸骨動脈領域のバイパス手術では口径が10〜20 mmの人工血管が使用される．大腿-膝窩動脈領域では人工血管と自家静脈との成績はおおむね同等である．膝下膝窩動脈や下腿動脈以下のバイパスでは，人工血管の開存率は不良であるため自家静脈が使用される．

　血行再建が不可能な場合には，交感神経切除術(特に腰部交感神経節切除術)を行う．血管攣縮防止により下肢末梢血流を増加させ，虚血による疼痛の軽減にも役立つが，長期的な効果は期待できない．四肢の感染創・壊死組織に対しては血行再建術前・同時・そして術後の必要時にデブリードマンや小切断を行う．また救肢不能例では救命のためにやむを得ず大腿や下腿の切断(大切断)を行う．

6 ● 血管内治療と外科的治療の使い分け

　病変を直達的に治療する外科的手術のほうが長期耐久性に優れているため治療の基本となるが，外科的手術の侵襲が大きくなる深部血管病変(胸部・腹部大動脈瘤，内臓動脈疾患など)の治療においては低侵襲治療である血管内治療のメリットがより大きな意義をもつ．一方，手術侵襲が臨床

上問題にならず，また，外科手術のほうが治療成績が優れている表在血管病変(頸動脈狭窄症，下肢閉塞性動脈硬化症)に対しては外科的手術(内膜剥離術，バイパス術)が治療の基本となる．血管内治療の特徴は，解剖学的制約が多いことである．下肢では，鼠径部，膝部の常に動く部位へのステント留置は推奨されていない．さらに，長い病変や下腿の細い病変では，開存率が低いため，外科的治療を選択すべきである．最も血管内治療が有用であるのは，腹部内臓分枝などの出血に対する処置の際である．腹腔内(後腹膜内)への出血をきたした疾患に対して，開腹しても出血点を検索するのは容易ではない．さらに，開腹時に腹圧が開放されるため，出血を助長することとなり，ショック状態になることも少なくないため，血管内治療が第一選択となりうる．いずれにせよ，症例ごとに利点・不利点を考慮し，術式を選択することが重要である．

❷ 閉塞性末梢動脈疾患

Ⓐ 閉塞性動脈硬化症
arteriosclerosis obliterans (ASO)

　本症は，腹部大動脈末梢側および四肢の主幹動脈の粥状硬化性変化による慢性閉塞性動脈疾患の総称である．欧米では広く普及しているCAD(coronary artery disease)という用語と対比させるためにPAD(peripheral arterial disease)と称される．加えて，狭義のPADとして，下肢閉塞性動脈疾患については，LEAD(lower extremity arterial disease)と称される．

　動脈硬化の危険因子を有する高齢者(50歳以上，特に男性)の四肢(ほとんどは下肢)に虚血症状がみられ，閉塞性動脈病変の存在が確認されるとASOと診断される．診断手順を図28-23に示す．病変は，腸骨動脈，浅大腿動脈，膝窩動脈などに生じやすい．症状は間欠性跛行，蒼白，皮膚温低下，安静時疼痛，虚血性潰瘍・壊疽，筋萎縮などであり，症状による病期分類は，Fontaine分類とRutherford分類(表28-1)が用いられる．間欠性跛行はASOに特徴的で最も頻度の高い症状であるが，腰部脊柱管狭窄症や静脈性跛行などとの鑑別を要する．安静時疼痛や潰瘍・壊疽を有す

D 四肢その他の末梢循環障害 441

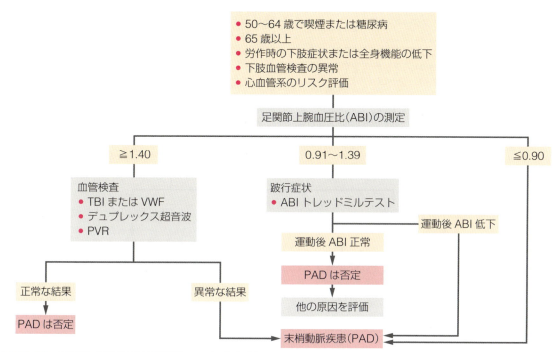

図 28-23 閉塞性末梢動脈疾患診断のアルゴリズム
TBI：足趾上腕血圧比，VWF：速度波形，PVR：容積脈波記録．
〔日本脈管学会（編）：下肢閉塞性動脈硬化症の診断・治療指針Ⅱ（TASC Ⅱ），p 43，メディカルトリビューン，2007 より一部改変〕

るものは包括的高度慢性下肢虚血（chronic limb threatening ischemia：CLTI）と称され，適切に対処しなければ大切断に至る可能性がきわめて高い．併存症として全身の動脈硬化，特に脳血管障害や虚血性心疾患の合併が多く，およそ 1/4 に糖尿病を合併する．最近では糖尿病を基礎疾患とする維持透析患者の重症虚血肢例が増加している．

治療の基本は，国際的治療指針である TASC Ⅱ や Global Vascular ガイドラインに示されているように動脈硬化危険因子の除去（特に禁煙），運動療法，薬物療法である（図 28-24）．

1 ● 内科的治療

間欠性跛行だけがみられる段階では原則的に保存療法で対処する．
- **生活・食事指導**：禁煙，糖尿病・高血圧・高脂血症（脂質異常症）の管理．
- **監視下運動療法**：特に間欠性跛行例に有効である．歩行→疼痛→休憩→歩行の動作を繰り返す．
- **薬物療法**：抗血小板薬，血管拡張薬，スタチン

表 28-1 Fontaine 分類と Rutherford 分類（慢性動脈閉塞症の病期分類）

Fontaine 分類		Rutherford 分類	
病期	臨床所見	重症度 / 分類	臨床所見
Ⅰ	無症候	0	無症候
Ⅱa	軽度の間欠性跛行	Ⅰ / 1	軽度の間欠性跛行
Ⅱb	中〜重度の間欠性跛行	Ⅰ / 2	中等度の間欠性跛行
		Ⅰ / 3	重度の間欠性跛行
Ⅲ	虚血性安静時疼痛	Ⅱ / 4	虚血性安静時疼痛
		Ⅲ / 5	軽度の組織欠損
Ⅳ	潰瘍・壊死	Ⅲ / 6	広範な組織欠損

など．β遮断薬の一部は下肢動脈を収縮させるため注意が必要であるが，禁忌ではない．

2 ● 血行再建術

血管内治療と外科的治療に大別される．原則的に重症虚血肢例では血行再建術が必要である．また保存治療で十分な効果が得られない高度間欠性跛行例も適応になる．症状，病変の部位や長さ，

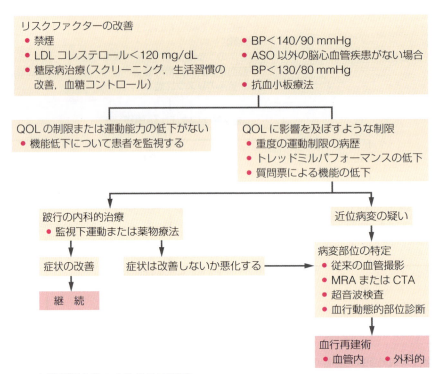

図 28-24　末梢動脈疾患の全体的治療戦略
〔日本脈管学会（編）：下肢閉塞性動脈硬化症の診断・治療指針Ⅱ（TASCⅡ）．p43，メディカルトリビューン，2007 より一部改変〕

併存疾患（手術リスク）などを考慮し，より適切な血行再建法を検討する．領域別の血行再建方法を示す．

- **大動脈-腸骨動脈領域**：TASCⅡ分類（図 28-25）の A，B，C 型に対しては血管内治療（PTA やステント留置術）が行われる．一方 D 型に対して一般的にバイパス手術が施行される．バイパス手術は大動脈-大腿動脈バイパス術（解剖学的バイパス術）や大腿-大腿動脈交差バイパス術（非解剖学的バイパス術）などが行われる．

- **大腿-膝上膝窩動脈領域**：大腿動脈限局病変に対しては血栓内膜剝離術が適応である．前述したように，同部位にステントを留置すると外的圧迫と屈曲によりステント破断をきたすため原則禁忌である．浅大腿-膝上膝窩動脈領域では，TASCⅡ分類の A，B，C 型に対しては血管内治療，長い病変（図 28-26）に対してはバイパス手術が選択される．血管内治療では 2012 年から再狭窄予防効果のある薬剤溶出ステント（DES），BMS（bare metal stent）が保険適用となり，2017 年より薬剤コーティングバルーン（DCB）およびヘパリン分子結合型ステントグラフトが保険適用となった．

- **膝窩下腿動脈領域**：膝窩下腿動脈領域の病変により間欠性跛行を生じることは少なく，血行再建は原則として重症虚血肢例に限られる（救肢目的）．短い病変や併存症のため全身麻酔ではリスクがある症例では血管内治療が試みられるがその長期成績は不良で，有用性は限定的である．血行再建術の標準治療は自家静脈を用いたバイパス術（distal bypass）である．なお，重症虚血肢に対する血管内治療とバイパス手術を比較した無作為化比較試験としてイギリスの BASIL-2 試験，米国の BEST-CLI 試験が存在する．両者は異なる結果であり，エビデンスとしては一定の見解は得られていない．

B Leriche（ルリッシュ）症候群
Leriche syndrome

フランス人外科医 René Leriche が，古典的には男性患者の間欠性跛行，下肢筋萎縮，勃起障害の三徴を Leriche 症候群と呼んだ．その Leriche

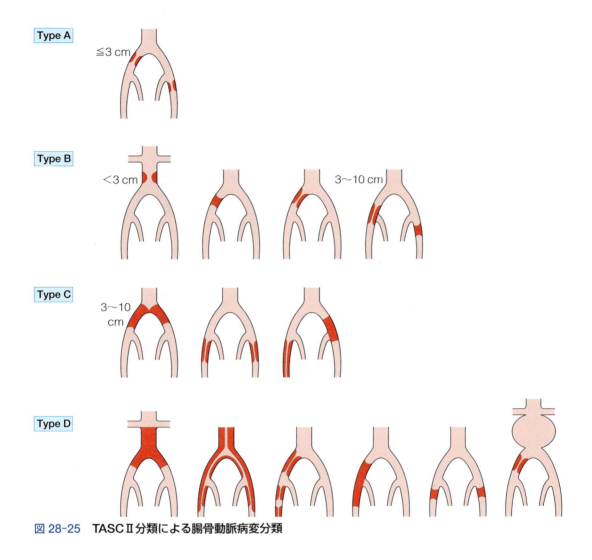

図 28-25　TASC II 分類による腸骨動脈病変分類

症候群とは腎動脈以下の腹部大動脈遠位から腸骨動脈に限局した動脈の慢性閉塞で，粥状硬化症によるものが多い（ASO の一亜型）．比較的若い男性に多い．症状は大腿動脈以下の拍動消失，間欠性跛行，勃起障害，筋萎縮がみられ，側副血行の発達により壊疽や潰瘍の発生は稀である．血行再建術は，Y字グラフト（人工血管）によるバイパス手術，腋窩-大腿動脈バイパス術，血栓内膜摘除術，ステント留置術などが行われる．

C 糖尿病性足疾患 diabetic foot

糖尿病による血行障害は，糖尿病性腎症や網膜症，末梢神経障害などにみられる細小血管症（microangiopathy）と，脳血管や頸動脈，冠動脈あるいは四肢の主幹動脈に閉塞性病変を生じる大血管症（macroangiopathy）に大別される．糖尿病性壊疽（diabetic gangrene）として知られる病態では，両者による血流障害が複雑に重なり合い，さらに糖尿病性神経障害がさまざまな程度に関与している．最近では，治療的な観点から糖尿病があって足部に潰瘍や壊死性病変を有する病態を糖尿病性足疾患（diabetic foot）として広く捉え，血糖値の管理，栄養状態改善，組織血流の改善，感染症対策，局所的処置などさまざまな観点から改善を図るという立場がとられている．

神経障害が主原因になって生じる潰瘍は中足骨頭部や足底部，踵部，足部の外側面，母趾の蹠側など，靴や臥床による慢性的な反復性の鈍的外傷などが加わる部位に生じることが多く，胼胝潰瘍を形成することが1つの特徴である．ASO によ

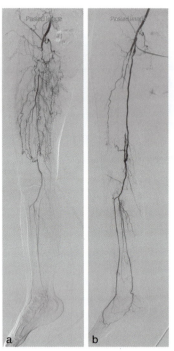

図 28-26　閉塞性動脈硬化症の下肢動脈造影写真
a：右浅大腿動脈ほぼ全長の閉塞を認める．
b：血行再建術後．右総大腿動脈から膝上膝窩動脈へのバイパスが造影されている．

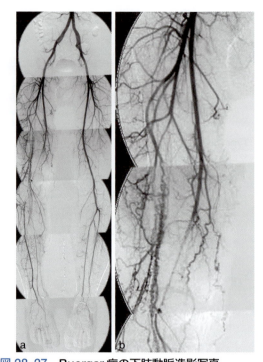

図 28-27　Buerger 病の下肢動脈造影写真
a：全体像，b：右大腿部拡大像．多発性分節的閉塞および豊富な側副血行路がみられる．

る虚血性の要素が強い潰瘍では，足趾や足趾から足背への足部遠位側に生じる傾向があり，感染を伴うと容易に隣接する足趾への血行障害を生じて壊死・感染範囲が広範になる．多くの場合は難治性であり，下腿動脈閉塞を合併する頻度が高いため，前述のASOの膝窩動脈領域に準じた血行再建術が行われる．

D　Buerger 病（閉塞性血栓血管炎）
Buerger disease, thromboangiitis obliterans (TAO)

　1908年 Leo Buerger により発表された疾患で，発見者にちなんで Buerger's disease，ビュルガー病（ドイツ語読み），バージャー病（英語読み）といわれる．日本においては，指定難病47に定められている．1970年代前半までは慢性閉塞性動脈疾患の多くを占めていたが，近年公衆衛生の改善などにより激減している．主に膝窩動脈や前腕以下の動脈の比較的細い動脈に好発する血栓形成および汎血管炎で，20〜40歳の若年男性の喫煙者に発生する難治性，原因不明の疾患である．近年，自己免疫や歯周病菌との関連が示唆されている．喫煙歴のある青壮年に肢虚血がみられ，脂質異常症や糖尿病，高血圧など ASO の危険因子を有せず，動脈造影所見で虫食い像，石灰沈着などの動脈硬化性変化は認めないが，四肢末梢主幹動脈の多発性分節的閉塞があり，閉塞は途絶状，先細り状となっていて，ブリッジ状あるいはコイル状（corkscrew 状）側副血行路がみられるなどの所見がある場合には，Buerger 病と診断される（図 28-27）．表在性静脈に沿った発赤は逍遥性（遊走性）静脈炎で Buerger 病に特徴的な所見であるが，発現頻度は22%程度である．閉塞性動脈硬化症との鑑別を表 28-2 に示す．

　治療については厚生労働省難治性血管炎に関する調査研究班の治療指針がある．受動喫煙を含め禁煙を励行し，靴擦れや深爪などの外傷に注意し，寒冷曝露を避け保温を心がけるなど日常生活に注意する．保存的治療が基本であるが，潰瘍や壊死を生じている例では，交感神経切除やブロック，バイパス手術などを検討する．歯周病の治療も大事である．

Point TAO と ASO

- TAO（閉塞性血栓血管炎；Buerger 病）：喫煙歴のある青壮年の肢虚血．ASO の危険因子を有しない．四肢末梢主幹動脈の多発性分節的閉塞（閉塞は途絶状，先細り状）．ブリッジ状・コイル状の側副血行路．表在性静脈に沿った発赤 → 逍遥性（遊走性）静脈炎．
- ASO（閉塞性動脈硬化症）：喫煙，脂質異常症，糖尿病，高血圧の危険因子をもつ高齢者の肢虚血．閉塞性動脈病変の存在．症状により治療方針の選択が重要．

E 急性動脈閉塞症 acute arterial occlusion

　急性動脈閉塞症とは，主には四肢の血流が突然遮断され，冷感や跛行，安静時疼痛，肢趾潰瘍や壊死などの肢虚血症状を呈する病態をいう．本症は動脈塞栓症，動脈血栓症，動脈解離，外傷などが原因になる．動脈塞栓症は，上流より遊出した塞栓子によって動脈内腔が閉塞され，支配領域の血栓をきたすもので，心房細動，人工心臓弁，心臓弁膜症などによる心腔内血栓（心原性），あるいは大動脈瘤，潰瘍による血栓，稀に脂肪，空気などによる閉塞（非心原性）などによるものがある．動脈血栓症は粥状硬化病変など動脈壁の病的変化部（内皮損傷，潰瘍形成）や高度狭窄部に血栓が形成され完全閉塞をきたした状態（acute on chronic）で，閉塞性動脈硬化症や閉塞性血栓血管炎，高安病，膠原病，胸郭出口症候群，膝窩動脈捕捉症候群，外傷などにみられる．

　典型的な臨床症状や徴候として，Pain（疼痛），Pallor（蒼白），Pulselessness（脈拍消失），Paralysis（運動麻痺），Paresthesia（知覚鈍麻）の 5P's がよく知られている．皮膚の斑紋状チアノーゼ，浮腫や腫脹もみられる．特に下肢や足部の運動麻痺，下肢筋肉の硬直（rigor），水疱形成は予後不良の所見である．なお，腹部大動脈遠位の塞栓症（鞍状塞栓；saddle embolism）は腹部大動脈以下の急性動脈閉塞症として発症するが，虚血範囲が広範なため重篤な病態である．

1 ● 診断

　診断は，病歴と身体所見による．確定診断および病変の範囲を観察するには造影 CT が最も有益である．感覚消失と筋力低下の有無とその程度，ドプラを用いた血流音の聴取を指標とした急性虚血肢の重症度分類が提唱されている（表 28-3）．

表 28-2　閉塞性動脈硬化症（ASO）と Buerger 病（TAO）との鑑別

	ASO	TAO
好発年齢と性差	中高年の男性（50 歳以上）	若い男性（20〜40 歳）
全身性合併症（基礎疾患）	高血圧，糖尿病，脂質異常症	なし
好発部位	大動脈分岐〜大腿動脈（下肢の中枢側）	膝窩動脈以下（下肢の末梢側）
遊走性静脈炎	なし	あり
喫　煙	危険因子の 1 つ	増悪
血管造影その他	虫食い像，動脈壁硬化	corkscrew 状側副路，多発性分節的閉塞，閉塞は途絶状，先細り状
石 灰 化	多い	少ない
側副血行路形成	不良	良好

〔大木隆生：動脈疾患．イヤーノート 2025 内科・外科編．p.C-172，メディックメディア，2024 より一部改変〕

表 28-3　急性動脈閉塞症の重症度分類

区分	解説/予後	所見		ドプラ信号	
		感覚消失	筋力低下	動脈	静脈
Ⅰ．生存可能	即時に危機はなし	なし	なし	聴取可能	聴取可能
Ⅱ．危機的					
a．境界型	ただちに治療すれば救済可能	軽度（足趾）またはなし	なし	（しばしば）聴取不能	聴取可能
b．即時型	即時の血行再建術により救済可能	足趾以外にも，安静時疼痛を伴う	軽度，中等度	（通常は）聴取不能	聴取可能
Ⅲ．不可逆的	大幅な組織欠損または恒久的な神経障害が不可避	重度，感覚消失	重度，麻痺（硬直）	聴取不能	聴取不能

〔日本脈管学会（編）：下肢閉塞性動脈硬化症の診断・治療指針Ⅱ（TASCⅡ）．p 70，メディカルトリビューン，2007 より〕

血液生化学所見では，乳酸，カリウム，AST，LDH，CK，ミオグロビンなどの筋組織破壊により生じる異常値や，腎機能障害，代謝性アシドーシスなどに注意を払い，経時的にチェックする必要がある．広範囲閉塞例，長時間経過した重症例に血行再建を施すと，これら代謝産物が全身へ灌流し，心停止，心不全，高カリウム血症，不整脈，腎不全，肺水腫，アシドーシスをきたす．この病態は筋腎代謝性症候群(myonephropathic metabolic syndrome：MNMS)，血行再建後症候群(revascularization syndrome)と称され，きわめて予後不良であり急死することがある．

2 ● 治療

急性動脈閉塞を疑われた段階から，血栓性閉塞の進展や再閉塞を防止するために，初期治療としてヘパリン3,000〜5,000単位をただちに静注する．診断が確定したら，可及的速やかに血栓除去術(Fogartyバルーンカテーテル使用)を行う(発症後6時間以内がゴールデンタイムとされているが虚血の程度により変わる)．重症度分類Ⅰ，Ⅱaでは時間的余裕があるが，Ⅱbでは血行再建術を施行するまでの時間が予後に直結する．限局性の塞栓症に対してはカテーテル的血栓溶解療法が著効することがある．急性血栓症の場合，原因としてASOによる狭窄病変合併例が多いため，血栓除去術や血栓溶解法後にPTA，ステント留置術，バイパス手術などが必要になることが多い．虚血時間が長い場合や高度虚血例では，血流再開後に主に下腿筋の高度の腫脹により筋内圧が上昇するコンパートメント症候群を発生し，腓骨神経麻痺による下垂足(drop foot)などの神経障害や筋肉組織の虚血の増悪を生じるため，予防的な筋膜切開(減張切開)による除圧治療を必要とする．血行再建時期を逸し広汎な下肢の壊死をきたした場合(重症度Ⅲ)，血行再建術を施行しても救肢できないうえに，MNMSを発症する危険があるので，救命目的に患肢の一期的大切断術を考慮する．

3 頸動脈疾患

A 頸動脈狭窄症 carotid artery stenosis

頸動脈狭窄症は脳梗塞の原因の約20〜30%を占めるが，脳梗塞を起こすメカニズムは，動脈狭窄による脳虚血ではなく，頸動脈に沈着したプラークが剥がれ落ち，塞栓源となるものである．したがって，治療の目的は血行再建・血流改善ではなく，塞栓源の除去・コントロールであるということを念頭に置かなくてはならない．頸動脈狭窄症は，脳梗塞や一過性脳虚血発作(transient ischemic attack：TIA)による構語障害，片麻痺や黒内障などの検査中に発見され，主に内外頸動脈分岐部(頸動脈洞)に限局性に内膜肥厚を生じる．このように症状があるものを症候性狭窄と呼ぶ．頸動脈超音波検査(頸動脈ドプラ)，CTアンギオグラフィ(CTA)，MRアンギオグラフィ(MRA)が病変の描出に有用で，脳血流シンチグラフィ(SPECT)で脳の血流分布や虚血の代償性などを評価し，手術適応の参考とする．最近では，検診の頸動脈超音波検査で発見される無症候性頸動脈病変も増加している(無症候性狭窄)が，症候性狭窄に比べて自然歴がきわめて良好であるので侵襲的治療の適応は慎重に決める必要がある．頸動脈狭窄症の治療法は，内科的治療(抗血小板薬，スタチンの内服)，手術〔頸動脈内膜剥離術(carotid endarterectomy：CEA)〕および頸動脈ステント留置術(carotid artery stenting：CAS)がある．症候性狭窄では50%以上，無症候性では60%以上の高度狭窄症例に対してはCEAを第一選択とする(図28-28)．外科的に病変を露出するのが困難な高位病変(第2頸椎より上方)，放射線照射後，再狭窄病変，また全身麻酔リスクの高い重篤な心不全患者などCEAが施行しにくい症例に対しては，次善策としてCASを選択する．ただしCASは局所麻酔で行えるとはいえ，CEAに比して周術期の脳梗塞発生率が3倍ほど高いので内科的治療も視野に入れ適応決定は慎重に行わなければならない．

4 腎動脈疾患

A 腎動脈瘤 renal artery aneurysm

腎動脈瘤は比較的稀な疾患で，多くの場合，無症状で偶然発見される．病因としては先天性動脈硬化，線維筋性異形成(fibromuscular dysplasia：FMD)，中膜壊死，炎症，外傷や動静脈瘻などが

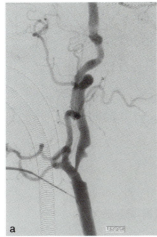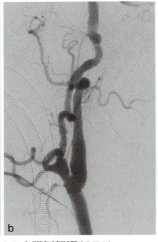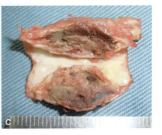

図 28-28　頸動脈狭窄症に対する内膜剥離術（CEA）
a：術前，b：術後，c：切除プラーク．

あるが，不明なこともある．瘤の形態は ① 真性（3層壁構造がある囊状型，紡錘型），② 仮性（3層壁構造がない），③ 解離型，④ 腎内型がある．真性瘤で囊状のことが多い．最大径1.5 cm 以上で，増大傾向のあるもの，囊状瘤，妊娠の可能性のある女性などは破裂の可能性が高いため手術適応である．超音波検査，CT，MRI などの画像検査が診断に有用である．手術は，動脈瘤の部位により開腹瘤切除・血行再建術，コイル塞栓術が行われる．腎摘出術はほとんどの症例で回避できる．

B 腎動脈狭窄症 renal artery stenosis（RAS）

腎動脈狭窄症により臨床的に問題となる病態は腎血管性高血圧症と虚血性腎障害である．腎血管性高血圧症は，腎動脈の狭窄により糸球体にある圧センサーが感知する血圧が低くなり，腎臓は血圧を正常に保とうとして血漿レニンを分泌し，その結果起こる高血圧症で，全高血圧症の 5～8% を占める．Cushing（クッシング）症候群，褐色細胞腫などと並び代表的な二次性高血圧である．本態性高血圧と違い 30 歳以下または 55 歳以上での初発高血圧，降圧加療中の急激なコントロール不良，また通常の降圧療法（3剤併用）ではコントロール不良な高血圧（resistant hypertension）が特徴的である．一過性肺水腫（flash pulmonary edema），原因不明の胸心痛や心不全の原因になることもある．腎動脈狭窄症の原因は動脈硬化症，線維筋性異形成，高安病などによる．一般検査以外には，腎動脈血行動態検査（超音波ドプラ法，レノグラム），血漿レニン活性測定，そして，CTA，MRA，腎動脈造影などの画像検査にて治療適応を決める．

降圧剤はあまり有効ではなく，現在では経皮経管腎血管形成術（percutaneous transluminal renal angioplasty：PTRA）が広く行われている（図 28-29）．侵襲が少なく，繰り返し施行できる利点があり，手技的に困難な症例でない限り第一選択となりうる．ただ，バルーンのみの拡張術では有効率はやや低く，ステントが使用されるようになり治療成績が向上してきた．経皮経管腎血管形成術での血行再建が困難で薬物治療に抵抗性の場合は，バイパス術や自家腎移植などの外科的治療を検討するが多くの場合ステント治療で対処できる．腎機能が廃絶しレニン分泌が残存している場合には，腎摘出術か，腎動脈のコイル塞栓術で降圧が期待できる（表 28-4）．

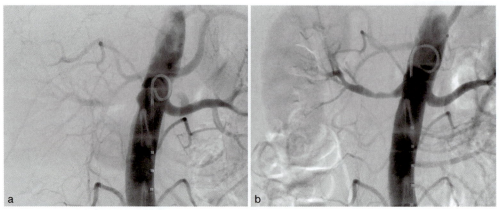

図 28-29　右腎動脈狭窄症(閉塞例)に対する経皮経管腎血管形成術(腎動脈ステント術)
a：術前．b：術後．

表 28-4　腎動脈狭窄症(RAS)の原因による病態と治療法

原因	頻度	好発年齢	好発部位	血管造影所見	治療
動脈硬化	80〜90%	50歳以上男性に多い	腎動脈起始部	大動脈の動脈硬化像	動脈硬化リスクの軽減 降圧薬 経皮経管腎血管形成術* 外科的血行再建術*
線維筋性異形成	10〜15%	15〜50歳女性に多い	腎動脈の中央部から遠位部	ビーズが連なったような string of beads	降圧薬 経皮経管腎血管形成術 外科的血行再建術

＊：薬物療法に併用することによる追加効果は証明されていない．
〔日本循環器学会．末梢閉塞性動脈疾患の治療ガイドライン(2015年改訂版)〕

5 内臓動脈疾患

A 内臓動脈瘤
aneurysm of the visceral artery

　上記の腎動脈瘤を除く内臓動脈瘤には脾動脈瘤，腹腔動脈瘤，肝動脈瘤，上腸間膜動脈瘤などがある．多くの場合無症状であり，腹部単純X線像(石灰化した瘤壁が描出される)，超音波検査，CTなどで偶然に発見されることが多い．腎動脈瘤を除くと脾動脈瘤が最も多く(腎動脈瘤と脾動脈瘤はほぼ同頻度)，妊娠女性や門脈圧亢進患者に多いとされる．多くは原因不明であるが，限局性動脈中膜融解(segmental arterial mediolysis：SAM)など中膜変性や感染によることがある．瘤径が1.5〜2 cmを超えるもの，囊状瘤についてはカテーテルによる塞栓術(図28-30)や瘤切除・血行再建術などの外科的治療を検討する．

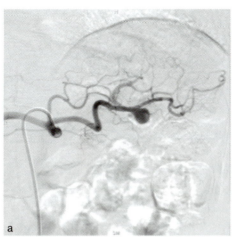
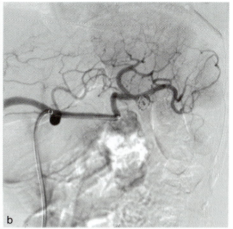

図 28-30　脾動脈瘤コイル塞栓術
a：腹腔動脈選択的血管造影．最大径 2 cm の囊状脾動脈瘤がみられる．
b：囊状脾動脈瘤コイル塞栓術後，脾動脈選択的血管造影．囊状脾動脈瘤部に一致して塞栓したコイルがみられる．

B 閉塞性疾患
occlusive disease of the visceral artery

1 腹腔動脈閉塞症
occlusion of the celiac artery

　粥状動脈硬化により起始部が閉塞するものと，横隔膜の正中弓状靱帯により腹腔動脈起始部が圧迫されて閉塞するもの（正中弓状靱帯圧迫症候群）がある．胃十二指腸動脈や膵十二指腸動脈，背側膵動脈などが上腸間膜動脈との側副血行路を形成しているため，多くの場合は無症状である（側副血行路に内臓動脈瘤を合併することがある）（図28-31）．保存的に改善しない食後の腹痛や体重減少，下痢などを認める場合には外科治療を検討する．治療は正中弓状靱帯切離やバイパス術などが行われる．

2 上腸間膜動脈閉塞症
superior mesenteric arterial occlusion

a 急性上腸間膜動脈閉塞症 acute superior mesenteric arterial occlusion

　きわめて重篤な疾患であり，死亡率は高く，広範囲の虚血・壊死小腸と結腸を切除し救命できても短腸症候群をきたし QOL は著しく低下する．動脈硬化性病変により狭窄していた上腸間膜動脈起始部に急性閉塞（血栓症）をきたすものと，心房細動などにより形成された血栓や shaggy aorta などの大動脈内腔の粥腫が塞栓源となって閉塞（塞栓症）をきたすもの，稀に大動脈や上腸間膜動脈の解離に伴うものがある．急激な腹痛や下痢・下血で発症し，その後腹膜炎を併発すると腹膜刺激症状が出現する．超音波検査や CT，血管造影により診断されるが，早期診断・治療には本症を疑うことが最も大切である．閉塞原因と虚血腸管の viability により治療方針は異なり，血栓溶解療法，血栓除去術，バイパス術，壊死腸管切除などが行われる．壊死腸管の範囲を同定することが初回手術では困難な場合があるので，腸管の viability を確認するために原則として初回手術後 24～48 時間以内に再開腹手術（second look operation）を施行する．

b 慢性上腸間膜動脈閉塞症 chronic superior mesenteric arterial occlusion

　動脈硬化性病変や高安動脈炎などにより上腸間膜動脈起始部に慢性的閉塞をきたすもので，腹腔動脈や下腸間膜動脈との間の豊富な側副血行路（mesenteric meandering artery）により虚血症状のないものも多い（図28-31）．食後の腹痛（腹部アンギーナ），体重減少，便通異常が症状の三徴である．超音波検査や CTA，MRA，血管造影などにより診断される．虚血症状や閉塞性病変の程度，側副血行路の良否の程度により治療方針は異

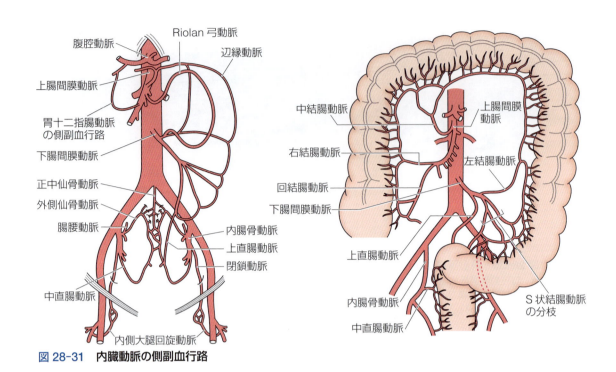

図 28-31 内臓動脈の側副血行路

なるが，血管内治療やバイパス術が行われる．

3 ● 非閉塞性腸管虚血症 non-occlusive mesenteric ischemia (NOMI)

本疾患は，腸間膜動脈の器質的閉塞がないにもかかわらず広範な腸管の虚血をきたす疾患である．高齢者，心原性ショック，心拍出量減少，脱水，多量の昇圧薬使用による血管攣縮などに伴うことが多い．腸管虚血の評価が重要であるが，早期診断は難しく，全身状態が悪化し判明することが多い．治療は選択的血管拡張薬の動注と場合により壊死腸管切除であるが，予後はきわめて不良である．

6 その他

A 四肢の末梢動脈瘤 aneurysm of the extremities

膝窩動脈や大腿動脈に多く発生するが，稀に頸動脈や鎖骨下動脈にも生じる．外傷以外では，ほとんどが粥状硬化による．本症は破裂の危険のほか，瘤内壁在血栓が末梢側への塞栓源となり，血栓性閉塞を生じて重篤な病変部末梢の虚血の原因となることが少なくないため注意を要する．膝窩動脈瘤は腹部大動脈瘤に合併することがあり，両側性や他の部位の動脈瘤の併存が多く報告されている．近年では動脈穿刺後に発生する医原性の仮性動脈瘤が増加しており，大腿動脈・上腕動脈に多くみられる．治療は外科的瘤切除と血行再建が基本で，症例によっては血管内治療が可能な場合もある．医原性仮性動脈瘤では穿刺部の縫合閉鎖が行われる．

B Raynaud（レイノー）病 Raynaud disease

四肢主幹動脈から指趾動脈に器質的病変を認めないが，寒冷や精神的ストレスによって発作的に小・細動脈に攣縮が誘発され，手や足の指が間欠的に蒼白，チアノーゼ，発赤など（Raynaud 症状）を生じる疾患である．1862 年フランス人の Maurice Raynaud が初めて報告した．原因は不明であるが，なんらかの血管運動神経系の機能異常による血管攣縮や拡張のためと考えられている．40 歳以下の女性に好発する．Raynaud 症状を呈するもののなかで，閉塞性病変をきたす背景疾患のあるものを Raynaud 症候群として区別している．発症時の状況，発生部位，職歴，服用薬剤の聴取，画像検査にて器質的動脈閉塞の有無を鑑別

D 四肢その他の末梢循環障害 ● 451

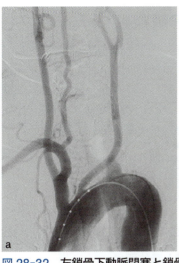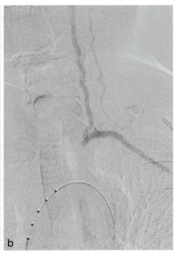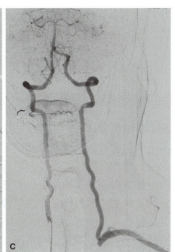

図 28-32　左鎖骨下動脈閉塞と鎖骨下動脈盗血
a：胸部大動脈造影にて左鎖骨下動脈の完全閉塞を認める．
b：胸部大動脈造影の late phase で左椎骨動脈から左鎖骨下動脈への逆行性の血流を認める．
c：右椎骨動脈選択造影で，脳底動脈を介し左椎骨動脈から左鎖骨下動脈への逆行性の血流が鮮明に見てとれる．

する必要がある．患部の保護と血管拡張薬などの薬物療法で改善することが多いが，確実に有効な治療法はない．

C 膝窩動脈捕捉症候群
popliteal arterial entrapment syndrome

　胎生期に起こる腓腹筋の付着異常や異常筋束形成，線維束などにより膝窩動脈が捕捉あるいは圧迫されて，狭窄や閉塞を発生する．若年者で男性，運動選手などに多い．2/3の症例は両側性．多くは間欠性跛行を呈するが，CTLI もみられる．膝を伸展させた状態で，足関節を背屈させると末梢動脈拍動やドプラシグナルが消失する．MRI や CT により動静脈走行と筋束群の解剖学的位置関係から診断される．治療は異常筋束や線維束の切除，自家静脈による置換，バイパス術などが選択される．血管内治療は禁忌である．

D 膝窩動脈外膜嚢腫
adventitial cyst of popliteal artery

　膝窩動脈外膜の粘液変性や迷入組織により中膜の間にコロイド様物質が貯留して，動脈内腔の狭窄や閉塞を生じる病態で，比較的若年者に多く，間欠性跛行を呈する．超音波検査や CT，MRI，血管造影検査で確定診断される．嚢胞壁切除や自家静脈による病変部の置換などが行われる．

E 胸郭出口症候群
thoracic outlet syndrome

　上肢の腕神経叢や鎖骨下動静脈は，第1肋骨や鎖骨，前・中斜角筋，小胸筋などで構成される間隙を走行して上肢に向かうが，斜角筋三角や肋鎖間隙，小胸筋背側などで圧迫を受け，神経症状や血行障害を発生する病態を胸郭出口症候群と呼ぶ．圧迫により上肢の痛みや手のしびれ，脱力，Raynaud 症状などがみられ，微小血栓塞栓により手指の潰瘍や壊死を生じることもある．圧迫部と症状により神経性(90％以上を占める)，動脈性，静脈性の3型に分類される．診断は，上肢を90度外転外旋することにより，上肢の痛みや手指のしびれなどが増強するか，橈骨動脈拍動の消失がみられ，造影 CT や血管造影検査にて圧迫を証明する．治療は，頸肋や第1肋骨切除，斜角筋切離，人工血管置換術などが行われる．

　鎖骨下動脈の椎骨動脈分岐より近位部に高度狭窄または閉塞があると，患側の椎骨動脈では脳から上肢へ逆行性に血流が流れる．多くは無症状であるが，患側上肢の運動に際して脳底動脈循環不全(頭痛，めまい，眼前暗黒感など)が生じる場合について鎖骨下動脈盗血症候群(subclavian steal syndrome)(図 28-32)という．治療は鎖骨下動脈

病変に対する血管内治療や総頸-鎖骨下動脈バイパス術，左右鎖骨下動脈バイパス術などが行われる．

❼ 血管損傷 arterial injury

交通事故や労働災害，自殺，刺創や銃創，骨折やスポーツなどのさまざまな原因で，鈍的あるいは鋭的な外傷が血管に加わり，急性あるいは慢性に動脈や静脈の閉塞や断裂を生じる．受傷機転により鋭的と鈍的，医原性と非医原性に，経過により急性と慢性に分けることができる．わが国では刃物や銃などによる鋭的急性損傷は稀で，交通事故や労働災害，自殺，骨折などによる鈍的損傷が多い．近年は動脈穿刺に伴う医原性血管損傷が増加している．

急性血管損傷の主な病態は，血流遮断による急性動脈閉塞状態と，出血によるショックや血腫形成があり，血管周囲組織への損傷のため側副血行路が発達しにくいことや，静脈や神経，骨・筋肉・腱などの多臓器損傷を伴う特徴がある．損傷形態も完全断裂するものから外膜のみを残したもの，内膜の弁状剥離，動脈壁内血腫形成，仮性動脈瘤や動静脈瘻形成など多彩である．外傷機転があり上記病態がみられた場合には血管損傷を疑うことが診断上重要である．出血のコントロールや虚血臓器への血流改善は早急に行う必要があることから，効率よく画像診断を行いただちに治療を開始する．

治療は主に動脈系に対する止血，血管修復・再建処置と臓器虚血に対する対策であり，多臓器損傷に対する処置を含め症例によりさまざまである．四肢を含め臓器虚血時間には制限があり，処置を急ぐことを念頭に置く．しかし骨折のために損傷部位が不安定な場合は，骨折の治療を血行再建術に先行させる必要がある．外科的治療以外に，近年，止血のためには経皮的カテーテルによる出血部位の責任血管への塞栓術，主に胸部大動脈損傷に対するステントグラフト内挿術などの低侵襲な血管内治療が行われるようになり，治療成績が向上している．

末梢静脈疾患

四肢の静脈は皮下を通る表在静脈，筋膜下や筋肉内を走行する深部静脈，および両者を連絡する穿通枝（交通枝）に分けられ，それぞれに逆流防止機構としての静脈弁が存在する．静脈疾患の基本的な病態は血栓による閉塞と弁不全による逆流である．臨床像としては表28-5に示すように多彩であるが，ここでは臨床的にみかけることの多い疾患について記載する．

❶ 診断と治療

1 ● 臨床症状と身体所見

病歴の聴取では症状や徴候の出現時期，再発性か否か，発症の契機（妊娠出産や過激な運動），職種（立ち仕事），下肢への外傷の既往の有無，家族歴などについて詳細に聴取する．

身体所見では，下肢の腫脹や浮腫，肢周囲長の左右差，静脈拡張や瘤形成，毛細血管拡張，脱毛，色素沈着，硬化，湿疹，びらん，潰瘍，出血斑などを確認する．下肢の診察は患者を立位また

表 28-5　静脈疾患の分類

静脈腫瘍・奇形
- 動静脈形成異常
- 血管腫
- 異常動静脈交通
- Kasabach-Merritt（カサバッハ-メリット）症候群
- Klippel-Trénaunay-Weber（クリッペル-トレノネー-ウェーバー）症候群

静脈血栓症
- 下肢深部静脈血栓症
- 腋窩・鎖骨下静脈血栓症〔Paget-Schroetter（パジェット-シュレッター）症候群〕
- 上大静脈症候群
- 下大静脈症候群
- 門脈・腸間膜静脈血栓症

慢性静脈不全症
- 一次性下肢静脈瘤
- 原発性深部静脈弁不全
- 深部静脈血栓症後遺症
- 静脈形成不全

その他
- venous aneurysm
- 膝窩静脈捕捉症候群
- 外傷
- ナットクラッカー症候群

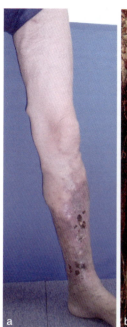
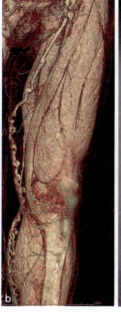
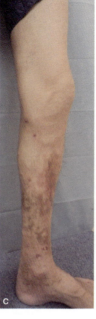

図 28-33　左下肢静脈瘤患者の肉眼所見と CTV VR 画像
a：左大伏在静脈の著明な拡張を認める．
b：同患者の CT 静脈造影（CTV）VR 構成画像．病変の状態がよくわかる．
c：左大伏在静脈瘤日帰り血管内焼灼術・瘤切除後．静脈瘤が消失し，左下腿静脈うっ滞性皮膚潰瘍も治癒している．

は坐位にて行う．

2 検査法

　ベッドサイドでは，ドプラ聴診器を用いて伏在静脈が深部静脈へ流入する部位に当て，腓腹筋部を把持して駆血し，離すときの逆流音の有無で弁不全を診断する．超音波検査は静脈疾患において必須の検査法である．Bモードおよびドプラ法を組み合わせた duplex 法やカラードプラ法などを駆使し，静脈閉塞（血栓）の有無，静脈弁不全による逆流を検査する．静脈造影は最近ではほとんど行われなくなっており，代わりに造影 CT（図 28-33）や MRI にて表在静脈や深部静脈の形態や開存性を評価する．空気容積脈波法は静脈血による下肢，下腿の容積変化を観察するもので，静脈血の流出量や速度，再充満時間などを測定することにより，深部静脈血栓症や不全弁による還流障害の程度を定量的に評価する．

下肢静脈疾患の病態と治療

A 下肢静脈瘤 varicose vein

　表在静脈（穿通枝を含む）の弁不全により静脈血が逆流し，主に下腿の皮下静脈が拡張，蛇行したものである．下肢の浮腫，だるさ，こむら返り，疼痛を呈し，重症例になると皮膚色素沈着や静脈うっ滞性潰瘍などさまざまなうっ血症状をきたす（図 28-33）．一次性は，肥満，妊娠，長時間立位，筋肉労働などが誘因となって表在静脈の弁不全（逆流防止機能の破綻）が生じたものであり，高頻度に家族歴が認められる．二次性は，深部静脈血栓症の後遺症（深部静脈の閉塞や逆流）によって表在静脈の拡張や蛇行をみるものである．両者の鑑別を表 28-6 に示す．一次性下肢静脈瘤は全成人の 10% 程度にみられ，女性は男性より 2〜4 倍多く，また高齢者になるほど頻度は高くなる．原因となる弁不全の多くは大伏在静脈に生じるが小伏在静脈や穿通枝が原因となることもある．静脈瘤の診断は視触診により容易であるが，Trendelenburg 試験や Perthes 試験により下肢静脈弁の不全の有無，部位を決定する（図 28-34）．画像診断としては超音波検査が必須であり，特に二次性が疑われる場合には造影 CT や MRI 撮影などを追加する．治療は，保存的には下肢を清潔に保ち，弾性ストッキングを着用し，就寝時は下肢を軽度挙上するが，こうした保存的治療により症状が和らぐことはあっても静脈瘤が治癒することは

表 28-6　下肢静脈瘤（一次性と二次性の鑑別）

	一次性静脈瘤	二次性静脈瘤
成因	静脈弁不全	深部静脈血栓症
誘因	肥満，妊娠，立位作業	手術，臥床，慢性疾患
随伴病変	出血，色素沈着，硬結，潰瘍	静脈うっ滞，潰瘍，肺塞栓
臨床所見	患肢挙上で消失する．酸素飽和度低下 Trendelenburg 試験（＋）	患肢挙上にて消失しない．酸素飽和度低下 Perthes 試験（＋）
静脈圧	上昇，しかし運動にて下降する．	上昇，しかも運動にて下降しない．
静脈造影	表在静脈の拡張，蛇行，深部静脈開存	表在静脈の拡張，蛇行，深部静脈閉塞
経過	中～高年で発症する．	比較的高齢者で慢性経過
頻度	多い	少ない

〔大木隆生：静脈疾患．イヤーノート 2025 内科・外科編．p.C-179，メディックメディア，2024 より〕

ない．一次性静脈瘤に対する根治的治療としては静脈瘤の原因である静脈の逆流防止とその結果でき上がってしまった静脈瘤に対する処置の両方が必要である．前者には 100 年以上前から行われている静脈抜去術（ストリッピング術），高位結紮術，穿通枝切離術と血管内焼灼術がある．現在，血管内焼灼術が一次性下肢静脈瘤の標準的治療であり，わが国では，2011 年に血管内レーザー焼灼術，2014 年に高周波焼灼術が保険適用となった．血管内焼灼術はストリッピング術と違い局所麻酔下に経皮的に治療できるので入院を要さないという利点がある（図 28-33）．静脈瘤に対する処置としては外科的な瘤切除と切らずに治療できる硬化療法などが行われる．

B 血栓性静脈炎 thrombophlebitis

　表在静脈で炎症が先行し，血栓形成，閉塞を随伴する病態を血栓性静脈炎と呼ぶ．病理像は静脈壁の全層性炎症で，一般に無菌性である．静脈の罹患部位に一致して圧痛，発赤，腫脹がみられる．

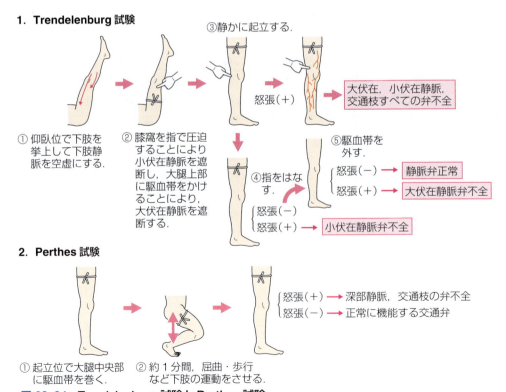

図 28-34　Trendelenburg 試験と Perthes 試験
下肢静脈弁不全の有無と部位を決定する．
〔大木隆生：静脈疾患．イヤーノート 2025 内科・外科編．p.C-177，メディックメディア，2024 より〕

下肢静脈瘤の合併症が最も多いが，採血や点滴後，ピル服用，喫煙などによることもある．稀にBuerger病，Behçet（ベーチェット）病，癌が基礎疾患に存在することがある．通常，血栓に伴う硬結，発赤，圧痛は3〜4か月で自然に消失する．治療は，急性期は保存療法を優先すべきである．局所には冷罨法が有用である．非ステロイド系消炎鎮痛薬も一定の効果がある．血栓の量が多い場合は，切開し血栓除去をしたほうが治りが早い．急性症状がなくなったら，血栓や静脈周囲の線維性硬化組織の吸収を促進するためにヘパリノイド軟膏の外用も有用である．下肢静脈瘤がある場合，最終的に根本的な手術が必要となる例もある．

C 深部静脈血栓症
deep venous thrombosis (DVT)

　四肢の深部静脈に血栓が生じたものであり，二次的に炎症を伴う．1856年Virchowにより提唱された①血流の停滞（長期の臥床，手術，腸骨静脈圧迫症候群，妊娠，骨盤内腫瘍など），②血管内膜の損傷（カテーテル留置，外傷など），③血液凝固能亢進の変化（脱水，糖尿病，多血症，癌，先天性および後天性凝固異常症など）が静脈血栓症発生の三徴である（Virchow三徴）．臨床的にはほとんどが下肢の深部静脈に発生し，解剖学的位置関係からうっ滞を生じやすい左側に多く発生し，特にヒラメ筋静脈洞が初発部位として注目されている．症状は下肢の腫脹，疼痛，皮膚色調変化などであるが，肺塞栓合併による胸痛，呼吸困難，咳嗽などを見逃さないようにする．また，下肢の腫脹が急性かつ高度な場合，血行障害を生じ，下肢の蒼白，腫脹，疼痛をきたす場合には，有痛性白股症と呼ばれる．

　深部静脈血栓症では，患者を臥位にして患肢を伸展させ，足部を背屈させると腓腹筋部に疼痛が出現する所見はHomans徴候，マンシェットによる加圧で腓腹部に疼痛が著明になる所見はLowenberg徴候と呼ばれる．

　確定診断は，超音波，造影CT，MRIなどで静脈血栓を証明することである．造影CT検査では，最も重要な合併症である肺塞栓の有無を評価するために，肺動脈，下大静脈そして下肢静脈を連続的に撮影する．

　治療は，疼痛や発熱，下肢の腫脹などが出現し

た急性期には，下肢を高く挙上して安静を保つ．抗凝固療法（ヘパリン，ワルファリン）が治療の主体ながら，発症1週間以内の重症例（有痛性白股症を含む）や若年者では血栓摘除術やカテーテル血栓溶解療法（ウロキナーゼや組織プラスミノーゲンアクチベーター）などを検討する．ただし，近年ウロキナーゼが製造中止になったため，現場は混乱している．中枢側に大きな新鮮血栓が存在し，致死的な肺血栓塞栓症（エコノミークラス症候群）が危惧される場合や抗凝固療法が禁忌な場合には，下大静脈フィルターの留置を行う．ただし，下大静脈フィルターは必要がなくなった場合は早期に抜去を行う必要がある．早期離床や弾性ストッキングによる圧迫療法は，血栓後症候群（血栓後遺症）の予防に有用である．

Frontier
深部静脈血栓症

- Virchowの三徴：①血流の停滞，②血管内膜の損傷，③血液凝固能亢進の変化
- 血栓症発生の要因→〔凝固能亢進・線溶能低下の常在〕先天的なアンチトロンビンⅢ，プロテインC・S欠損症・異常症，プラスミノーゲンアクチベーター異常症，〔凝固亢進〕ループス・アンチコアグラントを有する全身性エリテマトーデス，抗リン脂質抗体症候群
- 臨床的にはほとんどが下肢の深部静脈に発生．左側に多く，初発部位としてうっ滞を生じやすいヒラメ筋静脈洞．
- 腸骨静脈圧迫症候群〔May-Thurner（メイ-ターナー）症候群〕：左総腸骨静脈が右総腸骨動脈の圧迫を受けて血栓形成の原因となる．

D 慢性静脈不全症
chronic venous insufficiency

　慢性静脈不全症は，四肢静脈系の閉塞性病変や弁不全などのなんらかの原因で，静脈の還流が障害されている慢性的な病態を総称したものである．一次性下肢静脈瘤，深部静脈血栓症後遺症による弁不全，原発性深部静脈弁不全，静脈弁形成不全，動静脈瘻やKlippel-Trénaunay-Weber（クリッペル-トレノネー-ウェーバー）症候群など先天性のもの，外傷などが含まれる．還流静脈路の閉塞や不全弁による血液の逆流のため静脈高血圧を生じる．治療は弾性ストッキングや弾性包帯による圧迫療法，運動療法，空気マッサージなどによる理学療法など保存的に行う．難治性の場合，深部静脈不全に対する弁形成術や弁移植術，腸骨静脈狭窄に対するステント留置術，静脈閉塞に

対する大伏在静脈やePTFE グラフトを用いた大腿-大腿静脈間交差バイパス術や膝窩-大伏在静脈バイパス術などが検討されることもある.

E その他の静脈疾患

1 静脈性血管瘤 venous aneurysm

弁不全を原因としないで静脈の一部が瘤様に拡張する原因不明の病態である.血栓を形成し,美容的観点から切除の対象となることもある.

2 門脈血栓症,腸間膜静脈血栓症

pylethrombosis, mesenteric venous thrombosis
アンチトロンビンⅢやプロテインC・Sの欠損症や異常症などの先天的凝固線溶系異常や感染症などを原因として,門脈・腸間膜静脈系に血栓を形成し腸管虚血の原因となる.腹痛や腸閉塞症状で発症するが,症状は緩徐なことが多い.造影CTや超音波検査で,腸管壁の浮腫や肥厚,濃染像,門脈血栓やガス像などにより診断される.治療は腸管壊死がなければ血栓溶解療法を行う.腸管壊死に対しては腸切除が必要である.

3 Paget-Schroetter 症候群(腋窩・鎖骨下静脈血栓症, effort thrombosis)

胸郭出口症候群により鎖骨下・腋窩静脈が圧迫され,反復外傷のために血栓を形成して閉塞し,上肢の腫脹や疼痛を生じることがあり,Paget-Schroetter(パジェット-シュレッター)症候群,腋窩・鎖骨下静脈血栓症,あるいはeffort thrombosisと呼ばれる.野球の投手が発症しやすいことで知られる.多くの場合,内科的保存療法や血栓溶解療法が行われる.

4 動静脈形成異常 arteriovenous malformation

胎生期に脈管が形成される過程で動静脈やリンパ管に異常交通が形成され,動静脈瘻やポートワイン母斑,海綿状血管腫などの血管奇形を生じる.患側肢の母斑や動静脈瘻,静脈瘤,骨や軟部組織の肥大を認めるものはKlippel-Trénaunay-Weber 症候群,血管腫が急速に増大し血小板減少や溶血性貧血,播種性血管内凝固を呈するものはKasabach-Merritt(カサバッハ-メリット)症候群と呼ばれている.身体所見や造影CT, MRA, 血管造影などで診断される.動静脈瘻での交通が大きい場合,患部を圧迫すると心拍数が減少する徴候がみられ,Branham 徴候と呼ばれている.治療は形成異常の部位や範囲,交通の程度などによりさまざまであるが,治療成績は不良である.

5 ナットクラッカー症候群

nutcracker syndrome
left renal vein entrapment syndrome とも呼ばれ,正常解剖として,左腎静脈が腹部大動脈と上腸間膜動脈に挟まれることで還流障害が起こり,左腎内圧が上昇して左腎の毛細血管が破綻し血尿を生じる現象のことをいう.やせた人によくみられる.ナットクラッカー現象は,腹部大動脈と上腸間膜動脈,左腎静脈の位置関係が「くるみ割り」の道具であるナットクラッカーに似ていることから呼ばれている.小児〜思春期前後に発症することが多く,その後の年齢層では側副血行路が発達し徐々に減少する.通常は,側副血行路の構築とともに症状は改善するので治療の必要はない.下腹部痛や腹水貯留を呈する骨盤うっ滞症候群などの症状が重い場合のみ左腎-下大静脈バイパス術などの手術を要する.

第29章 縦隔および横隔膜

縦隔 mediastinum

縦隔とは左右の胸腔の間に位置する部位である．上方は胸郭入口部，下方は横隔膜，前方は胸骨後面，後方は椎体前面に囲まれる．縦隔はさらに上縦隔，前縦隔，中縦隔，後縦隔に分けられる．

前縦隔には胸腺が存在し，上縦隔へ連続性に存在する．中縦隔には心臓，心膜，上行大動脈，上大静脈，下大静脈，肺動脈，肺静脈，気管，気管支，横隔神経，反回神経，迷走神経が存在する．後縦隔には食道，下行大動脈，奇静脈，胸管，交感神経幹が存在する．

縦隔臓器の位置関係を理解することは縦隔疾患の診断をする際に重要である（図 29-1）．

A 縦隔腫瘍 mediastinal tumor

胸腺，リンパ節，神経，心膜，縦隔胸膜，迷入甲状腺，迷入副甲状腺，脂肪組織から発生する縦隔内の腫瘍や嚢胞性病変を総称して縦隔腫瘍と呼ぶ．甲状腺腫瘍の縦隔内進展は縦隔腫瘍に含める．また，気管支，食道，心膜から発生する嚢胞は縦隔腫瘍に含める．

縦隔腫瘍には，胸腺上皮性腫瘍，胚細胞性腫瘍，神経原性腫瘍，先天性嚢胞，リンパ性腫瘍などがある．日本胸部外科学会による集計により，2019年のわが国の縦隔腫瘍 5,881 例の手術症例の内訳を表 29-1 に示す．胸腺腫が 2,280 例（39％）と最も多い．

縦隔の解剖学的区分を図 29-2 に示す．胸骨柄下縁（胸骨角，Louis 角）と第 4 胸椎椎体下縁を結ぶ線で上縦隔と下縦隔に分け，さらに下縦隔は心膜を境にして前縦隔，中縦隔，後縦隔に分ける．

縦隔腫瘍にはそれぞれの腫瘍の好発部位がある

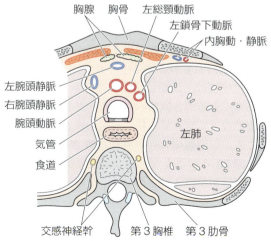

図 29-1　縦隔解剖図（下方よりみた横断面）
第 3 胸椎の高さの横断図である．各臓器の前後方向の配列順に注意．

表 29-1　わが国における縦隔腫瘍手術数とその分類

胸腺腫	2,280 (39%)
胸腺癌	351 (6%)
胸腺カルチノイド	44 (0.7%)
胚細胞腫瘍	111 (2%)
良性	89 (2%)
悪性	22 (0.5%)
神経原性腫瘍	526 (9%)
先天性嚢胞	1,376 (23%)
甲状腺腫	96 (2%)
リンパ性腫瘍	160 (3%)
胸腺腫再発胸膜播種	30 (0.5%)
胸腺脂肪腫	15 (0.3%)
その他	892 (15%)
合計	5,881

（日本胸部外科学会による 2019 年の集計）

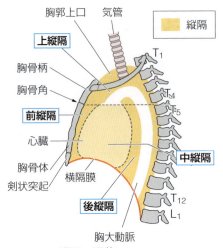
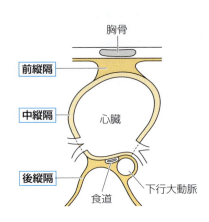

図 29-2　縦隔の区分

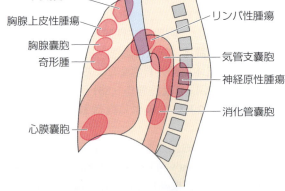

図 29-3　縦隔腫瘍の好発部位（模式図）

表 29-2　縦隔腫瘍に伴う症状

一般的症状
- 呼吸器症状：咳嗽，喘鳴，血痰，呼吸困難，チアノーゼ
- 神経症状：胸痛，背部痛，Horner（ホルネル）症候群，嗄声（反回神経麻痺），横隔神経麻痺，脊髄圧迫による麻痺
- 消化器症状：食道圧迫による嚥下困難

傍腫瘍症候群などによる症状
- 胸腺腫：重症筋無力症，赤芽球癆，低ガンマグロブリン血症
- 胸腺カルチノイド：Cushing（クッシング）症候群
- 甲状腺腫：甲状腺中毒症
- 副甲状腺腫瘍：高カルシウム血症
- 胚細胞性腫瘍：女性化乳房
- 神経原性腫瘍：下痢

（図29-3）．一般的に，上縦隔には甲状腺腫，前縦隔には胸腺由来の腫瘍，後縦隔の脊椎溝（paravertebral gutter）には神経原性腫瘍，後縦隔の食道周囲には消化管嚢胞，中縦隔にはリンパ性腫瘍，気管支嚢胞が発生することが多い．

1 症状

小児の縦隔腫瘍は有症状が多く，悪性腫瘍が多い．一方，成人では無症状の症例も多く，悪性腫瘍の頻度も小児に比べると低い．

縦隔腫瘍の症状は大別すると，腫瘍の進展に伴う一般症状と，ホルモンや自己抗体などによって生じる腫瘍随伴症候群に伴う症状がある．縦隔腫瘍の約30％に症状があるとされる．

一般症状は，腫瘍による呼吸器系，循環器系，神経系，食道の各臓器への圧迫，あるいは腫瘍の直接浸潤，リンパ節転移，遠隔転移などによって起こる．縦隔腫瘍に伴う症状を表29-2にまとめる．図29-4のような巨大な前縦隔腫瘍では仰臥位で気管が圧迫されるので，全身麻酔による筋弛緩で腫瘍の重さにより上気道が閉塞し窒息する危険性があり注意が必要である．図29-5に神経原性腫瘍の脊柱管への進展のMRIを示す〔鉄亜鈴（ダンベル）状腫瘍〕．成熟奇形腫に伴う特殊な症状として，腫瘍が肺に穿破して腫瘍内容物を喀出

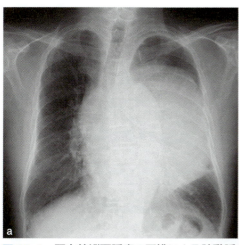
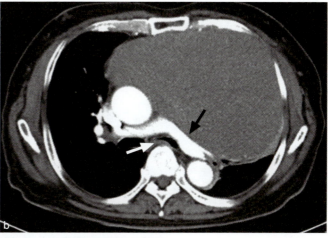

図 29-4　巨大前縦隔腫瘍の圧排による肺動脈（黒矢印）と気管支（白矢印）の狭窄
a：胸部X線像，b：胸部造影CT像．

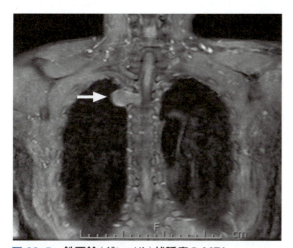

図 29-5　鉄亜鈴（ダンベル）状腫瘍のMRI

する咯毛症（trichoptysis）がある．成熟奇形腫の腫瘍内容物にはアミラーゼなどの酵素が含まれていることがあり，胸腔に穿破すると胸膜炎を起こして胸痛をきたすことがある．

2　診断

　縦隔腫瘍は年齢，性別，画像診断による腫瘍の局在と質的評価，腫瘍随伴症候群の有無，抗アセチルコリン受容体抗体の有無，腫瘍マーカーにより多くの場合は診断しうるが，最終的な病理診断は生検，あるいは切除後の病理組織診断による．

1　画像検査

- **胸部単純X線**：スクリーニングの検査であり，正面像と側面像が必要である．正面像のみでは心陰影などと重なる腫瘍の場合，発見が困難なことがある．形，位置，大きさ，辺縁の性状，石灰化の有無，他臓器との関係，骨破壊の有無などの点につき読影する．
- **CT**：腫瘍の局在，他臓器との関係，CT値による内部構造の推測などをチェックする．CT値の低いものは，液体，脂肪組織などによる嚢胞，脂肪腫などや良性腫瘍である．石灰化像の有無はX線より明確に指摘できる．造影CTを撮影することにより，腫瘍の血流の程度，大動脈瘤との鑑別や心・大血管との関係，血管への浸潤の有無などを判断することが可能になる．
- **MRI**：腫瘍が嚢胞性か充実性か，腫瘍の大血管への浸潤の有無，脊椎浸潤の有無，神経性腫瘍では神経根，脊髄との関係から鉄亜鈴（ダンベル）状か否かなどの診断が可能となる．また，動的MRI（dynamic MRI）を用いて呼吸変動による動きと腫瘍の動きを比較して，周囲への浸潤の有無を判断することが可能である．
- **PET-CT**：腫瘍の局在と生物学的悪性度の診断に有用である．悪性腫瘍では取り込みが高いが，良性腫瘍では低い．胸腺上皮性腫瘍では，胸腺腫と胸腺癌の鑑別に有用である．ただし，炎症やサルコイドーシスによるリンパ節腫大にも強く取り込まれることがあるので，ほかの画

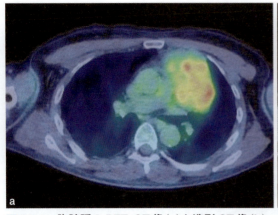
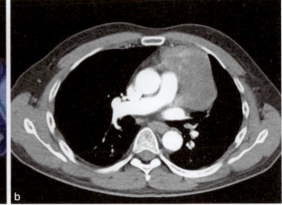

図 29-6　胸腺腫の PET-CT 像(a)と造影 CT 像(b)

像診断などを用いた総合的な判断が必要である（図 29-6）.

- **超音波検査**：胸壁との関係，心大血管との関係の把握に有用である．腫瘍の内部構造もエコー像の違いとして捉えられる．後述する針生検では針の深さと方向を決めるのに有用である．

2 血清学的検査

胸腺上皮性腫瘍に特異的な腫瘍マーカーは現時点では確立されていない.

悪性胚細胞性腫瘍では，ヒト絨毛性ゴナドトロピン β-サブユニット（human chorionic gonadotropin β-subunit：hCG-β），αフェトプロテイン（α-fetoprotein：AFP），癌胎児性抗原（carcinoembryonic antigen：CEA）が上昇することがあり，診断および治療効果判定に重要である．

重症筋無力症を伴う胸腺腫では，抗アセチルコリン受容体（AChR）抗体価が陽性のことが多い．

胸腺カルチノイドで ACTH を産生する場合は Cushing（クッシング）症候群を合併する可能性がある．胸腺カルチノイドは多発性内分泌腫瘍症（multiple endocrine neoplasia：MEN）1 型患者に発生することがあり，脳下垂体，副甲状腺，膵臓から分泌されるホルモンが高値となることがある．

悪性リンパ腫では可溶性インターロイキン 2 受容体（soluble interleukin-2 receptor：sIL-2R）が陽性になることが多い.

3 生検

- **経皮針生検**：胸壁に接する腫瘍に適用される．CT ガイド下あるいはエコーガイド下に行われることが多い．通常，局所麻酔下で行われる．気胸や播種の危険性がある．
- **縦隔鏡検査**：全身麻酔下に頸部（胸骨上窩）に小切開を加え，スコープを気管前面に沿って縦隔に挿入し，腫瘍やリンパ節の生検を行う．中縦隔腫瘍や気管周囲のリンパ節病変の病理診断に有用である．反回神経麻痺や大血管からの出血に注意を要する．
- **胸腔鏡検査**：全身麻酔下に肋間に 2〜3 か所，1 cm 程度の小切開を加え，胸腔内を観察しながら，腫瘍，胸膜病変あるいはリンパ節の生検を行う．
- **縦隔切開による生検（Chamberlain 法）**：全身麻酔または局所麻酔下に第 2 肋間胸骨左縁の切開を介した縦隔への生検方法であり，肋軟骨を一部切除し，前縦隔に到達して腫瘍の生検を行う．前縦隔腫瘍や大動脈下リンパ節への到達が可能である．
- **開胸生検**：低侵襲の生検で到達が難しい場合や診断が得られない場合には，開胸術による生検が行われる．

3 治療の原則

悪性リンパ腫を除く縦隔腫瘍の多くは，外科的切除が第一選択である．

無症状の良性腫瘍でも，増大による症状出現と悪性化の可能性があり，診断と治療を兼ねた切除を行うのが一般的である．画像的に悪性腫瘍が疑

われる場合，生検により病理診断を確定し，外科治療，放射線治療，化学療法，あるいはこれらの組み合わせによる集学的治療を選択する．

　縦隔への到達法としては，胸骨縦切開と側方からの胸腔鏡や開胸が主として用いられている．近年はロボット支援下手術も多く行われるようになり，側方や胸骨剣状突起下のアプローチも行われている．

　心・大血管，食道，脊椎などへ浸潤する縦隔腫瘍などの完全切除が難しい場合は，放射線治療，化学療法，あるいはそれらを併用する．腫瘍が縮小し，切除可能になれば外科治療に移行することもある．遠隔転移を伴う症例では，一般的には切除の適応はなく，化学療法の適応となる．胸腺腫，神経芽細胞腫などは，化学療法，放射線治療に対する感受性が高く，手術の補助療法としても併用される．

B 縦隔腫瘍の診断・治療

1 胸腺上皮性腫瘍 thymic epithelial tumor

　胸腺上皮性腫瘍の病理分類（WHO，2015年）を表 29-3 に示す．胸腺上皮性腫瘍は，胸腺腫，胸腺癌，胸腺神経内分泌癌に大別される．

　胸腺腫の増大は一般的に緩徐である．胸腺腫の進展形式は主として局所浸潤，胸膜播種転移，肺転移で，リンパ節転移と胸腔外臓器への遠隔転移は少ない．正岡による臨床病期分類を表 29-4 に示す．正岡病期分類は胸腺腫の腫瘍学的性質をよく反映しており，国際的にも長らく用いられてきたが，近年は胸膜および心膜への浸潤の意義，リンパ節転移の分類の欠如などの問題も指摘されてきた．2014年に International Association for Study of Lung Cancer（IASLC）が国際データベースをもとに構築した TNM 分類を表 29-5 に示す．この病期分類も治療後の予後をよく反映しており，2016年の UICC による TNM 分類に採用されている．

　胸腺腫は，腫瘍細胞の形態と異形成，リンパ球の混入の程度によって，A，AB，B1，B2，B3 の5つの亜型に分類される．A 型，AB 型では浸潤性は乏しいが，B1 型，B2 型，B3 型の順に浸潤

性性質が増す．A 型，AB 型，B1 型では術後の再発率は低いが，B2 型，B3 型の順に再発率が上昇する．

　胸腺腫の治療は外科的切除が第一選択であり，腫瘍を含めての胸腺全摘出術が標準術式である．胸骨正中切開，開胸，胸腔鏡，ロボット支援下などのアプローチによる手術が行われている．

　正岡病期分類III期の隣接臓器浸潤症例に対しても積極的な合併切除が勧められる．画像的に完全切除不能と思われるIII期症例に対しては，シスプ

表 29-3　胸腺上皮性腫瘍の病理学的分類

胸腺腫（thymoma）
- Type A：紡錘細胞型（spindle cell），髄様型（medullary）
- Type AB：混合型（mixed）
- Type B1：多型リンパ球優位〔lymphocyte-rich；主に皮質型（predominantly cortical）〕
- Type B2：皮質型（cortical）
- Type B3：上皮型（epithelial），高分化型胸腺癌（well-differentiated thymic carcinoma）

胸腺癌〔thymic carcinoma（C 型胸腺癌：type C thymoma）〕
Low grade
- 扁平上皮癌（squamous cell carcinoma）など
High grade
- リンパ上皮腫様癌（lymphoepithelioma-like carcinoma）など

神経内分泌癌（neuroendocrine carcinoma）
高分化型（well-differentiated）
- 定型的カルチノイド（typical carcinoid）
- 非定型的カルチノイド（atypical carcinoid）
低分化型（poorly-differentiated）
- 大細胞性神経内分泌癌（large cell neuroendocrine carcinoma）
- 小細胞癌（small cell carcinoma, neuroendocrine type）

〔Travis WD, et al：World Health Organization Classification of Tumours of the Lung, Pleura, Thymus and Heart. Lyon：IARC Press, 2015 より改変〕

表 29-4　胸腺腫の臨床病期分類（正岡）

I：腫瘤は肉眼的に被膜に被包され，組織学的に被膜浸潤が認められないもの
II：肉眼的に被膜外の脂肪組織あるいは胸膜への浸潤もしくは癒着が認められるもの
　　肉眼的浸潤が認められなくとも，組織学的に被膜浸潤の認められるもの
III：周囲臓器（心臓・大血管・肺）に直接浸潤するもの
IVa：胸膜もしくは心囊播種のあるもの
IVb：リンパ節転移あるいは血行性転移のあるもの

表 29-5 UICC による胸腺上皮性腫瘍の TNM 分類と病期の定義

T0：原発巣消失
T1a：被膜に覆われている，あるいは前縦隔脂肪織に進展
T1b：縦隔胸膜への浸潤
T2：心膜への浸潤
T3：肺，腕頭静脈，上大静脈，胸壁，横隔神経，肺門部の肺血管への浸潤
T4：大動脈，大動脈の分枝，主肺動脈，心筋，気管，食道への浸潤

N0：リンパ節転移なし
N1：前縦隔のリンパ節転移
N2：胸腔内深部あるいは頸部のリンパ節転移

M0：播種転移なし，遠隔転移なし
M1a：胸膜播種転移あるいは心膜播種転移
M1b：肺転移あるいは遠隔臓器転移

病期	T	N	M	再発率*
I	T1	N0	M0	5%
II	T2	N0	M0	18%
IIIa	T3	N0	M0	31%
IIIb	T4	N0	M0	39%
IVa	T any	N1	M0	54%
	T any	N0, 1	M1a	60%
IVb	T any	N2	M0, 1a	45%
	T any	N any	M1b	53%

*：完全切除症例

〔Detterbeck FC, et al：The IASLC/ITMIG Thymic Epithelial Tumors Staging Project：proposal for an evidence-based stage classification system for the forthcoming (8th) edition of the TNM classification of malignant tumors. J Thorac Oncol 9：S65-72, 2014 より〕

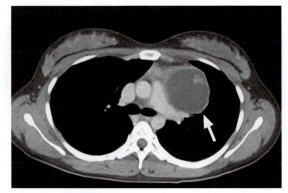

図 29-7 成熟奇形腫の CT 像
壁の肥厚した嚢胞性腫瘤病変（矢印）．

ラチンとアドリアマイシンを中心とする導入化学療法後の切除が行われることが多い．完全切除が不可能で亜全摘に終わっても，術後の補助療法の併用で長期生存する可能性もあり，外科的治療を含めた集学的治療の意義が認められている．胸膜播種を伴うIVa期症例でも，播種巣切除を含む肉眼的完全切除を目指した外科治療が行われることもある．

胸腺腫の術後再発は，前縦隔の局所再発，胸膜播種，肺転移が多いが，リンパ節転移と胸腔外遠隔臓器転移は少ない．再発病変も，切除可能であれば外科的切除の意義が期待される．

胸腺腫の約25%に重症筋無力症が合併し，特にWHO病理分類のB1型とB2型に高頻度に合併する．また胸腺腫には，赤芽球癆と低ガンマグロブリン血症〔Good（グッド）症候群とも呼ばれる後天性免疫不全〕などの自己免疫疾患の合併も

報告されている．胸腺腫の治療にあたっては，これらの傍腫瘍症候群への対応も重要である．

胸腺癌は胸腺腫に比して悪性度が高く，リンパ節転移や遠隔臓器転移をきたしやすい．胸腺癌の病理組織像は扁平上皮癌が最も多い．胸腺癌も治療の中心は外科治療である．しかしながら発見時に進行病期であることが多く，集学的治療を必要とすることが多い．

胸腺の神経内分泌癌は，胸腺カルチノイド，大細胞性神経内分泌癌，小細胞癌に分類される．リンパ節転移を比較的高頻度に伴うことが知られている．切除可能な場合には外科治療が適応である．胸腺カルチノイドではCushing症候群の合併がよく知られている．MEN 1は，副甲状腺の過形成や腺腫，膵島細胞や下垂体の腫瘍を特徴とする遺伝性症候群であるが，胸腺カルチノイドを生じることがある．

2 胚細胞腫瘍 germ cell tumor

胚細胞腫瘍は，原始生殖細胞が発生過程で縦隔内に迷入して発生するとされる．外胚葉性成分を主体に，中胚葉，内胚葉の3成分がさまざまに混在する．

奇形腫は最も頻度の多い縦隔の胚細胞腫瘍である．良性の胚細胞腫瘍は病理学的には成熟奇形腫，未熟奇形腫に分類される．成熟奇形腫は歯，骨，毛髪などを含むことがある．成熟奇形腫のCTを図29-7に示す．

悪性胚細胞腫瘍は病理組織学的に，精上皮腫

〔seminoma，女性では未分化胚細胞腫（dysgerminoma）〕と非精上皮腫に大別される．前者は放射線感受性が高く，予後も良好である．これに対して後者の予後は一般に不良である．非精上皮腫は奇形癌（teratocarcinoma），絨毛癌（choriocarcinoma），胎児性癌（embryonal carcinoma），卵黄嚢腫（yolk sac tumor）に分類される．これらは混在することもある．卵黄嚢癌ではAFPが，絨毛癌ではhCGが腫瘍マーカーとなる．

悪性胚細胞腫瘍は主として若い男性に発生する比較的稀な腫瘍である．Klinefelter（クラインフェルター）症候群を合併することがある．治療の原則は，化学療法による腫瘍マーカーの陰性化後の外科的切除である．切除組織内に腫瘍細胞が残存している場合にはさらに補助療法を加える必要がある．

3 神経原性腫瘍 neurogenic tumor

神経原性腫瘍は，後縦隔に発生することが多く，神経細胞由来のものと，神経線維由来のものに大別できる．前者は小児に多くみられ，後者は成人に多い傾向がある．神経細胞由来の腫瘍には，神経芽細胞腫（neuroblastoma），神経節芽細胞腫（ganglioneuroblastoma），神経節細胞腫（ganglioneuroma），褐色細胞腫（pheochromocytoma），傍神経節腫（paraganglioma）に分類される．前二者は悪性であり，多くは小児にみられ，尿中にカテコールアミンの分解産物であるVMA（vanillylmandelic acid；バニリルマンデル酸）反応，またはHVA（homovanillic acid；ホモバニリン酸）反応が高率に陽性を示す．

神経線維由来の腫瘍は，良性の神経線維腫（neurofibroma）および神経鞘腫（schwannoma）と，悪性の神経線維肉腫（neurofibrosarcoma）に分類される．

神経線維腫は神経線維腫症1型〔neurofibromatosis type1：NF1，von Recklinghausen（フォン・レックリングハウゼン）病〕の分症として発生することがある（図29-8）．

腫瘍の成長は緩徐であり，多くの場合無症状であるが，腫瘍の発生部位によりHorner（ホルネル）症候群，嗄声などを認めることがある．神経原性腫瘍に占める悪性腫瘍の頻度は，小児・成人

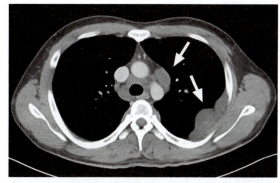

図29-8 von Recklinghausen病のCT像における多発する神経線維腫
肋間神経と横隔神経に発生している（矢印）．

合わせて約10％である．

4 先天性嚢胞 congenital cyst

気管支原生嚢胞（bronchogenic cyst），消化管嚢胞（enterogenic cyst），心膜嚢胞（pericardial cyst）などがある．気管支原生嚢胞は，気管分岐部・主気管支周辺に発生することが多く，心膜嚢胞は心横隔膜角（cardiophrenic angle）が好発部位である．一般的に無症状である．

5 リンパ性腫瘍

大部分は悪性リンパ腫である．中縦隔に多発する．全身リンパ性疾患の一分症として発生することが多いが，時にHodgkin（ホジキン）リンパ腫，非Hodgkinリンパ腫とも縦隔原発の場合がある．

悪性リンパ腫は外科的生検ののち，化学療法や分子標的療法などの内科治療，放射線療法が行われる．治療後，画像的に腫瘍の残存が疑われれば，外科的切除を行い，治療効果判定を行うことがある．

縦隔原発のmucosa-associated lymphoid tissue（MALT）リンパ腫も知られており，Sjögren（シェーグレン）症候群に高頻度に合併する．

縦隔腫瘍，肺癌などとの鑑別が困難なCastleman（キャッスルマン）リンパ腫があるが，本症はリンパ節肥大であり，真の腫瘍ではない．

⑥ 縦隔内甲状腺腫 mediastinal goiter

頸部の甲状腺腫が発育して縦隔内に懸垂してきたもの(胸骨下甲状腺腫；substernal goiter)と，本来の甲状腺とは別個に縦隔内に甲状腺腫が独立して存在する場合があり，多くは前者である．上縦隔にあり，X線CTで気管を圧迫偏位する所見が存在することや，嚥下による腫瘍の移動，CTやMRIによる甲状腺との関係などによって診断は比較的容易である．自覚症状がある場合や，腫瘍が大きい場合は外科的切除を行う．

⑦ 縦隔内副甲状腺腫瘍

縦隔内の迷入副甲状腺から発症すると考えられる．副甲状腺ホルモンを分泌する機能性腫瘍では高カルシウム血症をきたすため，切除の適応となる．術中に血中の副甲状腺ホルモン濃度の低下を確認することが必要である．

⑧ 縦隔の間葉系腫瘍

上皮性由来以外の腫瘍を間葉系腫瘍と呼ぶ．縦隔の脂肪腫(lipoma)，脂肪肉腫(liposarcoma)は前縦隔に多い．稀ではあるが，縦隔原発の横紋筋肉腫(rhabdomyosarcoma)，滑膜肉腫(synovial sarcoma)，平滑筋腫(leiomyoma)，平滑筋肉腫(leiomyosarcoma)，ユーイング肉腫(Ewing sarcoma)，リンパ管腫，血管系腫瘍，孤在性線維性腫瘍(solitary fibrous tumor)も報告されている．

C 胸腺の非腫瘍性疾患

胸腺は乳幼児期に相対重量が最も大きく，成長とともに実質重量が増加し，思春期に至って最大となり，その後は徐々に退縮，脂肪化する．
胸腺の非腫瘍性疾患には以下の疾患がある．

① 無形成 aplasia, 低形成 hypoplasia

本症は先天性の免疫不全症を呈し，いくつかの症候群が，胸腺の低形成に関連すると考えられている．DiGeorge(ダイジョージ)症候群が有名であり，第3・4鰓弓の発生異常により胸腺の低形成あるいは無形成のための免疫不全，副甲状腺低形成による低カルシウム血症をきたす．また，Fallot(ファロー)四徴症などの先天性心疾患，口蓋裂，精神発達遅延を伴う．常染色体22qの欠損などの染色体異常がみられることが多い．

② 退縮 involution

加齢とともに生じる生理的退縮と，病的退縮がある．また，ステロイド治療によっても退縮する．

③ 肥大 hypertrophy

胸腺の容積が増大した場合を一般的に胸腺肥大と総称している．真性肥大(胸腺の大きさ，重量が増大したもの)とリンパ濾胞性肥大がある．
真性肥大は胸腺組織自体の大きさ，重量が年齢不相応に増大したものである．乳幼児期に異常な胸部X線像として発見され，縦隔腫瘍との鑑別が困難な場合があるが，通常，学童期までには退縮する．甲状腺機能亢進症に伴い胸腺過形成が起こることがあるが，甲状腺機能亢進症の治療とともに過形成が改善することが多い．抗癌化学療法後，あるいは熱傷後に胸腺の真性肥大が起こることがある(thymic rebound hyperplasia)．
リンパ濾胞性肥大は，重症筋無力症などの自己免疫疾患に合併する．

④ 重症筋無力症 myasthenia gravis

重症筋無力症は，神経筋接合部への自己抗体によって神経筋接合部が障害され筋力低下をきたす，臓器特異的な自己免疫疾患である．アセチルコリン受容体が自己抗原として有名である．重症筋無力症の筋力低下は，易疲労性を特徴とする．眼症状(眼瞼下垂，複視)の軽度の症状から，四肢脱力，球麻痺症状，呼吸筋力低下による呼吸不全の重篤な症状まで出現しうる．
重症筋無力症の病態には胸腺腫および胸腺過形成などの胸腺異常が関与することが多く，胸腺摘出が1つの治療方法として確立されている．胸腺腫を伴わない重症筋無力症患者の胸腺の特徴は

髄質の過形成であり，胚中心を伴うリンパ濾胞形成が特徴である．

胸腺の周囲の前縦隔および頸部の脂肪組織には，胸腺組織が迷入していることがあり，外科治療においてはこれらの迷入胸腺を同時に切除することが求められる．標準術式は拡大胸腺摘出術（extended thymectomy）で，頭側では甲状腺の下縁，両側は横隔神経まで胸腺周囲の脂肪組織を摘出する．胸骨正中切開によるアプローチで行われてきたが，近年は胸腔鏡やロボットによる拡大胸腺摘出術も行われている．胸腺摘出により80〜90%の症例に年単位の経過で症状改善がみられる．

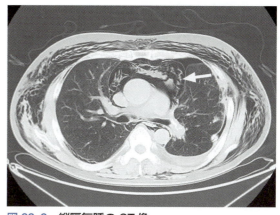

図 29-9 縦隔気腫のCT像
心臓の腹側に心嚢と縦隔胸膜の間の空気層を認める（矢印）．

D 縦隔気腫 mediastinal emphysema

縦隔内に空気が貯留した状態を縦隔気腫という．原因は肺胞の破裂により間質に空気が漏出し，疎な結合織である血管周囲から肺門部に，さらに胸膜下で縦隔に空気が進展すること，気管や食道の外傷や強い咳に伴う損傷により，縦隔へ空気が漏出することによる．上部消化管内視鏡検査に起因する医原性の縦隔気腫も起こりうる．図29-9に皮下気腫を伴う縦隔気腫のCT像を示す．

1 症状，診断

自覚症状の主たるものは胸痛と呼吸困難である．そのほか，咽喉頭痛，嚥下痛，嚥下困難，胸骨後方の不快感を訴える．胸痛は激しい咳嗽発作や怒責に続いて発生することが多い．呼吸困難は原疾患に由来するもので，気管支喘息や気胸の併発によるものが中心である．縦隔内の空気は頸部皮下に達し，容易に触診で皮下の空気が移動することにより生じる握雪感により診断しうる．胸部X線で上縦隔から頸部にかけて空気の貯留による不規則な透亮像を認め，また心臓辺縁に沿って空気層があり，縦隔胸膜は毛髪線状に見えることから確定診断が可能である．胸部CT（仰臥位）では心臓前方に心嚢と縦隔胸膜の間に空気層が存在する．また大動脈弓部および主肺動脈周囲にも空気層が認められ，気管に沿って頭側へ，下行大動脈に沿って尾側に広がる所見が認められる．

2 治療

治療は特別な原因疾患がない場合や患者の脈拍や呼吸状態が落ち着いており，縦隔気腫が少量で増悪していない場合は経過観察する．縦隔に貯留した空気により大静脈が圧排され，静脈血の還流障害によるチアノーゼなどがみられる場合には，頸部縦隔切開により空気の排除，縦隔ドレナージを行う．明らかな原因が存在する場合は原因疾患に対する治療を行う．特に，食道や気管・気管支の損傷が大きい場合は損傷部の修復が必要である．

E 縦隔血腫 mediastinal hematoma

縦隔血腫とは縦隔内に血液が貯留した状態で，大部分は胸部外傷（頸部，縦隔手術を含む）に続発し，また前述の縦隔気腫と合併する場合が少なくない．大血管損傷や大動脈瘤破裂などによるものは早期に致命的となり，救命救急的処置が不可欠となる．

そのほかに臨床的に問題となる縦隔血腫は，血管の小損傷から徐々に発生した場合や，心，肺，縦隔，食道などの術後に発生する場合である．縦隔内圧が高まって，苦悶様顔貌，頸部静脈怒張，ショック，循環不全などがみられる場合は，手術的に血腫の除去，出血源の処置を行う必要がある．

F 縦隔炎 mediastinitis

1 急性縦隔炎 acute mediastinitis

原因としては交通事故，墜落事故，作業中の各種事故などによる食道または気管・気管支の損傷，気管支鏡，食道鏡，縦隔鏡，胃内視鏡などの内視鏡検査時における食道または気道損傷，異物による食道損傷がある．また喉頭，気管，食道，心大動脈の手術後，特に心大血管，肺手術に胸骨正中切開が多用されていることから，縦隔感染が増加している．また自然穿孔によるものとして気管・気管支癌および食道癌の壊死に伴う穿孔がある．暴飲した後の嘔吐に起因する特発性食道破裂によるものもある．

隣接臓器からの炎症に関連したものとしては，歯根炎や頸部の膿瘍が縦隔内に波及することがあり，降下性壊死性縦隔炎と呼ばれている(図29-10)．脊椎および胸骨のカリエスや骨髄炎から縦隔に波及する場合もある．

症状は発熱，白血球数増多，頸部疼痛，胸骨下疼痛などである．胸部X線で上縦隔陰影の拡大がみられ，時に気腫像がみられることがある．CTでも縦隔陰影の増大と細かな気腫像のほかに膿瘍形成により鏡面像がみられることがある．また重症になると胸腔内に滲出液の貯留もみられる．食道造影，食道鏡，気管支鏡なども確定診断上有用である．

非手術的方法での治癒を期待できる場合は少なく，多くは外科的排膿，縦隔ドレナージ，膿瘍腔の洗浄が必要である．開胸下あるいは胸腔鏡下に縦隔ドレナージすることが重要である．膿気胸を合併するときは胸腔内もドレナージし，排気，排膿する．

2 慢性縦隔炎 chronic mediastinitis

急性炎症から慢性に移行したもので，外傷，結核，真菌症などが原因となるが，結核によるものが多い．病理学的には縦隔の肉芽腫を中心とする増殖性炎症と膿瘍形成で，結核性リンパ節炎からの波及や胸椎カリエスの寒冷膿瘍形成もみられることがある．治療は原因疾患に対する治療が第一

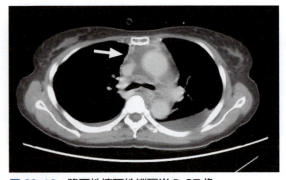

図 29-10　降下性壊死性縦隔炎の CT 像
気管分岐部，上行大動脈，上大静脈の周囲に膿瘍を認める．

選択であり，外科的に開胸し排膿ないし肉芽腫の摘出を行うこともある．また縦隔組織の線維瘢痕化が主体で，いまだ原因が明らかでない線維性縦隔炎(fibrosing mediastinitis)がある．縦隔の広範な線維化により最も影響を受ける臓器は上大静脈であり，線維化による狭窄，閉塞がみられる．

横隔膜 diaphragm

横隔膜は胸腔と腹腔を隔てるという解剖学的機能を有すると同時に，換気における生理的機能を果たしている．横隔膜はその発生上，4つの組織が癒合して形成され，かつその構造上，種々の脆弱部，裂孔，開口部を有することなどより，形成不全，ヘルニア，臓器脱など種々の解剖学的病変を生じうる(図29-11)．

大動脈裂孔は横隔膜の内側脚の右脚と左脚が第1腰椎の上縁で交叉して形成される．この部を下行大動脈のほか，胸管，奇静脈，半奇静脈が通過する．食道裂孔は第10胸椎の高さで横隔膜の筋性部，大動脈裂孔の前上方や左側に存在する．食道のほか，迷走神経，左胃動静脈の食道枝などが通過する．大静脈裂孔は3つの裂孔のなかでは上方にあり，第8と第9椎間の高さにある．下大静脈のほか，右横隔神経の枝の一部が通る．また前述の生理的裂孔のほかに脆弱部がある．肋骨

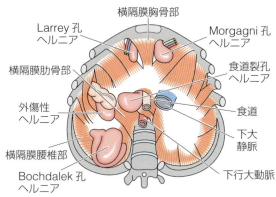

図 29-11 横隔膜ヘルニアの発生部位
胸腔側よりみた断面図.

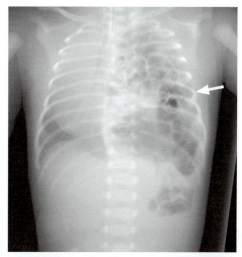

図 29-12 Bochdalek 孔ヘルニアの胸部 X 線像
左胸腔内に腸管ガスがみられる（矢印）.

部と胸骨部との間には，上腹壁動静脈およびリンパ管が通過する三角部の間隙があり，胸肋三角（sternocostal triangle）と呼ばれる．右側は Morgagni 孔，左側は Larrey 孔と呼ばれ，胸骨後ヘルニアが発生する．また，腰椎部外側脚と肋骨部との間に腰肋三角（lumbocostal triangle）と呼ばれる脆弱部があり，肋骨部筋束の発育の程度によりさまざまな筋欠損を生じる．この部に発生するヘルニアは Bochdalek（ボホダレク）孔ヘルニアと呼ばれる．

横隔膜ヘルニア diaphragmatic hernia

原因によって外傷性と非外傷性に大別できる．非外傷性横隔膜ヘルニアは先天性と後天性があり，Bochdalek 孔ヘルニアと胸骨後ヘルニアは先天性，食道裂孔ヘルニアは先天性と後天性の場合がある．これらのうち外傷性ヘルニアと，Bochdalek 孔ヘルニアは通常ヘルニア囊を有さず，正確には脱である．そのため脱出臓器量が多く，胸部臓器に対する圧迫も著しい．

Bochdalek 孔ヘルニア
Bochdalek hernia

胎生期の胸腹裂孔の閉鎖不全によるとされる．通常新生児期に著しい呼吸困難をもって発症する．左側が多く，腰肋三角部に発生する（図 29-12）．大量の腹腔内臓器が胸腔内に脱出し，患者の発育不全や腸管の回転異常を伴っていることが多い．

治療法は脱出臓器の還納とヘルニア門の閉鎖であるが，消化管の異常の合併を見逃さないことが必要である．

❷ 胸骨後ヘルニア retrosternal hernia

右側は Morgagni 孔ヘルニア，左側は Larrey 孔ヘルニアと呼ばれる．大網が内容となった Morgagni 孔ヘルニアは縦隔腫瘍や肺癌と誤診されることがあった．しかし最近では CT で容易に診断しうる．また大腸が脱出することがあり，稀に嵌頓する場合がある．

❸ 食道裂孔ヘルニア hiatal hernia

横隔膜ヘルニアのなかで最も頻度が高く，先天性にも後天性にも発生する．食道裂孔が開大し，横隔食道靱帯（phrenicoesophageal ligament）が弛緩して，噴門部および胃の一部が胸腔内に脱出する滑脱型（sliding type）と，噴門部は腹腔内にあるもの，拡大した食道裂孔から胃底部が脱出する傍食道型（paraesophageal type）および両者の混合型（mixed type）の三者がある（図 29-13）．食道裂孔ヘルニアの食道造影を図 29-14 に示す．

症状は滑脱型では逆流性食道炎に基づくもので

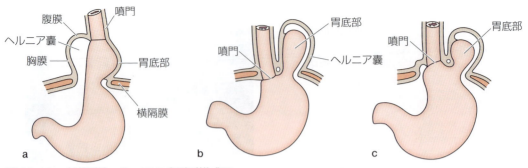

図 29-13 食道裂孔ヘルニアの病型別模式図
a：滑脱型，b：傍食道型，c：混合型．

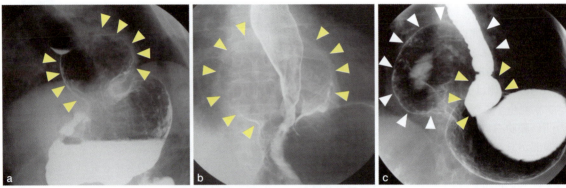

図 29-14 食道裂孔ヘルニアの病型別の食道造影所見
a：滑脱型，b：傍食道型，c：混合型（黄三角は滑脱型，白三角は傍食道型）．

あり，疼痛，通過障害，潰瘍形成などである．傍食道型では嚥下困難，腹部膨満感，嘔吐などの症状がみられる．保存的治療としては腹部の緊迫を避け，上体を高くする体位をとらせ，制酸薬の投与を行うなどである．

これらで治癒しない場合は，外科的治療を行う．食道裂孔ヘルニアの手術は，①ヘルニア嚢の切除または縫縮，②裂孔の縮小，③逆流防止処置，の3点に要約できる．代表的なのはNissen法であり，最近は腹腔鏡下に行われることが多い．

4 外傷性ヘルニア traumatic hernia

胸部鈍的外傷（交通事故，業務災害，スポーツ事故，墜落など）によるものが多いが，横隔膜の鈍的損傷によっても生じる．症状が受傷直後に発生する急性型から，永年経過後に生じる慢性型までさまざまである．症状は胸腔臓器の圧迫によるものと，腹腔内臓器の損傷によるものとがある．急性型では経腹経路で腹腔内臓器の損傷の有無の確認，その処理とともに損傷横隔膜の修復を行う．慢性型では脱出した腹腔臓器と胸腔内臓器との癒着が著しいことが多いことから，経胸経路がとられることが多い．

> **Point 横隔膜ヘルニア**
> - Bochdalek孔ヘルニア：左側が多い．
> - 胸骨後ヘルニア：右側はMorgagni孔ヘルニア，左側はLarrey孔ヘルニア
> - 食道裂孔ヘルニア：最も高頻度．①滑脱型，②傍食道型，③混合型．滑脱型の症状は逆流性食道炎に基づく．
> - 外傷性ヘルニア：急性型から慢性型までさまざま．

B 横隔膜挙上症（横隔膜弛緩症）

diaphragmatic eventration
(diaphragmatic relaxation)

横隔膜が筋萎縮をきたし菲薄となり，胸腔側に異常挙上した状態である．先天性および後天性に発生するといわれている．横隔膜はきわめて薄く，支持性が低下し，異常に高位をとる．呼吸器症状が多いが，消化管の通過障害をきたしたりする．

本症に対する外科治療は，伸展弛緩した横隔膜を重層縫縮する．

C 横隔膜麻痺

diaphragmatic paralysis

横隔神経への腫瘍浸潤，感染や外傷による神経幹や脊髄の運動神経細胞の障害によって生じる．横隔神経麻痺の診断は胸部X線での横隔膜挙上（図29-15）の確認や，透視下でのsniff test（匂いを嗅ぐ動作を患者に行ってもらう）で横隔膜の動きを確認することによって行う．麻痺は一時的な場合も永続的な場合もある．麻痺に起因する重大な換気障害に対しては，陽圧換気を行うことにより対処しうるが，長期間にわたる管理には困難が伴う．特に乳幼児の胸腔内手術による横隔神経損傷の際の換気障害は著しく，またそのような場合，横隔膜縫縮術が行われることがある．

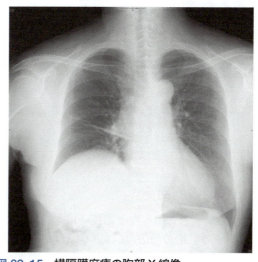

図29-15　横隔膜麻痺の胸部X線像
右横隔神経麻痺により右横隔膜の挙上を認める．

第30章 食道

1 食道の解剖

　食道は咽頭と胃をつなぐ細長い消化管である．輪状軟骨の下端の後方(ほぼ第6頸椎の前)で始まり，後縦隔を下降し，横隔膜を貫き，噴門(第11，12胸椎の左前)で胃に移行する．長さは成人で平均25 cm (22～30 cm)である．胸部と食道裂孔を境に頸部，胸部，腹部に分けられる．食道癌取扱い規約では，癌腫の占居部位を表現するために，食道を①頸部食道(食道入口部より胸骨上縁)，②胸部上部食道(胸骨上縁より気管分岐部下縁)，③胸部中部食道(気管分岐部下縁より食道胃接合部までを2等分した上半分)，④胸部下部食道(気管分岐部下縁より食道胃接合部までを2等分した下半分のうち胸腔内の部分)，⑤腹部食道(食道裂孔上縁より胃食道接合部)の5部位に区分している(図30-1)．

　食道には，食道入口部，気管分岐部(この部分を大動脈弓との交差部と左主気管支との交差部とに分ける場合もある)，食道裂孔部の3か所に生理的狭窄部がある．臨床的には通常内視鏡を用いて，これらの部を上門歯列からの長さで表現し，病変部の位置関係を把握している．食道入口部は上門歯列から約15 cm，気管分岐部は約22～25 cm，食道裂孔部は約40 cmである．

1 ● 組織

　食道壁は，解剖学的には粘膜，粘膜下層，筋層，外膜の4層構造よりなる．粘膜は上皮，粘膜固有層，粘膜筋板の3層よりなる．上皮は重層扁平上皮で，明瞭な境界(扁平上皮円柱上皮接合部；squamo-columnar junction：SCJ)をもって胃粘膜に移行する．上皮下には，結合組織である粘膜固有層が存在し，上皮との間に組織学的に乳頭を形成する．食道下部ならびに食道上部の粘膜固有層内には粘液を産生する食道噴門腺が認められる．粘膜固有層の深部には，食道長軸方向に平滑筋線維が縦走し，粘膜筋板を形成する．粘膜下層は弾性線維を含む結合組織よりなり，やや太い血管やリンパ管が豊富に認められ，Meissner神経叢もみられる．また，食道腺を認め，導管で上

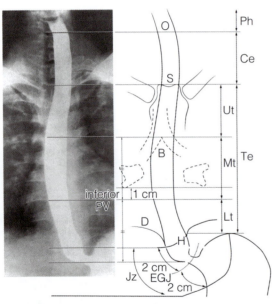

O：食道入口部 esophageal orifice
S：胸骨上縁 superior margin of the sternum
B：気管分岐部下縁 tracheal bifurcation
D：横隔膜 diaphragm
EGJ：食道胃接合部 esophagogastric junction
H：食道裂孔 esophageal hiatus
Ph：咽頭 pharynx
Ce：頸部食道 cervical esophagus
Te：胸部食道 thoracic esophagus
　Ut：胸部上部食道 upper thoracic esophagus
　Mt：胸部中部食道 middle thoracic esophagus
　Lt：胸部下部食道 lower thoracic esophagus
Jz：食道胃接合部領域 zone of the esophagogastric junction

図30-1　食道の区分
〔日本食道学会(編)：臨床・病理 食道癌取扱い規約, 第12版. 金原出版, 2022より〕

皮とつながれている．筋層は内輪，外縦の2層よりなっているが，上1/3は咽頭筋系の横紋筋であり，徐々に平滑筋が混在し，1/2の高さで完全に平滑筋となる．横紋筋部に神経叢はないが，平滑筋部ではAuerbach神経叢がある．食道外膜は疎な結合織の膜で漿膜をもたない．

2 ● 動脈

頸部食道は下甲状腺動脈で栄養され，胸部食道の上端は下甲状腺動脈，下端は左胃動脈と左下横隔動脈に栄養され，他の大部分は左右の気管支動脈と固有食道動脈で栄養される（図30-2）．

3 ● 静脈

頸部食道は下甲状腺静脈や左腕頭静脈，胸部下部食道では傍食道静脈，左胃静脈へと交通しているが，他の大部分は奇静脈，半奇静脈，副半奇静脈へと注ぐ．

4 ● リンパ系

食道のリンパ系は頸部・胸部・腹部の3領域にまたがり，非常に複雑である．食道の粘膜固有層と粘膜下層にリンパ管網が縦走している．

5 ● 神経系

食道入口部では舌咽神経，迷走神経，反回神経の支配を受け，中下部は反回神経と迷走神経の支配を受け，左右の迷走神経は肺枝，気管支枝を分枝したのち，食道の両端を下行し，横隔膜の近くで互いに交通枝を出して混ざり合いながら（食道神経叢），左迷走神経は前方へ90度回転し前迷走神経幹となり，右迷走神経は後迷走神経幹となって腹腔へ入る．交感神経は頸胸神経節（星状神経節），胸神経節，腹腔神経節などから神経線維を直接枝あるいは迷走神経，反回神経を介して受ける．

2 食道の生理

食道は蠕動運動により飲食物を口から胃へ送る働きをしている．嚥下や食道の蠕動は延髄の嚥下中枢によってコントロールされている．食道入口部は主に輪状咽頭筋からなる上部食道括約帯（upper esophageal sphincter：UES）によって通常は閉鎖しているが，嚥下動作により一時的に弛緩す

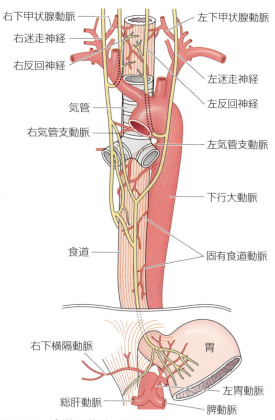

図30-2　食道の動脈・神経分布

る．食塊が食道入口部を通過して食道内へ送り込まれると，食道入口部はUESにより再び閉鎖され，食道の蠕動運動や重力により食塊は胃へ運ばれる．食道下部には下部食道括約帯（lower esophageal sphincter：LES）と呼ばれる機能的括約機構があり胃食道逆流を防止している．

食道が口から胃へ送られる過程では蠕動と内圧の変化が重要となっている．安静時には食道内圧はほぼ胸腔内圧に等しく−10〜−5 mmHgであるが，UESは2〜4 cm長にわたり約30 mmHgの高圧帯となっている．UESの機能は呼吸時の食道への空気の流入を防ぐことと食道咽頭逆流による誤嚥を防止することである．嚥下運動においては舌咽神経，迷走神経，反回神経の働きにより食道入口部括約筋が弛緩してUES圧が咽頭内圧より低くなったときに嚥下が起こる．重力や蠕動によって食塊が横隔膜上まで達すると，食道入口部より伝播されてくる一次蠕動波（30〜120 mmHg）の到達とともにLES（通常3〜4 cm長，

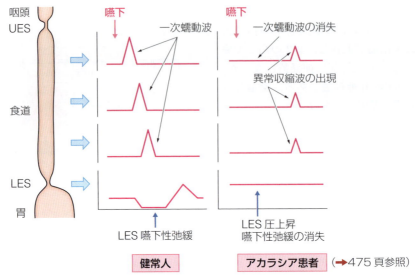

図 30-3　食道内圧検査所見

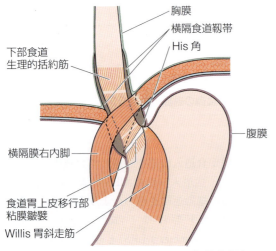

図 30-4　下部食道括約帯における胃食道逆流防止機構

約 20 mmHg)が弛緩し，食塊は胃内に流入する（図 30-3）．蠕動波や LES の弛緩は迷走神経の支配により協調運動が行われている．通常，胃内圧は胸部食道内圧より約 5〜10 mmHg 高く，LES が逆流防止機構として機能している．

LES には解剖学的な括約筋は存在しないが，胃食道逆流を防止する機構として ① 食道下端の生理的括約筋，② His 角，③ 横隔食道靱帯，④ 腹部食道の長さ，⑤ 横隔膜(脚)の pinch cock action，⑥ 胃の Willis 斜走筋，⑦ 食道胃接合部の粘膜皺襞などが考えられている（図 30-4）．

嚥下により生じる蠕動を一次蠕動波，嚥下とは関係なく食道の拡張で生じるものを二次蠕動波という．通常 LES は一次蠕動波の到達により弛緩するが，これとは無関係に LES が数十秒間弛緩することがあり，一過性 LES 弛緩と呼ばれる．

A　食道損傷

1　機械的損傷 mechanical injury

魚骨，義歯などの食道異物や，内視鏡検査，内視鏡的拡張術などの医原性の損傷が多い．

食道異物は年齢的には小児と高齢者に多い．小児では貨幣，ボタン，玩具，ボタン型電池などであり，高齢者では義歯，魚骨，薬の PTP 包装シートなどが多い．部位は生理的狭窄部，特に食道入口部に停滞することが多い．治療は内視鏡的摘出が第一選択である．魚骨，義歯や PTP は食道壁に引っかかり，食道穿孔による膿瘍で手術が必要になることがある．また，ボタン型電池はアルカリ溶液が漏出して食道穿孔の可能性があり，早急に摘出する必要がある．

医原性の損傷のうち，内視鏡検査による穿孔は左梨状陥凹〜食道入口部が多い．近年は食道表在癌に対する内視鏡的粘膜下層剝離術(endoscopic submucosal dissection：ESD)による縦隔気腫や穿孔が多く，そのほとんどが禁食，抗菌薬による保存的治療の適応となる．機械的損傷による食道穿孔で，穿孔部が大きく，膿瘍を形成する場合には緊急で穿孔部の縫合閉鎖やドレナージが必要となることがある．

2 特発性食道破裂，Boerhaave（ブールハーフェ）症候群 idiopathic esophageal rupture, Boerhaave syndrome

1724年にオランダの Herman Boerhaave により報告された．明らかに器質的疾患や直接的な外的誘因がなく，突発的に食道全層の断裂をきたす疾患として定義されている．嘔吐，腹圧などによる突然の食道内圧上昇に続発して起こるとされている．飲酒による嘔吐後が最も多いが，暴飲暴食，全く誘因のない場合もある．好発部位は下部食道の左側である．

1 ● 症状
嘔吐後に心窩部痛または胸部に激しい疼痛を訴える．肩や背部に放散する場合もある．多くの場合，縦隔胸膜は早期に穿破され，大量の胸水が貯留して，1～2時間後にショック状態となる．頸部，胸部に皮下気腫を認める．

2 ● 診断
胸部単純 X 線や胸部 CT で縦隔内のガス，胸水貯留，皮下気腫などが有用である．確定診断には水溶性造影剤を用いた食道造影や内視鏡検査を施行する．

3 ● 治療
発症後12時間以内であればドレナージ術や穿孔部の直接縫合，大網や胃底部，肋間筋などによるパッチ法が行われる．12時間以上経過例では膿胸を合併しており，縫合不全の危険性が高い．
病変が限局していて，胸腔内への穿破がなく，状態が安定している場合には保存的治療で治癒することもある．

3 腐食性食道炎 corrosive esophagitis

自殺企図や誤って飲み込んだ強酸，強アルカリ，重金属塩などによって生じる．酸による場合は凝固壊死を起こすため，傷害は深層まで至らない．しかし，アルカリによる場合は組織の融解壊死をきたし，その傷害は深層にまで至る．病変が深層に及んだものでは次第に瘢痕性狭窄をきたし，時には穿孔して縦隔炎や膿胸を併発する．腐食性食道炎からの癌発生率は比較的高く，特に受傷後10～20年後以降は注意すべきである．
受傷後6時間以内では，酸に対しては酸化マグネシウムや牛乳，アルカリに対しては2%酢酸やレモン水などで中和する．狭窄に対してはブジーなどによる拡張術を行うが，狭窄高度の場合は炎症の消失を待ち，食道切除・再建をすることがある．

4 Mallory-Weiss（マロリー-ワイス）症候群 Mallory-Weiss Syndrome

嘔吐を原因とする胃内圧の上昇による下部食道，噴門部粘膜の損傷である．下部食道生理的括約筋が弛緩しないことが発症機序である．特発性食道破裂と同様，大量飲酒後の嘔吐，激しい咳嗽などを誘因とするが，損傷は粘膜裂傷のみである点で，特発性食道破裂と区別される．90%以上の症例では自然止血を認めるが，大量の出血を呈する場合，内視鏡による止血を行う．

B 食道の炎症性疾患

食道の炎症性疾患で最も頻度が高く，日常臨床上遭遇することが多いのは胃・十二指腸液の食道への逆流(gastroesophageal reflux：GER)による逆流性食道炎(reflux esophagitis)である．最近では，胃内容物が食道に逆流して長時間停滞することで生じるさまざまな症状や障害を総称して胃食道逆流症(gastroesophageal reflux disease：GERD)と呼ぶ．また，長期間持続する GERD の結果生じる Barrett 食道は食道腺癌の発生母地であり，近年注目されている．その他の炎症性疾患はきわめて頻度が低いが，食道損傷による炎症(薬剤性

Grade A
長径が 5 mm を超えない粘膜傷害があるもの

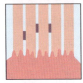

Grade B
少なくとも 1 か所の粘膜傷害の長径が 5 mm 以上あり，それぞれ別の粘膜ひだ上に存在する粘膜傷害が互いに連続していないもの

Grade C
少なくとも 1 か所の粘膜傷害は 2 条以上の粘膜ひだに連続して広がっているが，全周の 75％未満にとどまるもの

Grade D
全周の 75％以上を占める粘膜傷害

図 30-5　胃食道逆流症のロサンゼルス分類

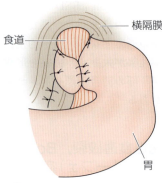

図 30-6　胃食道逆流症の手術
a：Nissen 法．食道の全周をラップする．
b：Toupet 法．食道の 3/4 周をラップする．

食道炎，食道熱傷，腐食性食道炎），感染性食道炎（カンジダ，単純ヘルペスウイルス，サイトメガロウイルスなど），自己免疫性疾患に伴う食道炎〔Crohn（クローン）病，Behçet（ベーチェット）病，強皮症，天疱瘡など〕，アレルギー性食道炎（好酸球性食道炎）などがあげられる．

1　胃食道逆流症
gastroesophageal reflux disease（GERD）

逆流防止機構の要素として，①下部食道生理的括約筋，②横隔膜脚，③His 角，④腹部食道がある（図 30-4）．GERD は逆流防止機構の破綻による．

1　症状

胸やけ，逆流感，胸痛，嚥下痛，嚥下困難，出血，貧血，咳嗽などがある．

2　診断

GERD では食道扁平上皮に発赤，びらん，潰瘍を生じ，その程度はロサンゼルス分類に基づく内視鏡所見で決められる（図 30-5）．

食道内 24 時間 pH 測定と食道内圧測定は GERD の診断に有用な検査である．食道内 pH が 4.0 未満となる時間の 24 時間記録時間における割合（3.5％以上），5 分以上の逆流回数（回/日）などが病態の重症度と最もよく相関する．

3　治療

生活習慣改善指導と薬物療法が第一選択となる．H_2 受容体阻害薬とプロトンポンプ阻害薬（PPI）が頻用され，有効性が高い．

薬物療法が無効の場合に手術療法の適応がある．手術療法は従来，開腹下に行われていたが，最近は腹腔鏡によるアプローチが多い．手術方法は逆流防止機構の強化として施行される fundoplication の方法によって Nissen 法，Toupet 法などが施行される（図 30-6）．

② Barrett（バレット）食道
Barrett esophagus

わが国の食道癌のほとんどは扁平上皮癌であるが，欧米においては食道胃接合部から胸部下部食道に発生する腺癌の割合が急増している．この原因は *Helicobacter pylori*（*H. pylori*）感染率の低下と胃食道逆流症（GERD）に伴うBarrett食道の増加が考えられ，GERD→逆流性食道炎→Barrett食道→食道dysplasia→食道腺癌というsequenceが報告されている．欧米では食道腺癌の発生母地であるBarrett食道は，逆流症状を有する患者の内視鏡検査で6〜12%，一般の集団では約1%で認められるが，わが国では非常に稀である．わが国における*H. pylori*感染率は欧米より高く，Cag A（cytotoxin-associated gene A）陽性pylori菌株がほとんどであり，慢性炎症が強く，胃酸の産生が抑制されることから，*H. pylori*感染はGERDやBarrett食道を予防すると考えられている．1950年以降に生まれた日本人の*H. pylori*感染率は低く，肥満やGERD患者の増加などからも今後Barrett食道は増加する可能性があるといわれている．

C 食道機能異常

原発性食道運動異常

① アカラシア

アカラシアはLESの弛緩不全と食道の蠕動の減弱ないし欠落による食物の通過障害や食道の異常拡張などがみられる機能的食道疾患である．食道アカラシアの頻度は10万人に対して0.4〜1.2人でやや女性に多い．20歳代からの発症も認められる．

1● 病態と症状

アカラシアの病態としてなんらかの後天的な理由によるAuerbach神経叢の変性や神経節細胞の減少・消失が指摘されているが，確固たる原因はいまだ明らかではなく，自己免疫疾患やウイルス感染の可能性も考えられている．症状としては嚥下障害，胸痛，吐逆，誤嚥などがみられるが，症状の進行は一般に緩徐であり体重減少は比較的軽度である．アカラシア患者の食道癌併存率は3〜5%であり，食道癌発生のリスクは一般人口と比較して7〜33倍高くなると報告されている．

2● 診断

診断には食道造影，食道内視鏡検査，食道内圧検査などが行われる．

食道造影では，アカラシアの初期では食道の拡張が軽度であるが，進行すると食道胃接合部の平滑な狭窄（鳥の嘴状狭窄：bird-peak appearance）と通過障害がみられ，下部食道の拡張と屈曲蛇行が著明となる．腹部単純X線での胃泡の消失・減弱も特徴的な所見である．食道アカラシア取扱い規約（第4版）では，食道X線造影像で食道縦軸の蛇行の少ないものを直線型，蛇行の強いものをシグモイド型，食道右側への蛇行が強く，L字型を呈する場合を特に進行シグモイド型と分類した（図30-7）．

食道内視鏡検査では，食道胃接合部癌などの悪性腫瘍や逆流性食道炎などによる器質的狭窄がないにもかかわらず，食道内に食物残渣や液体の貯留を認める．食道粘膜は白色肥厚し浮腫状を呈することが多く，異常収縮波が観察されることもある．また食道胃接合部は送気で開大することはないが，内視鏡は比較的容易に通過する．

食道内圧検査所見としては，LESの弛緩不全が特徴としてあげられる．健常人では飲水負荷（wet swallow）により，LES圧はほぼ0 mmHgまで低下するが，アカラシアではLES圧が完全に低下しない（0 mmHgにならない）．LESの弛緩不全に伴い，一次蠕動波の消失とLES圧の上昇が起こる．また食道内静止圧の上昇やLES嚥下性弛緩の消失，同期性異常収縮波の出現などが特徴的な所見である（図30-3）．

3● 治療

アカラシアの治療法として薬物療法（カルシウム拮抗薬，亜硝酸薬），ボツリヌス毒素注入療法，内視鏡下バルーン拡張術，手術療法，内視鏡下筋層切開術がある．いずれも根治的治療ではなく食道胃接合部の通過障害を改善させることを目的としている．

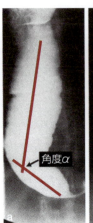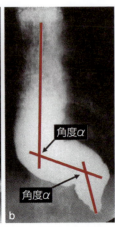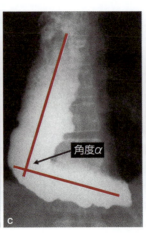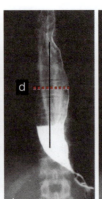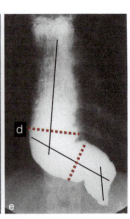

図30-7　アカラシアの分類・拡張度
a〜c：アカラシアの分類．**a**：直線型（Straight type：St型）．α≧135度．**b**：シグモイド型（Sigmoid type：Sg型）．90度≦α＜135度．**c**：進行シグモイド型（Advanced Sigmoid type：aSg型）．α＜90度．
d, e：アカラシアの拡張度．Ⅰ度（GradeⅠ）．d＜3.5 cm．Ⅱ度（GradeⅡ）．3.5 cm≦d＜6.0 cm．Ⅲ度（GradeⅢ）．d≧6.0 cm．
〔日本食道学会（編）：食道アカラシア取扱い規約，第4版．金原出版，2012 より一部改変〕

a　薬物療法

薬物療法は，カルシウム拮抗薬や亜硝酸薬により，LES圧を低下させて通過障害を軽減させることを目的としている．薬物療法は胸痛に対しては有効である場合もみられるが，バルーン拡張術や手術に比べて通過障害に対する劇的な効果は期待できず，むしろ血圧低下などの薬物の副作用を注意すべきである．

b　ボツリヌス毒素注入療法

内視鏡を用いてボツリヌス毒素をLESの平滑筋に注入することにより，LESを弛緩させる治療である．ボツリヌス毒素は平滑筋の脱神経作用を有するため，LES弛緩をもたらすと考えられている．欧米では複数回の注入が有効とされているが，わが国ではアカラシアに対して本法は保険適用が認められてない．

c　内視鏡下バルーン拡張術

食道胃接合部の拡張術は，物理的にLESを開大してLES圧の低下を図る治療である．内視鏡下バルーン拡張術は手術に比べて低侵襲であり，複数回の治療が可能である点が長所である．数回のバルーン拡張術により，その後長期にわたって良好な経過をたどる症例が約半数に認められる．特に軽症例（直線型）に有効であるが，若年者や発症5年以上経過例には効果があまり期待できない．

バルーン拡張術の合併症としては，粘膜や筋層に裂傷を生じて出血や穿孔を起こしたり，その後の瘢痕形成から器質的な食道狭窄や逆流性食道炎が生じることがある．

d　内視鏡下筋層切開術

per-oral endoscopic myotomy（POEM）

経口内視鏡下に粘膜を切開し，食道粘膜下層にトンネルを作製し，食道胃接合部の内輪筋を切開する方法である．後述する手術療法と比較して，筋層切開の長さの設定に自由度が高いこと，体表に創が残らないことなどの利点がある．比較的新しい治療であることから長期成績はいまだ不確かであるものの，短期の奏効率が手術療法とほぼ同等であることを示す報告がみられる．さらに内視鏡の操作性や食道炎の程度により難易度が左右されることから，食道の屈曲や長期にわたる食道炎を有するシグモイド型への適応などには注意が必要である．

e　手術療法

食道アカラシアに対する手術は，食道胃接合部の筋層を切開してLES圧を下げることにより食物の通過をよくすることと，食道噴門部逆流防止を目的とした噴門形成術が併せて行われている．従来，開腹手術によるアカラシア手術が行われていたが，最近では腹腔鏡下にアカラシア手術が行われるようになり，低侵襲であることや美容上の

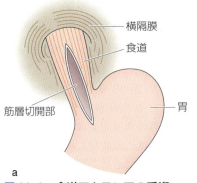
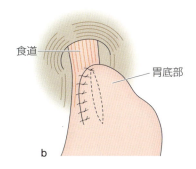

図 30-8 食道アカラシアの手術
a：Heller 筋層切開術，b：Dor 噴門形成術．

観点から腹腔鏡下手術療法が普及してきている．

現在広く普及している食道胃接合部の筋層を切開する術式としては Heller が最初に報告した粘膜外筋層切開術（Heller 手術）（図 30-8a）があり，噴門形成術としては Dor 法（図 30-8b）や Toupet 法（図 30-6b）が選択されている．現在はこれらを組み合わせた腹腔鏡下 Heller-Dor 法が主流となっている．周術期合併症としては粘膜損傷，迷走神経損傷，通過障害の残存，縦隔気腫，気胸などがあり，長期的にも逆流性食道炎や食道憩室などが生じる場合がある．食道の拡張が著明で筋層切開術が有効でないような例や食道癌合併例については，食道切除術が行われる．

> **Point** アカラシア
> - 下部食道括約帯（LES）の弛緩不全と食道体部の蠕動運動の障害を認める食道運動機能障害
> - 病態生理：Auerbach 神経叢の変性，神経節細胞の減少・消失
> - 症状：緩徐に進行する嚥下困難，胸痛，体重減少，誤嚥
> - 検査：食道造影，食道内視鏡検査，食道内圧検査
> - 治療：Heller-Dor 手術，POEM など
> - その他：食道扁平上皮癌の発生リスク上昇

② びまん性食道痙攣
diffuse esophageal spasm

古くからアカラシアとともに認められている運動異常である．中下部食道に持続する無秩序な非蠕動性同時性収縮がみられる．症状は強い胸痛と嚥下困難であり，狭心症や胃食道逆流症との鑑別が必要である．食道造影検査では非蠕動性の収縮像やコルクスクリュー（corkscrew）食道，造影の途絶やポケット形成などがみられる．治療はアカラシアに準じる．

③ ジャックハンマー食道
jack hammer esophagus

LES の機能は正常に保たれているが，下部食道蠕動波が高値を示し，胸痛や嚥下障害をきたす食道運動異常である．食道造影検査は正常なこともあるが，びまん性食道痙攣に類似した corkscrew 様の所見を呈することがある．

二次性食道運動異常

① Chagas（シャーガス）病
Chagas disease

Trypanosoma cruzi による感染症で中南米に多くみられる．原虫による Auerbach 神経叢の破壊によって巨大食道（megaesophagus）となり，アカラシア様症状を呈する．十二指腸や大腸にも同様な拡張所見はみられ，拡張型心筋症も生じうる．

② 強皮症 scleroderma

膠原病である強皮症により中下部食道の平滑筋が萎縮し線維化を生じる．そのため正常な蠕動の消失や LES の機能不全をきたす．食道X線造影

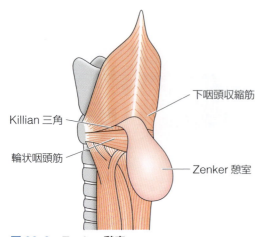

図 30-9　Zenker 憩室

像では食道の拡張と蠕動の消失の所見が特徴的である．逆流性食道炎の合併も認められる．

3 その他

食道の運動異常や LES 圧の低下をきたす疾患として，アミロイドーシス，糖尿病やアルコール依存症におけるニューロパチーがみられることがある．

食道憩室 esophageal diverticula

食道憩室は食道壁の一部が囊状に突出した状態である．組織学的には真性憩室（憩室壁［の外側］に筋層を有する）と仮性憩室（筋層を欠く）があり，その成因から内圧性憩室（pulsion diverticulum）と牽引性憩室（traction diverticulum）に分類される．内圧性憩室は UES，LES の機能障害によりその直上の食道壁脆弱部に内圧が加わり発生する（咽頭食道憩室，横隔膜上憩室）．また牽引性憩室は周囲組織の瘢痕性収縮により食道壁が外方へ牽引されて生じる（気管分岐部憩室）．食道憩室は小さなものではほとんどが無症状であり，外科的治療の適応となることは稀であるが，嚥下困難や嚥下痛を有する症例，憩室炎や出血，誤嚥を繰り返す症例などは手術適応となる．

1 咽頭食道憩室
pharyngo-esophageal diverticulum

咽頭食道移行部後壁の下咽頭収縮筋と輪状咽頭筋との間には Killian 三角と呼ばれる抵抗薄弱部がある（図 30-9）．この部位から粘膜が圧出されて生じる内圧性・仮性憩室が Zenker 憩室である．咽頭食道憩室は欧米人の高齢者に多いが，わが国では比較的稀な疾患である．その成因としては嚥下時における下咽頭収縮筋と輪状咽頭筋の協調不全による咽頭内圧の上昇が原因と考えられている．そのため外科的治療においては，憩室切除術あるいは憩室固定術だけでなく食道入口部の内圧を下げる目的で輪状咽頭筋切開が必要となる．

2 気管分岐部憩室 parabronchial diverticulum, mid-esophageal diverticulum

多くは結核などによるリンパ節炎が瘢痕性収縮を生じ食道壁が牽引されたために起きる牽引性・真性憩室である．気管分岐部憩室は Rokitansky 憩室とも呼ばれるが手術となることは少ない．

3 横隔膜上憩室

横隔膜上憩室は食道蠕動運動と LES との協調不全による食道下部内圧の上昇によって生じる内圧性・仮性憩室である．胸部食道の横隔膜上約 10 cm 以内に発生する．最近では胸腔鏡下，腹腔鏡下での憩室切除術が行われるようになったが，食道アカラシアや食道裂孔ヘルニアを合併している場合にはこれらに対する手術も加えられる．

D 良性腫瘍

外科的治療の対象となる食道良性腫瘍は比較的稀である．食道良性腫瘍の多くはスクリーニング上部内視鏡検査で発見される．平滑筋腫，ポリープ，囊腫，血管腫，線維腫，脂肪腫，リンパ管種，腺腫，乳頭腫，顆粒細胞腫，神経線維腫などが報告されている．

❶ 平滑筋腫

食道良性腫瘍のなかでは最も多い．好発部位は食道下部である．内視鏡的には無茎性で硬く，円形もしくは分葉状である．嚥下困難やつかえ感などの症状がある場合や，経過観察で 5 cm 以上に増大した場合，急速に増大した場合は手術の適応がある．悪性化はきわめて稀であり，外科的治療としては超音波内視鏡や生検で悪性の所見がなければ腫瘍核出術を行う．近年は胸腔鏡によるアプローチで切除することが多い．

❷ 血管腫 hemangioma

血管腫には毛細血管腫(capillary hemangioma)，海綿状血管腫(cavernous hemangioma)とその混合型がある．内視鏡的には青みを帯びた表面平滑な結節としてみられる．孤立性静脈瘤とされているものは血管腫であるといわれている．中部食道に多く，多くは無症状であるが，時には大量出血をきたすことがある．通常経過観察されるが，内視鏡的切除や硬化療法，電気凝固，レーザー治療が行われることがある．大出血の危険性があるものには外科的切除が行われる．

❸ 顆粒細胞腫 granular cell tumor

Schwann 細胞由来とされ，比較的頻度が高い．内視鏡的には粘膜下腫瘍の形態を呈し，その外観は大白歯様とされている．基本的に経過観察で，増大を認めるものは内視鏡的粘膜切除で切除可能である．

E 悪性腫瘍

わが国における食道腫瘍の大部分は扁平上皮癌である．稀に非上皮性腫瘍が発生し，平滑筋肉腫，消化管間質腫瘍(gastrointestinal stromal tumor：GIST)などがある．

本項では，上皮性悪性腫瘍である食道癌の疫学，診断，治療につき概説する．

❶ 疫学

2022 年の食道癌による全国死亡数は 10,918 人であり，わが国における悪性腫瘍による死亡の男性 10 位，女性 19 位である．死亡率は男性が女性の 5.5 倍と男性に多く，60 歳代以降の高齢者に多い疾患である．

❷ 食道癌の病理組織型と罹患危険因子

1 ● 病理組織型

わが国においては扁平上皮癌が 90% 以上，腺癌が数 % 程度である．

2 ● 扁平上皮癌の罹患危険因子

高度飲酒・喫煙，アルデヒド脱水素酵素-2 (aldehyde dehydrogenase 2：ALDH2)ヘテロ欠損，ヨード不染帯多発，多発癌・重複癌，食道アカラシア，腐食性食道炎，ウイルス感染(ヒトパピローマウイルス 16 型，JC ウイルス)，栄養状態の低下，低体重などが知られている．

日本人においては，ALDH2 のヘテロ欠損者を 40% 程度に認める．ALDH2 ヘテロ欠損者には，習慣的飲酒によってアルデヒド耐性となり，飲酒後の高アセトアルデヒド血症に伴う顔の赤らみ(フラッシング反応)が弱くなり，飲酒が可能になる人(former flusher)も存在する．ALDH2 ヘテロ欠損者がアルコールを摂取し続けると，頭頸部癌や食道癌を多発する可能性が高い．

食道癌は，同時性，異時性に多発，重複することが多く，多発癌，重複癌をそれぞれ 20% 程度に認める．重複癌の約 40% は胃癌，約 20% は頭頸部癌である．

栄養学的な危険因子として，穀物主体の食生活，慢性的な低栄養状態，新鮮果実や野菜摂取の不足，ビタミン A・B・C 摂取不足，ニトロソ化合物摂取，亜鉛などの微量元素欠乏などが報告されている．

人種差に関しては，扁平上皮癌は有色人種に，腺癌は白色人種に多い．

3 ● 腺癌の罹患危険因子

胃食道逆流症，Barrett 食道，肥満など．一般

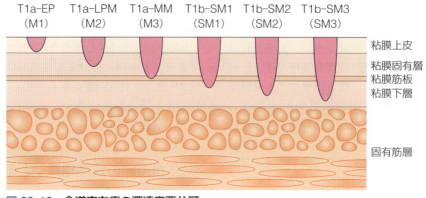

図 30-10　食道表在癌の深達度亜分類
〔日本食道学会（編）：臨床・病理 食道癌取扱い規約，第 12 版．金原出版，2022 より一部改変〕

的に，飲酒，喫煙と腺癌との関連は扁平上皮癌と比べ明確でない．

❸ 食道癌の発育進展形式

1 ● 発生部位

わが国における食道扁平上皮癌の占居部位は胸部中部(Mt)＞胸部下部(Lt)＞胸部上部(Ut)である．一方，食道腺癌の好発部位はLt，食道胃接合部領域(Jz)である．欧米では胸部下部，食道胃接合部腺癌が増加し，60％以上を占める．

2 ● 食道壁の層構造と発育進展形式

食道壁は粘膜，粘膜下層，筋層，外膜の4層構造からなる．粘膜はさらに粘膜上皮，粘膜固有層，粘膜筋板の3層に分けられる．

食道粘膜の重層扁平上皮においてさまざまな分子生物学的変化が生じ，癌細胞が発生する．それが上皮内進展し，上皮下間質へ浸潤して粘膜癌となる．さらに浸潤が進むと粘膜下層癌，進行癌に進展する．

a　早期癌
原発巣の壁深達度が粘膜内にとどまる食道癌．リンパ節転移の有無を問わない．粘膜癌と同義．

b　表在癌
壁深達度が粘膜下層までにとどまる食道癌．リンパ節転移の有無を問わない．粘膜癌と粘膜下層癌に分けられる．表在癌は食道癌全体の3割を占めるにすぎず，粘膜癌はさらにその半分とされている．表在癌の深達度亜分類を図30-10に示す．

c　進行癌
固有筋層以深に浸潤している食道癌．

食道癌は局所進展の早期からリンパ節転移をきたしやすい．壁深達度とリンパ節転移陽性率には密接な相関があり，粘膜固有層までにとどまる(T1a-EP，T1a-LPM)場合はリンパ節転移陰性，粘膜筋板および粘膜下層の浅層の1/3にとどまる(T1a-MM，T1b-SM1)場合は約10％に，粘膜下層の中層から深層に達する(T1b-SM2，T1b-SM3)場合は30〜50％にリンパ節転移を認める．進行癌では，T2で約70％，T3で約80％，T4で約90％ときわめて高率にリンパ節転移を認める．主病変の占居部位によらず頸部，胸部，腹部のいずれの領域にもリンパ節転移が認められることが食道癌の特徴である．

遠隔(血行性)転移は肝，肺，骨などに認める．

❹ 症状，発見の契機

約70％が有症状(嚥下時つかえ感，嚥下困難，嗄声，頸部リンパ節腫大など)で発見され，検診にて発見される症例は10〜20％にすぎない．したがって約70％が発見時にすでに進行癌である．

発見の契機となる検査の約70％は上部消化管内視鏡検査であり，早期発見できれば内視鏡的治療などにより低侵襲に根治することが可能である．したがって，前述の危険因子から高リスク群を設定し，ヨード染色や狭帯域光観察(narrow band imaging：NBI)，高解像度内視鏡，拡大内視鏡などを用いた定期的な上部消化管スクリーニングを行う必要がある．

表 30-1　進行度分類

臨床的進行度 clinical-stage 分類

	N0	N1	N (2-3) M1a	M1b
T0, T1a	0	Ⅱ	ⅢA	ⅣB
T1b	Ⅰ	Ⅱ	ⅢA	ⅣB
T2	Ⅱ	ⅢA	ⅢA	ⅣB
T3r	Ⅱ	ⅢA	ⅢA	ⅣB
T3br	ⅢB	ⅢB	ⅢB	ⅣB
T4	ⅣA	ⅣA	ⅣA	ⅣB

病理学的進行度 pathological-stage 分類

	N0	N1	N2	N3 M1a	M1b
T0	0	ⅡA	ⅡA	ⅢA	ⅣB
T1a	0	ⅡA	ⅡB	ⅢA	ⅣB
T1b	Ⅰ	ⅡA	ⅢA	ⅢA	ⅣB
T2	ⅡA	ⅡB	ⅢA	ⅢB	ⅣB
T3	ⅡB	ⅢA	ⅢB	ⅣA	ⅣB
T4a	ⅢB	ⅢB	ⅣA	ⅣA	ⅣB
T4b	ⅣA	ⅣA	ⅣA	ⅣA	ⅣB

〔日本食道学会(編)：臨床・病理 食道癌取扱い規約，第 12 版，金原出版，2022 より〕

❺ 診断

食道癌では各種画像診断を用いて腫瘍の壁深達度(T カテゴリー)，リンパ節転移(N カテゴリー)，遠隔転移(M カテゴリー)を評価し，進行度を診断する．治療方針は，進行度に病巣の悪性度，全身状態の評価を加えて決定する．

1 ● 病期分類

病期(Stage)分類は癌の進行程度の客観的記述であり，予後予測や治療選択の根拠，治療成績比較の基準になる．わが国では食道癌取扱い規約(第 12 版)が主に使用されている．T カテゴリー，N カテゴリー，M カテゴリーの各グレードの組み合わせから対応する Stage が決まり，各 Stage は類似する予後を示す T，N，M の組み合わせにより構成される(表 30-1)．

2 ● 拾い上げ診断

前述のとおり，食道癌発見の契機として上部消化管内視鏡検査が重要であり，特に近年の表在癌の発見頻度の増加にはヨード染色法，拡大内視鏡，NBI，超音波内視鏡など，内視鏡検査法の発達・普及が寄与している．

食道粘膜の観察は通常観察(白色光)と NBI 観察を併用し，内視鏡挿入時と抜去時両方で行う．

a　通常観察

微妙な色調変化(発赤，白色調)，表面の粗糙さ，凹凸変化により拾い上げ，病変の大きさ，凹凸の程度，送気伸展による病変部の形態変化から病変の可動性や硬さを確認し，範囲や深達度を診断する．

b　ヨード染色(図 30-11)

通常観察で発見困難な平坦病変を拾い上げるために行う．大きさ>5 mm，辺縁が先端のとがった凸を示す不整，pink color sign (PCS)陽性(図 30-12)のヨード不染帯は癌の可能性が高い．しかし，5 mm 未満の微小癌では類円形で辺縁整の不染を示すことが多く注意が必要である．PCS とはヨード撒布後の黄色の不染帯が癌部ではほどなくピンク色に変化する現象である．

c　NBI

NBI システムは内視鏡観察光の分光特性を変更し，粘膜表面の血管や微細模様を協調運動表示する光学的画像強調の技術を利用しており，食道粘膜の微小な異常や微細な変化が観察しやすい．

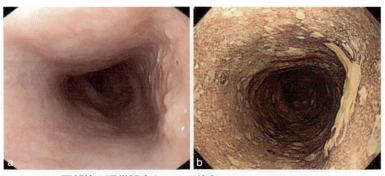

図 30-11　同部位の通常観察とヨード染色
　a：通常観察，b：ヨード染色．

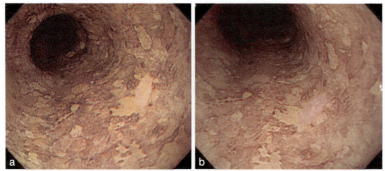

図 30-12　同部位のヨード染色と PCS 陽性のヨード不染帯
　a：ヨード染色，b：中央やや右下の PCS に注目．

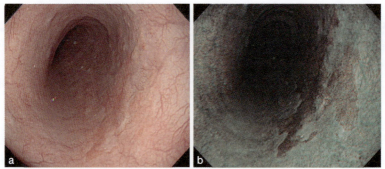

図 30-13　同部位の通常観察と NBI
　a：通常観察，b：NBI における BA に注目．

茶褐色の領域性変化(brownish area：BA)(図 30-13)および白色調の粘膜病変の 2 つを拾い上げる必要がある．

3　壁深達度診断

　色素内視鏡検査を含む内視鏡検査，拡大内視鏡検査，食道造影検査，超音波内視鏡検査(endoscopic ultrasonography：EUS)などを行い，総合的に診断する．隣接臓器への浸潤診断(T3～4)には，CT，MRI，EUS が有用である．

a　表在癌の内視鏡的深達度診断

　食道癌取扱い規約の内視鏡病型分類(図 30-14)では，食道表在癌は 0 型である．表在癌では病変の肉眼所見から深達度を予測することが可能

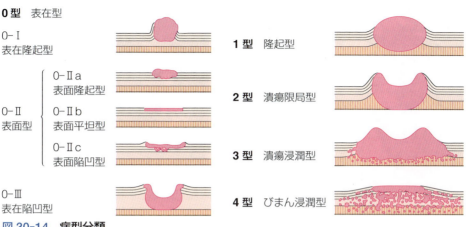

図 30-14　病型分類
〔日本食道学会（編）：臨床・病理　食道癌取扱い規約，第 12 版．金原出版，2022 より一部改変〕

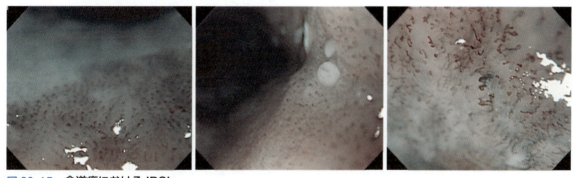

図 30-15　食道癌における IPCL
拡張，蛇行，形状不均一，口径不同の 4 徴を有する異常血管が認められる．

であり，凹凸が軽微なほど浅く，凹凸が明瞭になるほど深くなる．したがって，0-Ⅰ型および0-Ⅲ型は粘膜下層癌が多く，0-Ⅱ型は粘膜癌が多い．粘膜癌の 6 割は 0-Ⅱc 型を示すが，0-Ⅱc 病変には T1a-EP から T1b-SM3 まですべての深達度の病変が含まれるため，陥凹の深さ，陥凹面の凹凸，陥凹周囲の変化など通常観察所見と色素内視鏡所見，拡大内視鏡所見を総合的に判断し，診断する必要がある．"畳の目ひだ"の途絶は粘膜筋板（MM）浸潤を示唆する重要な所見である．進行癌では 2 型，3 型が多い．

b　IPCL パターン

intra-epithelial papillary capillary loop (IPCL) とは NBI 観察にて褐色に観察される上皮乳頭内血管を指し，粘膜筋板直上を走行する樹枝状血管から分枝し，上皮内でループを描いて静脈系へ灌流する終末細血管である．食道癌では異型細胞は上皮基底層側から発生し，表層へ向かって上皮を置換していくため，基底層を貫く IPCL はごく早期より変化すると考えられる．背景粘膜と比較して IPCL の構造や配列が，拡張，蛇行，形状不均一，口径不同の 4 徴を有する場合は癌のパターンであり，NBI・拡大内視鏡による食道表在癌の存在診断および深達度診断の指標となっている（図 30-15）．

表在癌の中にある異常血管に囲まれた無血管領域を avascular area (AVA) という．AVA は大きさ 0.5 mm 未満を AVA-small，0.5 mm 以上 3 mm 未満を AVA-middle，3 mm 以上を AVA-large と表記する．AVA の大きさは深達度に相関し，AVA-small は深達度 EP〜LPM，AVA-middle は深達度 MM〜SM1，AVA-large は深達度 SM2 以深に相当する．

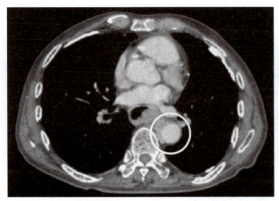

図 30-16　大動脈浸潤の診断
白丸が浸潤部．

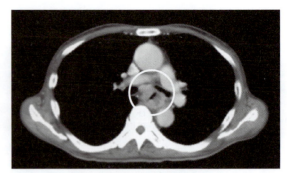

図 30-17　気管・気管支浸潤の診断
白丸が浸潤部．

c　EUS

内視鏡の鉗子孔を通して用いる高周波数細径超音波プローブと，超音波とプローブが一体化したEUS専用機の2つに大別される．高周波数プローブは，分解能はよいが深部減衰が著しいため，表在癌の深達度診断に用いる．食道は7.5 MHzでは5〜7層，20 MHzでは9層に描出され，第3層の高エコー層がそれぞれ粘膜筋板と粘膜下層，粘膜筋板を反映する．EUS専用機は主にリンパ節転移診断能に用いられる．5 mm以上，円形，低エコー，境界鮮明なリンパ節は転移陽性と診断する．

d　CT・MRIによる大動脈浸潤の診断

腫瘍が臓器に浸潤しているかどうかの診断は容易ではない．大動脈と食道癌の間に脂肪層が保たれていれば浸潤はないと考えられるが，脂肪層が認められずに大動脈と食道癌の接触角度が90度以上の場合，さらに大動脈に腫瘍輪郭が崩れて接する場合や大動脈を取り囲むように接する場合は強く大動脈浸潤を疑う（図30-16）．

e　CT・MRIによる気管・気管支浸潤の診断

腫瘍と気管・気管支の間に脂肪層が保たれていれば浸潤はないと考えられるが，脂肪層が観察されない場合，腫瘍により気管・気管支が圧排され，偏位・変形を伴う場合や，気管内腔面に凹凸不整がみられた場合に浸潤を疑う．気管・気管支の後壁にゆるやかな弧状または弓状の陥凹所見のみを認める場合にも浸潤の可能性が高い（図30-17）．気管支鏡検査にて気管内腔への腫瘍露出がなくても膜様部の発赤・不整を伴っている場合は浸潤を疑う．

4　リンパ節転移診断，遠隔転移診断

問診，視診，触診，頸部・腹部超音波検査，CT，MRI，EUS，FDG-PET，骨シンチグラフィなどの検査結果から総合的に診断する．術前深達度がSM以深の症例では術前にFDG-PETを行うことが望ましい．

a　CTによるリンパ節転移診断

長径または短径10 mm以上を転移陽性とする方法が一般的であるが，5 mm以上であれば転移を疑う必要がある．転移リンパ節は球形に近く，造影CTにより不整濃染し，リング状の造影効果を認める場合は転移陽性率が高い．

b　FDG-PET

進行した主病巣や壁内転移の局在診断に有用であり，壁深達度診断における有用性は乏しい．また，原発不明癌の検索時やその他の悪性腫瘍検査施行時に重複癌として予期せぬ食道癌が検出されることがある．

リンパ節転移診断については，CTやEUSと比べて感度は劣るが特異度はきわめて高く，FDGの集積を認めるリンパ節は転移陽性リンパ節である可能性が高い．遠隔転移診断に関してはCTの診断能より高い．FDG-PETの利点は，特異性が高く質的診断が可能であり，全身の遠隔転移を一度に検索可能なことである．病期診断のみならず，術後の再発診断や治療効果判定，予後推測にも有用である．

5　重複癌の検索

前述のとおり，食道癌は胃，頭頸部，大腸，肺

E 悪性腫瘍 ● 485

などに異時性・同時性に重複するため，食道癌診断時に重複癌の検索を行う必要がある．

6 ● 腫瘍マーカー

SCC，CEA，CYFRA21-1 がマーカーとして用いられてきた．いずれもスクリーニングマーカーとしては感度が低いが，再発時の陽性率は各6割，2割，5割と比較的高く，再発を早期に検出するためのマーカーとしては有用である．また，SCC は化学療法効果判定の補助的指標としても有用である．

7 ● 全身状態の評価

食道癌根治術は消化器癌手術のなかで最も侵襲の大きな術式の1つである．外科手術，麻酔，術後管理などの進歩により，食道癌根治術の安全性は高まってきたが，現在においても術後合併症や，在院死亡，手術関連死亡は，他疾患と比較して依然多い．また，食道癌の好発年齢は高齢者層であり，これらの年齢層が併存疾患を有している頻度が高いことに留意する必要がある．したがって，根治手術の適応は，呼吸機能，心機能，肝機能，腎機能，耐糖能など各種重要臓器機能を評価して慎重に決定する必要がある．また，化学療法，放射線療法あるいは化学放射線療法の施行に際しても重要臓器機能が一定の基準を満たしていることが望ましい．

a 活動状態（Performance Status：PS）

全身状態を総合的に評価するための簡便・有用な指標．根治的外科手術，化学療法，放射線療法を施行する臨床試験では，PS 0～2 を適格とするのが一般的である．

6 治療

頸部，胸部，腹部の3領域リンパ節郭清を伴う手術術式の確立や，化学療法・放射線療法を組み合わせた集学的治療法の開発，リンパ節転移のない早期癌に対する内視鏡的治療の普及などにより，治療成績は改善してきた．

1 ● 内視鏡的治療

内視鏡的切除（endoscopic resection：ER）には，病変粘膜を把持・吸引しスネアにより切除する内視鏡的粘膜切除術（endoscopic mucosal resection：EMR）と特殊なナイフを用いて広範囲の病変の一括切除が可能な内視鏡的粘膜下層剥離術（endoscopic submucosal dissection：ESD）（図30-18）がある．

T1a-EP，T1a-LPM が ER の絶対適応であるが，深達度 T1a-MM および T1b-SM1 は前述どおりリンパ節転移の可能性があり，相対適応とされている．また，T1a-EP，T1a-LPM だったとしても周在性が全周で長径5cm以上である場合は，外科治療や化学放射線療法が選択される．

ER 後の組織学的評価は，予後の推測や追加治療必要性の検討のためきわめて重要であり，正確な組織学的検索を行ううえで一括切除が原則となる．また，一括切除は分割切除より局所再発率が低い．EMR では切除面積に制限があるため，EMR で一括切除が困難な場合は ESD による切除が望まれる．ER を行うにあたって，出血，食道穿孔，切除後の瘢痕狭窄などの偶発症に対する予防，対策，治療に関し熟知しておく必要がある．

ER 不能病変に対しては光線力学的治療（photodynamic therapy：PDT）やアルゴンプラズマ凝固療法（argon plasma coagulation：APC）などを考慮する．PDT は腫瘍親和性のある光感受性物質を静脈内投与し，腫瘍に選択的に取り込まれた光感受性物質に 630 nm の赤色光線を照射し，腫瘍組織を壊死させる治療である．表在食道癌での局所制御率は 90% と報告されており，最近では化学放射線療法後の遺残・再発病変の制御に用いられている．ただし PDT や APC は切除療法ではないため，病理組織学的に治療効果を判定できないという制限が指摘されている．

2 ● 外科治療

cStage Ⅰ（T1b N0 M0）に対する標準的治療は手術療法と認識されており，手術単独での5年生存率は9割弱である．しかし，進行癌と同様な手術は過大侵襲とも考えられ，化学放射線療法で根治を目指すことも期待されている．cStage Ⅰに対する根治的化学放射線療法の治療成績は，手術単独法の成績に匹敵することが前向き試験でもわかっており，特に食道温存を希望する症例では，治療選択肢の1つと考えられている．

cStage Ⅱ，Ⅲに対する標準的治療は，わが国に

486 ● 第30章 食道

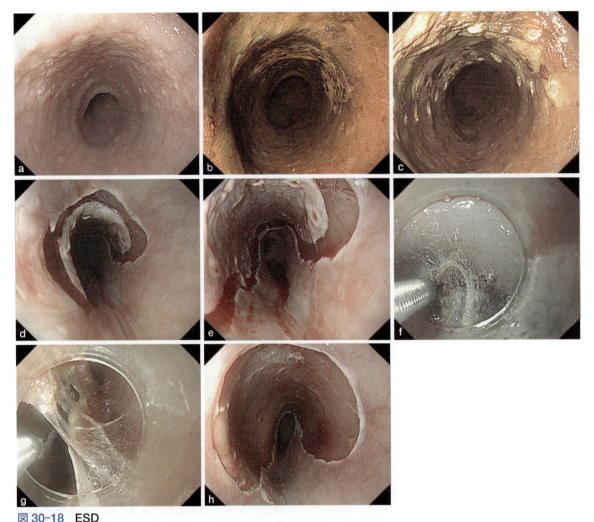

図 30-18 ESD
a：門歯列より 28〜33 cm の右壁中心，約半周性の Type 0-Ⅱc，b：ヨード染色，c：全周マーキング，d：全周切開（口側），e：全周切開（肛門側），f：針状の電気メスにて粘膜下層剥離（病変の中央），g：針状の電気メスにて粘膜下層剥離（病変の辺縁），h：切除後潰瘍．

おいては術前化学療法＋手術であり，5年生存率は6割前後と報告されている．

食道腺癌（Barrett 食道癌）についても術式，リンパ節郭清は扁平上皮癌と同等とする報告は多いが，十分な根拠はまだ得られていない．

a 頸部食道癌に対する手術

頸部食道癌は進行癌，リンパ節転移陽性例が多く，容易に他臓器浸潤を生じるが，転移陽性リンパ節は比較的頸部に限局していることから，根治手術の適応になる症例が多い．喉頭合併切除による発声機能の喪失は術後の QOL の大きな低下をもたらすため，根治性と QOL のバランスを十分に考慮した慎重な治療選択が必要である．

- **喉頭温存手術**：喉頭，気管に腫瘍浸潤がなく，腫瘍口側が食道入口部より下方にとどまる症例が適応．
- **咽頭喉頭食道切除術**：腫瘍の進展が喉頭，気管，下咽頭に及ぶ症例，あるいは吻合に十分な頸部食道の温存が困難な症例が適応．
- **リンパ節郭清**：頸部リンパ節（#100，101，102，103，104）および頸部操作から可能な範囲の上縦隔リンパ節（#105，106rec）を郭清する（図 30-19）．
- **再建**：頸部操作のみによる切除では遊離腸管移

E 悪性腫瘍

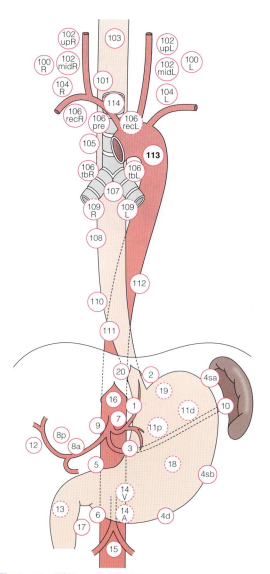

図 30-19 所属リンパ節番号
〔日本食道学会(編):臨床・病理 食道癌取扱い規約,第 12 版,金原出版,2022 より一部改変〕

植が第一選択となる.場合によっては胃管再建を行う.筋皮弁や皮膚を用いて再建することもある.

b 胸部食道癌に対する手術

胸部食道癌は頸部・胸部・腹部の 3 つの領域にわたって広範囲にリンパ節転移がみられることが多い.右開胸開腹胸腹部食道全摘(食道亜全摘)+3 領域リンパ節郭清が基本である.両側反回神経周囲の頸部上縦隔リンパ節郭清を徹底的に行うことが重要である(図 30-20).

最近では,胸腔鏡下手術,腹腔鏡下手術,ロボット支援下手術,縦隔鏡下手術などが導入されている.有効性や安全性に関しては今後の検証課題となっている.

- **リンパ節郭清**:頸部・縦隔・腹部のリンパ節を郭清する.頸部は #101 を含む両側を郭清するが,#101 は胸部郭清に含まれる場合もある.
- **再建経路と再建臓器**:経路に関しては胸壁前,胸骨後,後縦隔の 3 経路がある(図 30-21).最近では最も生理的である後縦隔経路再建が最も多く行われている.各経路の利点・欠点を表 30-2 に示した.再建臓器としては胃が最も多く用いられている.胃切除後や胃癌合併時には結腸や回結腸,空腸が用いられる.
- **吻合法**:頸部食道胃管吻合は手縫いや自動縫合器,自動吻合器などで行う.吻合部位には頸部吻合と胸腔内吻合がある.胸腔内吻合は,再建臓器の血流が良好で,吻合部にかかる緊張も少ないため縫合不全の頻度が少ないが,いったん縫合不全を生じた場合は縦隔膿瘍などを併発し,頸部吻合に比べて重篤化しやすい.

> **Frontier**
> **ロボット支援下食道切除**
> 近年ロボット支援下手術は増加しており,食道切除術においても例外ではない.開胸手術や胸腔鏡下手術と比較して明らかに長期予後が劣るといった報告はなく,合併症に関しては肺炎を減少させる可能性がある.一方で,手術時間の延長やコストの増加といったデメリットも考慮に入れる必要がある.新しい手術支援ロボットも多く開発されており,今後さらにエビデンスが蓄積される領域である.

c 食道胃接合部癌に対する手術

食道胃接合部の上下 2 cm を食道胃接合部領域(Jz)とし,この領域に癌腫の中心があるものを食道胃接合部癌という.食道側への浸潤長によって経右胸腔もしくは経食道裂孔アプローチが選択されるが,切除範囲は食道胃全摘から下部食道+噴門側胃切除までさまざまな術式が想定される.再建は,胃管を用いた頸部吻合,胸腔内吻合や空腸を挙上しての空腸間置法,Roux-en-Y 法による胸腔内吻合などが行われる.

d その他の手術

- **非開胸経裂孔的食道切除術**:頸部と腹部からの操作で胸部食道を剝離し抜去切除する方法である.頸部食道癌の切除再建,胸部または腹部食道癌で胸膜の高度癒着や低肺機能のために開胸

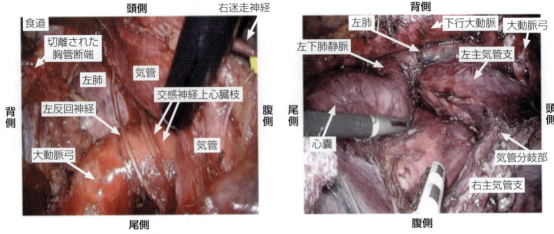

図 30-20　上縦隔リンパ節郭清

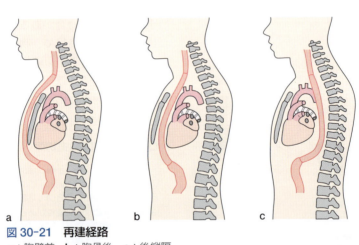

図 30-21　再建経路
a：胸壁前，b：胸骨後，c：後縦隔．

切除が困難な症例，高齢者，リンパ節郭清不要な粘膜癌などの切除再建法として行われてきた．本術式では上・中縦隔リンパ節の郭清は困難であるが，手術侵襲は少なくない．現在では，化学放射線療法や ESD の普及により適応となる症例は限られてきている．

- サルベージ手術：放射線照射線量 50 Gy 以上の治療後の癌遺残または再発に対する手術をサルベージ手術という．手術の内容としては食道切除，リンパ節郭清，内視鏡切除などがある．R0 切除が得られない場合は追加治療による治癒が期待できないためサルベージ手術の適応がない．サルベージ食道切除が可能であった患者の 5 年生存率は 3 割にのぼる．一方で，高い合併症率が報告されており，在院死亡率は約 10% 程度と報告されている．現在，放射線照射線量，照射方法の改良などにより，サルベージ手術の安全性の向上が図られている．

e　術後合併症の頻度，予防と対策

食道癌根治術後合併症発症率はおおむね 40〜50% 程度と報告されており，他の消化器癌手術に比して高頻度である．呼吸器合併症は 20〜30% 程度に認められ，重症化すると手術関連死亡につながりやすい．心血管系合併症，手術手技に伴う合併症（縫合不全，術後出血，乳び胸など）も一定の頻度で認め，特に縫合不全は 10% 前後に起こると報告されている．食道癌根治手術後の手術関連死亡は全国平均で 2〜3% と報告されて

E 悪性腫瘍 ● 489

表30-2 各再建経路の利点と欠点(文献1, 2より改変)

経路	胸壁前	胸骨後	後縦隔
利点	1. 口側食道切除がより高位まで可能である. 2. 吻合操作が容易. 3. 縫合不全の処置が容易かつ安全. 4. 再建臓器に癌ができた場合, 治療がしやすい.	1. 口側食道切除がより高位まで可能である. 2. 再建距離が胸壁前より短い. 3. 胸腔内吻合より縫合不全の処置が容易. 4. 再建臓器に癌ができた場合, 比較的治療がしやすい.	1. 生理的ルートに最も近い. 2. 手術侵襲が少なくなる. 3. 縫合不全の発生頻度が少ない.
欠点	1. 再建距離が長い. 2. 縫合不全の頻度が高い. 3. 再建臓器が屈曲しやすい. 4. 美容上の問題がある. 5. 屈曲による通過障害を起こしやすい.	1. 再建臓器により心臓を圧迫することがある. 2. 胸鎖関節部が狭小の場合, 再建臓器の圧迫壊死の可能性がある.	1. 縫合不全が重篤化するリスクを有する(特に胸腔内吻合). 2. 口側食道切除が制限されることがある. 3. 逆流が多い. 4. 潰瘍が穿孔, 重篤化することがある. 5. 再建臓器に癌ができた場合, 手術が困難. 6. 再発時の放射線治療が困難な場合がある.

1)磯野可一:食道癌の臨床. 中外医学社, p176, 1988
2)掛川輝夫:食道癌の外科. 医学書院, p187, 1991
〔日本食道学会(編):食道癌診断・治療ガイドライン, 2012年4月版. 金原出版, 2012より〕

30
食道

おり消化器癌手術のなかで最も高頻度である. 在院死の約半数は呼吸器合併症が原因である. したがって, 術後経過を良好にするには, 呼吸器系を中心とした合併症の予防とその対策が最も重要である. また, 手術操作に伴う反回神経麻痺は左側に多く, 発生頻度は比較的高率である.

以下に術後合併症の予防と対策に関する最近の知見を列挙する.

• **禁煙**:術前1か月以上の禁煙が必要.
• **呼吸理学療法**:術前からの呼吸訓練, 体位排痰法, インセンティブスパイロメトリー, 腹式呼吸, 早期離床などの併用を行うことにより, 呼吸器合併症, 在院日数は有意に減少する.
• **口腔ケア**:術前の口腔内環境の改善は, 術後呼吸器合併症を減少させるためには必須である.
• **短い手術時間と少ない術中出血**:手術部位感染をはじめ術後合併症を減少させることが報告されている.
• **予防的抗菌薬投与**:食道内の常在菌はグラム陽性球菌が主である. 予防的抗菌薬投与には, 手術加刀時十分な血中濃度が得られるように第1世代あるいは第2世代セフェム系薬を投与する.
• **早期離床**:多くの消化器癌手術で推奨されてい

る.
• **疼痛管理**:術後疼痛の積極的軽減により呼吸・循環器系合併症発症率, 在院死亡率が低下する.
• **栄養管理**:食道癌根治術においては, 経腸栄養を積極的に利用した周術期管理が有用である.
• **血糖管理**:血糖値を管理することで糖尿病の有無にかかわらず食道癌根治術を安全に施行可能で, 食道癌術後患者で術後感染症の減少, SIRS期間の短縮, および血清アルブミンの維持に優れていたと報告されている.
• **mediator modulation**:一般に手術侵襲に伴う重要臓器障害は, 術後1週間以内に発症することが多い. その過程には炎症性サイトカインなどのさまざまなmediatorが関与している. 周術期のステロイドの予防的投与によるmediator modulationが術後合併症発症を抑制する可能性が示唆されている.

3 ● 術前・術後補助療法

手術可能病期における食道癌の治療は外科的切除が主体となるが, 食道癌は比較的早期よりリンパ節転移や血行性転移をきたすため, 手術単独治療では根治性に限界がある. このため術前あるい

は術後に補助療法として化学療法や化学放射線療法が施行されている.

補助療法は手術で切除し得ない微小な転移巣をコントロールすることにより再発を予防し,治療成績の向上を目指している.わが国では,国内で施行されたランダム化比較試験の結果をもとにStage Ⅱ,Ⅲ(T4 除く)に対する標準的治療として,ドセタキセル(70 mg/m^2, day1)＋シスプラチン(70 mg/m^2, day1)＋5-FU (750 mg/m^2, day 1〜5)による術前化学療法3コースが行われている.また,cStage Ⅱ,Ⅲ食道癌に対して術前療法および手術を行い,病理学的完全奏効が得られない場合は術後ニボルマブ療法が推奨される.しかし,ここでいう術前療法は術前化学放射線療法を指しており,術前に化学療法を行っている場合は,現時点で術後ニボルマブ療法の推奨の有無は決定できないとされている.

術前診断 Stage Ⅰ として根治術を施行し,術後最終病理診断で Stage Ⅱ,Ⅲ とされた場合や,術前に経口摂取困難などの理由で患者本人が早期に切除を希望した場合などの特殊な状況で,術後化学療法が行われることがあるが,現在は Stage Ⅱ,Ⅲ(T4 除く)に対してはシスプラチン＋5-FU による術前化学療法が標準である.

4 ● 化学放射線療法

食道癌において化学放射線療法は放射線単独療法に比べて有意に生存率を向上させることがランダム化比較試験で証明されており,非外科的治療を行う場合の標準的な治療として位置づけられる.根治照射には少なくとも通常分割法で50 Gy/25 回/5 週以上に相当する線量が必要である.根治的化学放射線療法で用いる化学療法はシスプラチン＋5-FU が標準である.現在,米国で行われた臨床試験の結果から50.4 Gy が標準的な根治的照射線量として推奨され,わが国でもこの方法が採用されている.

遠隔転移のない切除不能食道癌に対しては,根治的化学放射線療法が中心に行われているが,近年,導入化学療法を行ったあとに手術を行う戦略の有効性も検証されている.

化学放射線療法の早期有害事象としては,悪心,嘔吐,骨髄抑制,食道炎,口内炎,下痢,便秘,放射線性肺臓炎などがあげられる.一方,晩期有害事象としては,放射線性心外膜炎,放射線性胸膜炎,胸水・心嚢水貯留などがあげられる.頸部への照射が行われた場合は甲状腺機能低下症が発症する場合がある.また,稀に胸椎圧迫骨折や放射線性脊髄炎が起こる場合がある.

cStage Ⅱ,Ⅲ食道扁平上皮癌に対しては根治的化学放射線療法も選択肢となり,前向き試験の結果から約6割が根治を得られることが報告されている.遺残・再発を認めた場合には,手術リスクの高いサルベージ手術が必要となる.

5 ● 化学療法

食道癌の化学療法は,① 遠隔転移を有する症例に対する症状緩和や延命を目的とした全身化学療法,② 根治切除率の向上と長期成績向上を目指した術前・術後化学療法,③ 根治的化学放射線療法あるいは術前化学放射線療法の3つに大別される.

手術や化学放射線療法の適応とならない遠隔転移例および術後再発例に対しては,全身化学療法が行われる.わが国においてはこれまでシスプラチン＋5-FU を4週間間隔で行う方法が標準的であったが,免疫チェックポイント阻害薬を用いたレジメンであるペムブロリズマブ＋シスプラチン＋5-FU やニボルマブ＋シスプラチン＋5-FU,ニボルマブ＋イピリムマブも一次治療としての標準レジメンとなった.一次治療で免疫チェックポイント阻害薬を用いた場合,二次治療としてパクリタキセルやシスプラチン＋5-FU が用いられる.一方で,一次治療でシスプラチン＋5-FU を用いた場合の二次治療はニボルマブやペムブロリズマブとなる.

6 ● 姑息的治療

高度進行癌で根治的治療の適応とならない患者に症状の緩和と QOL の改善を目的として行う治療である.姑息的治療の代表は,食道狭窄解除のためのステント治療,および食道狭窄や瘻孔形成部を迂回する経路を作製するためのバイパス手術である.また,胃瘻,空腸瘻を姑息的に造設する場合もある.姑息的治療法の選択にあたっては患者の状態,希望を考慮し,侵襲・リスクと得られる成果のバランスを考慮することが肝要である.

Point **食道癌**

- わが国では扁平上皮癌が 90% 以上を占め，胸部中部食道に好発する．欧米では胸部下部，食道胃接合部腺癌が増加し，60% 以上を占める．
- 食道扁平上皮癌罹患危険因子：男性，高齢者，飲酒，喫煙，アルデヒド脱水素酵素 2 型ヘテロ欠損，多発・重複癌，ヨード不染帯
- 食道腺癌罹患危険因子：胃食道逆流症，Barrett 食道，肥満
- 約 70% 程度は上部消化管内視鏡検査で発見される．早期発見を行うためには危険因子から高リスク群を設定し，ヨード染色や画像強調内視鏡の 1 つである NBI，高解像度内視鏡，拡大内視鏡を用いた定期的な上部消化管スクリーニングを行うことが重要である．
- 他の消化管癌に比して主病変壁深達度が比較的浅い段階からリンパ節転移をきたしやすい．
- 遠隔転移は肝，肺，骨に多く認める．
- リンパ節転移の危険がない T1a-EP，T1a-LPM が内視鏡的治療の絶対適応となる．
- 現在，わが国における cStage II，III の食道扁平上皮癌に対する標準的治療は術前化学療法＋手術である．
- cStage II，III 食道扁平上皮癌に対しては根治的化学放射線療法も選択肢となるが，化学放射線療法のみで根治が得られるのは約 3 割にすぎない．遺残・再発を認めた場合には，手術リスクの高いサルベージ手術が必要となる．
- 遠隔転移のない切除不能食道癌では一般的に根治的化学放射線療法が施行される．

第31章 胃および十二指腸

1 胃・十二指腸の解剖

　胃(stomach)は上腹部のほぼ中央に位置し，約1,000 mLの容積を有する囊状の臓器である．胃癌取扱い規約(第15版)では胃の大彎および小彎を3等分し，それぞれの対応点を結んで，胃をU(上部；fundus)，M(中部；corpus)，L(下部；antrum and pylorus)の3領域に分けている(図31-1a)．これらの区分法とは別に，食道胃接合部(esophagogastric junction：EGJ)の上下2 cmの部位を食道胃接合部領域と呼ぶ．断面区分では，小彎，大彎，前壁，後壁に分けられる(図31-1b)．また，図31-1c のように His 角から水平線を引いたところより上部を穹窿部(fundus)，噴門から胃角までを胃体部(body)，胃角から幽門までを幽門前庭部(antrum)とする分け方もある．前庭部は次第に細くなって幽門に達する．胃と脾臓の間には胃脾間膜，胃小彎側と肝臓の間には小網(肝胃間膜)が存在する．胃の大彎側からは大網が横行結腸へとつながっている．

　十二指腸(duodenum)は幽門から十二指腸空腸曲までの間で，上部の3〜4 cm以外は後腹膜腔に位置する．十二指腸は口側から順に球部(上部，第1部)，下行部(第2部)，水平部(第3部)，上行部(第4部)に区分され，正中よりやや左側に存在するTreitz靱帯で十二指腸空腸曲を形成し，空腸へと移行する(図31-1d)．下行部後内壁にある大十二指腸乳頭(Vater乳頭)に胆管と膵管が開口する．この2〜3 cmほど口側には小十二指腸乳頭があり，副膵管が開口する．

1● 胃壁の構造

　胃壁は①粘膜層(mucosa：M)，②粘膜下層(submucosa：SM)，③固有筋層(muscularis pro-

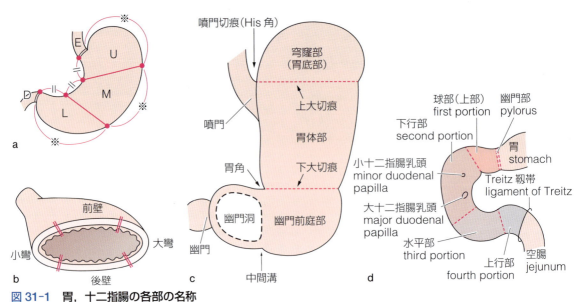

図31-1　胃，十二指腸の各部の名称
a：胃の3領域区分，b：胃壁の断面区分，c：胃の各部の名称，d：十二指腸の各部の名称．

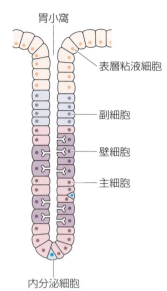

図31-2　胃底腺の構造の模式図

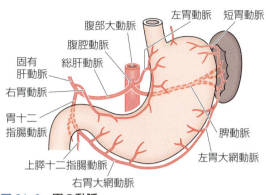

図31-3　胃の動脈

pria：MP），④漿膜下組織(subserosa：SS)，⑤漿膜(serosa：SE)からなっている．粘膜には，胃小窩と呼ばれる微細な構造があり，胃小窩には胃底腺や幽門腺と呼ばれる分泌腺が開口し，粘膜の最下層まで伸びている．胃の上部2/3に分布する胃底腺の細胞には粘液細胞のほかに壁細胞と主細胞があり，壁細胞からコバラミンの吸収に関わる内因子や塩酸を分泌する(図31-2)．主細胞はペプシンの前駆体であるペプシノーゲンを分泌する．ソマトスタチンを分泌するD細胞，セロトニンを分泌するEC細胞，グレリンを分泌するL細胞も胃底腺に分布している．胃の下部1/3に分布する幽門腺は管状腺である．ガストリンを分泌するG細胞は，胃では幽門腺に存在する．

2　胃・十二指腸の血管系

a　動脈系

胃に流入する主な動脈は左・右胃動脈(left gastric artery, right gastric artery)，左・右胃大網動脈(left gastroepiploic artery, right gastroepiploic artery)および短胃動脈(short gastric artery)の5つである．このうち，最も太い動脈は左胃動脈であり，腹腔動脈(celiac trunk)から分岐して主に小彎側胃壁の口側を栄養する．右胃動脈は固有肝動脈(proper hepatic artery)から分岐することが多く，小彎側胃壁の肛門側を栄養し，左胃動脈と吻合する．左胃大網動脈は脾動脈(splenic artery)やその分枝から分岐し，胃脾間膜を通って大彎に沿って下行する．短胃動脈は数本存在し，左胃大網動脈や脾動脈の分枝から分岐して胃底部を栄養する．右胃大網動脈は総肝動脈(common hepatic artery)から出た胃十二指腸動脈(gastroduodenal artery)から分岐するが，大網の前葉と後葉の間を通って左胃大網動脈と吻合する(図31-3)．

十二指腸に流入する動脈は，総肝動脈から分岐した胃十二指腸動脈と上腸間膜動脈(superior mesenteric artery)からの分枝である．胃十二指腸動脈から上十二指腸動脈(supraduodenal artery)，後十二指腸動脈(retroduodenal artery)の順に分岐し，最後に前・後上十二指腸動脈(anterior and posterior superior pancreaticoduodenal artery)となる．上腸間膜動脈からは前・後下膵十二指腸動脈(anterior and posterior inferior pancreaticoduodenal artery)が分岐し，胃十二指腸動脈からの前・後上膵十二指腸動脈とそれぞれ吻合する(図31-4)．

b　静脈系

胃の静脈は胃の近くでは動脈とほぼ同じ名称でほぼ動脈に沿って走行するが，最終的に上腸間膜静脈(superior mesenteric vein)か脾静脈(splenic vein)を介して門脈(portal vein)に流入するか，もしくは直接門脈に流入する．

左胃静脈(left gastric vein)は胃冠状静脈(coronary vein)とも呼ばれ，胃の静脈のうち通常最も血流量が多い．左胃静脈は胃の近くでは左胃動脈に沿って走行し，脾静脈か門脈に流入する．右胃静脈は胃の近くでは右胃動脈に沿って走行し，門

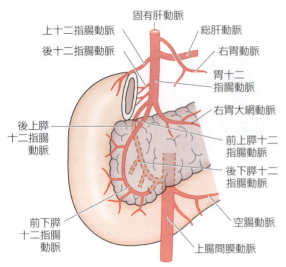

図 31-4 十二指腸の動脈

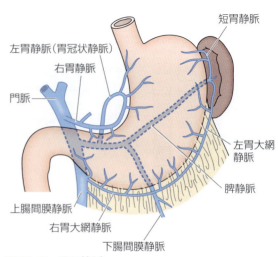

図 31-5 胃の静脈

脈に直接流入する．左胃大網静脈(left gastroepiploic vein)と短胃静脈(short gastric vein)は胃の近くでは同名動脈に沿って走行し，脾静脈に流入する．右胃大網静脈(right gastroepiploic vein)は胃の大彎に沿って大網のなかを走行し，幽門下で同名動脈と離れて上腸間膜静脈に流入する(図31-5)．

十二指腸の静脈は同名動脈に沿って走行するが，大まかにいうと十二指腸上部の静脈は直接門脈に，下部の静脈は上腸間膜静脈から門脈に流入する．

3 ● 胃・十二指腸のリンパ系

胃のリンパ系は主として4つの方向の流れがある．胃上部小彎側のリンパ流は小彎リンパ節を介して左胃動脈幹リンパ節に流入し，胃下部小彎側のリンパ流は幽門上リンパ節(右胃動脈根部リンパ節)に流入する．胃底部から胃上部大彎側のリンパ流は，大彎左群リンパ節を介して脾門リンパ節，脾動脈幹リンパ節に，そして胃下部大彎側のリンパ流は幽門下リンパ節に流入する(図31-6)．

十二指腸のリンパ流は膵頭部隣接領域において上下膵十二指腸動脈弓に沿って走行し，腹部大動脈周囲リンパ節に流入する．

4 ● 胃・十二指腸の神経系

胃の神経支配は副交感神経としての迷走神経

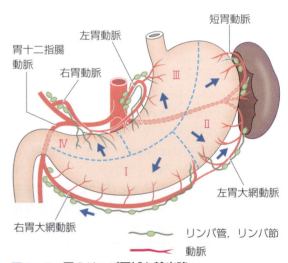

図 31-6 胃のリンパ区域と輸出路
胃壁の部位によるリンパの流れの方向を示す．
Ⅰ：胃下部大彎側(幽門下リンパ節へ)
Ⅱ：胃上部大彎側(大彎左群リンパ節，膵・脾リンパ節へ)
Ⅲ：胃上部小彎側(小彎リンパ節，左胃動脈幹リンパ節へ)
Ⅳ：胃下部小彎側(幽門上リンパ節へ)
〔Takahashi T, et al：Type-oriented therapy for gastric cancer effective for lymph node metastasis：management of lymph node metastasis using activated carbon particles adsorbing an anticancer agent. Semin Surg Oncol 7：378-383, 1991 より改変〕

(vagal nerve)と，交感神経としての大内臓神経の腹腔神経叢からの神経枝がある．迷走神経は食道裂孔あたりで前と後幹に分かれ，前幹は前胃枝と

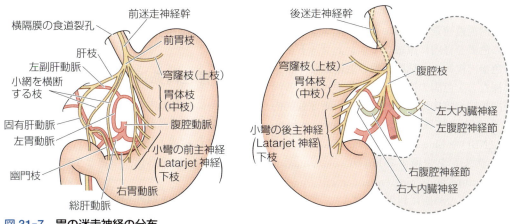

図 31-7　胃の迷走神経の分布
a：前迷走神経幹（迷走神経の前幹）．
b：後迷走神経幹（迷走神経の後幹）と交感神経（または腹腔神経節）．胃を翻転した状態で示す．
（原図：佐藤達夫）

肝枝となり，前胃枝は前胃体部枝と前幽門洞枝に分かれる．肝枝から幽門枝が分岐する．後幹は後胃枝と腹腔枝となる（図 31-7）．

十二指腸は腹腔神経叢と上腸間膜神経叢からの支配を受ける．Oddi 括約筋は総胆管を下行する神経が支配する．

2 胃・十二指腸の検査

1 胃液検査

空腹時に経鼻的に胃管を挿入し，10〜15 分間隔で持続的に胃液を吸引して基礎分泌とする．次に胃液分泌刺激剤であるテトラガストリンまたはペンタガストリンを筋肉注射してから胃液を採取して刺激後分泌とする．得られた胃液の分泌量と酸度を測定し，胃酸分泌量×酸度＝酸分泌量とする．通常，1 時間あたりの酸分泌量（mEq/hr）で表す．基礎分泌量と最高酸分泌量とで判定する場合が多い．

- **基礎分泌量**（basal acid output：BAO）：刺激前 1 時間あたりの酸分泌量
- **最高酸分泌量**（maximal acid output：MAO）：刺激後 1 時間の酸分泌量

近年は内視鏡検査の普及によって，臨床上胃液検査を必要とする機会はあまりない．Zollinger-Ellison 症候群（ガストリン産生腫瘍が原因となり，胃酸分泌過多による難治性の消化性潰瘍をきたす症候群）は，現在でも胃液検査が診断上有用とされている．

2 上部消化管造影検査

上部消化管スクリーニング検査や，腫瘍や潰瘍などの存在診断に重要である．充盈法，二重造影法，粘膜法（レリーフ法），圧迫法があり，これらを組み合わせて胃全体の形状や輪郭，粘膜面の様子などを観察する．圧迫法では圧迫する位置や強さを変えることにより，病変の広がり・深達度・硬さ・形状を観察することができる．二重造影法では，バリウム（陽性造影剤）と空気・炭酸ガス（陰性造影剤）のＸ線吸収率の差を利用して，粘膜面の微小な変化まで撮像が可能となる．造影剤としては通常硫酸バリウムと発泡剤を用いるが，狭窄がある場合や穿孔の疑いがあるときは水溶性造影剤であるガストログラフイン®などを用いる．

3 上部消化管内視鏡検査

1957 年にファイバースコープが開発された後，内視鏡検査は次第に普及していった．1983 年には電子スコープが開発され，モニターにリアルタイムに画像を映し出すことが可能になった．それに伴って，より微細な粘膜病変の診断が容易となった．最近では患者の負担を軽減するために開発された細径スコープによる経鼻内視鏡検査も普

及している．

通常の内視鏡検査だけでなく，インジゴカルミンなどの色素を胃内に散布してコントラストを増強する色素内視鏡や，粘膜表層の毛細血管や粘膜微細模様などを色調の違いとして強調表示する画像強調内視鏡が臨床応用されている．画像強調内視鏡としては狭帯域光観察である narrow band imaging (NBI) や blue light imaging (BLI)，色調のコントラストを強調する linked color imaging (LCI) や texture and color enhancement imaging (TXI) が主に癌の診断に利用されている．

上部消化管病変の確定診断のための生検が行われる場合も多い．また，胃切除を行う場合の胃切離線の決定のために，内視鏡を応用して術前に点墨やクリッピングを行うこともある．上部消化管出血に対しては，診断目的だけでなく止血処置を行ったり，良性と悪性の境界病変や粘膜(および一部の粘膜下層)癌に対して内視鏡的粘膜切除術(EMR)や内視鏡的粘膜下層剥離術(ESD)を行う場合も多い．

4● 超音波内視鏡検査

endoscopic ultrasonography (EUS)

胃癌では深達度診断が内視鏡的治療か胃切除術かの選択の決め手となるため重要である．超音波内視鏡検査は胃癌の深達度診断に有用とされている．また，胃粘膜下腫瘍の病理診断のために，超音波内視鏡下穿刺吸引法(EUS-FNA)によって腫瘍細胞を採取する際にも用いられる．

5● 生検組織診断

胃生検組織診断は胃内視鏡的生検材料を用いて行う．上皮性の病変に対して Group 分類が用いられる〔胃癌取扱い規約(第 15 版)による〕．
- Group X：生検組織診断ができない不適材料
- Group 1：正常組織及び非腫瘍性病変
- Group 2：腫瘍性(腺腫または癌)か非腫瘍性か判断の困難な病変
- Group 3：腺腫
- Group 4：腫瘍と判定される病変のうち，癌が疑われる病変
- Group 5：癌

A 機能異常

1 急性胃拡張

幽門に通過障害がなく，胃の筋層が麻痺を起こし急激に胃内容が停滞したため，胃全体が進行性に高度に拡張した状態をいう．誘因としては麻酔，手術，腹部外傷，重篤な全身疾患が考えられる．

上腹部膨満と嘔吐が主症状で，腹痛を訴えることは少ない．通常，腸音は聴取されないが，胃の振水音が聴かれる．胃管で胃内容を吸引すると，上腹部は容易に平坦化する．しかし，重症化すると脱水と電解質の異常をきたしてショックに陥る．

臨床症状と腹部単純 X 線検査で診断可能であるが，腹部 CT 検査を施行すると診断は容易である．胃管を留置して胃内容を体外に排出する．脱水と電解質バランスの異常に対しては適切な輸液が必要である．

2 胃下垂

立位で胃全体が下方に下がる状態で，やせ型の女性に多い．胃だけでなく，他臓器の下垂(内臓下垂；visceroptosis)を伴うこともある．

上部消化管造影検査の立位正面充盈像で，胃角が左右の腸骨稜を結んだ線より下がる場合に胃下垂と診断されることが多い．不定愁訴を訴える場合があるが，外科治療の適応となる場合はほとんどない．

3 胃軸捻転症

胃の全部あるいは一部が捻転して胃の内腔が閉塞した状態を呈する．

1● 分類

発生機序から ① 横隔膜ヘルニア，横隔膜弛緩症や胃周囲の炎症や癒着などが誘因となって生じる続発性(二次性)捻転と，② 誘因なしに生じる原発性(特発性)捻転がある．また，捻転の方向により ① 胃体部を横断する軸を中心として捻転する

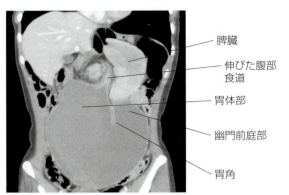

図 31-8 胃軸捻転症（間膜軸性捻転）のCT像（前頭断）

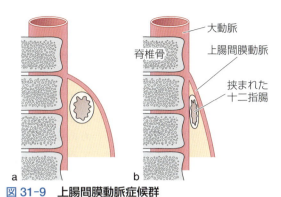

図 31-9 上腸間膜動脈症候群
a：正常，b：上腸間膜動脈症候群．

間膜軸性捻転と，②噴門と幽門とを結ぶ胃の長軸を軸として捻転する臓器軸性捻転に分けられる．

2 ● 症状，診断

急性のものはBorchardtの三主徴（①吐物のない嘔吐発作，②上腹部痛と腹部膨満，③胃管の挿入困難）を呈する．診断は上部消化管造影検査や上部消化管内視鏡検査，腹部CT検査により比較的容易である（図31-8）．

3 ● 治療

内視鏡による整復を試みるが，胃の血流障害がある場合には緊急手術の適応となることもある．手術においては捻転の整復と胃の固定術が基本である．胃前壁を腹壁に固定したり，穹窿部を横隔膜に固定したりする．食道裂孔ヘルニアがある場合にはNissen手術など，横隔膜弛緩症がある場合には横隔膜縫縮術などを付加する．

4 上腸間膜動脈症候群

十二指腸水平脚が脊柱と上腸間膜動脈根部との間に挟まれたことにより嘔吐や腹部膨満などの十二指腸閉塞症状を呈する（図31-9）．

1 ● 病因

発生因子として，①先天的な腸間膜固定異常，②やせた体型，内臓下垂，脊椎前彎などの体格因子による上腸間膜動脈と腹部大動脈の分岐角の鋭角化，③急激なやせによる十二指腸周囲の脂肪組織の減少などがある．

2 ● 症状

腹部膨隆，食欲不振，悪心，胆汁性嘔吐，腹痛が主症状としてみられ，食後に増強する．これらの症状は腹臥位や胸膝位などに体位変換することによって軽減されるが，長期にわたると栄養障害や脱水状態となる．

3 ● 診断

上部消化管造影検査により，口側十二指腸の拡張と十二指腸水平脚における縦方向の造影剤の断裂像（cut-off sign）や胃泡と十二指腸球部内のガスが目立つdouble bubble signが特徴的である．

4 ● 治療

保存的治療としては，体位変換や蠕動抑制薬の投与が有効である．外科的治療としては①バイパス術（十二指腸空腸吻合や胃空腸吻合），②十二指腸前方転位術，③十二指腸水平脚授動術（Treitz靱帯を分割するStrong手術）がある．

B 胃・十二指腸の異物

1 ● 病因

誤嚥による場合と胃石を形成した場合がある．胃石の形成は胃の手術などの影響で排出機能低下がある場合に多く，毛髪を中心として付着した物質が不溶化することによって生じる場合が多い．

食餌性の原因に柿の成分であるシブオールの胃内での重合が多い．

2 ● 症状，治療

食後の嘔気と嘔吐，上腹部痛を生じ，幽門狭窄症状を呈するときもある．胃内の洗浄や吸引，溶解剤の投与で胃石が消失する場合もあるが，無効であれば胃切開術にて胃石を除去する．

C 胃炎

1 ● 原因

急性胃炎は暴飲暴食，急性のストレス，非ステロイド系抗炎症薬(NSAIDs)などの薬剤摂取が原因と考えられる場合が多い．慢性胃炎は *Helicobacter pylori* (*H. pylori*)の長期感染による場合が多い．*H. pylori* は衛生状態の悪いところで繁殖し経口感染することが多いとされている．

2 ● 分類

H. pylori と胃炎との関係が明らかになってからは，1990年に提唱されたシドニー分類が広く使われるようになった．シドニー分類は，組織学部門と内視鏡部門の両面から捉えた胃炎の分類である．現在では1996年に発表された改訂版シドニー分類が国際的にも広く用いられている(表31-1)．*H. pylori* 感染と胃癌リスク評価を目的とした「胃炎の京都分類」も臨床的に利用されている．

3 ● 治療

胃酸分泌抑制薬であるH_2遮断薬やプロトンポンプ阻害薬(PPI)の投与と同時に，増悪させる可能性のある薬剤や食べ物を避けるという対症療法を行う．*H. pylori* 除菌により改善する場合もある．

D 胃・十二指腸潰瘍

粘膜だけの欠損をびらん(erosion)，組織の欠損が粘膜下層以下に及ぶものを潰瘍(ulcer)と呼ぶ．

表31-1　シドニー分類

組織学部門
- 成因
- 局在（幽門部胃炎，体部胃炎，汎胃炎）
- 形態（炎症，活動性，萎縮，腸上皮化生，*H. pylori*）

内視鏡部門
- 発赤性・滲出液性胃炎
- 平坦びらん性胃炎
- 隆起びらん性胃炎
- 萎縮性胃炎
- 出血性胃炎
- ひだ過形成性
- 逆流性胃炎

1 ● 疫学

さまざまな年齢層に発生するが，胃潰瘍は50歳以上に多くみられ，十二指腸潰瘍はより若年層(30～40歳代)に多い．男女比は2～3対1である．最近は減少傾向があるといわれている．

2 ● 原因

潰瘍の発生は攻撃因子と防御因子のバランスの破綻によるという説が受け入れられてきた．しかし，攻撃因子と防御因子は独立して変動するものではなく，互いに関係することもあり，両者のバランスを量的に評価するのは困難である．現在では，*H. pylori* 感染が消化性潰瘍発生における重要な役割を果たしていると考えられている．また，近年，NSAIDs投与による潰瘍が増加している．

H. pylori はグラム陰性桿菌で，胃粘膜上皮細胞上に存在する細菌である．*H. pylori* のウレアーゼにより，胃粘液中の尿素をアンモニアと二酸化炭素に分解し，生じたアンモニアが直接胃粘膜を障害したり，好中球の産生する次亜塩素酸と反応してモノクロルアミンが生じて組織を傷害すると考えられている．また，*H. pylori* がCagA蛋白質を胃粘膜細胞に注入することで炎症反応を引き起こし，粘膜のバリアが弱まって潰瘍の発生につながる機序もある．

3 ● 病理

潰瘍は通常以下のように分類される．
- UL-0：びらん(1)，粘膜の浅層のみが破壊される．
- UL-Ⅰ：びらん(2)，粘膜固有層の全層が破壊

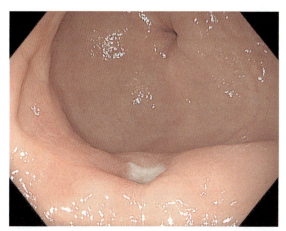
図 31-10　胃潰瘍患者の上部消化管内視鏡検査

されるが，粘膜筋板は不変．
- UL-Ⅱ：組織欠損は粘膜下層に達する．
- UL-Ⅲ：組織欠損は固有筋層に達する．
- UL-Ⅳ：組織欠損は固有筋層を貫く．

潰瘍が胃壁や十二指腸壁を貫いて腹腔内に穿破したものを穿孔性潰瘍(perforated ulcer)，穿孔部位が大網などの組織で被覆された状態を被覆穿孔(protected perforation)，穿孔が壁を穿破しても他の臓器が潰瘍底となって腹腔内に穿破していない状態を穿通性潰瘍(penetrated ulcer)という．

4 ● 症状

上腹部痛が多い．空腹時に起こることが多く，食事をとることで軽減する．胃潰瘍では食後に上腹部痛が生じることもある．疼痛のほか，悪心，嘔吐，胸やけ，げっぷ，腹部膨満感などの症状を呈する．穿孔すると腹膜刺激症状を呈するが，被覆穿孔や穿通性潰瘍の場合は腹膜刺激症状が出にくいこともある．

5 ● 診断

a　上部消化管内視鏡検査(図31-10)

潰瘍は円形や楕円形のものが多いが，線状潰瘍や小彎を挟んで前後壁にまたがって存在する接吻潰瘍(kissing ulcer)の場合もある．癌との区別のために生検を行う．また，生検により H. pylori の検査を行う．

b　上部消化管造影検査

ニッシェは潰瘍に特徴的な所見である．側面像(profile niche)と正面像(enface niche)がある．また胃潰瘍で胃の対側壁がひきつれて見える対側攣縮(spastic indentation)がみられることもある．また十二指腸球部の潰瘍では球部の変形や狭窄のために，クローバー葉状変形(clover-leaf deformity)を呈することがある．

c　H. pylori 感染についての検査法

内視鏡による生検組織を必要とする検査として，①迅速ウレアーゼ試験，②鏡検法，③培養法が，内視鏡による生検組織を必要としない検査として，①尿素呼気試験，②抗 H. pylori 抗体測定，③便中 H. pylori 抗原測定などが行われる．

6 ● 合併症

潰瘍の三大合併症は穿孔，出血，狭窄である．穿孔の発生率は胃潰瘍より十二指腸潰瘍のほうが高いとされている．胃潰瘍は小彎側に，十二指腸潰瘍は前壁に多い．突然の腹痛で発症し，筋性防御(muscular defense)や Blumberg 徴候などの腹膜刺激症状を呈する．X線診断で，立位単純撮影では横隔膜下に，左側臥位単純撮影では右側腹部に，遊離ガス像を認めることが多いが，これらが陰性であっても消化管穿孔は否定できない．腹部CT検査のほうが単純X線診断より遊離ガスの検出率は高い．出血は，吐血と下血としてみられる．多量に出血するとショック状態になることもある．診断は挿入した胃管の吸入内容からある程度見当がつくが，緊急内視鏡検査で診断する．狭窄は，幽門付近の前庭部や十二指腸の潰瘍による瘢痕性変化によって起こり，幽門狭窄症状を呈する．すなわち，胃の二次的拡張や繰り返す嘔吐が特徴である．

7 ● 治療

a　内科的治療

合併症により手術が必要な場合を除くと，潰瘍に対する治療の第一選択は内科的療法である．標準的な消化性潰瘍の治療は日本消化器病学会編集の消化性潰瘍診療ガイドラインに示されている．潰瘍の代表的な治療法は，①制酸剤(カリウムイオン競合型アシッドブロッカー，プロトンポンプ阻害薬もしくはH$_2$遮断薬)を投与する，②NSAIDsなどの薬剤投与に起因する潰瘍の場合は薬剤投与を中止する，③ H. pylori の除菌治

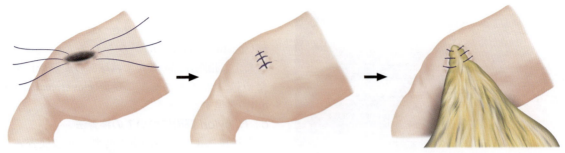

図 31-11　消化性潰瘍の穿孔に対する手術

療，④防御因子の増強，である．H. pyloriの除菌治療は，カリウムイオン競合型アシッドブロッカーもしくはプロトンポンプ阻害薬と，抗菌薬であるアモキシシリン（AMPC）とクラリスロマイシン（CAM）の投与が望ましい．以上の治療で不十分な場合，粘膜保護薬などの防御因子増強剤を投与する．

穿孔症例の治療は，胃内容の吸引をしつつ，経時的にCT検査を行うなど厳重な経過観察下に保存的治療が行われるが，①発症後時間経過が長いとき，②腹膜炎が上腹部に限局しないとき，③腹水が多量であるとき，④胃内容物が大量にあるとき，⑤重篤な併存疾患があるとき，⑥血行動態が安定しないときには，時機を失しないように早期の手術を行う．

出血症例に対しては，ショック離脱後に内視鏡的止血が試みられる．内視鏡的治療で止血が困難な場合は，手術療法が選択される．特に高齢者の場合は，より迅速に手術療法に移行すべきである．interventional radiology（IVR）による止血も有効とされている．

狭窄症例に対しては制酸剤の投与や内視鏡下のバルーン拡張術が行われるが，無効の場合には手術適応となる．

b　手術

消化性潰瘍の穿孔に対しては，可能であれば保存的治療が検討されるが，前述のような場合には緊急手術の適応となる．術式としては開腹下あるいは腹腔鏡下に，腹腔洗浄ドレナージ＋穿孔部単純閉鎖＋大網被覆術を施行することが消化性潰瘍診療ガイドラインで推奨されている（図31-11）．

内視鏡的止血不能胃潰瘍に対しては，胃切開＋露出血管縫合止血＋潰瘍縫縮術が同ガイドラインで推奨されているが，必要に応じて広範囲胃切除術も行われる．

内科的治療が困難な幽門狭窄に対しては，胃空腸吻合術，広範囲胃切除術を施行する．

E　胃腫瘍（胃癌以外）

病理組織学的に上皮性腫瘍と非上皮性腫瘍に大別される．胃底腺ポリープや過形成性ポリープは非腫瘍性であるが，この項では胃ポリープに含めて解説する．

1　胃ポリープ

胃ポリープは胃粘膜上皮の異常増殖による良性隆起性病変で，厳密には非腫瘍性と腫瘍性に大別される．ほとんどは非腫瘍性で，胃底腺ポリープ，過形成性ポリープ，特殊型（炎症性，症候性，家族性）の3つのタイプに分けられ，なかでも頻繁にみられるのは胃底腺ポリープと過形成性ポリープである．無症状のまま経過し，上部消化管内視鏡検査や上部消化管造影検査で偶然発見されることが多い．治療が必要な場合でも，多くは内視鏡的に切除可能なことが多い．

1　頻度，分類

胃粘膜上皮の局所的な隆起を胃ポリープとして扱うのが一般的であるが，非上皮性腫瘍ポリープ様の癌は含まない．肉眼的には隆起起始部の様子から，有茎性（pedunculated）のものと茎のない（sessile）ものとに大別されるが，臨床的には山田・福富の分類（図31-12）が広く用いられてい

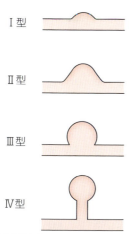

図 31-12　胃隆起性病変の肉眼分類
〔山田達哉, 福富久之：胃隆起性病変, 胃と腸 1：145-150, 1966 より〕

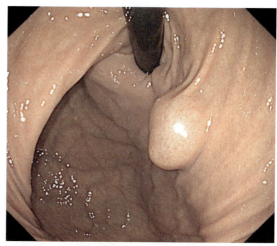

図 31-13　粘膜下腫瘍の bridging fold

る. なお, 一般に良性の病変を胃ポリープと呼称するが, ポリープの一部に focal cancer を含む隆起もポリープとして扱われる場合が多い. 胃ポリープの癌化率は大腸のポリープよりはるかに低い.

2● 症状, 診断

無症状の場合が多いが, 幽門付近の大きなポリープは通過障害の原因となる. また, 時に出血し, 貧血の原因となることもある. 上部消化管内視鏡検査や上部消化管造影検査は有力な診断法である.

3● 治療

無症状であるか, 悪性所見がなければ経過観察でよいが, 症状がある場合や悪性の可能性がある場合には内視鏡的治療と病理検査を行う. 内視鏡的治療が困難な場合は外科的切除を行う.

２ 胃粘膜下腫瘍

主病変が粘膜より下層に存在する隆起性病変の総称である. Cajal の介在細胞に由来すると考えられる消化管間質腫瘍(gastrointestinal stromal tumor：GIST), 筋原性腫瘍(myogenic tumor), 平滑筋腫(leiomyoma), 神経原性腫瘍(neurogenic tumor), 神経鞘腫(schwannoma), 神経線維腫(neurofibroma), 血管腫(hemangioma)などの非上皮性腫瘍や, 迷入膵(aberrant pancreas), 囊胞(cyst)などの上皮性病変, 好酸球性肉芽腫(eosinophilic granuloma)などの炎症性病変が含まれる.

1● 診断

上部消化管造影検査, 上部消化管内視鏡検査, 超音波内視鏡検査などにより診断する. 転移の有無の診断, 腫瘍の形状・局在や他臓器浸潤の評価, 隣接臓器との位置関係の評価などのために, 腹部 CT 検査を行う. 生検で病理組織学的な確定診断が可能な場合もあるが, 病変を覆う粘膜は正常であることが多く, 診断率は高くない. 同じ部位から生検を繰り返して行うボーリングバイオプシーや, 超音波内視鏡を用いた EUS-FNA などが組織診断には有効である. 上部消化管造影検査では, 輪郭が平滑な陰影欠損像としてみられ, 頂点にクレーターを認めることがある. 陰影欠損部の粘膜皺襞が腫瘍を迂回する像が特徴的で, bridging fold と呼ばれる. 上部消化管内視鏡では正常粘膜に覆われたなだらかな隆起としてみられ, bridging fold が認められる(図 31-13). 大きい粘膜下腫瘍は悪性の可能性が高い.

胃の粘膜下腫瘍の形態をとる腫瘍のなかで GIST が最も頻度が高く, 65〜80% を占めるといわれている. GIST の免疫染色において, KIT 陽性率は 85〜95%(図 31-14), CD34 陽性率は 60〜70% とされ, GIST の診断に広く利用されている. いずれも陰性でデスミンが陽性の場合は平滑筋腫瘍, いずれも陰性で S-100 蛋白が陽性の場合は神経鞘腫と診断される.

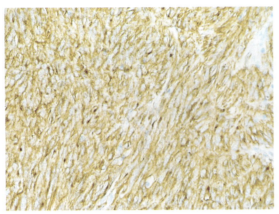

図 31-14　GIST の KIT 免疫染色陽性例

表 31-2　modified Fletcher 分類

リスク	腫瘍径(cm)	分裂している細胞数(/50 HPF)	原発部位
超低リスク	<2.0	≦5	問わない
低リスク	2.1-5.0	≦5	問わない
中リスク	2.1-5.0	>5	胃
	5.1-10.0	≦5	
	<5.0	6-10	問わない
高リスク	2.1-5.0	>5	胃以外
	5.1-10.0	≦5	
	>5.0	>5	問わない
	>10.0	問わない	
	問わない	>10	
	問わない	問わない	腫瘍破裂あり

2　治療

　GIST 診療ガイドライン(第 4 版)のアルゴリズム「切除可能な限局性消化管粘膜下腫瘍の治療方針・限局性 GIST の外科治療」に，治療方針が詳しく示されている．腫瘍径が 2 cm 未満で悪性所見がなければ経過観察が可能であるが，①症状がある場合，②悪性所見がある場合，③腫瘍径が 5.1 cm 以上の場合，④生検で GIST と診断された場合は手術適応となる．2〜5 cm の病変は，その他の所見により手術が必要となる場合がある．GIST の切除に際してのリンパ節郭清は予後に影響しないとされている．必要とされる手術は局所の完全切除だけであるため，腹腔鏡下の胃局所切除や胃切除術が行われる．最近では，より確実に胃局所切除を行うために，腹腔鏡内視鏡合同手術(laparoscopic and endoscopic cooperative surgery)が行われることも多い．術後の GIST 患者は，再発リスクが高い場合に限り，チロシンキナーゼ阻害薬であるイマチニブを用いたアジュバント療法が施行される．再発リスクの評価には，modified Fletcher 分類(表 31-2)や Miettinen 分類が用いられる．切除が不可能な進行した病変や再発病変に対しては，チロシンキナーゼ阻害薬であるイマチニブ，スニチニブ，レゴラフェニブなどの分子標的薬による薬物治療を行う．

③　胃神経内分泌腫瘍
neuroendocrine tumor of the stomach

　neuroendocrine tumor (NET) は細胞増殖関連核抗原である Ki-67 指数と核分裂数によって NET G1，G2，G3 に分類されるが，胃 NET はさらに，発生様式によって，主に自己免疫性胃炎や慢性萎縮性胃炎に関連する I 型，MEN1/Zollinger-Ellison 症候群に関連する II 型，孤発性でガストリン非依存性の III 型に分類される．胃粘膜の腸クロム親和性細胞様細胞(ECL 細胞；enterochromaffin-like cells)に由来する上皮性腫瘍であるが，III 型の一部は腸クロム親和性細胞(EC 細胞；enterochromaffin cells)に由来する．I 型，II 型は高ガストリン血症を呈する．粘膜下層に増殖するので，初期には粘膜下腫瘍の形態をとる．胃癌取扱い規約(第 15 版)の組織学的分類ではカルチノイド腫瘍に分類されるが，WHO 分類は神経内分泌腫瘍(neuroendocrine tumor：NET)に分類される．

1　症状

　腹痛や消化管出血などがあるが，胃 NET に特徴的ではない．最近は検診などの胃内視鏡や胃造影 X 線検査で発見される無症状の小病変が多い．胃 NET の特徴的な臨床症状としては，皮膚紅潮発作，心機能障害，下痢，喘息，浮腫などを呈するカルチノイド症候群がある．カルチノイド症候群はセロトニンなどの活性物質が過剰産生するために起こるが，門脈を経由して肝臓で不活化されるため，消化管 NET がカルチノイド症候群を呈する頻度は低い．他臓器に転移病変を形成すると

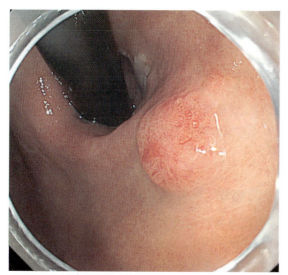

図 31-15　胃カルチノイドの内視鏡像

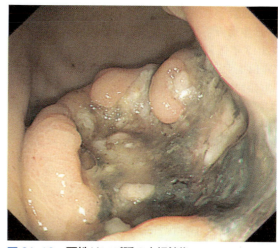

図 31-16　悪性リンパ腫の内視鏡像

症状が発現しやすくなる．

2 診断

上部消化管内視鏡検査や上部消化管造影検査で発見されることが多い（図 31-15）．増大すると粘膜表面にびらんや陥凹を伴うことが多い．免疫組織学的には，神経内分泌マーカーであるクロモグラニン A やシナプトフィジン陽性のものが多い．通常の癌より核異型の乏しい小型の均一な細胞から構成され，細胞質は弱好酸性・微細顆粒状である．組織配列は索状，充実性結節状，リボン状，ロゼット様構築をとるのが特徴的である．

3 治療

Ⅰ型，Ⅱ型で腫瘍径が 1 cm 未満，固有筋層浸潤やリンパ節転移がなく病変が少数であれば，リンパ節転移や血行性転移の頻度が低いため内視鏡的な局所切除が行われる．Ⅰ型では経過観察も選択される場合がある．深達度が深い場合や腫瘍径が 1 cm 以上の場合には，リンパ節郭清を伴った胃切除術が行われる．

Ⅲ型 NET は孤発性で 2 cm を超え，細胞増殖関連核抗原である Ki67 指数が 20% 超であることが多く，筋層を越えて浸潤するものが多い．遠隔転移がなければリンパ節郭清を伴った胃切除術を行う．

4 悪性リンパ腫

悪性リンパ腫はリンパ組織から発生する腫瘍で，組織学的にはホジキンリンパ腫と非ホジキンリンパ腫に分類される．発生部位により，リンパ節から発生する節性リンパ腫と他臓器から発生する節外性リンパ腫に分類される．胃悪性リンパ腫は節外性リンパ腫に属し，そのほとんどは非ホジキンリンパ腫であり，B 細胞性で大細胞型のびまん性大細胞 B 細胞リンパ腫（diffuse large B cell lymphoma：DLBCL）が多い．

1 診断

上部消化管内視鏡検査や上部消化管造影検査で耳介様の辺縁隆起のなかに平皿状潰瘍を伴う場合が多い（図 31-16）．不整形の多発潰瘍や隆起，巨大皺襞など多彩な病変がみられるのも特徴である．一般に癌と比較して胃壁の進展性は良好である．病変は粘膜下にあり，内視鏡下の生検では診断が困難な場合がある．病理組織診断に際して，通常の Hematoxylin-eosin（HE）染色では，時に髄様型の低分化腺癌との鑑別が困難なことがあるため，鑑別診断には免疫染色を用いる．病期診断は腹部超音波検査，CT，FDG-PET で行う．消化管悪性リンパ腫の病期診断は Ann Arbor 分類を改訂した Musshof の分類や，Lugano 分類が用いられる．

2 ● 治療

日本血液学会の造血器腫瘍診療ガイドライン（2018年版補訂版，2020年）によると，胃原発DLBCLについて，Lugano分類でⅠ期およびⅡ$_1$期（限局期）では化学療法，もしくは化学療法と放射線療法が併用される．手術の適応は穿孔や止血困難な出血がある場合に限られる．Ⅱ$_2$期以降の進行期では全身性の疾患と考えて化学療法を行う．

⑤ MALTリンパ腫
extranodal marginal zone lymphoma of mucosa-associated lymphoid tissue

MALTリンパ腫は，粘膜関連リンパ組織辺縁帯領域のB細胞に由来する低悪性度リンパ腫で，消化管や肺などの節外臓器に発生し，胃に最も多くみられる．

1 ● 頻度

MALTリンパ腫は胃のリンパ腫の40〜50%を占める．男女比はほぼ等しい．平均発症年齢は50〜60歳であるが幅広い．

2 ● 診断，症状

腹痛などを呈することが多いが無症状のこともある．上部消化管内視鏡検査と上部消化管造影検査が診断に有効であるが，多発びらん・潰瘍，敷石様粘膜，粘膜下腫瘍様隆起など多彩な所見を呈する．多くの症例は *H. pylori* 感染によるリンパ濾胞性胃炎が背景病変であるため，*H. pylori* 感染の検査は必須である．

3 ● 治療

病変が胃に限局している場合は *H. pylori* の除菌が70〜80%の症例に有効である．除菌抵抗例や胃に限局していない進行例は，放射線療法や化学療法を行い，手術を要することは少ない．

F 胃癌

2022年における日本人の死因は悪性新生物が第1位であるが，そのなかでも男性は肺癌が最も多く，大腸癌に次いで，胃癌は3番目に多い．また，女性では大腸癌，肺癌，膵癌，乳癌に次いで胃癌は5番目に多い．胃癌の死亡率はやや減少傾向にあるが，これは検診の普及などで早期発見が可能になったことが主な要因である．本項では日本胃癌学会の定める胃癌取扱い規約（第15版）と胃癌治療ガイドライン（第6版）をもとに解説する．

① 疫学

胃癌の死亡率は10万人あたり40〜50人で，死亡者は年間4万人強にのぼる．65〜69歳が最も多く，男女比は約2対1である．胃癌の発生のほとんどは *H. pylori* 感染に関連していると考えられている．また，宿主要因としては，塩分の過剰摂取や喫煙も胃癌の発生と関連がある．家族性びまん性胃癌は *CDH1* 遺伝子の変異が原因であり，欧米ではわが国よりも多く報告されている．最近は *H. pylori* 感染に対する除菌が進んでおり，また若年者は衛生環境の向上に伴い *H. pylori* 感染自体が減っているため，今後は発生頻度が減少すると推測されている．発生部位は幽門部と胃体部に多い．

② 分類

癌腫の壁深達度が粘膜下層（粘膜下組織）までにとどまる場合に多くみられる肉眼形態を表在型とし，固有筋層以深に及んでいる場合に多く示す肉眼形態を進行型とする．胃癌を粘膜面から見て，その形態で0型から5型に分類する．0型については早期胃癌の肉眼型分類を準用して亜分類する．この分類は深達度とは関わりなく判定する．

1 ● 肉眼型分類

a 基本分類（図31-17a）

Borrmann分類をもとに作成したものである．
- 0型（表在型）：癌が粘膜下層までにとどまる場合に多くみられる肉眼形態．
- 1型（腫瘤型）：明らかに隆起した形態を示し，周囲粘膜との境界が明瞭なもの．
- 2型（潰瘍限局型）：潰瘍を形成し，潰瘍をとりまく胃壁が肥厚し周囲粘膜との境界が比較的明

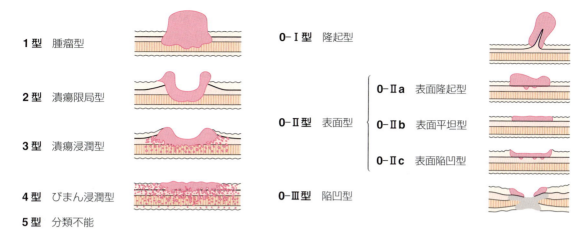

図 31-17　胃癌の肉眼型分類
a：基本分類．b：0型（表在型）の亜分類．
〔日本胃癌学会（編）：胃癌取扱い規約，第15版．金原出版，2017より〕

瞭な周堤を形成する．
- 3型（潰瘍浸潤型）：潰瘍を形成し，潰瘍をとりまく胃壁が肥厚し周囲粘膜との境界が不明瞭な周堤を形成する．
- 4型（びまん浸潤型）：著明な潰瘍形成も周堤もなく，胃壁の肥厚・硬化を特徴とし，病巣と周囲粘膜との境界が不明瞭なもの．
- 5型（分類不能）：上記0～4型のいずれにも分類しがたいもの．

b　0型（表在型）の亜分類（図 31-17b）
- 0-Ⅰ型（隆起型）：明らかな腫瘍状の隆起が認められるもの．
- 0-Ⅱ型（表面型）：隆起や陥凹が軽微なもの，あるいはほとんど認められないもの．
  - 0-Ⅱa型（表面隆起型）：表面型であるが，低い隆起が見られるもの．
  - 0-Ⅱb型（表面平坦型）：正常粘膜に見られる凹凸を超えるほどの隆起・陥凹が認められないもの．
  - 0-Ⅱc型（表面陥凹型）：わずかなびらん，または粘膜の浅い陥凹が見られるもの．
- 0-Ⅲ型（陥凹型）明らかに深い陥凹が認められるもの．

0-Ⅰ型と0-Ⅱa型の区別は，隆起の高さが2～3 mmまでのものを0-Ⅱa型とし，それを超えるものを0-Ⅰ型とするのが一般的である．また，混合型の表在癌は，より広い病変から順に「＋」でつないで記載する（例：0-Ⅱc＋Ⅲ）．

2　組織型分類

胃癌の組織型は，ほとんどが腺癌である．混在する場合は，量的に優勢な組織像をもって分類するが，欧米では劣勢であってもより低い分化度を採用している．

a　一般型 common type
- 乳頭腺癌 papillary adenocarcinoma (pap)
- 管状腺癌 tubular adenocarcinoma (tub)
  高分化 well differentiated (tub1)
  中分化 moderately differentiated (tub2)
- 低分化腺癌 poorly differentiated adenocarcinoma (por)
  充実型 solid type (por1)
  非充実型 non-solid type (por2)
- 印環細胞癌 signet-ring cell carcinoma (sig)
- 粘液癌 mucinous adenocarcinoma (muc)

b　特殊型 special type
- カルチノイド腫瘍 carcinoid tumor/neuroendocrine tumor
- 内分泌細胞癌 endocrine cell carcinoma/neuroendocrine carcinoma
- リンパ球浸潤癌 carcinoma with lymphoid stroma
- 胎児消化管類似癌 adenocarcinoma with enteroblastic differentiation

506 ● 第31章　胃および十二指腸

- 肝様腺癌 hepatoid adenocarcinoma
- 胃底腺型腺癌 adenocarcinoma of fundic gland type
- 腺扁平上皮癌 adenosquamous carcinoma
- 扁平上皮癌 squamous cell carcinoma
- 未分化癌 undifferentiated carcinoma
- その他の癌 miscellaneous carcinoma

　これとは別の二大別分類では，分化型と未分化型に分けられる．欧米では，Lauren 分類に基づいて intestinal type，diffuse type，mixed type などと分類されることが多い．

❸ 浸潤，転移および進行度

　胃壁は粘膜（mucosa：M），粘膜下層（粘膜下組織；submucosa：SM），固有筋層（muscularis propria：MP），漿膜下層（漿膜下組織；subserosa：SS），漿膜（漿膜表面；serosa：SE）の5層に区分される．癌は粘膜から発生し，進行とともに癌細胞がより深部へ浸潤するが，癌の浸潤している深さのことを癌の深達度という．癌が粘膜にとどまっている場合は，基本的にリンパ行性転移や血行性転移は稀であるが，粘膜下層に達するとリンパ管を介してリンパ節転移を生じたり，血行性に肝臓，肺，脳などの臓器に転移を生じる可能性が増加する．

1 ● 壁深達度

　深達度はT分類で表現するが，詳細は M，SM，MP，SS，SE，SI で表記する．
- T1：癌の局在が粘膜または粘膜下組織にとどまるもの
  - T1a：癌が粘膜にとどまるもの（M）
  - T1b：癌の浸潤が粘膜下組織にとどまるもの（SM）
- T2：癌の浸潤が粘膜下組織を越えているが，固有筋層にとどまるもの（MP）
- T3：癌の浸潤が固有筋層を越えているが，漿膜下組織にとどまるもの（SS）
- T4：癌の浸潤が漿膜表面に接しているかまたは露出，あるいは他臓器に及ぶもの
  - T4a：癌の浸潤が漿膜表面に接しているか，またはこれを破って腹腔に露出しているもの（SE）

　　　T4b：癌の浸潤が直接他臓器まで及ぶもの（SI）

　粘膜下層（SM）への浸潤の程度によって，所属リンパ節への転移頻度が異なるため，臨床上これらを亜分類することが多い．すなわち，癌の浸潤が粘膜筋板から 0.5 mm 未満のものを SM1，それ以深に及ぶものを SM2 とする．また，T4b の腫瘍の直接浸潤臓器は，胃の背側に接する膵臓が最も多く，肝臓，副腎，横行結腸なども多い．

　癌の大きさやリンパ節転移の有無を問わず，深達度が粘膜および粘膜下層にとどまるものを早期胃癌と呼ぶ．

2 ● リンパ行性転移

　癌細胞は胃壁内のリンパ管から所属リンパ節に入り，次第に遠隔のリンパ節へと転移する．最終的には胸管を通って左鎖骨上の Virchow リンパ節に転移したあと静脈系に流入する．胃の所属リンパ節，すなわち胃周囲のリンパ節には番号が定められており，手術術式により郭清すべきリンパ節が定められている（図 31-18）．
- 幽門側胃切除術
  - D1：No. 1，3，4sb，4d，5，6，7
  - D1＋：D1＋No. 8a，9
  - D2：D1＋No. 8a，9，11p，12a
- 幽門保存胃切除術
  - D1：No. 1，3，4sb，4d，6，7
  - D1＋：D1＋No. 8a，9
- 噴門側胃切除術
  - D1：No. 1，2，3a，4sa，4sb，7
  - D1＋：D1＋No. 8a，9，11p
  - D2：D1＋No. 8a，9，11p，11d
- 胃全摘術
  - D1：No. 1〜7
  - D1＋：D1＋No. 8a，9，11p
  - D2：D1＋No. 8a，9，11p，11d，12a

　リンパ節転移の程度（N）は転移陽性のリンパ節の個数で分類する．胃壁外でリンパ節構造のない病巣があれば，リンパ節転移として陽性リンパ節数に加える．
- NX：領域リンパ節転移の有無が不明である．
- N0：領域リンパ節に転移を認めない．
- N1：領域リンパ節に 1〜2 個の転移を認める．
- N2：領域リンパ節に 3〜6 個の転移を認める．

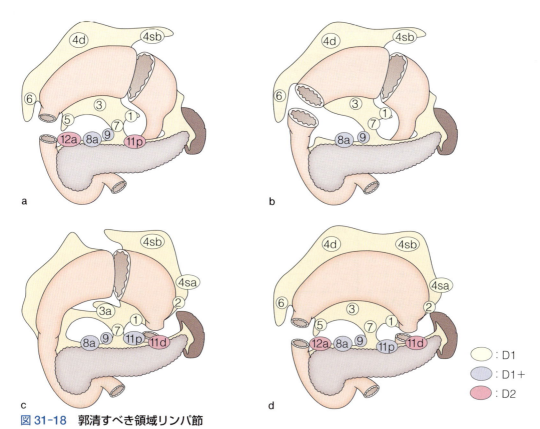

図 31-18 郭清すべき領域リンパ節
a：幽門側胃切除術の郭清，b：幽門保存胃切除術の郭清，c：噴門側胃切除術の郭清，d：胃全摘術の郭清．
〔日本胃癌学会(編)：胃癌治療ガイドライン，医師用，第6版，金原出版，2021より〕

- N3：領域リンパ節に7個以上の転移を認める．
  N3a：7〜15個の転移を認める．
  N3b：16個以上の転移を認める．

3 ● 血行性転移

　胃壁から集まった血液は，周囲の静脈を介して門脈に入り，肝臓に達する．肝臓を通った静脈血は下大静脈から心臓に戻り，肺循環を経たあと心臓から動脈血として全身に行き渡る．癌細胞はこの血流によって運ばれ，転移をきたす．肝転移が最も多く，次に肺転移の頻度が高い．肝転移については，肝転移のないものはH0，肝転移を認めるものはH1と表現する．

4 ● 腹膜転移

　腹膜に露出した癌細胞が腹腔内に散布され，臓側および壁側の腹膜に生着して腹膜転移が発生すると考えられている．細かい転移結節を多数生じる播種性転移の場合は，腹水を生じて癌性腹膜炎に移行する．腹膜転移を認めない状態をP0，認める場合はP1と表現する．特にDouglas窩への転移をSchnitzler転移と呼ぶ．また，卵巣への転移はKrukenberg腫瘍(転移性卵巣癌)と呼ぶが，これは血行性転移に含まれるという考え方もある．

　また，腹腔内に遊離した癌細胞が漿膜に生着して腹膜転移が発生するという考え方から，手術中に腹腔内洗浄水(生理食塩水)を回収して細胞診を行い，洗浄液中の癌細胞が陰性であればCY0，癌細胞陽性であればCY1を表記する．CY1は腹膜転移と関係が深いために，遠隔転移の一部として扱われる．

5 ● 遠隔転移

　原発巣周辺の手術だけでは根治できないような進展を示す転移を遠隔転移と呼ぶ．遠隔転移には血行性転移，腹膜転移のほか，リンパ節の郭清範囲に含まれない(胃の所属リンパ節でない)リンパ

表 31-3　胃癌の進行度分類

臨床分類

	N0	N1, N2, N3
T1, T2	Ⅰ	ⅡA
T3, T4a	ⅡB	Ⅲ
T4b	ⅣA	
T/N にかかわらず M1	ⅣB	

接頭辞 c をつける.

病理分類

	N0	N1	N2	N3a	N3b	T/N にかかわらず M1
T1a (M), T1b (SM)	ⅠA	ⅠB	ⅡA	ⅡB	ⅢB	
T2 (MP)	ⅠB	ⅡA	ⅡB	ⅢA	ⅢB	
T3 (SS)	ⅡA	ⅡB	ⅢA	ⅢB	ⅢC	Ⅳ
T4a (SE)	ⅡB	ⅢA	ⅢA	ⅢB	ⅢC	
T4b (SI)	ⅢA	ⅢB	ⅢB	ⅢC	ⅢC	
T/N にかかわらず M1						

接頭辞 p をつける.

〔日本胃癌学会(編):胃癌取扱い規約, 第 15 版. 金原出版, 2017 より〕

節転移が含まれる.

6 ● 進行度(表 31-3)

深達度, リンパ節転移の程度, 遠隔転移の有無によって癌の進行度が分類される. 術後の生存率と癌の進行度には相関関係があり, Stage ⅠA が最も良好で Stage Ⅳ が最も不良である.

4 症状

1 ● 自覚症状

早期癌ではほとんどの症例で無症状である. 進行癌では上腹部痛, 上腹部不快感, 腹部膨満感, 悪心, 嘔吐, げっぷ, 胸やけ, 食欲低下, 吐血, 下血などの症状を呈するが, 胃癌に特有の症状はない. さらに進行すると体重減少, 貧血, 易疲労感, 嚥下困難などが増悪する.

2 ● 他覚症状

早期癌ではほとんどの症例で他覚症状はない. 進行癌では凹凸不整の硬い腫瘤を触知することがあるが, その腫瘤の可動性が不良であれば膵臓などの周囲組織や腹壁への直接浸潤を疑う. 肝転移が高度になり増大すると, 転移巣を触知したり, 肝機能低下を生じる. また肝十二指腸間膜内のリンパ節転移により総胆管に狭窄を生じると黄疸を呈する. Virchow リンパ節転移を生じると左鎖骨上リンパ節を体表から触知することがある. 癌性腹膜炎になると腹水, 腸閉塞, 水腎症(尿管の腹膜転移巣による狭窄が原因となる)などが生じる. 直腸狭窄を引き起こす Schnitzler 転移は, 直腸指診によって触知できることがある.

5 診断

1 ● 上部消化管内視鏡検査

胃癌診断で最も重要な検査である. 早期癌では粘膜面の不整な隆起, びらんや色調の変化, 浅い陥凹や潰瘍形成を認める. 皺襞の集中, 先細り, 肥厚を認めることもある. 正常粘膜との境界は, 良性の病変より不鮮明なことが多い. インジゴカルミンなどを病変付近に撒布して, 色素液の表面への溜まりにより粘膜面の凹凸を強調させるコントラスト法を用いた色素内視鏡検査は, 病変部の特徴や正常粘膜との境界を強調するのに有用である(図 31-19). また, 粘膜表層の毛細血管や粘膜微細模様などを色調の違いとして強調表示する画像強調内視鏡としては, 狭帯域光観察である NBI や BLI, 色調のコントラストを強調する LCI や TXI が臨床で広く利用されている.

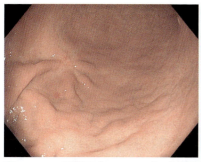 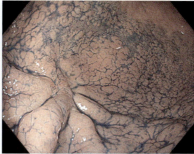 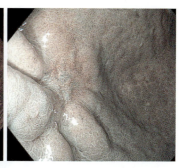

図31-19　早期胃癌0-Ⅱc型の内視鏡像
a：通常の内視鏡像，b：色素（インジゴカルミン）撒布後の内視鏡像，c：NBI（narrow band imaging）．

　進行癌は，表面が凹凸不整な隆起や潰瘍を形成し，通常見落とされることはない．ただし，4型胃癌に関しては，巨大な皺襞や浮腫状の粘膜を呈することもある（図31-20）が，明らかな潰瘍形成などを認めず，壁の伸展不良の所見のみを呈する場合があるので，見落とさないように注意が必要である．
　早期癌や進行癌にかかわらず，癌組織の生検により確定診断が得られる．

2　上部消化管造影検査
　鎮痙薬を注射したのち，硫酸バリウムを服用しつつX線透視下で病変を検索する．少量のバリウムを服用して胃粘膜のレリーフ像を撮影したのち，充盈像を撮影する．次に発泡剤を服用し，気体（空気や炭酸ガス）とバリウムによる二重造影を行う．その後，圧迫装置により体表から圧迫しつつ透視を行う．粘膜面の微妙な色調変化は内視鏡検査でしか観察できないが，粘膜面の微細な凹凸の観察や腫瘍の局在，深達度を知るのには有用である．特に粘膜下に浸潤する病変の診断能は高く，食道および十二指腸への浸潤の有無や4型胃癌の診断に役立つ．早期癌では粘膜襞の断裂，先細り，集中像，浅く不整形の陥凹や比較的扁平な隆起が特徴である．進行癌では粘膜襞の断裂，陰影欠損，不整形の深い陥凹，巨大皺襞，狭窄，壁の硬化像，胃内腔の拡張不良などが特徴的な所見である．

3　超音波内視鏡検査（EUS）
　病変の深達度や周囲組織への浸潤の有無の診断に有用である．特に内視鏡的治療の適応の決定に

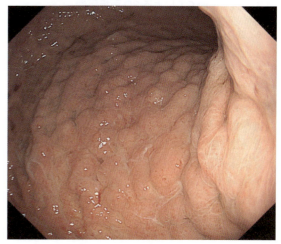

図31-20　4型胃癌の内視鏡像

は正確な壁深達度診断が必要であるため，早期癌の壁深達度診断に有用とされている．

4　超音波検査
　肝転移，リンパ節転移，腹水・胸水の有無や程度についての検索に利用される．非侵襲的で比較的簡便な検査であるため広く普及している．

5　CT
　原発巣については単純CT検査と造影CT検査を組み合わせることによって，腫瘍の大きさや隣接臓器への直接浸潤の有無を診断できるが，病変が小さい場合は同定されないことも多い．リンパ節転移や肝転移，肺転移，腹膜転移の有無や程度を知るうえで重要な検査である．最近はマルチスライスCTの撮影によって得たデータを3次元再

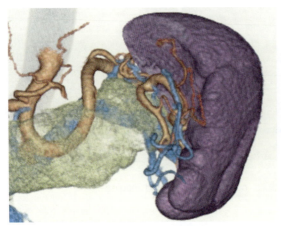

図 31-21　術前 CT による 3D 再構築像
脾動脈周囲および脾門部のリンパ節郭清のために作成した画像．薄赤：動脈，青：静脈，紫：脾臓，黄：膵臓．

構築することによって，3次元立体 CT（3DCT）画像を得ることが可能になったため，病変と周囲組織や血管との位置関係が正確に診断できるようになった（図 31-21）．特に腹腔鏡手術やロボット支援手術といった低侵襲胃癌手術では，開腹手術と違って触覚が乏しいため，血管構造の3次元再構築画像による個別化された手術計画を立てることが安全な手術のために非常に有用である．

6　MRI

近年は CT の精度が向上しており，通常の胃癌手術の術前検査として MRI を施行することは稀である．ただし，CT や超音波検査で肝転移が疑われるような症例においては，微粒子磁性体を含む造影剤を用いた造影 MRI 検査が肝転移の検索に有用とされている．

7　FDG-PET

進行胃癌に対する原発巣やリンパ節転移，骨転移，血行性転移の同定に有効な場合があるが，検出率は大腸癌などに比べて低いとされている．

8　生検，細胞診

内視鏡的に組織を得て病理学的検査を施行することで確定診断が得られる．癌細胞の分化度によって切除範囲が変わる場合がある（T2 以深の場合，限局型の腫瘍では3 cm 以上，浸潤型では5 cm 以上の近位側断端を確保するように努める必要がある）ので，術前検査として重要である．腹水がある場合には，手術前や手術中に腹水をサンプリングし，パパニコロー染色をすることによって腹膜転移の診断が可能となる．また，肉眼的に明らかな腹膜転移がないときでも，手術中に腹腔内を生理食塩水で洗浄し，その洗浄水を鏡検することで腹腔内遊離癌細胞の有無を判定できる．腹腔洗浄細胞診で癌細胞が陽性の場合は，定型的な胃切除を行って術後補助化学療法を施行することが標準的な治療とされているが，予後は不良である．

9　血液検査

血液一般検査や生化学検査では胃癌に特徴的な異常所見はないが，癌が進行すると低蛋白血症を伴うことがある．

腫瘍マーカーでは CEA（carcinoembryonic antigen；癌胎児性抗原）が代表的で臨床上よく用いられるが，CA19-9 も陽性率が高い．また，腹膜播種をきたした進行癌では CA125 が陽性になることがある．主細胞から分泌されるペプシノーゲンはサブタイプ（Ⅰ，Ⅱ）をもつが，一部は血液中に流入することがわかっている．ペプシノーゲンⅠ/Ⅱ比は胃粘膜萎縮の程度を反映するため，胃癌の発癌高危険群の血清学的スクリーニングのために用いられることがある．

10　バイオマーカー検査

胃癌のバイオマーカーとは，胃癌の進行度や薬剤の効果などを定量的に示す生物学的指標を指す．近年，個々の胃癌症例によって分子生物学的特徴が異なり，特定の薬剤の治療効果が異なることが明らかとなってきた．胃癌に対する薬物療法のバイオマーカーとしては，HER2 蛋白，PD-L1（Programmed cell Death ligand 1）蛋白，マイクロサテライト不安定性（microsatellite instability），クローディン（claudin）18.2 蛋白がある．これらのバイオマーカーを治療前に検査し，薬物療法が必要な胃癌患者に対して，個別化した薬物療法を提供することが可能となっている．

11　鑑別診断

早期癌では胃潰瘍，胃炎，ポリープと鑑別を要する．進行癌では胃潰瘍，GIST などの粘膜下腫

癌，悪性リンパ腫と鑑別を要することがある．いずれの場合も生検組織の病理診断で確定診断を得るが，粘膜下に病変が浸潤していても粘膜面からは癌細胞が検出されないことがあるため，このような場合には注意を要する．

6 治療（図31-22）

1 ● 内視鏡的治療法

胃癌における早期癌の占める割合が増加したため，以前に比べて胃癌の治癒率は著しく向上した．それに伴って治療後の患者の quality of life（QOL）が重要視されるようになり，低侵襲な手術や機能温存手術が行われるようになった．

a 内視鏡的粘膜切除 endoscopic mucosal resection（EMR）

胃粘膜病変を挙上して鋼線のスネアをかけ，高周波により焼灼切除する方法である．

b 内視鏡的粘膜下層剥離術 endoscopic submucosal dissection（ESD）

高周波ナイフを用いて病巣周囲の粘膜を切開し，さらに粘膜下層を剥離して切除する方法である．ESD が行われるようになり，下記の適応を上回る広い病変に対しても内視鏡的切除が行われるようになった．

c 内視鏡的切除の適応

・**適応の原則**：リンパ節転移の可能性がきわめて低く（表 31-4），腫瘍が一括切除できる大きさと部位にあることが適応の原則とされる．内視鏡的切除後の根治性評価には，eCura システム（endoscopic curability）が用いられる．eCura A，B であれば経過観察，eCura C-1（分化型で水平断端陽性もしくは不明）であれば再ESD，追加外科切除，焼灼法，慎重な経過観察が行われる．eCura C-2 であれば追加外科切除が推奨されている．

・**絶対適応病変**：2 cm 以下の肉眼的粘膜内癌と診断される分化型で潰瘍やその瘢痕を伴わない病変は，EMR か ESD の絶対適応となる．2 cm を超える肉眼的粘膜内癌と診断される分化型の病変で潰瘍やその瘢痕を伴わない場合，3 cm 以下の肉眼的粘膜内癌と診断される分化型の病変で潰瘍やその瘢痕があると判断される場合，2 cm 以下の肉眼的粘膜内癌と診断される

未分化型の病変で潰瘍やその瘢痕を伴わない場合は ESD の絶対適応となる．

・**適応拡大病変**：絶対適応病変に対する初回治療として ESD/EMR を施行し，組織学的に分化癌かつ根治度が eCura C-1 であることが確認されたが，そののちに肉眼的粘膜内癌(cT1a)で局所再発した病変は適応拡大病変である．

・**相対適応病変**：絶対適応と適応拡大病変以外の病変の標準治療は外科的胃切除である．しかし，患者の年齢や併存疾患などの理由で外科的切除を選択しがたい早期胃癌の場合は，リンパ節転移率を考慮しつつ内視鏡的切除が選択される場合がある．その場合には，標準治療が外科的胃切除であることやリンパ節転移のリスクを十分に患者に説明し，同意を得ておく必要がある．

2 ● 外科治療

手術によって胃癌の根治が望める場合は，原発巣の切除に所属リンパ節の郭清を伴う根治手術（radical operation）が行われる．また，根治手術が不可能であっても，主病巣を含めた胃切除を行うことによって症状の改善を期待できる場合や患者の QOL の改善が期待できる場合は，姑息的に胃切除（姑息的切除，palliative surgery）が行われる場合もある．

a 定型手術

主として治癒を目的として標準的に施行されてきた胃切除術を定型手術という．胃の 2/3 以上の切除（噴門側胃切除術を除く）と D2 リンパ節郭清を行う．

b 非定型手術

進行度に応じて切除範囲やリンパ節郭清範囲を変えて行う非定型手術には，縮小手術と拡大手術がある．縮小手術は切除範囲やリンパ節郭清の程度が定型手術に満たないもので，拡大手術とは他臓器合併切除を加える拡大合併切除手術や，D2 を超えるリンパ節郭清を行う拡大郭清手術のことをいう．

c 緩和手術 palliative surgery

治癒切除不能症例における出血や狭窄などの切迫症状を改善するために行う手術で，Stage Ⅳ症例に対する日常診療における選択肢の１つである．腫瘍による狭窄や持続する出血に対して，安

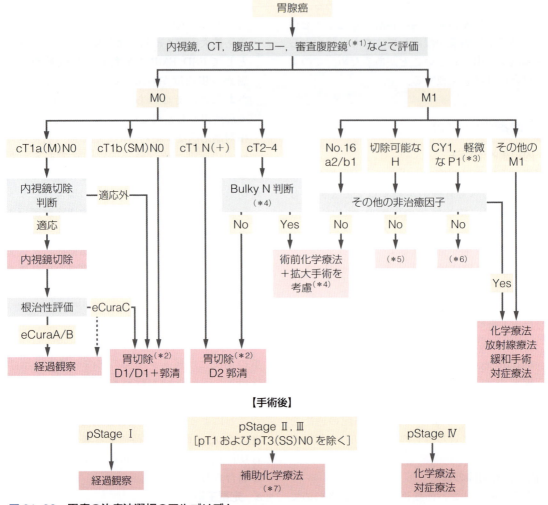

図 31-22 胃癌の治療法選択のアルゴリズム

(*1) 審査腹腔鏡の適応については『胃癌治療ガイドライン』の CQ9 を参照.
(*2) 腹腔鏡下手術の適応については『胃癌治療ガイドライン』の CQ1, CQ2 を参照.
(*3) 胃周囲や大網の表面などに少数個存在する結節で, 胃切除術の際に容易に切除可能なもの.
(*4) 腹腔動脈, 総肝動脈, 脾動脈・固有肝動脈周囲, もしくは上腸間膜静脈前面に接するリンパ節(14v リンパ節)で, 長径 3 cm 以上のもの, もしくは 1.5 cm 以上が 2 個以上隣接/連続しているものを Bulky N と呼ぶ. また, 大動脈周囲リンパ節転移のうち, No.16a2(腹腔動脈根部上縁から左腎静脈下縁)および No.16b1(左腎静脈下縁から下腸間膜動脈上縁)にとどまる場合も同様に判断する. 『胃癌治療ガイドライン』の CQ10, 28 を参照.
(*5) 肝転移個数が少数で, 他の非治癒因子を有さない場合, 外科的切除が弱く推奨される.『胃癌治療ガイドライン』の CQ10 を参照.
(*6) 胃切除された腹腔洗浄細胞診陽性(CY1)症例に対しては, 化学療法を行うことが推奨される.『胃癌治療ガイドライン』の CQ30 を参照.
(*7)『胃癌治療ガイドライン』の 38 頁を参照.

〔日本胃癌学会(編):胃癌治療ガイドライン, 医師用, 第 6 版. 金原出版, 2021 より改変〕

全に切除が行える場合は姑息的切除が行われるが, 切除が困難な場合や危険な場合には胃空腸吻合術などのバイパス手術が行われる. 胃空腸吻合術では胃を体部大彎側で部分的に切離して行う Devine 変法手術がよく行われる.

d 減量手術 reduction surgery

切除不能の肝転移や腹膜転移などの非治癒因子を有し, 出血, 狭窄, 疼痛など腫瘍による症状のない症例に行う胃切除術をいう. 腫瘍量を減らし, 症状の出現や死亡までの時間を延長するのが

表 31-4　外科切除例からみた早期胃癌のリンパ節転移頻度
（国立がん研究センター中央病院，がん研有明病院）

深達度	潰瘍	分化型		未分化型		脈管侵襲
M	UL0	≦2 cm	>2 cm	≦2 cm	>2 cm	
		0%（0/437）	0%（0/493）	0%（0/310）	2.8%（6/214）	
		0〜0.7%	0〜0.6%	0〜0.96%	1.0〜6.0%	
	UL1	≦3 cm	>3 cm	≦2 cm	>2 cm	Ly0, V0
		0%（0/488）	3.0%（7/230）	2.9%（8/271）	5.9%（44/743）	
		0〜0.6%	1.2〜6.2%	1.2〜5.7%	4.3〜7.9%	
SM1		≦3 cm	>3 cm			
		0%（0/145）	2.6%（2/78）	10.6%（9/85）		
		0〜2.6%	0.3〜9.0%	5.0〜19.2%		

上段：リンパ節転移率，下段：95% 信頼区間.
〔日本胃癌学会（編）：胃癌治療ガイドライン，医師用，第 6 版. 金原出版，2021 より〕

目的である．しかし，これまでの臨床研究によると，減量手術の延命効果は認められておらず，有用性は限定的である．

3 ● 切除範囲

治癒を目指す手術では，腫瘍の辺縁から十分な断端距離がとれるように切除範囲を決定する．早期癌では肉眼的に 2 cm 以上の切除断端距離を確保すべきである．辺縁が不明瞭な腫瘍で切除断端が近くなることが予想される場合は，術前に内視鏡生検により腫瘍辺縁を確認して切除予定線の目印となるマーキングを行っておく場合が多い．進行癌では限局型の腫瘍では 3 cm 以上，浸潤型の腫瘍では 5 cm 以上の近位断端距離を術中判断で確保する．断端距離がこれより短く，断端陽性が疑われる場合は，腫瘍に近い切除断端部を術中迅速病理診断に提出し，断端に癌細胞が存在しないことを確認する必要がある．特に食道浸潤胃癌では口側断端の迅速病理診断は切除範囲の決定に有用である．

4 ● 胃癌に対する手術術式

a　幽門側胃切除術 distal gastrectomy

胃癌の発生は胃の中下部 2/3 に多いため，最も多く施行される術式である．通常，肛門側の切離線を幽門から 1〜2 cm ほど十二指腸側におき，胃を 2/3 以上切離する．胃切除とともに所属リンパ節を郭清する．再建法として胃十二指腸吻合を行う Billroth Ⅰ法（図 31-23a），十二指腸断端

を閉鎖して胃空腸吻合を行う Billroth Ⅱ法（図 31-23b），Roux-en Y 法（図 31-23c）などが選択される．食物の通過が生理的で吻合が 1 か所である Billroth Ⅰ法が多く用いられるが，吻合部に緊張がかかるために縫合不全の発生が懸念される場合や，吻合部付近に癌の再発が予測される場合には Roux-en Y 法が用いられる．また，Billroth Ⅰ法は食道裂孔ヘルニアがある場合に食道胃逆流の症状が悪化する場合があり，その場合も Roux-en Y 法が用いられることが多い．Billroth Ⅱ法再建は，術後の胆汁や膵液の逆流が起こりやすく胃炎や癌の発生につながるという説があり，近年わが国では用いられなくなっていたが，Roux-en Y 法は術後に挙上した空腸のうっ滞（Roux ステーシス）を生じることがあるため，早期回復と退院が望ましい高齢者には Billroth Ⅱ法を用いる施設もある．

b　噴門側胃切除術 proximal gastrectomy

胃上部に発生した癌に対する術式である．統計的にみると，胃上部に発生した早期癌は幽門上リンパ節や幽門下リンパ節への転移頻度がきわめて低く，右胃動静脈や右胃大網動静脈が温存できるためこの術式が可能となる．再建法は食道残胃吻合法（図 31-24a，b）のほか，術後の逆流性食道炎の発生の予防のために空腸間置法（図 31-24c）や空腸嚢間置法（図 31-24d），double tract 法（図 31-24e）も行われる．食道残胃吻合法の場合は，新たな穹窿部の形成や漿膜筋層フラップなど，食道胃逆流防止を追加する必要がある．

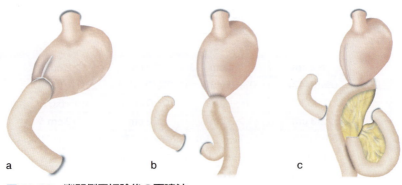

図 31-23 幽門側胃切除後の再建法
a：Billroth Ⅰ 法，b：Billroth Ⅱ 法，c：Roux-en Y 法．

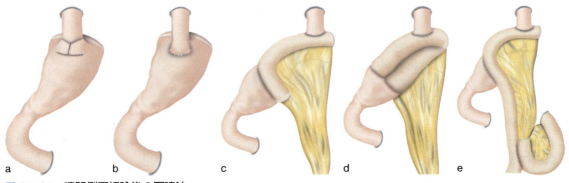

図 31-24 噴門側胃切除後の再建法
a：食道残胃吻合法（漿膜筋層フラップ），b：食道残胃吻合法（新たな穹窿部の形成），c：空腸間置法，d：空腸囊間置法，e：double tract 法．

c 胃全摘術 total gastrectomy

① 癌が胃の全域に及ぶ場合，② 癌は胃上部に限局しているが進行癌であるか，早期癌であっても癌の範囲が広いために噴門側胃切除術の適応でない場合，③ 癌は胃中部にあるが噴門までの距離が短く断端距離が確保できない場合に，胃全摘術が施行される．また，近位側胃切除断端が確保できる場合でも，膵臓への直接浸潤などの理由で膵脾合併切除を行う場合には，脾動脈が切離されると左胃大網動脈や短胃動脈の血流がなくなるため，必然的に胃全摘術となる．再建法は Roux-en Y 法（図 31-25a）が一般的であるが，代用胃の機能をもった空腸間置法（図 31-25b），空腸囊間置法（図 31-25c），double tract 法（図 31-25d）などの工夫がされる場合がある．

d 幽門保存胃切除術 pylorus-preserving gastrectomy（PPG）

胃上部 1/3 と幽門前庭部 4 cm 程度を温存する術式である．胃体部に局在するリンパ節転移のない早期癌に施行される場合が多い．幽門が温存されるため，胃の貯留能が保たれて術後ダンピング症候群の発症を予防できるとされるが，胃の食物排出遅延が 6〜8％ にみられるため，胃癌治療ガイドラインでは胃体部の早期癌に対する「弱い推奨」とされている．

e 胃局所切除術

リンパ節郭清を伴わない胃局所切除術が例外的に行われることがある．

f 腹腔鏡下胃切除術

腹腔鏡下胃切除術は，当初は創を小さくすることで手術侵襲の軽減を目的として導入された．開腹手術に比べて手術創が小さく整容性に優れるだ

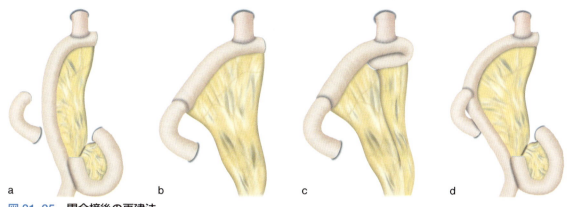

図 31-25　胃全摘後の再建法
a：Roux-en Y 法，b：空腸間置法，c：空腸嚢間置法，d：double tract 法．

けでなく，術後疼痛が少ない，腸が直接空気にさらされにくいために腸蠕動の回復が良好で食事の再開が早い，早期退院や早期の社会復帰が可能となる，などの利点がある．また，低侵襲であるだけでなく，手術中の術野の拡大視効果があり，より緻密で安全な手術が可能になると考えられている．胃癌治療ガイドラインでは Stage Ⅰの胃癌のみならず，進行胃癌である Stage Ⅱ/Ⅲに対しても腹腔鏡下幽門側胃切除術は標準治療の 1 つとして推奨されている．また胃全摘術や噴門側胃切除術については，Stage Ⅰの胃癌のみに対して腹腔鏡下手術が弱く推奨されている．

g　ロボット支援胃切除術

ロボット支援手術は，すでに胃癌手術の日常臨床に応用されている．先進医療の枠組みで行われた臨床試験（単群多施設前向き）で，従来の腹腔鏡手術と比べて合併症が減少することが示されたため，2018 年に胃悪性腫瘍に対するロボット支援手術が保険適用となった．それを契機に全国で導入が進められ，広く普及した．高解像度で 3 次元化されたモニターの映像，ロボットアームや使用する鉗子の多関節関節による直感的な操作のしやすさ，手ブレ防止機能，などの利点があり，従来の腹腔鏡手術と比較すると精緻な手術が可能であるとされている．特に，膵上縁や脾門部のリンパ節郭清ではロボットの鉗子の関節機能によって，温存すべき膵臓を過度に圧迫することなく剝離操作が可能となるため，有用とされている（図31-26）．また，胃切除後の消化管再建における縫合結紮操作では，従来の腹腔鏡手術に比べて鉗子操作が容易であり，その点もロボット支援手術の利点である．現在わが国では，胃癌に対するロボット支援手術の優越性を検証するため，従来の腹腔鏡手術と直接比較する大規模なランダム化試験が行われている．

h　胃空腸吻合術

胃下部の進行癌のために通過障害があり，なんらかの原因で胃切除が困難な場合に胃空腸吻合術が行われる．これにより経口摂取が可能となり，栄養状態改善につながるだけでなく，経口抗癌剤の服用が可能となる．吻合法には順蠕動法（図31-27a）と逆蠕動法（図 31-27b）がある．順蠕動法は空腸の近位側を胃の口側に，空腸の遠位側を胃の肛門側に位置するように吻合する方法で，逆蠕動法はその逆向きに吻合する．逆蠕動法は胃の内容物が輸入脚を経て胃内に逆流する悪循環が起こることがあり，それを防止するために輸入脚と輸出脚を吻合する Braun 吻合を付加することがある．また，胃から空腸への胃内容の排出を促すために，胃を体部大彎側で部分的に切離して胃空腸吻合術を行う Devine 変法手術（図 31-27c）もよく行われる．

5　化学療法

胃癌に対する化学療法は，手術前に行う術前補助化学療法，治癒切除後に再発予防を目的として行う術後補助化学療法，治癒切除不能な進行・再発胃癌に対する化学療法に分類される．

a　術前化学療法 neoadjuvant chemotherapy

再発の要因となる微小転移の消滅を図り，その

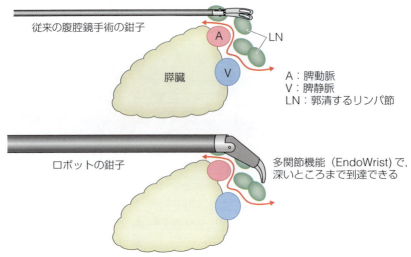

図 31-26　ロボット支援胃癌手術
a：膵上縁郭清
b：多関節鉗子によって，膵臓を圧排せずに膵上縁の深いところまで郭清が可能となる．

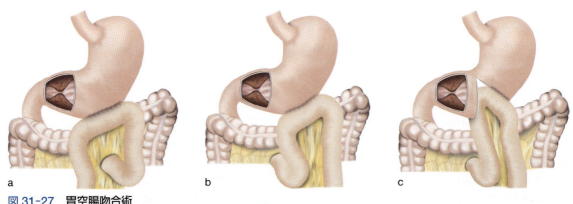

図 31-27　胃空腸吻合術
a：結腸前順蠕動法，b：結腸前逆蠕動法，c：Devine 変法．

のちに遺残した原発巣や転移巣を切除する集学的治療である．術後化学療法に比べてより強力な化学療法が施行可能であるため，奏効率が高率であり切除率の向上につながる．一方，化学療法に感受性がない場合には病変がさらに進行するため，手術時期を逸する可能性もある．大きなリンパ節転移を有する症例や，比較的近傍の傍大動脈リンパ節に限定したリンパ節転移を有する症例など，一部の症例で有効性が報告されているものの，現在のところわが国における日常診療ではあまり行われていない．術後も含めた周術期化学療法を施行することが多い欧米とは異なっている．ただし，近年わが国以外のアジアから術前補助化学療法の有効性を示す大規模臨床試験の結果が報告されており，わが国でもこの領域の治療開発が進むと考えられている．

b　術後補助化学療法 adjuvant chemotherapy

術後補助化学療法は治癒切除後の微小遺残腫瘍による再発予防を目的として行われる化学療法である．2006 年に ACTS-GC 試験と呼ばれる全国規模の臨床試験により経口抗癌剤である S-1 の有効性が確認されて標準治療となっている．適応は T1（M，SM）N2-3 と T3（SS）N0 症例を除く Stage Ⅱ/Ⅲ である．また，Stage Ⅱ に比べると予

F 胃癌 **517**

一次化学療法	二次化学療法	三次化学療法	四次化学療法以降
HER2（－）の場合 • S-1＋CDDP • Cape＋CDDP • SOX • CapeOX • FOLFOX • SOX＋Nivo • CapeOX＋Nivo • FOLFOX＋Nivo • FOLFOX＋ゾルベツキシマブ • CapeOX＋ゾルベツキシマブ HER2（＋）の場合 • Cape＋CDDP＋T-mab • S-1＋CDDP＋T-mab • CapeOX＋T-mab • SOX＋T-mab	MSI-High の場合 • ペムブロリズマブ＊ • weekly PTX＋RAM MSI-High 以外の場合 • weekly PTX＋RAM	HER2（－）の場合 • ニボルマブ • FTD/TPI • IRI HER2（＋）の場合 • T-DXd	三次化学療法までの候補薬のうち，使用しなかった薬剤を適切なタイミングで治療を切り替えて使っていく治療戦略を考慮する

図 31-28　推奨される化学療法レジメン

＊：MSI-High 胃癌に対し，二次化学療法でペムブロリズマブを用いた場合には，三次治療以降でのニボルマブの投与は推奨しない．また，三次治療以降で weekly PTX＋RAM の投与を考慮する．
S-1：テガフール・ギメラシル・オテラシルカリウム，CDDP：シスプラチン，Cape：カペシタビン，SOX：S-1＋オキサリプラチン併用療法，CapeOX：カペシタビン＋オキサリプラチン併用療法，FOLFOX：5-フルオロウラシル＋レボホリナートカルシウム＋オキサリプラチン併用療法，Nivo：ニボルマブ，T-mab：トラスツズマブ，weekly PTX：パクリタキセル毎週投与法，RAM：ラムシルマブ，FTD/TPI：トリフルリジン・チピラシル，IRI：塩酸イリノテカン，T-DXd：トラスツズマブ デルクステカン．

後不良な Stage Ⅲ症例に対しては，S-1 とドセタキセル，S-1 とオキサリプラチン，カペシタビンとオキサリプラチンの併用療法も推奨されている．理論的には手術後できる限り早期に投与を開始し，手術から術後補助化学療法までの間隔を短くするのが望ましいが，手術後は非手術症例に対する化学療法より副作用が出やすいため，注意が必要である．

c 治癒切除不能な進行・再発胃癌に対する化学療法

切除不能進行・再発胃癌に対する化学療法は，近年高い腫瘍縮小率を示すようになってきた．以前は化学療法による完全治癒は通常困難であったが，最近では 5 年以上の長期生存も得られるようになってきた．切除不能な進行・再発胃癌と非治癒切除症例のうち全身状態が比較的良好で主要臓器の機能が保たれている症例が適応とされる．具体的には，PS0 から PS2 で SI もしくは高度リンパ節転移症例，H1，P1 またはその他の遠隔転移を有する初回治療あるいは再発症例，非治癒切除症例があげられる．切除不能進行・再発胃癌に対する化学療法のうち，第Ⅲ相試験によりエビデンスが得られており，胃癌治療ガイドライン（第6 版）で推奨されている化学療法レジメンは，図31-28 に示すとおりである．近年は，後述のように分子標的治療薬や免疫チェックポイント阻害薬を従来の化学療法と組み合わせた治療開発も進んでおり，標準治療の進歩のスピードが増している．胃癌治療ガイドラインでは，新たなエビデンスの登場に応じて適切に速報を出すことで，臨床医がタイムリーに適切な治療を提供できるようになっている．

切除不能進行・再発胃癌症例に対して化学療法を行った場合の生存期間はおよそ 13 か月程度とされているが，治療標的となる分子の発現が高い場合や遺伝子変異・増幅のある場合，適切な分子標的治療薬や免疫チェックポイント阻害薬を使用することでより長期の生存期間が見込めるようになってきている．全身状態が不良な症例には化学療法は行わず，身体症状緩和や精神的サポートのための支持療法を中心とした治療が行われる．

6 ● 分子標的療法

癌遺伝子の 1 つである HER2 遺伝子に由来する HER2 蛋白は，細胞の増殖や分化に関与する蛋白である．上皮成長因子受容体（EGFR，別名

ERBB1)に類似した構造をもち，EGFR2，ERBB2，あるいは NEU と呼ばれる．近年 HER2 陽性の切除不能な進行・再発胃癌に対して化学療法を行う場合，HER2 蛋白に対する抗体であるトラスツズマブを併用投与すると生存期間が延長することが明らかになったため，図 31-28 のように HER2 陽性の場合はトラスツズマブを併用するレジメンが推奨されている．また，VEGFR2（血管内皮細胞増殖因子受容体 2）に対する抗体薬であるラムシルマブは，切除不能な進行・再発胃癌に対する二次治療に用いることが推奨されている．CLDN18.2（クローディン-18 スプライスバリアント 2）は，主に胃粘膜細胞に発現するタイトジャンクションを構成する分子であるが，これを標的とした抗体薬であるゾルベツキシマブが，切除不能な進行・再発胃癌に対する一次治療薬として保険適用となり，ガイドライン速報でも推奨された（2024 年）．今後はこのような分子標的治療薬がさらに普及すると考えられる．

7 ● 免疫療法

癌細胞においては，免疫系から逃避し生き延びるための免疫チェックポイント分子による免疫抑制機能が働いている．その免疫抑制シグナルの伝達を阻害して，免疫抑制機能を作動させなくするのが免疫チェックポイント阻害薬である．国内での胃癌治療には PD-1 をブロックする製剤（ニボルマブおよびペムブロリズマブ）が，現在臨床応用されている．2017 年に三次治療としてニボルマブ単剤投与のレジメンがガイドラインで推奨された．2019 年には MSI-high 胃癌（マイクロサテライト不安定性の高い胃癌）に対するペムブロリズマブ単剤投与のレジメンが，二次治療としてガイドラインで推奨された．なお，これは胃癌だけではなく，MSI-high を示す複数の固形腫瘍に保険適用となり，各腫瘍のガイドラインで推奨されている．また，2021 年には一次治療としての化学療法にニボルマブを併用することの有効性が臨床試験で明らかとなったため，保険適用となりガイドラインで推奨されている．現在，切除不能な進行・再発胃癌のみならず，周術期の化学療法でも免疫チェックポイント阻害薬の併用レジメンの治療開発が進んでおり，胃癌の集学的治療はますます進歩していくものと考えられる．

8 ● 光線力学的治療

photodynamic therapy（PDT）

光線力学的治療は，光感受性物質の投与と光照射によって誘導される細胞死を利用した低侵襲な治療法である．現在，わが国では，光感受性物質であるポルフィマーナトリウムによる PDT として，早期胃癌に対して良好な成績が報告されている．特に高齢者に対して期待される治療法である．現時点では，この治療法は胃癌治療ガイドラインで推奨されていない．

最近では，半減期が短いため，光感受性物質の副作用である光線過敏症が軽度である第 2 世代光感受性物質のタラポルフィリンナトリウムが注目されているが，現在のところ胃癌に対して保険適用はない．

9 ● 放射線治療

全身状態や局所の腫瘍の状況から外科手術が不可能と診断された症例で，胃癌からの慢性的な出血をコントロールするための放射線治療が行われることがある．これは，根治を目指した治療ではなく，症状緩和のための一時的な対策と位置付けられる．根治的照射ではないので，1 日 3.0 Gy× 10 日間など比較的低い線量の照射が選択されることが多い．

❼ 再発

胃癌の治療成績は飛躍的に向上したが，約 30% の症例は再発する．再発形式には腹膜再発，血行性再発，遠隔リンパ節再発，局所再発がある．早期癌の再発形式には血行性再発が多いが，進行癌になると腹膜再発が多くなる．また，分化型癌は血行性再発が多いが，低分化型癌では腹膜再発が多い．胃癌全体でみた場合，再発形式は腹膜再発が最も多い．

胃癌の術後再発が臨床的に明らかになる時期は，術後 1～2 年目が最も多く，経年的に次第に減少する．一般に進行癌のほうが早期癌より再発時期は早いとされている．

⑧ 周術期の合併症

1 ● 術後出血

消化管内あるいは腹腔内に出血をきたす場合がある．出血源の確認のために，胃内視鏡検査や造影CT検査，必要に応じて血管造影検査を行う．出血部位が吻合部など消化管内の場合は，内視鏡的に止血が得られることが多い．腹腔内に出血している場合は，血管造影において塞栓術を行うことにより止血できることがある．前述の方法で止血できない場合や，バイタルサインが安定しない場合は緊急手術が必要となる．

2 ● 縫合不全

術前の併存症（糖尿病や人工透析中など），喫煙習慣，吻合部の血流障害のために発生する場合がある．多くは手術後約10日目までに発生する．経口摂取を中止し，中心静脈栄養や経腸栄養によって栄養管理を行う．腹部超音波検査やCT検査などにより腹腔内膿瘍の形成の有無を検索し，膿瘍腔を認めた場合は超音波ガイド下やCTガイド下にドレナージを試みる．穿刺ドレナージが困難な場合や，腹腔内に膿が広がっている場合には，腹腔鏡下もしくは開腹下に腹腔ドレナージ術を施行する．広域スペクトラムの抗菌薬を投与すると同時に，膿の細菌培養検査を行い，必要に応じて抗菌薬をde-escalation（より狭域スペクトラムで最適なものへの切り替え）する．

3 ● 吻合部通過障害

縫合不全が治癒した後の肉芽組織や，術後一過性に起こる吻合部の浮腫のために吻合部の通過障害を起こすことがある．その場合は，内視鏡を用いたバルーン拡張術が有効である．内視鏡的な拡張術が無効の場合には再度吻合を行う必要がある．また，幽門側胃切除術のRoux-en Y法再建後に，器質的な通過障害がないにもかかわらず，通過障害症状が起こる，いわゆるRoux stasis syndromeをきたすことがある．現在のところ原因は明らかにされていないが，挙上した空腸の蠕動運動不全や，胃空腸吻合部から空腸空腸吻合部までが長すぎることなどが原因の可能性がある．手術後1か月程度の経過観察で症状は改善される場合が多い．

4 ● イレウス

開腹による腹膜の炎症や手術による生体への侵襲により，蠕動運動は手術後一時的に低下するが，通常の場合は数日で回復する．なんらかの影響で蠕動運動の回復遅延が生じた場合に麻痺性イレウスを発症する．また，術後の癒着のため癒着性イレウスをきたすことがある．経鼻イレウス管や経鼻胃管の挿入で改善する場合が多いが，改善しなければ再手術による癒着剥離を要する場合もある．

5 ● 急性胆嚢炎

手術後の腸蠕動の低下のために起こる腸内細菌叢の変化がもたらす細菌感染や，手術中の迷走神経肝枝の切離による胆汁うっ滞などのために急性胆嚢炎を生じることがある．絶食と抗菌薬投与で改善しない場合は，経皮経肝胆嚢ドレナージや腹腔鏡下胆嚢摘出術を施行する．胃切除術を施行するときに予防的に胆嚢摘出術を施行することもあるが，これについては賛否両論がある．

6 ● 膵液瘻

リンパ節郭清を行うときに膵組織を損傷したり，胃全摘術に伴う膵脾合併切除を行った場合に膵液瘻を生じることがある．膵酵素による周囲組織の自己消化に伴って膿瘍を形成することがあり，重症化すると仮性動脈瘤が形成され，破裂して大出血を起こしうる．膿瘍ドレナージと局所の洗浄により保存的に治癒することが多いが，膵液瘻が長期間持続したり，仮性膵嚢胞を生じることもある．

7 ● 創感染

開腹創（低侵襲手術の小開腹創も含む）やドレーンの刺入部が感染することがあり，発赤や発熱を認める．創感染を疑えば創の開放とドレナージを施行する．原因菌は黄色ブドウ球菌や大腸菌が多い．

8 ● 肺炎

喫煙者や高齢者に多い．予防には周術期の多面的なアプローチが有効である．呼吸機能が低下している患者には術前の呼吸リハビリテーションを行う．喫煙者には術前の禁煙指導も重要である．

術後には，早期離床や適切な疼痛管理，体位変換やネブライザーの使用で排痰を促進し，肺炎の発症を予防する．肺炎を発症した場合は，抗菌薬の投与，呼吸リハビリ，必要に応じて酸素投与が行われる．重症の場合には集中治療室での呼吸サポートが必要になることもある．

⑨ 後期合併症

1 ● ダンピング症候群

胃切除術の施行により胃の容積が減少したことと，幽門括約筋の喪失によって，胃の貯留能が著しく低下したことにより起こる．Billroth I 法や Roux-en Y 法よりも，Billroth II 法再建後に多くみられる．

a　早期ダンピング症状

食後30分前後に起こり，腸蠕動亢進，腹部不快感，腹痛，悪心・嘔吐，下痢などの腹部症状と，全身倦怠感，めまい，頻脈，発汗，動悸を呈する血管運動性症状とに分けられる．胃の貯留能が低下して高張な食べ物が急速に腸内に流入するために，循環血漿量の低下と，セロトニン，ヒスタミン，ブラジキニンなどの血管作動性の体液性因子の増加が生じ，自律神経のアンバランスが加わって早期ダンピング症状が生じるとされている．ほとんどの場合，食習慣の変更によって改善する．すなわち，1回の食事量を減らして食事回数を多くし(5～6回)，低炭水化物高蛋白食を摂ることが望ましい．薬物療法としては抗コリン薬，抗不安薬，抗セロトニン薬，抗ヒスタミン薬などを投与する．保存的治療で改善しない場合は，Billroth II 法から Billroth I 法や Roux-en Y 法再建に変更する手術も稀に行われることがある．

b　晩期ダンピング症状

一過性の高血糖に引き続いて生じる食後2～3時間後に起こる低血糖症状(全身倦怠感，めまい，心悸亢進，発汗など)である．多量の食べ物が急激に小腸に流入することで高血糖をきたし，これに反応してインスリンが過剰に分泌されて低血糖となるが，これに拮抗するグルカゴンの分泌が不足するために低血糖症状が生じる．晩期ダンピング症状を予防するには，ゆっくり食事をする，分割食を摂って血糖値の過度の変化を防ぐ，低血糖症状が出始めたら糖類を摂取する，など工夫をする．

2 ● 輸入脚症候群

幽門側胃切除術の Billroth II 法再建や胃空腸吻合術に伴って輸入脚に一時的な胆汁や膵液の停滞が起こった場合には，輸入脚の内圧が上昇する．この病態は，胃空腸吻合部の不具合で胃の内容物が輸入脚に流入することや，輸入脚が長すぎることが原因とされる．輸入脚に充満していた内容物が，急激に胃に流入することによって生じる胆汁性嘔吐が主症状である．予防策としては，胃空腸吻合術を行う場合に輸入脚を胃壁に縫着して輸入脚を吊り上げたり，長すぎない輸入脚を作成することなどが有効である．外科的治療法として，輸入脚と輸出脚を吻合する Braun 吻合を付加したり，Billroth II 法再建から Billroth I 法再建や Roux-en Y 法再建への変更が行われる．

輸入脚内に慢性的に内容物が停滞することによって細菌叢が異常増殖すると，消化吸収障害を生じる．これを盲管症候群(blind loop syndrome)という．下痢，脂肪便，体重減少，大球性貧血(ビタミン B_{12} の細菌叢による過剰消費が原因)などが主症状である．抗菌薬投与が奏効することもあるが，無効の場合には輸入脚症候群と同様の外科的処置を行う．

3 ● 骨代謝異常

胃酸分泌の低下によるカルシウムの不溶化と吸収不良が関与する．また，脂溶性ビタミンであるビタミン D の吸収不良により，さらにカルシウムは吸収されにくくなる．血清カルシウム値の低下に伴って骨から血中へのカルシウムの移動が生じ，徐々に骨密度の低下が進み，骨粗鬆症を発症しやすくなる．症状としては腰痛，肩痛，筋肉痛などであるが，重症例を放置すると腰椎などの圧迫骨折の可能性も生じる．カルシウム含量の多い食事をしたり，カルシウム製剤やビタミン D を投与して対処する．

4 ● 小球性低色素性貧血

胃切除後の鉄の吸収障害が原因である．鉄は上部小腸，特に十二指腸で主に吸収されるため，生理的な再建法，すなわち Billroth I 法や空腸間置

法による再建は，鉄欠乏性貧血の発症予防という観点からは有用といえる．鉄剤の経口的・経静脈的投与で対処する．

5 ● 巨赤芽球性貧血

大多数は胃全摘後のビタミン B_{12} の吸収障害による．この吸収には胃体部の壁細胞から分泌される Castle 内因子の存在が必要であり，胃全摘術の術後ではビタミン B_{12} の吸収が不良となり，体内のビタミン B_{12} が使い尽くされる．術後 5～10 年目から貧血が発生する．ビタミン B_{12} を経口投与しても吸収効率が悪いため，筋肉注射を行うことが多い．ただし，経口ビタミン B_{12} 補充であっても，高用量であれば Castle 内因子に依存しない受動的な吸収によりある程度のビタミン B_{12} が吸収されるため，症例によっては有効である場合もある．巨赤芽球性貧血が改善してからも，維持量を定期的に投与することが必要となる．

6 ● 便通不良

胃貯留能の低下，ダンピング症候群，脂肪の吸収障害などのため，下痢を起こすことがある．ほとんどの場合は整腸剤で治療できる程度である．

7 ● 逆流性食道炎

酸性の胃内容やアルカリ性の十二指腸内容が下部食道に逆流することによって生じる．下部食道括約筋機構が破綻する噴門側胃切除術や胃全摘術の術後に起きやすいとされているが，幽門側胃切除術後でも特に Billroth Ⅰ 法や Billroth Ⅱ 法では，十二指腸や空腸の内容物の胃内への逆流によって逆流性食道炎が生じることがある．胸やけ，胸骨後方痛，嚥下困難などの症状が生じる．肥満や便秘など腹圧のかかるような状態を回避し，食直後に臥床しないよう指導する．薬物療法としては，酸の逆流に対しては制酸薬，アルカリ逆流に対しては蛋白分解酵素阻害薬，また補助的に粘膜保護薬などが有効である．

8 ● 残胃癌

胃切除後の残胃に発生した癌を残胃癌という．残胃へ逆流する胆汁中の胆汁酸が残胃癌の発生に関与するといわれている．また，胃切除により胃内の pH が中性化し，逆流した腸内細菌が増殖す

ることによって，発癌性の高いニトロソアミンが生成されやすくなるのも一因であると考えられている．しかし，再建法による発生頻度の差は明らかではない．早期胃癌の増加に伴って胃切除後の長期生存例が増えている近年では，残胃癌が進行した状態で発見されることも多い．胃切除後の患者に対して，残胃の定期的なフォローアップが重要である．治療については通常の胃癌と同様で，内視鏡的切除やリンパ節郭清を伴う残胃全摘術（場合によっては残胃の幽門側胃切除）を行う．

Ｇ 十二指腸腫瘍

1 十二指腸腺腫

十二指腸腺腫は孤発性と家族性に分けられ，家族性としては家族性大腸腺腫症（familial adenomatous polyposis：FAP）に関連するものが多く，腫瘍数や大きさ，組織型，異型度によるスコアリングで治療適応が判断される．孤発性（sporadic）の十二指腸腺腫がみつかった場合には，内視鏡的切除や腹腔鏡内視鏡合同手術などの治療を行うことが弱く推奨されている．

2 十二指腸癌

十二指腸に発生する悪性腫瘍のほとんどは腺癌であり，空腸や回腸にリンパ腫や肉腫など非上皮性悪性腫瘍が多いのと対照的である．胃癌に比べて進行癌の状態で発見されることが多く，手術後の予後も不良である．

1 ● 頻度

わが国では人口 100 万人あたり 23.7 人（全国癌登録データ 2016 年による）で，欧米よりも多いが，比較的稀少な癌である．小腸癌のなかで十二指腸癌の占める割合は 30～50% とされている．男女比は約 1.5 対 1 でやや男性に多い．

2 ● 病理

組織型はほとんどが腺癌であり，解剖学的に近くに位置する膵頭部癌に比べるとリンパ節転移や肝転移が少なく，予後は良好である．

3 ● 症状

進行した状態で発見される場合，腹痛，黄疸，出血，閉塞が主症状である．早期ではほとんど無症状である．

4 ● 診断

上部消化管内視鏡検査で発見され，生検により確定診断を得る．胆管癌や膵頭部癌との鑑別診断には MR 胆道膵管造影(magnetic resonance cholangiopancreatography：MRCP)や，内視鏡的逆行性胆道膵管造影(endoscopic retrograde cholangiopancreatography：ERCP)を用いる．

5 ● 十二指腸癌に対する手術

十二指腸癌に対しては，病変が粘膜内にとどまるもの(T1a)であればリンパ節転移がほとんどないため，内視鏡的切除術が多く行われている．しかし，十二指腸は胃に比べると壁が薄いため穿孔しやすく，また膵液や胆汁の曝露によって術後の重篤な合併症につながりやすいことから，特に内視鏡的粘膜下層剥離術(ESD)を施行する際には注意が必要である．

病変が T1b 以深であれば周辺のリンパ節郭清を伴う膵頭十二指腸切除術を行う．胃の幽門側 2/3 程度を切離し，次に膵を門脈の前面で切離して門脈から膵臓を剥離する．空腸を Treitz 靱帯付近で切離したのち，膵頭部と十二指腸を上十二指腸上腸間膜動脈から切離し，胆嚢を肝床部より剥離して総肝管を切離する．すなわち，胃，十二指腸，膵，胆嚢，総胆管を一塊にして切除する(図 31-29)．胃を温存する場合もある．代表的な再建方法としては，Child 法，Whipple 法，Cattell 法などがある(図 31-30)．合併症としては膵液瘻に注意する必要がある．

なんらかの理由で膵頭十二指腸切除術ができない場合は，十二指腸狭窄による通過障害や出血に対して胃空腸吻合術を施行する．

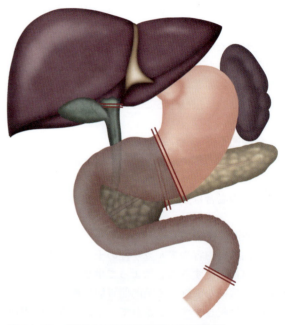

図 31-29　膵頭十二指腸切除術の切除範囲

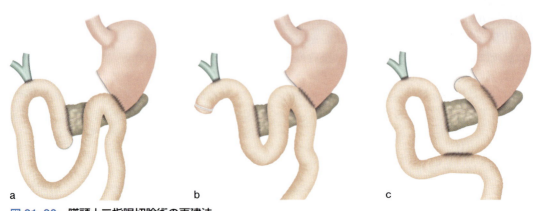

図 31-30　膵頭十二指腸切除術の再建法
　　a：Child 変法．b：Whipple 法．c：Cattell 法．

H 胃・十二指腸憩室

1 ● 頻度

胃・十二指腸憩室は，単発であることが多い．胃憩室は，その他の消化管憩室に比べて頻度が低い（0.1〜0.2%）が，十二指腸憩室のほうが胃憩室よりも頻度が高く（5〜10%），加齢とともに増え，増大する傾向がある．先天性と後天性があり，後天性憩室は筋層を欠いて粘膜と粘膜下層からなる．特徴的な症状がない場合が多く，内視鏡検査やX線造影検査の際に偶然発見されることが多い．

2 ● 治療

胃・十二指腸憩室があっても症状がない場合は手術の適応とはならない．Vater乳頭部近傍の傍十二指腸憩室が総胆管を圧迫することによって胆管狭窄症状を呈するものをLemmel（レンメル）症候群と呼び，治療の対象となる．内視鏡的乳頭括約筋切開術やバルーンカテーテルを用いた狭窄部の拡張，重症例や再発例では憩室切除術や乳頭形成術などが行われることもある．Vater乳頭部付近の憩室に対して憩室切除を行うと，総胆管や十二指腸が狭窄する可能性があるので，翻転埋没して筋層を縫合する．困難な場合には，胆管空腸吻合術を行ったり，憩室炎の治療のために胃空腸吻合術を行って食物が十二指腸を通過しないようにする．

I 十二指腸損傷

交通事故，高所からの落下，スポーツや暴力による腹部への衝撃が原因となることが多い．交通事故の場合，ハンドルやシートベルトが上腹部に当たるため，椎骨との間に位置する十二指腸や膵臓に損傷が加わりやすい．また，ERCPなどの内視鏡検査や，十二指腸腫瘍に対する内視鏡治療などの合併症としての十二指腸穿孔もある．

1 ● 診断

腹腔内に面した部位の損傷では，腹腔内に遊離ガス（free air）や十二指腸液の漏出を認める．腹部単純X線検査や胸部単純X線検査，腹部CT検査では，腹腔内に同様の所見を認める．激しい腹痛や腹膜刺激症状を呈することが多い．後腹膜側への穿孔では，腹痛や腹膜刺激症状の程度は腹腔側への穿孔と比べると軽度であることが多い．腹部X線検査や腹部CT検査で，後腹膜腔のfree airや液体貯留を見落とさないように注意する．

2 ● 治療

腹腔内の十分な洗浄とドレナージを行う．損傷部は縫合することが望ましいが，局所の炎症が強い場合は縫合不全に陥りやすいため，縫合部の近傍に必ずドレーンを留置する．局所の炎症が強いときには，胃瘻，胆汁瘻，腸瘻を造設しておく．

第32章 小腸

A 小腸の解剖

　小腸はTreitz靱帯から回盲弁まで全長約6～7 mの中空性の管で，消化管の約80%を占めている．口側から空腸，回腸の2つに区分され，両者の間には判然とした解剖学的境界はなく，一般に口側の2/5を空腸，肛門側の3/5を回腸としている．小腸の組織学的な構造は部位により若干異なるが，基本的には同一で，内側より粘膜，粘膜下組織，筋層，漿膜（または外膜）の4層から構成される．小腸の栄養動脈は上腸間膜動脈（superior mesenteric artery：SMA）から分岐し，上腸間膜静脈（superior mesenteric vein：SMV）に還流し，門脈へ至る．小腸のリンパ管は乳び管と呼ばれ，乳び槽を経て胸管，左鎖骨下静脈へ流入する．小腸の神経支配は，大/小内臓神経からの交感神経と，迷走神経からの副交感神経である．

B 小腸の生理

　小腸の役割は栄養分と水分の輸送と消化吸収である．小腸の運動は内容物を肛門側へ移動させる蠕動運動と内容物を混和する分節運動からなる．1日に経口摂取された水分約2 Lと消化管から分泌された7～8 Lの消化液計9～10 Lの水分は，小腸で約85%，大腸で約15%が吸収される．粘膜の湿潤を維持するために等張液が分泌されるが，吸収量より分泌量が多いと下痢になる．小腸は透過性の高い吸収上皮で構成されているため，腸管内容物が吸収されやすい．このため内腔での細菌の増殖を抑えエンドトキシンなど有害物質の産生や病原微生物の腸管粘膜内への侵入を抑える必要があり，抗菌物質を分泌するPaneth細胞やIgAを分泌する免疫担当細胞，IgAに分泌因子（secretory component）を付加できる上皮を有している．終末回腸はリンパ装置が発達しPeyer板と呼ばれる．小腸では体内の免疫細胞の50%以上が集中しているとされる．小腸粘膜内の神経内分泌細胞からは消化液の分泌や消化管の運動機能を調節するホルモンが分泌される．セクレチン，セクレチンファミリー〔血管作動性腸管ポリペプチド（vasoactive intestinal polypeptide：VIP），グルカゴン，胃抑制ペプチド（gastric inhibitory peptide：GIP），エンテログルカゴン〕，コレシストキニン，ソマトスタチン，ペプチドYY，モチリンなどが知られている．

C 小腸の炎症性疾患（Crohn病を除く）

腸結核 intestinal tuberculosis

　結核菌が腸に感染することで発生する．肺結核に合併して起こった場合を「続発性腸結核」，肺に病巣がない場合を「原発性腸結核」と呼ぶ．近年では，続発性の腸結核は肺結核の減少とともに減少傾向だが，原発性腸結核は増加傾向にあり，近年では腸結核の半分以上を占める．病巣は，盲腸，回腸，上行結腸に多い．治療は複数の抗結核薬による内科的治療であるが，狭窄，潰瘍穿孔などで手術適応になる．

2 Behçet（ベーチェット）病 Behçet disease

　Behçet病は口腔粘膜のアフタ性潰瘍，外陰部潰瘍，皮膚症状，眼症状の4つの症状を主症状

とする慢性再発性の全身性炎症性疾患である．すべての症状が揃うことは少ない．腸管型Behçet病では腸管潰瘍を伴い，腹痛，下痢，下血などの症状が出現する．病変は回盲部が圧倒的に多く，上行結腸，横行結腸にもみられる．潰瘍は深く下掘れし，消化管出血や腸管穿孔により緊急手術を要することもある．

❸ 放射線腸炎
radiation induced enterocolitis

　放射線治療を行ったことにより生じる腸炎のことである．前立腺癌，子宮頸癌などの骨盤内悪性腫瘍に対して放射線治療を行った後に生じることが多い．直腸，S状結腸に生じることが多いが，照射野に小腸が入り，小腸に生じることもある．照射終了後2か月以内に生じる早期障害と，数か月から数年後に発症する晩期障害に分類される．早期障害は30〜75%に，晩期障害は2〜20%にみられる．

　早期障害は放射線の直接作用が原因で，浮腫による局所灌流障害が腸管上皮細胞に生じる．可逆性の変化であり，治療後数週間でほとんどは改善する．晩期障害は動脈内膜炎による血管壁の肥厚により微小循環障害が生じ，線維化や動脈硬化性変化を伴う．不可逆性の変化であり，穿孔した場合や，狭窄，瘻孔を有する場合には手術を考慮する．

Ｄ 血管性病変

❶ 腸間膜動脈閉塞症
mesenteric arterial occlusion

　腸間膜動脈の突然の閉塞により発生する．原因として，動脈硬化などにより狭小化している血管に血栓が詰まる血栓症と，心疾患（心房細動など）などにより生じた血栓が詰まる塞栓症の2つがある．上腸間膜動脈にみられることが多い．早期の特徴は腹痛であるが，身体所見に乏しい．その後，壊死の進行に従い，著明な腹部圧痛，筋性防御，筋硬直，および腸音消失とともに腹膜炎徴候が出現する．さらにショックの徴候が出現し，死亡に至ることが多い．

　造影CT検査，血管造影検査で診断する．速やかに血管造影下の血栓除去，血管拡張術，ステント留置，血管拡張薬・血栓溶解薬の投与を考慮するが，腸管壊死を疑う場合には手術療法の適応である（図32-1）．手術で直視下に血栓除去，血行再建術を行うこともあるが，腸管壊死を伴っている場合には大量腸管切除となり，死亡率は高い．

❷ 腸間膜静脈硬化症
mesenteric phlebosclerosis

　腸壁内から腸間膜の静脈に石灰化が生じ，静脈還流の障害により，腸管の慢性虚血性変化をきたす疾患である．高齢の女性，漢方薬の長期服用者に多い．腹痛（右側），下痢，悪心・嘔吐が認められ腸閉塞を呈する場合もある．腸管狭窄が高度な場合には腸管切除術の適応になる（図32-2）．

❸ 非閉塞性腸間膜虚血
non-occlusive mesenteric ischemia（NOMI）

　腸間膜血管に器質的閉塞が存在しないにもかかわらず，腸間膜虚血や腸管壊死を呈する疾患である．心疾患，動脈硬化，脳血管障害，糖尿病など併存疾患を有する場合に発症することが多く，腸管の血管攣縮が発症の原因と考えられている．早期に特異的な症候はなく，重症化して診断されるため，一般に予後不良である．腹膜刺激症状がない場合は血管拡張薬血管内投与の適応となるが，腹膜刺激症状をきたし，腸管壊死が疑われる場合には外科手術が必要であり，予後不良である（図32-3）．

Ｅ 小腸の腫瘍 small intestinal tumors

1 ● 概念

　小腸腫瘍は稀な疾患であり，消化管腫瘍の1〜5%を占めると推測されている．特異的な症状・徴候に乏しく，診断に難渋することが多いが，バルーン内視鏡やカプセル内視鏡により，従来よりも早い段階で発見されるようになってきている．悪性腫瘍としては，癌（図32-4），悪性リンパ腫

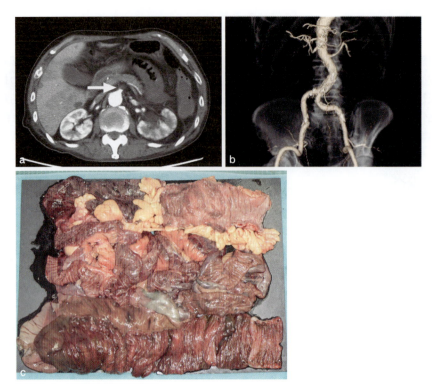

図 32-1　腸間膜動脈閉塞症
a：CT．上腸間膜動脈がほぼ根部(矢印)から閉塞している．
b：CT 血管造影．上腸間膜動脈は描出されない．
c：切除標本．腸壁は発赤が著明で，一部菲薄化している．

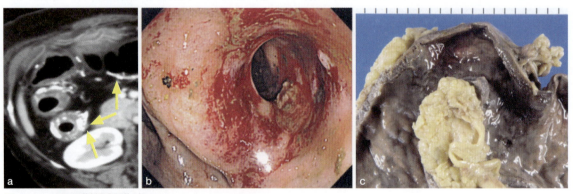

図 32-2　腸間膜静脈硬化症
a：CT 像．腸壁内から腸間膜の静脈に石灰化を認める．
b：下部消化管内視鏡検査．病変部で高度の狭窄とびらん，出血を認める．
c：切除標本．腸管は硬く，腸管壁は黒色調で，内腔は狭窄し，ヒダは消失していた．

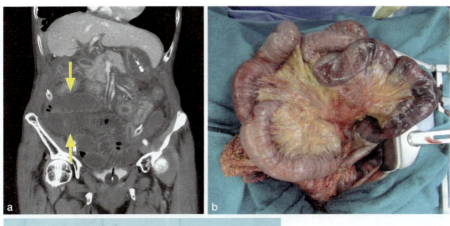

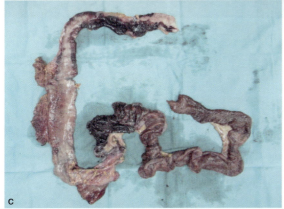

図 32-3　非閉塞性腸間膜虚血
a：CT 像．拡張した小腸壁で造影効果が減弱している（矢印）．
b：術中所見．白色調の小腸壁とともに一部黒色に変色した壊死腸管を認める．
c：切除標本．黒色調に変化した壊死腸管とともに，発赤，白色調に変化した部分などを認める．

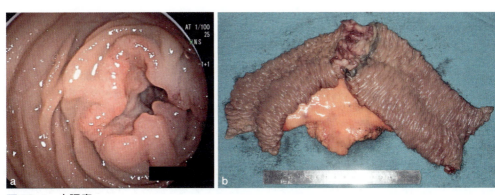

図 32-4　小腸癌
a：ダブルバルーン小腸内視鏡検査．比較的境界明瞭な周堤を伴う 2 型病変を認める．
b：切除標本．中央部に 2 型病変を認める．

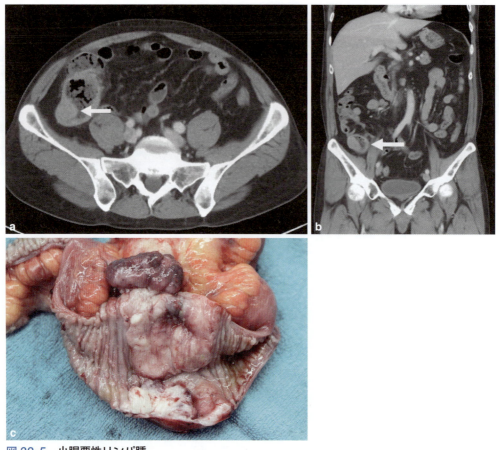

図 32-5　小腸悪性リンパ腫
a：CT．回腸末端壁の肥厚所見を認める(矢印)．
b：CT．aの冠状断．回腸末端壁の肥厚所見を認める(矢印)．
c：切除標本．中央部に一見2型様の病変を認める．

(図 32-5)，消化管間質腫瘍(gastrointestinal stromal tumor：GIST) (図 32-6)，神経内分泌腫瘍などがあり，良性腫瘍としては，腺腫，過誤腫(図 32-7)，脂肪腫(図 32-8)，リンパ管腫，血管腫などがあげられる．

2 ● 症状

典型的な症状がなく，腹痛，腹部膨満感，下痢，便秘，食欲不振，体重減少，貧血などがみられるが，無症状で見つかる場合もある．進行例では，腸閉塞，黒色便・血便，消化管穿孔がみられることもある．腫瘍が先進部となり腸重積となることもある．

3 ● 診断

小腸腫瘍を疑うきっかけとしては，前述のような症状を精査するために上部消化管内視鏡や大腸内視鏡を行ったが原因となる疾患が同定できず，CTを施行して小腸に病変を認める場合が多い．小腸造影検査，ダブルバルーン小腸内視鏡検査，PETにて腫瘍の存在診断が可能であり，内視鏡検査では生検が可能である．カプセル内視鏡は低侵襲で病変を撮影することができるが，病変を通過するタイミングによっては撮影できない可能性もある．

4 ● 治療

悪性リンパ腫以外の悪性腫瘍，または悪性腫瘍を疑う場合には外科切除が原則である．悪性リン

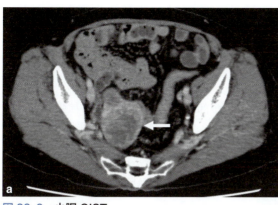
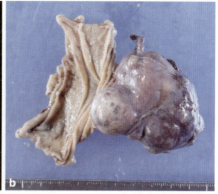

図 32-6　小腸 GIST
a：CT．骨盤内に小腸と連続した腫瘤影を認める（矢印）．
b：切除標本．小腸壁と連続した壁外性に発育する腫瘤を認める．

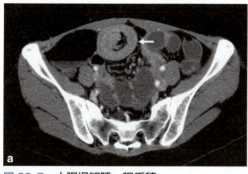
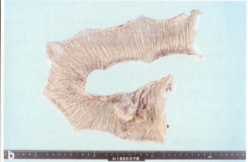

図 32-7　小腸過誤腫，腸重積
a：CT．内腔に腫瘤影を伴う腸管壁の同心円状の肥厚（target sign）を認める（矢印）．
b：切除標本．小腸内腔に3個の有茎性ポリープ状の腫瘤を認め，組織学的に過誤腫の診断であった．

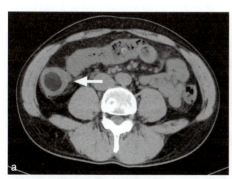
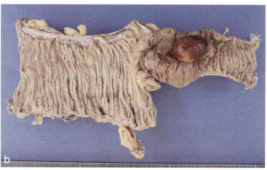

図 32-8　小腸脂肪腫，腸重積
a：CT 像．上行結腸の内腔に球形の均一な低吸収域を認める（矢印）．
b：切除標本．回腸末端に発赤を伴った卵円形の腫瘤を認める．この腫瘤が上行結腸内に入り込み，腸重積となっていた．

パ腫では化学療法が第一選択となるが，穿孔，出血，腸閉塞を伴う場合には手術適応となる．良性腫瘍を疑う場合や良性腫瘍で無症状の場合には経過観察となる．

F 腸閉塞

腸閉塞とは何らかの原因で，腸管の通過が悪くなる病態のことで，その原因により機械的腸閉塞と機能的腸閉塞に分類されている．機械的腸閉塞は癌や癒着，腸管の捻じれなどが原因で腸管の特定の部位で腸の通過障害をきたすもので，腸管の血流障害を伴わない単純性(閉塞性)腸閉塞と血流障害を伴う複雑性(絞扼性)腸閉塞に分類されている．

また明確な物理的な閉塞機転はないが腸管の正常な蠕動運動が障害されることにより腸閉塞を起こす病態を機能的腸閉塞という．何らかの原因により腸管運動が障害される病態を麻痺性腸閉塞，腸管の運動が無秩序に亢進してしまう病態を痙攣性腸閉塞と呼ぶ．

> **Point　腸閉塞の分類**
> - 閉塞部位がはっきりしているもの：機械的腸閉塞
>   血流障害あり→複雑性(絞扼性)→原則，緊急手術の適応
>   血流障害なし→単純性(閉塞性)→絶食・輸液・減圧(イレウス管)
> - 閉塞部位がはっきりしない：機能的腸閉塞
>   多くは麻痺性腸閉塞

1 機械的腸閉塞

A 単純性(閉塞性)腸閉塞

血流障害をきたしていない腸閉塞であり，原因としては手術後の癒着や癌による狭窄があげられる．複雑性(絞扼性)腸閉塞との鑑別が重要である．

1 症状

腹部膨満をきたすが腸閉塞の部位により腹満の程度は変わり，口側の小腸ではあまり腹満は生じない．嘔気・嘔吐，排便・排ガスの停止，間欠的腹痛が特徴的である．身体所見に関しては腹部膨満，圧痛を伴うことがあるが，筋性防御などの腹膜刺激症状はない．聴診で金属音(metallic sound)を聴取する．

2 検査・診断

腹部X線検査にて腸管の拡張および腸管内に溜まった腸液が立位にて水平面をつくり，鏡面像(niveau)を認める．CTにて腸管の拡張および閉塞部位での腸管の口径差(caliber change)を認めることで比較的診断は容易である(図32-9)．

3 治療

癒着性腸閉塞は腹部手術の既往のある人に多く，小腸での閉塞が多い．癌による閉塞は大腸癌によるものが多い．

癒着性腸閉塞の治療は，イレウス管などによる腸管内容の減圧と輸液による治療をまず行い，効果がみられない場合には手術を考慮する．

B 複雑性(絞扼性)腸閉塞

腸管，腸間膜の血流障害を伴う腸閉塞を複雑性(絞扼性)腸閉塞という．血流障害から最終的には腸管壊死に至り腹膜炎をきたす．腸管(および血管を含む腸間膜)が，腹腔内の索状物や腸捻転・ヘルニアなどが原因で血流障害をきたす．血流障害の程度にもよるが，時間経過とともに病状が進行する．

腹部所見としては単純性より激烈な痛みをきたす．進行して腸管が壊死に陥ると筋性防御，反跳痛など腹膜刺激症状をきたす．

造影CTにて腸管のclosed loopおよびその領域の血流障害を認める(図32-10)．また，状態が悪くなると，穿孔をきたし，腹腔内遊離ガス(free air)がみられることもある．

壊死をきたすと血液検査にてLDH，CK，ASTなどの腸管逸脱酵素の上昇，乳酸の増加によるアシドーシスなどをきたすことがある．

放置すると腸管壊死に至るため，緊急手術の適応である．手術では腸閉塞の原因を特定して解除し，腸管の血流障害が可逆性かどうか判断し，血流障害が高度な腸管，壊死した腸管を切除する(図32-11)．

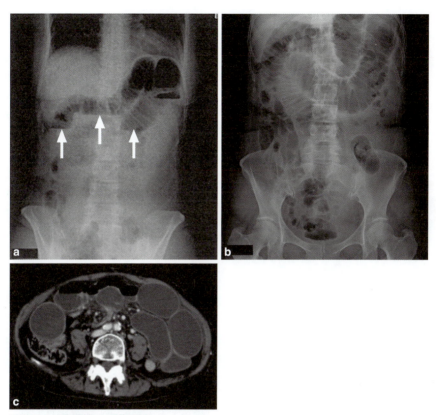

図 32-9 腸閉塞の画像所見
a：腹部単純X線（立位）．拡張した小腸と鏡面像（niveau）（矢印）を認める．
b：腹部単純X線（臥位）．拡張した小腸ガス像を認める．
c：CT．腹部全般に拡張した小腸を認める．

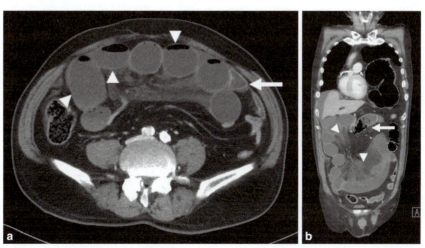

図 32-10 複雑性（絞扼性）腸閉塞
a：造影CT．血流が保たれている小腸壁（矢印）に比較して絞扼状態の腸管壁は白色の造影効果が減弱し，血流は低下している（矢頭）．
b：造影CT（冠状断）．血流が保たれている小腸壁（矢印）と比較して拡張した腸管壁は全体に白色の造影効果が減弱し，血流が低下している．また小腸間膜は透過性が低下し，腸間膜内の出血や浮腫が疑われる（矢頭）．

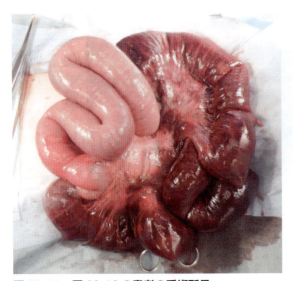

図32-11 図32-10の患者の手術所見
赤黒色に変化した壊死腸管と出血を伴った小腸間膜.

2 機能的腸閉塞

A 麻痺性腸閉塞

前述の腸管狭窄所見はないが，何らかの原因で腸管の蠕動運動が障害を受け腸管内容の停滞をきたすもの．腸管麻痺の原因として，細菌性腹膜炎，癌性腹膜炎，腹部手術後，糖尿病，腸管運動を抑制する薬剤などがある．

腹部所見として，腹部膨満を認め，腸管蠕動音の低下・消失を認める．細菌性腹膜炎では腹膜刺激症状を認めるが，それ以外では腹膜刺激症状は認めない．

画像診断では，腹部X線検査で小腸から大腸の拡張像を認める．CT検査では，機械的腸閉塞で認められる腸管の口径差が認められない．

治療としては麻痺をきたしている原因に対する治療が第一である．腸管の拡張が強い場合にはイレウス管による減圧を行う．麻痺の原因が腹膜炎であれば手術で腹腔内の洗浄，ドレナージを行ったり，抗菌薬の投与を行ったりする．蠕動を抑制する薬剤の場合には薬剤の減量・休薬などを考慮する．

G 腸重積症

腸管の一部が肛門側にはまり込むことで発症する．はまり込んだ最先端を先進部という．先進部は小腸のことも大腸のこともある．締め付けが弱い場合には症状を呈さないこともあるが，締め付けが強くなると血流障害や通過障害をきたし，腹痛や下血をきたす．画像所見としてはtarget sign（図32-7）が特徴的である．

小児では乳幼児に多く，特に原因を認めず，回盲部に好発する．一方，成人の原因としては先進部が腫瘍（大腸癌や小腸良性腫瘍など）であることが多く，Meckel憩室が先進部になることもある．成人の腸重積においては，腫瘍が原因であれば手術が必要である．

第33章 結腸

A 結腸の解剖

　大腸は，人間の消化管の最後のパートで小腸に続いて，右下腹部から始まり肛門に至る．全長約1.5〜2 mほどで，結腸（盲腸，上行結腸，横行結腸，下行結腸，S状結腸）と直腸に分けられる（図33-1）．結腸には腸管を栄養・支配している血管，神経，リンパ組織などが含まれる腸間膜があり，盲腸，上行結腸，下行結腸は後腹膜に固定されている．横行結腸とS状結腸はそれぞれ腸間膜に覆われ可動性に富むという特徴をもつ．

1 結腸壁の構造

　結腸壁は，他の消化管と同様に大きく分けて粘膜，粘膜下組織，平滑筋層，漿膜などの層からなっている（図33-2a）．大腸には盲腸からS状結腸まで走行する3本の結腸ひもがあり，これは外縦走筋の肥厚によってできたものである（図33-2b）．3本の結腸ひもは直腸S状部で癒合し，直腸縦走筋層へ移行する．

2 結腸の血流支配

　右半結腸（盲腸から横行結腸左側）は上腸間膜動脈（superior mesenteric artery：SMA）から栄養されており，左半結腸（横行結腸左側から直腸）は下

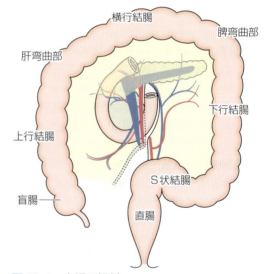

図33-1　大腸の解剖

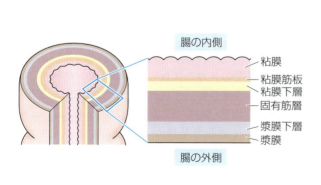

a
図33-2　結腸壁の構造

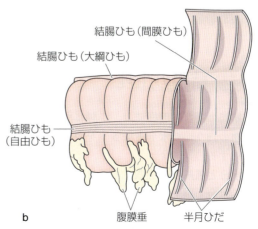

b

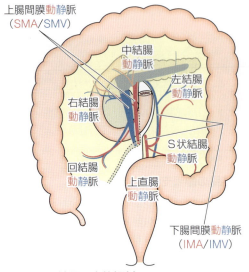

図 33-3　結腸の血管解剖

腸間膜動脈(inferior mesenteric artery：IMA)により栄養されている(図 33-3)．右半結腸の静脈は上腸間膜静脈(superior mesenteric vein：SMV)へ，左半結腸ならびに直腸の静脈は下腸間膜静脈(inferior mesenteric vein：IMV)に還流する．

3 ● 結腸のリンパ系・神経系

大腸の壁より出るリンパ管は，それぞれの栄養動脈に沿って走行し，途中に多数のリンパ節が存在する．大腸は胃や小腸と同様に交感神経(交感神経幹由来)，副交感神経(主に迷走神経由来)により支配されており，これらの神経からの刺激は粘膜下層の粘膜下層神経叢(Meissner 神経叢)，筋層の内輪筋と外縦筋の筋間の筋層間神経叢(Auerbach 神経叢)を介して，腸管運動，分泌，吸収，血流に関与する．

B 結腸の生理

結腸の主な生理機能は，小腸までで消化された食物の残りから水分と栄養素を吸収し，固形便を形成する．

- **水分と電解質の吸収**：結腸は消化された食物から水分と電解質(特にナトリウムとカリウム)を吸収する．
- **便の形成**：水分が吸収されることで，結腸内の内容物は徐々に固まり，便が形成される．便は主に水分，未消化の食物残渣，腸内細菌，細胞の脱落物，消化液，およびビリルビン由来の胆汁色素から構成され，これらの成分は食生活や腸内環境によって変化する．
- **細菌叢の活動**：結腸には多くの細菌が生息しており，これらは消化されなかった食物繊維を発酵させて脂肪酸を産生する．これらの脂肪酸は結腸の細胞に栄養を供給し，一部は体全体にエネルギーとして利用される．この発酵過程でガス(主にメタン，水素，二酸化炭素)が生成される．
- **免疫機能と毒素排出**：結腸は免疫系の重要な部分であり，有害な細菌や毒素を排除する役割を果たす．また，便とともにこれらの有害物質が体外に排出される．
- **栄養素の合成と吸収**：一部のビタミン(特にビタミン K やビタミン B 群)は結腸内の細菌によって合成され，その後体内で吸収される．

C 結腸癌

本項では結腸癌について扱う．直腸癌は別項(第 34 章「直腸および肛門管」の「直腸癌」の項，➡570 頁)を参照．

1 病態

1 ● 疫学

わが国において 2020 年における大腸癌の罹患率は男性 3 位，女性 2 位，死亡率は男性 2 位，女性 1 位であり重要な癌腫である．高齢になるほど罹患しやすく，高齢社会の影響もあり，現在増加傾向にある．

2 ● 発癌のメカニズム

大腸癌発癌のメカニズムとして従来から正常粘膜から腺腫-腺癌に進展する adenoma-carcinoma sequence と正常粘膜から直接大腸癌が発生する de novo sequence があり，前者が主なルートと考えられてきた．近年はこれに加えて，serrated-neoplasia pathway があることが知られてきている(図 33-4)．

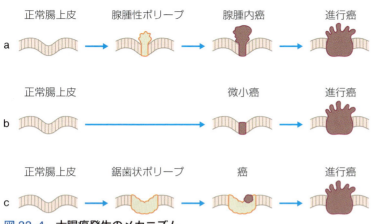

図 33-4 **大腸癌発生のメカニズム**
a：adenoma-carcinoma sequence，b：de novo sequence，c：serrated-neoplasia sequence.

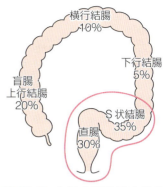

図 33-5 **大腸の部位別の癌の頻度**
肛門近くに大腸全体の約 2/3 の癌ができる．

> **Frontier**
>
> **大腸癌の発生経路**
>
> 大腸癌の発生経路にはいくつかの種類が知られている．図33-4 参照．
> - adenoma-carcinoma sequence：大腸の腺腫(ポリープ)から癌になる経路．*APC*，*KRAS*，*TP53* などの遺伝子変異が関わるとされる．
> - *de novo* sequence：大腸の腺腫を経ずに微小癌が直接発生する経路
> - serrated-neoplasia sequence：近年注目されている経路で，過形成ポリープの亜型である鋸歯状ポリープから癌が発生する経路．右側に多いとされる．*BRAF* 遺伝子，CIMP(CpG island methylator phenotype)，*MLH1* メチル化などの関与が示唆されている．

3 ● 好発部位

大腸癌の好発部位はS状結腸と直腸であり，それぞれ約 1/3 程度の割合で発生する(図33-5)．

4 ● 症状

大腸癌による症状としては，肛門に近い癌は腫瘍による出血や，狭窄症状(腹痛や腹満など)が生じやすいが，右側の大腸では便が軟らかく肛門から遠いため，症状が出にくく，進行癌でみつかりやすいのが特徴である．

5 ● 大腸癌検診

日本では 40 歳以上の人に年 1 回便潜血検査を行うことが推奨されている．1 日より 2 日間以上の便検査を行うほうが感度が高くなる．便潜血陽性の場合には，大腸内視鏡検査などの精密検査を推奨する．

6 ● 危険因子

大腸癌発生の危険因子として飲酒，赤身肉，喫煙，糖尿病，運動不足，肥満などが知られている．

7 ● 肉眼的分類

早期癌と進行癌の肉眼分類がある(図33-6)．進行癌で最も多い肉眼型は 2 型である．

8 ● 進行度

日本の大腸癌取扱い規約による進行度分類(表33-1)と国際規約である TNM 分類があり，かなり似通っているが少し異なっている．両分類ともに腫瘍の深達度(T因子)(図33-7)，リンパ節転移(N因子)，遠隔転移(M因子)の 3 要素にて進行度が決まる(表33-2)．この進行度により手術後の患者の予後が予想でき，手術時の説明や術後の治療方針や経過観察方法の決定に有用である．

9 ● 大腸癌の転移

転移の臓器・部位としては，所属リンパ節転移の頻度が最も高く，肝臓，肺，腹膜転移などがそれに続く(図33-8)．大腸のリンパ流，リンパ節

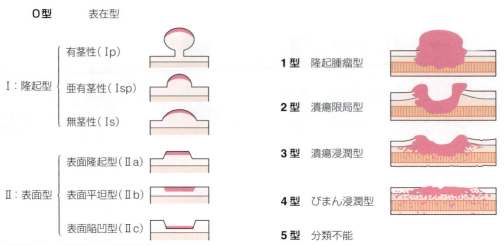

図 33-6　大腸癌の肉眼分類
〔大腸癌研究会（編）：大腸癌取扱い規約，第 9 版．金原出版，2018 記載の分類を図式化〕

表 33-1　大腸癌の進行度分類（日本）

遠隔転移（M因子）			M0			M1		
						M1a	M1b	M1c
リンパ節転移（N因子）		N0	N1(N1a/b)	N2a	N2b, N3	Nに関係なく		
壁深達度（T因子）	Tis	0						
	T1a, T1b	Ⅰ	Ⅲa					
	T2			Ⅲb		Ⅳa	Ⅳb	Ⅳc
	T3	Ⅱa						
	T4a	Ⅱb						
	T4b	Ⅱc			Ⅲc			

〔大腸癌研究会（編）：大腸癌取扱い規約，第 9 版．p 19，金原出版．2018 より〕

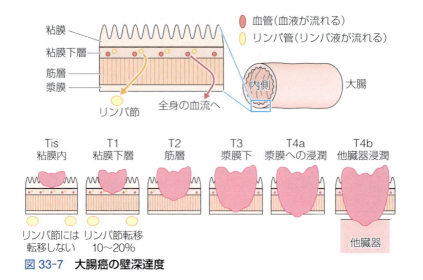

図 33-7　大腸癌の壁深達度

表 33-2 TNM 因子の詳細

T 因子（壁深達度）		N 因子（リンパ節転移）	
TX	深達度の評価ができない	NX	リンパ節転移の程度が不明
T0	癌を認めない	N0	リンパ節転移を認めない
Tis	粘膜内（M）にとどまる	N1	腸管傍リンパ節と中間リンパ節の転移が3個以下
T1	粘膜下層（SM）にとどまる	N1a	転移個数が1個
T1a	SM 浸潤距離が 1,000 μm 未満	N1b	転移個数が2〜3個
T1b	SM 浸潤距離が 1,000 μm 以上	N2	腸管傍リンパ節と中間リンパ節の転移が4個以上
T2	固有筋層（MP）まで浸潤	N2a	転移個数が4〜6個
T3	固有筋層を越え	N2b	転移個数が7個以上
	漿膜を有する部位で漿膜下層（SC），	N3	主リンパ節に転移を認める
	有しない部位で外膜（A）まで浸潤	**M 因子（遠隔転移）**	
T4	漿膜表面に露出（SE）あるいは	M0	遠隔転移を認めない
	他臓器へ浸潤（SI/AI）	M1	遠隔転移を認める
T4a	漿膜表面に露出（SE）	M1a	1臓器に遠隔転移
T4b	他臓器へ浸潤（SI/AI）	M1b	2臓器以上に遠隔転移
		M1c	腹膜転移を認める

〔大腸癌研究会（編）：大腸癌取扱い規約，第9版．pp 10, 11, 15，金原出版．2018 より〕

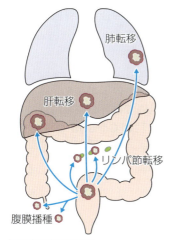

図 33-8 大腸癌の転移形式

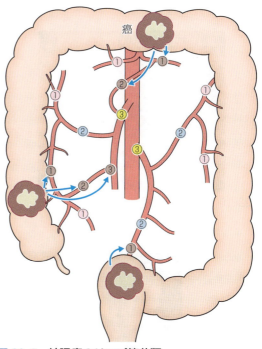

図 33-9 結腸癌のリンパ節分類
癌は腸の血管に沿ったリンパ節に転移しやすい．腸管からの距離により ① 腸管傍リンパ節，② 中間リンパ節，③ 主リンパ節と分類される．どこまで郭清するかで D1 郭清から D3 郭清のレベルがある．

を 動画 14 で示す．転移の可能性のあるリンパ節は，腫瘍部の腸管からの距離により1群，2群，3群リンパ節領域などと定義されており（図33-9），そのリンパ節群を切除するのがリンパ節郭清である．

動画 14：リンパの流れ

2 検査

1 ● 血液検査

腫瘍マーカーは CEA と CA19-9 が代表的であり，進行大腸癌ほど高くなる．ほかに下血による貧血などを認めることもある．

2 ● 大腸内視鏡検査

病変を直接観察することができ，組織を採取し（生検）大腸癌の確定診断をつけることが可能である．各種内視鏡診断により深達度診断を行うことができる（図 33-10）．

3 ● 注腸造影検査

腫瘍の部位や狭窄の程度を知るために行われる．造影剤はバリウムが通常用いられるが，狭窄が強い場合にはバリウムが固まり排出されなくなるので注意が必要で，その際はガストログラフィン®などの水溶性造影剤が用いられる．最近は CT 検査の際に大腸に二酸化炭素を注入して腸管を膨らませて検査を行う CT air enema（図 33-11）が行われるようになってきている（動画 15）．

内視鏡も注腸検査も検査の前に下剤を用いて腸管内をきれいにしておく必要があるが，大腸癌による腸閉塞が疑われる場合には下剤を投与することは禁忌である．

4 ● CT 検査

深達度や転移など腫瘍の進行度を評価するうえで必須の検査である．通常，胸部・腹部への造影 CT 検査が行われる（図 33-12）．腫瘍の周囲への浸潤やリンパ節転移，遠隔転移の有無を検索する．

造影剤を用いる場合には腎機能とアレルギーの有無は必ず確認する．

5 ● MRI 検査

直腸癌の周囲への広がりを評価する際に行われるほか，結腸癌では肝転移の精査のために用いることがある．特に Gd-EOB-DTPA を用いた MRI

動画 15：CT air enema

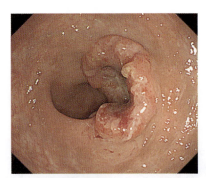

図 33-10　大腸内視鏡検査

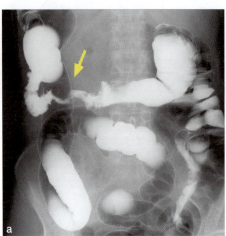
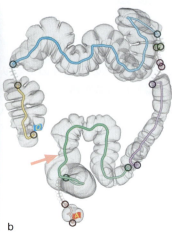

図 33-11　注腸造影検査
a：注腸造影検査．矢印が横行結腸癌．b：CT air enema 像．矢印が S 状結腸癌．

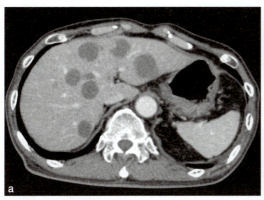
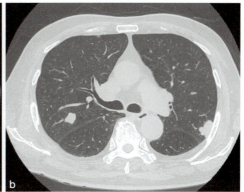

図 33-12　CT 検査
a：肝転移，b：肺転移．

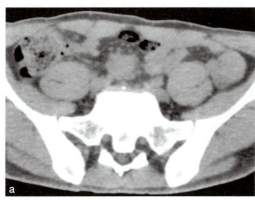
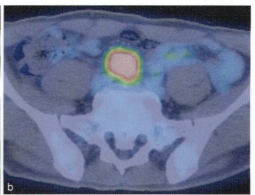

図 33-13　PET-CT 検査
a：単純 CT 像，b：fusion 像．

は肝転移を検出する感度が高いことが知られており，肝転移に対して肝切除を考慮する際には必須の検査となっている．

6 ● その他の検査

その他，腫瘍の進行度を調べる検査として腹部超音波検査，PET-CT 検査（図 33-13）などが必要に応じて行われる．手術などを考慮する際には，胸部 X 線検査，心電図，呼吸機能，血液生化学検査など患者の状況に応じて必要な全身検査を行う．

3 治療

A 治療方針

結腸癌の診断がついた患者について前述の諸検査を行い，大腸癌の進行度を評価し，それに従って治療方針を決定する（図 33-14）．手術が考慮される場合は心臓や肺機能など全身状態が手術に耐えられるかどうか（耐術性）の評価も行う．

> **Point** 結腸癌治療の種類
> - 内視鏡治療（EMR，ESD）
> - 手術（根治手術，姑息的手術）
> - 薬物治療（抗がん剤，分子標的治療薬，免疫治療薬）
> - 放射線治療

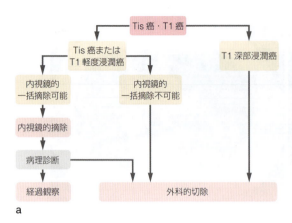
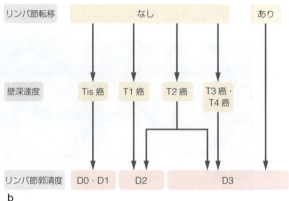
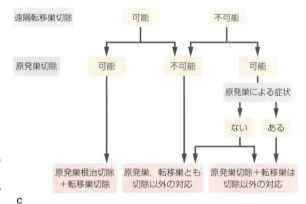

図 33-14　大腸癌の治療方針
a：Tis 癌または T1 癌の治療方針，**b**：Stage 0～Ⅲ癌の手術治療方針，**c**：Stage Ⅳ癌の治療方針．
〔大腸癌研究会（編）：大腸癌治療ガイドライン医師用 2024 年版．pp 12-21，金原出版，2024 より〕

B 狭窄病変に対するステント治療

大腸癌による高度狭窄をきたし腸閉塞となっている場合に，腫瘍部位をステントにて広げて便や内視鏡を通過できるようにする治療である（図 33-15）．

1 ● 手術に向けての bridge to surgery

切除できる大腸癌の場合，術前に腸閉塞を起こすと手術の際，腸管拡張で手術がやりにくくなったり，縫合不全を起こしやすくなったりするため，ステントを留置して閉塞を解除して手術をやりやすくする（bridge to surgery）．腫瘍より口側の腸管の観察も可能になるという利点もある．

2 ● 癌による狭窄症状の緩和のためのステント治療

切除不能あるいは再発病変により結腸の高度の狭窄がある場合，腸閉塞を解除し経口摂取ができるようにするためステントを留置することがある．

3 ● ステント治療の合併症

ステントの合併症は，腸管穿孔，腫瘍の増殖による再閉塞，ステントがずれること（逸脱）などである．

C 内視鏡治療

リンパ節転移のリスクのない大腸癌であれば，内視鏡でその部分のみを切除することで治療が完了する．内視鏡治療後の追加外科的切除の条件を表 33-3 に示す．最終的には内視鏡切除された検体を病理学的に検索して表内 ② の基準を満たすかどうかを判定し，1 項目でも満たせばリンパ節転移のリスクが無視できないということで，リンパ節郭清を伴う外科手術が推奨されている．

D 手術

結腸癌に対して手術を行う状況はいくつか考えられる．

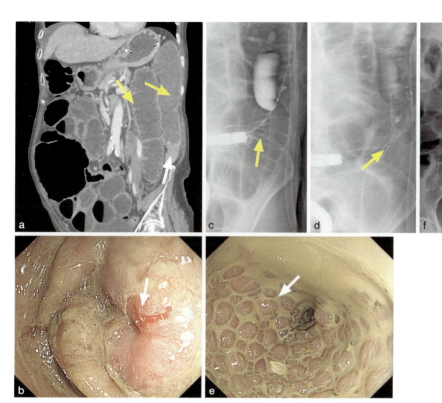

図 33-15 閉塞性結腸癌に対するステント治療
a：CT 像．白矢印が下行結腸癌，黄矢印が拡張した腸管．b：内視鏡写真．矢印は下行結腸癌．c：X 線像．矢印はガイドワイヤー．d：X 線像．ステントの留置後，矢印はステント．e：ステント留置後の内視鏡写真．矢印はステント．f：術後 3 日の X 線写真．矢印で示すステントが拡張している．

表 33-3　内視鏡治療後の追加外科的切除の条件

① 垂直断端陽性の場合
② 摘出標本の組織学的検索で以下の 1 因子でも認めれば，リンパ節郭清を伴う大腸切除を考慮する
　(1) SM 浸潤距離 1,000 μm 以上
　(2) 脈管侵襲陽性
　(3) 低分化腺癌，印環細胞癌，粘液癌
　(4) 浸潤先進部の簇出（budding）Grade 2/3

1 ● 根治術と姑息的手術

　病変を肉眼的にすべて切除可能であれば，根治切除術を行う．根治切除とは転移する可能性のあるリンパ節群を腸管と一緒に切除することである（図 33-16，▶動画 16）．転移しやすいリンパ節は腫瘍の部位の栄養血管沿いに存在するため，

動画 16：横行結腸切除・上腸間膜血管周囲のリンパ節郭清

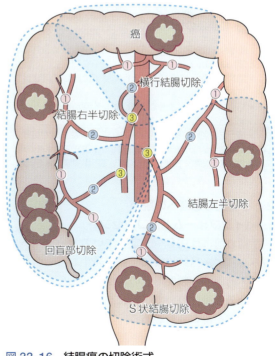

図 33-16　結腸癌の切除術式

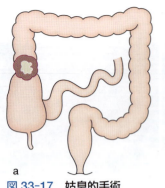 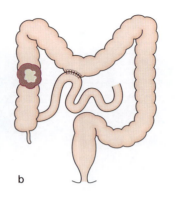 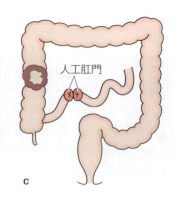

図 33-17　姑息的手術
　a：上行結腸癌による腸閉塞，b：バイパス手術，c：人工肛門造設術．

栄養血管沿いのリンパ節を切除（郭清という）する．この郭清の程度によってD1郭清からD3郭清に分類される（図33-9）．進行癌であれば通常はD3郭清が行われる．通常，切除した腸管の口側と肛門側の断端どうしをつなぎ合わせて便の通り道を作る（これを吻合といい，手縫い吻合と器械吻合がある）．

　癌をすべて切除することはできないが，腸閉塞や出血などの症状のコントロールのために病変の切除や人工肛門造設術やバイパス手術（図33-17）を行うことを姑息的手術という．前述したステント治療の適応になるケースも含まれる．

> **Point　結腸癌の切除術式**
> 腫瘍の部位と処理する血管によって術式が決められている（図33-16）．
> ・回盲部切除：盲腸・近位上行結腸癌に対して回結腸血管を処理．
> ・結腸右半切除：右側結腸癌に対して回結腸血管と右結腸血管を処理．
> ・横行結腸切除：横行結腸癌に対して中結腸血管を処理．
> ・結腸左半切除：左側結腸癌に対して下腸間膜動脈を処理．
> ・S状結腸切除：S状結腸癌に対して下腸間膜動脈を処理．

2　手術前の患者への説明（インフォームド・コンセント）

手術の前には病名や予定している治療法の内容のみならず，当該治療によって発生しうる合併症の具体的内容と頻度，他の治療法，治療を行わない場合の予後について平易に説明し，治療法について同意を得る必要がある．

3　手術の前処置

大腸の手術の前には下剤を投与したり（機械的腸管前処置），経口抗菌薬を服用させる（化学的腸管前処置）．剃毛は必要なら手術の直前に行われる．

4　手術の方法

開腹手術と腹腔鏡手術，ロボット支援下手術が保険適応となっている．近年は傷の小さい腹腔鏡・ロボット支援下手術が行われる機会が増えてきている．

5　術後合併症

術後に起こる患者にとって不利益なことを術後合併症という．術後数週間のうちに起こる短期合併症と術後一生にわたって起こる可能性のある長期合併症がある．

・**短期合併症**
【術後出血】：腹腔内あるいは腸管内に出血をきたす場合があり，患者のバイタルサインの変化や貧血の進行，ドレーンからの排液の性状などで診断される．術後2～3日のうちに起こることが多い．腸管内であれば内視鏡による止血，腹腔内であれば出血量が少なければ経過観察あるいは止血剤投与などが行われるが，出血量が多い場合には緊急開腹手術が行われる．
【縫合不全】：腸管と腸管をつないだ（吻合）部分の治癒がうまくいかない場合に，腸管内容が腹腔内に漏れること．術後10日以内に発症することが多い．腹痛や発熱，炎症反応の上昇やドレーン排液の便汁様の混濁などで診断される．

腹部造影 CT 検査で吻合部周囲の炎症反応の増強，膿瘍形成，遊離ガスの増加などの所見を認める．炎症が限局している際には絶食，輸液，抗菌薬などの保存的治療にて軽快することもあるが，重症化すると汎発性腹膜炎になり致命的になるので，重症化が危惧される際には躊躇せず緊急手術を行い，腹腔内の洗浄・ドレナージなどの処置を行う．

【術後腸閉塞】：腹腔内で手術操作を行うと，操作の近傍の腸管にも影響が及び，一時的に腸管の運動が悪くなることがある．これを術後麻痺性イレウスと呼ぶ．一方，腹腔内の癒着により腸管の通過不良部位が生じ癒着性腸閉塞をきたす場合もある．腸管の運動は多くの場合には絶食による経過観察で改善するが，嘔吐，腹部膨満などの症状が強い場合には経鼻イレウス管の留置などを考慮する．

【創部感染】：開腹した創部や腹腔内に膿瘍を作ったりすることで，手術部位感染（surgical site infection：SSI）という．抗菌薬の投与やドレナージを考慮する．

【血栓症】：術後，臥床が長期化することにより主に下肢の静脈がうっ滞し，血栓を作ることを深部静脈血栓症（deep venous thrombosis：DVT）という．さらに，できた血栓が体循環に乗って肺動脈へ流れて塞栓を作ることを肺塞栓症と呼び，時に致命的となる．

• 長期合併症

【癒着性腸閉塞】：詳細は第 32 章「小腸」の「腸閉塞」の項（➡ 530 頁）を参照のこと．

6 ● 結腸癌の再発

根治手術を施行したあと，癌が体のどこかに出現してくることを癌の再発といい，手術時には画像検査で検出できなかった微小転移が時とともに増大して CT などで認識されるようになると考えられている．

肝転移，肺転移，腹膜播種などの再発が多く（図 33-8），多くは 3 年以内，ほとんどは 5 年以内に再発する．逆にいえば 5 年経って再発が検出されなければ根治したと考えられるため，術後は 3〜6 か月ごとに腫瘍マーカーや CT などによるチェックを行い，5 年間のフォローアップが推奨されている．

再発するリスクが高い患者に対しては，再発を防ぐために術後補助化学療法が行われることがある．体内に存在する可能性のある微小転移をコントロールすることが目的である．

7 ● 薬物治療

多数の遠隔転移や他臓器への浸潤などで結腸癌を切除することが困難な場合には，薬物治療が行われる．作用機序により，抗がん剤，分子標的薬，免疫治療薬などがある．

薬物治療は血液に乗って全身に流れるため，病変の部位や個数にかかわらず治療ができる特徴がある．有効な薬剤が増えてきたが，現状では結腸癌を薬物治療のみで根治させることは困難なのが現状である．

薬物治療には患者にとって望ましくない反応が出ることがあり，有害事象（副作用）と呼ぶ．全身倦怠感や嘔気・嘔吐，皮膚障害やしびれなどの自覚症状を伴うものと，血球減少や肝・腎機能障害などのように血液検査などで初めてわかるものがある．

最近は分子標的薬や免疫治療薬などの薬剤も使えるようになり，癌の遺伝子変異や患者の薬剤代謝などの体質に応じた薬剤の選択も行われており，癌の個別化治療と呼ばれている．

> **Frontier**
>
> ### 大腸癌に対する薬物治療
>
> 大腸癌に対する薬物治療のカテゴリーとして，作用機序から抗がん剤，分子標的薬，免疫治療薬などがあり，単剤あるいは組み合わせで用いられる．
>
> • 抗がん剤：主に細胞が分裂し増殖する過程に作用し，DNA 合成を妨げたりすることでがん細胞の増殖を抑える．5-FU（5-フルオロウラシル）などのフッ化ピリミジン系の薬剤が基本．
> • 分子標的薬：癌細胞の増殖に関わる特定の蛋白質に作用して癌細胞が増殖するのを抑える．大腸癌では EGFR や VEGF や BRAF などに対する阻害薬が用いられる．
> • 免疫治療薬：免疫チェックポイント阻害薬とも呼ばれ，癌細胞が患者の免疫からすり抜ける機構を妨げることにより，患者の免疫機構の癌細胞への攻撃力を高める治療．

8 ● 放射線治療

骨転移や脳転移などのように症状を伴う転移巣に対して放射線治療が用いられることがある．

D 大腸ポリープ

大腸ポリープとは大腸粘膜面から内腔に突出する隆起性病変のことを指す．ポリープには腫瘍性ポリープと非腫瘍性ポリープがあり，腺腫と過形成性ポリープが主なものである（表33-4）．腫瘍とは生体の制御を無視して自律的に勝手に増殖することによってできる細胞塊のことであり，発育速度が遅く，転移をせず，全身に与える影響の少ない「良性腫瘍」と，発育が速く，周囲組織に浸潤性に増殖し，離れた臓器に転移をして全身に大きな影響を与える「悪性腫瘍」に分けられる．

大腸ポリープの肉眼分類は早期癌の分類に準じるので大腸癌の肉眼分類（本章の図33-6，➡536頁）を参照のこと．

1 大腸腺腫

大腸腺腫は最も頻度の高い大腸ポリープである．自律的に増殖するが，増殖速度は遅く，転移はしない．良性腫瘍であるがadenoma-carcinoma sequenceにより悪性化（癌化）の可能性がある．管状腺腫，管状絨毛腺腫，絨毛腺腫，平坦腺腫に分けられる．

生検診断ではGroup 1〜5に分類され，Group 3が良性腺腫，Group 4, 5が癌であるが，腺腫の内部に癌ができることがあり，生検で癌が検出されなかったから癌ではないとはいえないので注意が必要である．腫瘍のサイズが大きくなると癌が潜んでいる可能性が高くなる．小さい腺腫は無症状だが，大きくなると下血をきたしたり，検診で便潜血陽性になったりする．

治療はポリペクトミーや内視鏡的粘膜切除（endoscopic mucosal resection：EMR）あるいは腫瘍が大きく癌の疑いがある場合には内視鏡的粘膜下層剥離術（endoscopic submucosal dissection：ESD）が行われ，腫瘍の大きさや部位などによって使い分けがされる．大腸は壁が薄いのでESDは技術的に難しい．

2 過誤腫性ポリープ

組織の奇形の一種で幼少期に多く発生する若年

表33-4 大腸ポリープの分類

	特徴
腫瘍性	
腺腫	最も頻度が高い．管状・管状絨毛・絨毛・平坦腺腫に分類される．
腺癌	一部のポリープ，特に大きなものは，癌が含まれていることがある．
非腫瘍性	
過誤腫性ポリープ	組織を構成する細胞の一部の奇形あるいは過形成による良性腫瘍．
過形成性ポリープ	典型的には直腸からS状結腸に好発する白色調の病変．癌化のポテンシャルは低いとされてきたが，最近sessile serrated adenoma/polyp（SSA/P）と呼ばれる癌化のポテンシャルをもった病変が注目されている．
炎症性ポリープ	炎症に伴って発生するポリープ．炎症性腸疾患に伴ってできることが多い．

性ポリープ（実際には，成人にも発症する）と，後述するPeutz-Jeghers（ポイツ-イェガース）症候群に発生するポリープが含まれる．両者とも多発すると癌化の危険がある．

3 過形成性ポリープ

大腸粘膜の腺管・上皮の過形成からなり，典型的なものは5mm以下の白色扁平隆起性病変として直腸に多発し，従来は癌化の可能性は少ないとされていた．近年，過形成性ポリープの亜型としてSSA/P（sessile serrated adenoma/polyp）が注目されている．特に右側結腸にできる病変は癌化のポテンシャルがあるため，内視鏡的切除が推奨されている．

4 炎症性ポリープ

炎症性腸疾患などで，粘膜の炎症の治癒過程で粘膜が隆起してポリープ様になるもの．癌化の危険はない．基本的に治療の必要はない．

E 大腸ポリポーシス，遺伝性大腸疾患

ポリープが多発する病態をポリポーシスと呼ぶ．大腸ポリポーシスには遺伝性のものと非遺伝性のものがある．また遺伝性に大腸癌が多発する

E 大腸ポリポーシス，遺伝性大腸疾患 ● 545

表 33-5　代表的な遺伝性大腸癌の分類

	ポリポーシス	遺伝形式	原因遺伝子	大腸癌発症リスク	大腸癌以外の腫瘍性病変	その他の特徴
家族性大腸腺腫症	あり（腺腫）	常染色体優性遺伝	*APC*	40歳代中頃で50%，60歳以上でほぼ100%	骨腫，デスモイド腫瘍，甲状腺乳頭癌，十二指腸腺腫，網膜色素上皮過形成	
Turcot 症候群	あり（腺腫）	常染色体優性・劣性遺伝	*APC*，ミスマッチ修復遺伝子		脳腫瘍	
Peutz-Jeghers 症候群	あり（過誤腫）	常染色体優性遺伝	*STK11/LKB1*	生涯リスク39%	胃癌，小腸癌，膵癌，乳癌，子宮頸部腺癌など	口唇，口腔粘膜，四肢末端の色素斑
若年性ポリポーシス症候群	あり（過誤腫）	常染色体優性遺伝	*SMAD4*，*BMPR1A*	生涯リスク39〜68%	胃癌，小腸癌，膵癌など	蛋白漏出性胃腸症，腸重積など
Cowden 症候群	あり（過誤腫・過形成・腺腫）	常染色体優性遺伝	*PTEN*	生涯リスク9〜16%	乳癌，子宮内膜癌，甲状腺乳頭癌・濾胞癌，腎癌など	巨頭症，多発性粘膜皮膚病変
Lynch 症候群	なし	常染色体優性遺伝	*MLH1*, *MSH2*, *MSH6*, *PMS2*, *EPCAM*	原因遺伝子によって異なる男性：54〜74%女性：30〜52%	子宮内膜癌，胃癌，卵巣癌，小腸癌，胆道癌，膵癌，腎盂・尿管癌など	

〔大腸癌研究会（編）：遺伝性大腸癌診療ガイドライン2020年版. p12, 金原出版, 2020 より改変〕

病態を遺伝性大腸癌と呼び，ポリポーシスを伴うことが多い．遺伝性大腸癌の主なものを表33-5に示す．遺伝性大腸癌の場合には遺伝カウンセリングも重要である．

1 家族性大腸腺腫症
familial adenomatous polyposis (FAP)

第5染色体上の*APC* (adenomatous polyposis coli)というがん抑制遺伝子の変異によって大腸にポリープができやすくなる病気．常染色体優性遺伝で大腸癌や大腸ポリープの家族歴が特徴である．

10歳程度から大腸にポリープが発生し，20歳以降で通常100個以上のポリープとなる．下血が主な症状である．

生涯において100%の確率で大腸癌を発症することが知られている（浸透率と呼ぶ）ため，20歳代で大腸全摘を行うことが推奨されている．

手術は大腸全摘術＋回腸パウチ肛門吻合が最も一般的な手術である．大腸粘膜を残すと癌化の下地になるので歯状線までの粘膜を切除することが多い（図33-18, 19）．

大腸癌以外にも骨腫，デスモイド腫瘍，甲状腺乳頭癌，十二指腸腺腫，網膜色素上皮過形成などが発生することが知られているため，全身の多臓器にわたるサーベイランスが必要である．

2 その他のポリポーシス

1 Turcot（ターコット）症候群

遺伝性のポリポーシス．FAPの亜型で*APC*遺伝子変異を伴うもの(Turcot type 2)と後述するLynch（リンチ）症候群の亜型(type 1)があり，脳腫瘍を合併することが特徴的である．常染色体優性，劣性遺伝が混在する．ポリープは腺腫である．

2 Peutz-Jeghers 症候群

*STK11/LKB1*遺伝子変異によって発症する．常染色体優性遺伝．消化管ポリポーシス，口唇，口腔粘膜，四肢末端の色素斑などが特徴的である．ポリープは過誤腫である．癌化の危険がある．

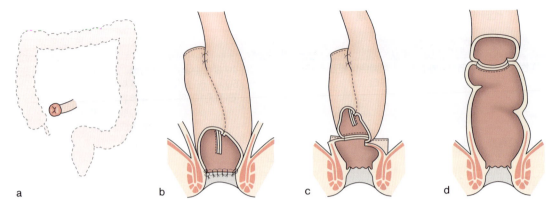

	術式	切除範囲	特徴
a	大腸全摘・回腸人工肛門造設術（TPC）	肛門まで切除	大腸粘膜は残らない．回腸ストマになる．
b	大腸全摘・回腸嚢肛門吻合術	歯状線まで切除	大腸粘膜は残らない．肛門機能が c より悪い．
c	大腸全摘・肛門管吻合術	肛門管上縁まで切除	大腸粘膜が一部残存．肛門機能は b よりよい．
d	結腸全摘・回腸直腸吻合術	直腸を残す	直腸が残る．機能はよいが，術後もサーベイランス必要．あまり行われない．

図 33-18　FAP に対する手術術式

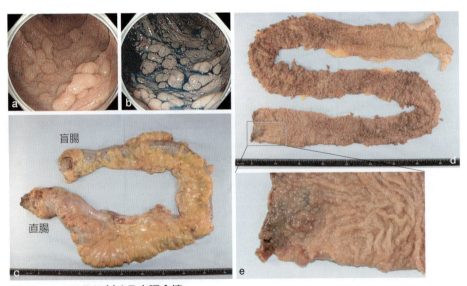

図 33-19　FAP に対する大腸全摘
a，b：大腸内視鏡画像，c：摘出標本の全体，d：粘膜面の全体，e：d の拡大図．歯状線近傍までポリープ多発．

3 若年性ポリポーシス症候群

全消化管に過誤腫性ポリープ（若年性ポリープ）ができる．常染色体優性遺伝．家族歴のない孤発例もある．蛋白漏出性胃腸症，腸重積などをきたす．SMAD4，BMPR1A 遺伝子の変異を認める．消化管および膵臓に悪性腫瘍の発症リスクが高い．

4 Cowden（カウデン）症候群

皮膚，粘膜，消化管，乳腺，甲状腺，中枢神経，泌尿生殖器など多臓器にわたって過誤腫あるいは過形成が多発する疾患．全消化管にポリポーシスが認められる．PTEN 遺伝子の異常を認めることが多い．

❸ Lynch 症候群

ポリポーシスではないが正常粘膜に大腸癌が多発する疾患．若年での発症も特徴である．全大腸癌の 0.7〜3.7% を占めると推定されている．遺伝子の修復に関与するミスマッチ修復遺伝子の異常により，常染色体優性遺伝形式をとる．

家族歴が濃厚でアムステルダム診断基準Ⅱ（表33-6）あるいは改訂ベセスダガイドラインに合致すれば本疾患を疑い，確定診断はミスマッチ修復遺伝子の変異に関する検査を行う．

胃癌，子宮内膜癌，腎盂・尿管癌，小腸癌など他の領域の癌も高率に合併するので注意が必要．Lynch 症候群における関連腫瘍の 80 歳までの累積発生率を表33-7 に示す．20 歳代から 1〜2 年に 1 度の大腸内視鏡検査によるサーベイランスが推奨されている．

Lynch 症候群では，FAP と異なり予防的大腸全摘は推奨されておらず，大腸癌の発生時に通常の大腸癌と同様の切除範囲で行うか，広範囲に大腸を切除するか，現在でも明らかなエビデンスはない．

Frontier

ミスマッチ修復遺伝子

細胞分裂の際に DNA 複製が行われるが，正常細胞はその際に生じた複製のミスを修復するミスマッチ修復機構を有している．修復機構に関連する遺伝子（*MLH1, MSH2, MSH6, EPCAM, PMS2* 遺伝子など）に異常を生じると遺伝子配列の単純な繰り返しの部分（マイクロサテライト領域という）に特に複製ミスが多くなり，この状態をマイクロサテライト領域の不安定（microsatellite instability：MSI）と呼ぶ．ミスマッチ修復遺伝子の異常が起こると全身の癌の発生率が高くなる．

表33-6　アムステルダム診断基準Ⅱ（1999 年）

少なくとも 3 名の血縁者が Lynch 症候群関連腫瘍（大腸癌，子宮内膜癌，腎盂・尿管癌，小腸癌）に罹患し，以下のすべての項目を満たしている．
1) 1 名の罹患者は他の 2 名に対して第 1 度近親者である．
2) 少なくとも連続する 2 世代に罹患者がいる．
3) 少なくとも 1 名の罹患者は 50 歳未満で診断されている．
4) 腫瘍は病理組織学的に癌であることが確認されている．
5) FAP が除外されている．

〔大腸癌研究会（編）：遺伝性大腸癌診療ガイドライン 2024 年版．p 90，金原出版，2024 より／Vasen HF, Watson P, Mecklin JP, et al：New clinical criteria for hereditary nonpolyposis colorectal cancer（HNPCC, Lynch syndrome）proposed by the International Collaborative group on HNPCC. Gastroenterology 1999；116：1453-1456〕

F 大腸粘膜下腫瘍

腫瘍が粘膜より下に発生して正常粘膜を押し上げるようにしてできた腫瘍のこと．通常の内視鏡による生検では真の病変を採取できず診断がつかないことがあるので，その場合にはボーリングバイオプシーなど少し深めに組織をとる必要がある．切除が必要かどうかは組織型によるが，良性であっても腸重積の原因となったりする場合には手術の適応となる．組織型の確認のためには超音波内視鏡下穿刺吸引生検法（endoscopic ultrasonography guided fine needle aspiration biopsy：EUS-FNAB）などを行うこともある．また腫瘍の

表33-7　Lynch 症候群関連腫瘍の原因遺伝子別累積発生率（80 歳まで）

種類	累積発生率				
	MLH1	*MSH2 & EPCAM*	*MSH6*	*PMS2*	米国の一般集団
大腸癌	46〜61%	33〜52%	10〜44%	8.7〜20%	4.1%
子宮内膜癌	34〜54%	21〜57%	16〜49%	13〜26%	3.1%
卵巣癌	4〜20%	8〜38%	≦1〜13%	1.3〜3%	1.1%
腎盂尿管癌	0.2〜5%	2.2〜28%	0.7〜5.5%	≦1〜3.7%	—
膀胱癌	2〜7%	4.4〜12.8%	1〜8.2%	≦1〜2.4%	2.3%
胃癌	5〜27%	0.2〜27%	≦1〜7.9%	—	0.8%
小腸癌	0.4〜11%	1.1〜10%	≦1〜4%	0.1〜0.3%	0.3%
膵癌	6.2%	0.5〜1.6%	1.4〜1.6%	≦1〜1.6%	1.7%
胆管癌	1.9〜13%	0.02〜1.7%	0.2〜≦1%	0.2〜≦1%	—
脳腫瘍	0.7〜1.7%	2.5〜7.7%	0.8〜1.8%	0.6〜≦1%	0.5%

〔大腸癌研究会（編）：遺伝性大腸癌診療ガイドライン 2024 年版．p88，金原出版，2024 より〕

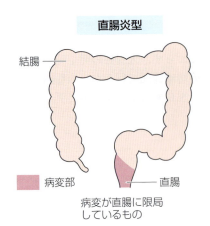
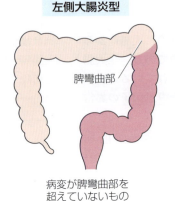
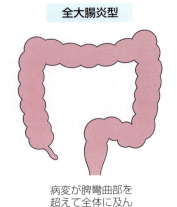

図 33-20 潰瘍性大腸炎の病変の広がり

大きさ，表面の凹み（delle）の有無などが悪性度に関係する．

1 消化管間質腫瘍
gastrointestinal stromal tumor（GIST）

日本人での発生頻度は胃が最も多く 40〜60%，次いで小腸 30〜40%，大腸は 5% 程度と比較的低い頻度となっており，大腸にできるものは胃に比べて悪性度が高いことが知られている．*c-KIT* 遺伝子あるいは *PDGFR A* 遺伝子の突然変異により発生する．

2 悪性リンパ腫

粘膜下腫瘍以外にも多彩な形態をとる．消化管原発悪性腫瘍のなかでは 1〜8% と比較的稀であるが，節外性リンパ腫のなかでは 30〜40% を占める．胃に発生することが最も多く（60〜70%），小腸（20〜30%），大腸（10%）の順である．病変は多発することも多い．病変の範囲と組織型によって治療方針を決定する．

3 神経内分泌腫瘍（カルチノイド）

粘膜層深層の神経内分泌細胞（Kulchitsky 細胞）由来の腫瘍．結腸に発生することは日本人では比較的稀である．直腸に多いことが知られており，詳細は別項（第 34 章「直腸および肛門管」の「神経内分泌腫瘍」の項，➡576 頁）を参照のこと．

4 その他の良性腫瘍

脂肪腫，平滑筋腫などの良性腫瘍は通常は無症状で治療対象にならないが，大きくなり出血や腸重積などの症状を呈するようになると手術対象になることがある．

G 潰瘍性大腸炎 ulcerative colitis

1 概念
大腸粘膜を直腸から連続性に侵し，しばしばびらんや潰瘍を形成する原因不明の慢性炎症性疾患であり，経過中に再燃と寛解を繰り返すことが多いのが特徴である．長期かつ広範囲に大腸を侵す場合には癌化のリスクがある．20〜40 歳の成人に発症のピークがあるが，小児や 60 歳以上の年齢層にもみられ，国内では患者数は増加傾向にあり罹患者は 20 万人以上と推定される．Crohn 病と同様に原因は解明されていないが，腸粘膜の免疫系の障害の関与が考えられる．関節，皮膚などの腸管外合併症を伴うことがある．病変の範囲に応じて，直腸炎型，左側大腸炎型，全大腸炎型などがある（図 33-20）．

2 臨床所見
- 症状：主症状は血性下痢であり，腹痛や頻回の

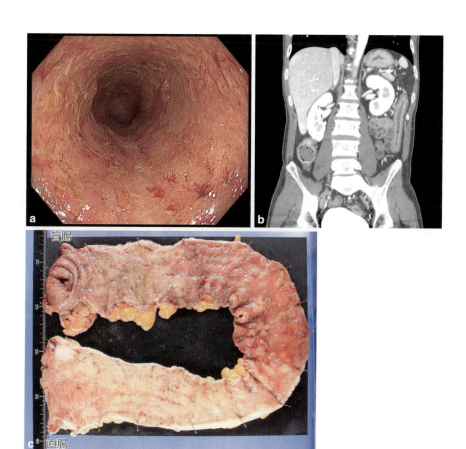

図 33-21 潰瘍性大腸炎
a：大腸内視鏡所見．
b：腹部造影 CT 像．
c：摘出標本．大腸全体にわたる粘膜の炎症所見．

便意を伴うこともある．持続性または反復性の粘血・血便，あるいはその既往があれば潰瘍性大腸炎を疑う．

- **血液検査**：貧血の有無，程度を評価し，白血球数，血小板数，CRP や赤沈の値により炎症の程度を推測する．アルブミン値は栄養状態，重症度の指標となる．
- **内視鏡所見**：軽症では発赤，血管透見像不明瞭，粘膜細顆粒状変化，中等症では粘膜粗糙，びらん，小潰瘍，血管透見像消失，粘血膿性分泌物付着，重症では自然出血，広範な潰瘍などの所見を連続性に認める．さらに粘血膿性の分泌物が付着しているか，多発性のびらん，潰瘍あるいは偽ポリポーシスを認める（図 33-21）．
- **病理組織検査**：活動期には粘膜全層にびまん性炎症性細胞浸潤，陰窩膿瘍，高度の杯細胞の減少がみられるが，潰瘍性大腸炎に特異的な所見ではない．

3 ● 外科治療

a 適応

潰瘍性大腸炎の治療は内科的治療が原則であるが，以下のような病態では外科手術が必要である．

- **絶対的適応**：大腸穿孔，大量出血，中毒性巨大結腸症は緊急手術の適応である．大腸癌または高度異形成（high grade dysplasia）が確認された場合や，重症例で内科的治療により改善しない場合なども手術適応である．
- **相対的適応**：適切な内科的治療を行っても効果が不十分な場合や，原疾患，腸管外合併症，薬剤の副作用により日常生活が障害されている場合には手術適応を考慮する．

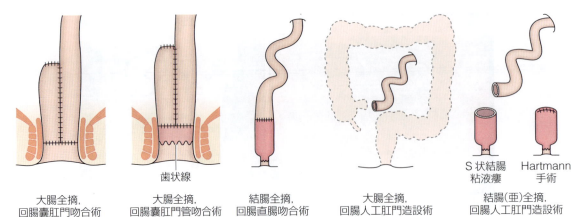

図 33-22 潰瘍性大腸炎の手術術式

大腸全摘，回腸嚢肛門吻合術／大腸全摘，回腸嚢肛門管吻合術／結腸全摘，回腸直腸吻合術／大腸全摘，回腸人工肛門造設術／結腸(亜)全摘，回腸人工肛門造設術／S状結腸粘液瘻／Hartmann手術

b　手術術式（図 33-22）

　手術術式は潰瘍性大腸炎の活動性，患者の全身状態，年齢，治療薬の副作用，併存疾患を考慮して決定する．現在の標準手術は大腸全摘，回腸嚢による再建術である．特に大腸穿孔や中毒性巨大結腸症などによる緊急手術では，患者の全身状態が悪い場合も多く，手術時間と手術侵襲を最小限にするために結腸亜全摘，回腸人工肛門造設術などを選択する．

> **Point　潰瘍性大腸炎に対する手術**
>
> 　大腸全摘術後の頻便対策のために回腸嚢を作製して吻合する．頻便，漏れなど程度の差はあるが術後の排便機能障害は避けられない．以下のような術式を患者の状態に応じて選択する．
> - **大腸全摘＋回腸嚢肛門吻合術**：直腸粘膜を肛門付近（歯状線）までほぼ完全に切除する．再燃や発癌の可能性がなくなる反面，排便機能が低下する可能性が高くなる．
> - **大腸全摘＋回腸嚢肛門管吻合術**：大腸全摘＋回腸嚢肛門吻合術と比較して排便機能の低下は少ない反面，一部残存した直腸粘膜の再燃や癌化の可能性が残る．
> - **大腸全摘＋回腸永久人工肛門造設術**：肛門機能，年齢，社会的背景などを考慮して大腸全摘後にあえて吻合せずに永久人工肛門とする．
> - **結腸(亜)全摘＋回腸人工肛門造設術＋S状結腸粘液瘻造設術，Hartmann手術など**：緊急手術，高リスク症例で選択する．

H　Crohn（クローン）病
Crohn disease

1　概念

　Crohn 病は非連続性に分布する全層性肉芽腫性炎症や瘻孔を特徴とする原因不明の慢性炎症性疾患である．口腔から肛門まで消化管のどの部位にも病変を生じうるが，小腸，大腸（特に回盲部），肛門周囲に好発する．関節，皮膚，眼などの腸管外病変を伴うこともある．わが国では 10 歳代後半から 20 歳代に好発し，男性優位で，罹患者は約 7 万人と推定される．原因は解明されていないが，遺伝的素因と環境因子が関与して腸粘膜の免疫系の調節機能が障害されて炎症が生じると考えられている．長期間の罹患による癌化の問題もある．

2　臨床所見

- **症状**：病変部位によっても異なるが，特徴的な症状は腹痛と下痢で，半数以上の患者でみられる．さらに発熱，体重減少，全身倦怠感，貧血などの症状もしばしば出現する．瘻孔，狭窄，膿瘍などの腸管の合併症や関節炎，虹彩炎，結節性紅斑，肛門部病変などの腸管外合併症も多く，多彩な症状を呈する．肛門病変で発症することもある．
- **血液検査**：末梢血検査で貧血の有無，程度を評価し，白血球数，血小板数，CRP 値により炎症の程度を推測する．アルブミン値は栄養状態，重症度の指標となる．
- **画像所見**：内視鏡検査では回盲部を中心に非連続性の縦走潰瘍や敷石像が特徴的である．外科適応の判断としては小腸造影検査，注腸造影検査，腹部造影 CT 検査などで狭窄，瘻孔，膿瘍の有無，程度などを評価する．

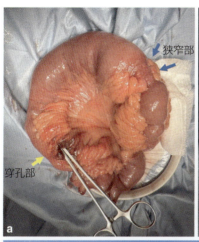
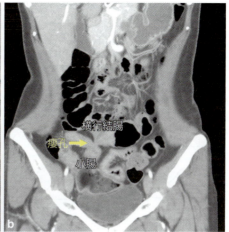
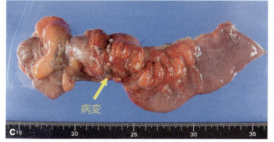

図 33-23　Crohn 病の小腸狭窄および穿孔
a：術中所見．
b：造影 CT 像．小腸と横行結腸の瘻孔．
c：切除標本．瘻孔部は離断．

3 ● 外科治療

a　適応

- **絶対的適応**：穿孔（図 33-23），大量出血は緊急手術の適応である．癌を合併するもの，内科的治療により改善しない腸閉塞，膿瘍なども手術適応である．
- **相対的適応**：内科的治療で改善が困難あるいは QOL 低下を伴う病変．難治性狭窄，瘻孔形成（図 33-23）（腸管どうし，腸管膀胱瘻，腸管皮膚瘻など），肛門に関しては難治性肛門病変（痔瘻，直腸腟瘻），排便障害（疼痛，頻便，失禁）など．

b　手術術式

基本的には良性の疾患であり，小腸の狭窄，瘻孔などに対し病変部腸管の切除，または可能な症例には狭窄形成術を行う（図 33-24）．

内科的治療が原則であり外科治療はあくまで QOL の改善と内科治療に抵抗する合併症の除去を目的とするもので，根治治療ではない．患者は若年で生涯にわたり複数回の手術になることが多いため，腹腔鏡手術などにより傷が小さく，癒着の起こしにくい治療が選ばれるケースが増えてきた．短腸症候群の防止のため腸管の切除は最小限にとどめる．

肛門病変に関しては痔瘻・肛門周囲膿瘍を繰り返すことが多いが，その場合には Seton 法によるドレナージが第一選択となる（図 33-25）．Crohn 病ではない痔瘻に対して行われる通常の根治術を行っても再発率が高いことが知られているので注意が必要である．難治症例，重症例では人工肛門造設術を行うこともある．肛門病変は長期にわたると癌化の可能性が高いことにも留意する．

虫垂炎 appendicitis

1 ● 概念

糞石や異物，稀に腫瘍が原因となり，虫垂内腔

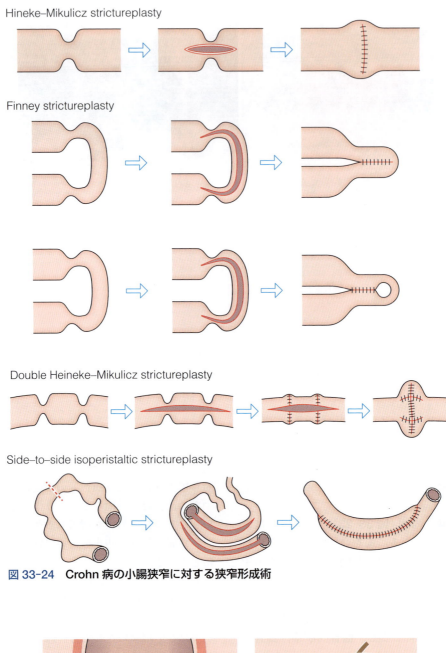

図 33-24　Crohn 病の小腸狭窄に対する狭窄形成術

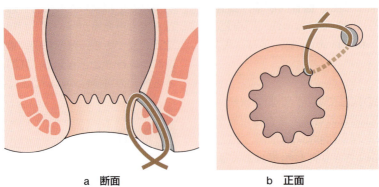

a　断面　　　　　　b　正面
図 33-25　Crohn 病の痔瘻に対する Seton 法

が閉塞し，二次的に細菌感染を起こすことが原因と考えられている．炎症が進行すると，血流障害が惹起され，内腔の拡張，壊死，穿孔へと至る．小児の虫垂炎は症状が乏しく発見が遅れることがあり，穿孔，腹膜炎を起こしやすい．新生児や乳児の虫垂炎は稀である．

炎症が粘膜に限局したカタル性，炎症が全層性になった蜂巣性，虫垂壁の壊死を伴った壊疽性の3段階に分かれる．

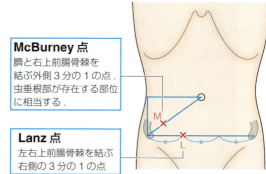

図 33-26　虫垂炎の圧痛点

McBurney 点：臍と右上前腸骨棘を結ぶ外側3分の1の点．虫垂根部が存在する部位に相当する．

Lanz 点：左右上前腸骨棘を結ぶ右側の3分の1の点

2 ● 臨床所見

a 症状

まず上腹部や心窩部から腹痛が始まり，時間経過とともに右下腹部に移動するのが典型的である．特徴的な腹部触診の所見としては，右下腹部の圧痛(McBurney 点，Lanz 点；図 33-26)，炎症が周囲の腹膜に及ぶと腹部を押さえてからすばやく手を離したときに生じる痛み(反跳痛)を感じるようになる(Blumberg 徴候)．さらに炎症が壁側腹膜に及ぶと，軽い触診で腹壁の筋肉の緊張(筋性防御)として触知されるが，炎症が腹部全体に波及すると腹筋全体が硬く緊張し板状硬と呼ばれる状態になる．37〜38℃の発熱を伴うことが多い．いくつかの虫垂炎に特徴的な徴候がある．

- Rosenstein 徴候：仰臥位より左側臥位で増強する右下腹部痛
- Psoas 徴候：左側臥位で右下肢を伸展させたまま股関節を過伸展させた際の右下腹部痛
- Rovsing 徴候：下行結腸に沿って頭側に圧迫を加えると増悪する右下腹部痛

b 検査所見

白血球数，CRP など炎症反応の上昇を認める．

c 画像所見

腹部単純X線検査では虫垂炎に特徴的な所見がみられることは少ないが，右下腹部に糞石の石灰化陰影を認めることがある．腹部超音波検査では腫大・肥厚した虫垂像，糞石などを認め，スクリーニングとして有用な検査である．日常臨床では腹部造影 CT 検査が最も汎用されるが，腫大・肥厚した虫垂像，糞石などとともに周囲への炎症の波及程度，膿瘍形成の有無なども評価できる(図 33-27)．

3 ● 治療

軽症(カタル性虫垂炎)であれば抗菌薬治療で治癒することが多い．複雑性虫垂炎(壊疽性および穿孔性虫垂炎)では外科的治療が第一選択となる．外科的治療は虫垂切除術(図 33-27)が原則で，炎症の周囲への波及が著明な場合には回盲部切除が行われることがある．最近は腹腔鏡手術の割合が増加している．炎症が比較的限局している場合には抗菌薬で炎症を鎮めてから手術を行う interval appendectomy が行われることもある．

J 大腸憩室症
diverticulosis of large intestine

1 ● 病態

大腸憩室は腸管壁の一部が筋層を貫いて腸の外側へ向かって袋状に飛び出したものである．大腸憩室は偽性憩室(仮性憩室)で筋層は欠損し漿膜のみで覆われる(図 33-28)．一方，消化管壁のすべての層が突出したものを真性憩室というが，大腸では稀である．国内では右側結腸に多いが，加齢とともに左側結腸の割合が増加する．欧米では左側結腸に好発する．

2 ● 臨床所見

a 症状

多くの場合は無症状で経過するが，時に炎症・出血などを起こすことがある．

大腸憩室炎(diverticulitis)を合併する場合は発熱，腹痛および憩室部位に限局した圧痛などの症状が出現する．穿孔すると膿瘍を形成したり，腹

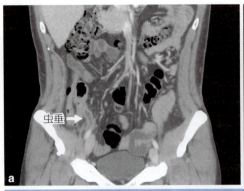
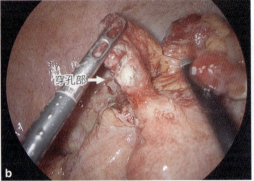
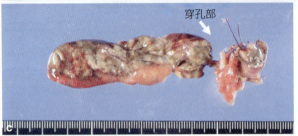

図 33-27　急性虫垂炎
a：腹部造影 CT 像．虫垂の腫大を認める．
b：手術所見．
c：切除標本．虫垂粘膜の壊死を認める．

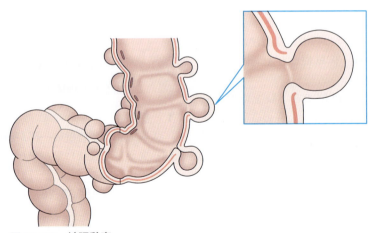

図 33-28　結腸憩室

膜炎を起こしたりすると腹痛が増強し，反跳痛や筋性防御などの腹膜刺激症状が出現する．右側結腸の憩室炎では虫垂炎との鑑別が必要になる．憩室炎を繰り返すことで腸管狭窄をきたし，腸閉塞が出現することもある．また，膀胱と瘻孔を形成した場合には，気尿，膿尿，糞尿となることがある．
大腸憩室出血(bleeding)は高齢者に多く，突然の下血にて発症する．

b　検査所見

憩室炎では白血球数，CRP の上昇を認め，憩室出血では貧血となる場合がある．

c　画像所見

大腸憩室炎の場合，腹部造影 CT 検査は炎症の原因，部位，腹膜炎・汚染の程度，治療方針の決定に有用である．炎症の急性期に大腸内視鏡検査や注腸検査を行うと病状を悪化させる可能性がある．

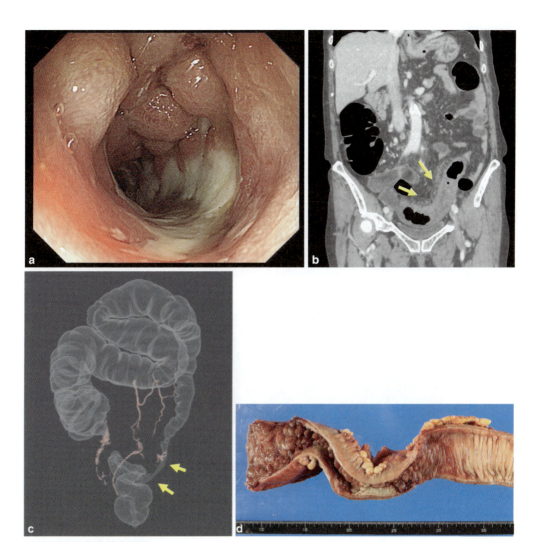

図 33-29　虚血性大腸炎
a：内視鏡像．縦走潰瘍を認める．
b：腹部造影 CT 検査．下行〜S 状結腸の壁肥厚・狭窄を認める．
c：CT コロノグラフィ．
d：切除標本．

　大腸憩室出血の場合には大腸内視鏡検査の適応になるが，憩室が多発していて出血点がわからない場合には造影 CT 検査や出血シンチ，血管造影などの適応になることもある．

3 ● 治療

　大腸憩室炎の治療は，穿孔，瘻孔，膿瘍などを伴わないものについては保存的に腸管安静と抗菌薬で治療されることが多い．大きな膿瘍を形成したものに関しては超音波あるいは CT ガイド下に膿瘍穿刺ドレナージを行い，炎症を軽減させてから手術を行うこともある．汎発性腹膜炎をきたしている場合は緊急手術が必要であるが，高い合併症率と死亡率となる．このような重篤な状況では，吻合するのは危険なので Hartmann 手術(穿孔した腸管を切除し，口側断端を単孔式人工肛門とする手術)が行われることが多い．繰り返す憩室炎で狭窄や瘻孔を伴っているものに関しても手術の適応になるが，大腸癌を合併することがあるので注意する．

　大腸憩室出血の治療は，大腸内視鏡が第一選択であるが，出血源がわからないことも多い．

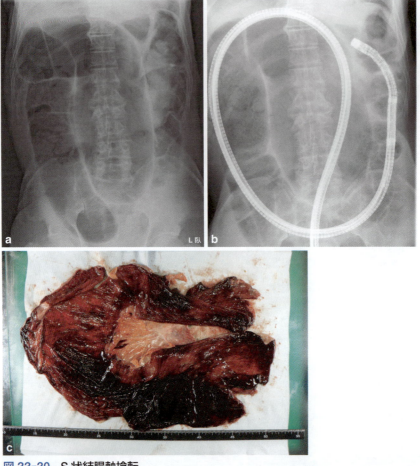

図 33-30 S状結腸軸捻転
a：腹部単純X線像．coffee bean sign．
b：内視鏡による整復．
c：S状結腸壊死症例の切除標本．

虚血性大腸炎 ischemic colitis

　大腸に血流障害が生じた結果，腹痛や嘔吐，血便などが突然現れる病気で，高齢者に多くみられる．高血圧，糖尿病など動脈硬化関連疾患とともに便秘も危険因子とされる．下行結腸からS状結腸に好発する．
　臨床経過により一過性型，狭窄型，壊死型に分類するが，大部分は一過性であり，保存的治療の適応となる．診断は腹部造影CT検査にて結腸周囲の壁肥厚，周囲の脂肪濃度の上昇などがあり，内視鏡検査では縦走潰瘍，注腸造影検査にて母指圧痕像が典型的であるが，急性期には増悪の可能性があるので注意を要する（図33-29）．保存的治療で改善しない狭窄型や壊死型では手術適応となる（図33-29）．

L S状結腸軸捻転

　S状結腸が長い症例（S状結腸過長症）でS状結腸が捻じれることにより腸閉塞や腸管虚血を生じる病気である．腹部単純X線検査にてcoffee beans signを認める（図33-30）．腸管壊死を疑う所見がなければ内視鏡的整復の適応である．反復する症例あるいは腸管壊死や穿孔を伴う症例では手術の適応である．

第34章 直腸および肛門管

1 直腸および肛門管の区分

　直腸(rectum)はS状結腸に続く大腸の最下端であり，長さは15〜20 cmで，直腸S状部(RS)，上部直腸(Ra)，下部直腸(Rb)からなる．肛門管(anal canal)は直腸に続く消化管末端で，体外への開口部である肛門縁までの3〜4 cmである．大腸癌取扱い規約(第9版)では，岬角の高さより第2仙椎下縁の高さまでを直腸S状部(RS)，第2仙椎下縁の高さより腹膜反転部までを上部直腸(Ra)，腹膜反転部より恥骨直腸筋付着部上縁までを下部直腸(Rb)と区分し，さらにこれに続く恥骨直腸筋付着部上縁から肛門縁(anal verge)までの管状部を(外科的)肛門管(P)と区分している(図34-1)．

　解剖学的には腸間膜の消失した第2仙椎下縁から歯状線までを直腸と呼び，外科的には脈管支配や手術法の関係により岬角から第2仙椎下縁のレベルの腸管も直腸に含めている．また，解剖学的肛門管は歯状線(dentate line)から肛門縁までと定義されているのに対し，恥骨直腸筋付着部上縁から肛門縁までの管状部は外科的肛門管と定義されている．また，狭義の肛門は肛門縁を指すが，広義の肛門は外科的肛門管を指す．

2 直腸および肛門管の構造

　直腸には結腸に認められる腹膜垂(appendices epiploicae)や結腸ひも(teniae coli)，結腸膨起(haustration)などがない．また，直腸壁は他の大腸と同様に，粘膜，粘膜下層，筋層，漿膜より構成されるが，腹膜反転部以下の下部直腸においては腹腔外となるため漿膜がなく，外膜を介して周囲臓器と隣接している(図34-2)．一方，肛門管は粘膜(上皮)，粘膜下層，直腸の内輪筋より連続する内肛門括約筋，外肛門括約筋から構成されている．

　直腸は結腸に比べるとやや太く，特に肛門管の直上部では太く直腸膨大部(rectal ampulla)を形成している．膨大部口側の内腔には横走する3本の半月形の皺襞がみられ，Houston直腸弁(rectal valves of Houston)と呼ばれる．このうち，中央にあるHouston弁(middle Houston valve)は通常右側に存在し，Kohlrausch皺襞とも呼ばれ，腹膜反転部の高さにほぼ一致する．Kohlrausch皺襞は注腸造影検査や内視鏡検査の際，上部直腸(Ra)と下部直腸(Rb)の境界である腹膜反転部の位置を推定する指標に用いられる(図34-2)．

　直腸粘膜は組織学的に結腸と同様に多数の杯細胞を有する円柱上皮からなる．肛門管上皮は肛門縁より約2 cmの部位にある歯状線を境に上部の粘膜部と下部の皮膚部に分けられる．恥骨直腸筋

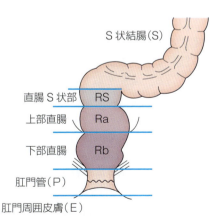

図 34-1　直腸・肛門管の区分
RS(直腸S状部)：岬角の高さより第2仙椎下縁の高さまで．
Ra(上部直腸)：第2仙椎下縁の高さより腹膜反転部まで．
Rb(下部直腸)：腹膜反転部より恥骨直腸筋付着部上縁まで．
P(肛門管)：恥骨直腸筋付着部上縁より肛門縁までの管状部．
E(肛門周囲皮膚)：肛門縁から5 cmまでの範囲の有毛皮膚．
〔大腸癌研究会(編)：大腸癌取扱い規約，第9版，金原出版，2018より〕

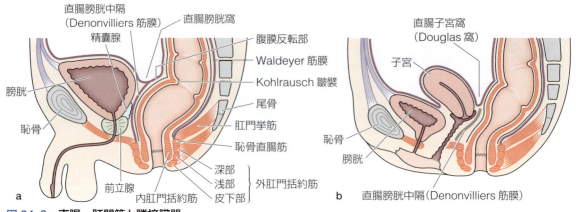

図 34-2 直腸・肛門管と隣接臓器
a：男性．b：女性．

付着部から歯状線に近づくにつれて円柱上皮から次第に重層立方上皮となり(肛門移行帯；anal transitional zone)，歯状線を越えると扁平上皮となる．肛門皮膚部は毛髪，皮脂腺，汗腺を伴わない上皮であるが，肛門管の出口部である肛門縁には色素沈着があり，正常皮膚構造がみられる．肛門管には4～10個の肛門腺(anal gland)があり，それらは歯状線上の肛門陰窩(anal crypt)に上向きに開口する(図34-3)．直腸部病変の位置はこの肛門縁あるいは歯状線からの距離と前壁(Ant)・後壁(Post)・左壁(Lt)・右壁(Rt)などの壁区分により表現される．また肛門部病変は患者を砕石位とした場合の肛門部を時計文字盤になぞらえ，腹側正中部を12時，背側正中部を6時とした位置関係を用いて表現される．

　肛門管を構成する筋肉には，内肛門括約筋，外肛門括約筋と肛門挙筋がある(図34-2, 3)．内肛門括約筋は直腸固有筋層の内輪筋に連続し肥厚した不随意筋である．自律神経支配を受け，排便のないときは収縮し肛門管を閉鎖する作用がある．直腸内圧の上昇により排便反射が起こり弛緩する．内肛門括約筋の障害にて便失禁が発生する．外肛門括約筋は恥骨直腸筋に連続し，肛門管の外側を取り巻いており，深部・浅部・皮下部からなる随意筋(横紋筋)である．脊髄神経の支配を受けており意図的に収縮させることにより排便運動を止めることができる．直腸肛門内圧検査では，内肛門括約筋の機能を肛門管最大静止圧にて，外肛門括約筋の機能を肛門管最大随意収縮圧

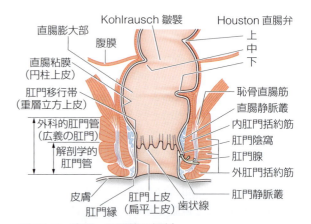

図 34-3 直腸・肛門管の解剖

にて測定する．肛門挙筋も随意筋で，骨盤底部を形成する筋群であり腹部骨盤内臓器を正常の位置に支持している．直腸を取り巻くように存在し骨盤隔膜とも呼ばれる．この肛門挙筋の一部である恥骨直腸筋は恥骨結合の後方から生じ，肛門管の背側を回って馬蹄状に取り囲む筋肉で，直腸を前方に牽引することにより，直腸肛門角(anorectal angle)を形成する．恥骨直腸筋および直腸肛門角により腹圧がかかると肛門管上部を閉鎖し，内・外肛門括約筋とともに直腸肛門角は排便機能に重要な役割を担っている〔排便機構の詳細に関しては，本章の「排便の生理」の項(→560頁)を参照〕．

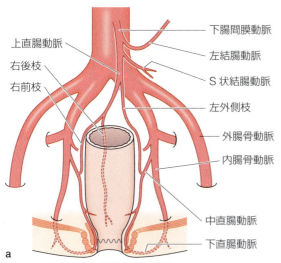
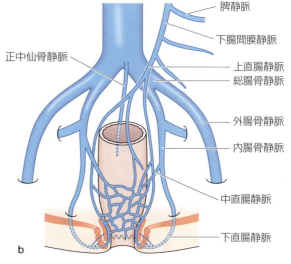

図 34-4 直腸・肛門管の血管系
a：動脈系，b：静脈系．

③ 直腸および肛門管の血管系

　直腸および肛門管は下腸間膜動脈（inferior mesenteric artery：IMA）からと，内腸骨動脈（internal iliac artery）からとの 2 系統の動脈から血液供給を受ける（図 34-4a）．下腸間膜動脈は左結腸動脈（left colic artery：LCA）や S 状結腸動脈（sigmoid colon artery：SCA）が分岐した後の上直腸動脈（superior rectal artery：SRA）となり，これが上方向から直腸を供血する直腸の主要動脈である．また，内腸骨動脈からは中直腸動脈が分岐し，一方で内腸骨動脈の分岐である内陰部動脈（internal pudendal artery）は，Alcock 管（Alcock's canal；陰部神経管）を通り肛門挙筋を越えた後，下直腸動脈（inferior rectal artery）を分岐し，これが下方向から直腸を供血する．中直腸動脈は下部直腸に流入するが，欠損することもある．最終的には上直腸動脈は右前枝，右後枝，左外側枝の 3 本に分岐し，下方向からの下直腸動脈と交通している．これらは内痔核の発生に大きく関与している．

　静脈は基本的には動脈に伴走するが，動脈同様に中直腸静脈は欠如していることもしばしばみられる（図 34-4b）．上直腸静脈は下腸間膜静脈（inferior mesenteric vein：IMV）を経由して脾静脈と合流し，門脈に流入する．これは肝転移の形成に関与している．一方で中・下直腸静脈は内腸骨静脈を経由し，外腸骨静脈と合流し総腸骨静脈を経由して下大静脈に入るが，これは肝を経由しないので主に肺転移の形成に関与する．

④ 直腸および肛門管のリンパ系

　直腸および肛門管のリンパ流は，上方向，側方向，下方向の 3 つに分けられ，位置により異なる（図 34-5）．腹膜反転部より口側の直腸 S 状部（RS）および上部直腸（Ra）においては主として下腸間膜動脈に沿った上方向のリンパ流のみである．一方で腹膜反転部以下の下部直腸（Rb）および肛門管（P）においては上方向のリンパ流に加えて，中直腸動脈から内腸骨動脈の走行に沿った側方向のリンパ流が存在し，側方リンパ節転移の形成に関与する．また Rb の肛門側および肛門管領域においては上方向，側方向に加え鼠径リンパ節から外腸骨リンパ節へと流れる下方向のリンパ流が存在し，これは鼠径リンパ節転移の形成に関与する．癌の占拠部位に応じて適切なリンパ節郭清範囲を選択する必要がある．

⑤ 直腸および肛門管の神経系

　直腸を含む骨盤内臓器と肛門管は自律神経によ

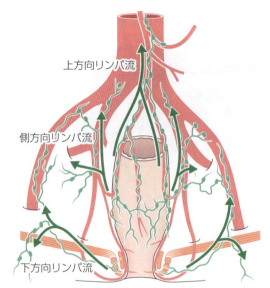

図 34-5　直腸・肛門管のリンパ系

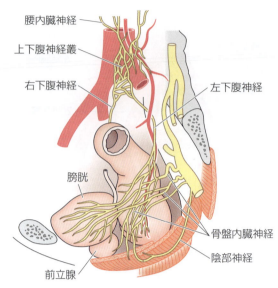

図 34-6　直腸・肛門管の神経系

る支配を受けており，肛門管周囲はさらに体性神経の支配も受けている（図 34-6）．交感神経は腰椎 L2〜4 レベルより起こる左右の腰内臓神経に始まり，左右が合流して上下腹神経叢を形成し，その下流で左右の下腹神経に分岐して骨盤神経叢の上後角に合流する．一方で副交感神経は S2，S3，S4 の前仙骨孔から骨盤内臓神経として立ち上がり，直腸を左右から包み込むように骨盤神経叢を形成する．骨盤神経叢から直腸，膀胱，前立腺，精囊，子宮，腟などの骨盤内臓器に交感神経と副交感神経が混在した形で神経枝が分布している．交感神経である下腹神経の機能としては射精機能，膀胱収縮筋の弛緩と内尿道括約筋の収縮，および内肛門括約筋の収縮などがある．副交感神経である骨盤内臓神経の機能としては勃起機能，膀胱収縮筋の収縮と内尿道括約筋の弛緩，および直腸の収縮などがある．

　肛門管周辺では，体性神経の陰部神経（pudendal nerve）が肛門挙筋およびそれに連続する外肛門括約筋の収縮に関与している．また陰部神経は肛門管周囲の体性知覚および深部知覚に関する神経線維も含んでいる．歯状線より上の粘膜部は自律神経によって支配されているため痛覚がなく，下の皮膚部は豊富な体性神経に支配されているために痛覚がある．

6　排便の生理

　排便のメカニズムはさまざまな反射機構と大脳による随意的要素によって制御されている．平常時，内肛門括約筋と外肛門括約筋により肛門管は閉じている．また，下部直腸から肛門管は，恥骨直腸筋により前方へ引き寄せられて直腸肛門角を形成し，便の肛門への移動が抑制されている（図 34-7a）．便が S 状結腸の蠕動により直腸に移送されると（図 34-7b），直腸壁内圧が上昇し脊髄を介して大脳に伝えられ，便意を意識し，内肛門括約筋は反射的に弛緩する．排便準備が整うまでは外肛門括約筋の随意収縮が起こり漏便は抑制される．排便の準備が整うと外肛門括約筋が弛緩し，しゃがむことで直腸肛門角が開大する（図 34-7c）．さらに，腹圧をかけると肛門挙筋が弛緩して下降し，直腸肛門角はさらに開大し直腸から肛門にかけて直線化する（図 34-7d）．この状態で腹圧が加わり，直腸が収縮すると便は排泄される．

A　直腸および肛門管の先天的疾患

　直腸・肛門の先天的疾患には，直腸肛門奇形（鎖肛），Hirschsprung（ヒルシュスプルング）病

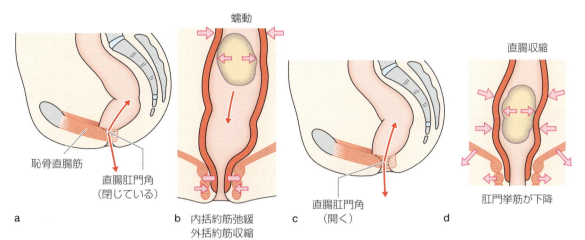

図 34-7　排便の生理

などがあるが，これらについては他章〔第43章「小児外科」の「鎖肛」の項（→717頁），「Hirschsprung病」の項（→715頁）〕を参照されたい．

B 直腸および肛門管の損傷と異物

1 損傷

　直腸・肛門管の損傷は，損傷原因により偶発的外傷によるものと医原性によるものに分けられる．偶発的外傷が原因のものとしては，異物による損傷や重症の骨盤骨折に伴う損傷，刺傷，杙創，熱傷，水上バイクなどのウォータージェットによる損傷，肛門性交による肛門損傷などが報告されている．医原性のものとしては，泌尿器科や婦人科手術時の損傷，浣腸，分娩時の損傷，注腸X線造影検査による損傷，内視鏡による直腸損傷，肛門手術による括約筋損傷などがある．直腸損傷が腹腔内に達している場合には腹膜炎症状を有することが多いが，腹腔外直腸損傷の場合には腹膜炎症状がなく診断に苦慮することが多い．また肛門括約筋損傷により漏便をきたすこともある．緊急の処置を必要とすることが多く，糞便により汚染されやすいので感染の危険が大きい．

2 異物

　直腸・肛門内異物侵入の経路として，経口的，経肛門的，穿通性の3つがある．経口的経路の異物として，魚骨，義歯，種，薬のPTP包装などが報告されている．経肛門的なものとしては，医原性のものに加えて，犯罪・性行為に伴うものもあり，挿入される異物もさまざまである．医原性以外の経肛門的直腸異物は精神障害や性的快楽を求めた肛門性癖者による自慰行為や異常性行為に伴うものが多い．穿通性異物としては，腟内異物や腹腔内異物が直腸穿通部を通して直腸内に到達したものが報告されている．自然に排出されず来院することが多く，異物の形状，大きさにより排便障害や穿孔して腹膜炎，膿瘍を合併することもある．多くは経肛門的に摘出が可能であるが，大きなものでは麻酔下に括約筋を弛緩させて摘出する必要がある．腸管穿孔や腹膜炎，腹腔内出血をきたした場合には開腹手術が必要になる．

C 直腸および肛門管の炎症および類似疾患

1 Crohn（クローン）病 Crohn disease

　第33章「結腸」の「Crohn（クローン）病」の項（→550頁）参照．

2 潰瘍性大腸炎 ulcerative colitis

第33章「結腸」の「潰瘍性大腸炎」の項（→548頁）参照.

3 放射線照射性直腸炎

骨盤内臓器の悪性腫瘍，特に前立腺癌，子宮頸癌，膀胱癌などに対して行われる放射線治療によって，直腸にも放射線の局所被曝が起こり生じる直腸炎である．治療線量が40〜45 Gyを超えるとリスクが上昇する．照射後数週間から6か月以内に発生する早期障害と6か月から数年経過して発生する晩期障害に分けられる．早期障害は粘膜の直接障害により，頻便，下痢，血便などがみられるが，大半の症状は数週間で消失する．内視鏡所見としては粘膜の浮腫，発赤，接触出血を認め，これらの変化は前壁に強いことが多い．晩期障害は線維化と閉塞性動脈内膜炎に起因し，血便，便意促迫，便失禁などの排便障害，肛門痛，狭窄による腸閉塞，腸管穿孔，瘻孔形成（直腸腟瘻など）など多彩な症状を呈する．内視鏡所見としては萎縮性の粘膜，びらんや潰瘍，直腸壁の硬化，狭窄を認める．

治療は保存的療法が原則であり，5-アミノサリチル酸製剤，ステロイド坐薬，ステロイド注腸療法などが行われる．出血に対しては内視鏡下でのアルゴンプラズマ凝固療法も広まりつつある．狭窄による腸閉塞や瘻孔形成例に対しては切除や人工肛門造設術も考慮される．

4 直腸粘膜脱症候群
mucosal prolapse syndrome (MPS)

直腸粘膜脱症候群（MPS）は直腸粘膜の逸脱があり，組織学的に線維筋症（fibromuscular obliteration）を特徴とする慢性の疾患である．隆起，潰瘍など多彩な病変をきたし，癌を含む腫瘍性疾患や炎症性腸疾患との鑑別が重要である．排便時の過度の"いきみ"や，排便に長時間を費やすなどの排便困難症状のある場合が多い．脱出した粘膜による残便感のため，さらにいきむという悪循環を繰り返す．診断には排便習慣の詳細な問診が重要である.

肉眼形態は，隆起型，潰瘍型，平坦型に分類される．潰瘍を形成するものが多く，1/3は多発性である．隆起型は下部直腸〜肛門管に発生し，潰瘍型は，より口側の直腸に好発する．潰瘍の辺縁には周堤様の隆起を伴うことが多く，進行直腸癌や粘膜下腫瘍との鑑別が重要である．生検にて線維芽細胞および粘膜筋板由来の筋線維の占拠による粘膜固有層の正常構造の消失，いわゆる線維筋症を認めればMPSと診断される.

治療は保存的治療が中心で，生活指導（いきみの制限）から始まり，時に緩下剤や高繊維食の使用が試みられる．これら保存的治療でも難治である場合や脱出する隆起性病変に対しては切除が考慮される．外科的治療は病変部の局所切除，直腸固定術，低位前方切除術，人工肛門造設などが選択されるが，排便習慣に変化がなければ術後再発をきたす可能性が高い.

5 急性出血性直腸潰瘍

重症基礎疾患（特に脳血管障害）を有する高齢者に，突然無痛性の新鮮血大量下血で発症する急性の直腸潰瘍である．出血量は多く，輸血を必要とすることが多い．内視鏡検査では，歯状線近傍の下部直腸に帯状ないし地図状の浅い潰瘍が認められる．背景に動脈硬化の要因を有する高齢者が仰臥位の寝たきり状態なることで，下部直腸粘膜血流量が減少し発生すると考えられている.

治療は，高張エピネフリンや無水アルコール局注などのほか，内視鏡下でのクリップによる止血術や経肛門的結紮止血術などが行われる．発症後は適宜側臥位への体位変換を繰り返すことが必要である．止血されれば比較的良好に治癒軽快することが多いが，全身状態不良の患者も多く，出血を契機として基礎疾患が悪化する症例も報告されている.

D 肛門疾患

1 直腸肛門周囲炎, 直腸肛門周囲膿瘍

1 病因, 病態

直腸肛門周囲炎は腹膜反転部以下の直腸粘膜下や直腸壁周囲, 肛門括約筋周囲の間隙に感染が起こったものであり, 膿瘍形成すると直腸肛門周囲膿瘍と呼ばれる. 歯状線上の肛門陰窩(anal crypt)に開口する肛門腺(anal gland)の感染が肛門腺周囲組織(粘膜下層や括約筋間, 括約筋外側や肛門挙筋上の脂肪織内)に波及したものがほとんどである(crypt-glandular infection theory). そのほかに Crohn 病の肛門病変や直腸肛門の悪性腫瘍が原因となるものもある. 急性期の直腸肛門周囲炎, 直腸肛門周囲膿瘍が落ち着くと, 多くの場合慢性期の痔瘻となる. 起因菌としては大腸菌, ブドウ球菌, 連鎖球菌などが多いが, 嫌気性菌との混合感染の場合もある.

2 症状, 所見

自覚所見として発熱や肛門痛, 他覚所見として肛門縁外側に圧痛を伴う腫脹, 硬結, 発赤を認める. 直腸診や肛門鏡検査にて痛みが増強する. 疼痛のため座ることが困難となることもあるが, 深部膿瘍の場合には局所所見に乏しく, 発熱のみが認められる場合もある. また, 膿瘍が自壊し排膿がみられることもある.

3 分類

肛門括約筋との位置関係から, ① 皮下膿瘍, ② 粘膜下膿瘍, ③ 低位筋間膿瘍, ④ 高位筋間膿瘍, ⑤ 坐骨直腸窩膿瘍, ⑥ 骨盤直腸窩膿瘍の 6 種類に分類される(図 34-8).

4 診断

浅い肛門周囲膿瘍の場合, 症状と局所所見から比較的容易に診断に至るが, 深部に膿瘍があり局所所見が乏しい場合には CT や MRI, 超音波検査などで膿瘍形成を確認し, 穿刺により膿を証明することで診断に至ることもある.

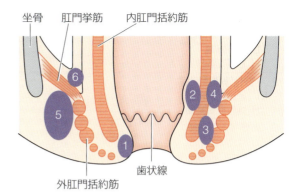

図 34-8 肛門周囲膿瘍の分類(肛門冠状断)
① 皮下膿瘍, ② 粘膜下膿瘍, ③ 低位筋間膿瘍, ④ 高位筋間膿瘍, ⑤ 坐骨直腸窩膿瘍, ⑥ 骨盤直腸窩膿瘍.

5 治療

直腸肛門周囲炎の初期には, 安静, 広域スペクトルの抗菌薬投与により軽快する場合もあるが, 膿瘍形成時には, まずは切開ドレナージが基本である. 多くの場合, 痔瘻へと移行し, 根治手術が必要となる.

> **Frontier**
>
> **Fournier(フルニエ)症候群(Fournier 壊疽)**
> - Fournier が報告した肛門周囲から外陰部, 時に大腿にまで及ぶ広範な壊死性筋膜炎である.
> - 緊急処置を要する外科救急疾患の 1 つであり, 診断・治療が遅れると致死的になることも多い.
> - compromised host に多くみられ, 糖尿病, 慢性腎不全, 動脈硬化, ステロイド使用, HIV などが背景にあることが多いが, 健常人にみられることもある.
> - 感染源は直腸肛門や泌尿生殖器からのものが多く, 嫌気性菌と好気性菌の混合感染が多い. Clostridium による感染も報告されている.
> - 治療は広範な切開によるドレナージ, 壊死組織の除去, 洗浄を行ったうえで, 敗血症に対し強力な抗菌薬療法に加えエンドトキシン吸着療法や循環呼吸管理など全身管理が必要となることが多い.

2 痔瘻 anal fistula

1 病因, 病態

前項の直腸肛門周囲膿瘍の自壊または切開排膿後に, 慢性化し瘻管が形成されたものが痔瘻である. 肛門側の開口部を一次口(原発口), 皮膚側の排膿口を二次口(外瘻孔)という. Crohn 病に合併する肛門病変の痔瘻も crypt-glandular infection theory に起因することが多いが, 直腸肛門に存在する Crohn 病変から穿通性に瘻管を形成する

表 34-1　痔瘻の隅越分類

Ⅰ	皮下または粘膜下痔瘻
	ⅠL　皮下痔瘻
	ⅠH　粘膜下痔瘻
Ⅱ	内外括約筋間痔瘻
	ⅡL　低位筋間痔瘻
	ⅡH　高位筋間痔瘻
Ⅲ	肛門挙筋下痔瘻
	ⅢU　片側のもの
	ⅢB　両側のもの
Ⅳ	肛門挙筋上痔瘻

さらにⅡとⅢは単純なものにはS，複雑なものにはCの添え字を末尾に加えて表現する．

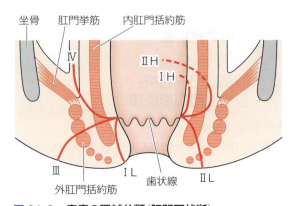

図 34-9　痔瘻の隅越分類（肛門冠状断）
括約筋との位置関係と瘻孔の位置関係から分類される．

Crohn 病特有の痔瘻病変もある．成人では自然治癒することは少なく，長年の経過では癌化（粘液癌や扁平上皮癌）する症例もみられる．

2 ● 分類

痔瘻のタイプは直腸肛門周囲膿瘍と同様に肛門括約筋との位置関係で分類するのが一般的であり，わが国では隅越らの分類が最もよく使用されている（表 34-1，図 34-9）．内括約筋よりも皮膚や粘膜表面に近いものはⅠ，内外括約筋間のものはⅡ，外括約筋よりも深いものをⅢ，肛門挙筋上に伸びたものをⅣと分類する．ⅠとⅡはさらに肛門小窩から尾側に伸びる低位のものはL，頭側に伸びる高位のものはHという接尾字を添えて表現する．Ⅲは片側のものはU，両側のものはBという接尾字を添えて表現する．低位筋間痔瘻にあたるⅡLが最も頻度が高い．

3 ● 症状

肛門周囲の二次口から持続的あるいは間欠的な排膿がみられる．下着の汚れを訴えることが多い．膿瘍形成を繰り返すことがあり，その際には直腸肛門周囲膿瘍の症状を伴うこともある．

4 ● 診断

直腸肛門周囲膿瘍の既往と肛門周囲の二次口の存在や排膿により比較的容易に診断が可能である．視触診では硬結や瘻管を触知できることが多い．瘻管の走行や括約筋との関係を把握することは重要であり，超音波検査やMRIが有効である．肛門鏡検査により一次口（原発口）に炎症性肉芽を認めることもある．瘻管の走行に関してはGoodsall の法則が参考となる．

Frontier

Goodsall の法則（図）

Goodsall の法則は二次口と肛門の位置関係から一次口や瘻管の走行を推定するものである．二次口が肛門より前方腹側方向に存在する場合には放射状に直線的に瘻管が走行し，後方背側方向に存在する場合には一次口は肛門の6時方向に存在し，瘻管は弧を描くように肛門輪に沿って彎曲することが多い．

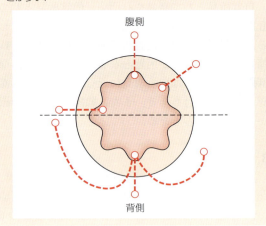

5 ● 治療

成人の痔瘻では自然治癒率が低く，長期経過すると癌化の原因となることもあるため手術治療が原則とされている．

手術術式は瘻管の走行や病態により以下の3つから選択されることが多い．

- **括約筋温存手術**（coring out 法）：二次口から一次口にかけて瘻管全長をくり抜いて除去する方

法．括約筋損傷は軽いがやや再発率が高い．
- **瘻管切開術**(lay open 法)：一次口を切除後，全瘻管を切開，開放して不良肉芽を除去する方法．再発率は低いが，括約筋損傷の可能性がある．
- **seton（シートン）法**：ゴムひもを二次口から瘻管，一次口，肛門に通して結紮し，徐々に瘻管を切開する方法．

最も頻度の高い低位筋間痔瘻で肛門後方の痔瘻の場合には瘻管切開術が行われることが多いが，瘻管の走行が深い場合や肛門前方に存在する場合には括約筋を温存する coring out 法が選択される．また，Crohn 病などの複雑痔瘻では seton ドレナージが行われることが多い．

> **Frontier**
> **乳幼児痔瘻**
> - 生後6か月までの男児に多い．
> - 成因としては肛門部皮膚からの感染が原因と考えられている．
> - 乳幼児の痔瘻は浅く単純な皮下痔瘻であることが多く，3時または9時方向にみられる．
> - 通常保存的に治癒することが多い．難治性の場合のみ瘻孔切開術などが行われる．

③ 裂肛 anal fissure

1 ● 病因，病態

裂肛は歯状線以下の肛門上皮に生じる有痛性の肛門皮膚の裂創で，原因としては便秘による硬便の通過で肛門管が過伸展されることや，内肛門括約筋の過緊張による肛門管静止圧の上昇，肛門管上皮の局所的な血流減少から虚血が生じることなどが考えられている．また肛門腺の感染が原因のこともある．発生部位としては6時方向が最も多く，次いで12時方向が多い．これは解剖学的に肛門管の後方においては，肛門尾骨靱帯から尾骨直腸筋と直腸との間に三角形の間隙ができるために，直腸の伸展により過剰な負荷がかかりやすいためと考えられている．疼痛により括約筋の spam が生じ肛門内圧が上昇し，さらに傷がついて裂肛を繰り返す．慢性化すると肛門潰瘍を形成し，内肛門括約筋に炎症が広がり瘢痕化により狭窄をきたす．歯状線の口側には肥大乳頭（肛門ポリープ）を形成し，肛門側には見張り疣（いぼ）(sentinel pile) を認めるようになる（図 34-10）．

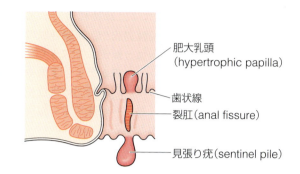

図 34-10 肥大乳頭，見張り疣

2 ● 症状

排便時や排便後の痛みと出血である．出血は鮮血で少量のことが多いが，慢性化に伴い痛みは増強し，長く持続するようになる．肛門狭窄をきたすと便が細いと訴えることもある．

3 ● 診断

視診，触診，肛門鏡にて肛門管6時方向に長軸方向の裂創を認めれば診断は比較的容易である．慢性化した肛門潰瘍の場合には肥大乳頭および見張り疣を認める．疼痛や狭窄が強い場合には肛門指診や肛門鏡検査が難しく診察に麻酔が必要な場合もある．

4 ● 治療

急性の裂肛は通常保存的治療を行う．すなわち，緩下薬による排便コントロールと坐剤の投与である．鎮痛薬や入浴・座浴で肛門の緊張をとると効果的な場合がある．多くの場合保存的治療で数日以内に症状は軽快する．慢性裂肛で狭窄の強い場合は，内肛門括約筋を一部切開する側方内括約筋切開術（lateral subcutaneous internal sphincterotomy：LSIS）や，潰瘍を切除して肛門形成を行う皮膚弁移動術（sliding skin graft：SSG）などが行われる．

④ 痔核 hemorrhoid

1 ● 病因，病態

痔核とは肛門管の粘膜下に発生する腫脹した血管組織である．血管，平滑筋，弾性線維や結合組織を含んだ支持組織である anal cushion が減弱し

粘膜が滑脱し肛門括約筋により締め付けられてうっ血するという支持組織減弱説や，直腸静脈のうっ血により静脈壁が脆弱化・拡張して大きくなり静脈瘤となる痔静脈叢うっ血説がある．下痢や便秘などの排便習慣異常のほか，長時間の坐位や立ち仕事，過度の怒責や妊娠，肝硬変による腹圧や門脈圧の亢進などが誘因となる．

痔核はその発生部位と歯状線との関係から以下のように分けられる．

- **外痔核**：歯状線より下方にある下直腸静脈叢から発生したもの．
- **内痔核**：歯状線より上方にある上直腸静脈叢から発生したもの．内痔核は大きくなるとしばしば肛門外に脱出するが，外痔核と混同しないよう注意が必要である．
- **混合痔核**：上・下直腸静脈叢は互いに血管吻合が認められるので，内外に連続した痔核を形成することがあり，混合痔核となる．

内痔核は上直腸動脈の最終3分枝である左外側枝，右後枝，右前枝と吻合する静脈叢から発生することが多く，砕石位で腹側を12時として3時・7時・11時方向に好発する．

内痔核は脱出の程度により1～4度に分類したGoligher分類が最もよく用いられている．

- **Goligher分類**
  - 【1度】：排便時に肛門管内で痔核は膨隆するが脱出しない．
  - 【2度】：排便時に肛門外に脱出するが自然に還納する．
  - 【3度】：排便時に脱出し用手的な還納を要する．
  - 【4度】：常に肛門外に脱出し還納が不可能．

2 ● 症状

a 外痔核

肛門部の腫脹による異物感，脱出，疼痛，軽度の出血が主症状である．強い怒責などで肛門部に圧が加わり血栓を形成したものや，静脈炎などにより血栓を形成したものは血栓性外痔核と呼ばれ，硬結とともに激しい疼痛を訴える．

b 内痔核

出血，脱出，疼痛が主な症状である．

- **出血**：静脈叢の損傷によって起こる．排便後紙に付着する程度の出血から排便時に滴状または噴出性に出血するものまであり，貧血をきたすこともある．通常排便時にみられ，鮮血であることが多い．
- **脱出**：内痔核や肛門管内の外痔核成分が肛門管外へ脱出するもので，排便時に生じることが最も多いが，歩行時や重いものを持ったときに脱出することもある．脱出した状態で還納できなくなったものは嵌頓痔核(incarcerated hemorrhoid)という．脱出した痔核が内括約筋のspasmとそれによる静脈還流障害によりさらに腫脹し，強い疼痛を伴う．
- **疼痛**：内痔核では通常疼痛はないが，脱出した内痔核が括約筋によって絞扼されると疼痛を伴う．
- **その他**：しばしば瘙痒感や粘液を伴う．また残便感や疼痛による排便困難を訴えることもある．

3 ● 診断

a 外痔核

外痔核は肛門部の視診にて診断可能なことが多く，肛門縁付近に腫脹を認める．血栓を形成した場合には数mmから母指頭大の硬い腫瘤となり，内部に黒青色の結節を呈する．

b 内痔核

肛門鏡での検査が必要であり，前述の好発部位（3時・7時・11時）を中心に怒張した静脈瘤が腫脹，突出して見える．脱出の程度や部位，出血の有無を確認する．脱出している場合は視診でも確認できるが，外痔核との混同に留意する．嵌頓痔核の場合は疼痛が激しく還納不能で，痔核の壊死による潰瘍形成や異臭を伴うこともある．また下部消化管内視鏡検査の直腸内反転操作でも観察可能である．

4 ● 治療

日常生活の指導は長時間の坐位，寒冷環境での作業，飲酒を避けることや，食物繊維の摂取をすすめ，便通を整えるよう指導する．排便習慣としては過度の怒責や長時間の排便を避けるよう指導する．肛門部の清潔を保つことも重要で，入浴や座浴は血流の改善効果がある．

a 外痔核

保存的治療が主体で消炎鎮痛薬内服や坐剤，軟

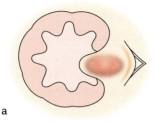
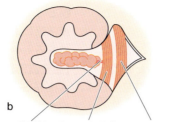
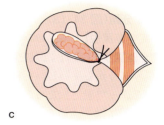
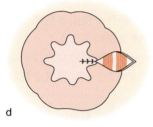

動脈枝　内肛門括約筋　外肛門括約筋

図 34-11　内痔核に対する結紮切除法
a：皮膚切開，b：肛門括約筋を温存して剝離，c：動脈を結紮切離，切除，d：半閉鎖．

膏が処方される．血栓性外痔核で疼痛の激しい場合は局麻下に血栓除去術を行うことで減圧され疼痛が緩和される．通常の場合，血栓は1～2週で融解消失する．

b　内痔核

腫脹，出血，疼痛の症状緩和を目的に坐剤や軟膏，消炎鎮痛薬が使用される．

保存的療法でコントロールできない場合，以下の治療が行われる．

- **硬化療法**：5％フェノールアーモンド油(phenol almond oil：PAO)や硫酸アルミニウム・タンニン酸(aluminum potassium sulfate・tannic acid：ALTA)が使用される．痔核および周囲組織に薬液を注入し炎症を起こし，二次的な線維化により痔核内の血流を低下させる方法で出血を主訴とする3度までの内痔核に有効である．ALTA療法では痔核縮小や線維化を施す作用が強いが，発熱や痛み，潰瘍形成を起こすことがある．
- **輪ゴム結紮療法**：非観血的治療の1つで，痔核を特殊な輪ゴムで緊縛し，壊死・脱落させる方法で2～3度の内痔核に行われることが多い．簡便で術後疼痛は少ないが，根治性は切除術に劣り，合併症として出血がある．
- **手術療法**：3度以上の内痔核を対象に結紮切除法(Milligan-Morgan法)が広く行われている．前述の好発部位である1～3か所の痔核組織を痔動脈の根部まで剝離し，根部で痔動脈を結紮したうえで切除する術式である(図34-11)．Milligan-Morgan法では，痔核切除後の創は開放とするが，わが国では半閉鎖術式が多く，海外では閉鎖術式が多い．

また anal cushion の滑脱を防止し上直腸動脈からの血流を遮断する目的で，下部直腸粘膜を環状に切除して吊り上げて固定する PPH 法(procedure for prolapse and hemorrhoids)も近年行われている．いずれも根治性は高いが，合併症として後出血や肛門狭窄，瘻孔形成などがある．

5　直腸脱 rectal prolapse

直腸が肛門外に脱出する病態をいう(図34-12)．直腸の全層が脱出する完全直腸脱と直腸の粘膜だけが脱出する不完全直腸脱(直腸粘膜脱)に分けられる．高齢の女性に多い．

骨盤底筋群の筋力低下や直腸周囲結合織の支持力低下などの直腸支持組織力の低下や肛門括約筋の筋力低下，Douglas窩が深く広いなど骨盤腔底の形態異常などにより起こるといわれ，排便後も残便を気にして怒責を続けることも原因となる．

臨床分類としては，Tuttle 分類がある．

- **Tuttle 分類**(図 34-13)

  【不完全直腸脱】：粘膜のみの脱出．

  【完全直腸脱（Ⅰ度）】：直腸全層が肛門管と直腸の境界部分から反転し，括約筋で囲まれた肛門管内を通って脱出したもので脱出部分と周囲皮膚との間に溝を認めないもの．Douglas 窩の先端は肛門外に脱出していない．

  【完全直腸脱（Ⅱ度）】(高頻度)：Douglas 窩の腹膜とともに直腸全層が脱出したもので肛門管は正常位にあり，脱出部分と周囲皮膚との間に溝のあるもの．

  【完全直腸脱（Ⅲ度）】：Douglas 窩の腹膜を伴って直腸 S 状結腸境界部付近が重積し，その先端がまだ直腸内にとどまったもの．

初期には排便時の直腸の脱出があり，脱出が頻繁になると咳やくしゃみ，起立，歩行時などにも脱出した状態が続く．腸管の脱出が長期になると粘膜面にびらんや潰瘍を認めることもある．完全直腸脱の場合には脱出した腸管の粘膜は内腔を中心に同心円状の溝を示すことが粘膜脱や脱肛との鑑別となる．

治療は手術的治療が原則である．手術法は多数存在し，大きく経会陰アプローチと経腹アプローチに分けられる．経会陰アプローチとしては，肛門の狭小化を目的とする Thiersch 法(図 34-14a)，脱出腸管の短縮を目的とする Gant-三輪法(結紮による縫縮)(図 34-14b)や Delorme 法(直腸粘膜切除筋層縫縮)，Altemeier 法(直腸全層

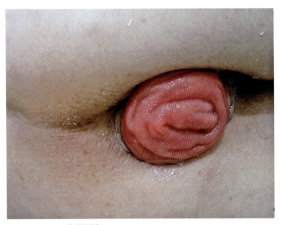

図 34-12 直腸脱

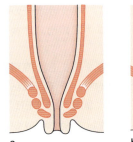 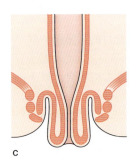 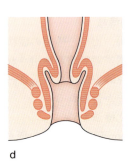

図 34-13 Tuttle 分類
a：不完全直腸脱，b：完全直腸脱(Ⅰ度)，c：完全直腸脱(Ⅱ度)，d：完全直腸脱(Ⅲ度)．

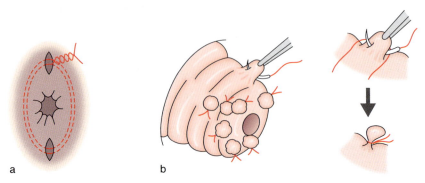

図 34-14 Thiersch 法(a)と Gant-三輪法(b)

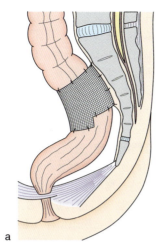 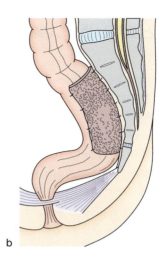

図 34-15　Ripstein 法(a)と Wells 法(b)

表 34-2　肛門機能不全の重症度評価

1. Kirwan 分類
   Grade 1：失禁なし
   Grade 2：時に下痢便の漏れあるいはガス失禁
   Grade 3：日常的な下痢便の漏れ，パッドの使用あるいは時に固形便の漏れ
   Grade 4：頻回な固形便の漏れ
   Grade 5：人工肛門を必要とする便失禁

2. Wexner スコア
   固形便失禁，液状便失禁，ガス失禁，パッドの使用，日常生活の制限の 5 項目のアンケート(各 0～4 点)を行い，その合計点で評価をし，点数が上がるにつれ症状の増悪を示している．0 点：便失禁なし～20 点：最重症．

切除)などがある．経腹アプローチとして Douglas 窩の縫縮を行う Moschcowitz 法や，直腸を挙上しメッシュを用いて直腸前方を固定する Ripstein 法(図 34-15a)，直腸後方を固定する Wells 法(図 34-15b)などがある．近年は腹腔鏡下に行われることもある．

6　肛門機能不全 anal incontinence

無意識または自分の意思に反して肛門から便がもれる症状を便失禁(fecal incontinence)といい，便失禁とガス失禁を合わせて肛門失禁(anal incontinence)と定義される．

重症度評価法としては，Kirwan 分類，Wexner スコア(Cleveland Clinic Florida Fecal Incontinence Score：CCF-FI)，St. Mark's スコア，Fecal Incontinence Severity Index (FISI)などが使用される(表 34-2)．

便失禁の原因としては，肛門括約筋不全，直腸の感覚異常や容量・コンプライアンス低下によるリザーバ機能不全，便性状，直腸肛門の支配神経の異常，中枢神経系の便意の認知障害などいろいろな要因が関与している．直腸肛門機能検査として肛門内圧検査や直腸・肛門感覚検査を行い肛門括約筋機能や直腸の感覚，リザーバ機能を評価し，肛門超音波検査にて肛門括約筋の状態を評価する．

保存的療法として，食事・生活・排便習慣指導，薬物療法，バイオフィードバック療法，アナルプラグ，逆行性洗腸法がある．外科治療としては，肛門括約筋形成術，有茎薄筋移植，順行性洗腸法(盲腸瘻造設術)，人工肛門造設などがある．最近では仙骨神経刺激法も行われる．

Frontier

肛門機能検査

肛門内圧検査
- 肛門括約筋機能を調べる検査で，肛門内に圧センサーを挿入して機能的肛門管長や最大静止圧，随意収縮圧を測定する．
- 最大静止圧は主に内肛門括約筋機能を表す．
- 随意収縮圧は主に外肛門括約筋機能を表す．

直腸肛門感覚検査
- 直腸内にバルーンを挿入し，段階的に膨らませバルーン内の容量を測定することにより直腸の感覚を評価する．
- 最初に便意を感じた容量が便意発現容量(正常値：30～60 mL)，便意が切迫した容量が最大耐容量(正常値：140～210 mL)である．

7 肛門疾患と混同しやすい疾患

1 直腸瘤

直腸瘤は直腸腟壁弛緩症や直腸ヘルニアともいわれ、排便時に直腸前壁が腟内腔側へと突出するものを指す。怒責時に力の方向が分散されるため排便困難をきたす。直腸腟隔壁の脆弱化が原因で女性の排便障害や残便感、腟が膨れてくるという症状を訴える。直腸指診と排便造影検査にて診断される。排便動作終了時に造影剤が直腸瘤内に残存する所見を barium trapping と呼ぶ。治療としては、バイオフィードバック、投薬や生活習慣の改善による排便コントロールを行うが、奏効しない場合には手術治療を考慮する。

2 毛巣疾患

仙尾骨部の正中付近に瘻孔や囊胞、肉芽腫を形成し、内腔に毛髪を有する慢性炎症性疾患で、毛巣洞、毛巣瘻、毛巣囊胞などと呼ばれるものを総称したものである。15～30歳くらいの若年男性に発症し、多毛の肥満者や白人に多いとされている。痔瘻との鑑別が問題となる。症状として、仙尾骨部正中の疼痛、腫脹、硬結、排膿などを認める。治療には、病巣の完全切除が必要である。

3 化膿性汗腺炎

肛門周囲のアポクリン汗腺の化膿性炎症で、膿皮症ともいわれる。アポクリン汗腺の多い肛門周囲、殿部、会陰部、腋窩、鼠径部の皮膚に発症する。皮下に蜂の巣状の複雑な膿瘍を形成し、複雑痔瘻との鑑別が問題となる。思春期以後の男性に多くみられ、性ホルモンや糖尿病、脂質異常症、肥満と関係があるといわれている。膿瘍に対しては切開排膿を行い、抗菌薬を投与する。慢性的な排膿や疼痛に対しては広範囲の皮膚切除と皮膚移植が必要となることもある。

4 尖圭コンジローマ

ヒトパピローマウイルス(human papillomavirus：HPV) 6型またはHPV11型などが原因となるウイルス感染症で、生殖器とその周辺に発症する。大部分は性行為感染症であるが、稀に親から子への感染も認める。淡紅色～褐色の乳頭状、鶏冠状、カリフラワー状の特徴的な多数の疣状あるいは乳頭状腫瘍を生じる。瘙痒感や疼痛が初発症状となることが多い。肛門管癌や第2期梅毒による扁平コンジローマ、Bowen (ボーエン)病との鑑別を要する。治療には、5-FU軟膏やブレオマイシン軟膏などの薬物療法や外科的切除、CO_2レーザー蒸散法、液体窒素凍結法などがある。

5 肛門瘙痒症

肛門のかゆみを生じる疾患の総称である。夜間や安静時に増強し、肛門周囲から女性では外陰、男性では陰囊後部に広がる。糖尿病や内分泌障害、肝疾患など疾患に伴うもの、肛門疾患に伴うもの、寄生虫、真菌、細菌などの感染によるもの、精神・神経的な要因によるものなどがあり、搔傷によるびらんや湿疹などの病変を認めることも多い。瘙痒のみでほかに病変を伴わない特発性肛門瘙痒症もある。治療は、基礎疾患の治療、局所の清潔を保ち軟膏やローションの塗布を行うが、特発性のものは治療成績もよくない。

E 直腸および肛門管の腫瘍

良性腫瘍

直腸に発生する良性腫瘍は結腸とほぼ同じであるので、大腸ポリポーシスも含めその項を参照されたい〔第33章「結腸」(→533頁)参照〕。外科手術の対象となる良性腫瘍のほとんどが腺腫である。比較的小さな病変に対しては内視鏡的粘膜切除(endoscopic mucosal resection：EMR)、大きな病変に対しては内視鏡的粘膜下層剝離術(endoscopic submucosal dissection：ESD)が施行される。結腸の腺腫に対する治療と異なるのは、肛門管に近くEMRやESDが手技的に困難な症例に対し経肛門的な切除が考慮されることである(図34-16)。経肛門的切除には、直視下に切除する方法と経肛門的に内視鏡下に切除する方法がある。

悪性腫瘍

1 直腸癌 rectal carcinoma

大腸癌の罹患率は年々上昇し、2019年には約

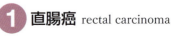

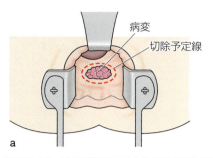 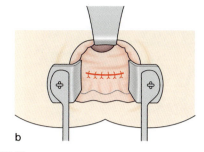

図34-16 直腸腫瘍に対する経肛門的局所切除術
a：経肛門的に切除予定線を決め切除する．
b：切除部分を縫合閉鎖．

15.5万人が大腸癌と診断されており，2021年のがん関連死のなかでは肺癌に続き第2位，女性では第1位の死因となっている．直腸癌は大腸癌のうち30〜40%を占め，組織型は腺癌が90%以上である．直腸は骨盤内臓器であり，周囲の泌尿生殖器への浸潤をきたすことがある．手術に際しては，手術後の直腸膀胱機能や生殖機能に障害をきたすこともあり，病変の切除に伴い人工肛門造設が必要となることもある．

1 病理

直腸癌の肉眼分類は結腸癌と同様に，表在型（0型），隆起腫瘤型（1型），潰瘍限局型（2型），潰瘍浸潤型（3型），びまん浸潤型（4型），分類不能（5型）に分けられる〔第33章「結腸」の図33-6（→536頁）を参照〕．表在型（0型）は癌の壁深達度が粘膜または粘膜下層にとどまっている早期大腸癌と推定されるものに相当する．1〜5型は進行癌（固有筋層以深の浸潤）に相当し，潰瘍限局型（2型）が約70%と最も多く，1型がこれに次ぐ．

ほとんどが腺癌で，高分化腺癌，中分化腺癌，低分化腺癌，粘液癌，印環細胞癌が主なものであり，高・中分化腺癌が大部分である．

大腸癌取扱い規約による壁深達度，リンパ節転移，病期分類，病理組織分類は結腸癌と同じであるのでその項を参照されたい〔第33章「結腸」の「結腸癌」の項（→534頁）参照〕．ここでは直腸癌に特徴的なものを中心に論じる．

2 癌の進展様式

直腸癌の進展様式も結腸癌と同様に直接浸潤と遠隔転移に分けられる．遠隔転移にはリンパ行性転移や血行性転移，腹膜（播種性）転移がある．

a 直接浸潤

直腸は骨盤内に位置し，特に下部直腸は腹膜反転部より尾側なので漿膜を欠いており，周辺臓器と直接隣接している．このため直腸壁を貫いた癌は，前方は男性では前立腺や精囊，尿道，膀胱へ，女性では子宮や腟へ浸潤しうる．また側方では尿管，後方では仙骨や尾骨，肛門挙筋，骨盤神経叢へと直接浸潤することがある．

b リンパ行性転移

本章の「直腸および肛門管のリンパ系」の項（→559頁参照）で述べたように，直腸のリンパ流には上方向，側方向，下方向の3方向のリンパ流が存在するのでこれらのリンパ流に沿ってリンパ節転移をきたす．癌の局在が直腸S状部（RS）・上部直腸（Ra）の場合，下腸間膜動脈（IMA）に沿った上方向へのリンパ流が中心である．下部直腸癌（Rb）では上方向に加え側方の腸骨動脈領域の側方リンパ節へ転移をきたすことがあり，また肛門管癌（P）ではこれらに加え下方向のリンパ流により鼠径部のリンパ節へも転移をきたすことがある．固有筋層を越えた下部直腸癌（Rb）では約20%に側方リンパ節転移を認める．

c 血行性転移

直腸癌診断時にみつかる同時性の遠隔転移は結腸癌と同様，門脈系の血流を介した肝転移が最も多く，次いで肺転移が多い．ただし直腸の静脈には内腸骨静脈系から肝を介さず直接体循環へ戻る血流が存在するので，結腸癌より肺転移が多い．

d 腹膜（播種性）転移

同時性の腹膜（播種性）転移は2.6%と少なく，ほとんどが直腸S状部癌（RS）や上部直腸癌（Ra）

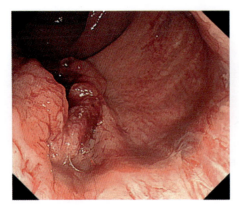

図 34-17　直腸癌の大腸内視鏡検査

である．下部直腸癌(Rb)では反転部より尾側にあるので腹膜への浸潤を認めることが少なく，播種性転移をきたしにくい．

3 ● 症状

初期には無症状のことが多いが，進行すると下血や血便，便通異常などが出現し，痛みを訴えることもある．

a　下血，血便

最も頻度の高い症状である．排便時に出血することが多く，便に少量の血液が付着する程度から粘血便まで出血の程度はさまざまである．鮮血のことが多く，内痔核からの出血と判断され診断が遅れることも多い．

b　便通異常

腫瘍による直腸の狭窄に伴い便通異常が出現する．便秘または下痢，両者が交互にみられる交代性便通異常や便柱の狭小化を訴える．テネスムス（しぶり腹：排便後にすぐに便意を催す症状）も特徴的な症状である．進行すれば完全に閉塞し腸閉塞となることもあるが，その頻度はS状結腸癌に比べて少ない．

c　疼痛

通過障害に伴う痛みや，下部直腸癌で浸潤が骨盤壁に及んだ場合の殿部痛や会陰部痛，肛門管に浸潤した場合の肛門痛などが出現する．

d　その他

他臓器浸潤による血尿や頻尿・気尿などの尿異常，性器出血なども起こりうる．また全身症状としては貧血や体重減少などもある．

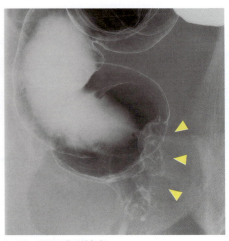

図 34-18　注腸造影検査
下部直腸に直腸癌の局在する進行直腸癌による壁硬化像（矢頭）を示した．

4 ● 診断

a　便潜血検査

大腸癌のスクリーニングとして広く行われている．2回検査し，1回でも陽性であった場合は大腸内視鏡による精査が推奨される．

b　直腸指診

直腸癌の身体所見で最も重要である．下部直腸癌の大半は直腸指診にて発見しうる．腫瘍を触知した場合はその大きさ，位置，肛門縁からの距離，可動性，痛みの有無などを確認する．

c　大腸内視鏡検査(図 34-17)

大腸癌の診断に最も重要な検査であり，腫瘍の局在，大きさ，肉眼型，深達度などを観察するとともに生検を行い，確定診断を行う．特に下部直腸癌では歯状線からの距離が，術式決定に重要である．早期癌では内視鏡や色素内視鏡，narrow-band imaging (NBI)内視鏡などで腫瘍の表面構造を観察することにより腺腫と腺癌を鑑別したり，粘膜下層への浸潤の有無を判定したりすることができるようになった．

d　注腸造影検査(図 34-18)

直腸癌では病変の局在の客観的な判定と壁深達度の診断に重要である．直腸内に十分送気しバルーンを抜いた状態での側面像は病変の位置診断，特に肛門管との位置関係把握に重要である．

e　CT

主に肝や肺などの遠隔転移やリンパ節転移の診

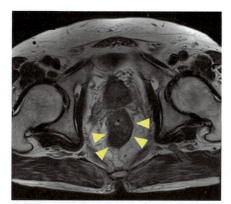

図 34-19 骨盤 MRI
進行直腸癌の局所進展範囲（矢頭）を示した．

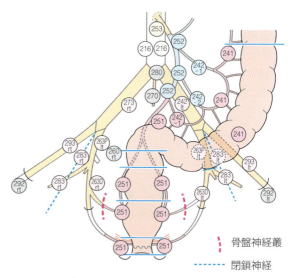

図 34-20 大腸のリンパ節分類
〔大腸癌研究会（編）：大腸癌取扱い規約，第 9 版．金原出版，2018 より〕

断に有用であり，局所では癌の隣接臓器への浸潤の診断に有用である．また近年 CT の画像から注腸造影と同様の画像を再構成する CT colonography（3DCT）も徐々に普及しつつある．

f　MRI（図 34-19）

MRI は軟部組織の分解能に優れており，直腸癌の局所進展の診断に有用である．直腸固有筋膜が明瞭に描出され，癌組織は T2 強調像で low intensity に描出される．また直腸間膜や側方領域のリンパ節の描出にも優れている．

g　PET

CT で指摘できないような遠隔転移の検出や FDG 集積の程度による質的診断目的で用いられる．

5　鑑別診断

腫瘍性病変ではカルチノイドなどの直腸神経内分泌腫瘍や直腸消化管間質腫瘍（gastrointestinal stromal tumor：GIST），炎症性疾患では直腸粘膜脱症候群や放射線照射性直腸炎，また直腸子宮内膜症なども鑑別診断としてあげられる．

6　治療

リンパ節転移のない早期癌やその頻度がきわめて低い直腸癌に対しては，腺腫と同様に EMR や ESD などの内視鏡治療や，経肛門的に直視下あるいは内視鏡下に局所切除を行う．リンパ節転移の可能性がある腫瘍に対しては系統的リンパ節郭清を伴う手術治療を行う．根治切除可能な遠隔転移を有する場合には同時または二期的に切除を行う．根治切除不可能な場合には全身化学療法を行う．

a　Tis（m）癌，一部の T1（sm）癌

Tis（m）癌はリンパ節転移を起こさず，T1（sm）癌のなかでも脈管浸潤がなく粘膜下層への浸潤距離が 1,000 μm 以下のものはリンパ節転移の可能性がきわめて低いので，腫瘍のみの局所的な切除が行われる．切除した検体は病理学的な検索が行われ，腫瘍が十分な安全域をもって切除できているか，また術前診断よりも腫瘍が深くリンパ節転移の可能性がないかなどを検討し，必要に応じてリンパ節郭清を伴う根治術を施行する．

b　T1 以深の癌

リンパ節転移の可能性のある直腸癌に対しては系統的なリンパ節郭清を伴う根治術を行う．直腸癌に対する直腸切除では，腸管傍リンパ節を確実に切除するために TME（total mesorectal excision）または TSME（tumor specific mesorectal excision）が行われる．大腸癌取扱い規約では，上部直腸（RS/Ra）の癌の場合には肛門側 3 cm，下部直腸（Rb）の癌の場合肛門側 2 cm の距離にある腸管傍リンパ節郭清が必要とされている（図 34-20）．したがって腫瘍の局在が肛門に近いほど排便機能が障害され，人工肛門の造設を必要とすることが多くなり，術後の QOL の低下をまねく．最近では腹腔鏡手術の普及に伴い直腸癌に対して

腹腔鏡下に手術を施行する施設が増えている．

①上部直腸(RS/Ra)の癌：下腸間膜動脈周囲のリンパ節を郭清し，S状結腸から直腸周囲にかけて腸間膜に包まれた状態で周囲より剥離した後，腫瘍の肛門側で直腸を切離する．腫瘍口側はS状結腸で切除し，S状結腸の断端と直腸の断端を吻合する．腸管切離部が腹膜反転部より口側となる場合を高位前方切除術(high anterior resection：HAR)，肛門側の場合を低位前方切除術(low anterior resection：LAR)と呼ぶ(図34-21，▶動画17)．

②下部直腸(Rb)の癌：下部直腸癌でも下腸間膜動脈周囲のリンパ節郭清やS状結腸から直腸周囲にかけての剥離は同様であるが，より肛門に近くなるので，肛門温存の有無や吻合方法によりいくつかの術式が選択される．癌が肛門から5cm程度までは自動吻合器を用いた端端吻合を行う低位前方切除術が可能であるが，癌が肛門に近い場合，経肛門的な手縫い吻合が必要となることもある．さらに癌が肛門に近いものの肛門温存が可能な場合は，外肛門括約筋を残し内肛門括約筋のみを一部または全部切除し結腸断端と肛門を吻合する括約筋間直腸切除術(intersphincteric resection：ISR)が行われることもある(図34-22)．肛門管の合併切除が必要な場合には，直腸周囲の皮膚，内・外肛門括約筋，肛門挙筋の一部を切除する腹会陰式直腸切断術(abdominoperineal resection：APR，Miles手術)が行われる(図34-23)．この場合肛門周囲の皮膚は縫合閉鎖し，S状結腸断端を永久的

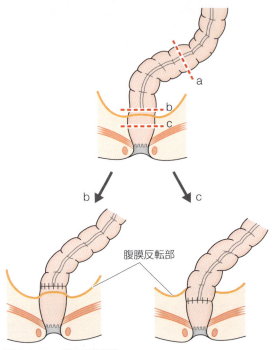

図 34-21　前方切除術
S状結腸で口側腸管を切離し(a)，リンパ節郭清を伴う直腸切除を行う．
高位前方切除術：腹膜反転部より上方(b)で切離したもの．
低位前方切除術：腹膜反転部より下方(c)で切離したもの．

動画17：腹腔鏡下低位前方切除術

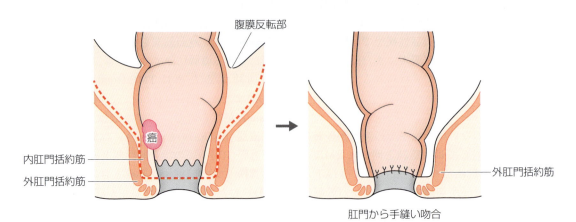

図 34-22　括約筋間直腸切除術(ISR)
外肛門括約筋を残し，内肛門括約筋の一部または全部切除し経肛門的に吻合する．

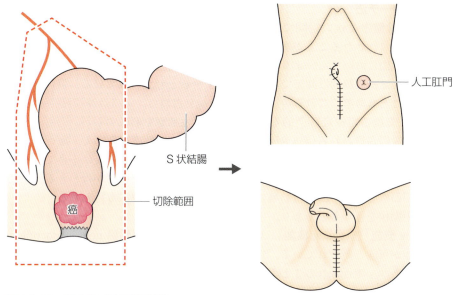

図 34-23 腹会陰式直腸切断術
直腸周囲の皮膚,内・外肛門括約筋,肛門挙筋の一部を切除する.肛門周囲の皮膚は縫合閉鎖し,S状結腸断端を永久的な人工肛門とする.

な人工肛門とする.なお,遠隔転移がなく,骨盤内臓器(子宮や腟,膀胱,前立腺など)への浸潤があり,これらを切除することで根治が得られる場合には骨盤内臓全摘術が行われる.

下部直腸癌は側方リンパ節の転移をきたす可能性があるため,進行癌に対してはIMA周囲のリンパ節だけでなく,側方リンパ節の郭清も行われる.また術前に放射線療法や化学療法を行うこともある.

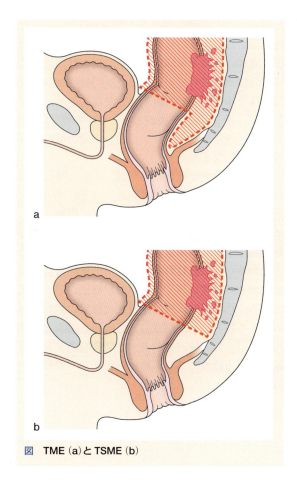

図 TME(a)とTSME(b)

Frontier

TMEとTSME(図)

- TME(total mesorectal excision:直腸間膜全切除)は肛門管直上までの直腸間膜をすべて切除する術式であり,TSME(tumor-specific mesorectal excision)は腫瘍の位置に応じた直腸間膜を部分的に切除する術式である.
- 直腸は直腸間膜とともに直腸固有筋膜に包まれた状態にあり,TME・TSMEともにこの筋膜を損傷せずに一塊に切除する方法である.これにより腫瘍を遺残なく切除するとともに,自律神経の温存が可能となる.

7 ● 新しい手術アプローチ法

直腸癌の手術は，骨盤内の狭い空間で行うため，近年では腹腔鏡下に行われることが多くなってきた．腹腔鏡下の手術においても，より深部では視野確保が困難なことや直線的な鉗子では繊細な手術操作が難しいこともある．これらの点を補うために，ロボット支援手術や経肛門的なアプローチによる内視鏡手術が行われる〔第8章「内視鏡外科，ロボット支援手術」（→94頁）参照〕．

ロボット支援手術は，高解像度の3Dカメラにて観察しつつ，多関節機能による広い可動域の操作鉗子を用いて手術操作を行うものであり，手振れ防止機能（filtering機能）やscaling機能により微細かつ正確な操作が可能といわれている．骨盤深部の操作も可能であり，施行されることが多くなってきた．

② 肛門管癌 carcinoma of anal canal

恥骨直腸筋付着部上縁より肛門縁までに発生した癌をいう．肛門管癌は全大腸癌の1.3%と，比較的稀である．肛門管の上皮は直腸粘膜部，移行帯上皮部，肛門上皮部からなり，また肛門陰窩には肛門腺が開口しているので，肛門管癌は多彩な組織像を示す．主な組織型としては，腺癌，扁平上皮癌，腺扁平上皮癌がある．70～80%は腺癌であり，腺癌のなかには，長期の痔瘻の既往に伴う痔瘻癌も含まれる．

肛門管癌の主な症状は肛門痛，出血，排便障害などで痔疾患の症状に似ている．

治療は腺癌と扁平上皮癌で異なり，腺癌に対しては，通常の直腸癌と同様の治療が行われる．したがって手術は，腹会陰式直腸切断術が行われることが多い．これに対して，扁平上皮癌は放射線に対する感受性が高く化学放射線療法が第一選択となる．化学放射線療法施行後に腫瘍の残存が認められる場合には，腹会陰式直腸切断術などのサルベージ手術が検討される．肛門管癌のリンパ節転移は多方向性であり，特に鼠径リンパ節転移が特徴である．

③ その他の悪性腫瘍

1 ● 悪性黒色腫

直腸肛門移行部に存在するメラノサイトから発生すると考えられている．肛門管悪性腫瘍の1～3%を占める．メラニンを産生し黒色～灰白色の隆起性腫瘍を形成するが，低色素性のものも存在する．高悪性度の腫瘍で，血行性，リンパ行性に遠隔転移をきたし予後は不良である．直腸癌や肛門管癌に準じた手術が行われる．免疫療法や分子標的薬，化学療法も行われる．

2 ● 神経内分泌腫瘍 neuroendocrine neoplasm

内分泌細胞に分化した腫瘍細胞から構成される癌である．WHO分類では，組織学的に神経内分泌パターンを示す高分化な腫瘍を neuroendocrine tumor（NET）とし，G1，G2，G3に分類している．組織学的に低分化なものは neuroendocrine carcinoma（NEC）とし，大細胞型，小細胞型に分類されている（表34-3）．NETはいわゆるカルチノイドと呼ばれていたものに相当し，粘膜下腫瘍様の形態をとる．表面平滑な半球状の粘膜下腫瘍で，黄色味を帯びるのが特徴である．大腸では下部直腸と虫垂に好発する．1cm未満のNETに対しては，内視鏡的切除や経肛門的切除が行われる．1cm以上の腫瘍や1cm未満でも固有筋層浸潤，脈管侵襲などリンパ節転移の可能性がある場合は，リンパ節郭清を伴う直腸切除が推奨される．

3 ● 消化管間質腫瘍 gastrointestinal stromal tumor（GIST）

消化管筋層の Cajal の介在細胞由来の腫瘍で，粘膜下腫瘍様の形態をとる．

KIT蛋白の免疫染色が診断に有用で95%以上が陽性となる．治療は外科的切除であるが，リンパ節転移は稀であり，リンパ節郭清は不要である．経肛門的腫瘍切除や，経仙骨的腫瘍切除術などの局所切除術が行われる（図34-24）．他臓器転移をきたした場合にはイマチニブが使用される．

4 ● 稀な肛門癌
a 基底細胞癌と類基底細胞癌

基底細胞癌は皮膚癌のなかで最も頻度が高い表皮の基底細胞から発生する癌．肛門周囲での発生

表 34-3　神経内分泌腫瘍の WHO 分類

分類	分化度	核分裂像（2mm² あたり）	Ki-67 指数（%）
NET, G1 NET, G2 NET, G3	高分化	<2 2〜20 >20	<3 3〜20 >20
NEC, 小細胞型 NEC, 大細胞型	低分化	>20 >20	>20 >20
MiNEN*	どちらも	さまざま	さまざま

＊：mixed neuroendocrine-non-neuroendocrine neoplasm
〔WHO Classification of Tumours Editorial Board (ed)：WHO Classification of Tumours, 5th ed, Vol 1, Digestive System Tumours. World Health Organization, 2019 より改変〕

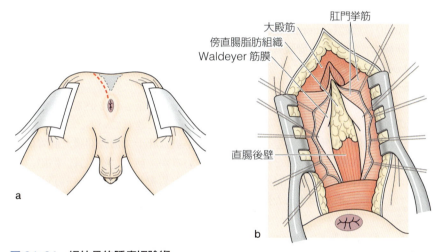

図 34-24　経仙骨的腫瘍切除術
a：体位はジャックナイフ位とし，仙骨に沿って切開を加える．
b：肛門挙筋や Waldeyer 筋膜を切開し，直腸壁を露出する．

は稀である．局所切除が行われ，予後は良好である．類基底細胞癌は，扁平上皮癌の一亜型と考えられていて，組織学的に皮膚の基底細胞癌に類似しており，基底細胞に類似する細胞が角化，分化することなく密に増生するのが特徴である．

b　Paget（パジェット）病

乳房外 Paget 病の1つで，アポクリン汗腺の豊富な肛門周囲皮膚および性器周囲などに発生する．境界明瞭で発赤調の不整形な湿疹様の病変で，進展して肛門管に及ぶことがある．治療は，腫瘍から十分な切除マージンを確保した広範囲局所切除が行われる．肛門管に浸潤する場合には肛門形成術や直腸切断術が行われることもある．表皮内に限局するものは根治術が施行されると予後良好である．直腸肛門の癌が肛門部皮膚の表皮内に進展する pagetoid spread と区別して取り扱う必要がある．

c　Bowen（ボーエン）病

高齢者に多い表皮内扁平上皮癌である．肛門周囲に発生することは稀である．肛門部の Bowen 病では HPV が関与するとされている．肛門痛や肛門瘙痒感，出血などの症状があり，扁平な赤〜褐色の皮疹で表層には鱗屑を認めることもある．発育は緩徐で悪性度は低く，局所切除が行われる．

第35章 腹壁，臍，腹膜，大網および後腹膜

1 腹壁・腹膜・後腹膜・大網・小網・臍の解剖

1 ● 腹壁の解剖

腹壁(abdominal wall)は腹腔(abdominal cavity)を取り囲んでいる組織で，前腹壁，側腹壁，後腹壁に区分され，中心線(正中線)を特に白線(linea alba)と呼ぶ(図35-1)．

2 ● 腹膜・後腹膜の解剖

腹膜(peritoneum)は腹壁の内面を覆う壁側腹膜(parietal peritoneum)と，腹部内臓表面を覆って漿膜や腸間膜を形成する臓側腹膜(visceral peritoneum)とに分けられ，腹膜に取り囲まれた隙間が腹腔(腹膜腔)である．

後腹壁の腹膜を一般に後腹膜(retroperitoneum)と呼ぶ．後腹膜の背側に存在する後腹膜腔には腎臓，副腎，尿管，膵臓，十二指腸の一部，上行結腸，下行結腸，生殖器などの後腹膜腔臓器，および脂肪組織，神経，血管，リンパ系などが存在している(表35-1，図35-2)．

3 ● 大網・小網の解剖

大網は腹膜と管腔臓器の間にある2層の構造物で，胃の大彎から始まり，横行結腸の腹側をエプロンのように骨盤へ垂れ下がって折り返し，横行結腸に固定されている．通常，恥骨結合の高さまで骨盤に達している．

小網は肝十二指腸間膜，肝胃間膜として知られているが，前者は総胆管，門脈，肝動脈，後者は左・右胃動脈や迷走神経の胃枝，肝枝の通路となっている．

肝十二指腸間膜背側縁と後腹膜との間を入口として，腹側は小網と胃，背側は膵，頭側は肝下面，尾側は横行結腸間膜などによって囲まれた盲端の囊状腔を<u>網囊</u>(omental bursa)，入口の孔を<u>網囊孔</u>(epiploic foramen；<u>Winslow孔</u>)という(図35-3)．

4 ● 臍の解剖

臍は胎児期には臍帯が付着していた部分で，臍帯の脱落後，断端である臍は瘢痕収縮化する．臍帯の中を走っていた臍静脈の痕跡である肝円索，尿膜管の痕跡である正中臍索，臍動脈の痕跡である臍動脈索から構成されている．また，肝円索は肝鎌状間膜につながっている(図35-4)．

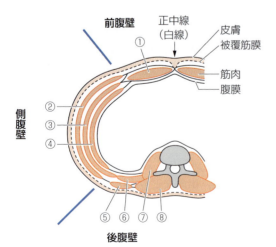

図35-1 腹壁の基本的構造
(ただし，臓側腹膜は省略されている)
① 腹直筋，② 外腹斜筋，③ 内腹斜筋，④ 腹横筋，⑤ 広背筋，⑥ 腰方形筋，⑦ 大腰筋，⑧ 深背筋．

表35-1 後腹膜腔臓器・組織

・膵臓	・直腸	・精嚢	・大動脈
・上行結腸	・腎臓	・卵巣	・下大静脈
・下行結腸	・副腎	・子宮	・腸骨動静脈
・十二指腸	・尿管	・腟	・リンパ管
（平行脚，水平脚）	・膀胱		・神経

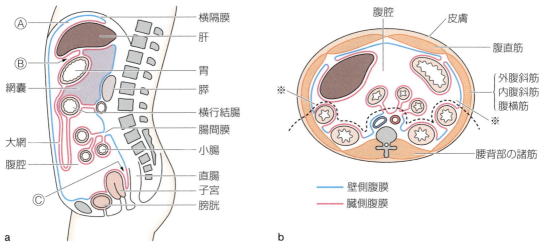

図 35-2 腹膜・後腹膜の解剖
a：矢状断．Ⓐ 横隔膜下腔，Ⓑ 肝下面（Morrison 窩），Ⓒ Douglas 窩．
b：水平断．破線より背側が後腹膜．※が傍結腸溝に相当する．

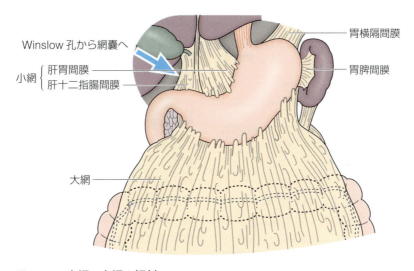

図 35-3 大網・小網の解剖

2 腹膜の病態生理と主要徴候

A 腹膜の生理

　腹膜の総面積は体表面積とほぼ等しく，1.7〜2.0 m^2 とされている．腹膜の生理機能としては，漏出作用および滲出作用といった腹膜外から腹腔内への移行，腹腔内から腹膜外への移行である吸収作用，さらには交換作用が代表的である．

1 ● 漏出作用，滲出作用 transudation, exudation
　門脈圧亢進症，低蛋白血症，心不全，腎疾患などの病的状態では腹水と呼ばれる漏出液が腹腔内に貯留する．また物理的，化学的，細菌性，悪性腫瘍性などの刺激が加わると，線維素，白血球，貪食細胞などに富んだ蛋白量の多い滲出液が貯留して，感染に対する防御作用を示す（表 35-2）．

2 ● 吸収作用 absorption
　吸収作用は，腹膜炎の場合には有害物質や細菌の菌体内毒素（エンドトキシン，endotoxin）も同

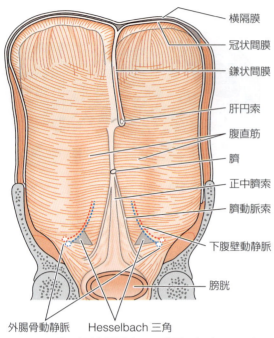

図 35-4　臍の解剖（腹腔内より腹壁を観察した図）
- 肝円索：胎児期に胎盤から肝臓に走行していた臍静脈の遺残，門脈左枝臍部につながる
- 正中臍索：臍と膀胱頂を結ぶ尿膜管の瘢痕
- 臍動脈索：胎児期に内腸骨動脈から胎盤に走行していた臍動脈の遺残
- Hesselbach 三角：下腹壁動静脈，腹直筋，鼠径靱帯に囲まれた内鼠径ヘルニアの発症部位

表 35-2　腹水の分類

	漏出液	滲出液
原因	門脈圧亢進症，低蛋白血症など	細菌感染，悪性腫瘍など
外観	漿液性	漿液性，膿性，血性など
比重	<1.015	1.018<
蛋白	<3 g/dL	4 g/dL<
Rivalta 反応	陰性	陽性
細胞成分	少ない	多い

時に吸収されてしまうので，エンドトキシンショックなどの重篤な全身症状を引き起こす原因となる一方，悪性腫瘍に対する治療法として抗がん剤の腹腔内投与が行われている．また腹膜透析では透析液を腹腔内に注入することにより，腹膜を介して血液中の老廃物や尿毒素，電解質を透析液に拡散，浸透圧差を利用して過剰な水分を除去し，腹膜の交換作用を利用している．

B 腹膜の主要徴候

1 腹痛 abdominal pain

腹痛は体性痛（somatic pain），内臓痛（visceral pain），関連痛（referred pain）の 3 種類に区分される．腹痛をきたす疾患のなかには緊急手術を要する疾患も少なくないので，患者の訴える腹痛の種類と診察所見から原疾患を推察することは臨床上きわめて重要である〔第 4 章「外科的診断法」（➡30 頁）および第 13 章「急性腹症」（➡139 頁）参照〕．

2 腹膜刺激症状

腹痛患者の腹部診察に際しては，筋性防御（muscular defense, muscle guarding），反跳痛（rebound tenderness）（Blumberg 徴候）の有無・程度・範囲を正しく把握しなければならない．これらは腹膜刺激症状と呼ばれ，腹膜炎の診断ならびに手術適応の決定のうえで最も重要な所見である〔第 4 章「外科的診断法」（➡30 頁）および第 13 章「急性腹症」（➡139 頁）参照〕．

3 腹膜の癒着作用 adhesion

線維性癒着（fibrous adhesion）とは生体防御反応の 1 つで，腹膜炎など，腹膜への刺激により滲出液が貯留した後に生じる．腹腔内の炎症拡大の阻止，腸管穿孔部の被覆などの役割を果たす反面，癒着部が原因となって癒着性腸閉塞などを発生することもある〔第 32 章「小腸」の「腸閉塞」の項（➡530 頁）参照〕．

先天異常

〔第 43 章「小児外科」（➡697 頁）および第 36 章「ヘルニア」（➡589 頁）参照〕

損傷

1 開放性損傷

皮膚の傷害を伴う損傷で，刺創，切創，腹腔内臓器の損傷を合併しているかの鑑別は重要であり，全身・腹部所見，創の観察所見，超音波検

査，CTなどにより正確に判定しなければならない．

2 ● 非開放性損傷

腹筋や筋膜の断裂，腹壁血管損傷の場合には，腹壁血腫を形成して，腹腔内損傷を伴わなくても腹膜刺激症状を認めることがある．また，皮膚面に創がなくても鈍的な外力によって腹部臓器損傷をきたし，緊急手術の適応となることがある．

3 ● 後腹膜血腫

後腹膜腔に血腫を形成した状態をいう．原因は外傷性（骨盤骨折，脊椎骨折，腎・膵などの損傷に合併）が最も多く，後腹膜腫瘍の破裂，動脈瘤の破裂などでも起こる．また血管造影検査，腎や膵の組織生検など，医療行為の合併症として起こることもある．

症状は，腹痛，背部痛が多く，出血量が多いときには貧血の進行，ショック症状を呈し，前腹壁まで膨隆してくる．泌尿器系損傷時には血尿，膵損傷では血清アミラーゼが高値となる．腹部単純X線検査で骨折所見，腸腰筋陰影の消失所見などを認め，超音波検査，CT，および必要により経静脈性排泄性腎盂造影などが行われる．

治療は原因疾患によって異なる．腎損傷や骨盤骨折などの軽症例では自然止血が得られるが，重症例には動脈塞栓術や緊急手術を行う．

C 炎症

腹壁の炎症

1 急性炎症

身体他部と同様にせつ（癤；furuncle），よう（癰；carbuncle），丹毒（erysipelas），ブドウ球菌性熱傷様皮膚症候群（staphylococcal scalded skin syndrome：SSSS）などがみられるほか，腹腔内の炎症が該当部位の腹壁に波及してくることもある．炎症が筋層に及ぶと壊死性筋膜炎（necrotizing fasciitis），また新生児の臍炎（omphalitis）も化膿性腹膜炎，臍動静脈炎などから敗血症に移行する．治療は一般に安静，冷却．抗菌薬投与を行

い，膿瘍に対しては切開，排膿を行う．

2 慢性炎症および炎症性腫瘤

1 ● 腹壁結核

多くは脊椎・肋骨結核などから続発した流注膿瘍，冷膿瘍で，原発巣の処置が必要である．

2 ● 腹壁放線菌症 actinomycosis

回盲部の本症が波及した場合が多く，腹壁が板状硬を呈し，菌塊を含む特有な膿瘍や瘻孔を形成する．癌浸潤との鑑別が必要であり，膿中に菌塊の存在が確定診断となる．ペニシリン系抗菌薬が有効であり，膿瘍壁や瘻孔は切開掻爬する．

3 ● Weber-Christian（ウェーバー-クリスチャン）病

皮下脂肪織の非化膿性炎症による皮下硬結で，若い女性に多い．頭痛，全身倦怠感などを伴うことがあり，再発しやすい．原因は不明である．

4 ● Schloffer（シュロッファー）腫瘤

手術による腹壁瘢痕創部において縫合糸などが原因となって炎症性反応を起こし，術後数か月から数年後に硬い腫瘤を形成したもので，異物性肉芽腫と考えられている．

5 ● Mondor（モンドール）病

腋窩や乳房付近から上腹部にかけての皮下に生じた発赤・圧痛を伴う索状の硬結で，中年女性に多いが，自然消失するので特に治療を要さない．

腹膜の炎症（腹膜炎）

腹膜の炎症を腹膜炎（peritonitis）と呼び，緊急手術の対象となる腹部外科的疾患のなかで最も重要な疾患である．

腹膜炎は発症の時期，原因，性質，範囲などにより，表35-3のように区分される．

表 35-3 腹膜炎の分類

1. 発症時期
   ① 急性腹膜炎（acute peritonitis）
   ② 慢性腹膜炎（chronic peritonitis）
2. 原発性/続発性
   ① 原発性腹膜炎（primary peritonitis）
     腹腔内に明らかな感染源（−）
   ② 続発性腹膜炎（secondary peritonitis）
     臓器に発生した炎症が腹膜に波及
3. 発症原因・性質
   ① 無菌性腹膜炎（aseptic peritonitis）
   ② 細菌性腹膜炎〔bacterial（suppurative）peritonitis〕
4. 範囲
   ① 汎発性（びまん性）腹膜炎（diffuse peritonitis, pan-peritonitis）
   ② 限局性腹膜炎（localized peritonitis）

1 急性（続発性細菌性）汎発性腹膜炎
acute secondary suppurative diffuse peritonitis

腹腔内の細菌感染，化膿性炎症が急激に発生し，短時間で全腹膜面へ波及し，腹腔全体の炎症を呈するタイプの腹膜炎である．臨床的に最も重要な腹膜炎であり，急性汎発性腹膜炎（acute diffuse peritonitis, acute pan-peritonitis），あるいは単に腹膜炎と省略される．

1 原因

原因は多岐にわたるが，胃・十二指腸潰瘍穿孔（図 35-5），虫垂炎穿孔，大腸憩室穿孔といった消化管穿孔によるものが最も多く，急性胆嚢炎穿孔や急性膵炎といった肝・胆・膵の疾患，卵巣嚢腫穿孔や異所性妊娠破裂などの婦人科疾患，外傷および内視鏡検査や内視鏡的粘膜切除に合併する消化管穿孔などの医原性も原因となる．

2 病態生理

腹膜が炎症などの刺激を受けると腸管浮腫，膿性腹水の貯留が起こる．腹膜の表面は膿苔で覆われ，腸管運動は低下し，麻痺性イレウスとなり，消化管内に消化液が停留する〔第 32 章「小腸」の「腸閉塞」の項（→530 頁）参照〕．

さらに全身循環血漿量の急激な低下をまねき，循環血液量減少性ショック（hypovolemic shock）に陥る〔第 3 章「ショック」（→19 頁）参照〕．

また，細菌感染巣から腹腔内へ拡散した細胞内

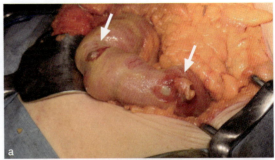
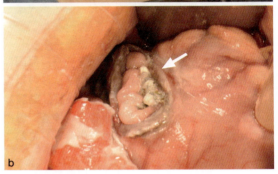

図 35-5 消化管穿孔
a：血管炎による多発小腸穿孔．b：巨大胃潰瘍穿孔．

毒素（エンドトキシン，endotoxin）は，腹膜の吸収作用によって主にリンパ系を介して大循環に流入し，サイトカインを産生して高サイトカイン血症をまねき，末梢血管の拡張，血管床容積の増大によるエンドトキシンショック（endotoxin shock）の状態に陥る．

病状が進行すると，呼吸不全〔急性呼吸促迫症候群（acute respiratory distress syndrome：ARDS）〕，肝不全，腎不全，播種性血管内凝固（disseminated intravascular coagulation：DIC）などの重篤な病態を招来し，多臓器不全（multiple organ failure：MOF）へと移行して致命的となる（図 35-6）〔第 3 章「ショック」（→19 頁）参照〕．

3 腹部の症状・所見

触診では初発部位を中心とした腹部全体に及ぶ著明な圧痛を認め，また筋性防御，および反跳痛（Blumberg 徴候）の腹膜刺激症状を認める．高度の腹壁緊張を示す場合は板状硬（board like）と表現する〔第 4 章「外科的診断法」（→30 頁）参照〕．腸管運動は，初期には亢進することもあるが，次第に腸管麻痺を起こして鼓腸，麻痺性イレウスの状態

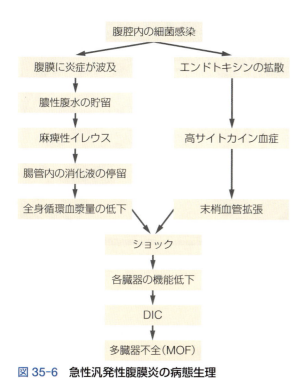

図 35-6 急性汎発性腹膜炎の病態生理

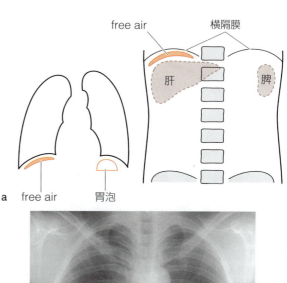

図 35-7 胸部・腹部単純 X 線における free air
b：胸部 X 線像．十二指腸潰瘍穿孔による汎発性腹膜炎．右横隔膜下に free air を認める（矢印）．

を呈し，聴診で腸雑音がほとんど聴取されなくなる．また直腸指診で Douglas 窩に膨隆・圧痛を認めることがある．これは同部に膿性腹水が貯留していることを強く示唆する所見で，試験穿刺を行えば膿汁を証明することができる．

進行した腹膜炎では，患者は側臥屈曲位をとり，体動はほとんどなく，脈拍は頻数，微弱となり，呼吸は疼痛のため浅く速く，胸式呼吸となる．顔貌は初期には苦悶状であるが，脱水が進むと目がくぼみ，鼻や頬が尖り，いわゆるヒポクラテス顔貌（hippocratic face）となる．体温は通常上昇し，菌血症を起こすと悪寒戦慄を伴う弛張熱を呈するが，末期にはむしろ低下する．

4 検査

血液検査では，通常は白血球増多を認め，好中球の増加，核の左方移動を伴い，CRP やプロカルシトニンといった炎症反応を指標とするマーカーの上昇を認める．ただし高齢者や重症例では，逆に白血球や血小板の減少を示すこともある．

腹部単純 X 線検査で消化管内ガス以外に腹腔内へ漏出したガス（遊離ガス；free air）を認めた場合には，消化管穿孔の有力な診断根拠となる．この free air は腹腔内の最も高い部位（立位ないし坐位の場合には左右横隔膜下）に集まるため，穿孔性腹膜炎を疑った場合は，立位ないし坐位で撮影するのが原則である．また，胸部のほうが横隔膜下 free air を証明しやすいので，腹部と同時に胸部単純 X 線（立位ないし坐位）を併存胸部疾患の診断を兼ねて撮影することも必要である（図 35-7）〔第 13 章「急性腹症」（→139 頁）参照〕．なお疼痛のため立位，坐位をとれない場合には，左側臥位正面像を撮影すれば腹壁と肝右葉外側縁との間に free air を証明できる．

腹部 CT 検査は腹水貯留，消化管穿孔の部位，実質性臓器の炎症性変化，感染巣などに関する多くの有用な情報が得られ，特に単純 X 線検査では検出できない小さな free air を確認できるた

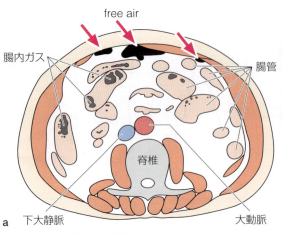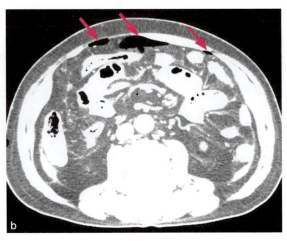

図 35-8 CT 像における free air
b：腹部 CT 像．S 状憩室穿孔による汎発性腹膜炎．矢印の低吸収域（low density area）が free air．その他の低吸収域は腸管内ガス．

め，必須である（図 35-8）．また腹部超音波検査は，最も簡便で侵襲のない検査であり，腹水や腹膜炎に伴う腸管麻痺の確認に適している．

5 治療

治療の原則は早期診断と早期手術で，周術期の全身管理がきわめて重要である．

a 術前の全身管理

細胞外液を主体とする輸液を開始し，膀胱バルーンカテーテルを留置，尿量の確保を試みる．また，誤嚥による肺合併症の予防と消化管内容の排除のために胃チューブを挿入するが，腸管麻痺があるので術前の浣腸は禁忌である．必要があれば，酸素吸入，代謝性アシドーシスの補正，抗菌薬や昇圧薬の投与などを行ってショック状態からの離脱と MOF の予防を図り，安定した状態で麻酔・手術を開始できるようにする．また，必要に応じて鎮痛薬を投与してもよい．

b 手術

手術の基本原則は，原因疾患（感染巣）に対する処置と汚染した腹腔に対する処置の2つである．虫垂炎穿孔性腹膜炎であれば虫垂切除術，十二指腸潰瘍穿孔性腹膜炎であれば穿孔部閉鎖術など，汚染源臓器に対する処置を行い，膿性腹水・消化管漏出内容などの吸引排除，加温生理食塩水洗浄などによって腹腔内の汚染を可能な限り除去，さらに腹腔ドレーンを留置し，術後も滲出液を体外

術前の全身管理
- 輸液（脱水の補正）
- 膀胱バルーンカテーテルの留置（尿量確認）
- 胃チューブの挿入（誤嚥予防と消化管内容の除去）
- 酸素吸入＊
- 代謝性アシドーシスの補正＊
- 抗菌薬投与（感染対策）
- 昇圧薬投与＊

＊は必要時

↓

手術
- 感染源臓器に対する処置
- 腹腔内の洗浄ドレナージ

全身状態の改善を図りながら，可能な限り早期手術へ

図 35-9 急性汎発性腹膜炎に対する術前治療と緊急手術

に誘導する（図 35-9）．

c 術後の全身管理

術後も術前・術中から一貫して，MOF の防止，DIC 対策，代謝・栄養管理，感染対策および精神的援助などの集中管理が必要である．抗菌薬は原疾患に基づいて，起炎菌を想定し，適切と思われる抗菌薬を選択投与し，薬剤感受性が判明後，速やかに感受性のある抗菌薬へ変更する．上部消化管穿孔の場合にはグラム陽性球菌（*Staphylococcus* 群，*Streptococcus* 群など）とグラム陰性桿菌（*Escherichia coli*，*Klebsiella* 群，*Pseudomonas* 群

など)の混合感染が多いが，下部消化管では嫌気性菌(*Bacteroides* 群など)を主体とした混合感染が多い．定期的な細菌培養検査と，菌種・菌量・薬剤感受性のチェックが必要である．

また定時の腹部手術の術後に比べて，腸管麻痺状態ならびに腸管壁の浮腫が遷延，消化管内容の吸引量が多く，経口摂取開始までの時間が長いので，輸液量および内容には注意する．

6 ● 予後

発症から手術までの時間が長ければ長くなるほど死亡率は高くなる．エンドトキシンショックに陥った例や，不全臓器数が3個以上になった例では不良である．

原因疾患別にみた予後は，上部消化管穿孔では細菌数が比較的少ないので良好であるが，下部消化管穿孔では不良なことが多い．

> **Point** 汎発性腹膜炎
> - 消化管穿孔によることが多い．
> - 腹痛，反跳圧痛(Blumberg 徴候)，筋性防御．
> - 腹水，Rivalta 反応陽性，細胞成分多い．
> - エンドトキシンショック，多臓器不全．
> - 単純X線検査，腹部超音波検査，腹部CT，遊離ガス(free air)．
> - 緊急手術，洗浄ドレナージ．

2 急性(続発性細菌性)限局性腹膜炎，腹腔内膿瘍

acute secondary suppurative localized peritonitis, intraabdominal abscess

1 ● 原因と好発部位

発症機序としては，①急性汎発性腹膜炎と同様の原因による限局的な発症，②急性汎発性腹膜炎の治癒過程での限局的な遺残膿瘍の形成，③術後合併症(腹腔内後出血や縫合不全)，などがあげられる．原発臓器の周辺，または，解剖学的に仰臥位で低位になる部位に限局して生じる．発生頻度は Douglas 窩(直腸子宮窩，男性では膀胱直腸窩)が最も高く，次いで傍結腸溝，Morrison 窩(右肝下面)，左横隔膜下，右横隔膜下と下から上への順で高くなる(図 35-10)．

2 ● 症状および経過

局所の疼痛や腹膜刺激症状を認め，時間経過と

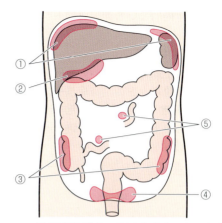

図 35-10 限局性腹膜炎，腹腔内膿瘍の好発部位
① 左右横隔膜下腔，② 右肝下面(Morrison 窩)，③ 傍結腸溝，④ Douglas 窩(膀胱直腸窩)，⑤ 腸間膜間．

ともに限局化傾向を示す．限局性の圧痛性腫瘤として触れることもあり，イレウス症状を伴うこともある．

3 ● 治療

炎症が限局性かつ改善傾向にある場合は，抗菌薬などで保存的治療を行うが，炎症の吸収傾向がない場合には，CTや超音波のガイド下に膿瘍の穿刺切開・排膿ドレナージを行う．またドレナージ経路が閉塞しないように管理を要する．

4 ● 主要な腹腔内膿瘍

a 骨盤膿瘍，Douglas 窩膿瘍
pelvic abscess, Douglas abscess

虫垂炎，女性生殖器炎などに続発，あるいは汎発性腹膜炎後の遺残膿瘍として起こることが多い．下腹部痛を認め，また炎症が膀胱や直腸へ波及して，頻尿，残尿感，裏急後重(テネスムス；tenesmus)，粘液便などの症状を示す．直腸指診もしくは腟指診で Douglas 窩の膨隆，圧痛，波動，硬結を認めるので診断は容易である．経直腸的もしくは経腟後円蓋的穿刺により膿を証明すれば確定診断となり，この穿刺針に沿って小切開を加えドレーンを挿入すれば，開腹せずにドレナージすることができる．

b 右肝下面膿瘍 right subhepatic abscess

多くは十二指腸，胆道系，虫垂などの疾患に続発し，右季肋部の圧痛を認め，腫瘤を触知するこ

ともある．手術的ないし非観血的ドレナージが行われる．

c 横隔膜下膿瘍 subphrenic abscess

上腹部痛，下腹部痛，肩への放散痛があり，弛張熱，白血球急増などの全身症状や，患側の胸水貯留，呼吸困難などの胸部症状，および胸水貯留，横隔膜の挙上，移動性の制限などの所見を認める．治療は早期の排膿が必要で，CT，超音波ガイド下の非観血的な穿刺ドレナージが行われる．

③ その他の腹膜炎

1 ● 特発性細菌性腹膜炎
spontaneous bacterial peritonitis（SBP）

腹腔内に明らかな感染源がなく発症する腹膜炎で，肝硬変やネフローゼ症候群の患者に多く，bacterial translocation が原因であると考えられている．bacterial translocation とは，腸管粘膜の防御力の破綻，全身や局所における免疫力の低下，腸管運動障害による腸管細菌の異常増殖などの理由により，本来消化管の内にとどまる腸内細菌が腸管粘膜上皮のバリアを越えて血流やリンパ流を介して体内に移行，感染を引き起こした状態のことである．大腸菌や肺炎桿菌が起炎菌になることが多く，適切な抗菌薬投与が治療となる．肝硬変患者においては，特発性細菌性腹膜炎の発症が肝硬変患者としての予後の指標にもなる．腹水中の多核白血球数が 250/μL 以上で疑診，500/μL 以上では培養結果が陰性でも確定診断になる．

2 ● 慢性細菌性腹膜炎
chronic suppurative peritonitis

慢性の経過をたどる細菌性腹膜炎として結核性腹膜炎（tuberculous peritonitis）が重要である．治療は抗結核薬療法を行うが，イレウス症状が強い場合には手術を要する．

大網の炎症

1 ● 大網の炎症性肉芽腫
inflammatory tumor of omentum

手術時の集束結紮部やガーゼなどの異物，寄生虫などが感染源となり，大網を包埋して炎症性肉芽腫を形成する．症状は腫瘤触知のみであり，稀に発熱や白血球増加を認めることがある．悪性腫瘍との鑑別が難しい．治療は罹患部の切除である．

D 腫瘍

① 腹壁の腫瘍

原発性腫瘍は良性（血管腫，脂肪腫，神経鞘腫，線維腫など）が約 70％ と多く，悪性は少ない．一方，続発性腫瘍はほとんどが悪性である．

1 ● 類腱腫（デスモイド）desmoid

腹壁筋膜から発生する硬い線維腫の一種で，浸潤性発育を示し，境界が不明瞭という特徴があり，通常の腫瘍切除では再発率が高い．女性，特に経産婦の下腹部に多い．

② 腹膜の腫瘍

1 ● 中皮腫 mesothelioma

中皮細胞に由来する腫瘍で，アスベスト粉塵接触が関連するといわれる．限局型は切除可能で予後も良好であるが，多くはびまん型で，腹痛，腹水，体重減少といった進行した状況で発見されることが多く，根治術は難しい．後述の播種性転移との鑑別には，組織学的診断が必要である．

2 ● 腹膜偽粘液腫 pseudomyxoma peritonei

粘液性ないしゼラチン様物質を産生する腫瘍が腹膜播種を生じた結果，腹腔内にブドウ様の囊胞や腫瘤，粘液が充満した状態をいう．原疾患として，① 卵巣の粘液囊胞，虫垂の粘液瘤などの破裂，② 粘液産生癌の腹膜播種，③ 良性粘液囊胞の腹膜面での異所性発育などがあり，中高年の女性に多いとされる．原発巣，腹膜，大網の切除，粘液や腹水のドレナージといった腫瘍減量術が行われ，術後に化学療法が追加されることもある．

3 ● 腹膜播種性転移 peritoneal dissemination

ほとんどが胃癌や膵癌などから撒布して生じた腹膜播種性転移であり，腹膜面全体に癌の小結節

を認める．進行すると，癌性の血性腹水が貯留し，いわゆる癌性腹膜炎（peritonitis carcinomatosa）と呼ばれる状態を呈する．特に，Douglas窩への播種性転移で直腸指診にて硬結を触知するものをSchnitzler転移と呼ぶ．癌の終末期である癌性腹膜炎の治療は，症状緩和が主体となる．

③ 後腹膜腫瘍 retroperitoneal tumor

腎，副腎，膵臓，生殖器などの臓器を除いた後腹膜腔組織から発生した腫瘍を総称して後腹膜腫瘍という．悪性が70〜80％と高頻度である．良性では脂肪腫，線維腫，Wolff体やMüller体遺残物から発生する囊胞，奇形腫などがある．悪性では悪性リンパ腫，脂肪肉腫，平滑筋肉腫，横紋筋肉腫，線維肉腫などの肉腫，神経原性腫瘍，胎児性癌などがある．年齢は小児期にもみられるが，50〜60歳代に多い．

症状は初期にはほとんど無症状であるが，腫瘍が発育するのに伴い，腫瘤触知，腹痛や腰背部痛，全身倦怠感，体重減少，巨大になると下大静脈，神経の圧迫症状が出現する．CTやMRIは腫瘍の大きさや部位，鑑別診断に有用である．

治療は，手術による*en bloc*な腫瘍摘出術が原則である．悪性例では周囲組織に浸潤しているために*en bloc*な切除が困難なことも多く，再発も多いが，再発巣に対しても積極的な手術が行われる．また，リンパ節転移の頻度は高くないことから，明らかな転移がない場合にはリンパ節郭清を必要としない．切除不能例に対しては化学療法や放射線治療が行われることもあるが，予後の改善に対しての効果は明らかでない．

④ 大網の腫瘍

大網の原発性腫瘍は，良性では脂肪腫，粘液腫，悪性では平滑筋肉腫，線維肉腫などがあげられるが稀である．続発性腫瘍のほとんどが胃癌や卵巣癌からの転移性腫瘍であり，しばしば腹水を伴う．

E その他

1 ● 大網の捻転，梗塞

癒着，ヘルニアなどにより大網が捻転，梗塞を起こし，急性腹症として発症する．血行障害部の大網切除を行う．

開腹・閉腹術

腹壁を皮膚から順次切開し，腹腔へ達する操作を開腹術という．

① 皮膚切開の種類

手術部位，予定術式などにより種々の皮膚切開の方法がある．手術操作の安全性，目的臓器の距離，腹壁の損傷を最小限にとどめるなどに留意して，適切なものを決定する（図35-11）．

a 正中切開

短時間で，神経損傷を起こさずに開閉腹ができるが，術後の腹壁瘢痕ヘルニアの発生率が，横切開などよりも多い．

b 交叉切開

虫垂切除時に用いる〔第33章「結腸」の「虫垂炎」の項（→551頁）参照〕．

c 横切開

Langer皮膚割線に沿って皮膚を横に切開し，筋肉，腹膜も同方向に切開して開腹する．創瘢痕が目立たず，創哆開も少ない．小児外科領域で広く採用されている．

d J字切開，逆T字切開，L字切開

J字切開，逆T字切開は肝切除時にしばしば用いられ，L字切開は脾摘術に用いられることが多い．J字切開では開腹から連続して開胸に至ることもある．

e 腹腔鏡下手術

各種腹腔鏡下手術では，腹壁の数か所に5〜10mm程度の小開腹を加え，各孔から専用の器具を挿入して手術を行う．創が小さく美容的に優れ，

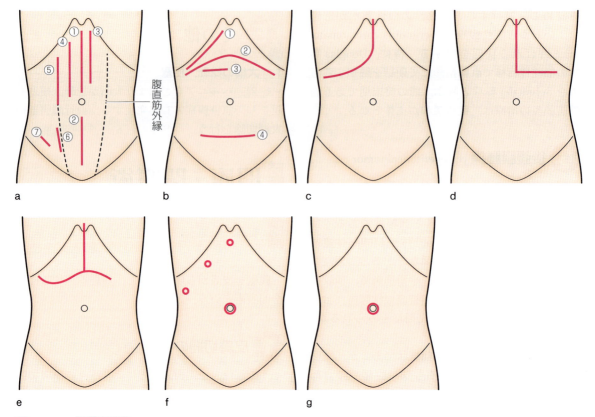

図 35-11　各種開腹術
a：皮膚縦切開．①上腹部正中切開，②下腹部正中切開，③傍正中切開，④経腹直筋切開，⑤傍腹直筋切開，⑥腹直筋外縁切開，⑦McBurney交叉（錯）切開．b：皮膚横切開．①右肋骨弓下切開，②上腹部横切開，③右上腹部横切開，④下腹部横切開．c：J字切開，d：L字切開，e：逆T字切開，f：腹腔鏡下胆嚢摘出術，g：単孔式腹腔鏡下胆嚢摘出術．

また術後の疼痛もきわめて少ないことが最大の長所である．最近では，1つの孔で手術を行う単孔式手術も選択される．

2 筋膜切開

正中切開の場合には白線上で行う．横切開や右肋骨弓下切開のように筋肉を切断する場合には，十分に止血に気をつける．

3 腹膜切開

しっかりと腹膜を把持・挙上し，腹腔内臓器を損傷しないように注意する．

4 閉腹

閉腹は，腹腔内を加温生理食塩水で洗浄後に，腹腔内出血，手術器具やガーゼなどの異物遺残，腹腔内臓器，特に腸管の配置異常・捻転がないことなどを十分に確認したのちに，腹腔内臓器を損傷しないよう，腹壁に死腔をつくらないように注意しながら，腹壁を2層ないしは層々に縫合閉鎖する．なお，閉腹前には必ずガーゼカウントを行い，遺残のないことを確認する．

第36章 ヘルニア

A ヘルニア総論

1 ヘルニアの定義

ヘルニアの語源は，膨らんだ若芽を意味するギリシャ語herniosから派生したラテン語のherniaで，体表の膨らみを意味していた．ヘルニアに関する最古の記述は紀元前1550年頃にさかのぼり，古代エジプトのパピルスに「咳をすることによって引き起こされる腹部の膨隆……何が飛び出してくるのか？……」との記載と，兵士の鼠径部を器具で押し込む様子が描かれている．ヘルニアは，広義には臓器や組織が本来の位置から逸脱して嚢状に飛び出した状態を指す．腰痛の原因となる椎間板ヘルニアは椎間板が飛び出して脊髄を圧迫する病態であるが，そのほかにも胸壁から肺が逸脱する肺ヘルニアや脳ヘルニア，虹彩ヘルニアなど，身体のさまざまな部位でヘルニアが発生する．本章では消化器外科領域で扱う腹部のヘルニアについて解説する．

腹部のヘルニアのうち，生理的または病的な腹壁の抵抗減弱部を通じて，腹腔内臓器が壁側腹膜に覆われたまま腹腔外に脱出するものを外ヘルニア（external hernia）という．これに対して腹腔内の陥凹部や裂孔に内臓が入り込む場合を内ヘルニア（internal hernia）と呼ぶ．一方，外傷や手術，先天奇形による腹壁の欠損部から内臓が飛び出す場合や，支持組織の固定性低下によって生じる直腸脱や子宮脱などは壁側腹膜に覆われていない．これらは単に脱出（prolapse）と呼び，ヘルニアには含まれない．

2 ヘルニアの構造

ヘルニアはヘルニア嚢，ヘルニア門，ヘルニア内容より構成される（図36-1）．表面は皮膚や脂肪織，菲薄化した腱や筋線維に覆われており，これをまとめてヘルニア被膜と呼ぶこともある．

1 ● ヘルニア嚢 hernia sac

ヘルニア門から外方に突出した壁側腹膜で，ヘルニア内容を包むように存在する．ヘルニア内容が脱出や還納を繰り返すうちに炎症性変化によって肥厚と色調変化（特有の乳白色），あるいは周囲との癒着を生じることが多い．後腹膜臓器，結腸，膀胱，子宮などがこれらを固定する腹膜（後腹膜）ごとヘルニア門から脱出することがある．これを滑脱ヘルニア（sliding hernia）という（画像33）．この場合，脱出した臓器はもとからヘルニア嚢

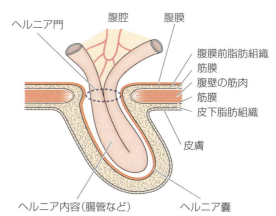

図36-1 一般的な腹部のヘルニア構造

Web付録
画像33：滑脱ヘルニア（sliding hernia）の例

(後腹膜)に固定されているため，あたかもヘルニア嚢の一部を形成しているようにみられる．通常のヘルニア内容が炎症によってヘルニア嚢に癒着することはよくみられるが，これとは機序が異なる．滑脱ヘルニアでは安易に脱出臓器とヘルニア嚢の剥離を試みた場合，臓器の栄養血管を損傷して虚血壊死をまねくことがあるため注意が必要である．

2 ● ヘルニア門 hernia orifice, hernia ring

ヘルニアの出口にあたる裂隙である．もともと生理的に血管，神経などが腹壁を貫通する部分や，先天的・後天的な原因による腹壁の欠損，脆弱部などがヘルニア門となる．

3 ● ヘルニア内容 hernia contents

ヘルニア門からヘルニア嚢内に脱出している臓器や組織で，腹腔内臓器のほとんどすべてがヘルニア内容になり得る．なかでも可動性に富む小腸が最も高頻度にみられ，次いで大網が多い．ヘルニア内容が1種類の臓器の場合を単純性ヘルニア，2種類以上の場合は複雑性ヘルニアという．また，用手的整復，臥位，腹圧除去によって腹腔内に還納するものを還納性ヘルニア(reducible hernia)，癒着や大量脱出によって嵌頓したままで還納できないものを非還納性ヘルニア(irreducible または non-reducible hernia)という．

3 ヘルニアの発生

先天性のもの(congenital hernia)と後天性のもの(acquired hernia)がある．先天性に発生するものには腹壁やその他の部位の欠損部から生じるものと，腹壁の発育異常部が脆弱となって生じるもの(外鼠径ヘルニアにおける腹膜鞘状突起の開存など)とがある．後天性では腹壁の抵抗減弱(加齢，栄養障害，外傷，手術など)に腹腔内圧の亢進(激しい啼泣，咳嗽，尿道狭窄，前立腺肥大，便秘，妊娠，分娩など)が加わって発生する．

4 ヘルニアの分類

ヘルニアは発生原因，発生部位別に外ヘルニアと内ヘルニアに分けられる(画像34)．また，発生時期別に先天性ヘルニアと後天性ヘルニア，発生原因別に外傷性(手術を含む)ヘルニア(traumatic hernia)と非外傷性ヘルニア(non-traumatic hernia)，状態により還納性ヘルニアまたは非還納性ヘルニアに大別される．

5 ヘルニアの症状

自覚症状として体位によって消失する局所の膨隆，鈍痛，不快感，さらには便秘や腹満感といった消化器症状を訴えることが多い．ヘルニア内容が腸管や大網の場合，腸間膜が牽引されて心窩部や臍部の牽引痛，嘔気，嘔吐を生じることがある．ヘルニア内容が膀胱の場合は排尿障害を訴えることもある．通常，症状は軽微で，臥位や用手的整復により還納すると消失する．しかし，あとに述べるように，腸閉塞やショック症状を呈して緊急手術が必要となる場合もある．他覚症状としては視触診による局所の膨隆とヘルニア腫瘤の確認が最も重要である．ヘルニアが小さくわかりにくい場合は，患者を立位にして咳嗽によって腹圧を加えることで膨隆が明らかになる．非還納性ヘルニアの場合，ヘルニア腫瘤は常に存在し，臥位にしても変化しない．

6 ヘルニアの診断

ヘルニア部位に膨隆しているヘルニア腫瘤が確実に腹腔内に連続していることを確認すればよい．また，治療(手術)を行ううえでは，ヘルニア門やヘルニアの大きさ，ヘルニア内容とその状態(還納性か非還納性か)を知ることが重要である．

1 ● 局所所見

視触診によるヘルニア部位の膨隆を確認する(図36-2)．特に立位や臥位といった体位変換あるいは咳や努責による腹圧上昇に伴う変化を観察することが重要である．患者を臥位にしてヘルニアが還納した状態で力を抜いてもらうと，ヘルニア門を触知することがある．また還納後に，触知

Web 付録
画像34：腹部のヘルニアの分類

A ヘルニア総論 591

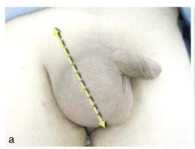
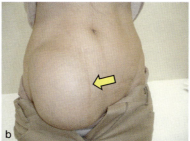
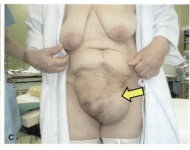

図 36-2　腹部ヘルニアの局所所見
a：右鼠径ヘルニア．右鼠径部から陰嚢に至る膨隆を認める（矢印）．b：腹壁瘢痕ヘルニア．右側腹部の手術瘢痕（矢印）に一致して大きな膨隆を認める．c：下腹部正中切開による大腸手術の瘢痕から発生した巨大な腹壁瘢痕ヘルニア（矢印）．

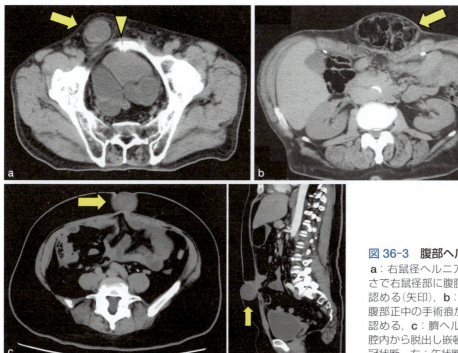

図 36-3　腹部ヘルニアの CT
a：右鼠径ヘルニア．恥骨結合（矢頭）の高さで右鼠径部に腹腔内から脱出した腸管を認める（矢印）．b：腹壁瘢痕ヘルニア．上腹部正中の手術痕から腸管の脱出（矢印）を認める．c：臍ヘルニア．臍部の皮下に腹腔内から脱出し嵌頓した小腸を認める（左：冠状断，右：矢状断）．

したヘルニア門を用手的に圧迫閉鎖した状態では，腹圧をかけさせてもヘルニアは脱出しない．小児の鼠径ヘルニアの場合，示指または中指を精索と平行に置き，精索を恥骨に押し付けるように左右に擦ると，ヘルニア嚢が存在する場合は絹の手袋を外からこするような感覚が得られる．これを silk sign と呼び，ヘルニアの診断に役立つことがある（画像 35）．

2 ● 画像診断

超音波検査，X 線検査，CT 検査などにより，外ヘルニアでは腹腔外に逸脱したヘルニア内に腸管ガス像が認められることが多い．特に CT ではヘルニア門の大きさやヘルニア内容の診断に有用である（図 36-3）．特別な場合を除き造影剤を使

Web 付録
画像 35：小児ヘルニアの触診法（silk sign）

用しない単純CTで十分であるが，施行に際しては鼠径部除圧下伏臥位CT（画像36）が有用である．

7 ヘルニアの治療

根治治療は手術である．日常生活に支障をきたすような強い症状を呈するもの，嵌頓をきたしやすいタイプのもの，あとに述べるような合併症を生じているものは原則的に手術適応である．症状がなくても整容性の問題から患者が手術を希望することも多い．また，嵌頓に伴う絞扼性腸閉塞など緊急手術が必要となる場合もある．一方で，多くのヘルニアは症状が比較的軽微であり，嵌頓のリスクも高くはない（鼠径ヘルニアで1%程度）ため，十分なインフォームド・コンセント得たうえで経過観察される場合もある．

1 ● ヘルニア手術の概要

ヘルニア手術の要点はヘルニアの直接原因となっているヘルニア門の閉鎖である．ヘルニア嚢の結紮切除は小児の鼠径ヘルニアを除いてヘルニアへの治療効果に寄与するわけではないため，症例ごとに判断される．ヘルニア門の閉鎖に関しては，組織と組織の直接縫合によって門を縫縮ないし被覆閉鎖した場合，どうしても局所に緊張がかかることから術後疼痛が強くなり，また再発率も高くなる．そこで，<u>現在では人工膜材（メッシュ）を用いてヘルニア門を閉鎖する方法が，成人のヘルニアに対する標準術式となっている．これによって術後疼痛が軽減し，再発率が劇的に改善した</u>．ただし，成長に伴い体格の変化する幼小児や妊娠の可能性のある患者には使用されていない．メッシュの素材は手術用縫合糸として汎用されているポリプロピレンが一般的である．非吸収性で耐久性に優れ，細菌感染にも強い．メッシュを腹腔内に留置する場合には，ポリプロピレンメッシュの臓側面をePTFE（ゴアテックス®）などの癒着しにくい素材でコーティングして腹腔内臓器との癒着を防止する工夫がなされている．

Web 付録
画像36：鼠径部除圧下伏臥位CT撮影法

8 ヘルニアの合併症

1 ● 閉塞性ヘルニア obstructed hernia

ヘルニア内容である腸管内に糞便やガスが蓄積して通過障害を起こした状態．閉塞性腸閉塞の1つである．ヘルニア内容が大腸の場合が多く，還納ができない場合は早期の手術が必要である．

2 ● 炎症性ヘルニア inflamed hernia

ヘルニア嚢やヘルニア内容に炎症を生じた状態をいう．繰り返す用手的整復や過度の圧迫，ヘルニア内容になった虫垂炎などの波及が原因となって発症する．ヘルニア嚢内に癒着を起こし，非還納性ヘルニアへと発展することがある．

3 ● 非還納性ヘルニア irreducible hernia

ヘルニア内容と嚢の癒着，ヘルニア内容積の増大やヘルニア門の肥厚による狭窄のために内容が脱出したままの状態となり用手的整復ができないものを非還納性ヘルニアという．発現から長期間経過している場合が多く，膨隆以外の症状はないか軽微である．ヘルニア内容の血行障害を伴わないため治療の緊急性がない．ただし，炎症性ヘルニア，閉塞性ヘルニア，絞扼性ヘルニアへの移行があるため，可及的早期に手術を行うべきである．

4 ● 嵌頓ヘルニア incarcerated hernia

a 病態

急に発症し自己還納できないもの（医師による用手的整復ができることは多い）．非還納性ヘルニアと異なるのは膨隆以外にも症状を有する点である．<u>嵌頓ヘルニアのうち血流障害（可逆性，非可逆性を問わない）を伴ったものを絞扼性ヘルニア（strangulated hernia）という</u>．腸管などヘルニア内容がヘルニア門で強く圧迫あるいは嚢内で屈曲して動静脈血流障害をきたすことによる．<u>放置すれば敗血症やショックへと進行する</u>．4～12時間でヘルニア内容が壊死に陥ることもある．ヘルニアの合併症で最も重篤である．

b 症状

下に述べる特殊な場合を除き，急激に発症する．腹部全体あるいは局所の疼痛は必発で，やがて嘔気，嘔吐，排ガス・排便の停止，腹部膨満と

いった腸閉塞症状，さらには頻脈，呼吸促迫などショック症状を呈する．絞扼性腸閉塞では早期からショック症状を呈することもある．腸管壊死，穿孔が生じると腹膜炎，蜂窩織炎，膿瘍形成，さらに自壊して糞瘻をつくる．

c 診断

問診，局所所見，腹部所見，画像診断を総合して診断される．外ヘルニアの嵌頓の場合，既往に還納性のヘルニアがあり，急激に上記の症状が出現すれば診断は容易である．ヘルニア門の部位に持続性の圧痛を伴う腫瘤を認める．一方，内ヘルニアの嵌頓の場合，診断は困難で，腸閉塞の診断のもとに手術を行って初めて診断が確定することが少なくない．術前のCTは有用で嵌頓部位を同定あるいは予測することができる．

d 治療

発症から2～3時間の早期のものでは，十分な補液と抗菌薬の投与を行いつつ，まず用手的整復法を試みる．これは手指を用いて脱出したヘルニア内容を腹腔内に還納することである．しかし早期であっても，この操作自体によって血行障害のある腸管を穿破，あるいはすでに壊死した腸管を還納してしまう危険性がある．また，還納後に腸管が壊死・穿孔を起こす可能性も考慮しなくてはならない．

6時間以上経過した嵌頓，腸閉塞症状が著しい場合，すでにショック状態にある場合，局所腫瘤に炎症症状が存在する症例，体温上昇と白血球増加が認められる場合には腸管壊死の疑いから用手的整復は禁忌である．成人の嵌頓ヘルニアは予後が不良であるため，原則として診断されたら早急に手術を行うべきである．手術のポイントは絞扼の解除とヘルニア根治術にある．患者の全身状態が悪いことも多く，血行障害のある腸管のviability，腸切除の必要性，腸切除を行った場合に再建（腸吻合）を行うか人工肛門とするか，ヘルニア門を一期的に修復するかどうかなど，判断の難しい手術である．

e ヘルニア嵌頓の特殊型

- Richter（リヒター）ヘルニア（腸壁ヘルニア）：腸管壁の一部がヘルニア嵌頓したもので，完全な通過障害をきたさないため腸閉塞症状を伴わない場合がある（図36-4）．このため診断が困難なことがある．大腿ヘルニアや閉鎖孔ヘルニ

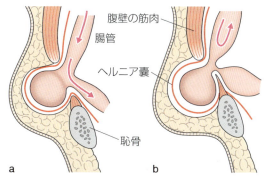

図36-4　Richter（リヒター）ヘルニア（腸壁ヘルニア）
腸管壁の一部がヘルニア門に嵌頓するもの．軽度の場合は通過障害を伴わないが（a），腸管壁の2/3周以上が嵌頓すると完全閉塞となる（b）．

アなど，ヘルニア門が小さく硬い場合に起こりやすい．
- Meckel憩室がヘルニア内容となったヘルニアをLittre（リトレ）ヘルニア，虫垂ヘルニア内容となったものをAmyand's（アミアン）ヘルニアと呼ぶ．腸閉塞症状を伴わないことが多く，診断が難しい．

> **Point　嵌頓ヘルニア**
> - 嵌頓を起こしやすい外ヘルニア：大腿ヘルニア，閉鎖孔ヘルニア，坐骨孔ヘルニア，（小さな）臍ヘルニア，ポートサイトヘルニア，半月状線ヘルニアなど．
> - 急に発症し，局所の腫脹と疼痛，腸閉塞症状を呈する．
> - 発症直後（おおむね2～3時間以内）であれば用手的整復を試みるが，整復に成功しても厳重な経過観察が必要．
> - 発症から数時間経過したもの，炎症所見がみられるものは基本的に緊急手術の適応．

B　鼠径部ヘルニア groin hernia

鼠径部は腹壁の抵抗減弱部であり，立位に伴う重力や腹圧によって腹腔内臓器が脱出しやすい部位である．鼠径部ヘルニアは腹部のヘルニアのなかで最も頻度が高く，全体の90%近くを占める．このなかには外鼠径ヘルニア（lateral inguinal hernia/または間接ヘルニア indirect inguinal hernia），内鼠径ヘルニア（medial inguinal hernia/または直接ヘルニア direct inguinal hernia），大腿ヘルニア（femoral hernia）の3つが含まれる．

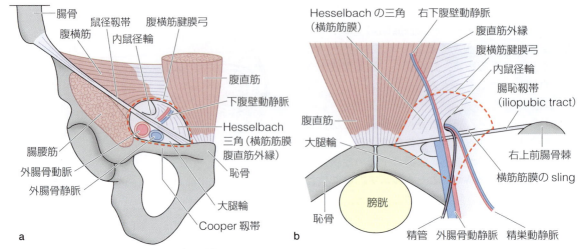

図 36-5　myopectineal orifice（MPO）
右鼠径部を前方からみたところ（a）と腹腔側からみたところ（b）．内側を腹直筋外縁，頭側を腹横筋腱膜弓，外側を腸腰筋，尾側を Cooper 靱帯および恥骨によって囲まれた不整な四角形の範囲を myopectineal orifice（MPO）と称し，内鼠径輪，Hesselbach 三角，大腿輪が含まれる．鼠径部ヘルニア（外鼠径ヘルニア，内鼠径ヘルニア，大腿ヘルニア）が発生する部位である．

1 鼠径部の解剖

1 ● 鼠径部の腹壁構造

鼠径部において myopectineal orifice（MPO）と呼称される部分がある（図 36-5）．内側を腹直筋外縁，頭側を腹横筋腱膜弓，外側を腸腰筋，尾側を Cooper 靱帯および恥骨で囲まれる解剖学的脆弱部位で鼠径部ヘルニアの発生部位である．MPO には内鼠径輪（外側鼠径窩），Hesselbach 三角（内側鼠径窩），大腿輪が存在し，それぞれから外鼠径ヘルニア，内鼠径ヘルニア，大腿ヘルニアが生じる．Hesselbach 三角とは下腹壁動静脈，鼠径靱帯，腹横筋腱膜弓，腹直筋外縁で囲まれた鼠径管後壁（横筋筋膜）部分を指すが，必ずしも三角形を呈さない（画像 37）．横筋筋膜は腹横筋背側にある薄い結合組織で腹部全域を覆う．鼠径部では鼠径管の後壁に相当し，内側は腹横筋腱膜弓に付着し，下縁は肥厚して腱束となり腸恥靱帯を形成する．また内鼠径輪部では肥厚して U 字型の索状物（横筋筋膜の sling と呼ばれる）となって精索を吊り上げている．腹圧がかかると腹横筋の収縮が横筋筋膜に伝わり，sling の開きが狭くなって内鼠径輪が閉鎖する（valvular action）．同時に内腹斜筋と横筋筋膜弓が下降して腸恥靱帯に近づき，Hesselbach 三角と内鼠径輪の腹側を部分的に被覆閉鎖する（shutter mechanism）．これら一連の動きが鼠径ヘルニアを予防していると考えられている．

2 ● 鼠径部の神経（画像 37）

鼠径部ヘルニア手術で注意すべき神経は，腸骨下腹神経，腸骨鼠径神経，陰部大腿神経陰部枝の 3 つである．鼠径部ヘルニアで問題となる術後慢性疼痛を予防するために，これらの神経の確認が重要であり，極力温存すべきである．陰部大腿神経陰部枝は視認が困難であるが，並走する陰部外精静脈の青色（blue line）によってその走行を知ることができる．

3 ● 鼠径管の解剖（図 36-6）

鼠径管は内鼠径輪から外鼠径輪までの部分で，前壁は外腹斜筋腱膜，頭側壁は内腹斜筋と腹横筋腱膜が，尾側壁は鼠径靱帯が，後壁は横筋筋膜ならびに腹横筋腱膜線維が構成している．鼠径管内には内腹斜筋から分かれた挙睾筋，精巣動静脈と精管からなる精索（女性では子宮円靱帯），腸骨鼠

Web 付録
画像 37：Hesselbach 三角，鼠径部の腹壁構造，神経の走行

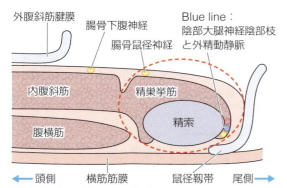

図 36-6　鼠径管の解剖（矢状断）
鼠径管（破線）内には精巣動静脈，輸精管からなる精索（女性では子宮円靱帯），腸骨鼠径神経，精巣挙筋，陰部大腿神経陰部枝，外精動静脈が走行する．

径神経，陰部大腿神経陰部枝，および外精動静脈が通過する．

4 ● 外鼠径ヘルニアの筋膜解剖（画像38）

　成人の外鼠径ヘルニアも小児と同様に腹膜鞘状突起の開存が原因として大きな要因を占めている．ヘルニアは内鼠径輪から脱出し，鼠径管内を通って外鼠径輪から突出する．ヘルニア嚢は腹膜前筋膜深葉に包まれている．腹膜前筋膜深葉とその外側を包む腹膜前筋膜浅葉との間を腹膜前腔といい，腹膜前脂肪織が存在する．ここには精管，精巣動静脈が走行する．さらにその外側を横筋筋膜から連続した内精筋膜が包んでいる．のちに述べる前方アプローチによる手術では，横筋筋膜からなる鼠径管後壁，次いで非常に薄い腹膜前筋膜浅葉を切開すると，腹膜前脂肪が認められ腹膜前腔に到達する．

2 鼠径部ヘルニアの分類

　国際的にはヨーロッパヘルニア学会（European Hernia Society：EHS）の分類が推奨されている．日本ヘルニア学会（Japanese Hernia Society：JHS）も EHS 分類と互換性を有する JHS 分類 2021 を発表した（画像39）．JHS 分類は術中所見に基づくヘルニア門の解剖学的位置とヘルニア門の大きさによって分類する．

1 ● 外鼠径ヘルニア（間接型鼠径ヘルニア，JHS 分類 L 型）lateral (or indirect) inguinal hernia

　内鼠径輪（または外側鼠径窩）から脱出し，鼠径管を通って外鼠径輪から突出するヘルニアで，鼠径ヘルニアのなかで最も多い．大部分は乳幼児期に発症し，男女比は 8：1 と男児に多い．小児期の鼠径ヘルニアの発生原因は先天性であり，胎生期の精巣（睾丸）下降または卵巣下降に関係がある．胎生期，男児では睾丸の下降に随伴して内鼠径輪から腹膜の一部が鼠径管内に突出する．これを腹膜鞘状突起といい，睾丸とともに陰嚢底まで達する．その後，腹膜鞘状突起は睾丸固有漿膜を残して内鼠径輪まですべて閉鎖するが，何らかの原因でこれが開存・遺残した場合に外鼠径ヘルニアや精索・陰嚢水腫の発生の素地となる．腹膜鞘状突起の開存の程度によって亜型が存在する（画像40）．腹膜鞘状突起の閉鎖は右側で遅れることから右側ヘルニアが多い．生後 3 か月までに発生することが多く，1 歳未満までに半数が発生する．発生率は 2.7〜3.8% と高いが自然治癒する場合もある．また，乳幼児では嵌頓を起こす頻度は高いが，絞扼性ヘルニアは 0〜0.5% と少なく，多くは用手的整復が可能である．女児では男児の腹膜鞘状突起に相当する Nuck 管が開存すれば先天性ヘルニアとなるが，左右差はない．

　成人の発生原因としては小児期から存在していた腹膜鞘状突起の開存が要因となるが，加齢などによる前述の valvular action や shutter mechanism といった生理的なヘルニア防止機構の破綻が関係するともいわれている．

　外鼠径ヘルニアと鑑別を要する疾患として，内鼠径ヘルニア，大腿ヘルニア，半月状線ヘルニア，鼠径部リンパ節炎，脂肪腫，精索静脈瘤，精索静脈瘤，精巣腫瘍，恥骨周囲炎などがある．女性の場合，Nuck 管に水腫を形成した Nuck 管水腫が鑑別疾患としてあがるが，腹圧によって変化しない．小児の鼠径ヘルニアと鑑別を要する疾患に陰嚢水腫や停留精巣がある．陰嚢水腫ではペン

Web 付録
画像38：外鼠径ヘルニアの筋膜解剖
画像39：2021 年度版　日本ヘルニア学会　鼠径部ヘルニア分類（JHS 分類 2021）
画像40：外鼠径ヘルニアの種類と精索・陰嚢水腫

ライトを密着させると透光性を認めるが，鼠径ヘルニアの場合はみられない．また腹圧による変化がみられないことからも診断がつく．

2 ● 内鼠径ヘルニア（直接型鼠径ヘルニア，JHS 分類 M 型）medial (or direct) inguinal hernia

Hesselbach 三角（内側鼠径窩）から鼠径管後壁を通じて直接腹壁を貫き，外鼠径輪から脱出するヘルニアである．加齢に伴う組織の脆弱化や肥満による腹圧の上昇などが原因となる．40〜50歳以降の男性で，立位での作業など腹圧のかかりやすい職業に多い．嵌頓することは稀であるが，鼠径部腫瘤として認められ，外鼠径ヘルニアとの鑑別は時に困難である．超音波やCT検査で下腹壁動静脈の内側から脱出していることで診断できる．

3 ● 大腿ヘルニア（JHS 分類 F 型）femoral hernia

大腿静脈内縁，Cooper 靱帯，腸恥靱帯で囲まれた腹腔側の陥凹部を大腿輪といい，ここから脱出し，大腿管を通過して鼠径靱帯の直下で大腿卵円窩から突出するヘルニアが大腿ヘルニアである．高齢，痩身，多産の女性に多い．ヘルニア内容は小腸や大網が多い．ヘルニア門が小さく，周囲組織が強靱であることから嵌頓を起こすことが多い．Richter ヘルニアの形態をとることも稀でないため，早期診断が難しい．診断がついた場合は手術治療が行われるべきである．

③ 鼠径部ヘルニアの手術適応

成人鼠径ヘルニアに自然治癒はなく，根治は手術のみによって得られる．ひとたび嵌頓すれば，生命に危険を及ぼす絞扼を伴うことが多いので，基本的に全例手術適応である．

1 ● 成人鼠径ヘルニア（外鼠径・内鼠径ヘルニア）

嵌頓の発生は年間1％程度と少なく，その多くはヘルニア発症から3か月未満で，50歳以上の患者に多い．したがって，ヘルニア発症から3か月以上経過した無〜微症候性の比較的若い男性患者では，十分な説明と理解・同意を得たうえでの注意深い経過観察（watchful waiting と表現される）は許容される．もちろん嵌頓症例や嵌頓の既往のある患者では手術が必要となる．一方，女性の場合は大腿ヘルニアの占める割合が多く，術前に鑑別診断がつかないこともあるので手術を行うべきである〔小児鼠径ヘルニアに関しては第43章「小児外科」の「鼠径ヘルニア」の項（➡723頁）参照〕．

2 ● 大腿ヘルニア

嵌頓を起こしやすいため，診断がつけば基本的にすべて手術適応である．

④ 鼠径部ヘルニアの外科治療

成人の鼠径部ヘルニア手術は，前述の MPO において外鼠径ヘルニア，内鼠径ヘルニア，大腿ヘルニアの発生部位となっている内鼠径輪，Hesselbach 三角部，あるいは大腿輪を閉鎖することである．ヘルニアが生じているヘルニア門だけを閉鎖するか，MPO のすべてを予防的に補強するかは外科医の判断に委ねられる．術式には鼠径部（付近）の皮膚を切開してヘルニア門に至る鼠径部切開法（オープン法）と腹腔鏡下修復術に大別される．前者はメッシュを使用しない組織縫合法とメッシュ法（tension-free 法）に分けられる．後者はメッシュ法であるが，腹腔内からヘルニア門にアプローチする経腹的腹膜外修復法（transabdominal preperitoneal repair：TAPP）と腹腔内には入らずに腹膜前腔からアプローチする完全腹膜外修復法（totally extraperitoneal repair：TEP）がある（画像41）．近年ではメッシュを用いた tension-free 法が標準術式ではあるが，いずれの術式にも長所・短所があり，患者の希望，術者や施設の考えに基づいて決定される．感染を併発している場合など，異物であるメッシュを使用できない症例もあるため，組織縫合法にも習熟しておく必要がある．

1 ● 鼠径部切開法（オープン法）

a 組織縫合法

組織縫合法はメッシュ法に比して術後疼痛が強く，慢性疼痛や再発のリスクが高いため，成人鼠

Web 付録
画像41：鼠径部ヘルニアに対する代表的な術式

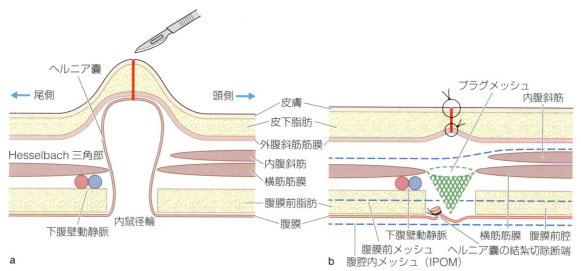

図 36-7　外鼠径ヘルニア修復術におけるメッシュの留置位置
a：外鼠径ヘルニアを簡略化したシェーマ．b：皮膚，外腹斜筋腱膜を切開し，ヘルニア嚢をその基部で結紮して切除する．ヘルニア門を閉鎖するためのメッシュを留置する解剖学的位置は，横筋筋膜および内腹斜筋の上（onlay），腹膜前腔（underlay），腹腔内（intraperitoneal）あるいはプラグ（栓）としてヘルニア門内などがある．
IPOM：intraperitoneal onlay mesh

径部ヘルニアに対して原則的には推奨されない．ただし，汚染手術などでメッシュを使用できない場合のためにも代表的な組織縫合法の理解は必須である．

- **Marcy 法**（画像42）：最も代表的な組織縫合法で手技が平易．日本ヘルニア学会の鼠径部ヘルニア分類 L1 型など軽度の外鼠径ヘルニアに対して考慮される．ただし，長期追跡調査では再発率が 18〜34％ と高率である．ヘルニア嚢を結紮，切除したのち，内鼠径輪（ヘルニア門）の内側でヘルニア門を形成する横筋筋膜を数針縫縮する（a）．縫縮された内鼠径輪は内腹斜筋によって被覆される（b）．

- **Bassini 法**（画像43）：メッシュによる tension-free 法が登場するまでは広く行われた．術式の基本は内腹斜筋，腹横筋，横筋筋膜の 3 層をまとめて一片とし，鼠径靱帯の棚状部（shelving edge）に単結節縫合によって縫着して鼠径管後壁を補強するものである．確実な縫合のためには横筋筋膜（後壁）の切開が必要である．ただし，本法では大腿輪は閉鎖されない．

- **McVay 法**（画像44）：組織縫合法のなかで MPO を同時に閉鎖できる唯一の方法である．ポイントは鼠径管後壁の閉鎖，大腿輪の縫縮，

内鼠径輪の縫縮の 3 つのステップである．まず，恥骨結節から大腿輪内縁まで，腹横筋腱膜および横筋筋膜を Cooper 靱帯に縫着して後壁を閉鎖・補強する．次に腹横筋筋膜および横筋筋膜の縫着レベルを移行して，外腸骨静脈内側の Cooper 靱帯に加えて大腿輪の腹側を形成する腸恥靱帯（iliopubic tract）まで 1〜2 針縫合する（transition suture と呼ばれる）．最後に，横筋筋膜を iliopubic tract に縫着し，内鼠径輪を縫縮する．

b　メッシュ法（tension-free 法）

成人鼠径部ヘルニアに対する標準術式である．メッシュを留置する層，あるいはメッシュ製品の種類によってさまざまな術式がある．メッシュを展開する代表的な解剖学的位置を外鼠径ヘルニアを例に簡略化したシェーマ（図 36-7）で示す．皮膚，皮下組織，外腹斜筋腱膜を切開し，ヘルニア嚢を処理（通常は結紮切除）した後，Lichtenstein（リヒテンシュタイン）法に代表されるオンレイ（onlay）メッシュは外腹斜筋の背側で横筋筋膜お

Web 付録
画像42：Marcy 法
画像43：Bassini 法
画像44：McVay 法

よび内腹斜筋の腹側に展開され，内鼠径輪とHesselbach三角部をカバーする（大腿輪はカバーされない）．腹膜前メッシュ〔アンダーレイ（underlay）メッシュ〕は横筋筋膜の背側で腹膜前脂肪織の層，すなわち腹膜前腔に広く展開し，大腿輪を含むMPOのすべてをカバーする．メッシュプラグ法はヘルニア門に栓〔プラグ（plug）〕をしてこれをピンポイントに閉鎖する方法である．そのほか腹腔内にメッシュを留置する方法〔intraperitoneal onlay mesh（IPOM）法〕も報告されているが腸管との癒着のリスクからあまり行われていない．次に代表的なメッシュ法について解説する．

- **Lichtenstein法**（画像45）：オンレイメッシュによって鼠径管後壁を補強し，内鼠径輪とHesselbach三角をカバーする方法である．簡便性，安全性，経済性から国際ガイドラインでも推奨されている代表的なtension-free法である．ただし大腿ヘルニアに対する治療効果はない．メッシュの組織への縫合固定を複数個所必要とするため，神経の巻き込みによる術後疼痛に注意が必要である．外鼠径ヘルニアではヘルニア囊を結紮切除，内鼠径ヘルニアでは巾着縫合（purse-string suture）によってヘルニア囊を内翻しておく．鼠径管後壁すなわち横筋筋膜から内腹斜筋の腹側に展開されたメッシュの外側を，恥骨結節から鼠径靱帯ひさし部に連続縫合し，内鼠径輪を十分超えた高さで結紮する．次いでメッシュの外側に入れたスリットに精索を通してからこれを1針縫合閉鎖する．メッシュの内側テール部分を精索に沿って回しこみ，外側テール部分に重ねて鼠径靱帯ひさし部分に縫合固定したうえで余剰部分を切除する．最後にメッシュの内側を腹直筋外縁に数針固定する．
- **メッシュプラグ法**（画像46）：ヘルニア門から傘状（円錐状）に作られたメッシュを腹膜前腔に挿入し，これをヘルニア門の辺縁に数針固定して閉鎖する方法．外鼠径，内鼠径，大腿ヘルニアに使用されるが，再発予防を目的としてLichtenstein法に準じたオンレイメッシュを併用することが多い．異物量が多いことから国際ガイドラインでは推奨されていないが，手技が平易であり，わが国では汎用されている．
- **Kugel（クーゲル）法**：代表的な腹膜前修復法．1枚のメッシュでMPO全体をカバーできる．

内鼠径輪の頭側に皮切をおくことで鼠径管を解放せずに直接横筋筋膜を切開して腹膜前腔に到達する．腹膜前腔を剝離してMPOの背側にメッシュを展開する方法である．メッシュは腹圧によって固定されるため，組織に縫合固定する必要がない．このため神経の巻き込みによる術後疼痛をきたしにくいといわれる．一方，習得に時間がかかるという指摘がある．

2 ● 腹腔鏡下（鼠径部）ヘルニア修復術

a　経腹的腹膜外修復法（transabdominal preperitoneal repair：TAPP）

腹腔鏡下に腹腔内からヘルニア門にアプローチし，メッシュを用いてこれを閉鎖する方法である．ヘルニア門は腹膜の陥凹として一目瞭然に認められる（図36-8a, b）．腹膜を切開し，その背側（おもに腹膜前腔）を剝離してメッシュを展開し，ヘルニア門および鼠径部ヘルニア好発部位であるMPOをカバーする．メッシュを固定したのち，最後に腹膜切開部を縫合閉鎖する（動画18）．患部の病型診断はもちろんのこと，反対側の不顕性ヘルニアも見逃すことがない．また，神経系が走行する層に操作が及ばないため術後疼痛が少なく，創感染など合併症の頻度が少ないといったメリットがある．一方で腹腔内臓器損傷のリスクがゼロではないこと，全身麻酔や腹腔鏡用の高価な器機が必須であるため，コストがかかるといった指摘もある．

b　完全腹膜外修復法（totally extraperitoneal repair：TEP）

腹腔内に入ることなく，腹腔鏡を用いて直接腹膜前腔を剝離し，ここにメッシュを展開する方法である（図36-8c）．腹腔内臓器損傷のリスクがなく，腹膜の縫合閉鎖も不要である．経腹的腹膜外修復法に比較して視野が狭く，習熟が必要である〔小児鼠径ヘルニアに対する術式に関しては第43章「小児

Web付録
画像45：Lichtenstein法
画像46：メッシュプラグ法

動画18：経腹的腹膜外修復法（TAPP）
〔動画提供：早川俊輔先生〕

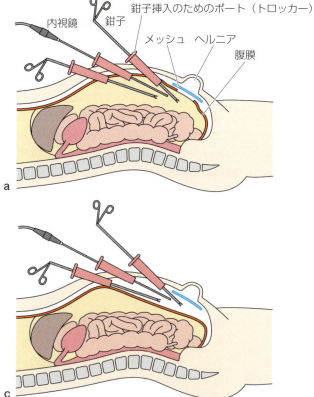
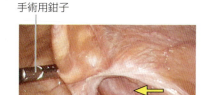

図 36-8　腹腔鏡下鼠径部ヘルニア修復術
　a：経腹的腹膜外修復法（transabdominal preperitoneal repair：TAPP）．通常，内視鏡と術者の左右鉗子用の3ポートで手術を行う．b：腹腔鏡で観察した右のL型（間接）鼠径ヘルニアのヘルニア門（内鼠径輪）．腹腔鏡手術では二酸化炭素を用いた気腹により腹腔内圧が上昇するため，開存したヘルニア門（矢印）が明瞭に認められる．c：完全腹膜外修復法（totally extraperitoneal repair：TEP）．腹腔内に入ることなく患側鼠径部の腹膜前腔を剝離し，ここにメッシュを展開する．

外科」の「鼠径ヘルニア」の項 → 723 頁参照］．

臍帯ヘルニア

　第 43 章「小児外科」の「臍帯ヘルニア」の項（→ 721 頁）参照．

腹壁ヘルニア

　腹壁ヘルニアは鼠径部領域，骨盤領域と横隔膜を除いた腹壁の欠損あるいは脆弱部を通じて腹腔内の臓器あるいは腹膜前脂肪織が脱出するヘルニアと定義される．また，その発生要因によって，手術と関係なく発症する原発性腹壁ヘルニアと既往の手術が原因となって手術創に発生する腹壁瘢痕ヘルニアに大別される．それぞれに多彩な病態があり，恥骨上，側腹部や心窩部のヘルニアなど解剖学的に修復が難しいもの，あるいは腹腔内臓器の半分以上が腹腔外に脱出して本来の腹部の形状をとどめないような重症のもの（loss of abdomen と表現される）もある．

腹壁ヘルニアの治療

　根治療法は手術のみであり，術式の要点は鼠径部ヘルニアと同様にヘルニア門の閉鎖である．ヘルニア門が小さい場合には欠損部の筋膜を直接縫合してヘルニア門を閉鎖する場合もある．しかし

ヘルニア門が小さくても直接縫合閉鎖によって組織に緊張がかかると術後疼痛が強くなるだけでなく、ヘルニアの再発率が高くなるといわれている。したがって、ほとんどの場合メッシュを使用した修復術が行われる。最近では腹腔鏡下による修復術も行われている。

● メッシュを用いた腹壁ヘルニア修復術の概要

腹壁ヘルニアをメッシュで修復する場合、ヘルニア門を被覆閉鎖するためのメッシュの大きさはヘルニア門辺縁から3cm以上オーバーラップする必要があるといわれている（画像47）。メッシュが小さすぎると、術後にずれが生じた場合に再発の原因となる。またメッシュ辺縁の組織への固定が不十分な場合も再発の原因となる。一方、メッシュを留置する腹壁の層にはさまざまな選択肢がある。ここでは上腹部正中の腹壁ヘルニアを例にして、メッシュを展開する代表的な層を画像48に示す。体表から最も浅い層が腹直筋前鞘から外腹斜筋腱膜の腹側であり、「オンレイ（onlay）」と呼ばれる。その次が腹直筋前鞘と腹直筋の間の層で「腹直筋前」、さらに左右の腹直筋をメッシュで橋渡しする場合の「インレイ（inlay）」、腹直筋と腹直筋後鞘との間に展開する「腹直筋後」、腹直筋後鞘と腹膜との間すなわち「腹膜前腔」、そしてメッシュを「腹腔内」から壁側腹膜上に展開して固定する方法などがある。腹腔内に留置するメッシュは intraperitoneal onlay mesh（IPOM）と呼ばれる。

② 原発性腹壁ヘルニア
primary abdominal wall hernia

原発性腹壁ヘルニアは腹壁の解剖学的脆弱部に発生する。代表的なものに上腹壁ヘルニア、臍ヘルニア、半月状線ヘルニア、腰ヘルニアがある（画像49）。

③ 腹壁瘢痕ヘルニア incisional hernia

手術や外傷に伴う腹壁の瘢痕部に生じるヘルニアを腹壁瘢痕ヘルニアという。腹部手術の10%に発生するという報告もあり、外科医のみならず一般開業医にとっても診療の機会が非常に多い疾患である。開腹手術を考えた場合、手術終了時に腹壁は縫合閉鎖されるが、皮膚および皮下組織は比較的早く治癒し、その抗張力は2〜3週頃には正常の90%程度まで回復するのに対して、筋膜の治癒はずっと遅く70〜120日を要する。したがってこの期間は創の抗張力は縫合糸による抗張力によって補われていなければならない。種々の原因で創傷治癒が遅れたり、縫合糸の抗張力が不十分であったり、創に過度な緊張が加わったりすると、皮膚の切開創は治癒しても、腹壁内部の筋膜層の創傷治癒が不完全となり、その間隙が瘢痕組織によって置換される。瘢痕組織は張力に対して脆弱であるため、次第に筋膜層の間隙が拡大し、そこからヘルニアが生じる。ヘルニア内容は主に小腸、大腸、大網であるが、時に実質臓器が脱出することもある。

1 ● 原因

術後の創感染は創傷治癒を遷延させ、腹壁瘢痕ヘルニアのリスクを4倍増加させるとの報告がある。逆に腹壁瘢痕ヘルニア患者の半数近くで創感染の既往があるともいわれている。また、糖尿病、腎不全、肝硬変、低栄養、悪性腫瘍、ステロイド使用、喘息や肥満あるいは腹水による腹圧の上昇など患者の全身的因子や、縫合糸選択の誤り、未熟な縫合結紮、縫合部の過度な緊張などの手術因子もヘルニア発生に深い関係がある。上腹部に比べると、より腹圧がかかりやすく、創感染の機会が多い下腹部に好発する。

2 ● 症状

立位あるいは腹圧をかけたときに腹部の膨隆として認められる。通常ヘルニア門は大きく、絞扼性となることは少ない。しかし、あまりに大きくなると日常生活に支障をきたす場合がある（図36-2b, c）。また局所の鈍痛や不快感、便秘などの症状が強い場合、あるいは整容性が考慮される場合に手術を行うことが多い。

Web 付録
画像47：メッシュによるヘルニア門の閉鎖
画像48：上腹部正中の腹壁ヘルニアに対するメッシュの留置位置
画像49：原発性腹壁ヘルニアの発生位置

> **Frontier**
>
> **特殊な腹壁瘢痕ヘルニア**
>
> **ポート（トロッカー）サイトヘルニア** port (trocar)-site hernia
> 腹腔鏡下手術では腹腔内に細径・長軸の鉗子類を出し入れするために，ポート（トロッカー）と呼ばれる筒状の器具を腹壁に穿刺して留置する．術後にこの穿刺部からヘルニアが生じることがあり，これをポート（トロッカー）サイトヘルニアと呼ぶ．ヘルニア門が小さいため，嵌頓するリスクが高く，また時に Richter ヘルニアとなることがある（画像50）．
>
> **傍ストーマヘルニア** parastomal hernia
> 腹壁瘢痕ヘルニアの特殊型で，結腸瘻（結腸人工肛門），回腸瘻（回腸ストーマ），空腸瘻（空腸ストーマ），あるいは尿路変更術に伴う尿管皮膚瘻造設部に起こるヘルニアである．

E 骨盤部ヘルニア pelvic hernia

骨盤部にみられる閉鎖孔ヘルニア，坐骨ヘルニア，会陰ヘルニアを総称して骨盤部ヘルニアという．

1 閉鎖孔ヘルニア obturator hernia

ヘルニア全体に占める頻度は 0.073〜1% と低く，比較的稀な疾患であるが，診断が困難で死亡率が高い点で重要な疾患である．骨盤前壁の恥骨上枝と坐骨の間に閉鎖孔があいているが，ここは閉鎖膜などの靱帯性の膜組織によって被覆されている．閉鎖孔の外上方はこの膜組織が欠損しており，ここから閉鎖神経，閉鎖動静脈が後腹膜腔から大腿に向けて貫いている．この欠損部が閉鎖管 (obturator canal) であり，ここをヘルニア門として外閉鎖筋・恥骨筋間隙を通って大腿内側に脱出するヘルニアを閉鎖孔ヘルニアという（画像51）．高齢でやせ型の女性に多いという特徴を有する．ヘルニア内容はほとんどが小腸であるが，ヘルニアは大腿の深部に脱出するため腫瘤として触知することが少ない．一方，ヘルニア門は小さく，強靱であるため嵌頓しやすい．したがって多くの場合，腹痛，嘔吐など腸閉塞症状を伴う．手術の既往のない高齢女性の腸閉塞をみた場合，大腿ヘルニアとともに常に念頭に置く必要がある．ヘルニア嵌頓により閉鎖管内で閉鎖神経（知覚神経）を圧迫すると，患側の膝から大腿内側，時に股関節に痛みが出現することがある．痛みは大腿を伸展，外旋，外転させたり，咳をさせたりすると増強する．これを Howship-Romberg sign と呼び，閉鎖孔ヘルニアの約 50% にみられる特徴的な症候で診断に役立つことがある．また，Richter ヘルニアとなることが多く，腸管の不完全閉塞によって腸閉塞症状が顕著でない例や，嵌頓と自然還納を繰り返し，長年にわたって診断のつかない例がある．画像診断として超音波診断法，CT スキャンの有用性が報告されている．特に CT では骨盤底の筋間に嵌頓したヘルニアを認め，その特徴的な所見から確定診断に至ることが多い（図36-9）．腸閉塞に対する術中に初めて診断されることも多く，その術前診断の困難さからいまだに死亡率は 10% を超えている．腸閉塞をきたしている場合は緊急手術が必要となるが，発症後間もなく，腸管壊死が疑われなければ超音波を併用しながら嵌頓した腸管を還納し，待機的に手術を行う方法も報告されている．

2 坐骨ヘルニア sciatic hernia
（画像52）

骨盤底部の大坐骨孔および小坐骨孔を通って脱出するヘルニアできわめて稀である．大坐骨孔はそれを覆う梨状筋によって梨状筋上孔と梨状筋下孔の2つに分けられるため，坐骨ヘルニアは梨状筋上ヘルニア，梨状筋下ヘルニア，および小坐骨孔ヘルニアの3型に亜分類される．深部に突出するため，腫瘤として触知されることは少なく，ほとんどは嵌頓による腸閉塞として発症する．梨状筋下孔は坐骨神経が通過するするため，ヘルニアの圧迫により坐骨神経痛様の痛みが生じる．治療は手術で，通常ヘルニア門へは腹腔内からアプローチするが，殿部からアプローチする方法もある．

Web 付録
画像50：Richter ヘルニアを呈したポート（トロッカー）サイトヘルニア
画像51：内側から見た閉鎖孔と閉鎖管
画像52：坐骨ヘルニアのヘルニア門（骨盤内より）

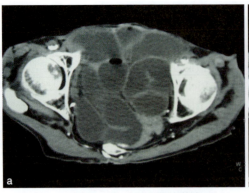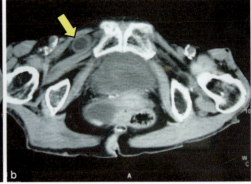

図36-9 右閉鎖孔ヘルニアの術前単純CT
腸閉塞で救急搬送された90歳代，やせ型の女性．**a**：小腸の著明な拡張を認める．**b**：右外閉鎖筋・恥骨筋間隙に脱出したヘルニア（小腸）を認める（矢印）．
〔三澤健之，他：救急医療におけるヘルニア患者の治療．外科治療 100（5）：697-708, 2009 より転載〕

3 会陰ヘルニア perineal hernia
（画像53）

骨盤底には肛門挙筋や尾骨筋など骨盤を支える強靱な筋肉や筋膜が存在するが，これらを総称して骨盤隔膜（pelvic diaphragm）と呼ぶ．もともと骨盤底からは直腸，腟，尿道，神経，血管などが骨盤隔膜を貫いて出てくるが，骨盤隔膜の脆弱部や間隙から生じるきわめて稀なヘルニアを会陰ヘルニアという．骨盤隔膜の脆弱性に腹圧などが加わって生じる原発性会陰ヘルニアと直腸癌に対する腹会陰式直腸切断術や外傷などに伴う二次性会陰ヘルニアがある．原発性のものは高齢女性に多く，多産との関係が報告されている．

表36-1 内ヘルニアの分類

1. 腹膜窩ヘルニア
   a. 傍十二指腸ヘルニア
   b. 盲腸周囲ヘルニア
   c. S状結腸間膜窩ヘルニア
   d. 横行結腸間膜窩ヘルニア
   e. Winslow孔ヘルニア
   f. 膀胱上窩ヘルニア
   g. その他
2. 異常裂孔ヘルニア
   a. 腸間膜裂孔ヘルニア（経腸間膜ヘルニア）
   b. 大網および小網裂孔ヘルニア
   c. その他
3. 特殊な内ヘルニア
   a. Petersenヘルニア

F 内ヘルニア internal hernia

内ヘルニアとは腹腔内に生理的に存在あるいは先天性異常によって生じた腹膜の陥凹部（腹膜窩）や腸間膜の間隙（異常裂孔）に腹腔内臓器が入り込んで嵌頓し，腸閉塞症状を起こすものである．したがってその原因によって腹膜窩ヘルニアと異常裂孔ヘルニアに分けられる．現在では手術，外傷，炎症などによって後天性に起こった腸間膜欠損部や癒着によって生じた間隙に内臓が嵌頓する場合も含めるようになった．内ヘルニアの分類を表36-1に示す．

異常裂孔ヘルニアのうち，腸間膜が関与するヘルニアの1つである腸間膜裂孔ヘルニアは，腸間膜の両葉が部分的に欠損して腸間膜に孔が開いている状態を指す（画像54a）．一方，腸間膜の片葉のみが部分的に欠損し，腸管が腸間膜内に嵌入する場合は腸間膜内ヘルニア（画像54b）と呼ばれ，腹膜窩ヘルニアに分類されることが多い．実際には腸間膜欠損のない腹膜窩ヘルニアと片葉のみ欠損のある腸間膜内ヘルニアを厳密に区別することは難しい．

以下に代表的な内ヘルニアについて解説する．

Web付録
画像53：会陰ヘルニアの発生部位
画像54：腸間膜裂孔ヘルニアと腸間膜内ヘルニア

1 腹膜窩ヘルニア

a 傍十二指腸ヘルニア paraduodenal hernia

十二指腸水平脚は後腹膜腔を走行し，空腸移行部の手前でTreitz靱帯によって固定されている．この固定の仕方によって十二指腸空腸移行部近傍に腹膜の陥凹が生じることがある（画像55）．この陥凹部をヘルニア門とし，そのなかに腸管（ほとんどが小腸）が入り込むことによって生じるヘルニアを傍十二指腸ヘルニアという（画像56）．内ヘルニアのなかで最も多く，約半数を占める．左側に入り込む左傍十二指腸ヘルニアが多く，この場合は左結腸動脈と下腸間膜静脈の背側を通って下行結腸の後方に脱出する．右傍十二指腸ヘルニアは上腸間膜動静脈の背側を通って上行結腸の後方に向かって脱出する．多くの場合は腸閉塞を生じる．手術既往のない腸閉塞では本症例を念頭に置く必要がある．CT検査が有用で，治療は嵌頓した腸管の還納とヘルニア門の縫合閉鎖である．

b 盲腸周囲ヘルニア pericecal hernia

盲腸周囲には解剖学的に上回盲窩，下回盲窩，虫垂後窩，盲腸後窩がある（画像57）．臨床的には内側型盲腸周囲ヘルニア（上回盲窩，下回盲窩，虫垂後窩が含まれる），外側型盲腸周囲ヘルニア，盲腸後窩型ヘルニア，分類不能型に分けられる．盲腸周囲ヘルニアの成因については一定の見解が得られていない．症状は右下腹部痛，悪心・嘔吐，排便・排ガスの停止などである．治療は嵌頓腸管の還納とヘルニア門の縫合閉鎖あるいは開放である．もちろん血流障害による腸管の壊死部があれば切除する．近年では開腹手術よりも腹腔鏡下手術が多く選択されている．

c S状結腸間膜窩ヘルニア hernia of sigmoid mesocolon

S状結腸間膜に関連する内ヘルニアは比較的多く，S状結腸間膜窩ヘルニア，S状結腸間膜内ヘルニア，S状結腸間膜裂孔ヘルニアが含まれる（画像58）．S状結腸間膜窩はS状結腸間膜の癒合不全で生じる陥凹部と考えられている．ここに腸管がはまり込んで生じるヘルニアをS状結腸間膜窩ヘルニアと呼ぶ．一方，S状結腸間膜内ヘルニアはS状結腸間膜にできた陥凹部あるいはS状結腸間膜片葉の部分的欠損部に腸管がはまり込んだもので，ヘルニア内容はS状結腸間膜内に存在する．S状結腸間膜の両葉が欠損してできた裂隙から腸管が脱出したものはS状結腸間膜裂孔ヘルニアといい，その特徴はヘルニア嚢を有していないことである．

d 横行結腸間膜窩ヘルニア hernia of transverse mesocolon

きわめて稀なヘルニアである．ヘルニア門は中結腸動脈の左側に存在し，ここに小腸がはまり込む（画像59）．

e Winslow孔ヘルニア hernia of foramen of Winslow

生理的に存在するWinslow孔から小腸，回盲部，上行結腸，横行結腸が脱出する内ヘルニアで非常にめずらしい．（画像60）．

f 膀胱上窩ヘルニア supravesical hernia

膀胱上窩ヘルニアとは膀胱上窩すなわち正中臍襞（ひだ）と内側臍襞との間にヘルニア門を有するヘルニアである．ヘルニアが膀胱周囲に進展して内ヘルニアになるものを内膀胱上窩ヘルニアといい，外方に進展することにより体腔外に突出し，外ヘルニアになるもの外膀胱上窩ヘルニアという（画像61）．内膀胱上窩ヘルニアはその進展方向によって前内膀胱上窩ヘルニア，後内膀胱上窩ヘルニア，外側内膀胱上窩ヘルニアに分けられる．外膀胱上窩は本項で扱う内ヘルニアには分類されないが，ヘルニアが腹壁の筋層間に進展して鼠径部が膨隆するもの（interparietal herniaという），Hesselbach三角，大腿輪，閉鎖孔から体腔外に突出して直接ヘルニア，大腿ヘルニア，閉鎖孔ヘルニアと診断されるものに分けられる．

Web付録
画像55：傍十二指腸ヘルニアが生じる腹膜の陥凹部
画像56：左傍十二指腸ヘルニアと右傍十二指腸ヘルニア
画像57：盲腸周囲ヘルニアの発生部位
画像58：S状結腸間膜窩ヘルニア，S状結腸間膜内ヘルニア，S状結腸間膜裂孔ヘルニア
画像59：横行結腸間膜窩ヘルニア
画像60：Winslow孔ヘルニア
画像61：下腹部腹壁背側面の解剖と膀胱上窩ヘルニア

2 異常裂孔ヘルニア

a 腸間膜裂孔ヘルニア mesenteric hernia

経腸間膜ヘルニアとも呼ばれる．上に述べたように腸間膜の両葉が欠損しており，この間隙から腸管が脱出する．小腸間膜裂孔ヘルニアと結腸間膜裂孔ヘルニアがある．結腸間膜裂孔ヘルニアのなかではS状結腸と横行結腸が多い．

b 大網および小網裂孔ヘルニア

先天性または後天性に大網や小網内に生じた間隙に腸管が嵌入する内ヘルニアである．嵌入する腸管としては小腸が多い．

c その他

肝鎌状間膜の先天性欠損孔に腸管がはまり込んで生じる肝鎌状間膜内ヘルニア，子宮広間膜の裂孔に腸管などがはまり込む子宮広間膜ヘルニア（子宮広靱帯ヘルニア）など稀な内ヘルニアが報告されている．

Frontier

医原性内ヘルニア

Petersen's hernia

1900年にドイツの外科医 Petersen が Billroth Ⅱ法による胃空腸吻合後に生じた医原性の内ヘルニア3例を報告した．しかし，現在では胃手術における Roux-en-Y 再建時に，挙上した空腸・空腸間膜と横行結腸間膜との間に生じる間隙を Petersen's defect (Petersen's space) と呼び，ここに腸管が嵌入する内ヘルニアを Petersen's hernia と呼ぶことが多い（画像62）．結腸後経路による再建のほうが，結腸前経路による再建よりも間隙が狭いため，発症率が高いとされる（ヘルニア門が大きいほうが嵌頓しにくい）．また腹腔鏡下手術は開腹手術に比べて癒着が少ないため腸管の可動性が大きく，発生頻度が高いとされている．半数以上が術後1年以内に発症する．

Roux-en-Y 再建に関連する内ヘルニア

消化器外科領域で多用される Roux-en-Y 再建では Petersen's defect 以外にも医原性内ヘルニアが発生し得る間隙が生じる（画像62）．実際に挙上空腸と輸入脚による空腸空腸吻合部の間隙から腸間膜裂孔ヘルニアが発生したとの報告がある．また，結腸後経路で再建した場合は横行結腸間膜の切開部から横行結腸間膜裂孔ヘルニアが生じる可能性がある．医原性内ヘルニアを予防するためには手術時に生じたすべての間隙を縫合閉鎖するよう努める必要がある．

Web 付録
画像62：Roux-en-Y 再建に関連する医原性内ヘルニア（Petersen's hernia を含む）

第37章 肝臓

1 肝臓の解剖

　肝臓は右上腹部，横隔膜下にある腹腔内最大の実質臓器で，正常の肝重量は男性で約1.5 kg，女性で約1.3 kgとされる．正常の肝臓は表面平滑で被膜に覆われ，弾性柔である．肝臓は周囲の支持膜で固定されている．背側は肝静脈や下大静脈窩の結合織で，横隔膜側は左右の三角間膜と肝冠状間膜で，腹壁には肝円索に連なる肝鎌状間膜で固定されている（図37-1）．肝臓の右葉，左頭側は胸壁（肋骨の籠）に取り囲まれたかたちとなっており，肝切除の切除部位によって適切な皮膚切開や開腹創の設定が必要である．また，切除部位によって支持組織を切離する脱転操作を要する．

　肝臓の流入血は動脈血と門脈血からなり，肝臓は二重血行支配を受けている．肝臓全体に流入する血液量は全身の循環血液量の約20％，約1.2〜1.5 L/minに及び，肝臓1 gあたり毎分およそ1 mLの血液が流入する．流入血のうち肝動脈血が20〜30％で，70〜80％は門脈血である．門脈血は静脈血ではあるが，他の部位の静脈血より酸素分圧が高く，小腸より吸収された豊富な栄養素を含む．胆管への血流支配は主に動脈系である．

　肝臓の足側には肝十二指腸間膜に包まれた肝門部が存在する．肝門は左右の肝管が合流し，肝動脈，門脈が肝臓に流入する．肝門から肝内に連続して胆管，肝動脈，門脈，リンパ管が肝十二指腸間膜から連なる結合織(Glissonian sheath；グリソン鞘)に包まれて肝内に分布する（図37-2）．この脈管系はGlissonian triad（グリソン系脈管）あるいはportal triad（門脈3つ組）と呼称される．グリソン系脈管は左右に分かれ，右は前・後区域枝となり，左は門脈臍部(umbilical portion)を中心にumbilical fossaを形成し，ここから内側区域，外側区域の枝が分岐する．

　肝動脈は総肝動脈から足側に胃十二指腸動脈や右胃動脈を分岐後，固有肝動脈となり，肝十二指腸間膜内の門脈の腹側，総胆管の左側を走行する（図37-2）．胆管や門脈より足側で左右分岐する．

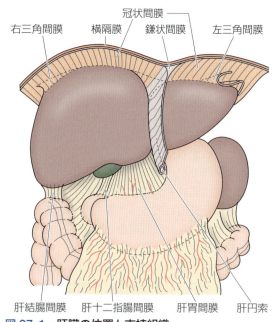

図37-1　肝臓の位置と支持組織

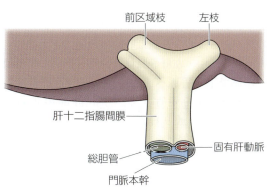

図37-2　肝門の解剖

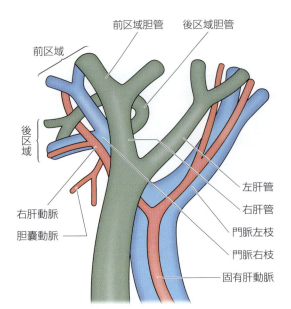

図 37-3 肝門付近の肝動脈・門脈・胆管の走行

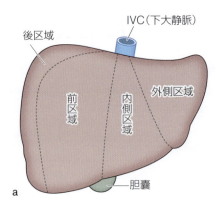

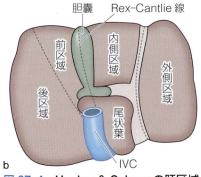

図 37-4 Healey & Schroy の肝区域（section）
a：肝上面．b：肝底面．

　右肝動脈は総肝管の背側を横走し，頭側へ胆嚢動脈を分岐して総肝管の右側を通り肝門に至る．右肝動脈は通常肝臓に流入する手前で前・後区域枝に分岐する．左肝動脈は肝内で内側区域枝，外側区域枝に分岐する．

　門脈は肝門で左右に分岐する．左右の門脈枝から背側に尾状葉枝を分岐する．門脈右枝は前枝と後枝に分岐し肝内に入る．門脈左枝は本幹から横走し，尾状葉枝を分岐し屈曲して前方へ立ち上がり，臍部を形成する．

　胆管は左右の肝管が合流し総肝管（common hepatic duct）となり，胆嚢管と合流して総胆管（common bile duct）となる．胆嚢管と総肝管の合流部は三管合流部と呼ばれる．肝門部の肝動脈，門脈，胆管の走行を図 37-3 に示す．

　肝静脈は右，中，左肝静脈と肝臓の下大静脈窩より肝臓から直接下大静脈に流入する複数の短肝静脈がある．右肝静脈は肝臓の頭側で下大静脈へ流入する．中・左肝静脈は共通幹を形成して肝臓の頭側で下大静脈へ流入する．右肝静脈は肝右葉，S7・8 間を走行する．中肝静脈の走行は S4・5・8 間を通り右葉と左葉間の Rex-Cantlie 線（胆嚢と下大静脈を結んだ線）と一致する．左肝静脈は左外側区域の S2・3 の間を走行する．短肝静脈は比較的小径の静脈が複数存在する．

　肝の区域や肝葉の呼称は米国と欧州，日本では異なっており，米国では Healey & Schroy の 4 区域（図 37-4）を，欧州では Couinaud の 8 区域（図 37-5）を用いてきた．わが国では Healey & Schroy の 4 区域を区域，Couinaud の 8 区域を亜区域と呼称してきた．臨床・病理 原発性肝癌取扱い規約（第 6 版補訂版）では，区域を segment，亜区域を subsegment としている．

　2000 年に Brisbane で肝解剖と肝切除の用語が統一され，Couinaud の 9 区域（右側尾状葉を segment 9 とした）を segment とし，Healey & Schroy の 4 区域（外側，内側，前，後区域）を section というかたちに用語が整理された．これらの section や segment は門脈血行支配によって規定されており，section は門脈二次分枝，segment は三次分枝によって支配されている．

　肝左葉外側区域は門脈臍部より左外側，内側区域は門脈臍部と中肝静脈の間，前区域は右葉で中肝静脈と右肝静脈の間，後区域は右肝静脈より右背側である（図 37-6）．

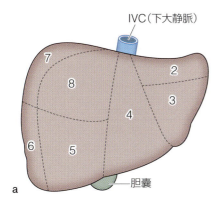

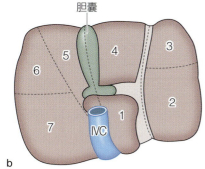

図 37-5 Couinaud の肝区域（segment）
a：肝上面．b：肝底面．

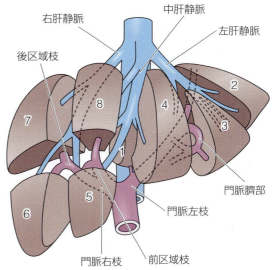

図 37-6 門脈と肝静脈の走行からみた肝区域

2 肝臓の機能と肝予備能評価および肝再生

1 ● 肝臓の機能

　肝臓は人体の化学工場といわれる重要な代謝臓器である．肝細胞，胆管細胞，内皮細胞，Kupffer細胞，星細胞から構成される．肝臓には約2,500億個の肝細胞が存在する．胆汁の生成，脂肪や蛋白質の生合成，糖新生やグリコーゲンの保持や，アンモニアや薬剤の解毒代謝を行っている．胆管細胞は細胆管から肝内胆管への胆汁排出，Kupffer細胞は肝の類洞に存在するマクロファージで，菌や異物をクリアランスする網内機能を有する．星細胞は類洞周囲腔（Disse腔）に存在する線維芽細胞で，ビタミンAの貯蔵や肝臓の血流の制御を行う．肝臓の機能をまとめると以下のごとくである．

　① 合成（凝固因子，アルブミンなどの蛋白質，脂肪，糖新生）
　② 胆汁生成，排出
　③ 代謝（解毒）（アンモニア，薬剤など）
　④ 網内系機能（Kupffer細胞による細菌や有害物質の貪食）

　肝切除の適応疾患として肝細胞癌や転移性肝癌などがあるが，肝細胞癌では慢性肝疾患を伴っていることが多い．したがって，肝細胞癌に対する治療方針は，癌の進展度のみならず，肝予備能を考慮し決定する．肝臓はある程度の障害を受けても代償力があるために予備能評価には負荷試験が必要である．肝臓の機能は多岐にわたり，障害により低下する機能が一律ではないことから，それぞれの検査の特性を理解し，総合的に判定することが重要である．

2 ● 肝機能（予備能）検査

　肝硬変の総合的な肝機能評価としてChild-Pugh分類が用いられる（表37-1）．この分類は脳症の程度，腹水の程度，血清総ビリルビン値，血清アルブミン値，プロトロンビン活性値によってスコア化するものである．Child-Pugh Cに関しては通常肝切除の適応はない．インドシアニングリーン（ICG）負荷試験（ICG 15分停滞率：ICG R_{15}）は肝切除の適応と術式決定に重要である．肝臓で特異的に代謝されるICGを静注し，15分後に血清中のICGを測定する．術式によって切除される肝臓の容積に差があるため，ICG R_{15}値を参考に，術式を選択する（図37-7）．また，ICG

表37-1 Child-Pugh分類

	1点	2点	3点
脳症	ない	軽度	ときどき昏睡
腹水	ない	少量	中等量
血清ビリルビン値(mg/dL)	2.0未満	2.0〜3.0	3.0超
血清アルブミン値(g/dL)	3.5超	2.8〜3.5	2.8未満
プロトロンビン活性値(%)	70超	40〜70	40未満

各項目のポイントを加算しその合計点で分類する.
A：5〜6点，B：7〜9点，C：10〜15点.

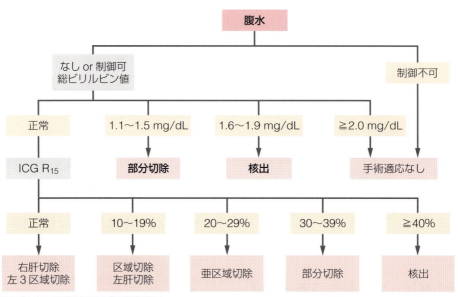

図37-7 肝細胞癌の肝切除適応
〔幕内雅敏，他：肝硬変合併肝癌治療の strategy. 外科診療 29：1530-1536, 1987 より〕

R_{15}値を評価項目に加えた肝予備能評価法として肝障害度分類がある（表37-2）.

一般的に用いられる検査項目で肝臓の機能や状態を反映する項目を以下に示す.

- **肝細胞壊死を反映するもの**：AST, ALT, LDH
- **肝細胞の蛋白合成能障害を反映するもの**：アルブミン，プロトロンビン活性値，コリンエステラーゼ，LCAT
- **肝の線維化を反映するもの**：ZTT, TTT, γグロブリン，ヒアルロン酸，血清4型コラーゲン，血清M2BPGi，フィブロスキャン，超音波エラストグラフィ
- **胆汁うっ滞を反映するもの**：血清直接ビリルビン値，胆道系酵素，コレステロール
- **その他**：^{99m}Tc-GSA（アシアロシンチ®）を用いた肝受容体シンチグラフィ．テクネチウム（^{99m}Tc）で標識したアシアロ糖蛋白を投与し，肝細胞に取り込ませることで，肝障害の程度（肝予備能）を評価できる．ICG換算が可能であり，体質性ICG排泄異常症を有する患者でICG R_{15}を代替する検査として有用性が高い．

> **Point** インドシアニングリーン（ICG）負荷試験
> （ICG 15分停滞率：ICG R_{15}）
>
> 肝切除の適応と術式決定に重要な肝予備能を測定する負荷試験である．ICGはその名の通り緑色の色素である．肝臓で特異的に代謝されるICGを前腕より静注し，反対側の前腕から15分後に採血し，血清中のICGを測定することで肝機能を評価する．正常値は10％未満．肝血流に影響される．

表 37-2 肝障害度分類

	A	B	C
腹水	ない	治療効果あり	治療効果少ない
血清ビリルビン値(mg/dL)	2.0 未満	2.0〜3.0	3.0 超
血清アルブミン値(g/dL)	3.5 超	3.0〜3.5	3.0 未満
プロトロンビン活性値(%)	80 超	50〜80	50 未満
ICG R$_{15}$(%)	15 未満	15〜40	40 超

項目ごとの重症度を求め，2項目以上があてはまる肝障害度に分類する．また，2項目以上があてはまる肝障害度が複数あった場合には，より高い肝障害度に分類する．

3 肝再生

　肝臓は再生する臓器である．70%の肝切除を行っても障害のない正常肝であれば，残った肝臓が再生し，容量・機能ともに切除前に回復する（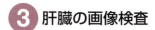画像63）．切除後の肝臓を構成する細胞が分裂・増殖することが肝再生の本態である．機能的には約2週間で回復し，容量も1〜3か月後には術前の90%に復する．この間一過性に肝機能は低下する．障害肝では再生は遅延し，高度な肝硬変では再生は起こらず，肝不全に移行する．再生に門脈血流は重要で，内因性の肝再生因子として肝細胞増殖因子（hepatocyte growth factor：HGF）が有名である．

　経皮経肝的門脈塞栓術（percutaneous transhepatic portal vein embolization：PTPE）は広範肝切除の前に行われる．広範肝切除後の残肝容積が小さいと予測される場合，切除側の門脈を塞栓物質で塞栓する．3週間程度で塞栓門脈側の肝の萎縮（切除予定肝），非塞栓門脈側肝（残存予定肝）の再生肥大が起こる．肝再生を応用して広範肝切除の安全性を高める方法である．

3 肝臓の画像検査

1 超音波検査

　簡便かつ非侵襲的で，被曝もないため，スクリーニングに用いられる．検者の技術に左右されることや客観性に欠けること，解剖学的に描出が困難な死角が存在するなどの点は考慮すべきである．

Web 付録
画像63：右肝切除前後の造影CT

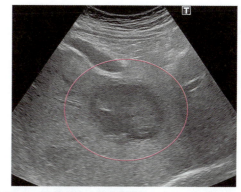

図 37-8　肝細胞癌の超音波像
腫瘤辺縁にエコーレベルの低い帯状の領域（halo）を認める．腫瘤内部は周囲肝より高エコー，等エコー，低エコーの領域が混在するモザイクパターンを示す．

特に肝右葉のS8は肺が被さるために死角になりやすい．

　カラードプラ法やパワードプラ法，微小気泡造影剤の静注による造影超音波検査によってリアルタイムの血流を描出することができる．腫瘍の質的診断や，微小病変の診断に有用である．

　術中肝臓に直接プローブを当てる術中超音波検査は，腫瘍の位置や腫瘍と脈管の関係の確認や微小な病変の検索が可能で，術式の最終決定のために肝切除では欠くことができない．

　結節型の肝細胞癌は外周に線維性の被膜を有している．周囲との境界は明瞭で平滑に描出され，線維性の被膜はハロー（halo）と呼ばれる低エコー帯を呈する（図37-8）．結節内に分化度の異なる部分が隔壁を有して存在し，それを反映して内部エコー輝度が異なる場合，モザイクパターン（mosaic pattern）と呼ばれる（図37-8）．塊状型では周囲肝との境界は不明瞭である．びまん型では

肝硬変の再生結節との鑑別が困難な場合がある．

肝血管腫は小型なものでは境界明瞭な高エコーの腫瘤として，大きくなるにつれ等エコーや混合型エコーとなることが多い．エコーレベルが変化するカメレオンサインも特徴的である．後方エコーは増強される．

転移性肝癌は融解壊死による液状化のために混合性エコーや中心部低エコーを呈するものが多い．中心部が高エコー，外側が低エコーの同心円状の所見は，bull's eye sign と呼ばれる（図37-9）．原発の臓器によって所見は異なる．肝切除の適応となる大腸癌の肝転移では不整な形状（ヤツガシラ状）を示すことが多い．腫瘍内に石灰化がみられることがあり，点状の高輝度エコーと淡い音響造影を伴う．

限局性結節性過形成（focal nodular hyperplasia：FNH）では，カラードプラ法やパワードプラ法により腫瘍中心から辺縁に向かう車軸状の血流パターンが検出されれば診断の重要な手がかりとなる．

2 ● CT

客観性の高い画像診断法である．造影剤の急速静注法を用いて，動脈相，門脈相，平衡相の撮像により診断能を有する．さらに，高速撮像が可能で高い時間分解能・空間分解能を有するmulti-detector CT（MDCT）の導入により診断能が向上した．

肝細胞癌は通常動脈血流が増加し，門脈血流は受けないため，動脈，門脈血流の二重支配を受けている肝実質の造影パターンが異なる．動脈相で濃染し，平衡相では腫瘍内部の造影剤が wash out されるいわゆる high low pattern が典型的な所見である（図37-10）．

肝血管腫の典型的所見は単純 CT で均一な低吸収，ダイナミック CT の動脈相で辺縁部に大動脈と等濃度の早期濃染，門脈相または平衡相での高吸収あるいは中心部への造影効果の広がりである（画像64）．

転移性肝癌は，低吸収像を示すことが多い．辺縁の形態，中心壊死，石灰化を確認する．大腸癌

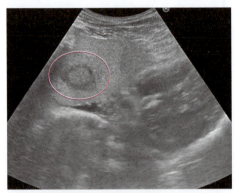

図37-9　大腸癌肝転移の超音波像（bull's eye）
腫瘍内部は周囲肝より高エコーで周囲に低エコーの帯状の領域を認める．

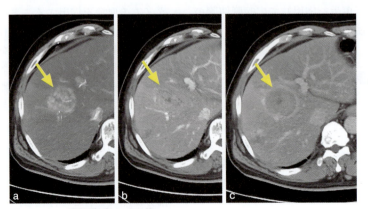

図37-10　肝細胞癌の CT 像
動脈相（a）では周囲肝組織よりも高吸収，門脈相（b）では周囲肝組織と等吸収，平衡相（c）で周囲肝組織よりも低吸収（wash out）となる．いわゆるhigh low pattern を示す．

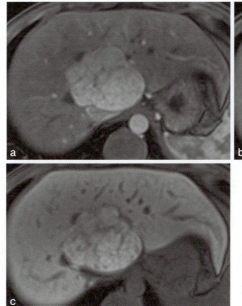

図 37-11　限局性結節性過形成（FNH）の MRI
動脈相（**a**）で正常肝組織より造影され，門脈相（**b**），肝細胞相（**c**）でも同様に造影される．

肝転移の造影 CT では腫瘍辺縁の造影効果が高い．

肝囊胞は造影効果のない均一な water density の腫瘤として描出される（画像 65）．

3 ● MRI

CT と並ぶ客観性の高い画像診断法である．肝特異性造影剤によるダイナミック MRI を撮像することで高い診断能を有している．

肝細胞癌は T1 強調で低信号から高信号まで幅広く，T2 強調で軽度の高信号を呈することが多い．肝血管腫は T1 強調で均一な低信号，T2 強調で特徴的な著明な高信号を呈する（画像 66）．FNH は中心から放射状に延びる車軸様血管が特徴的であるが，MRI の肝細胞相で正常の肝細胞と同様に造影される（図 37-11）．

最近では肝細胞特異的に取り込まれる Gd-EOB-DTPA 造影剤を用いた造影 MRI 検査が導入されている．肝細胞相において取り込みのない微小な病変の描出に優れている．図 37-10 と同じ症例の MRI を図 37-12 に示す．

Web 付録
画像 64：肝血管腫の CT
画像 65：肝囊胞の造影 CT
画像 66：肝血管腫の MRI

4 ● 血管造影

最近では MDCT や MRI の診断能向上のために，診断目的の血管造影は行われなくなってきており，肝細胞癌に対する肝動脈塞栓術を兼ねて行われる．

5 ● FDG-PET

FDG（^{18}F-2-fluoro-2-deoxy-D-glucose）はブドウ糖の誘導体であり，糖代謝の活発な組織に取り込まれる．肝細胞癌の検出率は低く，分化度の低い肝細胞癌や肝内胆管癌，転移性肝癌の陽性率は高い．肝細胞癌の肝外への遠隔転移巣の診断には有用である．

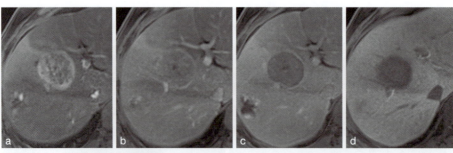

図 37-12　肝細胞癌の造影 MRI
動脈相(**a**)で CT と同様に正常肝組織より早期に造影され，門脈相(**b**)では同等，平衡相(**c**)で wash out となり，肝細胞相(**d**)では陰影欠損となる．

A ウイルス性肝炎 viral hepatitis

肝炎ウイルスには A〜E 型の 5 種類があり，A 型，E 型は経口感染し，B，C，D 型は血液や体液を介して感染する（画像67）．

1 A 型肝炎 hepatitis A

A 型肝炎ウイルス(HAV)は，糞便に汚染された水や食物を介して経口感染する．従来は魚介類の生食，生水の摂取による感染が主体であったが，衛生環境の整備により日本における感染は減少し，東南アジアや中近東などへの渡航や輸入海産物の摂取による感染が増加している．

潜伏期間は 2〜6 週間で，感冒様症状や発熱を前駆症状として発症し，通常は一過性感染で経過するが，約 1% に劇症化がみられる．一般に慢性化はせず予後は良好であり，肝癌との関連はない．日本では A 型肝炎ワクチンが認可されており，ワクチン接種により予防が可能である．

2 B 型肝炎 hepatitis B

B 型肝炎ウイルス(HBV)の感染経路は，産道を介した母子垂直感染と，血液や体液(唾液，精液など)を介した水平感染である．日本では 1986 年から妊婦に対する HBs 抗原検査が実施され，垂直感染による HBV キャリア(HBV 持続感染者)の発生は減少した．妊婦が HBs 抗原陽性の場合，抗 HBs ヒト免疫グロブリン(human anti-HBs immunoglobulin：HBIG)投与と B 型肝炎ワクチン接種が行われる．水平感染の多くは性行為を介し，重要な性行為感染症(sexually transmitted disease：STD)の 1 つである．

B 型肝炎は感染時期により経過が異なる．成人期に感染した場合，多くは一過性感染であり，70〜80% は不顕性感染に終わる．残りの 20〜30% に急性肝炎を発症し，1〜2% が劇症化し死に至るケースもある．急性肝炎の大部分は臨床的に治癒するが，近年，慢性化をきたす HBV genotype A の水平感染が増加している．出産時や乳幼児期に感染した場合は慢性化しやすく，90% 以上が持続感染に移行し，無症候性キャリアとなる．思春期を過ぎ免疫能が発達すると一過性に肝炎を発症し，多くは非活動性キャリアとなる．そのうちの 10〜15% は慢性肝炎に移行し，肝硬変，肝細胞癌，肝不全に進展する場合がある．

HBV 既往感染者や非活動性キャリアに対する化学療法や免疫抑制療法により，ウイルスが再活性化し B 型肝炎を発症する場合があり，*de novo* 肝炎と呼ばれる．高頻度に劇症化，重症化をきたし，予後は不良である．HBV 既往感染者に免疫抑制療法や化学療法を施行する場合には，HBV 再活性化のリスクを評価するため，治療前に HBc 抗体や HBs 抗体の有無を確認し，適切な対応をすることが必要である．

HBV 感染予防法としては，HBIG と B 型肝炎ワクチンの投与がある．針刺し事故などで感染曝露を受けた場合，被曝露者の HBs 抗原および

Web 付録
画像 67：肝炎ウイルスの特徴

HBs 抗体がともに陰性の場合には，できるだけ速やか(48 時間以内)に HBIG と B 型肝炎ワクチンを投与する．

B 型慢性肝炎には，核酸アナログ製剤とインターフェロン製剤を用いた抗ウイルス療法が推奨されている．わが国で使用しうる核酸アナログ製剤は，ラミブジン，エンテカビル，テノホビル(テノホビルジソプロキシルフマル酸塩，テノホビルアラフェナミドフマル酸塩)の 5 剤で，肝炎の沈静化状態を維持することで，肝硬変への進展阻止・発癌抑制効果が期待できる．

③ C 型肝炎 hepatitis C

C 型肝炎ウイルス(HCV)は主に血液を介して感染する．かつては輸血による感染が主であったが，HCV 抗体のスクリーニングにより輸血後 C 型肝炎は激減した．覚醒剤，入れ墨などの針の使いまわし，不衛生なピアス処置，針刺し事故などにより感染する．

日本における HCV 感染者数は 100 万〜150 万人とみられる．

潜伏期間は 2 週間から 6 か月で，症状は軽く，劇症化は稀である．全年齢層で慢性化のリスクがあり，約 70% が慢性化する．C 型慢性肝炎は，約 15〜20 年の経過で肝硬変に進展し，約 20〜30 年で肝細胞癌へと進行する．

C 型肝炎治療は従来のインターフェロンを中心とした治療から，直接型ウイルス薬(direct acting agent：DAA)を用いた経口薬の治療へ主体が移った．DAA による抗ウイルス療法は副作用も少なく，12 週間の内服によって，95% 以上の初回治療症例でウイルス学的持続陰性化(sustained virologic response：SVR)が得られる．抗ウイルス治療の効果が格段に向上したものの，HCV が排除された後も肝発癌があり，厳重なフォローアップが必要である．

④ D 型肝炎 hepatitis D

D 型肝炎ウイルス(HDV)は，HBV の感染下のみで増殖可能な不完全ウイルスである．そのため HDV 感染は HBV キャリアへの重感染，あるいは急性肝炎としての HBV，HDV の同時感染として発症する．世界的には HBV キャリアの 5〜6% が HDV 重複感染者と推定されているが，日本での HDV 感染頻度は HBV キャリアの 1% 未満と低い．

⑤ E 型肝炎 hepatitis E

E 型肝炎ウイルス(HEV)の感染経路は経口感染であり，糞便に汚染された水や食料を介して媒介され，東南アジア，アフリカなどの発展途上国で多発している．日本を含む先進国においては，生または加熱不十分なブタ，イノシシ，シカ肉の摂取による感染が主体で，人畜共通感染症と考えられている．臨床像は A 型肝炎と類似し，潜伏期間は 6 週間程度で一過性に感染し慢性化はしない．重症化の頻度は比較的高く，特に妊婦で劇症化の割合が高い．肝癌との関連は指摘されていない．現在のところ有効なワクチンは存在しない．

B NASH，NAFLD

非アルコール性脂肪性肝疾患(nonalcoholic fatty liver disease：NAFLD)は内臓脂肪型肥満を基盤にインスリン抵抗性をきたして発症するメタボリックシンドロームの肝病変である．NAFLD には，ほとんど病態の進行しない非アルコール性脂肪肝(nonalcoholic fatty liver：NAFL)と進行性で肝硬変や肝細胞癌を発癌する非アルコール性脂肪肝炎(nonalcoholic steatohepatitis：NASH)がある．

成人のドック受診者の約 10〜30% が NAFLD と診断され，糖尿病では約 50% が NAFLD を合併する．糖尿病，脂質異常症，高血圧との関連が深い．胃全摘，短腸症候群，膵頭十二指腸切除後でも起こりうる．NASH では 3〜14 年で約 32〜53% が，NAFLD でも 8〜21 年の経過で約 5〜8% が肝硬変へ進展する．NAFLD/NASH からの肝発癌率は 0.5〜2.3% とされ，C 型肝炎より低いとされる．

確定診断には肝生検が必須であり NASH の組織像として大滴性脂肪沈着，肝細胞の風船状腫大(バルーニング)，Mallory 小体(封入体)，肝小葉の炎症細胞浸潤，中心静脈・肝細胞周囲の線維化

表37-3 急性肝不全の診断基準

正常肝ないし肝予備能が正常と考えられる肝に肝障害が生じ，初発症状出現から8週以内に，高度の肝機能障害に基づいてプロトロンビン時間が40%以下ないしはINR値1.5以上を示すものを「急性肝不全」と診断する．急性肝不全は肝性脳症が認められない，ないしは昏睡度がI度までの「非昏睡型」と，昏睡II度以上の肝性脳症を呈する「昏睡型」に分類する．
また，「昏睡型急性肝不全」は初発症状出現から昏睡II度以上の肝性脳症が出現するまでの期間が10日以内の「急性型」と，11日以降56日以内の「亜急性型」に分類する．

（注1）B型肝炎ウイルスの無症候性キャリアからの急性増悪例は「急性肝不全」に含める．
（注2）薬物中毒，循環不全，妊娠脂肪肝，代謝異常など肝臓の炎症を伴わない肝不全も「急性肝不全」に含める．ウイルス性，自己免疫性，薬物アレルギーなど肝臓に炎症を伴う肝不全は「劇症肝炎」として扱う．
（注3）プロトロンビン時間が40%以下ないしはINR値1.5以上で，初発症状ないし肝障害が出現してから8週以降24週以内に昏睡II度以上の脳症を発現する症例は「遅発性肝不全」と診断し，「急性肝不全」の類縁疾患として扱う．

〔厚生労働省難治性の肝・胆道疾患に関する研究班：2015年改訂版より抜粋〕

がみられる．
　カロリー・脂肪制限食と運動療法による減量が勧められる．チアゾリジン誘導体，HMG-CoA還元酵素阻害薬，エゼチミブ，アンジオテンシンII受容体拮抗薬，ビタミンEの有効性が示されている．NAFLD/NASHは心血管イベントによる死亡や肝硬変あるいは肝細胞癌による死亡のリスクが高く，その予防や発見が重要である．肝硬変が進行すると肝移植の適応となる．

C 急性肝不全 acute liver failure

　正常肝ないし肝予備能が正常と考えられる肝に肝障害が生じ，初発症状出現から8週以内に，高度の肝機能障害に基づいてプロトロンビン時間が40%以下ないしはINR値1.5以上を示すものを「急性肝不全」と診断する．急性肝不全の分類を示す（表37-3）．

1 疫学

　年間の急性肝不全昏睡型の発症数は約400人と推定され，急性肝不全のうち劇症肝炎は37%であった．成因は肝炎ウイルスが約50%，薬物が約15%，自己免疫性肝炎が約10%，成因不明が約25%である．ウイルスではB型肝炎が最多で，全体の約30%を占めている．

2 症状，検査所見

　急性期には感冒様症状，消化器症状（悪心，嘔吐，食思不振など），発熱，全身倦怠感などを認める．急性肝炎では臨床症状は軽快することが多いが，重症例では黄疸と羽ばたき振戦をきたし，出血傾向，腎不全，呼吸循環器不全，脳浮腫などの多臓器不全へと進行する．血清トランスアミナーゼ（AST，ALT）値が著増し，その後血清ビリルビン値が上昇する．プロトロンビン活性は低下し，アンモニアが上昇する．CTでの肝萎縮は予後不良の徴候とされる．

3 治療

　救命率は，非昏睡型が89.6%，昏睡型の急性型が48.0%，亜急性型が36.4%，遅発性肝不全が18.5%である．急性肝炎で昏睡を認める場合，専門機関へ移送して可及的速やかに治療を開始すべきである．内科的治療としてはステロイド大量療法，B型肝炎であれば核酸アナログ製剤，血漿交換と持続血液濾過透析併用療法などが行われるが，奏効しない場合は，肝移植の適応である．肝移植のタイミングを逸することのないよう担当診療科の緊密な連携が必要である（画像68）．

D 肝膿瘍 liver abscess

　肝膿瘍は，細菌性肝膿瘍とアメーバ性肝膿瘍に分類される．わが国における肝膿瘍の90%以上は細菌性である．

1 細菌性肝膿瘍 pyogenic liver abscess

　感染経路により，①胆管炎性（胆石症，胆道腫瘍などによる胆道閉塞，胆汁うっ滞），②門脈性（虫垂炎，憩室炎，腸炎などの影響），③動脈性

Web付録
画像68：劇症肝炎の肝移植適応ガイドライン：スコアリングシステム

(感染性心内膜炎などによる敗血症), ④直達性 (胆嚢炎, 十二指腸穿孔などの肝周囲感染巣の波及), ⑤外傷性(交通外傷など), ⑥医原性(内視鏡的逆行性胆管造影後, 肝動脈化学塞栓療法後, ラジオ波焼灼術後など), ⑦特発性の7つに分類される. ①が70〜75%と最も多い. 起炎菌はグラム陰性桿菌の Escherichia coli が最多である. 多発性が多く, 膿瘍の波及により横隔膜下膿瘍や, 右反応性胸水や胸膜炎をきたすことがある.

38℃以上の弛張熱, 右季肋部痛, 肝腫大が3主徴である. 血液検査所見では, 炎症反応上昇(白血球増多, CRP高値)を認める. 超音波では初期には境界不整で内部点状高エコー(壊死物質)を混在した領域として観察され, 経時的に低エコーとなる. CTでは辺縁が造影される境界不整な低吸収性腫瘤として認められる. 内部ガスは特異的な所見である(画像69).

治療は抗菌薬の全身投与, 原因の除去(胆道閉塞解除など)を行う. 抗菌薬の効果が不良であれば速やかに超音波下の膿瘍ドレナージを行う.

2 アメーバ性肝膿瘍 amebic liver abscess

経口摂取された赤痢アメーバの嚢子が, 大腸粘膜から経門脈的に肝に到達して膿瘍を形成する. 多くが熱帯・亜熱帯地域からの輸入感染症で患者の海外渡航歴の聴取が重要であるが, 近年では男性同性愛者における性感染症として, HIV感染との併存が増加している. 膿瘍はほぼ単発性で, 内部の赤褐色の粘稠な液体(チョコレート様, アンチョビペースト様)が特徴である. 内容物や糞便からのアメーバ検出率は低く(約20%), 血清抗アメーバ抗体の陽性率は高い(約90%). 治療は抗アメーバ薬であるメトロニダゾールの全身投与と膿瘍ドレナージである.

3 肝包虫症(肝エキノコックス症) echinococcosis of the liver

寄生虫であるエキノコックスによって肝内に囊胞が形成される人畜共通感染症である. 単包条虫(Echinococcus granulosus)による単房性肝包虫症と, 多包条虫(E. multilocularis)による多包性肝包虫症があり, 多包条虫は北半球のみに分布する.

1 単包虫症 unilocular echinococcosis

単包条虫は主にイヌと家畜間で生活環を形成し, ヒトは好適中間宿主として発病する. 幼虫が肝内に寄生し孤立性囊胞を形成する. 主な症状は上腹部または右季肋部の違和感, 自発痛である. 嚢胞が破裂するとアナフィラキシーショックをきたす. わが国では, 第二次世界大戦以後は輸入感染症として稀にみられる以外, 発生はない. 治療は囊胞切除, 肝切除である.

2 多包虫症 multilocular echinococcosis

多包条虫の場合, ヒトは非好適中間宿主で終宿主のイヌやキツネの糞に含まれる虫卵の経口摂取で感染する. 虫卵は小腸で孵化し血行性・リンパ行性経路で肝に囊胞を形成する. わが国では北海道と東北地方の一部で発生がみられる(礼文島, 根室地方が濃厚発生地域である). 病巣は石灰化を伴う微小囊胞の集塊よりなり, 浸潤性に発育・進展する. 臨床経過は緩徐であるが, 進行性に発育するため, 経時的に肝腫大, 肝硬変, 肝不全となり死に至る. 診断は酵素抗体法(enzyme-linked immunosorbent assay: ELISA), western blottingなどの血清学的診断が有用である. 肺, 腎, 脳など全身に転移する場合もあり, 致死的となりうる. 肝切除が唯一の根治治療であるが, 病巣から十分距離をとって肝切除することが肝要である.

E 肝嚢胞 liver cysts

先天性と後天性に分けられる. 先天性には孤立性と多発性肝囊胞の2種類がある. 孤立性肝嚢胞には単房性と多房性があり, 多くは無症状で臨床上問題とならないが, 増大すると圧迫症状をきたす. 肝全体に蜂巣状の囊胞と両腎, 膵, 脾に多発囊胞を合併する多発性嚢胞病(polycystic disease)には, 小児期に発症する常染色体劣性遺伝の病型と, 成人期に発症する常染色体優性遺伝の

Web付録
画像69:細菌性肝膿瘍の造影CT

病型がある．

症状としては，無症状が最多であるが，囊胞内感染や出血では強い腹痛を生じ，急性腹症として来院する場合もある．診断には超音波検査，CT，MRIが有用で，腫瘍性囊胞（囊胞腺腫，囊胞腺癌），肝包虫症との鑑別は重要である．

症状が強い場合や腫瘍性病変は，治療適応となる．腫瘍性囊胞には病変を含めた肝切除を行う．非腫瘍性かつ有症状囊胞には囊胞内へのエタノールやミノサイクリン注入法が行われる．無効であれば経皮的ドレナージや開窓術を行う．多発性囊胞病で高度な肝腫大により日常生活に支障をきたしたり，門脈圧亢進症をきたす症例では，肝移植の適応となる．

肝損傷

〔第11章「外傷外科」の「腹部外傷」の項（→124頁）参照〕

肝腎症候群
hepatorenal syndrome

肝腎症候群とは，肝疾患によって起こる機能的な腎障害である．肝硬変などにより肝機能が低下し腹水貯留が起こる．全身の体液量は増加するものの，有効循環血液量が低下し，腎血流/灌流圧が低下することにより急性腎機能障害が生じるものと考えられている．肝移植によって回復する場合が多い．

肝肺症候群，portopulmonary hypertension

肝肺症候群は，「肝疾患に関連して生じた肺血管拡張に基づく動脈血酸素化の異常」と定義される．呼吸苦を初発症状として，進行例ではクモ状血管腫，バチ指，チアノーゼなども認める．肺動静脈短絡シャントによる肺胞気・動脈血酸素分圧較差（A-aDO$_2$）の上昇を認める．心肺疾患の否定と造影心エコーによる肺動静脈短絡シャントの存在確認が有用で肝移植のよい適応である．

portopulmonary hypertensionは，門脈肺高血圧症とも呼ばれ，「門脈圧亢進症に関連した肺動脈性肺高血圧症」と定義される．肝肺症候群と異なり肺血管抵抗の上昇が病態の背景にある．呼吸機能検査にてD$_L$CO低下やPaO$_2$低下が認められる．肝硬変の1～4%に合併し，肺動脈圧の高値例では肝移植は禁忌である．

良性腫瘍

近年，無症状で発見される腫瘍が多くなっており，悪性腫瘍との鑑別が重要である．鑑別を要する良性疾患として，肝血管腫，限局性結節性過形成，肝細胞腺腫などがある．

1 肝血管腫 hepatic hemangioma

肝血管腫は血管内皮細胞由来の良性腫瘍で最も頻度が高い．海綿状血管腫が一般的であるが，海綿状血管腫全体が線維化，硝子化，石灰化により硬化したものは硬化性血管腫と呼ばれる．多くが無症状であるが，血管腫内の血栓形成による消費性の凝固能低下〔Kasabach-Merritt（カサバッハ－メリット）症候群〕，腹痛や圧迫感などを呈することがある．血管腫は，検診などの超音波検査で高エコー腫瘍として発見されることが多い．ダイナミックCTでは，早期相で腫瘍辺縁から結節様に濃染され，遅延相まで濃染が持続する．MRIでは，T1強調像で低信号，T2強調像で著明な高信号を呈する（画像66）．血管造影では，徐々に広がりながら互いに融合する斑状の濃染が集合する綿花状濃染像（cotton wool appearance）が特徴的である．腹腔内出血をきたす破裂はきわめて稀である．有症状のもの，増大傾向を示すものには切除が考慮される．

2 限局性結節性過形成
focal nodular hyperplasia (FNH)

異型のない肝細胞や門脈域，線維性組織などの間質から構成される過形成性の結節である．厳密には腫瘍ではないが，腫瘍類似病変として良性腫

表37-4 肝細胞癌の肉眼分類

小結節 境界不明瞭型	単純結節型	単純結節 周囲増殖型	多結節癒合型	浸潤型
境界が不明瞭		境界が明瞭		境界が不規則

〔日本肝癌研究会(編)：臨床・病理 原発性肝癌取扱い規約，第6版補訂版．p17，金原出版，2019 より〕

瘍に準じて扱われる．女性に多く，いずれの年齢相にも認められる．結節の中心部に線維組織があり，中心から放射状に線維が伸びる車軸様血管が構築されているのが特徴である．造影超音波検査やドプラ検査における車軸様血管像は診断に有用である（図37-11）．通常経過観察される．

3 肝細胞腺腫 hepatocellular adenoma

正常肝に発生し，単発性が多い．若い女性に多く，経口避妊薬やアンドロゲン製剤の投与，家族性大腸腺腫症，糖原病1型，3型との関連が指摘されている．有被膜の膨張性に発育する球状の肉眼形態を示す．腫瘍内出血が特徴的で，動脈塞栓術を行うが，無効の場合には外科的切除も考慮される．ダイナミックCTでは，早期相で一様に濃染し，遅延相では周囲肝と等吸収となることが多い．Gd-EOB-DTPAによる造影MRIの肝細胞相では，欠損像を呈する．自然破裂による出血や，肝細胞癌への癌化の可能性があるため，原則切除が勧められるが，5cm以下であれば，出血の危険は低く，超音波やCT，腫瘍マーカーなどによる定期的な経過観察でもよいとされる．

J 悪性腫瘍

肝臓に発生する悪性腫瘍はおもに肝細胞癌，肝内胆管癌，転移性肝癌に分けられる．

1 肝細胞癌 hepatocellular carcinoma（HCC）

肝細胞癌は肝細胞を由来として発生する悪性腫瘍である．膨張性発育を呈する特徴がある．

1 疫学

わが国のHCC患者では既往に慢性肝炎や肝硬変をもつことが多く，約60%がC型肝炎，約10%がB型肝炎と多くの割合を占めていたが，近年では肝炎ウイルスに由来しない非B非C型の肝細胞癌が増加しており，特にメタボリック症候群に起因する非アルコール性脂肪肝炎（NASH）の肝線維化進行例におけるHCC発癌が注目されている．肝細胞癌の好発地域は，東南アジアおよびアフリカであり，B型肝炎・C型肝炎の罹患率の高い地域とほぼ一致する．それ以外の病因としては，アフラトキシン，経口避妊薬・蛋白同化ホルモンなどの長期投与，アゾ色素，トロトラストなどがある．

2 肉眼分類・病理

肝細胞癌の肉眼分類は，小結節境界不明瞭型，単純結節型，単純結節周囲増殖型，多結節癒合型，浸潤型に分類される（表37-4）．肝細胞癌は経門脈的に転移すると考えられており，進行例ではしばしば門脈腫瘍栓を形成する（図37-13）．肝細胞癌の進行度（stage）は，腫瘍個数，腫瘍径，脈管侵襲および胆管侵襲の3項目を用いたT因子や，リンパ節転移に関するN因子，遠隔転移に関するM因子で判定する（画像70）．

肝細胞癌は，病理組織学的には圧排性の発育を示し，高分化・中分化・低分化に分けられ，低分化になるにつれて索状構造が乱れ，核異型が高度である．

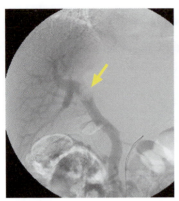

図 37-13　肝細胞癌の腹部血管造影（門脈相）
左門脈腫瘍栓の形成を示す．門脈の左一次分枝から本幹に突出する透亮像を認める．

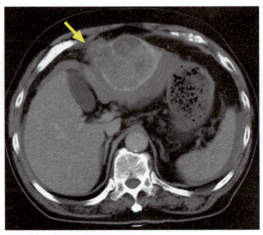

図 37-14　肝細胞癌の腹部造影 CT 像
破裂性肝癌からの出血を示す．腫瘍は肝外側区域にあり，腹腔内への出血を認める．

3 症状

肝細胞癌自体の症状は基本的にはなく，慢性肝疾患による肝障害を有する症例では全身倦怠感，食欲不振，発熱，黄疸，疼痛などの症状を伴うことがある．門脈腫瘍栓によって門脈本幹が閉塞すれば門脈圧亢進症による腹水の貯留が起こる．肝表面に突出した腫瘍や巨大腫瘍例では癌の破裂による腹腔内出血で発症する場合がある（図 37-14）．腫瘍の肝静脈腫瘍栓形成により肝静脈が閉塞し，Budd-Chiari（バッド-キアリ）症候群を呈することがある．稀ではあるが，腫瘍随伴症候群（paraneoplastic syndrome）の合併により，赤血球増多症，低血糖症，高 Ca 血症，高コレステロール血症などを呈することもある．

4 診断

画像検査（超音波検査，CT，MRI，血管造影）および腫瘍マーカー（AFP，PIVKA-Ⅱ，AFP-L3 分画）から診断を行う．近年では，微小気泡の懸濁液である造影剤を用いたペルフルブタン（ソナゾイド®）超音波検査や Gd-EOB-DTPA 造影下の MRI にて，微小な肝細胞癌病変の検出も非侵襲的に可能になった．診断においては，治療を念頭に置いて肝予備能の評価も重要であり，特殊検査として ICG R_{15} やテクネチウム-ガラクトシルヒト血清アルブミン（^{99m}Tc-GSA；アシアロシンチ®）を用いた肝受容体シンチグラフィなどを行う．

5 治療

肝細胞癌に対しては，肝切除，ラジオ波焼灼療法（図 37-15），肝動脈化学塞栓療法（図 37-16），化学療法，肝移植の治療選択肢がある．肝切除が最も根治的で治療効果の高い方法であるが，肝予備能と腫瘍径・個数をもとに適切な治療方法を選択する必要がある．肝細胞癌の治療アルゴリズムを図 37-17 に示す．非代償性肝硬変に肝細胞癌を合併した症例は，遠隔転移がなくミラノ基準（腫瘍径が 5 cm 以下で 1 個以内または 3 cm 以下で 3 個以内）や 5-5-500 基準を満たせば肝移植が適応となる．

肝硬変の進行した症例では脾機能亢進症や食道静脈瘤を合併することがあり，血小板減少などの臨床症状を呈する．このような症例に対しては，脾摘あるいは Hassab の手術（下部食道および胃上部血行遮断術兼脾摘術），内視鏡的硬化療法・結紮術，バルーン下逆行性経静脈的塞栓術などの治療を行ったのちに，肝細胞癌の治療を行うことがある．

Web 付録
画像 70：肝細胞癌の進行度分類

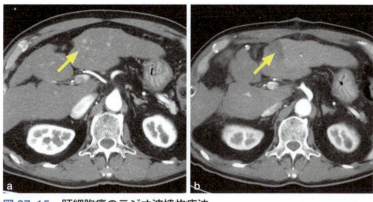

図 37-15 肝細胞癌のラジオ波焼灼療法
a：ラジオ波照射前，**b**：ラジオ波照射後．

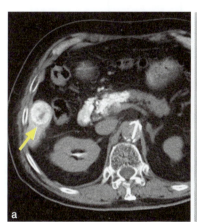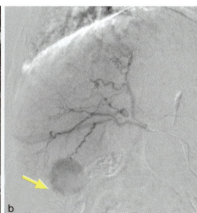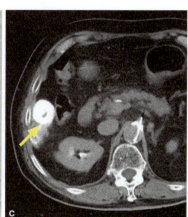

図 37-16 肝細胞癌の肝動脈塞栓療法（TACE）
a：TACE 施行前，**b**：血管造影動脈相，**c**：TACE 後．

6 ● 薬物療法

近年，肝細胞癌においても薬物療法の開発が盛んであり，多くの分子標的薬や免疫チェックポイント阻害薬が使用可能となっている．2009 年からソラフェニブが，2017 年からレゴラフェニブが，2018 年からレンバチニブが，2019 年から血清 AFP 400 ng/mL 以上の症例に対してのラムシルマブ，カボザンチニブがわが国でも使用可能になった．さらに，2020 年には免疫チェックポイント阻害薬（抗 PD-L1 ヒト化モノクローナル抗体）のアテゾリズマブと血管新生阻害薬ベバシズマブの併用療法が，2023 年には抗 PD-L1 ヒト化モノクローナル抗体デュルバルマブと抗 CTLA-4 抗体トレメリムマブの併用療法が使用可能になった．最新の肝癌診療ガイドライン 2021 年版では，ガイドライン発行後の 2023 年に薬物治療アルゴリズムが改訂され，肝細胞癌の薬物療法の一次治療は，自己免疫疾患といったものがない限り複合免疫療法が第一選択として推奨されている（図 37-18）．

7 ● 治療成績

肝細胞癌に対する肝切除後の 5 年生存率は 40〜70％ であり，これに対してラジオ波焼灼療法は 30〜60％，肝動脈化学塞栓療法は 10〜30％ と報告されている．肝細胞癌の治療成績は，癌の進行度と肝予備能の両者により規定され，癌が根治治癒となっても肝硬変により死亡する症例もある．しかし，アルゴリズムに示されているように肝予備能が保たれている単発の肝細胞癌に対する

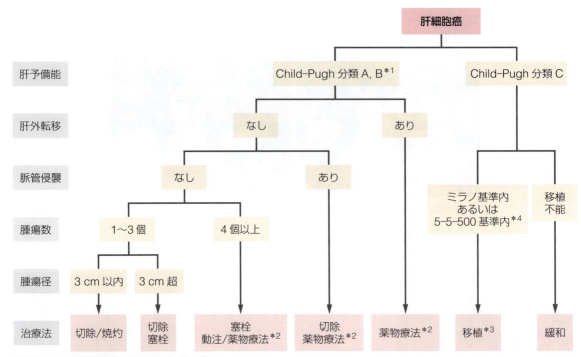

図 37-17 肝細胞癌の治療アルゴリズム
治療法について，2 段になっているものは上段が優先される．スラッシュはどちらも等しく推奨される．
(注)＊1：肝切除の場合は肝障害度による評価を推奨
  ＊2：Child-Pugh 分類 A のみ
  ＊3：患者年齢は 65 歳以下
  ＊4：遠隔転移や脈管侵襲なし，腫瘍径 5 cm 以内かつ腫瘍数 5 個以内かつ AFP 500 ng/mL 以下
〔日本肝臓学会 編「肝癌診療ガイドライン 2021 年版」2021 年，P76，金原出版〕

肝切除は最も根治的で治療効果も高い．

2 肝内胆管癌
intrahepatic cholangiocarcinoma (IHCC)

原発性肝癌の 5% を占め，肝内の胆管上皮から発生する悪性腫瘍である．肝内結石症，原発性硬化性胆管炎，糖尿病などが肝内胆管癌のリスクファクターとしていくつかの文献で報告されているが，大部分の症例で原因は不明である．近年，ジクロロプロパンに曝露した印刷労働者における胆管癌の多発が報告され，新たな職業病として認識されるようになった．

肉眼型は，腫瘤形成型，胆管浸潤型，胆管内発育型の 3 型に分類される（図 37-19）．症状は，肝細胞癌と同様に基本的に認めない．進行例で食欲不振，腹部膨満，疼痛などの症状を有することがある．

診断は各種画像診断（超音波検査，CT，MRI，血管造影）と腫瘍マーカー（CEA，CA19-9）をもとに肝細胞癌との鑑別を行う．画像や腫瘍マーカーからのみでは転移性肝癌との鑑別は不可能であり，原発巣の検索が必要である．

肝内胆管癌は肝切除のみが根治を望める唯一の治療法であるが，術後再発も約 60% と多く肝切除後の 5 年生存率は 35% 程度と不良である．さらにリンパ節転移を有する例では，きわめて予後が不良である．切除しても腫瘍の遺残があれば予後はきわめて不良で，遺残なく切除する根治切除（R0 切除）が必要である．切除不能例や再発例に対しては，化学療法が選択されるがその効果は確立されていない．化学療法はゲムシタビン＋シスプラチン＋S-1 の三剤併用療法，ゲムシタビン＋シスプラチン併用療法，ゲムシタビン＋S-1 併用療法のいずれかが行われる．肝内胆管癌診療ガイドラインにおいて治療アルゴリズムが図 37-20

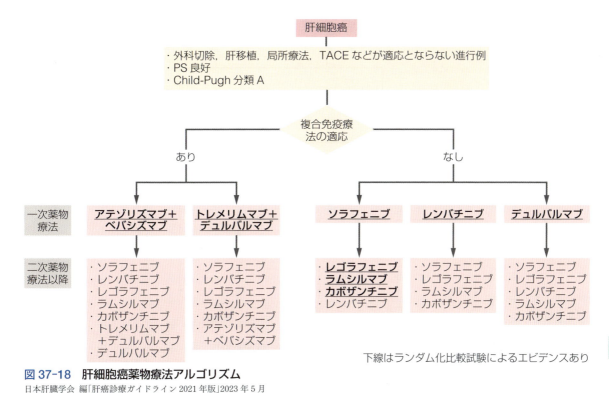

図 37-18 肝細胞癌薬物療法アルゴリズム
日本肝臓学会 編「肝癌診療ガイドライン 2021 年版」2023 年 5 月
https://www.jsh.or.jp/medical/guidelines/jsh_guidlines/medical/(2024 年 7 月参照)

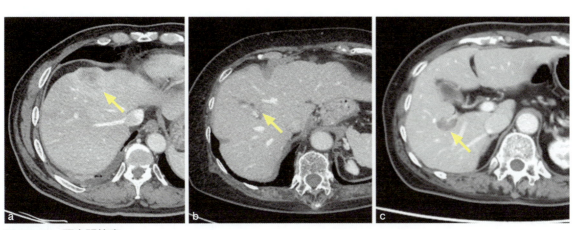

図 37-19 肝内胆管癌
a：腫瘤形成型，b：胆管浸潤型，c：胆管内発育型.

のように提示されている．

❸ 転移性肝癌

肝臓は血行性，リンパ行性にさまざまな臓器からの転移性癌を生じる．経門脈性には胃・大腸・膵などの消化器癌，経リンパ行性には胆嚢癌など隣接臓器の癌，経動脈性には腎細胞癌，乳癌，肺癌などの消化器以外の癌が認められる．外科的治療については，原発巣臓器，腫瘍径，腫瘍個数などさまざまな因子をもとに適応が決定される．

転移性肝癌の治療はその原発巣によって異なる．原発巣別に肝切除適応を5つのグループに分けたフローチャートを示す（図 37-21）．

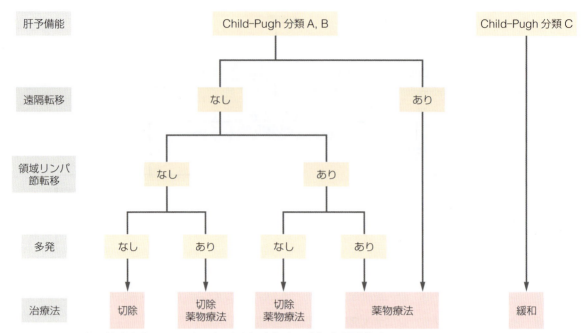

図 37-20　肝内胆管癌治療のアルゴリズム（腫瘤形成型，腫瘤形成優越型）
穿刺局所療法は肝予備能低下や併存疾患により，外科的切除または薬物療法適応外症例に対して考慮される．肝外転移のない切除不能肝内胆管癌に対して，定位放射線治療（5 cm 以下）または粒子線治療（大きさの制限なし）が考慮される．
〔日本肝癌研究会（編）：肝内胆管癌診療ガイドライン 2021 年版．金原出版，2020 より〕

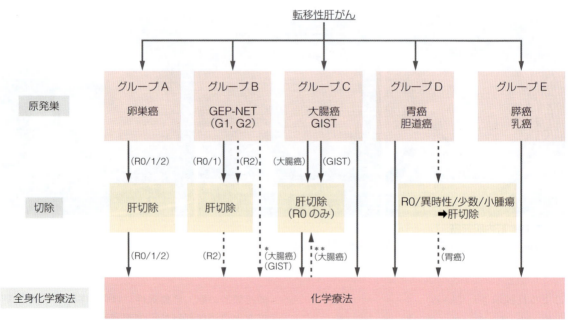

点線はエビデンスの低い推奨．＊術後補助化学療法．＊＊化学療法奏効例では conversion surgery を考慮に入れる．
図 37-21　転移性肝癌の治療フローチャート
〔日本肝胆膵外科学会（編）：転移性肝がん診療ガイドライン．医学図書出版，2021 より〕

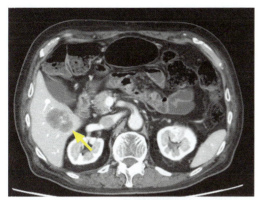

図37-22　転移性肝癌（大腸癌肝転移）

4 その他の悪性腫瘍

上記以外の肝悪性腫瘍はきわめて稀であるが，細胆管癌（cholangiocellular carcinoma），胆管嚢胞腺癌（bile duct cystadenocarcinoma），肝未分化肉腫〔undifferentiated (embryonal) sarcoma of the liver〕，肝血管肉腫（hepatic angiosarcoma），類上皮性血管内皮腫（epithelioid haemangioendothelioma），未分化癌（undifferentiated carcinoma）などがあげられる．

> **Point** 肝の悪性腫瘍
>
> - 肝細胞癌
>   多くに慢性肝炎，肝硬変の既往があり，C型肝炎由来が多いが，NASHからの発癌が増加している．
>   腫瘍マーカー：AFP，PIVKA-Ⅱ，AFP-L3分画．
>   画像診断：超音波検査，CT，MRI，血管造影．
> - 肝内胆管癌
>   胆管由来の悪性腫瘍．肉眼分類は腫瘤形成型・胆管浸潤型・胆管内発育型．肝切除が唯一の根治治療だが，5年生存率は35％程度．
> - 転移性肝癌
>   肝臓は転移を受けやすい臓器．経門脈性（消化器癌），経リンパ性（胆嚢癌などの隣接臓器の癌），経動脈性（腎細胞癌，乳癌，肺癌など）．

グループAは肉眼的に癌遺残のある（R2）切除でも肝切除適応となる卵巣癌が該当する．すべての転移巣を含めて可及的に切除する減量手術が基本とされる．グループBは膵消化管神経内分泌腫瘍（GEP-NET）が該当し，遺残のない（R0）切除が可能な神経内分泌腫瘍（NET）G1またはG2の肝転移切除は，他の治療法と比較して全生存率，症状改善率ともに有意に良好で，肝切除を行うことが強く推奨されている．グループCは大腸癌とGISTが該当し，大腸癌において肝転移切除はR0手術が可能な際の標準治療とされる．大腸癌と同様GISTにおいてもR0切除可能な患者では肝転移切除が予後を改善させると報告されている．グループDは胃癌と胆道癌，グループEは膵癌と乳癌が該当し，肝転移切除はR0切除であっても予後に寄与せず，原則推奨されない．

大腸癌肝転移（図37-22）の肝切除後は5年生存率38～58％と比較的良好で，肝切除後再発に対する再肝切除においても21～41％程度の5年生存率が得られている．大腸癌肝転移症例においては，切除不能症例に対しても化学療法により肝転移巣の縮小を図り，根治切除となった状態で肝切除を行う（conversion surgery）ことによっても上記と同等の治療成績が得られており，積極的な集学的治療が行われている分野でもある．大腸癌以外の肝転移に対するconversion surgeryは，症例集積研究あるいは症例報告のみであり，現時点で明確なエビデンスはない．

肝臓の手術

A 肝切除術 hepatic resection

肝切除術は病変を含む肝臓を一部切除する外科的治療法であり，肝細胞癌や肝内胆管癌，転移性肝癌などの肝内に発生する悪性腫瘍や，有症状化した肝嚢胞，肝内結石症などの良性疾患にも行われる．

肝切除の歴史的変遷において，1970年代に右葉切除，左葉切除，外側区域切除などの標準術式が確立した（図37-23）．1980年代には，肝細胞癌に対する系統的肝亜区域切除術が，世界に先がけてわが国で確立した．1990年代には腹腔鏡下の肝切除術が行われるようになり，従来大きな切開創を必要とする開腹術に比べて手術創が小さい

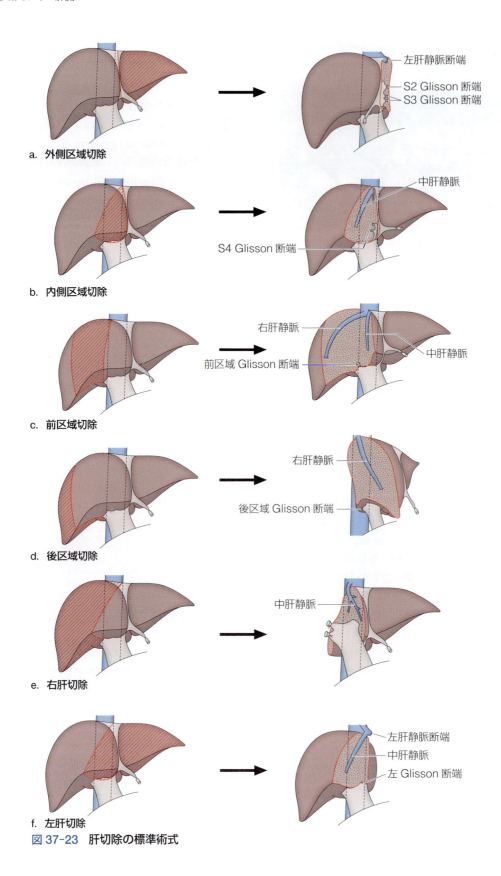

図 37-23 肝切除の標準術式

ことなどから，術後の早期回復が期待できる利点がある（画像71　動画19）．しかしながら，技術的に難度が高いため，限られた施設でのみ普及している．

1 肝切除術の種類

肝切除は，肝切除範囲や大きさに応じて以下に分類される（図37-23）．

① **肝部分切除**（partial hepatectomy）：Couinaudの区域より小さな範囲の切除術式である．肝表面の場合は半円球状に，肝辺縁の場合は楔状に切除することが多い．

② **系統的肝亜区域切除**（segmentectomy）：Couinaudの1区域あるいはHealeyの1/3〜2/3区域の範囲である．門脈分岐形態とその支配領域に沿って切除領域が規定される．以前はsubsegmentectomyと呼称されていたが，近年Brisbane分類で名称が統一され，肝亜区域切除がsegmentectomy，肝区域切除がsectionectomyとなった．

③ **肝区域切除**（sectionectomy）：Healeyの1区域切除で，外側区域切除，内側区域切除，前区域切除，後区域切除に分けられる．例えば，前区域切除では切離面に中肝静脈と右肝静脈が露出する．

④ **右肝・左肝切除**（hemi-hepatectomy）：Rex-Cantlie線に沿って切離する右肝切除（right hepatectomy）（動画20），左肝切除（left hepatectomy）があり，通常は中肝静脈を温存するため，切離面に中肝静脈が露出する．拡大葉切除やドナー葉切除では中肝静脈を合併切除する．

⑤ **肝3区域切除**（tri-sectionectomy）：巨大な肝腫瘍や高度浸潤の肝門部胆管癌に対して行われるが，残存肝容積が確保できた場合に適応となる．大量肝切除となりやすい右肝切除や3区域切除を企図する場合，残肝容積を増大させるために術前に切除予定側の門脈塞栓術（portal vein embolization：PVE）が行われることが多い．主に経皮経肝的に行うことが多くPTPE（percutaneous transhepatic portal vein embolization）と呼ばれる．

2 切除領域の同定方法

肝臓の流入血流（動脈・門脈）を遮断すると，支配領域の阻血部位は変色し肝表面に阻血域が出現する．通常の脈管の分枝形態では，右・左葉，前・後区域，亜区域の一部のグリソン系脈管までは肝門よりアプローチできる．動門脈へのアプローチの方法に肝門部を剝離し切除する領域の肝動脈と門脈を個別に切離する方法（個別処理法）や，血管や胆管を内包したグリソン鞘を血管とともに一括処理する方法（Glisson一括処理法）が行われる．グリソン一括処理法が手技的には容易であるが，肝門付近では胆管，動門脈の走行変異も多いため，個別処理が区域枝など末梢にアプローチする場合には，グリソン一括処理法が選択される．阻血域を切除することで，解剖学的な切除が可能となる．系統的肝亜区域切除では，支配門脈からの色素注入も切除範囲の同定に用いられる．これらの手術のためのCT像による3次元解析が急速に進んでいる．切除肝や切除後に残存する肝容積の予測，肝内脈管の走行や支配領域，腫瘍の位置関係を立体的に把握することで手術手技の確実性や再現性を高められ，術前シミュレーションとして用いられる（画像72）．

手術中においては，血管遮断後に肝臓の色調変化によって肝区域の境界を確認することができる．さらに門脈穿刺で色素を注入し，境界を明瞭にする色素法が従来から行われてきた．近年では赤外線カメラを用いたICG蛍光法が登場し，区域同定が術中ナビゲーション技術として行われるようになった．実際には，切除領域の門脈穿刺か

Web付録
画像71：肝切除における標準的な開腹法と腹腔鏡下肝切除の開腹創の比較
画像72：3D画像を用いた術前シミュレーション

動画19：腹腔鏡下肝切除術

動画20：右肝切除術

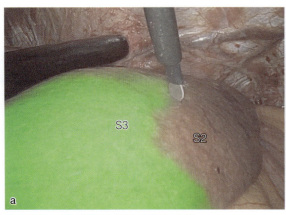
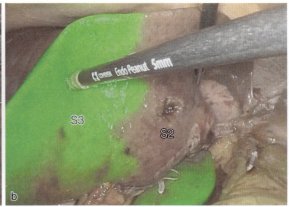

図 37-24 腹腔鏡下肝 S2 亜区域切除
a：肝腹側からの視野，b：肝背面からの視野．S2 グリソンを遮断後に ICG を静脈注射し，蛍光観察カメラにより S2 以外の領域が蛍光域（緑色）として描出されている（陰性染色法）．

ら ICG 希釈液を注入して蛍光域を描出する"陽性染色法"や，血管遮断後に ICG を静脈注射して蛍光されない領域を切除領域として描出する"陰性染色法"が行われている（図 37-24）．

③ 出血の制御

　肝切除では肝切離中の出血のコントロールが重要である．肝切除中にみられる出血には動門脈からの流入血と肝静脈からの還流血がある．流入血調節法（in-flow control method）として，Pringle 法は代表的な方法で，肝十二指腸間膜を鉗子やテープなどで圧迫することで動門脈血流を遮断し，肝切離中の出血を軽減する方法である．間欠的な血行遮断のほうが肝障害が少ないことから，遮断と灌流を繰り返すことが多い．このほかに片葉のみ血管を遮断し，その領域内で肝切離を行う片葉阻血法などがある．流入血が遮断されている肝切除中の出血は肝静脈からの還流血である．肝静脈出血は中心静脈圧が高いと増加することが示されており，還流血調節法（out-flow control method）として中心静脈圧ひいては肝静脈圧を下げる工夫がなされている．術中補液を絞ること，肝下部（尾側）下大静脈の部分遮断による還流血の減少，陽圧換気による全身麻酔における一回換気量の減少，気道内圧の低下などが肝静脈圧の低下に有用である．

④ 肝切離法

　肝切離法には，鉗子で肝実質を破砕するクラッシュ法（clamp-crush method）や超音波外科吸引装置（Cavitron 社製の ultrasonic surgical aspirator：CUSA）などが用いられる．基本的には，上記により肝実質を破砕し，残った脈管（血管やグリソン鞘）は結紮またはデバイスでシーリングした後に切離する．近年では，超音波凝固切開装置などが肝切離に応用され，腹腔鏡下肝切除の普及にも役立っている．肝切離面の止血法も進歩しており，通常の電気メスのほか，通電すると炭化せずに蛋白変性にとどめることで止血効果を高めるソフト凝固が止血に用いられるようになっている．

⑤ 周術期管理

　術後肝不全は致死的になりうる重症合併症である．肝切除適応の確立，技術などの進歩により，術後肝不全となる症例は少なくなったが，発症した場合は全身管理に加え，新鮮凍結血漿（fresh frozen plasma：FFP）の補充や血漿交換法が行われる．

　背景に慢性肝炎や肝硬変を伴う患者では，術後難治性の胸腹水を発症することがあり，術前から管理が必要である．塩分制限，利尿薬投与，分岐鎖アミノ酸（branched chain amino acid：BCAA）を中心とした栄養管理が行われる．

肝切除は過去には出血量が多い手術であり，背景に肝硬変があることから凝固因子低下症例も多く，赤血球製剤や新鮮凍結血漿など輸血を必要とすることが多かった．最近では技術的進歩により出血量は軽減され，周術期の輸血率は大幅に減少してきている．

肝切除に特徴的な合併症として，胆汁漏がある．肝切離面や結紮・縫合した胆管枝から術後に胆汁が漏出し，感染を伴う．通常は，ドレナージで改善することが多いが，長期的な管理が必要なこともある．術後栄養は，経口・経管を含めた早期の経腸栄養が推奨される．

B 肝移植

〔第 18 章「臓器移植」の「肝臓移植」の項（→208 頁）参照〕

第38章 胆嚢および肝外胆道系

A 総論

1 胆嚢・肝外胆道系の解剖

1 肉眼解剖

肝臓で生成された胆汁は毛細胆管から肝内胆管，肝外胆管に順次流れて，いったん胆嚢に貯留されたあと乳頭部を経て十二指腸に排出される．この胆汁の排出経路を胆道と呼ぶ．一般的に左右の肝管とその下流を肝外胆管とし，左右肝管合流部下から胆嚢管合流部までを総肝管，それより下流を総胆管と呼んでいる．しかし胆嚢管の肝外胆管への合流位置には大きな個人差があり，また左右肝管が肝実質内を走行することも多いため，胆道癌取扱い規約（第7版）では肝外胆道系を図38-1のように区分し定義している．

肝外胆管は肝門部領域胆管(Bp)，遠位胆管(Bd)に区分され，その境界は左右肝管合流部下縁から十二指腸壁に貫入するまでを二等分する部位である（図38-1a）．また肝門部領域胆管の上流の右側は門脈前後区域枝分岐部(posterior point：P point)の左縁，左側は門脈臍部(umbilical point：U point)の右縁までである（図38-1b）．

胆嚢は底部頂点から胆嚢管(C)移行部までの長軸を三等分し，底部(Gf)，体部(Gb)，頸部(Gn)としている（図38-1a）．十二指腸乳頭部(Vater乳頭)は乳頭括約筋(Oddi括約筋)に囲まれた部分で，胆管が十二指腸に貫入してから乳頭開口部までを目安とし，乳頭部胆管(Ab)，乳頭部膵管(Ap)，共通管部(Ac)，大十二指腸乳頭(Ad)，これらを総称して乳頭部(A)としている（図38-1c）．

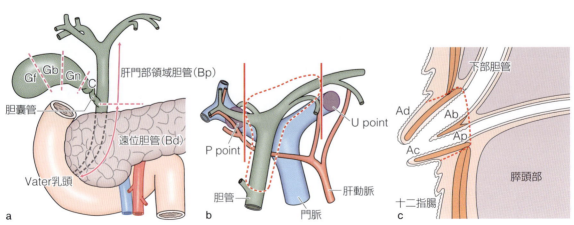

図38-1 肝外胆道系の解剖
a：肝外胆道系の区分．
b：肝門部領域胆管の目安．
c：乳頭部の範囲および区分．乳頭部胆管(Ab)，乳頭部膵管(Ap)，共通管部(Ac)，大十二指腸乳頭(Ad)．
〔日本肝胆膵外科学会（編）：臨床・病理 胆道癌取扱い規約，第7版，金原出版，2021より〕

A 総論 ● 629

2 ● 組織解剖

胆管壁各層は内側から粘膜層(M)，線維筋層(FM)，漿膜下層(SS)，漿膜(S)であり，胆嚢壁各層は内側から粘膜層(M)，固有筋層(MP)，漿膜下層(SS)，漿膜(S；肝臓付着部には存在しない)である．胆嚢と胆管には消化管に存在する粘膜下層を欠いている．十二指腸乳頭部各層は粘膜層(M)と Oddi 括約筋層(OD)に区分される．

2 胆嚢・肝外胆道系の生理・機能

1 ● 胆汁生成・排出機能

胆汁は水，電解質，胆汁酸，ビリルビンを含むアルカリ性の液体で，1 日約 500～1,000 mL 肝臓から分泌される．食物による消化管内での物理的・化学的刺激に反応した神経刺激やホルモン放出刺激などを介して胆汁分泌と十二指腸への排出が調整されている．いったん胆嚢に貯留された胆汁は濃縮され，胆嚢収縮と乳頭括約筋の弛緩による協調運動で十二指腸内に排出される．十二指腸や空腸に存在する I 細胞から食物に反応して分泌されるコレシストキニン-パンクレオザイミン(cholecystokinin-pancreozymin：CCK-PZ)によりこの調節運動は制御されている．また胆嚢と十二指腸の運動機能は交感神経や副交感神経(迷走神経)による調節も受けており，例えば迷走神経幹を切離すると乳頭括約筋の基礎圧(トーヌス)と胆嚢収縮能が低下する．乳頭括約筋には十二指腸内容物の胆管内逆流を防止する作用があり，また胆嚢には胆管内圧の緩衝作用をもつリザーバーとしての役割もある．そのため乳頭括約筋切開術後に十二指腸内容物が胆管内に逆流しやすくなり，また胆嚢摘出後には胆管内圧上昇により胆管が拡張してくる．

2 ● ビリルビン代謝と閉塞性黄疸

ヘモグロビンの構成物であるヘムが肝臓で代謝され黄色のビリルビンとなる．ビリルビンが肝臓でグルクロン酸抱合を受けて水溶性が高まったものが抱合型ビリルビン(直接ビリルビン)，抱合を受けていないものが非抱合型ビリルビン(間接ビリルビン)である．直接ビリルビンは胆汁色素として胆汁とともに十二指腸に排出され，腸内でウロビリノーゲンに還元され一部が体内に吸収され

たあと尿から排泄され，残りは大便とともに排泄される．ウロビリノーゲンの一部は体内で酸化された後に尿中ウロビリン(黄色)として，また便中で酸化されてステルコビリン(茶色)として排泄される．

閉塞性黄疸は胆管のいずれかの部位で閉塞が起こり，胆汁がうっ滞して消化管内に排出されず，血液中のビリルビン濃度が上昇(直接ビリルビン優位)する病態であり，さまざまな胆道疾患がその要因となる．溶血性貧血による血中ビリルビン過剰による黄疸(間接ビリルビン優位)や肝硬変などによる肝細胞でのビリルビン代謝障害による黄疸，長期絶食・経静脈栄養による胆汁うっ滞に起因する黄疸などとの鑑別が必要で，画像診断での胆管閉塞病変の同定のほか，灰白色便の有無，血液生化学検査で直接ビリルビンや胆道系酵素上昇の確認を行う．

3 胆道疾患の診断

1 ● 問診，理学所見

腹痛，発熱，黄疸などが主症状となるが，無症状の疾患も多い．腹痛は右季肋部から上腹部正中にかけて認め，圧痛や疝痛などさまざまな症状を起こしうる．黄疸は血清ビリルビン値 3.0 mg/dL 以上となると皮膚の黄染(顕性黄疸)として認識されることが多いが，眼球結膜の黄染や茶色尿がそれより早い時期に現れる徴候として知られている．また疾患特異的な症状として急性胆嚢炎の際に胆嚢を体外から押さえると痛みで深吸気時に呼吸が止まる Murphy 徴候，膵頭部領域癌による閉塞性黄疸時に無痛性に腫大した胆嚢を体表から触れる Courvoisier 徴候などがある．急性胆管炎での発熱，腹痛，黄疸の三症状は Charcot 三徴と呼ばれるが，すべて揃わないことも多い．また重症胆管炎の徴候として，Charcot 三徴にショックと意識障害を加えた Reynolds 五徴が知られている．

2 ● 血液・尿検査

胆嚢炎や胆管炎では CRP (C-reactive protein；C-反応性蛋白)や白血球数の上昇を認めるが，重症例では白血球数や血小板数が減少することがある．閉塞性黄疸での血液生化学検査では肝細胞障害に伴い肝逸脱酵素である AST (aspartate aminotransferase；アスパラギン酸アミノトランスフェラーゼ)と ALT (alanine aminotransferase；アラニンアミノトランスフェラーゼ)の上昇とともに，胆道系酵素である ALP (alkaline phosphatase；アルカリホスファターゼ)や γ-GTP (γ-glutamyl transpeptidase；γ-グルタミルトランスペプチダーゼ)が上昇する．直接ビリルビン値と間接ビリルビン値の比率は黄疸の原因の鑑別上重要である．

閉塞性黄疸では胆汁が腸管内に排出されないため脂溶性ビタミン(A, D, E, K)の吸収ができず，ビタミン K 依存性凝固因子産生障害により外因系凝固能が低下し，プロトロンビン時間が延長する．また閉塞性黄疸では腸内でウロビリノーゲンが産生されないため，尿中ビリルビンは上昇するものの，尿中ウロビリノーゲンが検出されない．

静注したインドシアニングリーン(indocyanine green：ICG)が肝細胞で処理されて胆汁中に排泄されることを利用した ICG 排泄試験が肝切除術前の肝予備能検査として用いられている．一方，閉塞性黄疸の患者では ICG 排泄障害があり正確な評価ができないため，この場合には黄疸の有無に左右されないアシアロシンチグラフィが利用される．肝細胞表面にはアシアロ糖蛋白と特異的に結合する受容体があり，アシアロ糖蛋白に ^{99m}Tc (ガラクトシルヒト血清アルブミンジエチレントリアミン五酢酸テクネチウム)をラベルしたものを静注し，肝細胞に取り込ませて肝障害度を評価する方法である．

胆道癌の代表的腫瘍マーカーとして癌胎児性抗原である CEA (carcinoembryonic antigen) や糖鎖抗原である CA19-9 (carbohydrate antigen 19-9) があげられ，存在診断や進行度予測，治療効果判定に用いられる．一方，Lewis 酵素陰性者(日本人の約 10%)では CA19-9 を合成できないので，別のマーカーで代用する必要がある．また，胆管結石などの良性疾患による閉塞性黄疸や胆管炎で腫瘍マーカーが高値を示す偽陽性例も存在するので，評価に際して注意が必要である．

3 ● 画像診断

- **腹部単純 X 線撮影**：石灰化を伴う胆石や胆道気腫を同定できる．また腸閉塞や炎症の右横隔膜への波及に伴う右胸水の貯留など，胆道疾患

の間接所見を捉えるうえで役立つこともある．

- **経皮的腹部超音波検査**：簡便性や放射線被曝がないことから胆道疾患を疑ったらまず行う画像検査として位置づけられる．特に胆嚢結石の検出率は高く，CT で描出できない結石も同定可能である．また Murphy 徴候は超音波検査を行いながら得られることも多い．やせた患者では肝内から肝外胆管をくまなく観察できることもある．

- **CT** (computed tomography)：広い範囲の撮影が可能で，客観性があり，病変の局在と質的診断，腫瘍性病変の進展度や転移の有無，治療効果の判定など汎用性の高い検査である．最近では造影剤を用いた多列検出器型 CT (multidetector row CT：MDCT)で薄いスライス厚での多相撮影で詳細な評価を行い，血管構造を 3 次元で再構築して腫瘍との位置関係の評価や手術の際のナビゲーションとしても活用されている．また胆汁排泄型造影剤を点滴静注し CT を撮影して胆管像を描出させる drip infusion cholecystocholangiography CT (DICCT)も胆嚢摘出術の術前検査として行われている．

- **MRI** (magnetic resonance imaging)：病変の質的診断では CT の補助的役割を担うが，水分の描出に優れる利点を生かした MR 胆管膵管造影(magnetic resonance cholangiopancreatography：MRCP)で胆管や膵管の走行形態や閉塞部位の描出に利用される．

- **PET** (positron emission tomography)：良・悪性疾患の鑑別，悪性腫瘍の転移の評価，薬物・放射線治療の効果判定などに利用される．一方，1 cm 以下の病変の検出が難しく，また膿瘍などの炎症性病変にも集積するため，評価に際しては他の画像も含め総合的に判断する必要がある．PET 像を CT 像と合わせる PET-CT を用いると，より正確な集積部位を同定することができる．

- **内視鏡的逆行性胆管膵管造影**(endoscopic retrograde cholangiopancreatography：ERCP)：内視鏡を用いた経乳頭的アプローチで，胆管・膵管造影による病変の進展度評価や生検・細胞診などの診断のほか，結石除去術や胆管・膵管ドレナージ術などの治療にも利用される．またあわせて行われる管腔内超音波(intraductal ultrasonography：IDUS)は腫瘍の進展度評価や微小な結石の描出に優れる．胆管走行形態の把握のみを目的としたERCPによる胆管造影は侵襲の問題から行われなくなり，MRCPやDICCTが利用される．

- **超音波内視鏡**(endoscopic ultrasonography：EUS)：内視鏡の先端に取りつけられた超音波端子を胃壁や十二指腸壁に押し当てて胆囊や胆道を観察し，病変の質的診断や進展範囲診断，隣接臓器との関係などを評価する検査法である．経皮的超音波検査と比べると腹壁や消化管内ガスの影響を排除できるため，より詳細な観察が可能である．また専用の穿刺針を用いて病変の細胞や組織を採取して細胞診や病理組織診断を行うこともできる．さらに胆管や膵管の閉塞部位の上流を穿刺してチューブを留置するドレナージ術に応用することもできる．
- **経皮経肝的胆管造影**(percutaneous transhepatic cholangiography：PTC)：超音波あるいはCTガイド下に経皮経肝的に肝内胆管を穿刺し，胆管造影で病変の診断を行うとともに，胆道ドレナージ(percutaneous transhepatic biliary drainage：PTBD)にも利用することができる．また急性胆囊炎の際に胆囊を穿刺してドレナージするPTGBD(percutaneous transhepatic gallbladder drainage)としても行われる頻度が高い．
- **胆道鏡**(choledochoscope)：ERCPあるいはPTBDの際に細径内視鏡を用いて胆管内病変の外観や広がりを直接観察するとともに，生検を行うこともできる．ERCPの際に行う場合にPOCS(per-oral cholangioscopy)と呼ぶ．また鉗子孔から専用の器具を挿入して病変を焼灼したり，結石を破砕，除去したりすることもできる．

4 治療

内視鏡手技を用いたドレナージ術や除去術，癌に対する切除術，薬物療法などの幅広い治療法のなかから，病態に応じて適切に選択する必要がある．高度進行胆道癌では術前胆道ドレナージ術，切除術，術後補助療法を組み合わせた集学的治療が行われることも多い．

B 各論

1 解剖変異と先天性疾患

1 解剖変異

無胆囊，重複胆囊，重複胆囊管，重複胆管，左側胆囊，遊走胆囊，胆管走行変異，肝動脈走行変異などがある．多くは無症状であるが，遊走胆囊は胆囊頸部や胆囊管で捻転を起こすと胆囊への血流障害と胆囊内胆汁の排出障害が重なり急性胆囊炎をきたし，緊急胆囊摘出術が必要となることがある．また胆管走行変異のうち胆囊管が胆管後区域枝に合流する変異では胆囊摘出術の際に後区域胆管損傷の危険があることが知られている．右肝動脈には走行変異が多い．解剖変異は胆道疾患に対する手術の際に胆管損傷や血管損傷を回避するうえでも知識をもっておくとともに，術前に変異が存在しないかを確認しておく必要がある．

2 膵・胆管合流異常

〔第39章「膵臓」の「膵・胆管合流異常」の項(→648頁)を参照〕

3 先天性胆道拡張症

図38-2(戸谷分類)のように5型に分類されるが，先天性胆道拡張症の診断基準2015では「総胆管を含む肝外胆管が限局性に拡張する先天性の形成異常で，膵・胆管合流異常を合併するもの」とされ，狭義の先天性胆道拡張症は戸谷分類Ⅰa型，Ⅰc型，Ⅳ-A型で表現されたものとして定義された．Ⅳ-B型はⅠ型とⅢ型を合併したもの，Ⅴ型はCaroli(カロリ)病として知られている．わが国を含む東洋に多い疾患で，わが国では約1,000人に1人，約3倍女性に優位に発生し，特に20歳までの若年者に多い．主な症状として腹痛，嘔吐，黄疸，発熱があるが，無症状で検診などを契機に診断されることも多い．腹部超音波検査，CT，MRCP，ERCPなどで形態や発癌の有無を評価する．胆囊癌と拡張胆管内の胆道癌の頻度が高く，すでに癌が存在する場合には局在と進行度に応じた癌の手術を行う．発癌していない場合には胆囊と拡張胆管を切除するとともに胆道再建術(膵液が胆管内で胆汁と混ざらないようにす

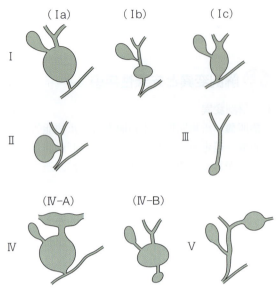

図 38-2　先天性胆道拡張症の戸谷分類
Ⅰ型：総胆管拡張型（Ⅰa型：囊腫状拡張型，Ⅰb型：分節型，Ⅰc型：円筒状拡張型），Ⅱ型：憩室型，Ⅲ型：総胆管瘤（choledochocele），Ⅳ型：多発型（Ⅳ-A型：肝内・肝外胆管拡張型，Ⅳ-B型：Ⅰ型＋Ⅲ型），Ⅴ型：肝内胆管拡張型〔Caroli（カロリ）病〕．

る分流手術）を行う．特に膵内胆管を可及的に追い求め胆管末端の narrow segment のレベルで胆管を切離して拡張胆管を遺残させないようにすることが，後の遺残胆管内発癌を予防するうえでも重要である．またⅣ-A 型で肝内に胆管拡張が及ぶ場合には，肝外胆管の切除とともに相対的狭窄部が残らないよう肝内胆管を開放して胆道再建術を行う．

4 ● 胆道閉鎖症

〔第 43 章「小児外科」の「胆道閉鎖症」の項（→718 頁）を参照〕

2　胆道損傷

外傷性と医原性に分類される．外傷性損傷には胆囊破裂や胆管損傷などがある．胆囊や胆管の単独損傷であれば胆囊摘出術や胆管ステント留置術，胆道再建術などで対応できるが，肝損傷や十二指腸・膵損傷を伴うこともあり，その場合には肝切除術や膵頭十二指腸切除術を要する．
医原性損傷では胆囊摘出術や肝切除術の際の術中胆管損傷の頻度が高く，損傷部修復や胆道再建を適切に行わないと遅発性の胆管狭窄から胆管炎を繰り返し，最終的に肝不全から死に至る場合もある．また肝動脈や門脈の損傷を同時に起こした場合にも肝不全から致死的経過をたどることもあるので，細心の注意を払う必要がある．

> **Point** 胆囊摘出時に医原性損傷を起こさないための注意点
> - 術前病態把握：急性胆囊炎や Mirizzi（ミリッツィ）症候群の有無，解剖と変異の確認（胆管走行，動脈走行），など
> - 術中：Rouvière 溝，Calot 三角，critical view of safety の確認，術中胆管造影，など
> - 術式変更：腹腔鏡手術から開腹手術への移行，胆囊摘出術から胆囊部分切除術への移行（Mirizzi 症候群など）など

3　急性胆囊炎，急性胆管炎

1 ● 急性胆囊炎

胆囊頸部への結石嵌頓や胆囊捻転，胆囊への血流障害などのさまざまな病態が急性胆囊炎の原因となりうる．急性胆管炎・胆囊炎診療ガイドライン 2018 の診断基準（表 38-1）と重症度判定（表 38-2）で病態を把握し，診療フローチャート（図 38-3）に従い治療する．軽症から中等症では早期の腹腔鏡下胆囊摘出術を考慮する．また術前に胆管の走行形態を把握しておくことが術中胆管損傷を回避するうえでも望ましい．腹腔鏡下胆囊摘出術では肝後区域 Glisson 鞘が走行する Rouvière 溝（図 38-4a）を確認したうえで Calot 三角（図 38-4b；総肝管，胆囊管，肝下面で囲まれる部位）を展開・剝離して胆囊管と胆囊動脈を同定する critical view of safety（図 38-4c）の確認が，右肝動脈や胆管の誤認と損傷を回避するためにも重要なステップである．必要に応じて術中胆管造影も行う．また腹腔鏡下胆囊摘出術困難例では開腹手術や胆囊部分切除術へ移行することも考慮しておく．重症胆囊炎ではまず全身管理を行ったのちの胆囊摘出術を考慮するが，耐術不能な場合には胆囊ドレナージのみの保存的治療を行う（図 38-3a）．

2 ● 急性胆管炎

胆石症や腫瘍などによる胆管閉塞に，うっ滞した胆汁への感染が重なった病態が急性胆管炎であ

B 各論 ● **633**

表 38-1　急性胆嚢炎・急性胆管炎の診断基準

急性胆嚢炎診断基準	急性胆管炎診断基準
A．局所の臨床徴候	**A．全身の炎症所見**
A-1．Murphy 徴候 A-2．右上腹部の腫瘤触知・自発痛・圧痛	A-1．発熱（悪寒戦慄を伴うこともある） A-2．血液検査：炎症反応所見
B．全身の炎症所見	**B．胆汁うっ滞所見**
B-1．発熱 B-2．CRP 値の上昇 B-3．白血球数の上昇	B-1．黄疸 B-2．血液検査：肝機能検査異常
C．急性胆嚢炎の特徴的画像検査所見	**C．胆管病変の画像所見**
	C-1．胆管拡張 C-2．胆管炎の成因：胆管狭窄，胆管結石，ステント，など
確診：A のいずれか＋B のいずれか＋C のいずれかを認めるもの	確診：A のいずれか＋B のいずれか＋C のいずれかを認めるもの
疑診：A のいずれか＋B のいずれかを認めるもの	疑診：A のいずれか＋B もしくは C のいずれかを認めるもの

〔高田忠敬 編集：急性胆管炎・胆嚢炎診療ガイドライン 2018．医学図書出版，2018 より〕

表 38-2　急性胆嚢炎・急性胆管炎の重症度判定

重症急性胆嚢炎・重症急性胆管炎（Grade Ⅲ）	
以下のいずれかを伴う場合 • 循環障害（ドパミン≧5 μg/kg/min，もしくはノルアドレナリンの使用） • 中枢神経障害（意識障害） • 呼吸機能障害（PaO_2/FiO_2 比<300） • 腎機能障害（乏尿，もしくは Cr>2.0 mg/dL） • 肝機能障害（PT-INR>1.5） • 血液凝固異常（血小板<10 万/mm^3）	
中等症急性胆嚢炎（Grade Ⅱ）	**中等症急性胆管炎（Grade Ⅱ）**
以下のいずれかを伴う場合 • 白血球数>18,000/mm^3 • 右季肋部の有痛性腫瘤触知 • 症状出現後 72 時間以上の症状の持続 • 顕著な局所炎症所見（壊疽性胆嚢炎，胆嚢周囲膿瘍，肝膿瘍，胆汁性腹膜炎，気腫性胆嚢炎などを示唆する所見）	初診時に以下の 5 項目のうち 2 つ該当する場合 • 白血球数>12,000, or<4,000/mm^3 • 発熱（体温≧39℃） • 年齢（75 歳以上） • 黄疸（総ビリルビン≧5 mg/dL） • アルブミン（<健常値下限×0.73 g/dL） 上記に該当しないが，初期治療に反応しなかったもの
軽症急性胆嚢炎・軽症急性胆管炎（Grade Ⅰ）	
「中等症」，「重症」の基準を満たさないもの	

〔高田忠敬 編集：急性胆管炎・胆嚢炎診療ガイドライン 2018．医学図書出版，2018 より〕

38

胆嚢および肝外胆道系

る．細菌が cholangiovenous-reflux により血中に入ると重篤化しやすい．以前は重症例を急性閉塞性化膿性胆管炎（acute obstructive suppurative cholangitis：AOSC）と呼んでいたが，胆汁の化膿化が必ずしも重症度を反映するわけではないため，最近では重症胆管炎と呼ぶようになった．急性胆嚢炎と同様に急性胆管炎・胆嚢炎診療ガイドライン 2018 の診断基準（表 38-1）と重症度判定（表 38-2）で病態を把握する．多くの場合，胆道ドレナージ術と原因疾患の治療が必要となるが，

重症胆管炎では全身臓器障害の治療も並行して行う（図 38-3b）．

> **Point 急性胆管炎の診療**
>
> • 症状：Charcot 三徴，Reynolds 五徴（重症例）
> • 重症度判定（急性胆管炎・胆嚢炎診療ガイドライン）：重症，中等症，軽症
> • 軽症，中等症では抗菌薬投与などの初期治療後に胆道ドレナージ術や成因の治療に移る．
> • 重症では緊急胆道ドレナージとともに全身管理を行い，安定したところで成因の治療に移る．

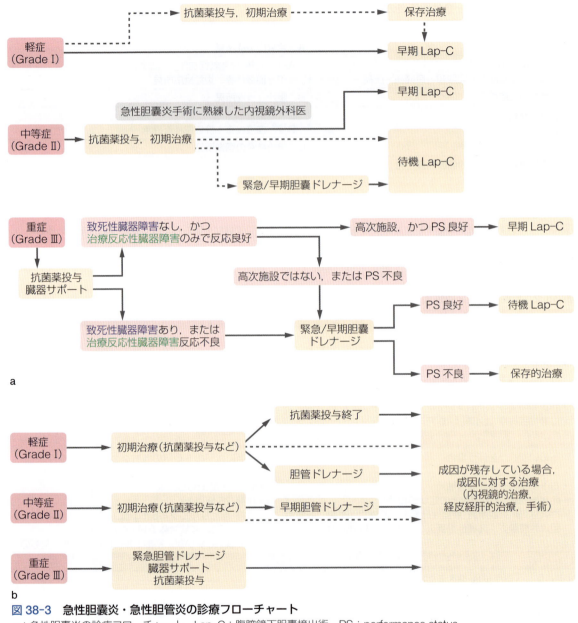

図 38-3　急性胆嚢炎・急性胆管炎の診療フローチャート
a：急性胆嚢炎の診療フローチャート．Lap-C：腹腔鏡下胆嚢摘出術，PS：performance status．
b：急性胆管炎の診療フローチャート．
〔高田忠敬 編集：急性胆管炎・胆嚢炎診療ガイドライン 2018．医学図書出版，2018 より〕

4　胆石症

1　分類

　胆石は組成によりコレステロール結石，色素結石，その他に分類される（表 38-3）．また発生部位により胆嚢結石，胆管結石，肝内結石に分類される．

　胆嚢結石の多くはコレステロール石であり，胆嚢で胆汁が濃縮される際にコレステロールと胆汁酸の複合体からコレステロールが遊離，結晶化して形成される．成分の違いにより純コレステロール石，混成石，混合石に分類され，それぞれ特徴的な割面構造を示す．コレステロール石をもつ患者の特徴として 40〜50 歳代（Forty to fifty），女

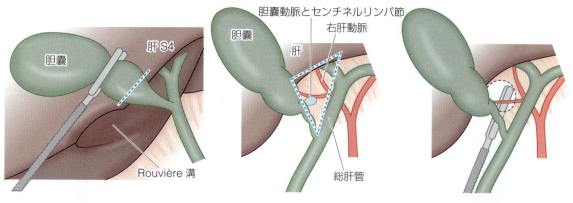

図 38-4 Calot 三角，critical view of safety
a：肝後区域 Glisson 鞘が走行する Rouvière 溝を確認し，Rouvière 溝上縁と肝 segment 4（S4）下縁を結ぶ線より胆囊側で胆囊漿膜切開を開始する．
b：総肝管，胆囊管，肝下面で囲まれる部位．Calot 三角内で右肝動脈から胆囊動脈から分岐するバリエーションが多い．またセンチネルリンパ節が胆囊動脈同定の際のよいランドマークとして知られる．
c：Calot 三角内で胆囊頸部・胆囊管移行部と胆囊動脈を同定し，腹側ならびに背側から確認する．胆囊摘出時に胆管損傷ならびに右肝動脈損傷を回避する重要なステップ．

表 38-3 胆石の種類と割面構造

結石名	割面の性状	
コレステロール石		
純コレステロール石		放射状
混成石		内層：放射状 外層：層状
混合石		層状と放射状の混在
色素石		
ビリルビンカルシウム石		層状
黒色石		無構造
その他の結石（稀）		
炭酸カルシウム石，脂肪酸カルシウム石など		

性（Female），肥満（Fatty），多産（Fertile），白人（Fair）の 5F が知られている．また胆囊黒色石は遺伝性球状赤血球症や心臓機械弁置換術後で溶血性貧血をきたす患者に認められる．

　胆管結石は原発性結石と続発性結石に分けられる．原発性結石の大部分はビリルビンカルシウム石であり，続発性結石は胆囊結石の胆管内への落下による．そのためコレステロール石が胆管に存在する場合には胆囊からの落下結石を第一に考える．ビリルビンカルシウム石の発生には胆汁うっ滞と細菌感染が関与していると考えられており，細菌感染の多くは消化管から乳頭を介した逆行性感染である．

　肝内結石も原発性と続発性に分けられる．原発性の肝内結石の発生には肝内胆管の狭窄に伴う上流の肝内胆管拡張と胆汁うっ滞が関与している場合が多く，特に左肝門脈臍部に圧迫される左肝内胆管での発生頻度が高い．そのためビリルビンカルシウム石が多い．続発性結石は胆管結石の肝内胆管への迷入による．

2 ● 診断

　腹部超音波検査で音響陰影（acoustic shadow）を引く高エコー像として描出することができる（図 38-5）．特に純コレステロール石は腹部 X 線写真や CT で描出されないため，腹部超音波検査は胆石の存在診断として必須である．一方，十二指腸乳頭括約筋切開術後や胆道再建術後で胆道気腫がある場合や，消化管が重なる場合には胆石を描出できない．MRCP は結石の存在診断と胆管走行を確認するうえで有用である．

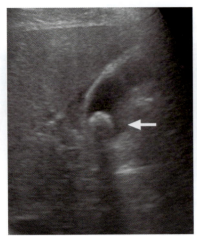

図 38-5　胆嚢結石の超音波画像
胆嚢内の高エコー像(矢印)と後方の無エコー像(音響陰影).

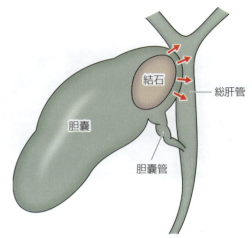

図 38-6　Mirizzi 症候群

3 ● 治療

　症状のある胆嚢結石は治療の対象となる．以前は胆石溶解剤であるウルソデオキシコール酸の内服や体外衝撃波による結石破砕が行われていたこともあるが，結石の完全除去が難しく再発率も高いため，最近では<u>腹腔鏡下胆嚢摘出術</u>が行われることが圧倒的に多い．

　肝外胆管結石の治療は ERCP の技術を用いて乳頭括約筋切開ないし乳頭バルーン拡張後に内視鏡的に採石することが多い．内視鏡的治療で結石を除去できない場合，あるいは乳頭括約筋機能を温存したい場合には PTBD のルートを利用して胆道鏡下に結石除去を行うか，手術的に胆管を切開して，あるいは経胆嚢管的に結石を除去する．急性胆嚢炎，急性胆管炎を伴う場合には図 38-3，表 38-1，2 の診断基準と治療アルゴリズムに従う．

　原発性肝内結石では胆管狭窄が存在することが多く，ERCP による経乳頭的アプローチでは胆管狭窄部を越えて上流の拡張部に採石器具を到達させることが難しく，また逆行性の細菌感染を助長する可能性もあるため，PTBD ルートから胆道鏡を挿入して結石除去を行うことを考慮する．結石による肝内胆管への慢性刺激は胆管癌発症の要因となることが知られており，癌の合併が疑われる場合には肝切除術の適応となる．

4 ● 胆石症随伴疾患

- **Mirizzi 症候群**：胆石が胆嚢頸部に嵌頓し，炎症が肝門部領域胆管へ波及し胆管狭窄をきたす病態であり，閉塞性黄疸をきたすこともある(<u>図 38-6</u>)．また胆嚢と胆管の間に瘻孔を形成することもある．胆嚢摘出術や胆嚢部分切除術，あるいは胆道再建術が行われる．
- **内胆汁瘻**：胆石の嵌頓により胆嚢圧や胆管圧が上昇し，消化管と瘻孔を形成する状態である．乳頭括約筋切開や胆道再建が行われていいないにもかかわらず，胆嚢や胆管の中にガス像を認める場合には内胆汁瘻を形成している可能性が高い．胆嚢と十二指腸，胆管と十二指腸乳頭近傍の間に瘻孔が形成される頻度が高い．また大きい胆石が瘻孔を通り消化管内に落下し腸閉塞をきたすこともある(<u>胆石イレウス</u>)．
- **胆嚢摘出後症候群**：胆嚢摘出後には胆管内圧が上昇するが，これを痛みとして感じる病態である．診断に際しては潰瘍や胆管結石などの<u>器質的疾患の除外</u>を必ず行う．内視鏡的十二指腸乳頭括約筋切開術で胆管内圧を下げることにより，痛みが軽減する場合がある．
- **胆石性膵炎**：胆管結石が乳頭部を通過する際に膵管開口部を閉塞し，膵炎をきたす病態である．内視鏡的乳頭括約筋切開術と引き続き胆管結石除去を行う．

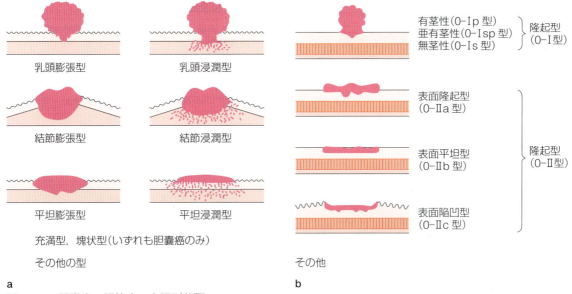

図 38-7　胆嚢癌・胆管癌の肉眼型分類
a：胆管癌・胆嚢癌の肉眼型分類．b：表在型胆管癌・胆嚢癌の肉眼型分類．
〔日本肝胆膵外科学会（編）：臨床・病理 胆道癌取扱い規約，第7版．pp 21, 22, 24, 25，金原出版，2021 より〕

5 胆道腫瘍

1 疫学

　わが国の 2023 年のがん統計予測（国立がん研究センター・がん登録・統計）による胆嚢・胆管癌の罹患数は 23,800 人で，部位別がん罹患予測数の第 14 位と頻度は比較的低い．性別では男性 12,800 人，女性 11,000 人と男性にやや多いが，胆管癌と乳頭部癌は男性に，胆嚢癌は女性に多いことが知られている．また 60 歳以上の高齢者に多い．死亡予測数は 179,000 人と部位別の第 6 位であり，5 年相対生存率 24.5％ と予後不良である．
　胆管癌の危険因子として膵・胆管合流異常を伴う先天性胆道拡張症，原発性硬化性胆管炎，肝内結石症（肝内胆管癌）などがあげられる．また印刷機洗浄剤中のジクロロメタンや 1,2-ジクロロプロパンの長期間曝露が誘因となり印刷業の職歴のある者に胆管癌が発症することが知られている．胆嚢癌の危険因子として膵・胆管合流異常が知られている．胆石症や胆嚢腺筋症（分節型）も胆嚢癌の危険因子であると考えられてきたが，明らかなエビデンスはない．十二指腸乳頭部癌，十二指腸乳頭部腺腫の危険因子は知られていない．

2 肉眼型分類

　胆管癌の肉眼型分類には乳頭型，結節型，平坦型があり，さらに膨張型と浸潤型の亜型に分ける（図 38-7a）．胆嚢癌ではこれに充満型と塊状型が加わる．粘膜層（M）から線維筋層（FM）にとどまる胆管癌，粘膜層（M）から固有筋層（MP）にとどまる胆嚢癌〔胆道癌取扱い規約（第 5 版）（2003 年）に定義された早期胆管癌・早期胆嚢癌に相当〕は表在型として別の分類（図 38-7b）がある．十二指腸乳頭部癌には腫瘤型，潰瘍型，混在型，その他の型がある（図 38-8）．

3 病理組織診断分類

　胆道癌取扱い規約（第 7 版）に記載されている胆道腫瘍の病理組織診断分類を表 38-4 に示す．腺癌（adenocarcinoma）の頻度が最も高い．ほかに最近注目されているものとして胆管内乳頭状腫瘍（intraductal papillary neoplasm of bile duct：IPNB）があり，良性腫瘍から上皮内悪性腫瘍（非浸潤癌），浸潤癌へと進行していき，比較的予後がよい．胆道の神経内分泌腫瘍はきわめて稀である．

4 診断と治療のアルゴリズム

　胆道癌診療ガイドライン（第 3 版）では，診断

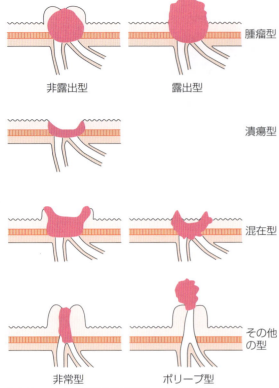

図 38-8 十二指腸乳頭部癌の肉眼型分類
〔日本肝胆膵外科学会(編): 臨床・病理 胆道癌取扱い規約, 第 7 版, pp 23, 24 金原出版, 2021 より〕

アルゴリズムを検査の侵襲の低いものから 3 つのステップに分けて示している(図 38-9). 胆道癌を疑う主な症状として黄疸, 右上腹部痛, 体重減少などがある. 血液検査では胆管閉塞による胆道系酵素の上昇が主であり, 早期の胆道癌の診断契機となることもある. 腫瘍マーカー CA19-9 は胆道癌の 70〜80% で高値を示す.

また腫瘍の進行度と切除の可能性を評価したうえで手術や手術以外の化学療法や放射線療法を選択する治療アルゴリズムも示されている(図 38-10). 胆道癌の病期(ステージ)も他の癌腫と同様に局所進展度(T 因子), リンパ節転移(N 因子), 遠隔転移(M 因子)で規定されるが, 胆道癌では肝臓(Hinf, Binf)や膵臓(Panc), 十二指腸(Du), 肝動脈(A), 門脈(PV)への浸潤(垂直進展)とともに胆管壁に沿った水平進展の評価も必要である.

胆道癌では閉塞性黄疸や胆管炎を伴うことが多く, 切除可能・不能例を問わず胆道ドレナージが

表 38-4 胆道腫瘍の病理組織診断分類

A. 胆管, 胆囊, 乳頭部上皮内の良性, 悪性病変および関連病変
 a. 胆管, 胆囊上皮内の良性, 悪性病変および関連病変
  1) 胆管上皮内腫瘍(biliary intraepithelial neoplasia : BilIN)
  2) 幽門腺腺腫(pyloric gland adenoma)
  3) 胆管内乳頭状腫瘍(intraductal papillary neoplasm of bile duct : IPNB)
  4) 胆囊内乳頭状腫瘍(intracholecystic papillary neoplasm : ICPN)
  5) 胆道粘液性囊胞腫瘍(mucinous cystic neoplasm of biliary tract : MCN)
 b. 乳頭部上皮内の良性, 悪性病変および関連病変
  1) 腸型腺腫
  2) 膨大部内乳頭管状腫瘍(intra-ampullary papillary-tubular neoplasm : IAPN)
B. 肝外胆管癌, 胆囊癌, 乳頭部癌
 a. 腺癌
  1) 高分化型
  2) 中分化型
  3) 低分化型
 b. 粘液癌
 c. 腺扁平上皮癌
 d. 扁平上皮癌
 e. 未分化癌
 f. 分類不能腫瘍
 g. その他
C. 胆管, 胆囊, 乳頭部の神経内分泌腫瘍
 a. 神経内分泌腫瘍(neuroendocrine tumor : NET)
 b. 神経内分泌癌(neuroendocrine carcinoma : NEC)
 c. 混合性神経内分泌非神経内分泌腫瘍(mixed neuroendocrine-non-neuroendocrine neoplasm : MiNEN)

〔日本肝胆膵外科学会(編): 臨床・病理 胆道癌取扱い規約, 第 7 版, pp 56-58, 金原出版, 2021 より〕

管理上重要である(図 38-11). また後述するように各種薬物療法や放射線治療も行われる.

Point 胆道癌診療アルゴリズム

診断(病期決定)
- ステップ 1：血液検査(胆道系酵素, 腫瘍マーカー), 腹部超音波検査(簡便かつ低侵襲)
- ステップ 2：CT, MRI (MRCP) (客観的な局在診断と進展度診断)
- ステップ 3：ERCP, EUS による進展度評価と生検・細胞診, PET-CT (やや侵襲を伴う. 詳細な進展度診断, 確定診断, 遠隔転移診断)

治療
- 切除可能：術前評価, 胆道ドレナージ(必要時), 残肝予備能評価(必要時)→外科切除
- 切除不能：胆道ドレナージ(必要時)→化学療法, 放射線療法, 緩和治療

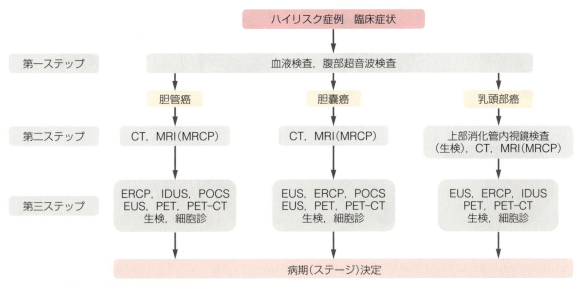

図 38-9 胆道癌の診断アルゴリズム
〔日本肝胆膵外科学会，胆道癌診療ガイドライン作成委員会（編）：胆道癌診療ガイドライン，改訂第3版．医学図書出版，2019 より〕

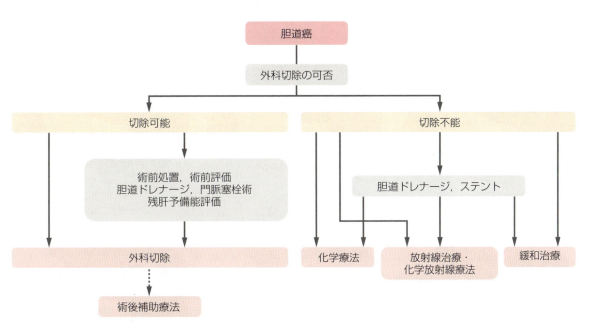

図 38-10 胆道癌の治療アルゴリズム
〔日本肝胆膵外科学会，胆道癌診療ガイドライン作成委員会（編）：胆道癌診療ガイドライン，改訂第3版．医学図書出版，2019 より〕

5 ● 手術

部位に応じた胆道癌手術の代表例を図 38-12 に示す．

- **胆管癌**：肝門部領域胆管癌では Bismuth 分類（図 38-13）により進展範囲を評価し，右ないし左の肝2〜3区域と尾状葉切除，胆管切除，リンパ節郭清，胆道再建を行う．また安全な血行再建が可能であれば肝動脈や門脈の合併切除も行われる（図 38-12）．遠位胆管癌では膵頭十二指腸切除術が選択される場合が多い（図 38-14）．肝門部と遠位胆管の境界部近傍に限局している場合に胆管切除術のみで根治可能な

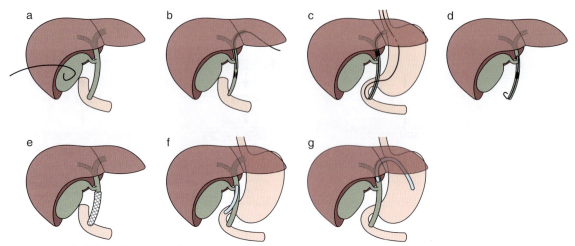

図 38-11 代表的胆道ドレナージ法
a：経皮経肝的胆嚢ドレナージ（外瘻），b：経皮経肝的胆管ドレナージ（外瘻），c：内視鏡的経鼻的胆道ドレナージ（外瘻），d：内視鏡的胆道ドレナージ（プラスチックステントによる内瘻化），e：内視鏡的胆道ドレナージ（金属ステントによる内瘻化），f：超音波内視鏡ガイド下経十二指腸的胆管ドレナージ（金属ステントによる内瘻化），g：超音波内視鏡下経胃経肝的胆管ドレナージ（金属ステントによる内瘻化）．
〔日本胆道学会，胆道癌診療ガイドライン作成委員会（編）：エビデンスに基づいた胆道癌診療ガイドライン，改訂第3版．医学図書出版，2019をもとに作成〕

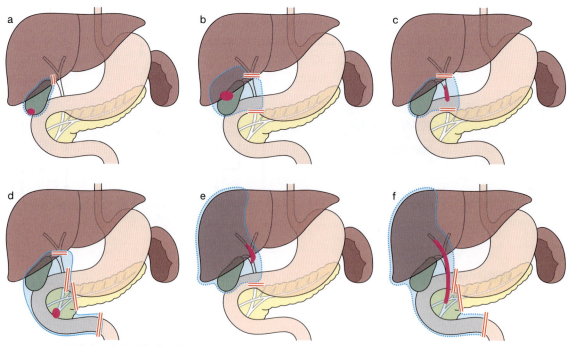

図 38-12 胆道癌の部位別代表手術
a：比較的早期の胆嚢癌に対する胆嚢摘出術．b：進行胆嚢癌に対する胆嚢床切除＋胆管切除術，リンパ節郭清．c：肝門部領域胆管と遠位胆管の境界領域に限局する胆管癌に対する胆嚢摘出＋胆管切除術，リンパ節郭清．d：遠位胆管癌や十二指腸乳頭部癌に対する膵頭十二指腸切除術，リンパ節郭清．e：肝門部領域胆管癌に対する肝葉切除＋胆管切除術，リンパ節郭清．f：肝門部領域胆管から遠位胆管に広範囲に及ぶ胆管癌に対する膵頭十二指腸兼肝葉切除術，リンパ節郭清．

Type Ⅰ　　　Type Ⅱ　　　Type Ⅲa　　　Type Ⅲb　　　Type Ⅳ

図 38-13　Bismuth 分類（肝門部領域胆管癌）
Type Ⅰ：左右肝管を含まない総肝管までの浸潤
Type Ⅱ：左右肝管一次分枝までの浸潤
Type Ⅲa：左肝管一次分枝までだが右肝管二次分枝までの浸潤
Type Ⅲb：右肝管一次分枝までだが左肝管二次分枝までの浸潤
Type Ⅳ：左右とも二次分枝までの浸潤

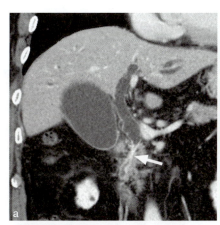 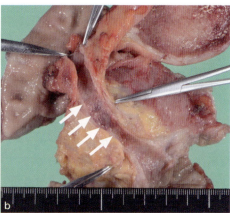

図 38-14　胆管癌
a：遠位胆管癌の造影 CT 像（冠状断）．遠位部胆管に造影剤で濃染される狭窄性病変（矢印）が認められる．
b：遠位胆管癌の切除標本肉眼像．術前 CT の狭窄性病変部と一致して，遠位部胆管に微細な隆起性病変（矢印）が認められる．

こともある（図 38-12）．一方，肝外胆管の広範囲に病変が及ぶ場合には肝切除術と膵頭十二指腸切除術を同時に行う（図 38-12）．右肝切除術や 3 区域切除術を行う際に残存肝の容量が不足し術後肝不全が懸念される場合には，術前に切除側の門脈塞栓を行い，残存肝の容量を増やしておく．

- **胆嚢癌**（図 38-15）：胆嚢癌の術式は進行度に応じて選択される（図 38-15）．粘膜や固有筋層までの浸潤にとどまる場合には胆嚢摘出術のみでよい．それ以上の進行癌に対しては，肝側浸潤に対する胆嚢床切除術から系統的肝切除術，リンパ節郭清などを進行度に合わせて行う（図 38-12）．最近では腹腔鏡下胆嚢摘出後の病理組織検索で胆嚢癌が判明する機会も増えてきており，この場合には進行度に応じて二期的追加切除術を行うこともある．

- **十二指腸乳頭部癌**（図 38-16）：前癌病変である十二指腸乳頭部腺腫に対しては局所切除（乳頭部切除術）でよいが，腺腫内癌が存在することもあり詳細な病理組織学的検索が必要である．粘膜内にとどまる乳頭部癌も局所切除の適応であるが，EUS や IDUS での術前深達度診断が難しいため，生検で癌が検出された場合にはリンパ節郭清を伴う膵頭十二指腸切除術を行う（図 38-12）．

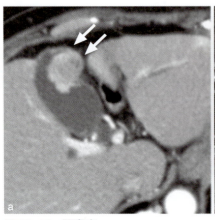
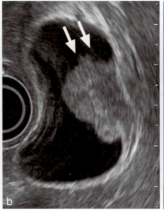
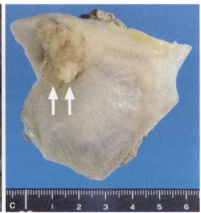

図 38-15　胆嚢癌
a：胆嚢癌の造影 CT 像（水平断）．胆嚢底部に造影剤で濃染される腫瘤病変（矢印）を認める．
b：同一患者の超音波内視鏡像．胆嚢底部に腫瘤病変（矢印）を認める．
c：同一患者の切除標本肉眼像（拡大胆嚢摘出後）．乳頭浸潤型の胆嚢癌（矢印）を認める．

6　術後合併症

　頻度の高い術後合併症として胆汁瘻，膵液瘻，縫合不全，腹腔内膿瘍などがあげられる．大量肝切除に伴う肝不全や膵液瘻に伴う動脈出血から致死的になることもある．胆道癌手術の侵襲は大きく，手術難度も高いため手術件数の多い施設で行うことが胆道癌診療ガイドライン（第 3 版）でも勧められている．

7　薬物療法，放射線療法

　胆道癌の術前補助療法を推奨するエビデンスはないが，根治切除例では S-1 を用いた術後補助化学療法を行うことを考慮する．切除不能進行胆道癌あるいは再発例に対する化学療法剤はゲムシタビン，シスプラチン，S-1 を用いた多剤併用ないし単剤投与，免疫チェックポイント阻害薬と化学療法剤の併用療法や FGFR2 融合遺伝子発現陽性例への分子標的治療が行われる．閉塞性黄疸がある場合には，血清総ビリルビン値が 3.0 mg/dL 以下に改善してから化学療法を開始することが望ましい．
　切除不能胆道癌ないし再発例に対して放射線治療を行うことは推奨されていないが，切除断端陽性例には行うことを考慮してもよい．

8　予後

　胆道癌術後の再発部位として，肝，リンパ節，局所，腹膜播種などがある．また予後予測因子と

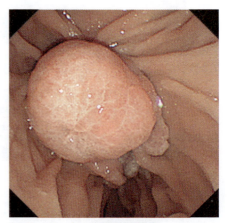

図 38-16　十二指腸乳頭部癌
内視鏡所見．露出腫瘤型の腫瘤病変を認める．

して腫瘍遺残，リンパ節転移，隣接臓器浸潤，組織学的分化度などがあげられる．

6　その他の腫瘍類似病変

1　胆嚢ポリープ

　代表的なものがコレステロールポリープで，肥満や脂肪肝との関連が指摘されている．10 mm以下で多発する場合が多く，典型例では腹部超音波検査で有茎性，桑実状の高エコー像として捉えることができる（図 38-17）．ほかに乳頭状過形成，炎症性ポリープなどがある．画像診断で胆嚢癌との鑑別がしばしば困難な場合があるが，大き

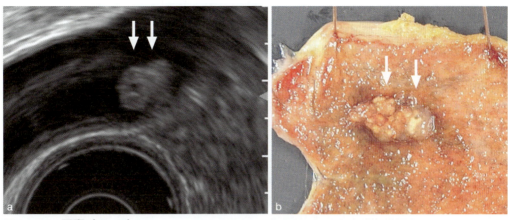

図 38-17　胆嚢ポリープ
a：胆嚢ポリープの超音波内視鏡像．胆嚢底部に高エコーの有茎性ポリープ（矢印）を認める．
b：同一患者の切除標本肉眼像（胆嚢摘出後）．黄白色調の桑実状のポリープを認める（コレステロールポリープ）．

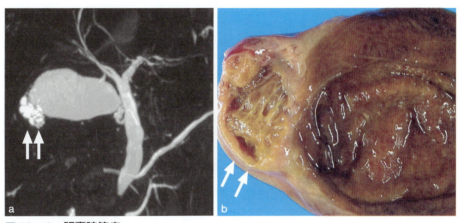

図 38-18　胆嚢腺筋症
a：胆嚢腺筋症（限局型）の MRCP 像．胆嚢底部に数珠状の高信号（矢印）を認める．
b：同一患者の切除標本肉眼像（胆嚢摘出後）．肥厚した胆嚢壁内に多数の囊胞腔を認める（矢印）．

さ 10 mm 以上，大きさにかかわらず広基性，増大傾向を示すものでは胆嚢癌の可能性があり，胆嚢摘出術が勧められる．

2 ● 胆嚢腺筋症

胆嚢粘膜が憩室様に固有筋層や漿膜下層に陥入したものを Rokitansky-Aschoff 洞（RAS）と呼ぶ．この RAS の増生と固有筋層の肥厚により胆嚢壁が肥厚した病態を胆嚢腺筋症といい，限局型，分節型，びまん型に分類される（図 38-18）．各種画像診断法で肥厚した胆嚢壁内の RAS を，胆嚢内腔と交通のある囊胞腔や液体貯留から同定する

ことが診断につながる．良性病変であり，診断がつき，無症状であれば治療の必要はなく経過観察でよい．

3 ● 黄色肉芽腫性胆嚢炎

胆嚢内圧上昇により RAS の破綻などから胆嚢壁内に入った胆汁成分を組織球が貪食し泡沫状の xanthoma cell（黄色腫細胞）となり，これを主体とした肉芽腫を形成するものである．画像での胆嚢癌との鑑別が困難で，切除されることが多い．

4 ● 硬化性胆管炎

原発性硬化性胆管炎，IgG4 関連硬化性胆管炎，さまざまな疾患に伴う二次性硬化性胆管炎があり，胆管癌との鑑別が必要な胆管狭窄を伴う.

原発性硬化性胆管炎は中年男性に多く，高率に炎症性腸疾患を合併する. また約 10% に胆管癌を合併する. 胆管像の特徴として帯状狭窄，数珠状狭窄，剪定状所見，憩室様所見がある. 進行性で，治療はウルソデオキシコール酸などの薬物による対症療法が中心となる. 進行例では肝移植が唯一の救命治療となる. 肝生検で特徴的な肝内胆管周辺の onion-skin appearance (玉ねぎ状線維化)を認める.

IgG4 関連硬化性胆管炎は高齢男性に発症し，自己免疫性膵炎を高率に合併する. 特徴的胆管像として比較的長い狭窄とその上流の単純拡張，下部胆管の狭窄があげられる. ステロイド投与が有効であるが，再燃することもある.

> **Point** 胆道に関する人名のついた用語（eponym）
>
> Vater 乳頭，Oddi 括約筋，Murphy 徴候，Courvoisier 徴候，Charcot 三徴，Reynolds 五徴，戸谷分類，Caroli 病，Rouvière 溝，Calot 三角，Mirizzi 症候群，Bismuth 分類，Rokitansky-Aschoff 洞（RAS）.

第39章 膵臓

1 膵の解剖・発生

1 膵臓の解剖(図39-1)

膵臓(pancreas)は長さ約15 cm，幅約3 cm，厚さ約2 cmの，横長の形状をした淡黄色で軟らかな実質臓器であり，第1〜2腰椎の高さで後腹膜腔に固定され，頭部・体部・尾部に区分される．頭部と体部の境界は上腸間膜静脈・門脈の左側縁，体部と尾部の境界は大動脈左側縁である．頭部より十二指腸沿いに下方向へ伸びて上腸間膜静脈背側へ続く部位は鉤状突起(uncinate process)と呼ばれる．

膵の肉眼的な最小構成単位は，小さな鱗状に見える外分泌腺の小葉であり，内分泌腺であるランゲルハンス島(islet of Langerhans)が小葉間に散在している．

小葉は，腺房細胞(acinar cell)と腺房中心細胞(centroacinar cell)で形成される腺房が集合した構造をしている．腺房で分泌された膵液は，腺腔より毛細膵管，小葉間膵管，膵管分枝を経由して主膵管(腹側膵管，Wirsung管)からVater乳頭(大十二指腸乳頭)経由，一部は副膵管(背側膵管，Santorini管)より小十二指腸乳頭経由で十二指腸に注ぐ．

ランゲルハンス島には，好酸性のα(A)細胞(グルカゴン分泌)，好塩基性のβ(B)細胞(インスリン分泌)，好銀性のδ(D)細胞(ソマトスタチン分泌)などが存在する．

2 膵臓の発生(図39-2)

膵は前腸尾側部(後の十二指腸)の腹側・背側腸間膜内に出現する2つの原基(膵臓芽)が回転・癒合して形成される．背側膵原基(dorsal pancreatic bud)は十二指腸左側へ回転して膵頭部の前方

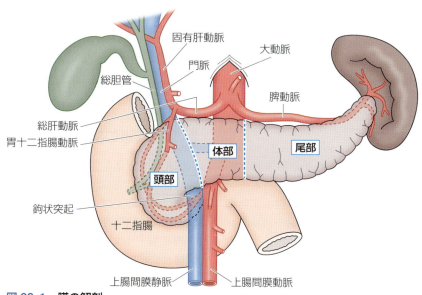

図39-1 膵の解剖

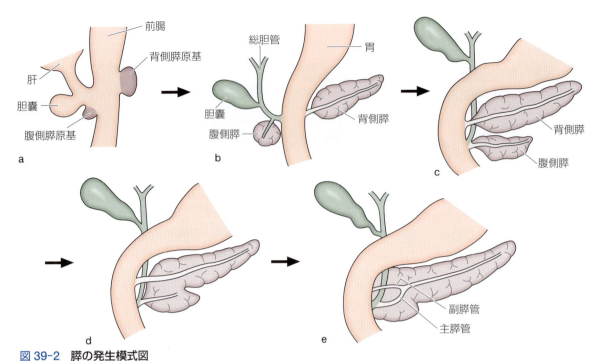

図 39-2　膵の発生模式図
a：原基形成，b：総胆管および腹側膵の回転開始，c：回転終了，d：癒合開始，e：回転および癒合完成．

部分と体尾部を形成する．腹側膵原基（ventral pancreatic bud）は総胆管とともに十二指腸の背側へ廻り膵頭部の後方部分（鉤状突起）を形成するとともに，背側膵と接近する．両原基の膵管はそれぞれ十二指腸へ開口しているが，やがて膵頸部で癒合して主膵管となる．背側膵原基の癒合部より十二指腸側の膵管は萎縮して副膵管となる．腹側膵原基由来の膵組織には膵ポリペプチド（pancreatic polypeptide：PP）や 5-ヒドロキシトリプタミン（5-hydroxytryptamine：5-HT）を産生する内分泌細胞が存在する．

2　膵の機能

1　内分泌機能

ランゲルハンス島の α 細胞より分泌されるグルカゴンは血糖上昇，β 細胞より分泌されるインスリンは血糖降下の作用がある．δ 細胞より分泌されるソマトスタチンは，インスリンやグルカゴンの分泌抑制とともに，胃酸の分泌や消化管運動も抑制する．

2　外分泌機能

膵液は主に水，重炭酸塩，消化酵素より構成されており，成人における1日の分泌量は約1,000～2,500 mL/日でアルカリ性である．膵液により胃酸は中和されて膵酵素が作用しやすい環境となる．消化酵素としては，アミラーゼ，リパーゼ，トリプシノゲン，キモトリプシノゲン，カルボキシペプチダーゼなどが分泌される．アミラーゼにはS型アミラーゼ（唾液腺由来）とP型アミラーゼ（膵由来）というアイソザイムが存在する．これら消化酵素は血中・尿中にも一部移行するが，特に急性膵炎では顕著である．

3　膵疾患の検査法と手順

機能検査と形態学的検査に大別される．一般的機能検査としては，血清・尿中のアミラーゼ・リパーゼ測定，ブドウ糖負荷試験，PFD試験（PABA排泄率），消化吸収試験などがある．形態学的検査としては，腹部単純X線撮影，超音波断層法，CT，MRI，MRCPなどがある．異常があれば，病状に応じてEUS，ERCP，PETなどで精査を行う．膵癌の診断には，血清腫瘍マー

カー測定，膵液細胞診，EUS ガイド下針生検などを追加する．神経内分泌腫瘍の診断には，血中ホルモン測定，各種内分泌学的負荷試験を行う．

1 ● 膵内分泌機能検査法

a 経口ブドウ糖負荷試験

oral glucose tolerance test（OGTT）

耐糖能試験であり，早朝空腹時にブドウ糖75gを摂取させて2〜3時間後までの血糖値を経時的に観察する．糖尿病例では，手術に際して術前血糖コントロール，心肺機能と糖尿病性合併症の評価が必要である．

b 選択的動脈刺激静脈サンプリング

arterial stimulation venous sampling（ASVS）

血管造影下に膵の各領域支配動脈より選択的にカルシウムやセクレチンを注入し，肝静脈に留置したカテーテルより採血してホルモン定量を行うことで腫瘍の局在を推測する．

2 ● 膵外分泌機能検査

a PFD試験（BT-PABA試験）

BT-PABA を経口投与し，膵キモトリプシンで分解後に腸管から吸収され肝臓経由で尿中に排泄される PABA の排泄率を測定する外分泌機能検査で，70％以上が正常である．

b セクレチン試験

セクレチン刺激後に十二指腸液を採取して分泌量，総アミラーゼ量，最高重炭酸塩濃度を測定する．

c 脂肪消化吸収試験

便中の脂肪排泄量は膵外分泌機能を反映しており，測定法としては Sudan Ⅲ脂肪染色や1日脂肪排泄量測定がある．D-キシロース吸収試験は小腸吸収不良との鑑別に役立つ．

d 便中エラスターゼ1・キモトリプシン測定

便中に排泄される各酵素を測定する．

3 ● 腫瘍マーカー

膵癌の腫瘍マーカーには CEA，CA19-9，SLX，DUPAN-2，Span-1，CA-50 があるが，進行癌を除くと陽性率は低い．また，CEA は喫煙・糖尿病でも上昇し，CA19-9 は胆管炎で上昇，Lewis 血液型陰性例〔Le（a-b-）〕では膵癌でも偽陰性を示す．

4 ● 膵画像診断法

a 腹部単純X線撮影

膵石症の膵石や，仮性嚢胞や嚢胞性腫瘍に伴う石灰化が認識できることがある．急性膵炎では腸管麻痺による左上腹部の局所的な小腸拡張像（sentinel loop sign）や大腸拡張の急な途絶（colon cut-off sign）を認めることがある．

b 超音波断層法

非侵襲的な検査として有用であるが，腸管ガス，肥満の影響を受けやすく，尾部，鉤部は描出困難なことがある．膵癌は尾側膵管の拡張を伴う不整形な低エコー腫瘤（hypoechoic mass）として，神経内分泌腫瘍は膵管に変化を伴わない辺縁整な低エコー腫瘍として描出されることが多い．

c CT

造影 CT は，膵癌の大きさ，位置，広がりや質的診断に有用であり，急性膵炎における膵腫大，膵外炎症波及，膵壊死の診断にも有用である．単純 CT は膵癌の診断には適さないが，膵石や石灰化の描出には有用である．

d MRI，MRCP

近年描出能が改善しておりダイナミック MRI や拡散強調画像（diffusion-weighted image：DWI）は膵癌の診断に有用である．MRCP（MR胆管膵管造影法；magnetic resonance cholangiopancreatography）の診断能も ERCP とほぼ同等と考えられており，嚢胞性膵疾患の全体像描出には不可欠である．

e 超音波内視鏡

endoscopic ultrasonography（EUS）

消化管ガスの影響をほとんど受けず，膵内の腫瘤や嚢胞の描出能に優れている．ドプラによる血流評価の併用により質的診断能が向上する．穿刺吸引細胞診〔EUS-FNA（fine needle aspiration）〕や仮性嚢胞の穿刺ドレナージ治療にも応用される．

f 内視鏡的逆行性胆管膵管造影法

endoscopic retrograde cholangiopancreatography（ERCP）

multi-detector row CT（MDCT）や MRCP の進歩で膵液細胞診やステント留置などの組織診断や治療を目的とした処置が主な目的となってきている．急性膵炎を合併することがある．

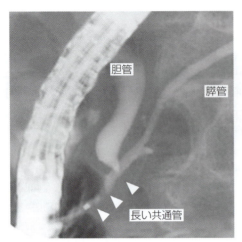

図 39-3　膵・胆管合流異常の ERCP 像

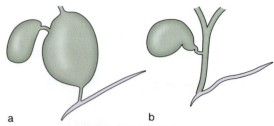

図 39-4　膵・胆管合流異常の分類
a：胆管拡張型（先天性胆道拡張症），b：胆管非拡張型

g　血管造影

最近は CT や MRI の進歩により，低侵襲な方法で血管や病変の情報を得ることが可能となってきたため，画像診断としては行われなくなった．膵疾患関連では ASVS や動注療法などのために行われることがある．

h　ソマトスタチン受容体シンチグラフィ
somatostatin receptor scintigraphy (SRS)

[^{111}In]標識ソマトスタチンアナログを用いてソマトスタチン受容体を有する神経内分泌腫瘍の原発巣や転移巣の局在診断などを行う．検出率は高いが炎症性病変などでも陽性となる．

A　膵の奇形

膵臓は腹側膵原基と背側膵原基が回転・癒合して形成される．その過程で膵・胆管合流異常，膵管癒合不全，輪状膵，迷入膵などの奇形（形成異常）を生ずることがある．

1　膵・胆管合流異常
pancreaticobiliary maljunction

解剖学的に膵管と胆管が十二指腸壁外で合流する先天性の形成異常であり，共通管が長く膵管胆管合流部に十二指腸乳頭括約筋（Oddi 括約筋）の支配が及ばないために，膵液と胆汁が互いに逆流する（図 39-3）．膵・胆管合流異常は胆管拡張型（先天性胆道拡張症；congenital biliary dilatation）と胆管非拡張型に分類され（図 39-4），胆管癌や胆嚢癌の発生頻度が高い．東洋人に多く女性に 2.6〜3.0 倍多い．

1　病態生理

膵液と胆汁の相互作用による混和液により，胆管炎，胆石形成，閉塞性黄疸，急性膵炎などのさまざまな病態を引き起こす．胆管拡張型では胆管癌と胆嚢癌，胆管非拡張型では胆嚢癌が好発する．膵液の逆流により引き起こされる持続的な胆道粘膜の炎症と再生が細胞周期を促進し，過形成，異形成，癌が発生すると考えられている．

2　臨床症状

先天性胆道拡張症の三徴候は腹痛，腹部腫瘤触知，黄疸であるが揃うことは少ない．腹痛の出現頻度が最も高く，嘔吐，黄疸，発熱，急性膵炎，肝機能障害，胆管炎なども比較的頻度が高い．小児例では成人発症例より有症状率が高い．

3　診断

乳幼児期より腹痛を繰り返す例では本症を疑う．スクリーニングには超音波検査が簡便かつ有用であり，胆管拡張を認める場合は本症を強く疑う．血液検査では有症状時に肝胆道系酵素，膵酵素の上昇を認める．画像検査による診断確定のためには MRCP や点滴静注胆嚢胆管造影法（drip infusion cholecystocholangiography：DIC）と CT を組みあわせた DIC CT，もしくは直接胆管造影〔ERCP，経皮経肝胆管造影法（percutaneous transhepatic cholangiography：PTC）〕による過長な共通管や異常な膵・胆管合流形態の確認，もしく

A 膵の奇形 ● 649

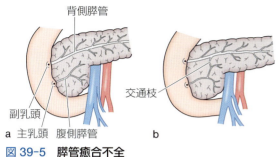

図 39-5 膵管癒合不全
a：完全型，b：不完全型．

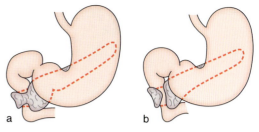

図 39-6 輪状膵
a：完全融合型（輪状），b：不完全融合型（帯状）．

は，EUS や MDCT による十二指腸壁外での膵・胆管合流の確認が必要である．非拡張例では胆嚢の異常（壁肥厚，ポリープ，腺筋腫症）や胆石などを認める場合に本症を考慮する．

4 ● 治療

診断確定後早期の手術が推奨される．拡張胆管切除術，胆嚢摘出術，胆道再建術を行うことで膵液と胆汁の分流と発癌危険部位の切除を行う．術後晩期合併症として肝内結石が発生することがあり戸谷Ⅳ型〔第 38 章「胆嚢および肝外胆道系」の図 38-2，（→632 頁）参照〕に多い．胆管非拡張例に対しては胆嚢摘出術が推奨され，胆管切除に関しては一定した見解がない．

> **Frontier**
> #### 先天性胆道拡張症に対する腹腔鏡手術
> 先天性胆道拡張症に対する腹腔鏡手術と開腹手術の比較論文が 2015 年に報告され，他の腹腔鏡下消化管手術と同様に，手術時間は延長するものの，腹腔鏡手術のほうが開腹手術に比べ出血量が少なく，食事開始が早く，在院日数が短く，また術後合併症は開腹手術と同等との結果であった．わが国においても 2016 年に腹腔鏡下先天性胆道拡張症手術が保険収載された．

2 膵管癒合不全 pancreas divisum

背側膵管（Santorini 管）と腹側膵管（Wirsung 管）が癒合せず，膵体尾部の膵液が副膵管を通って小乳頭へ流れる形成異常．癒合が全く行われない完全型と，本来は癒合しない細い分枝膵管により両膵管系が交通をもつ不完全型がある（図 39-5）．

1 ● 病態生理，臨床症状

多くは無症状であるが，原因不明の腹痛の精査で発見されることが多く，正常人と比較すると膵炎合併頻度が高い．副乳頭は小乳頭に比較して小さく膵液排出能が低下していることが原因と考えられている．

2 ● 診断

ERCP で背側・腹側両膵管を造影し互いの交通を検討する．完全型では交通を認めないが不完全型の場合は細い分枝膵管経由で両膵管が交通している．MRCP で背側膵管が十二指腸直前まで細くならない，胆管を横切る腹側膵管と交通がないか非常に細い，などの所見からも診断可能である．

3 ● 治療

軽症膵炎例では代償期慢性膵炎に準じた保存的治療を行う．保存治療抵抗例には内視鏡的小乳頭切開術や膵管ステント留置術を行う．

3 輪状膵 annular pancreas

膵組織が十二指腸下行脚を輪状に取り囲む形成異常であり，完全癒合型と不完全癒合型がある（図 39-6）．輪状膵の膵管は，主膵管か稀に胆管に合流する．発生に関しては諸説がある．

1 ● 臨床症状

新生児例では，生後間もなく頑固な嘔吐と上腹部膨隆をきたすが，十二指腸狭窄の程度によっては無症状のまま成人期まで経過する例が半数近くある．成人期では悪心，嘔吐，上腹部膨隆の狭窄症状に加えて，消化性潰瘍や膵管走行異常による急性膵炎をきたすことがある．

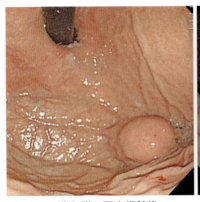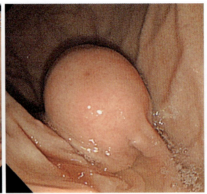

図 39-7　迷入膵の胃内視鏡像
粘膜下腫瘍様の形態をとり，中心に導管を認める．

2 ● 診断

新生児では症状と腹部単純 X 線撮影での double bubble sign（胃泡と十二指腸球部のガス像）と下位腸管ガスの消失より推定できる．成人例では上部消化管造影で十二指腸下行脚の狭窄と口側の拡張を認める．ERCP で十二指腸を取り巻く膵管が描出されれば確実である．球後部潰瘍や乳頭部領域癌と鑑別する．

3 ● 治療

輪状膵を切除する直達手術は，狭窄が解除されず膵液瘻の原因ともなるためあまり行われない．各種バイパス手術が行われるが，近位と遠位の十二指腸をダイアモンド型に吻合する十二指腸十二指腸吻合が最も生理的とされている．

4　迷入膵 aberrant pancreas

本来の膵臓の局在と異なり脈管支配も異なる部位に存在する膵組織を迷入膵または異所性膵（ectopic pancreas）という．剖検例での頻度は 1〜2% と報告されている．80% が胃幽門部から上部空腸にかけて存在し，Meckel 憩室や胆嚢などにも認めることがある．通常は単発の粘膜下腫瘍であり膵管が開口していることもある（図 39-7）．

1 ● 臨床症状

無症状が多いが，膵臓に起こるすべての病変が迷入膵にも起こりうるとされている．膵管が開口していない場合は膵管拡張や囊胞形成が起こる．急性・慢性膵炎のために疼痛をきたすこと，インスリノーマ，ガストリノーマ，膵癌などが発生すること，腸重積の先進部になることなどがある．

2 ● 診断

粘膜下腫瘍と診断されて，切除後の組織診断で確定されることが多い．

3 ● 治療

多くは良性のため経過観察でよい．稀に腫瘍や膵癌が合併した場合はそれぞれの病変に応じた手術・治療を行う．

B　膵損傷 pancreatic injury

膵損傷は周囲臓器の損傷を伴うことが多く，診断の困難さもあり，致命的となることがある．また，膵単独損傷は初期の症状が比較的軽微であることが特徴であり，ハンドル外傷などの腹部鈍的外傷では膵損傷の可能性を考慮する必要がある．

1 ● 症状，診断

膵単独損傷は delayed onset と表現されるように，重大な損傷があっても初期には症状が軽微であることが多く，時間経過とともに腹膜刺激症状が出現してくるが，筋性防御は著明ではない．病状の進行とともに上腹部の疼痛，悪心，嘔吐，発熱，ショック症状などが出現する．臨床検査所見としては血清・尿中アミラーゼ値の上昇と白血球

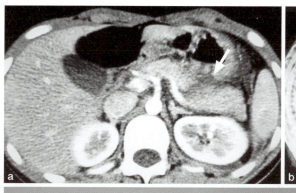
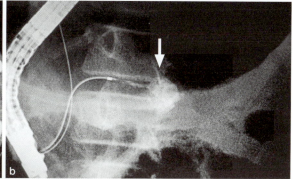
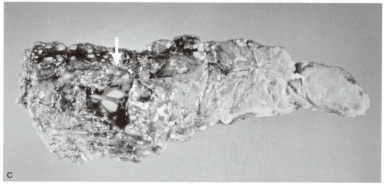

図 39-8　膵損傷（Ⅲb 型）
a：膵実質径のほぼ全長にわたり断裂している（矢印）．
b：ERCP で膵外への造影剤漏出（矢印：主膵管損傷）を認めた．
c：脾動静脈温存膵体尾部切除術後の摘出標本．膵体部全幅の断裂を認める（矢印）．

表 39-1　膵損傷分類

Ⅰ型：被膜下損傷（被膜が損傷していない）
Ⅱ型：表在性損傷（被膜が損傷しているが深さは<1/2 実質径）
Ⅲa型：主膵管損傷を伴わない単純深在性損傷（損傷の深さが≧1/2 実質径）
Ⅲb型：主膵管損傷を伴う複雑深在性損傷（損傷の深さにかかわらず主膵管損傷を伴う）

〔日本外傷学会臓器損傷分類委員会：膵損傷分類 2008（日本外傷学会），日外傷会誌 22：264，2008 より〕

やCRPといった炎症反応の亢進が認められる．画像診断，特にCTは膵損傷の有無と程度を判定するのに非常に有用である．ERPによる直接膵管造影は主膵管断裂の有無を正確に判定できるため，手術術式の決定に重要である（図 39-8）．

2　治療

被膜損傷を伴わない例では保存治療が可能であるが，表在性損傷以上の場合は手術適応となる．主膵管の損傷を伴う深在性損傷例では膵切除が必要となる（表 39-1）．体尾部の損傷であれば膵体尾部切除術，尾側膵と空腸を吻合するLetton & Wilson 法，主膵管再建術などが適応となる（図 39-9）．高度の膵頭部損傷では膵頭十二指腸切除術が必要となる．

C 膵炎 pancreatitis

1　急性膵炎 acute pancreatitis

種々の原因で膵酵素が膵内で活性化され，組織を自己消化して起こる急性炎症で，程度により他の隣接する臓器や遠隔臓器にも影響が及ぶ．急性の腹痛と血中・尿中膵酵素の上昇を特徴とする．

1　成因，発生機序と病態生理

成因はアルコール，胆石症，医原性（ERCP，

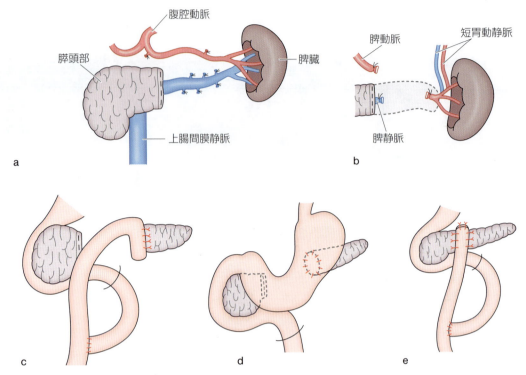

図 39-9 膵体尾部Ⅲb型損傷の手術
a, b：膵体尾部切除術（脾温存法）（a：脾動静脈温存，b：Warshaw法）．脾摘後敗血症防止のために可能な限り脾は温存することが望ましく，特に小児の場合は重要である．
c～e：膵体尾部消化管吻合（c：Letton & Wilson法，d：Bracey法，e：Jones & Shires法）．膵中央部切除後も同様の再建法が選択される．

内視鏡的乳頭処置，手術），慢性膵炎急性増悪，膵胆道形成異常（膵・胆管合流異常，膵管癒合不全），代謝・栄養障害（脂質異常症，副甲状腺機能亢進症），膵腫瘍，薬剤（ステロイドほか）など多岐にわたるが20%程度は特発性である．発生機序としては，胆石性膵炎において胆管・膵管の共通管を胆石が閉塞し膵管内圧が高まる共通管説，アルコール性膵炎において胆汁が膵管内に流入して膵酵素が活性化して自己消化が起こる膵外分泌亢進-膵管閉塞説，小腸閉塞時に十二指腸内で活性化された膵酵素を含む消化液が膵管内に逆流することで膵炎が起きる十二指腸液逆流説がある．

病態は浮腫性と壊死性に分類される．浮腫性ではびまん性または限局性に膵臓は腫大し，膵周囲の脂肪壊死を認めることもある．膵自体の壊死を伴うものは壊死性膵炎とし，細菌感染を伴うと予後不良となる．重症例では，影響が膵に限局せず全身に及び多臓器不全（multiple organ failure）を合併しうるが，これは以下の機序による．膵内トリプシノゲンがトリプシンとなり膵の自己消化が生じて膵酵素が血中に逸脱したり，炎症が後腹膜周囲に広がったりするとともに，サイトカインが大量に産生される．その結果，血管内皮の障害と血管透過性の亢進が起きて，循環血液量減少（hypovolemic state）や多臓器不全を引き起こす．これは熱傷の循環動態にも似ているため，急性膵炎は abdominal burn とも称される．

2 ● 症状，徴候

症状としては，持続性の上腹部激痛で始まることが多い．背部痛，食欲不振，発熱，嘔気・嘔吐も頻度が高い．疼痛は胸膝位で軽減する．進行すれば麻痺性イレウスやショック，呼吸困難，意識障害をきたす．胆石性膵炎や膵頭部の炎症が高度に及ぶと閉塞性黄疸をきたすこともある．

他覚的には早期より腹膜刺激症状を反映した腹

部全体の圧痛や腸雑音の減弱を認めることが多い．上腹部の膨隆，抵抗性の腫瘤，腹水・胸水を認めることもある．壊死性膵炎では，後腹膜腔の出血が左側腹部（Grey Turner 徴候）や臍周囲（Cullen 徴候）の皮下に皮膚着色斑としてみられることがある．

3 ● 診断

臨床診断基準として次のうち2項目以上を満たし他疾患を除外すれば，診断は確定する．

① 上腹部に急性腹痛発作と圧痛．
② 血中・尿中の膵酵素（アミラーゼ，リパーゼ）上昇．
③ 画像診断（腹部超音波，CT，MRI）で膵腫大，辺縁不明瞭，膵周囲液体貯留など急性膵炎で認める異常がある．

腹部単純X線撮影ではイレウス像，colon cut-off sign，sentinel loop sign，十二指腸ループの拡張，石灰化胆石，膵石像などを認めることがある．胸部X線では胸水，急性呼吸促迫症候群（acute respiratory distress syndrome：ARDS），肺炎像などを認めることがあるが膵炎に特徴的とはいえない．超音波検査は受診早期の検査として有用であり，原因となる胆石なども描出できる．CT は急性膵炎の診断，重症度判定，腹腔内合併症の診断，他疾患との鑑別などに有用であり，造影下の造影不良域同定により膵虚血・壊死を診断できる（図 39-10）．急性膵炎診療ガイドライン2021（第5版）には重症度判定基準と重症度スコアも定められており，予後因子が3項目以上，または造影 CT Grade 2 以上を重症と定義している（表 39-2，図 39-10）．血清アミラーゼ値と重症度は相関しない．

4 ● 治療

急性膵炎と診断された場合は，呼吸・循環のモニタリングと管理が重要である．重症と判定された場合は集中治療を行うか，適切な施設への搬送が必要である．急性膵炎の初期治療の基本は，絶食による膵外分泌刺激の回避による膵の安静，hypovolemic state に対する十分な初期輸液，十分な除痛，早期からの経腸栄養の開始であり，蛋白分解酵素阻害剤の投与も一般的に行われている．重症例には抗菌薬の予防投与が行われること

表 39-2　急性膵炎の重症度判定基準

予後因子（各1点）

① Base Excess≦−3 mEq/L or ショック
② Pao_2≦60 mmHg or 呼吸不全
③ BUN≧40 mg/dL or 乏尿
④ LDH≧基準値上限2倍
⑤ 血小板≦10万/μL
⑥ 総 Ca≦7.5 mg/dL
⑦ CRP≧15 mg/dL
⑧ SIRS 診断基準における陽性項目数≧3
⑨ 年齢≧70歳

予後因子3点以上は重症．

〔武田和憲，他：急性膵炎重症度判定基準（2008）の検証．厚生労働科学研究費補助金　難治性疾患克服研究事業　難治性疾患に関する調査研究．平成20年度　総括・分担研究報告書：pp49-50，2009より〕

が多いが，近年は効果に否定的な報告もある．壊死性膵炎に対する早期手術は死亡率が高く推奨されない．手術適応は感染性膵壊死であり，手術，IVR，内視鏡的手技によるネクロセクトミーとドレナージが行われる．急性胆石性膵炎のうち，胆管炎合併や胆道通過障害の遷延を疑う例では早期の ERCP や内視鏡的乳頭切開術を行う．

Frontier

感染性膵壊死に対するインターベンション治療

感染性膵壊死は非感染性膵壊死に比較して死亡率は30%前後と高いとされている．感染性膵壊死に対しては step-up approach を行うことが推奨される．step-up approach とは壊死物質切除をいきなり行わず，まず侵襲の少ない経皮的または内視鏡的ドレナージを行い，その後，治療効果に従って経皮的あるいは内視鏡を用いて段階的にネクロセクトミーを行うことである．

内視鏡的治療のほうが経皮的治療に比べて在院日数が短いという結果が報告されており，この理由は経皮的治療のほうが内視鏡的治療に比べて，ネクロセクトミーを行うためにチューブの位置調整やチューブを太くする必要があったり，複数本必要であったりすることなどがあげられる．しかし，骨盤方向へ広がる嚢胞腔や右結腸裏など内視鏡的治療が解剖学的に不可能な場合もあり，両方の治療を組み合わせて行うこともあるのが現状である．

Point　急性膵炎

- 成因：アルコール，胆石症，医原性，慢性膵炎急性増悪，膵胆道形成異常，脂質異常症，副甲状腺機能亢進症，膵腫瘍，薬剤（ステロイドほか）など多岐．
- 症状：上腹部激痛，背部痛，閉塞性黄疸，Grey Turner 徴候，Cullen 徴候
- 腹部単純撮影：colon cut-off sign，sentinel loop sign
- 手術：感染性膵壊死に限り適応．

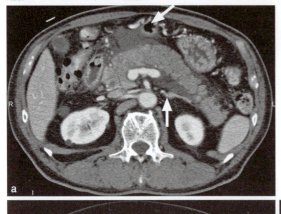

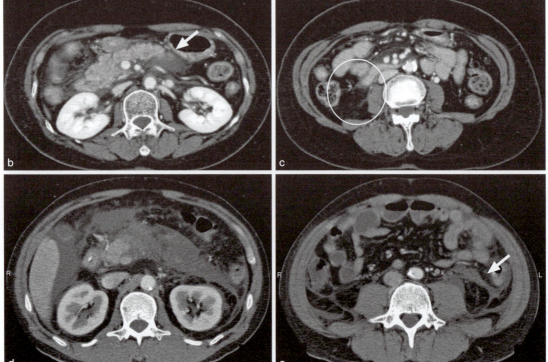

図 39-10 急性膵炎の造影 CT 像

a：Grade1．膵周辺（前腎傍腔）に造影不良域を認める（矢印）．
b, c：Grade2．区域限局的な造影不良域（b 矢印）と腎下極以遠への進展（c 円内）を認める．
d, e：Grade3．2 つ以上の区域以上への造影不良域（d）と腎下極以遠への進展（e 矢印）を認める．

2 慢性膵炎 chronic pancreatitis

慢性膵炎は持続性または反復性の腹痛を起こし膵内外分泌機能不全に至る非可逆的な炎症であり，膵の不規則な線維化や肉芽組織などの慢性変化を特徴とする．

1 ● 成因，発症機序と病態生理

成因からアルコール性と非アルコール性に分類されるが，アルコール性が最も多い．膵液が蛋白過量となるため蛋白栓(protein plug)が形成され，細かい膵管分枝を閉塞して慢性膵炎が進行する．男性に多く，膵石，糖尿病の合併率が高い．ほかに胆石，脂質異常などの代謝性，副甲状腺機能亢進症，家族性，膵胆管形成異常などがあるが，女性では原因不明の特発性も多い．

膵の硬化・萎縮とともに主膵管は屈曲・蛇行し不整に拡張する．進行すると膵管内の膵石，実質の石灰化や囊胞の形成がみられるようになる．膵機能障害による消化吸収不良，糖尿病が生じる．

2 ● 症状，徴候

慢性膵炎の臨床経過は，膵内外分泌機能が保たれている代償期，機能障害をきたした非代償期とその移行期に分けられる．代償期では急性膵炎に似た上腹部痛，背部痛，腹部圧痛を繰り返し，飲酒，過食，脂肪食で誘発されやすい．非代償期には疼痛が減弱するが，消化不良による脂肪便，下痢，体重減少や内分泌障害・糖尿病による口渇，多飲などを認めるようになる．胆管狭窄による閉塞性黄疸や，脾静脈の閉塞による脾腫，胃・食道静脈瘤を生じることもある．

3 ● 診断

繰り返す上腹部痛や圧痛，膵内外分泌機能障害に関連する症状を認める例では本症を疑う．腹部単純 X 線，超音波検査，EUS，CT で膵管内の結石や膵全体に分布する複数ないしびまん性の石灰化を認めるか，ERCP で膵管狭窄・拡張，膵石，protein plug を証明すれば診断が確定する．反復する上腹部痛発作，血中・尿中膵酵素値異常，膵外分泌機能障害，持続する飲酒歴なども診断確定の根拠になる．外分泌機能試験としてはセクレチン試験や PFD 試験(BT-PABA 試験)，内分泌機能試験としては経口ブドウ糖負荷試験がある．

4 ● 治療

頑固な腹痛，膵内外分泌機能低下による糖尿病や消化不良が治療対象となる．禁酒，禁煙，低脂肪食を指導し，病期を考慮した治療を行う．代償期に繰り返す急性増悪に対しては急性膵炎に準じた治療を行う．間欠期には急性増悪防止のために生活指導や経口蛋白分解酵素阻害剤の投与を行う．また，膵外分泌機能抑制のために膵酵素補充療法が用いられている．腹痛の治療には非ステロイド系消炎鎮痛薬(NSAIDs)を投与する．非代償期には内外分泌機能不全に対する補充療法が必要となる．

手術適応は，① 保存的治療に抵抗性のある頑固な疼痛，② 内視鏡治療が無効な胆管狭窄，有症状仮性囊胞などの合併症，③ 癌との鑑別が困難な場合があげられる．術式には，① 膵管空腸吻合術などの膵管減圧手術，② 病変が限局している例では膵切除術，③ 除痛のための自律神経切除術，④ 胆管狭窄，仮性囊胞などの合併症の手術がある．

> **Point　慢性膵炎**
>
> - アルコール性が最多．膵管内に炭酸カルシウムの膵石．膵機能障害による消化吸収不良，糖尿病．
> - 症状：飲酒，過食，脂肪食で誘発されやすい上腹部痛，背部痛，脂肪便，下痢，体重減少．
> - 診断：腹部 X 線で膵石．急性期に血中・尿中アミラーゼが上昇することあり．膵外分泌機能の評価→PFD 試験(PABA 排泄率)，内分泌機能の評価→経口ブドウ糖負荷試験．

D 囊胞性膵疾患

画像診断の普及でよく発見される．腫瘍性・非腫瘍性，良性・悪性，膵管系・腺房系・間質系と多種多様であり確実な診断に基づいた処置が必要である．囊胞内腔が上皮細胞に覆われている真性囊胞と覆われていない仮性囊胞に分類される．

1 真性囊胞 true cyst

A 先天性囊胞 congenital cyst

発生異常により生じる囊胞の総称であって，膵のみに発生する囊胞と，肝や腎にも多発する囊胞症がある．膵囊胞線維症(囊胞性線維症；cystic fibrosis)は全身の外分泌腺異常による多彩な症状を合併する疾患であり，常染色体劣性遺伝で白人に多い．塩化物イオン(Cl^-)の膜透過性が障害され汗の Cl^- 濃度が高くなり外分泌腺分泌液が著し

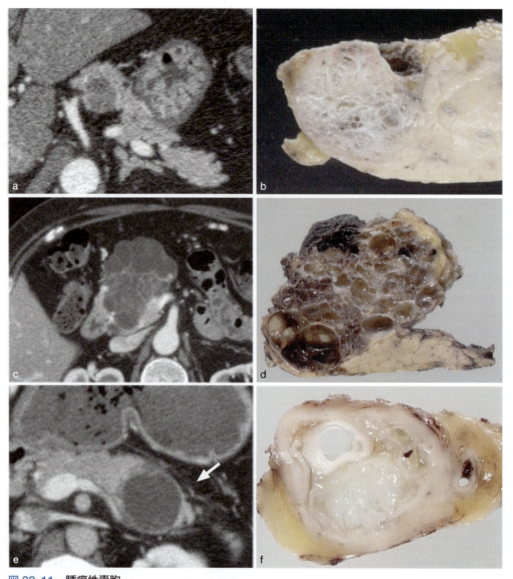

図 39-11 腫瘍性嚢胞
a〜d：漿液性嚢胞腺腫（a, b；microcystic type, c, d；macrocystic type）のCT像（a, c）と切除標本（b, d）.
e, f：粘液性嚢胞腺腫のCT像（e, 矢印）と切除標本（f）.

く粘稠となり，膵液の粘稠度上昇・外分泌機能不全による膵多発嚢胞・消化吸収障害，呼吸器の進行性閉塞，肝硬変，粘稠な胎便による胎便性イレウス（meconium ileus）などを起こす．

B 貯留嚢胞 retention cyst

膵管が腫瘍，結石，炎症などの原因により狭窄・閉塞し上流の膵管が嚢胞状に拡張したものである．長期になると上皮が脱落して仮性嚢胞との区別が困難になることがある．

C 腫瘍性嚢胞 neoplastic cyst（図 39-11）

1 粘液性嚢胞腫瘍
mucinous cystic neoplasm（MCN）
- **特徴**：中年女性の膵体尾部に好発し男性例は稀である．厚い共通被膜に覆われた嚢胞内部が隔壁で分かれて多房性になっており（cyst in cyst），"オレンジ状"と称される（表 39-3）．嚢

D 嚢胞性膵疾患 ● **657**

表 39-3 粘液性嚢胞腫瘍（MCN），分枝型膵管内乳頭粘液性腫瘍（IPMN），漿液性嚢胞腫瘍（SCN）の鑑別所見

特徴	MCN	分枝型 IPMN	SCN
女性の比率	>95%	～30%	70%
好発年齢	40～50 歳代	60～70 歳代	50～70 歳代
所在部位（膵体尾部の割合）	95%	～30%	50～60%
共通被膜	あり	なし	あり
石灰化	稀にあり	なし	比較的多い
形態	オレンジ状	ブドウの房状	蜂巣状
膵管との交通	通常はない	あるが描出不能のこともあり	通常はない
主膵管	正常か圧排	正常か拡張	正常か圧排

胞内容は粘液性で上皮下に卵巣様間質を有する．一般的には主膵管と交通がない．癌化すると壁在結節と呼ぶ隆起や隔壁肥厚を生じる．

- **症状**：一般的に無症状だが，大きくなると圧迫症状などを自覚することもある．
- **検査**：超音波検査，CT，MRCP などの画像診断で膵体尾部の特徴的な嚢胞像を認める．壁在結節の診断には EUS が有用である．
- **治療**：原則として切除の適応である．

2 ● 膵管内乳頭粘液性腫瘍 intraductal papillary mucinous neoplasm（IPMN）

- **特徴**：高齢男性に多い．膵管内で乳頭状増殖をする膵管上皮由来腫瘍であり，粘液を産生し膵管の拡張をきたして膵管が嚢胞状となる．共通被膜がない多房性の嚢胞であり"ブドウの房状"と表現される（表 39-3）．病変の所在で主膵管型，分枝型，混合型に分類する（図 39-12）．主膵管型の約 60% は悪性で，分枝型は約 70% 以上が良性である．過形成・腺腫・上皮内癌・浸潤癌と悪性化していく（adenoma-carcinoma sequence）．浸潤癌は膵管癌と同様の浸潤・転移能をもつ．
- **症状**：粘液による膵管閉塞で急性膵炎を起こすことがある．
- **検査**：超音波検査，CT，MRCP，主膵管拡張やブドウの房状嚢胞を認める．ERCP で膵管と交通を認め，内視鏡で Vater 乳頭部開大と粘液排出，膵管鏡で膵管上皮のイクラ状増生を認める．EUS は壁在結節や浸潤所見を検出するのに有用である．
- **治療**：IPMN 国際診療ガイドラインでは，

IPMN の臨床・画像所見を"high-risk stigmata"および"worrisome features"として層別化し，これらの所見に基づいた切除適応の決定法が提唱されている（図 39-13）．閉塞性黄疸を伴う膵頭部の嚢胞性病変，造影される 5 mm 以上の壁在結節，主膵管径 10 mm 以上の所見は"high-risk stigmata"とされ，これらの所見を認める場合は悪性の疑いが強く切除が勧められる．一方，"worrisome features"を認める場合は，EUS による精査を行い切除適応を決定する．また近年では，壁在結節径，主膵管径，拡張分枝径などの画像所見の悪性リスクを数値化して作成された nomogram を手術適応決定の指標とする検討も行われている．

3 ● 漿液性嚢胞腫瘍 serous cystic neoplasm（SCN）

中年女性に多く多数の小嚢胞（microcystic）が蜂巣状（honeycomb appearance）に集簇し共通の被膜に覆われた腫瘍で，嚢胞内容は漿液性である．星芒状中心瘢痕（stellate central scar）をもつことが多く，被膜や中心瘢痕に石灰化も多い．CT では嚢胞状に，造影 CT では隔壁が明瞭に造影される．MRCP では蜂巣状嚢胞病変として描出される．悪性はごく稀で診断確実ならば無症状の限り切除は必要ない．嚢胞が大きい macrocystic type や oligocystic type は MCN との鑑別が必要である．

2 仮性嚢胞 pseudocyst

仮性嚢胞は内腔面の上皮細胞が欠落しているものであり，壁が結合組織や周辺臓器で形成されて

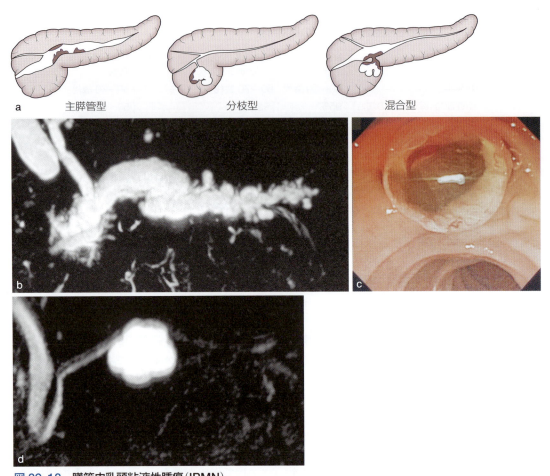

図 39-12 膵管内乳頭粘液性腫瘍（IPMN）
a：分類，b：主膵管型 IPMN の MRCP 像，c：主膵管型 IPMN の乳頭の内視鏡所見，d：分枝型 IPMN の MRCP 像．

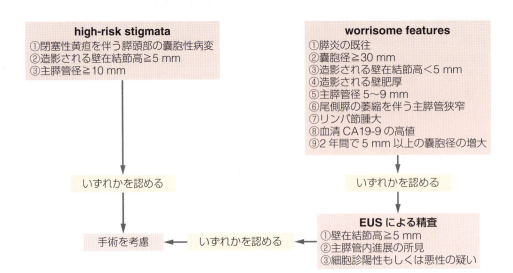

図 39-13 臨床・画像所見に基づいた IPMN 診療のアルゴリズム
〔Tanaka M, et al：Revisions of international consensus Fukuoka guidelines for the management of IPMN of the pancreas. Pancreatology 17：738-753：2017 より〕

いる．急性膵炎や外傷によって漏出した膵液，壊死組織およびその融解物が被覆された急性仮性囊胞(acute pseudocyst)と，慢性膵炎に合併し先行する急性膵炎発作を認めない慢性仮性囊胞(chronic pseudocyst)がある(図 39-14)．

1 症状

腹痛，悪心・嘔吐，発熱，腹部腫瘤，黄疸，体重減少などがある．仮性囊胞の合併症としては感染，破裂，門脈系の閉塞による門脈圧亢進症などがある．膵管と交通する仮性囊胞内へ出血すると膵管内出血(hemosuccus pancreaticus)となり，消化管出血や膵炎症状，貧血をきたす．

2 診断

先行する膵炎や外傷の既往が重要である．高アミラーゼ血症・尿症をきたすことがあるが，超音波検査，CT などで偶然発見されることも多い．MRI/MRCP は囊胞と膵管像の描出が同時に可能であり，囊胞内容の性状も推定できるため非常に有用である．ERCP は膵管との交通や原因となった膵管狭窄・閉塞を描出できると同時に治療も行うことができる．囊胞壁・内容の詳細な観察にはEUS が有用であり，穿刺(fine needle aspiration：FNA)により内容液の採取も可能である(図 39-15)．

3 治療

急性仮性囊胞は自然に消失することが多く，合併症(出血，感染，破裂)を起こさなければ 6 週間までは経過をみる．腹痛，感染などの有症状例，増大例，仮性動脈瘤形成例，腫瘍性病変に合併した仮性囊胞が治療の対象となる．内科的治療としては，ソマトスタチン誘導体による薬物療法，内視鏡下の経胃的もしくは経十二指腸的内瘻チューブ留置術がある(図 39-15)．外瘻を要する点やドレナージ後の処置効率の点から経皮的ドレナージは第一選択としない傾向にある．囊胞壁が成熟すれば腹腔鏡下か開腹下に仮性囊胞・消化管吻合術も可能である．膵液うっ滞による慢性仮性囊胞は自然消失することはほぼなく，膵管狭窄の原因を精査する必要がある．大きくて有症状のもの，癌が否定できないものは切除する．

> **Point** 膵囊胞
> - 真性囊胞(内腔面に上皮をもつ)と仮性囊胞(もたない)に分かれる．
> 〈真性囊胞〉
> 先天性囊胞や貯留囊胞のほか，以下の腫瘍性囊胞がある．
> 粘液性囊胞腫瘍(MCN)：厚い共通被膜に覆われた囊胞内部が隔壁で分かれている多房性腫瘍．癌化すると壁在結節や隔壁肥厚を生じる．
> 膵管内乳頭粘液性腫瘍(IPMN)：膵管の拡張をきたす．主膵管型は 60% が悪性，分枝型は 70% 以上が良性．

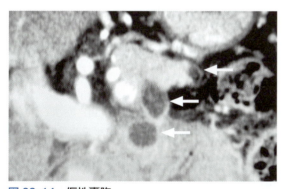

図 39-14 仮性囊胞
慢性膵炎に合併した多発仮性囊胞(矢印)．

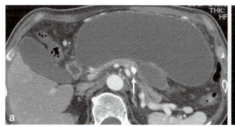 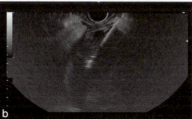 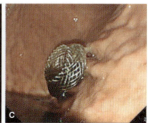

図 39-15 慢性膵炎の急性増悪による仮性囊胞と内視鏡的治療
a：仮性囊胞．膵石を認め尾側の主膵管拡張を認める(矢印)．
b：EUS 下穿刺．
c：経胃的ドレナージ．

漿液性囊胞腫瘍(SCN)：多数の小囊胞が蜂巣状に集簇し共通の被膜に覆われた腫瘍．悪性はごく稀．
〈仮性囊胞〉
急性仮性囊胞(急性膵炎，外傷による)と慢性仮性囊胞．高アミラーゼ血症・尿症をきたすことがある．急性仮性囊胞は合併症(出血，感染，破裂)を起こさなければ多くは自然に消失，慢性仮性囊胞は消失しない．
・腫瘍性囊胞のうち漿液性囊胞腺腫以外は悪性の可能性があるので切除適応．

表39-4　膵腫瘍の組織分類

上皮性腫瘍
1. 外分泌腫瘍 exocrine neoplasm
   a. 漿液性腫瘍 serous neoplasm
   b. 粘液性囊胞腫瘍 mucinous cystic neoplasm (MCN)
   c. 膵管内腫瘍 intraductal neoplasm
      ・膵管内乳頭粘液性腫瘍 intraductal papillary mucinous neoplasm (IPMN)
      ・膵管内オンコサイト型乳頭状腫瘍 intraductal oncocytic papillary neoplasm (IOPN)
      ・膵管内管状乳頭腫瘍 intraductal tubulopapillary neoplasm (ITPN)
      ・膵上皮内腫瘍性病変 pancreatic intraepithelial neoplasm (PanIN)
   d. 浸潤性膵管癌 invasive ductal carcinoma
      ・腺癌 adenocarcinoma
      ・腺扁平上皮癌 adenosquamous carcinoma
      ・粘液癌 mucinous carcinoma
      ・退形成癌 anaplastic carcinoma
   e. 腺房細胞腫瘍 acinar cell neoplasm
2. 神経内分泌腫瘍 neuroendocrine neoplasm (NEN)
3. 混合腫瘍 mixed neoplasm/mixed neuroendocrine non-neuroendocrine neoplasm (MiNEN)
4. 分化方向の不明な上皮性腫瘍 epithelial neoplasms of uncertain differentiation
   ・充実性偽乳頭状腫瘍 solid pseudopapillary neoplasm (SPN)
   ・膵芽腫 pancreatoblastoma

非上皮性腫瘍

〔日本膵臓学会(編)：膵癌取扱い規約，第8版．p78, 79, 金原出版，2023をもとに作成〕

E 膵腫瘍(膵管癌，膵腺房細胞癌，膵神経内分泌腫瘍)

膵原発腫瘍の大部分を占める上皮性腫瘍は外分泌腫瘍と神経内分泌腫瘍に分かれる．外分泌腫瘍は漿液性腫瘍，粘液性囊胞腫瘍，膵管内腫瘍，浸潤性膵管癌(いわゆる膵癌)，腺房細胞腫瘍に分類される(表39-4)．ここでは浸潤性膵管癌，膵腺房細胞癌，膵神経内分泌腫瘍について述べる．

 浸潤性膵管癌(いわゆる膵癌)
invasive ductal carcinoma

膵悪性腫瘍の約80%を占めており，わが国では人口10万人あたり約35人程度の罹患率があり増加傾向にある．日本膵臓学会の集計による膵癌切除例の5年生存率は20〜40%と予後不良である．男性にやや多く60歳以上に多い．喫煙，慢性膵炎と関係するとされる．膵頭部には体尾部の2倍程度生じる．組織学的には腺癌(adenocarcinoma)が最も多く，ほかに腺扁平上皮癌(adenosquamous carcinoma)，粘液癌(mucinous carcinoma)などがある(表39-4)．膵は神経組織とリンパ組織の豊富な後腹膜腔に固定されているが，膵癌はこれら組織への浸潤傾向が顕著である．また診断時に肝転移などの遠隔転移を伴っている場合も多く，しばしば切除不能の状態で診断される．

膵癌の化学療法はゲムシタビンの登場でようやく有効性を示す結果が得られるようになった．その後5-FU系合剤ティーエスワン®(S-1)，ゲムシタビン＋分子標的薬エルロチニブ，FOLFIRINOX療法(5-FU/レボホリナート＋イリノテカン＋オキサリプラチン併用療法)，ゲムシタビン＋ナブパクリタキセル併用療法(GnP療法)などが保険適用になって選択肢が拡大してきた．近年では，リポソーマルイリノテカン＋5-FU/レボホリナート併用療法(Nal-IRI/FL療法)に加え，分子標的薬オラパリブ(*BRCA*遺伝子変異陽性)，免疫チェックポイント阻害薬ペムブロリズマブ(高頻度マイクロサテライト不安定性)，分子標的薬エヌトレクチニブやラロトレクチニブ(いずれも*NTRK*融合遺伝子陽性)が保険適用となった．膵癌において遺伝子変異を認める例は非常に少ない(*BRCA*遺伝子変異陽性例：5%，高頻度マイクロサテライト不安定性例：1〜2%，*NTRK*融合遺伝子陽性例：0.4%)が，2次治療以降の治療選択肢としてがんゲノム医療も注目されている．

膵癌は標準的手術で肉眼的にも組織学的にも腫瘍遺残のない手術が可能かどうかという視点から切除可能，切除可能境界，切除不能に分類され(膵癌取扱い規約，第8版)，それに基づいて診

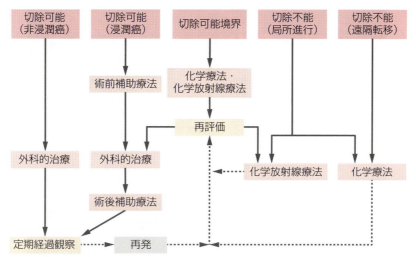

図 39-16　膵癌治療アルゴリズム
〔日本膵臓学会 膵癌診療ガイドライン改訂委員会(編)：膵癌診療ガイドライン2022年版, p74, 金原出版, 2022 より〕

療方針が決定される(膵癌診療ガイドライン2022年版)(図39-16)．切除可能膵癌はゲムシタビンとS-1を併用した術前療法を行ったのちに手術を行うことが推奨され，術後補助療法としてS-1療法が推奨されている．切除可能境界膵癌は，上腸間膜静脈あるいは門脈に180度以上の接触・浸潤を認め，かつその範囲が十二指腸下縁を越えないもの，または上腸間膜動脈あるいは腹腔動脈に180度未満の接触・浸潤，あるいは総肝動脈に接触・浸潤を認めるものと定義されている．切除可能境界膵癌に対しては，化学療法や化学放射線療法後に治療効果を再評価し外科的治療の可否を検討することが推奨されている．遠隔転移を有する切除不能膵癌に対しては化学療法を，局所進行切除不能膵癌に対しては化学療法もしくは化学放射線療法を行うことが推奨されている．

A 膵頭部癌
carcinoma of head of pancreas

　膵頭部は，周囲に門脈，上腸間膜動脈，総肝動脈などの大血管が近接しており，これらに浸潤しやすい．上腸間膜動脈への直接浸潤などは転移がなくても一般的には切除不能になる(局所進行膵癌)．総胆管や膵管への浸潤でそれぞれ閉塞性黄疸や閉塞性膵炎をきたす．

1 症状
　初発症状としては腹痛，閉塞性黄疸，腰背部痛，体重減少，消化不良などが多い．無痛性黄疸例での胆囊触知をCourvoisier徴候と称す．膵頭部癌では閉塞性膵炎が広範に起こることで糖尿病の新規発症や増悪を合併することが多い．さらに進行し腹部腫瘤，十二指腸浸潤による消化管狭窄症状，消化管出血をきたすこともある．

2 診断
　糖尿病の新規発症や増悪例では膵癌のスクリーニングを行う必要がある．また，黄疸例では直接ビリルビン高値の閉塞性パターンを確かめ，胆管結石や胆道狭窄など良性疾患と鑑別する．超音波などの画像診断スクリーニングで発見された膵管拡張や膵囊胞はまず膵癌を疑って精査を進める．血中膵酵素や腫瘍マーカーの上昇を認めるときも膵癌の存在を疑う必要がある．

- **超音波検査**：膵癌は低エコー腫瘤として描出される．間接所見としての主膵管拡張，胆管拡張，膵囊胞は発見契機となる．
- **造影CT**：病変の大きさ・広がりとともに質的診断も可能である．膵癌は早期相で乏血性な低吸収値腫瘤として描出される．尾側主膵管拡張と実質萎縮を伴う閉塞性膵炎の像を呈することが多い．膵前方・後方への浸潤，周囲脈管への

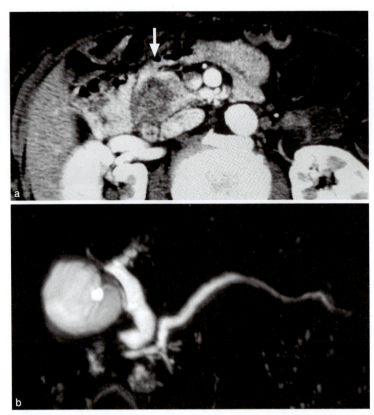

図 39-17　膵頭部癌
a：ダイナミック CT 早期相で hypovascular な低吸収値腫瘤（矢印）として描出される．
b：MRCP で主膵管と総胆管の閉塞と拡張を認める．

浸潤程度，リンパ節転移・肝転移の有無も確認できる（図 39-17a）．

- **MRI，MRCP**：高分解能を有するダイナミック MRI や拡散強調像は，診断能が高く CT と同等となってきている．MRCP は無侵襲で胆管・膵管像を描出でき，膵管などの閉塞の末梢側も描出可能という長所がある．膵頭部癌の典型例では胆管・膵管の狭窄や拡張像を認める（図 39-17b）．
- **EUS**：腹部超音波検査や CT で腫瘍影を確認できない例でも描出可能なことがある．周囲の脈管浸潤の診断にも有用である．EUS を用いた穿刺吸引細胞診（EUS-FNA）で細胞学的診断も可能である．
- **ERCP**：膵癌の多くは膵管像に異常を認めるため超音波検査，CT などで診断確定できない場合に有用である．胆管閉塞に対するステント治療や膵液細胞診を行うこともできる．
- **血液検査**：膵型アミラーゼ，エラスターゼ 1 などの膵酵素が上昇することがあるが膵癌に特異的ではない．膵癌の腫瘍マーカーとしては CA19-9，Span-1，DUPAN-2，CEA，CA50 などがあるが，早期膵癌の診断には有用ではない．

3　治療

外科治療には切除術と姑息手術がある．切除術としては膵頭十二指腸切除術を行う．門脈浸潤例では通常門脈合併切除術が行われている．根治術後は S-1 やゲムシタビンによる補助化学療法を行う．切除不能例の黄疸例には内視鏡的ステント留置術や胆道バイパス術を，消化管通過障害には胃空腸吻合術などのバイパス手術や内視鏡的十二指腸ステント挿入術を行う．

E 膵腫瘍(膵管癌, 膵腺房細胞癌, 膵神経内分泌腫瘍) ● 663

B 膵体尾部癌
carcinoma of body and/or tail of pancreas

1 ● 症状と診断
　黄疸や閉塞性膵炎による症状をきたさず進行して発見されることが多い. 体重減少, 腹部膨隆, 便秘, 下痢などの不定愁訴が多い. 腹痛や背部痛を呈するときは切除不能の状態となっていることが多い.
　診断に必要な検査は膵頭部癌と同様である.

2 ● 治療
　膵体尾部切除術が行われる. 根治術が望まれる場合は病変の部位によって膵全摘や腹腔動脈合併切除が行われることがある. バイパス手術が必要となることは少ない.

> **Point　浸潤性膵管癌**
> - 膵悪性腫瘍の約80%を占める. いわゆる"膵癌". 予後不良. 男性にやや多い. 膵頭部に多い. 組織学的には腺癌が最多.
> - 膵頭部癌は閉塞性黄疸が多い(無痛性黄疸＋胆嚢腫大・触知＝Courvoisier徴候). 典型例ではMRCPで膵管・胆管の同時拡張像.
> - 超音波検査で低エコー腫瘤. 造影CT早期相で低吸収値腫瘤.

2 膵腺房細胞癌
acinar cell carcinoma of pancreas

　膵癌の5%と稀であるが, 腫瘍が産生するリパーゼのために約20%に結節性紅斑様の皮下脂肪壊死(脂肪織炎；panniculitis), 好酸球増多(eosinophilia), 多発関節痛(polyarthralgia)をきたす点が特徴的で予後はきわめて悪い.

3 膵神経内分泌腫瘍 neuroendocrine tumor (NET) of pancreas

　ランゲルハンス島のホルモン産生細胞起源の腫瘍であり, 一般に内分泌腫瘍と呼称されるホルモン産生腫瘍である. ホルモン過剰症状がみられるものを症候性(機能性)腫瘍, みられないものを非症候性(非機能性)腫瘍という. WHO分類(2017年)では組織学的分化度により高分化型(G1, G2,

G3)と低分化型(神経内分泌癌；neuroendocrine carcinoma：NEC)に分類される〔第34章「直腸および肛門管」の表34-3(➡577頁)を参照〕. また, 機能性腫瘍は症候群を惹き起こしているホルモン名に-omaを付した名前で呼ばれることもあるが, 機能性腫瘍の場合には症候群と悪性度がよく相関する. 以下に症候群別の解説を行う.

A インスリノーマ insulinoma

　β細胞由来の腫瘍でインスリン過剰分泌のため低血糖症状を呈する. 悪性・多発性が約10%あり, 膵外に生じるものは稀である.

1 ● 症状
　空腹時低血糖による中枢神経症状と自律神経症状を呈する. 中枢神経症状としては頭痛, めまい, 意識障害, 痙攣などがあり, てんかんや精神疾患と誤診されることがある. 自律神経症状としては発汗, 空腹感, 振戦, 悪心・嘔吐, 心悸亢進などがみられる. 長期にわたると体重増加や記憶障害, 知能低下をきたすこともある.

2 ● 診断
　インスリノーマの存在は, Whippleの三徴(① 空腹時の低血糖発作, ② 発作時の血糖値が50 mg/dL以下, ③ ブドウ糖分投与による症状改善), 低血糖時でもみられる高インスリン血症〔血中インスリン濃度(IRI)/空腹時血糖＞0.3〕, 絶食試験, 絶食グルカゴン負荷試験, インスリン分泌刺激試験などで診断する.
　局在は, 超音波検査(低エコー腫瘤), 造影CT(多血性腫瘤)(図39-18), MRI, 血管造影(濃染像), 選択的カルシウム動脈内投与と肝静脈採血(arterial stimulation venous sampling：ASVS)などにより診断する.

3 ● 治療
　局在診断がつけば腫瘍核出術, 膵部分切除術など膵をできるだけ温存する術式で摘出する. 悪性例は通常の膵切除術を行う. 摘出後は術中に血糖値の上昇を確認する. 根治的切除不能のインスリノーマ(G1, G2, G3)には分子標的薬(エベロリムス, スニチニブ)や殺細胞性抗がん剤(ストレプトゾシン)が用いられる. ソマトスタチンアナロ

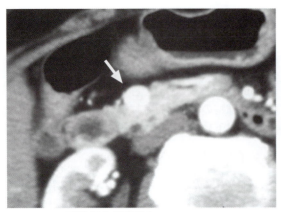

図 39-18　膵神経内分泌腫瘍
ダイナミック CT 早期相で多血性腫瘤（矢印）として描出される．

グ（オクトレオチド，ランレオチド）がホルモン症状の緩和に有効なことがある．

B ガストリノーマ gastrinoma

Zollinger-Ellison（ゾリンジャー-エリソン）症候群として知られる難治性・多発性潰瘍や水様性下痢をきたすガストリン産生腫瘍である．胃酸分泌が亢進し，潰瘍は球後部や空腸など通常できにくい部位にもできる．全体の 75% が多発性，90% が悪性であり，診断確定時に半数でリンパ節転移・肝転移がある．約 70% は散発性であり gastrinoma triangle（胆嚢管・総胆管合流部，十二指腸下角，膵頸部よりなる三角形）に存在する．残りは多発性内分泌腫瘍症 1 型〔multiple endocrine neoplasia（MEN）type-1〕の部分症として生じる．MEN-1 は常染色体優性遺伝で，膵，下垂体，上皮小体，甲状腺，副腎皮質など多くの内分泌臓器に腺腫や過形成を生じる．MEN-1 に生じるガストリノーマは微小腫瘍が膵全体にびまん性に存在する microadenomatosis のことがある．

1 症状

胃酸分泌亢進による消化性潰瘍や逆流性食道炎による腹痛，胸やけ，吐下血，嘔吐，膵消化酵素不活化による下痢などがある．潰瘍は難治性，再発性，多発性であり潰瘍穿孔などをきたす．

2 診断

再発を繰り返す難治性消化性潰瘍では本症を疑う．空腹時血清ガストリン濃度測定，胃酸分泌測定検査あるいは 24 時間 pH モニター検査を行う．血清ガストリン濃度高値と胃酸過剰分泌の共存が証明されれば確定診断できる．カルシウム，セクレチン，食事，グルカゴンなどによる負荷試験がある．局在診断には超音波，造影 CT，MRI，ASVS などを行う．ソマトスタチン受容体シンチグラフィ（SRS）は約 70% で陽性である．MEN との鑑別のために他臓器の腫瘍も検索する．

3 治療

多発性も悪性も多いので膵切除を行う．根治的切除不能のガストリノーマ（G1，G2，G3）には分子標的薬（エベロリムス，スニチニブ）や殺細胞性抗がん剤（ストレプトゾシン）が用いられる．プロトンポンプ阻害薬，H_2 遮断薬，ソマトスタチンアナログ（オクトレオチド，ランレオチド）による対症療法を行う．ソマトスタチンアナログは腫瘍の増殖を抑制することもある．

C グルカゴノーマ glucagonoma

α 細胞起源のグルカゴン産生腫瘍で，多くは悪性で膵体尾部に多い．中年以上に発生し，遊走性壊死紅斑，糖尿病，低アミノ酸血症，体重減少，舌炎，口角炎，静脈血栓症，精神症状など症状は多彩である．血中グルカゴン高値，皮疹，画像診断で診断する．SRS はほぼ全例で陽性となる．悪性が多く膵切除術を行う．切除不能例では抗凝固療法や下大静脈フィルターで深部静脈血栓症からの肺塞栓を予防する．

D WDHA 症候群 watery diarrhea, hypokalemia, achlorhydria syndrome（VIPoma）

腫瘍細胞による血管作動性腸管ポリペプチド（vasoactive intestinal polypeptide：VIP）過剰分泌のため水様性下痢（watery diarrhea），低 K 血症（hypokalemia），無塩酸症（achlorhydria），代謝性アシドーシスをきたし死に至ることがある．VIP が血管拡張，胃酸分泌抑制，重炭酸主体の膵液分泌亢進，腸液分泌亢進，電解質分泌亢進を起こす．40〜60 歳代の女性の膵体尾部や十二指腸に多く，半数以上が転移でみつかる．SRS は約

90％が陽性で転移巣も1回の検査で描出できる．リンパ節郭清を伴う切除術の適応で，非切除の対症療法は副腎皮質ホルモンや徐放性ソマトスタチン製剤で行う．

F 非機能性膵神経内分泌腫瘍

non-functional neuroendocrine tumor

　ホルモン過剰による特異的な症状はないが，黄疸や膵炎を契機に診断されることもある．腫瘍増大に伴う非特異的症状として腹部膨満感，腹痛，イレウス症状などがみられることがある．偶発的に診断される場合が多く，近年症例数が増加傾向にあるが，進行したものは遠隔転移によって発見されることも多い．造影CT，MRI，EUS，SRSなどの画像診断を行うが，組織診断を行う場合にはEUS-FNAが勧められる．SRSは肝外転移の検出能が造影CTより高く，特に骨転移やリンパ節転移の診断に優れている．原則として診断がついた全例に切除を行うことが推奨されているが，1cm未満の偶然診断され，画像上転移・浸潤所見を認めない場合には経過観察されることもある．術式は，腫瘍のサイズや局在などを考慮して，核出術やリンパ節郭清を伴う膵切除術を選択する．MEN-1に伴う非機能性膵内分泌腫瘍の特徴は，多発性，小病変，異時性発生が多い点であり，この特徴を考慮して腫瘍径2cm以上の場合や2cm未満でも増殖速度が速い場合に切除を考慮するが，可能な限り膵機能を温存する術式を選択する．

Frontier

膵神経内分泌腫瘍に対する放射性核種標識ペプチド療法

　神経内分泌腫瘍の新たな治療法として放射性核種標識ペプチド療法(peptide receptor radionuclide therapy：PRRT)が注目されている．PRRTは腫瘍細胞表面に発現するペプチドを標的とし，体内に放射性同位元素を投与し抗腫瘍効果を得る治療であり，内用療法ともいわれる放射線治療の1つである．ソマトスタチンアナログをルテチウム177で標識したルテチウムオキソドトレオチド(^{177}Lu)が使用される．外照射による放射線治療と異なり，ソマトスタチン受容体を発現している腫瘍細胞を特異的に治療できるため，多発病変にも対応が可能であること，腫瘍に集中して放射線治療が行えるため副作用が比較的軽微であること，また再増大後の再治療も可能であるなど，有用性・安全性が高い治療である．

膵臓の手術

1 膵嚢胞消化管吻合術

pancreatic cystenterostomy

　膵仮性嚢胞と消化管の吻合術としては嚢胞胃吻合術(cystogastrostomy)と嚢胞空腸吻合術(cystojejunostomy)がよく行われる．いずれの場合も嚢胞壁が十分に成熟し厚くなっている必要がある．胃を用いる場合は胃前壁切開で吻合予定部へ到達することが多い．近年では，EUSを用いて内視鏡的に胃後壁を穿刺して内瘻化する内視鏡的嚢胞胃内瘻化術がよく行われるようになった．空腸との吻合ではRoux-en-Y脚を作成し嚢胞と吻合する．

2 膵管ドレナージ術

pancreatic duct drainage procedures

　膵管下流の狭窄，閉塞のために拡張した膵管をRoux-en-Y脚と吻合して減圧し症状を緩和する．膵管空腸側々吻合術のPartington手術とPuestow手術，膵頭部に高度慢性膵炎や膵石が存在する例に膵頭部のくり抜き切除を加えるFrey手術がある(図39-19)．

3 膵切除術 pancreatectomy

1 ● 頭側膵切除術 proximal pancreatectomy

　膵頭十二指腸切除術(pancreatoduodenectomy：PD)，亜全胃温存膵頭十二指腸切除術(subtotal stomach-preserving pancreatoduodenectomy：SSPPD)，幽門輪温存膵頭十二指腸切除術(pylorus-preserving pancreatoduodenectomy：PPPD)，十二指腸温存膵頭切除術(duodenum-preserving pancreatic head resection)，十二指腸の第Ⅱ部以

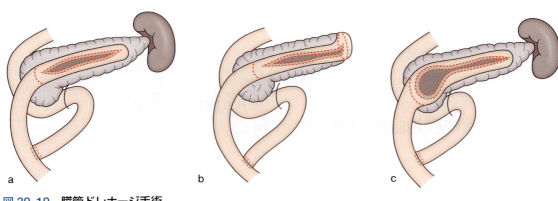

図 39-19　膵管ドレナージ手術
a：Partington 手術，b：Puestow 手術，c：Frey 手術．

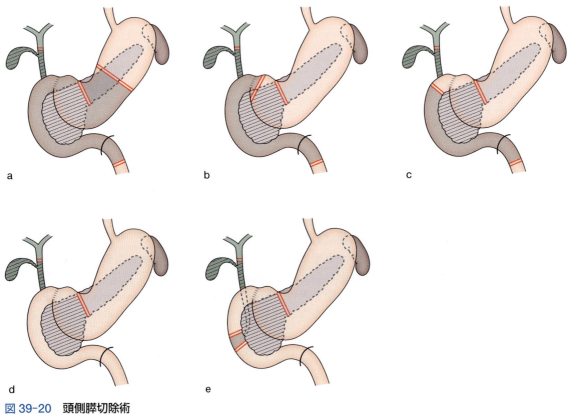

図 39-20　頭側膵切除術
a：膵頭十二指腸切除術（PD）．
b：亜全胃温存膵頭十二指腸切除術（SSPPD）．
c：幽門輪温存膵頭十二指腸切除術（PPPD）．
d：十二指腸温存膵頭切除術．
e：膵頭十二指腸第Ⅱ部切除術．

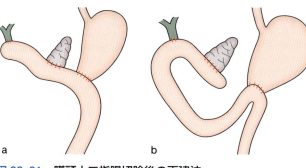
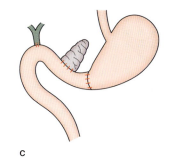

図 39-21　膵頭十二指腸切除後の再建法
a：Ⅰ型，b：Ⅱ型，c：Ⅲ型．

外を温存する膵頭十二指腸第Ⅱ部切除術（pancreatic head resection with segmental duodenectomy）などがある（図 39-20）．再建術式は膵，胆管，胃と空腸の吻合順に従ってⅠ型（胆管，膵，胃），Ⅱ型（膵，胆管，胃），Ⅲ型（胃，膵，胆管か胃，胆管，膵）と記述する（図 39-21）．膵の吻合相手として胃や十二指腸を用いることもある．

2 ● 尾側膵切除術 distal pancreatectomy（DP）

尾側膵切除術には切除範囲に従って膵尾部切除術，膵体尾部切除術，尾側膵亜全摘術がある．腹腔動脈近傍へ浸潤した膵癌に対する拡大手術としては，腹腔動脈，総肝動脈，胃を切離して肝臓の血流を胃十二指腸動脈で維持する Appleby 手術と，胃を温存する腹腔動脈合併膵体尾部切除術（distal pancreatectomy with *en bloc* celiac axis resection：DP-CAR）がある．一方，体部に限局した比較的小さな良性病変では，病変部を分節的に切除し膵尾側を消化管（多くは Roux-en-Y 空腸脚）に吻合する中央切除術（middle pancreatectomy：MP）が行われる．また，体尾部に限らず，主膵管より離れた小さな良性病変では病変部のみを切除する膵部分切除術や核出術なども適応となる．

3 ● 膵全摘術 total pancreatectomy（TP）

IPMN，多発性神経内分泌腫瘍症など膵全摘術で長期生存が期待できる症例に限って行う．最近では，膵管内乳頭粘液性腫瘍に合併した異時性膵癌などで残膵全摘術の適応となる例が増えている．内外分泌機能の欠如のために生涯にわたって綿密な糖尿病の治療や栄養管理を要する．

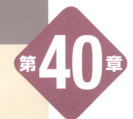

第40章 減量・代謝改善手術

A 肥満症の診断と治療目標

　世界保健機関（WHO）は，BMI≧25 を過体重，BMI≧30 を肥満と定義している．世界では，人口の約 1/3 が過体重もしくは肥満に該当し，米国においては女性の約 12%，男性の 7% が BMI≧40 の重症肥満となっている．一方で，日本人は欧米人に比較して BMI がより低値で肥満関連健康障害を発症しやすいため，わが国では，疾病合併率が最も低い BMI22 を標準体重，BMI≧25 を肥満，BMI≧35 を高度肥満と定義している．2019 年の国民健康・栄養調査によると，わが国においては男性の約 33%，女性の 22% が BMI≧25 の肥満である．女性はこの 10 年間で増減は認めず，男性は 2013 年から 2019 年の間に有意に増加している．しかし，BMI≧35 の高度肥満者の割合は 0.9% であり，海外に比較して肥満率は低い．

　メタボリックシンドロームは，内臓脂肪過剰蓄積に加えて，高血糖，脂質代謝異常，血圧高値のうち，2 つ以上を合併した病態である．わが国では，脂肪が過剰に蓄積した肥満（obesity）と医学的観点から減量を必要とする肥満症（obesity disease）とは明確に区別されている．肥満症とは，BMI≧25 で肥満に起因ないし関連する健康障害を有し減量を要するもの（表 40-1），またはウェスト周囲長のスクリーニングで内臓脂肪蓄積が疑われ，腹部 CT によって確定診断された内臓脂肪型肥満である．

　肥満症の治療目標は，減量や体重を正常化させることではなく，肥満関連健康障害の予防と改善である．治療目標の達成のために，肥満症では現体重の 3% 以上，高度肥満症では 5～10% の減量を目標として食事療法，運動療法，行動療法を行い，未達成の場合には薬物療法や外科療法が選択肢となる．

> **Point　メタボリックシンドロームの診断基準**
> 1. 必須項目：内臓脂肪蓄積
>   ウェスト周囲長：男性≧85 cm，女性≧90 cm（内臓脂肪面積が男女とも≧100 cm² に相当）
> 2. 必須項目に加え，以下の 3 項目のうち 2 項目以上を満たすものをメタボリックシンドロームと診断する．
>   1) 脂質異常：トリグリセリド値≧150 mg/dL かつ/または HDL コレステロール＜40 mg/dL（男女とも）
>   2) 血圧高値：収縮期血圧≧130 mmHg かつ/または拡張期血圧≧85 mmHg
>   3) 高血糖：空腹時血糖値≧110 mg/dL

表 40-1　肥満症に起因ないし関連する健康障害

1. 肥満症の診断に必要な健康障害
   1) 耐糖能障害（2 型糖尿病，耐糖能異常など）
   2) 脂質異常症
   3) 高血圧
   4) 高尿酸血症，痛風
   5) 冠動脈疾患
   6) 脳梗塞，一過性脳虚血発作
   7) 非アルコール性脂肪性肝疾患
   8) 月経異常，女性不妊
   9) 閉塞性睡眠時無呼吸症候群，肥満低換気症候群
   10) 運動器疾患（変形性関節症：膝・股・手指関節，変形性脊椎症）
   11) 肥満関連腎臓病
2. 肥満症の診断には含めないが，肥満に関連する健康障害
   1) 悪性疾患：大腸がん，食道がん（腺がん），子宮体がん，膵臓がん，腎臓がん，乳がん，肝臓がん
   2) 胆石症
   3) 静脈血栓症，肺塞栓症
   4) 気管支喘息
   5) 皮膚疾患：黒色表皮腫，摩擦疹など
   6) 男性不妊
   7) 胃食道逆流症
   8) 精神疾患

〔日本肥満学会（編）：肥満症診療ガイドライン 2022，ライフサイエンス出版，2022 より〕

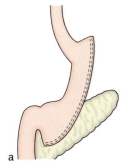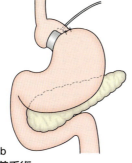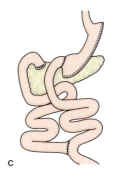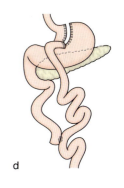

図40-1　代表的な減量・代謝改善手術
a, b：摂取量抑制．a：スリーブ状胃切除術(SG)，b：調節性胃バンディング術(AGB)．
c, d：摂取量＋消化吸収抑制．c：SGおよび十二指腸空腸バイパス術(SG-DJB)，d：Roux-en-Y胃バイパス術(RYGB)．
〔Schauer PR, et al：Metabolic surgery for treating type 2 diabetes mellitus：Now supported by the world's leading diabetes organizations. Cleve Clin J Med 84：S49, 2017 より改変〕

B 減量・代謝改善手術の種類と手術適応基準

1 手術の種類

　海外では，1950年代から空腸結腸バイパス術や空腸回腸バイパス術などの肥満外科手術（bariatric surgery）が減量を主目的として開始されたが，術後栄養障害や肝障害などの合併症が問題であった．1960年代にRoux-en-Y胃バイパス術（Roux-en-Y gastric bypass：RYGB）が米国を中心に行われるようになったが，減量効果と代謝改善効果とが望める有用な治療法として認識されるようになり，減量・代謝改善手術（metabolic surgery）と呼ぶことが一般的となっている．

　減量・代謝改善手術には，胃を小さく形成することで摂取量を抑制する方法と，消化管（小腸）をバイパスすることで消化吸収を抑制する方法があり，そのいずれか，または両者の組み合わせにより体重減少を図るという考え方に基づいている．食事摂取量を抑制する方法には，調節性胃バンディング（adjustable gastric banding：AGB）やスリーブ状胃切除術（sleeve gastrectomy：SG）が含まれ，摂取量抑制と消化吸収抑制とを併せた術式にはRYGBやSGおよび十二指腸空腸バイパス術（SG with duodenojejunal bypass：SG-DJB）などがあり（図40-1），2023年における減量・代謝改善手術 936例の 96%は，腹腔鏡下に施行されている．

1 スリーブ状胃切除術(SG)

　超重症肥満患者における十二指腸変換を伴う胆膵バイパス術の合併症を回避するための初回減量手術として腹腔鏡下SGが開発された．その後，減量成績と肥満関連健康障害の改善が良好な点から海外とわが国で最も多く施行されている．腹腔鏡下SGは，2010年に先進医療の承認を受け，2014年に保険収載され，2023年では減量・代謝改善手術の94%を占めている．

　胃大彎側を切除して小彎側の胃をバナナ状（100 mL程度）に残す術式で，消化管吻合の必要なく安全な術式である．糖尿病罹患歴が短く，インスリン分泌能がよく保持されている肥満2型糖尿病患者ではSGが推奨されている．わが国の成績では，胃管狭窄1.1%，縫合不全0.5%と早期合併症率は低いが，好発部位であるHis角に生じた縫合不全に，遠位側の胃管狭窄があると難治化しやすい．晩期合併症では，逆流性食道炎や食道裂孔ヘルニアなどに注意する．

2 Roux-en-Y胃バイパス術(RYGB)

　胃上部に50 mL程度の胃囊を形成し，胃空腸吻合と空腸空腸吻合を行う術式で，食事摂取量の減少に加えて，残胃，十二指腸から胆膵路に食物が通過しないことで吸収が抑制される．ただし，空置された遠位の胃は内視鏡での観察が困難で，胃癌の早期発見が遅れることが懸念される点から，わが国でRYGBを導入している施設は少ない．術前逆流性食道炎の合併例では，本術式の適応を考慮する．早期合併症では縫合不全や吻合部狭窄，晩期合併症では内ヘルニアや微量栄養素欠

乏などに注意する.

3 ● SG および十二指腸空腸バイパス術（SG-DJB）

胃癌の発生頻度が高い日本人に対する RYGB の問題点を考慮して，2007 年に笠間らにより SG-DJB が開発，2018 年から先進医療の承認を受け，2024 年に保険収載されている．SG に空腸バイパスを付加した術式で，内科療法で血糖コントロール不良，インスリン分泌能低下，長期糖尿病罹患歴など SG による改善効果が十分でないと予想される患者には，本術式を考慮する．晩期合併症では，内ヘルニアに注意する.

2 手術適応基準

第 2 回糖尿病外科サミット（2015 年）で治療アルゴリズムが発表され，BMI≧40 の肥満や 35≦BMI＜40 でも血糖コントロール不良の糖尿病には減量・代謝改善手術が推奨された．また 35≦BMI＜40（アジア人では 32.5≦BMI＜37.5）で血糖コントロールが良好の場合，30≦BMI＜35（アジア人では 27.5≦BMI＜32.5）で血糖コントロールが不良の場合には，減量・代謝改善手術を考慮するとされた．アジア人については，欧米人に比較してより低い BMI でも糖尿病などの発症や進展リスクがあることから BMI を 2.5 減じた値を適応としている.

一方，わが国で保険収載されている術式は腹腔鏡下 SG と腹腔鏡下 SG-DJB のみで，適応基準は海外と大きく異なっている（表 40-2）．肥満症診療ガイドライン 2022 では，高度肥満症の治療目標は現体重の 5〜10% に設定しているが，3〜6 か月ごとに治療効果を評価して，体重減少および肥満関連健康障害の改善が不十分な場合には，早い時期に減量・代謝改善手術を考慮する必要がある．2021 年には，日本人の肥満 2 型糖尿病患者に対する減量・代謝改善手術の適応基準に関して，日本肥満症治療学会・日本糖尿病学会・日本肥満学会合同委員会よりコンセンサスステートメントが発表されている．減量・代謝改善手術を実施するうえでは，長期的なフォローアップ体制が重要で，医師(内科，外科，精神神経科)，看護師(手術室，病棟，外来)，管理栄養士，理学療法士

表 40-2 腹腔鏡下スリーブ状胃切除術の保険算定要件（2024 年 6 月現在）

1. 6 か月以上の内科的治療によっても十分な効果が得られない BMI≧35 の肥満症の患者であって，糖尿病，高血圧症，脂質異常症または閉塞性睡眠時無呼吸症候群または非アルコール性脂肪性肝炎を含めた非アルコール性脂肪性肝疾患のうち 1 つ以上を合併しているもの
2. 6 か月以上の内科的治療によっても十分な効果が得られない 32≦BMI＜35 の肥満症の患者であって，HbA1c≧8.0% の糖尿病，高血圧症，脂質異常症，閉塞性睡眠時無呼吸症候群，非アルコール性脂肪性肝炎を含めた非アルコール性脂肪性肝疾患のうち 2 つ以上を合併しているもの
3. スリーブ状胃切除術にバイパス術を併施するものについては，6 か月以上の内科的治療に抵抗性を有する BMI≧35 の肥満症の患者であって，糖尿病を合併する患者に対して，腹腔鏡下に実施した場合に限り算定する.

などによるチーム医療が必須である.

Frontier

日本人の肥満 2 型糖尿病患者に対する減量・代謝改善手術の適応基準に関するコンセンサスステートメント（日本肥満症治療学会・日本糖尿病学会・日本肥満学会）

1. 受診時 BMI≧35 の 2 型糖尿病で，糖尿病専門医や肥満症専門医による 6 か月以上の治療でも BMI≧35 が継続する場合には，血糖コントロールの如何にかかわらず減量・代謝改善手術が治療選択肢として推奨される．（推奨度レベル recommendation）
2. 受診時 BMI≧32 の 2 型糖尿病では，糖尿病専門医や肥満症専門医による治療で，6 か月以内に 5% 以上の体重減少が得られないか得られても血糖コントロールが不良な場合（HbA1c≧8.0%）には，減量・代謝改善手術を治療選択肢として検討すべきである．（推奨度レベル consideration）

C 減量・代謝改善手術の効果

1 減量成績

減量・代謝改善手術は，内科療法に比較して長期的に減量を維持でき，肥満関連健康障害の改善効果も良好であることが，高いエビデンスレベルで証明されている．いずれの減量・代謝改善手術でも術後長期にわたり，減少体重は 20〜40 kg，$[[(術前体重 kg)−(現在の体重 kg)]÷[(術前体重 kg)−(BMI 25 の体重 kg)]]$ で計算される超過体

重減少率は 50〜80%, 総体重減少率は 20〜35% と良好な成績が得られている.

2 肥満関連健康障害に対する効果

外科療法は内科療法に比較して, 有意な糖尿病の改善や発症抑制, 大血管疾患の危険因子と細小血管疾患の発生率との減少が示されている. 近年では, 睡眠時無呼吸症候群, アルブミン尿, 推定糸球体濾過量, 非アルコール性脂肪性肝疾患・肝炎, 妊娠率や出産率などの改善と, 生活の質 (quality of life : QOL) の向上なども報告されている. これらの効果から, 術後の生命予後の改善や長期的な医療費の削減効果も示されている. わが国の多施設共同研究の成績では, 腹腔鏡下 SG 後 2 年の平均減少体重は 36 kg, 総体重減少率は 30% で, 寛解率は, 2 型糖尿病 (HbA1c<6.0%・糖尿病治療薬なし) 76%, 脂質異常症 60%, 高血圧 42% と良好な成績である.

手術後の糖尿病改善を予測するため, 受診時年齢, BMI, 血中 C ペプチド, 糖尿病の罹患期間を組み合わせた ABCD スコアが推奨され, 臨床的に使用されている (表40-3). ABCD スコアは, 0〜10 点に分類され, 点数が高いほど寛解率が高くなる. ABCD スコアが 6 点以上の比較的インスリン分泌能が保持された患者では, 腹腔鏡下 SG 後 1 年の糖尿病寛解率は 95〜100% と報告されている.

D 糖尿病に対する改善機序

特に肥満 2 型糖尿病に対する減量・代謝改善手術では, 体重や内臓脂肪の減少が起こる前の段階で劇的に糖代謝が改善することが注目され, 寛解機序についての多数の研究が行われている. 糖尿病寛解の機序は明確となっていないが, 前腸仮説 (foregut hypothesis) と後腸仮説 (hindgut hypothesis) という 2 つの仮説が提唱されている. 前腸仮説とは, 十二指腸および近位空腸をバイパスすることで, 食物が同部を通過しないために同部からの抗インクレチン作用をもつ未知物質 (抗インクレチン因子) の分泌が阻害され, その結果, インクレチン作用が増強して糖尿病が改善すると

表40-3 2型糖尿病の寛解予測スコアリングシステム (ABCD スコア)

因子	点数			
	0	1	2	3
年齢 (年)	≧40	<40		
BMI (kg/m²)	<27	27〜34.9	35〜41.9	≧42
C-peptide (mmol/L)	<2	2〜2.9	3〜4.9	≧5
糖尿病罹病期間 (年)	>8	4〜8	1〜3.9	<1

〔Lee WJ, et al : Laparoscopic sleeve gastrectomy for type 2 diabetes mellitus : predicting the success by ABCD score. Surg Obes Relat Dis 11 : 992 ; 2015 より改変〕

いう仮説である. 後腸仮説とは, 食後早期に大量の未消化食物が下部小腸に流入することで回腸 L 細胞から glucagon-like peptide-1 (GLP-1) 分泌が刺激され, 膵島からのインスリン分泌の亢進や組織のインスリン抵抗性が改善するという仮説である. 胃穹窿部に多く存在する食欲亢進ホルモンであるグレリンは, SG 後に低下して食欲亢進作用が減弱することが報告されている. グレリンは, インスリン分泌抑制作用, 抗インスリン刺激作用を有することが報告されており, 糖尿病の改善にも関与していると考えられている. また, 食欲抑制ホルモンである peptide YY (PYY) も手術後には分泌が亢進することが報告されており, 直接的な耐糖能改善作用はないが, 減量効果への関与が考えられている. その他, 胆汁酸シグナルを介した代謝改善, 腸内細菌叢の変化, アディポサイトカイン (レプチン, アディポネクチン, TNF-α) の変化, 腸-脳神経中枢機構の変化など, さまざまな寛解機序が報告されているが, 依然として解明には至っていない.

Frontier

肥満症とアディポサイトカイン

内臓脂肪蓄積は, 脂肪組織由来生理活性物質 (アディポサイトカイン) の分泌異常を生じ, メタボリックシンドローム発症の原因となる. このなかでレプチンは, 脂肪細胞より分泌され, 食欲の抑制やエネルギー代謝の亢進を介して体脂肪量を調節するホルモンで, 肥満度と正相関する. 内臓脂肪が蓄積すると, レプチン分泌が過剰になっても満腹中枢が適切に反応しないレプチン抵抗性という状態となる. アディポネクチンは, 肥満で血中濃度が低下する唯一のアディポサイトカインである. 脂肪細胞から分泌されるが, 肥満および内臓脂肪蓄積時には低下してインスリン抵抗性の状態を引き起こす. 低アディポネクチン血症は, 2 型糖尿病や動脈硬化の発症に関与している.

第41章 脾臓および門脈

脾臓 spleen

1 脾臓の解剖

脾臓は左上腹部第9〜11肋間の高さで胃，横隔膜，左腎，膵尾部，横行結腸に囲まれており，正常では体表から触れない．

支持組織は，胃との間には胃脾間膜，結腸との間には脾結腸間膜，左腎との間には脾腎襞，横隔膜との間には横隔脾襞がある（図41-1）．

脾臓の大きさは年齢，性によって異なるが，成人では直径10〜12cm，幅6〜8cm，重量80〜120g（脱血時）である．体重比では幼児期が最も大きい．横隔膜面は平滑で凸であるが，内臓面は陥凹し，そこに動静脈があり脾門部（splenic hilum）と呼ぶ．

脾臓は結合組織性の線維被膜に包まれ，被膜から脾柱（splenic trabeculae）と呼ばれる多数の突起が実質（脾髄；splenic pulp）内に出て実質を支持している．脾髄は白脾髄（splenic white pulp）と赤脾髄（splenic red pulp）に分かれ，その間には周辺帯（marginal zone）という白脾髄を帯状に取り囲んでいる領域がある．

白脾髄は中心動脈周囲に形成されるリンパ組織で，肉眼的にやや白色に見える部分である．動脈周囲リンパ鞘（periarterial lymphoid sheath；Tリンパ球が中心動脈を鞘状に取り囲んだ領域）とリンパ濾胞（lymphoid follicle；Bリンパ球領域）の2つの異なる領域より構成される．

赤脾髄は多くの血管を含み，肉眼的に赤く見える．脾索と脾洞より構成され，脾索は脾洞と脾洞の間の領域である．脾静脈圧に応じて，静脈洞内皮細胞間隙が脾索から脾洞への血流調節を担っている．

脾動脈は腹腔動脈から分枝し，膵臓の上縁から後面を走行し，左胃大網動脈，短胃動脈，膵への動脈を分枝し，脾門に入る前に2〜3本に大きく枝分かれする．脾臓は脾動脈のみから栄養される．脾門に入ってさらに4〜5本の区域動脈（脾柱動脈）に分枝し，中心動脈→筆毛動脈→莢動脈→動脈性毛細血管となる．莢動脈は細網細胞とマクロファージに取り囲まれており，莢動脈壁には小孔があり血液は莢組織に流出しマクロファージに取り込まれる．

脾静脈は脾門で5〜6本の主枝が合流することにより形成される．脾静脈は脾動脈の尾側，膵臓の背部を走行し，膵臓からの多数の静脈が流入し，膵頭部背側で上腸間膜静脈と合流して門脈となる．ほかに脾静脈に流入する静脈としては，短胃静脈，胃大網静脈，下腸間膜静脈などがある．

リンパ管は脾柱に沿って走行し，脾門部から出

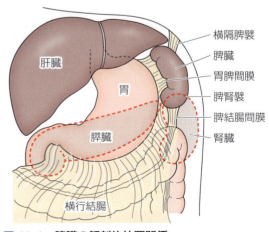

図41-1 脾臓の解剖的位置関係

て脾動静脈と併走するリンパ管に入り，脾動脈沿いを流れ腹腔リンパ節に流れる．

2 脾臓の生理と機能

脾臓は大循環と門脈の間に介在する生体防御器官であり，人体の中で最も大きなリンパ装置である．脾臓は免疫臓器として捉えられているが，血液の濾過機能，貯留機能，造血機能などもあわせもつ．しかしその詳細な働きはいまだ不明である．

脾臓摘出（脾摘）しても，肝，リンパ節，骨髄などの細網内皮系が機能を代償するために，著明な機能低下は起こらず生命は維持される．

1 ● 免疫機能

脾臓の免疫機能として，細菌貪食能，抗原提示作用および抗体産生，オプソニン産生があげられる．血液中の抗原物質は脾臓内の莢組織内で捕捉され，次に白脾髄へとその抗原情報が伝達される．また抗原物質は周辺帯でも捕捉される．脾臓はリンパ組織の約25%を占め，脾摘後には抗体価が90%減少すると報告されており，感染症に対して非常に重要な役割を果たしている．時に脾摘後重症感染症（OPSI）が問題となる．

> **Frontier**
>
> **脾摘後重症感染症（overwhelming postsplenectomy infection：OPSI）**
>
> 脾摘術後（5日〜数十年）に突然重篤な敗血症や播種性血管内凝固（disseminated intravascular coagulation：DIC）を併発し，数時間から数日で死亡することがあり，OPSIと呼ばれている．発症時の死亡率は50〜70%と高率である．発症率は成人例では0.3〜4.3%だが小児では高く，一般的には5歳未満の脾摘は避けるべきとされている．起因菌の多くは肺炎球菌だが，その他髄膜炎菌，大腸菌，インフルエンザ菌，黄色ブドウ球菌などの報告もある．予防は起因菌として頻度が高い肺炎球菌に対するワクチンの術前接種であるが，若年者の場合，抗菌薬の予防投与も行われている．

2 ● 血液濾過・浄化作用

脾臓は，末梢血中を流れる異物，微生物，老化した自己の血液細胞，異常血球を捕捉，除去する機能を備えている．これらの働きは赤脾髄の脾索や莢組織および周辺帯で行われる．

3 ● 血液貯留機能，血流調節作用

ショックに際し脾柱の平滑筋収縮によって脾が収縮し赤血球に富む血液を循環系に供給するが，正常脾の赤血球貯蔵量は30〜40 mL程度にすぎない．しかし血小板は全血液中の1/3の量を貯蔵している．

正常脾の血流量は300 mL/min，心拍出量の約6%，門脈血に占める脾静脈血の割合は約20%だが，慢性肝炎，肝硬変では約50%，特発性門脈圧亢進症では約75%に増加する．

4 ● 造血機能

脾臓は胎生期では造血能も有する．しかし出生後は骨髄に造血の場が移動し，成人では脾臓での造血は認められない．しかし癌の骨髄転移，白血病，骨髄線維症など骨髄での正常造血が障害された場合には，再び赤脾髄で代償性の造血が行われるようになる．

> **Frontier**
>
> **肝脾臓器相関**
>
> 以前より脾摘後に肝硬変組織の線維化が軽減されることや，肝切除の際，脾摘により肝再生が促進されることなどが報告され，脾臓と肝臓の関係が研究されている．肝硬変における肝脾相関は，肝硬変によるうっ血脾，脾静脈血流増加および脾臓から放出されるエンドセリンなどの血管作動性物質，サイトカインなどによる肝への影響が門脈圧亢進症の成因に関与している．

A 脾臓と関連した疾患

1 脾腫瘍 splenic tumor

原発性脾腫瘍は稀ではあるが，良性腫瘍としては血管腫，リンパ管腫，過誤腫，悪性腫瘍としては血管肉腫，悪性線維性組織球腫，悪性リンパ腫，慢性骨髄性白血病，細網腫（細網内皮腫）などがある．

転移性脾腫瘍の多くは多臓器転移の一部分症として認められ，孤立性の脾転移はきわめて稀である．孤立性脾転移の原発巣としては，卵巣癌や結腸癌が多く，乳癌や悪性黒色腫などもあり，脾摘が行われる．

2 脾囊胞 splenic cyst

従来は稀な疾患とされていたが，画像診断の普及に伴って報告例は増加している．非寄生虫性囊胞が主である．真性囊胞と仮性囊胞があり，真性囊胞には寄生虫性や類上皮囊胞（epidermoid cyst）があり，仮性囊胞の多くは外傷性で，膵炎も原因となる．有症状，拡大傾向の場合，治療適応となる．

3 脾動脈瘤 splenic artery aneurysm

成因としては動脈形成不全，門脈圧亢進症，動脈の限局的炎症，動脈硬化，外傷などがある．無症状で経過するものが多いが，心窩部から左上腹部痛，背部痛を訴える場合もある．破裂すればショック症状を呈することが多い．隣接臓器へ穿破することもある．破裂形式として，腹腔内，後腹膜腔，網囊内，仮性動脈瘤内，膵管内，膵囊胞内，結腸内，胃内などがある．脾動脈瘤の膵管への破裂によって Vater 乳頭から出血することは hemosuccus pancreaticus と呼ばれ，背部痛に伴う間欠的な下血が症状で，いったん止血すると出血源が不明となり診断に難渋する場合がある．

治療は動脈瘤の塞栓術や，脾動脈瘤切除術（splenic aneurysmectomy），脾摘が施行される．

4 脾膿瘍 splenic abscess

成因としては，他の感染部位からの血行性が 60〜80% を占め，ほかには隣接臓器からの感染波及，外傷，部分的脾動脈塞栓術後，原因不明がある．症状は発熱が主だが発熱を認めない場合もある．腹痛は約半数に認める．治療は孤立性の場合には超音波または CT ガイド下ドレナージ，多発性の場合は脾摘が第一選択となる．

5 副脾 accessory spleen

副脾とは本来の脾臓とは別に 1〜数個，主に脾臓近傍に認め，組織学的に脾臓と同様の所見を示す．成因は解明されていないが，脾摘時に脾臓の一部を大網などに埋め込むと成長する（自家移植）．また脾損傷などで脾臓の一部の組織が腹腔内に散布されると，そこで副脾のように成長する．

6 遊走脾 wandering spleen

脾を固定する間膜（靱帯）の伸展により脾が転位，可動性となったもので，外傷，脾腫などによる二次性のものもあるが，内臓下垂に伴うことが多い．捻転を起こすと緊急脾摘の適応となる．予防例においては脾固定（splenopexy）が行われることが多い．

7 無脾症候群，多脾症候群

単に脾臓が欠損または複数あるという疾患概念ではなく，複合心疾患や臓器の錯位が合併する症候群である．「本来非対称性に発育する臓器系が対称性に発育する」ことが本質で，無脾症候群では右側の臓器が，多脾症候群では左側の臓器が対称的に発育する．高頻度に心疾患を合併（無脾症候群ではほぼ必発）する〔第 27 章「心臓」の「無脾症候群，多脾症候群」の項（➡386 頁）参照〕．

8 脾損傷 splenic injury

鈍的外傷に起因することがほとんどである．脾損傷分類 2008（日本外傷学会 2008 年度版）では以下の 3 型に分類されている（図 41-2）.
- Ⅰ型（被膜下損傷）：脾被膜の連続性が保たれている損傷
- Ⅱ型（表在性損傷）：損傷が脾表面から実質の約 1/2 の深さ未満の実質損傷
- Ⅲ型（深在性損傷）：損傷が脾表面から実質の約 1/2 の深さ以上の実質損傷

治療は経カテーテル動脈塞栓術（transcatheter arterial embolization：TAE）を行い止血するが，TAE にても循環動態が不安定の場合には，緊急脾摘が行われる．

9 血液疾患

1 ● 特発性血小板減少性紫斑病
idiopathic thrombocytopenic purpura（ITP）

原因不明であったが，近年では自己免疫性疾患であることが明らかにされている．そのため最近

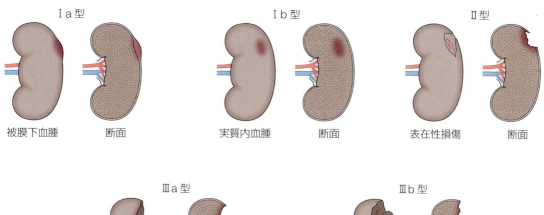
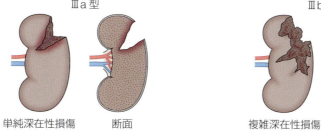
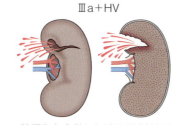

図 41-2　脾損傷分類
　Ⅰ型　被膜下損傷：脾被膜に損傷なし，Ⅱ型　表在性損傷：損傷の深さが脾表面から実質の 1/2 未満，Ⅲ型　深在性損傷：損傷の深さが脾表面から実質の 1/2 以上．
〔日本外傷学会臓器損傷分類委員会：脾損傷分類 2008（日本外傷学会），日外傷会誌 2008；22：263 より〕

では primary ITP との名称を用いる傾向にある．抗血小板自己抗体により主として脾臓での血小板の破壊が亢進し，血小板減少をきたし出血傾向を呈する疾患である．近年，*Helicobacter pylori*（*H. pylori*）との関係も判明している．

　急性型と慢性型に分類され，6 か月以内に自然寛解する病型は急性型，それ以後も血小板減少が持続する病型は慢性型とする．急性型は小児に多くみられ，ウイルス感染を主とする先行感染を伴うことが多い．一方，慢性型は成人女性に多い．しかし発症時に急性型か慢性型かを判別することはきわめて困難である．

　皮下出血としての紫斑は四肢に多く，眼球粘膜下出血，鼻出血，歯肉出血，消化管出血，腎出血，月経過多などのほか，眼底出血，脳内出血を起こすこともある．

　予後は血小板数が 3 万/μL 以上では比較的良好であるため，血小板数 3 万/μL 未満または重篤な出血傾向を認めた場合に治療対象となる．*H. pylori* 陽性例では，まず除菌療法が施行され，除菌奏効例の約 60〜70% に血小板増加が認められる．*H. pylori* 陰性例や除菌無効例ではステロイド療法

が施行され，50〜75％において血小板は増加する．ステロイドの反応が悪い場合や副作用が強い場合は脾摘の適応となる．γグロブリンは血小板に吸着し自己抗体による破壊を防ぐ．効果は一過性で手術前など一過性に血小板を増加させたいときに投与する．脾摘の寛解率は約60％である．近年では治療抵抗性の場合，トロンボポエチン受容体作動薬も使用されている．

2 溶血性貧血 hemolytic anemia

溶血性貧血とは，体内で赤血球の破壊の亢進，すなわち赤血球寿命の短縮によって起こる貧血の総称である．成因により先天性と後天性に分類される．

a 遺伝性球状赤血球症
hereditary spherocytosis

常染色体優性遺伝による先天的赤血球異常で，赤血球自体の脆弱性のために赤血球寿命が短縮する．先天性溶血性貧血の約70％を占める．貧血，脾腫，黄疸が三徴で，幼児期に発症する．溶血の亢進のために胆道ビリルビン結石を約1/3の症例に合併している．

最も効果的な治療法は脾摘である．脾摘によっても赤血球の形態異常は改善されないが，全例で貧血は改善，黄疸は消失し，永続的効果が得られる．

b 自己免疫性溶血性貧血
autoimmune hemolytic anemia

赤血球自体に異常はないが，自己の赤血球膜上の抗原に対する自己抗体産生が原因で溶血が起こり貧血となる疾患で，後天性溶血性貧血の大部分を占める．特発性と薬剤，悪性リンパ腫，悪性腫瘍などが原因となる続発性がある．主症状は貧血，脾腫，黄疸であるが，すべてが揃うとは限らない．治療はステロイド療法が第一選択であるが，副作用や合併症のために継続困難な場合は脾摘の適応で，約半数の症例に有効である．

3 その他

血栓性血小板減少性紫斑病，慢性骨髄性白血病，骨髄異形成症候群，Felty（フェルティ）症候群，Gaucher（ゴーシェ）病などがある．

B 脾機能亢進症 hypersplenism

門脈圧亢進（後述）により脾腫が出現する．脾腫が出現し汎血球減少に陥る病態が脾機能亢進症である．臨床的には特に血小板減少，易出血性などさまざまな症状を引き起こす．脾腫の程度と脾機能亢進は相関せず，時に巨脾例も認められるが，脾腫のメカニズムもいまだ完全には解明されてはいない．

脾機能亢進症を呈する疾患としては，門脈圧亢進となる肝硬変が代表で，ほかには特発性門脈圧亢進症，肝外門脈閉塞症，Budd-Chiari症候群などがある．

C 脾臓の治療

脾機能亢進症の改善と，門脈圧を下げる目的で脾摘または脾の一部を温存する部分的脾動脈塞栓術が施行されている．摘出か一部温存かは賛否両論がある．

1 脾摘術

近年の内視鏡外科手術の発達により腹腔鏡（補助）下脾摘が普及し，従来の開腹手術に比べ低侵襲となった．患者の体位は右半側臥位か仰臥位で，CO_2ガス気腹下に臍部より挿入した腹腔鏡で観察し，上腹部に操作用トロッカー挿入，超音波凝固切開装置，血管シーリングシステム，自動縫合器などを駆使して手術を行う．しかし巨脾例では操作空間の確保に難渋するため，開腹による脾摘を選択することもある．

血小板減少に対しては，術当日に5万/μL以上にするために，脾機能亢進症では血小板輸血，特発性血小板減少性紫斑病（ITP）では，γグロブリン大量投与を行う．また術前ステロイド投与例では，周術期にステロイド補充療法が必要となる．

合併症は出血，脾摘後重症感染症（OPSI），門脈血栓などがある．脾摘後には門脈血栓も多く，特に特発性門脈圧亢進症では多い．太い脾静脈径と白血球数低値が門脈血栓出現の危険因子である．しかし現在では術後抗凝固療法で門脈血栓も

減少しつつある．

脾摘術の適応疾患としては，脾腫瘍，脾嚢胞，脾動脈瘤，遊走脾，脾損傷，特発性血小板減少性紫斑病(ITP)，溶血性貧血，脾機能亢進症などがある．

2 部分的脾動脈塞栓術
partial splenic embolization (PSE)

PSEは重要な脾機能の一部を温存し，しかも脾機能の異常亢進を改善し，さらに門脈圧を下げる方法として注目されてきている(詳細は後述)．

PSEの適応疾患としては脾機能亢進症，脾動脈瘤，脾損傷，特発性血小板減少性紫斑病(ITP)，などがある．

門脈圧亢進症
portal hypertension

1 門脈系の解剖(図41-3)

肝臓には肝動脈と門脈(portal vein)の2種類の流入血管がある．肝動脈と門脈と胆管はグリソン鞘に包まれて肝内を走行する．

門脈は，胃・腸・膵臓・脾臓などの腹腔内臓器からの静脈血が合流し形成された静脈幹で，膵頭部背側の上腸間膜静脈(superior mesenteric vein)と脾静脈(splenic vein)の合流部より肝門部までが門脈本幹(長さは5.5〜8.0 cm)である．

門脈系とは大循環系とは別の血行路で，腹腔内臓器の静脈が門脈本幹に集まり肝門部で左右に分かれて肝内に流入し(肝内門脈)，さらにいくつかに分岐したのち，最終的に肝小葉内で類洞(sinusoid)と呼ばれる毛細血管床を形成し肝静脈に至るまでの経路を指す．つまり門脈系を形成する血管は，門脈本幹，肝内門脈に加えて，左右胃静脈，大網静脈，短胃静脈，後胃静脈，上・下腸間膜静脈，上・下膵十二指腸静脈，脾静脈などがある．門脈は通常の静脈に認められる逆流防止弁をもたないので，圧が高くなると逆流を起こす．

A 門脈圧亢進症とは

門脈圧亢進症とは門脈系の血行動態の変化により，門脈圧(正常値100〜150 mmH$_2$O)が常に200 mmH$_2$O (14.7 mmHg)以上に上昇した状態である．

門脈圧は門脈血流量と血管抵抗に規定される．つまり門脈系の血流阻害や流入血流量の増加により門脈圧が亢進状態となり，門脈系のうっ血が起こり，通常はほとんど交通のない門脈系と大循環系に側副血行路(門脈-大循環シャント)が形成される(図41-3)．

Frontier
側副血行路(門脈-大循環シャント)

本来ならば動脈血が臓器に流入し静脈を介して門脈に流入する(肝臓方向に流れるため求肝性血流と呼ぶ)のだが，門脈圧が高いことにより一部の静脈血流が停滞する(to and fro性血流と呼ぶ)．さらに門脈圧が高くなると一部の静脈血流は逆流する(肝臓から離れていくため遠肝性血流と呼ぶ)．門脈系と大循環系との間には通常ほとんど流れのない交通枝が存在するが，逆流した門脈血流によりこれらの交通枝が開大し圧の高い門脈から圧の低い大循環系へ流出するルート(側副血行路：門脈-大循環シャント)となる．代表的な側副血行路としては，食道静脈瘤や胃静脈瘤がある．

B 門脈圧亢進症の病因

門脈圧亢進症をきたす主な基礎疾患は以下のとおりである．

1 肝硬変 liver cirrhosis (LC)

門脈圧亢進症全体のほぼ80%を占める．原因としては，ウイルス性肝炎(viral hepatitis)，アルコール性肝障害(alcoholic liver disease)，原発性胆汁性胆管炎(primary biliary cholangitis：PBC)，自己免疫性肝炎(autoimmune hepatitis：AIH)，非アルコール性脂肪性肝炎(nonalcoholic steatohepatitis：NASH)，原発性硬化性胆管炎(primary sclerosing cholangitis：PSC)，Wilson(ウィルソン)病などの代謝疾患，薬剤性障害などがある．

肝硬変症では，類洞より肝静脈側の肝静脈細枝が狭窄・閉塞し門脈血流障害が起こる．予後は静

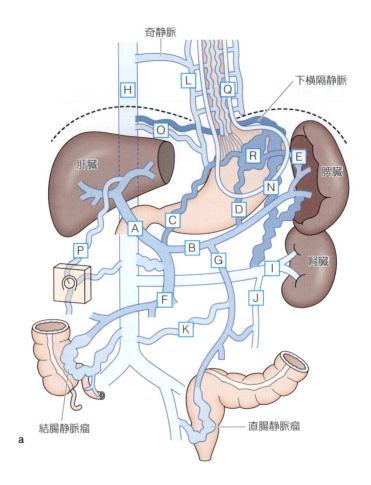

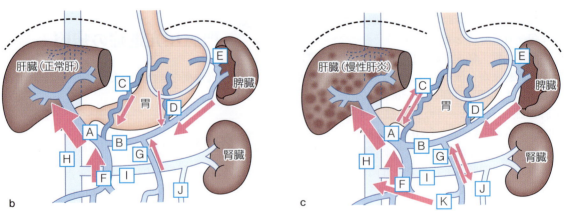

図 41-3 門脈血行動態(つづく)
 a：門脈圧亢進症による側副血行路，b：正常肝，c：慢性肝炎，d：肝硬変．
 以下 a～d に共通．A：門脈，B：脾静脈，C：左胃静脈，D：後胃静脈，E：短胃静脈，F：上腸間膜静脈，G：下腸間膜静脈，H：下大静脈，I：左腎静脈，J：左精巣・卵巣静脈，K：腸間膜静脈系短絡（シャント），L：傍食道静脈，M：脾腎静脈短絡（シャント），N：胃腎静脈短絡（シャント），O：横隔静脈系短絡（シャント），P：傍臍静脈，Q：食道静脈瘤，R：胃静脈瘤

〔日本門脈圧亢進症学会（編）：門脈圧亢進症取扱い規約，第 3 版，金原出版，2013/Yoshida H, et al：Management of portal hypertension based on portal hemodynamics. Hepatology Research 51：251-262, 2021 より改変〕

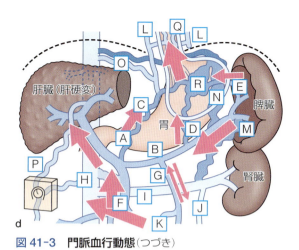

図 41-3　門脈血行動態(つづき)

脈瘤出血の良好なコントロールにより，肝予備能や肝癌によって規定される．

2 特発性門脈圧亢進症
idiopathic portal hypertension (IPH)

IPH は，肝硬変，肝外門脈閉塞，肝静脈閉塞，およびその他の原因となるべき疾患を認めずに門脈圧亢進症を呈するもので，著明な脾腫・脾機能亢進症を示す．中年女性に多い．また①肝の病理学的所見で門脈末梢枝の狭窄を認め，②門脈血に占める脾静脈血の割合は約75%と脾循環の著明な亢進(脾動静脈血流の増加)を示し，③閉塞肝静脈圧は，正常ないし軽度上昇にとどまり，④肝機能は，正常ないし軽度の障害にとどまるとされている．原因はいまだ解明されていない．

3 肝外門脈閉塞症 extrahepatic portal vein obstruction (EHO)

EHO とは，肝門部を含めた肝外門脈の閉塞により門脈圧亢進症に至る症候群をいう．重症度に応じ易出血性食道胃静脈瘤，異所性静脈瘤，門脈圧亢進症性胃腸症，腹水，肝性脳症，出血傾向，脾腫，貧血，肝機能障害などの症候を示す．分類として原発性と続発性とがある．原発性の病因は不明であるが，血栓，血管形成異常，血液凝固異常の関与がいわれており，EHO の約30%に骨髄増殖性腫瘍の合併が報告されている．続発性をきたすものとしては，新生児臍炎，腫瘍，肝硬変や IPH に伴う肝外門脈血栓，胆嚢胆管炎，膵炎，腹腔内手術などがある．

肝門部における求肝性側副血行路の発達が著明で，いわゆる海綿状血管増生(cavernomatous transformation)を認める．原発性の予後は IPH よりもさらに良好で，10年生存率は約90%である．

4 Budd-Chiari (バッド-キアリ) 症候群 Budd-Chiari syndrome (BCS)

BCS とは，肝静脈の主幹あるいは肝部下大静脈の閉塞や狭窄により門脈圧亢進症に至る症候群をいう．わが国では両者を合併している病態が多い．重症度に応じ易出血性食道・胃静脈瘤，異所性静脈瘤，門脈圧亢進症性胃腸症，腹水，肝性脳症，出血傾向，脾腫，貧血，肝機能障害，下腿浮腫，下肢静脈瘤，胸腹壁の上行性皮下静脈怒張などの症候を示す．多くは発症時期が不明で慢性の経過(アジアに多い)をとり，うっ血性肝硬変に至ることもあるが，急性閉塞や狭窄により急性症状を呈する急性期の BCS (欧米に多い)もみられる．アジアでは下大静脈閉塞が多く，欧米では肝静脈閉塞が多い．分類として原発性と続発性があり，原発性の病因はいまだ不明であるが，血栓，血管形成異常，血液凝固異常，骨髄増殖性腫瘍の関与がいわれている．続発性をきたすものとしては肝腫瘍などがある．また病状が進行すると肝細胞癌が発生することがある．組織学的に肝静脈周囲のうっ血と壊死(中心壊死)が特徴的である．

治療としては，静脈の閉塞，狭窄に対してカテーテルによる開通術や拡張術，ステント留置，閉塞・狭窄を直接解除する直達根治術，閉塞・狭窄部上下の静脈シャント手術などがある．急性症例で肝静脈末梢まで血栓閉塞している際には，肝切離し，切離面-右心房吻合術も選択肢となる．肝不全例では肝移植術を考慮する．原発性の予後は不良で，10年生存率は40%程度である．

5 その他

日本住血吸虫症(schistosomiasis japonica)，先天性肝線維症(congenital hepatic fibrosis)，肝動静(門)脈短絡(シャント)〔A-V (P) shunt〕，肝細静脈閉塞症(veno-occlusive disease of liver：

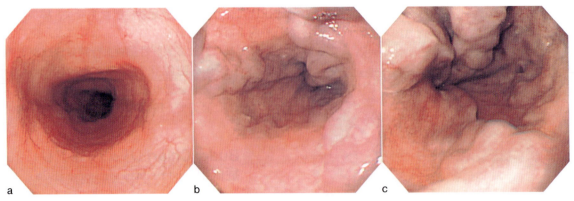

図 41-4　食道静脈瘤の形態
a：F1．直線的で比較的細い静脈瘤，b：F2．連珠状の中等度の静脈瘤，c：F3．結節状あるいは腫瘤状の太い静脈瘤．

VOD)，うっ血肝(congestive liver)，胆道閉鎖症(biliary atresia：BA)などさまざまな疾患がある．

また，膵手術後や膵炎などにより脾静脈が閉塞し，脾臓からの静脈血流が胃壁内を通り門脈に流入する場合がある．胃壁内の静脈血流量が多いため胃静脈瘤を形成する．このような病態を左側(局所性)門脈圧亢進症(門脈本幹の圧は正常)と呼ぶ．

C 門脈圧亢進症の症状

1 食道静脈瘤 esophageal varices

食道静脈瘤は肝硬変の 60〜80% に合併するといわれている．

食道静脈瘤の形成には主として左胃動静脈が関与している．まず左胃静脈の血流方向は静脈瘤の発症過程において重要な意味をもつ．病期の進行に伴って左胃静脈血流は，求肝性 → to and fro 性 → 遠肝性血流へと変化していく．また食道静脈瘤の形成には，左胃動静脈領域の局所循環亢進状態も関与している．つまり左胃動脈からの血流が増加し，左胃静脈から圧の高くなった門脈への流入血流が停滞し，やがて逆流することにより食道の壁内を通って上行する側副血行路，つまり食道静脈瘤が形成され，奇・半奇静脈を通って大循環に流出する．

日本門脈圧亢進症学会は食道・胃静脈瘤内視鏡所見記載基準(図 41-4，5，表 41-1)を作成し，

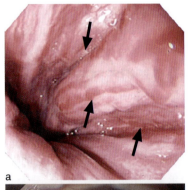

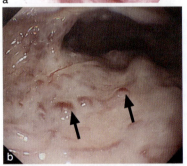

図 41-5　食道静脈瘤の発赤所見
a：ミミズ腫れ(red wale marking：RWM)(矢印)．
b：チェリーレッドスポット(cherry red spot：CRS)(矢印)．

この基準が世界的に普及している．記載項目に従って占居部位(location：L)，形態(form：F)，色調(color：C)，発赤所見(red color sign：RC sign)，出血所見(bleeding sign：BS)，粘膜所見(mucosal finding：MF)を記載する．食道静脈瘤出血の危険因子としては，形態(F)，発赤所見(RC sign)が重要で，F2 以上または RC sign 陽性

表 41-1　食道・胃静脈瘤内視鏡所見記載基準

記載項目［記号］	細分類
食道静脈瘤 esophageal varices［EV］	
1.　占居部位　location［L］	Ls：上部食道にまで認められる静脈瘤 Lm：中部食道まで及ぶ静脈瘤 Li：下部食道にのみ限局した静脈瘤 （注）「食道癌取扱い規約」における頸部食道と胸部上部食道を上部食道，胸部中部食道を中部食道，胸部下部食道と食道胃接合部領域を下部食道と定義する．
2.　形態　form［F］	F0：治療後に静脈瘤が認められなくなったもの F1：直線的で比較的細い静脈瘤 F2：連珠状の中等度の静脈瘤 F3：結節状あるいは腫瘤状の太い静脈瘤 （注）治療後の経過中に red vein，blue vein が認められても静脈瘤の形態をなしていないものは F0 とする．
3.　色調　color［C］	Cw：白色静脈瘤 Cb：青色静脈瘤 （注）ⅰ）静脈瘤内圧が高まって緊満した場合には青色静脈瘤が紫色・赤紫色となることがあり，そのときは violet（v）を付記して Cbv と記載してもよい． 　　　ⅱ）血栓化された静脈瘤は Cw-Th，Cb-Th と付記する．
4.　発赤所見 red color sign［RC］	発赤所見には，ミミズ腫れ red wale marking［RWM］，チェリーレッドスポット cherry red spot［CRS］，血マメ hematocystic spot［HCS］の 3 つがある． RC0：発赤所見がまったく認められないもの RC1：1 条の静脈瘤のみに認められるもの RC2：RC1 と RC2 の間 RC3：全周性にすべての静脈瘤に認められるもの （注）ⅰ）telangiectasia がある場合は Te を付記する． 　　　ⅱ）RC 所見の内容（RWM，CRS，HCS）は，RC の後に（　）をつけて付記する 　　　ⅲ）F0 であっても発赤所見が認められるものは，RC1〜3 で表現する
5.　出血所見　bleeding sign［BS］	出血中の所見：湧出性出血 gushing bleeding：破裂部より大きく湧き出るような出血 　　　　　　　噴出性出血 spurting bleeding：破裂部が小さく jet 様の出血 　　　　　　　滲出性出血 oozing bleeding：滲み出る出血 止血後，間もない時期の所見：赤色栓 red plug：出血から 24 時間以内の所見 　　　　　　　　　　　　　　白色栓 white plug：出血から 2〜4 日後の所見
6.　粘膜所見　mucosal finding ［MF］	びらん erosion［E］：認めれば E を付記する． 潰瘍 ulcer［UI］：認めれば UI を付記する． 瘢痕 scar［S］：認めれば S を付記する．
胃静脈瘤 gastric varices［GV］	
1.　占居部位　location［L］	Lg-c：噴門部に限局する静脈瘤（噴門部静脈瘤） Lg-cf：噴門部から穹窿部に連なる静脈瘤（噴門穹窿部静脈瘤） Lg-f：穹窿部に限局する静脈瘤（穹窿部静脈瘤あるいは胃底部静脈瘤） （注）胃体部にみられる静脈瘤は Lg-b，幽門部にみられる静脈瘤は Lg-a と記載する．
2.　形態　form［F］	食道静脈瘤の記載法に準じる．
3.　色調　color［C］	食道静脈瘤の記載法に準じる．
4.　発赤所見　red color sign［RC］	RC0：発赤所見がまったく認められないもの RC1：RWM，CRS，HCS のいずれかが認められるもの （注）胃静脈瘤では RC の程度分類を行わない．
5.　出血所見　bleeding sign［BS］	食道静脈瘤の記載法に準じる． （注）血栓付着のない破裂部もある．
6.　粘膜所見　mucosal finding ［MF］	食道静脈瘤の記載法に準じる．

〔日本門脈圧亢進症学会（編）：門脈圧亢進症取扱い規約，第 4 版．金原出版，2022 より〕

が治療対象となっている.

> **Frontier**
>
> **供血路，排血路**
>
> 　静脈瘤に血液が流入するルートを供血路，流出するルートを排血路と呼ぶ．食道静脈瘤の場合は左胃動脈・静脈が主な供血路で，奇・半奇静脈が主な排血路である.

2 胃静脈瘤 gastric varices

　胃静脈瘤は肝硬変症の8〜60%に合併する．食道静脈瘤と比較すると出血率は低いが，出血時には大量出血となり止血に難渋する場合がある.

　胃静脈瘤は食道静脈瘤と連続する噴門部静脈瘤と食道静脈瘤との連続性のない穹窿部静脈瘤（孤立性胃静脈瘤）に分類される．大部分の噴門部静脈瘤は食道静脈瘤と同様に，左胃動静脈が供血路で，奇・半奇静脈が排血路である.

　食道静脈瘤と同様にわが国の食道・胃静脈瘤内視鏡所見記載基準が使われている．胃静脈瘤出血の危険因子としては，発赤所見（RC sign）が重要だが食道静脈瘤よりも出現頻度は低い．孤立性胃静脈瘤の緊急例，待期例は治療適応であるが，予防例の適応に関しては議論されている段階である．門脈圧亢進症では潰瘍・びらんが高頻度に出現する．消炎鎮痛薬の投与などによる胃静脈瘤上の粘膜障害が出血の一因と報告されている.

3 異所性静脈瘤 ectopic varices

　食道・胃静脈瘤以外の静脈瘤を異所性静脈瘤という．十二指腸静脈瘤，小腸静脈瘤，結腸静脈瘤，直腸静脈瘤，胆道静脈瘤，ストマ静脈瘤などがある．十二指腸静脈瘤や直腸静脈瘤の頻度が高いが，食道・胃静脈瘤と比較すると少ない．異所性静脈瘤出血も全静脈瘤出血の1〜5%と少ない.

4 門脈圧亢進症性胃腸症 portal hypertensive gastroenteropathy（PHGE）

　PHGEは，門脈圧亢進を背景とした胃腸の粘膜のうっ血である．本病変は非炎症性疾患であり，その内視鏡所見はモザイクパターン（mosaic pattern）あるいはsnake-skin patternといわれる所見である．出血が問題となるが，門脈圧を減圧

することで改善する.

5 脾腫，脾機能亢進症 splenomegaly，hypersplenism

　脾機能亢進症による汎血球減少，特に血小板減少は治療を要する場合がある.

6 腹水 ascites

　門脈圧亢進症では腹水が出現することがあり，腹部膨隆，食欲不振となる．側副血行路塞栓後，急激な門脈圧上昇の際にも腹水が出現することがある.

　塩分制限や利尿薬投与などの薬物療法が第一選択であるが，難治例には腹水濾過濃縮再静注法（CART）や腹腔静脈シャント術も施行される.

7 肝性脳症 hepatic encephalopathy

　肝性脳症は肝不全によって出現する場合もあるが，門脈圧亢進によって形成された門脈-大循環シャントにより出現する場合もある.

D 門脈圧亢進症の診断

　門脈圧亢進症であるから門脈圧を測定することが必要であるが，実際には門脈圧亢進症の症状である食道・胃静脈瘤などの側副血行路の発達があれば，門脈圧亢進症と診断可能である.

1 ● 血液生化学的検査

　肝炎ウイルス，肝予備能，汎血球減少症の有無をチェックする.

2 ● 腹部超音波検査，CT，MRI

　肝硬変，肝腫瘍，門脈閉塞，腹水の有無，超音波ドプラにて門脈遠肝性血流の有無，血流速度をチェックする.

3 ● 上部消化管内視鏡

　食道・胃静脈瘤などの有無をチェックする.

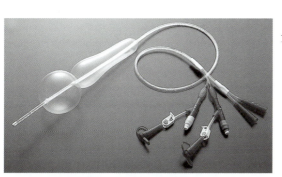
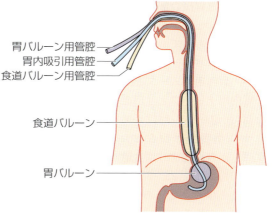

図 41-6 S-B チューブ

4 ● 超音波内視鏡

食道・胃静脈瘤はもとより貫通静脈，壁在傍食道・胃静脈，並走傍食道・胃静脈などの情報が得られる．

5 ● 血管造影

直接造影，CT アンギオグラフィ，MR アンギオグラフィ（magnetic resonance angiography：MRA）などで血行動態をチェックする．

E 門脈圧亢進症の治療

門脈圧亢進症により出現する臨床症状に対する治療法は保存療法と手術療法に分類され，保存療法には薬物療法，内視鏡的治療，interventional radiology（IVR）などがある．

静脈瘤出血は予後に影響を及ぼすため治療が必要だが，食道・胃静脈瘤や異所性静脈瘤は門脈圧亢進により生じる門脈-大循環シャントの1つである．つまり静脈瘤は門脈圧減圧のための側副血行路であり，治療によりその働きが阻害され全身状態が悪化する場合もあり慎重を要する．治療前に静脈瘤への供血路と排血路を詳細に把握し，その血行動態に即した治療法の選択が重要である．

1 緊急食道・胃静脈瘤出血に対する治療手順

肝疾患者に吐下血（時にタール便のみのこともある）が出現したら食道・胃静脈瘤出血を疑う．

大量出血で循環動態が不安定（ショック状態）の場合は，まず血管確保を行う．さらに病歴や治療歴で食道・胃静脈瘤出血が強く疑われる場合にはSengstaken-Blakemore tube（S-B チューブ）を内視鏡前に挿入する場合もあるが，門脈圧亢進症患者では胃潰瘍の頻度が高率なので，まず出血源の確認が重要であり，ショックの治療を行いながら緊急上部消化管内視鏡の準備を進める．

内視鏡にて食道静脈瘤出血と確認できた場合は，そのまま内視鏡的治療，特に内視鏡的静脈瘤結紮術が施行されることが多い．胃静脈瘤出血の場合も出血点近傍に硬化剤を注入する内視鏡的硬化療法が施行されるが，いったん止血されていればバルーン下逆行性経静脈的塞栓術を選択する施設が多くなってきた．

2 バルーンタンポナーデ法

最近の内視鏡的治療の進歩で使用頻度は少なくなったが，主に S-B チューブ（図 41-6）を使用したバルーンタンポナーデ法も重要である．S-B チューブは，夜間，内視鏡専門医不在の際に有効である．また胃静脈瘤出血に対して内視鏡にて確認後，S-B チューブを挿入して後述の血管造影室に移動しバルーン下逆行性経静脈的塞栓術を施行する場合にも使用される．

S-B チューブは経鼻的にチューブを挿入し，胃内に入ったことを確認したら胃バルーン内に 200～250 mL の空気を注入する．チューブを引

き抜くと食道胃接合部に引っかかり，そこで軽く牽引してチューブを鼻にテープで固定する．食道静脈瘤出血であっても供血路である左胃動静脈が圧迫されて胃バルーン牽引だけで止血されることが多い．胃内用チューブと食道内用チューブがあり，胃内用チューブより出血すれば「牽引が弱い」または「圧迫以外の部位からの出血（例えば胃潰瘍，十二指腸静脈瘤など）」を疑う．食道内用チューブから出血すれば食道バルーンにも空気を入れ，内部の圧を 25～35 mmHg に保つ．長時間使用すると壊死が起こるので，その使用は 24 時間以内にとどめる．

❸ 薬物療法

海外では薬物療法が門脈圧亢進症に対する治療法の第一選択であり，特に緊急出血時には門脈圧減圧を目的としてバソプレシン，ニトログリセリン，ソマトスタチン，オクトレオチド投与が有用である．わが国では保険適用があるのはバソプレシンのみで，あまり普及していない．海外では静脈瘤出血に対して緊急内視鏡的治療と薬物療法が同等の有効性があり，薬物療法のほうが副作用が少ないという報告が多い．しかしわが国の緊急静脈瘤出血例に対する内視鏡治療の止血率は高く，薬物療法単独を受け入れることは難しいが，併用療法は検討されるべきである．

また門脈圧減圧目的で長期的に投与する薬としては，カルベジロール，プロプラノロール，ナドロール，シンバスタチン，プラゾシン，クロニジン，カプトプリル，ロサルタン，イルベサルタン，カンデサルタンなどがある．

❹ 内視鏡的治療（表 41-2）

内視鏡的治療法には内視鏡的硬化療法と内視鏡的静脈瘤結紮術とがある．

1 ● 内視鏡的硬化療法

endoscopic injection sclerotherapy（EIS）

EIS は食道・胃静脈瘤，異所性静脈瘤に対する治療法である．血管内注入法と血管外注入法に分類される．

血管内注入法では，内視鏡に装着した口側バ

表 41-2　食道静脈瘤に対する内視鏡的治療法

内視鏡的硬化療法（EIS）
　血管内 EIS
　血管外 EIS
内視鏡的静脈瘤結紮術（EVL）

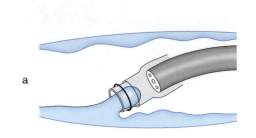

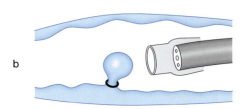

図 41-7　内視鏡的静脈瘤結紮術の手技
内視鏡の吸引で静脈瘤を引き込み（**a**），O リングで静脈瘤を結紮する（**b**）．

ルーンにて食道静脈瘤を圧排した（怒張させた）のち，X 線透視下でモノエタノールアミンオレイン酸（monoethanolamine oleate：EO）と造影剤の混合液を血管内に注入する．胃静脈瘤には，シアノアクリレート系薬剤（組織接着剤）注入法を選択する．特に緊急出血例では有効である．ただし巨大胃静脈瘤（径 12 mm 以上）の場合，合併症としてシアノアクリレート系薬剤の排血路から大循環への流出や肺塞栓があるので，排血路を閉塞するバルーン下逆行性経静脈的塞栓術を併用すべきである．

血管外注入法はポリドカノール（エトキシスクレロール®：AS）の血管外注入により静脈瘤周囲粘膜の硬化（地固め）を図る．

2 ● 内視鏡的静脈瘤結紮術

endoscopic variceal ligation（EVL）（図 41-7）

EVL は主として食道静脈瘤に対して施行される．EVL は先端に輪ゴムが装着された透明フー

ドを内視鏡に装着し，静脈瘤をフード内に吸引後，輪ゴムをかける方法である．特に食道静脈瘤出血では，出血点の結紮にて低侵襲で簡便に止血が可能である．

胃静脈瘤（特に穹窿部静脈瘤）や異所性静脈瘤は，血管径が太く，EVL で血管の一部のみを結紮した場合，脱落時に大出血することがあり EVL 単独治療は危険である．もし EVL を施行する場合，EIS や塞栓術と併施すべきである．また消化管壁が組織に被覆されていない部位では，漿膜まで吸引結紮されて穿孔する危険性もあり注意が必要である．

Frontier

EIS vs EVL

EIS は易出血性の門脈圧亢進症患者に，内視鏡的に静脈瘤に針を刺し透視下で硬化剤を注入するという熟練を要する手技であるのに対し，EVL は手技の簡便さから急速に普及した．しかし EVL 後の静脈瘤早期再発が問題となった．そのため低侵襲だが再発率の高い EVL は，緊急時の一時止血や長期予後の望めない肝不全症例や門脈腫瘍塞栓症例に対する治療法と位置づけられた時期があった．しかし EVL の施行間隔を長くして数回施行する方法（EVL bi-monthly 法）で治療成績は改善し，EVL は見直されている．

5 interventional radiology（IVR）

門脈圧亢進症により出現する臨床症状に対するIVR は，側副血行路を塞栓する方法と，門脈圧を減圧する方法とがある．ほかには腹腔静脈シャントも行われる（表41-3）．

1 側副血行路塞栓

a 門脈側副血行路塞栓術
portal venous collateral obliteration

本法は門脈にカテーテルを挿入し門脈より分枝する側副血行路を塞栓する方法である．門脈へのアプローチ法により経皮経肝的静脈瘤塞栓術（percutaneous transhepatic obliteration：PTO）と経回結腸静脈的静脈瘤塞栓術（transileocolic obliteration：TIO）に分類される．また現在，経頸静脈的肝内門脈大循環シャント術（TIPS）経路からのアプローチも行われている．

方法は門脈造影後，側副血行路の選択的造影を行い，血管径，走行，血流速度などから塞栓物質

表41-3 門脈圧亢進症に対するIVR

側副血行路塞栓
　門脈側副血行路塞栓術
　　経皮経肝的静脈瘤塞栓術（PTO）
　　経回結腸静脈的静脈瘤塞栓術（TIO）
　バルーン下逆行性経静脈的塞栓術（B-RTO）
門脈圧減圧
　部分的脾動脈塞栓術（PSE）
　経頸静脈的肝内門脈大循環シャント術（TIPS）
その他（難治性腹水治療）
　腹腔静脈シャント術

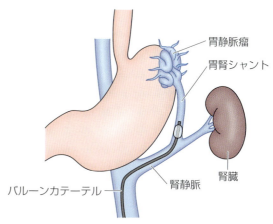

図41-8　バルーン下逆行性経静脈的塞栓術（B-RTO）

を選択し塞栓する．塞栓後に再度門脈造影を施行し，静脈瘤への血行遮断を確認する．

塞栓物質はコイル，無水エタノール，造影剤を加えた EO，50％ ブドウ糖などが使用される．なお血流が速い場合は，バルーンカテーテルで根部を閉塞して塞栓する．

静脈瘤に対しては，近年の内視鏡的治療の発達により適応が限られてきたが，静脈瘤の供血路を塞栓する本法は，現在でも内視鏡的治療難治例にはよい適応である．また門脈-大循環シャントによる肝性脳症に対しても有用である．

b バルーン下逆行性経静脈的塞栓術（図41-8）
balloon-occluded retrograde transvenous obliteration（B-RTO）

わが国で開発された塞栓術である．大循環側よりカテーテルを門脈系からの排血路に挿入し，バルーンで排血路を完全閉塞させ硬化剤を注入する．硬化剤は造影剤を加えた EO を用いる．なお

排血路を数本認める場合は，まず細い排血路をコイルや50%ブドウ糖などで塞栓したのち，1本化された太い排血路にバルーンカテーテルをしばらく留置して十分に塞栓する．PTO，TIOなどと併用し，供血路，排血路の双方から塞栓する場合もある．

太い排血路を有する胃静脈瘤，異所性静脈瘤や門脈-大循環シャントによる肝性脳症が治療適応となる．

2 ● 門脈圧減圧

a 部分的脾動脈塞栓術

partial splenic embolization（PSE）

本法は門脈系への流入血流量を減少させることにより門脈圧を下げる方法である．

選択的脾動脈造影を行い，抗菌薬とステロイドを脾動脈より注入する．ステロイド投与により，術後サイトカイン上昇を抑制し，発熱による消耗および過度な炎症を防止する．次に脾動脈分枝より抗菌薬，造影剤，塞栓物質（2mm角）を注入する．塞栓範囲は意図的に決定でき40〜80%とする．側副血行路の塞栓術と併施する場合は，門脈圧が側副血行路塞栓前に下降するまで脾臓を塞栓する．術後は抗菌薬とステロイドを2日間，全身投与する．

合併症は，左側腹部痛，発熱，腹水貯留，左胸水貯留，門脈血栓，膵炎，脾膿瘍（稀）などがある．

PSEは脾機能亢進症の改善（血小板上昇のピークは1〜2週間後），門脈圧減圧，肝機能改善効果がある．また食道・胃静脈瘤，門脈-大循環シャントによる肝性脳症に対する側副血行路塞栓により門脈圧がさらに上昇した場合には，PSEを追加施行し門脈圧を減圧して元の圧に戻すことにより成績が改善している．

b 経頸静脈的肝内門脈大循環シャント術

transjugular intrahepatic portosystemic shunt（TIPS）

本法は門脈系から大循環への流出血流量を増加させることにより門脈圧を下げる方法である．

内頸静脈からアプローチして右肝静脈内に穿刺針を挿入し，肝内門脈を穿刺して肝静脈と肝内門脈の間に金属ステントを留置する．

TIPSは食道・胃静脈瘤，門脈圧亢進症性胃腸症（PHGE），難治性腹水の治療法として有用であるが，門脈-大循環シャントを作製することから肝性脳症の出現が問題となる．また金属ステントが閉塞すると症状が再燃する．

3 ● その他

a 腹腔静脈シャント術 peritoneovenous shunt

本法は，難治性腹水に対する治療法である．腹腔内と大静脈間を皮下チューブで交通させ，吸気時の腹腔内と大静脈の圧較差を利用して腹水を大静脈へ灌流させる手技である．腹水が直接大循環へ流入することにより，施行直後から腹水は徐々に減少する．現在ではシャント閉塞予防のためにポンプ機能が付いたDenver型シャント（Denver shunt）が普及している．

腹水の細菌培養陽性または白血球数500/μL以上の場合や，高度の出血傾向を認めた場合は適応外である．合併症としては凝固異常，敗血症，消化管出血，肝細胞癌破裂，カテーテル閉塞，心不全などがある．全身状態不良例では合併症も多くなるため，全身状態が良好な状況下で早期に決断し施行することが推奨されている．

❻ 手術療法（表41-4）

食道・胃静脈瘤に対する手術療法には，直達手術とシャント手術がある．また原疾患から根本的に治療する肝移植もある．特殊例としてBudd-Chiari症候群に対する直達根治術もある．

手術療法の長期成績はきわめて良好だが，近年，保存療法の成績が向上し，肝移植を除くと手

表41-4　食道・胃静脈瘤に対する手術療法

直達手術（non-shunt operation）：静脈瘤を直接処理する手術

Hassab手術：食道下部・胃上部血行郭清＋脾摘
食道離断術：Hassab手術＋食道離断＋広範囲血行郭清
胃上部切除術：Hassab手術＋食道下部・胃上部切除＋広範囲血行郭清

シャント手術（shunt operation）
門脈-大循環シャント術：門脈圧を下げる
選択的シャント術：肝内門脈血流を維持して静脈瘤圧のみを下げる
　遠位脾腎静脈吻合術（DSRS）
　左胃静脈-下大静脈吻合術

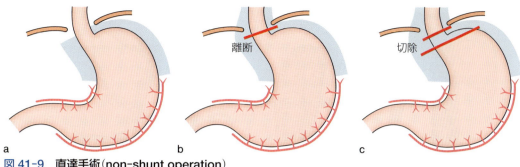

図 41-9 直達手術(non-shunt operation)
a：Hassab 手術，b：食道離断術，c：胃上部切除術．

術療法は保存療法難治例に限定されるようになってきた．

1 直達手術 non-shunt operation

直達手術は静脈瘤を直接処理する手術で，静脈瘤への供血路，排血路を遮断(郭清)する．最初は脾摘術が行われたが有効ではなく，1960 年代にエジプトの Hassab が，Hassab 手術〔脾摘に食道下部・胃上部血行遮断(郭清)を追加〕(図 41-9a)を報告した．Hassab 手術は胃静脈瘤単独例では有効だが食道静脈瘤に対する効果は不十分であった．その後，胃や食道壁内の血行遮断(郭清)を加える手術が開発され，1970 年代にわが国で食道離断術〔esophageal transection；Hassab 手術に加え食道を離断し，その周囲の広範囲血行遮断(郭清)〕(図 41-9b)や胃上部切除術(proximal gastrectomy；Hassab 手術に加え食道下部と胃上部を切除し食道を胃前壁に吻合)(図 41-9c)が完成し，外科的治療の中心となった．

しかし侵襲面から食道離断術や胃上部切除術施行例は減少し，現在では主に保存療法難治例，血小板減少を合併した静脈瘤症例に対し Hassab 手術(＋内視鏡的治療)が行われている．近年，腹腔鏡下手術が発達し腹腔鏡(補助)下 Hassab 手術も行われている．

2 シャント手術 shunt operation

シャント手術には門脈と大循環にシャント(交通)を作製し門脈圧を低くする門脈-大循環シャント術と，門脈圧を下げることなく静脈瘤圧のみを下げる選択的シャント術がある．

a 門脈-大循環シャント術
portosystemic shunt operation, non-selective shunt operation

1877 年に Eck が実験で行った門脈下大静脈端側吻合が始まりとされる．門脈を切離して肝側は閉じて腸側は下大静脈に吻合する手術で，門脈血は全部下大静脈に流出した．その後，門脈と下大静脈を側々吻合や人工血管でつなげ，一部の門脈血を下大静脈に逃がし門脈圧を下げたが，術後に肝性脳症，肝不全を認め，Eck(エック)瘻症候群と呼ばれた．特にわが国では Eck 瘻症候群が高率に発生し本術式は衰退した．

b 選択的シャント術 selective shunt operation

門脈圧を下げることなく静脈瘤圧のみを下げることを目的として，1967 年，Warren が遠位脾腎静脈吻合術(distal splenorenal shunt：DSRS)(図 41-10a)を，同年，井口が左胃静脈-下大静脈吻合術(left gastric vena caval shunt)(図 41-10b)を開発した．

DSRS は，脾静脈遠位端と左腎静脈を端側吻合する手術である．しかし門脈系の血液が膵内や胃壁内を通ってシャントより逃げ〔盗血(steal)現象〕，選択性が喪失した．そこで膵実質から遠位脾静脈を完全に剝離し，さらに胃離断を加える超選択的 DSRS が開発され良好な成績となったが，手技が難しいことが欠点でわが国では限られた施設でしか行われていない．

左胃静脈-下大静脈吻合術は 5～10 mm に拡張した左胃静脈と肝下部の下大静脈を吻合する手術で，下大静脈との間に大伏在静脈などを利用した自家静脈移植血管を間置する．さらに門脈系と血行動態を分離するため，胃小彎で左胃静脈系と右

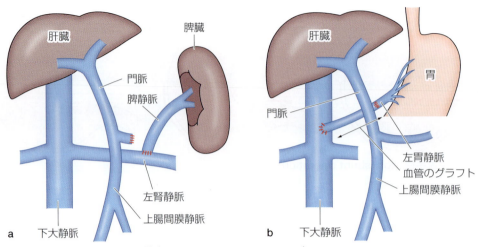

図 41-10　選択的シャント術(selective shunt operation)
a：遠位脾腎静脈吻合術(DSRS), b：左胃静脈-下大静脈吻合術.

胃静脈系を遮断(郭清)し,胃大彎側では脾摘ならびに短胃静脈系側副血行路の遮断(郭清)や後胃静脈の遮断(郭清)などを行う.

3　肝移植

肝移植は肝臓に門脈圧亢進症の原因がある場合は根本的な治療法となる.肝不全へ移行する危険性が高い場合や肝癌合併例で肝移植以外に有効な治療法がないと判断された場合に適応となる.

第42章 リンパ系

1 リンパ系の解剖

1 リンパ管

下肢のリンパ管の多くは，足背と足首の周囲から始まり，大伏在静脈の近くを通り鼠径リンパ節へ流入する．踵と足の外側からのリンパ管は，下腿背側を通って膝窩リンパ節に入り，深部リンパ管に合流する．リンパ管は中枢にいっても太くはならない．各リンパ管が運ぶリンパが比較的一定量で，複数の枝が合流しないためと考えられている．鼠径リンパ節は，下肢，鼠径部，外性器，下腹壁，殿部のリンパが集まる．体幹下部および内臓からのリンパは一般に胸管を経由して左静脈角（鎖骨下-頸静脈合流部）で血流に入る（胸管はもともと左右2本あり，その後右が主流となり左静脈角に向かう1本となる型が最も多いが，実際にはいろいろな破格がある）（図42-1）．

頭頸部および上肢からのリンパ管はそれぞれ独立して，あるいは共通の鎖骨上にある貯留槽から静脈角に入る．心臓リンパと肺リンパの大部分は頸部右側の上大静脈に流入し，腸リンパは後腹膜から大動脈裂孔に至り，他の内臓リンパ管や後腹膜リンパ管とともに乳び槽，胸管を形成する．肝臓で形成されたリンパの大部分は門脈血と逆行性に流れ，胸管の起始部直前で腸リンパ集合部に合流する．そのため内臓リンパ管の異常は末梢性リンパ浮腫の発症や進行に間接的に影響することがある．

2 リンパ管の構造

毛細リンパ管の形態は多くは管状で，一般には毛細血管より太いが一定していない．毛細リンパ

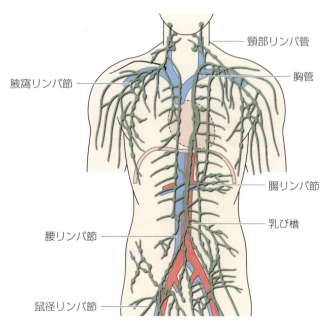

図42-1　深部リンパ管

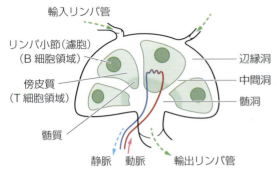

図 42-2　リンパ節

管は 1 層の内皮細胞からなり，一般には平滑筋をもたない．弁ももたない場合が多いが，骨格筋や肝臓内の毛細リンパ管のように弁をもつものもある．内皮細胞間には開いた内皮接合部と閉じた箇所があり，その形と内腔の大きさを劇的に変化させることができる．これはリンパ吸収の際に開き，組織が圧迫されると閉じる一種の調節機構と考えられている．さらに繋留フィラメントと呼ばれる弾性線維が内皮の外側を周囲の結合組織とつないでいる．そして毛細リンパ管の先には<u>起始リンパ管</u>がある．起始リンパ管には平滑筋がないが，より近位で大きな<u>集合リンパ管</u>はリンパを輸送する管であり，平滑筋と多数の二尖弁をもっている．

3 ● リンパ節（図 42-2）

リンパ節はリンパ管の途中に存在するリンパ器官である．リンパ管によって運ばれてきたリンパ液のなかの異物や抗原物質を取り除く濾過装置として，また液性・細胞性免疫の応答の場として働いている．リンパ節表面に数か所ある<u>輸入リンパ管</u>からリンパ液が流入するのに対し，<u>輸出リンパ管</u>は血管や神経が出入りする 1 か所のみに存在する．リンパ節の内部は表層の皮質と深層の髄質に大別され，いずれもリンパ洞とリンパ髄からなる．浅皮質層（特に濾胞）は B 細胞領域，深皮質層は T 細胞領域であり，機能的な局在となっている．輸入リンパ管を経て辺縁洞に到達した抗原はマクロファージに貪食され，消化・処理されて髄洞に到達する．

2　リンパ系の生理

リンパ系は，狭い意味では余剰の組織液を血流に戻すだけの一方向の脈管系である．しかし大きな機能としては，細胞間液の移動と細胞外マトリックスの微小環境を安定化させる働きをもち，それにより細胞が傷害されずに機能を保つことができるようになる．

その構成要素としては，リンパ管，リンパ節，脾臓，パイエル板，胸腺，扁桃などのリンパ臓器と，リンパ球やマクロファージなどリンパ液のなかに存在する細胞である．これらの細胞は多数の免疫グロブリン，サイトカインなどとともに毛細血管バリアを通過してリンパ系に入り，上述のように血流に戻る．非常に速く循環する血流とは異なり，リンパ系は細胞外で別個の区画として毛細血管からゆっくりと浸透してきた水分や細胞成分で循環経路をつくっている．

1 ● リンパ液

身体の 2/3 を構成する水分のほとんどは細胞内にある．しかし，細胞外に存在する残りは絶えず循環している．通常，毛細管濾過により持続的に少量ずつ余剰組織液がつくられ，リンパ系に入り，静脈系に戻る．リンパ液は一方向にのみ，安静時には約 1 L/日しか流れない．これは，血漿から組織間隙への液体，塩分，高分子の移動を促進するわずかな流体力学的不均衡に由来する．リンパ液中の細胞はほとんど（95〜99％）が<u>リンパ球</u>である．

2 ● リンパ球のホーミング

生体は常時外界からの病原体の侵入の危機にさらされている．生体に侵入した異物はマクロファージによる攻撃を受け，その抗原物質は末梢リンパ組織に運ばれる．運び込まれた抗原の検索を行うリンパ球は遺伝子が再構成され特異なリンパ球クローンとなり，多様な抗原に対応している．しかしその数も有限であり，対応するリンパ球が効率的に抗原に遭遇する機構が必要である．リンパ球が血管とリンパ管を通って循環し，リンパ組織を巡回することを<u>ホーミング</u>という．さらに同じ末梢リンパ組織でも皮下のリンパ節と消化管付随のパイエル板，虫垂などのリンパ組織では持ち

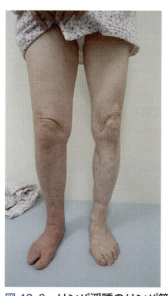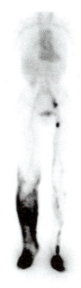

図 42-3　リンパ浮腫のリンパ管シンチグラフィ
右下肢リンパ浮腫の女性．
右下肢：上行できない核種が下腿に停滞している．
左下肢：核種が下腿内側に線状になって上行し，リンパ管，鼠径・骨盤リンパ節が描出されている．

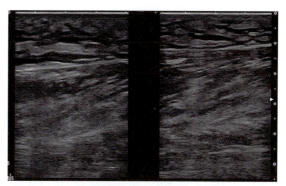

図 42-4　リンパ浮腫の超音波画像
皮下組織の肥厚とともに皮下脂肪の間に液体貯留を認める．

込まれる抗原の種類は大きく異なるため，ホーミングの経路にも器官特異的な多様性がある．

3 リンパ系の検査

1 ● リンパ管造影

リンパ管造影は主にリンパ管再建術の前に行われる．まず色素の皮下注入によって皮下リンパ管を同定，カニュレーションし，ヨード系造影剤を直接注入する．技術的に困難であること，造影剤によってリンパ管の機能不全を増悪させる可能性があり，その施行はきわめて限定的となっている．そのままリンパ管へのカテーテル治療に移行が可能である．

2 ● リンパ管シンチグラフィ（図 42-3）

わが国ではヒト血清アルブミンジエチレントリアミン五酢酸テクネチウム（Tc-99m HSAD）の皮下/皮内注によるリンパ管シンチグラフィが，2018 年，リンパ浮腫に対して保険適用となった．上肢リンパ浮腫の場合は指間へ，下肢リンパ浮腫の場合は趾間へ注射する．主要なリンパ管やリンパ節を可視化するだけでなく，リンパ機能を半定量的に評価することができる．

3 ● インドシアニングリーン（ICG）リンパ管蛍光造影

手技が容易で，高い解像度を有しており，アレルギー反応や薬剤による障害の程度が軽いなどの利点がある．一方で検査に専用の近赤外線カメラが必要であること，表層から 2 cm の浅層での観察にとどまり深部の情報は感知できないこと，注射部位に薬液の緑色が数週間残存することなどの欠点がある．そのため，皮下リンパ液の貯留パターンや浅層リンパ管の走行位置評価に対して用いられる．

4 ● CT，MRI

リンパ浮腫は通常，皮膚と皮下組織の筋膜上腔に限局しており，筋肉には認めない．CT または MRI ではこの特徴的な筋肉所見の欠如が観察できる．これによって他の浮腫性疾患との鑑別が容易となる．リンパ浮腫では，皮膚の肥厚とともに，筋膜上に蜂の巣状所見を認める．静脈性浮腫では筋膜上および筋膜下の両方に所見を認め，脂肪浮腫では液体を伴わない脂肪の蓄積がみられる．MRI はまた，リンパ節および腫大したリンパ管の同定，ならびに二次性リンパ浮腫におけるリンパ管閉塞のさまざまな潜在的原因の鑑別にも有用である．

5 ● 超音波検査（図 42-4）

筋膜上浮腫の観察や鑑別診断として深部静脈血

栓症の診断が容易である．

4 リンパ系の異常

A 外的損傷

多くは医原性，特に手術を契機としたものである．四肢末梢の損傷ではリンパ管の連続性が障害され，リンパ貯留（外傷後リンパ瘤），遠位の浮腫（リンパ浮腫）が起こる．患肢の挙上，圧迫包帯，抗菌薬投与を行う．リンパ瘤の場合は貯留液を吸引し，圧迫を行うが，再発した場合に穿刺吸引を繰り返すと感染を併発するリスクがあるため，外科的切除が必要となることもある．中枢リンパ管，すなわち胸管が損傷されると，部位によって乳び胸水や乳び腹水となる．肺や心臓手術後，食道手術後，腹部大動脈手術後などで起こる．まず脂肪制限食や絶食，完全静脈栄養などによりリンパ液の減少を図る．これと単純なドレナージで多くの場合は自然に閉鎖する．これが無効の場合に外科的な瘻孔閉鎖やリンパ管静脈吻合などが必要となることがある．

B 炎症

1 リンパ管炎，リンパ節炎

リンパ管・節炎は主に細菌による感染症である．

a 原因

連鎖球菌，ブドウ球菌などによる皮膚感染症やその他の感染症のあとに起こる．リンパ管炎は，皮膚や軟部組織の感染が悪化しているサインである可能性も考慮する必要がある．鼠径部のリンパ節炎では軟性下疳や梅毒の可能性も考慮する．全身性のリンパ節炎では伝染性単核球症や早期HIV感染といったウイルス感染の場合もある．また慢性リンパ節炎の原因として結核も鑑別診断にあがる．悪性疾患との鑑別も重要である．

b 症状
- 発熱と悪寒
- リンパ節の腫脹と圧痛：通常は肘，脇の下，鼠径部．
- 感染部位から脇の下または鼠径部にかけて赤い筋
- 患部の痛み

c 診察と検査

まずリンパ節の触診や皮膚の観察などの身体診察を行う．腫大したリンパ節の周囲に外傷がないかもチェックする必要がある．

患部の生検と培養によって炎症の原因が明らかになることもある．血液培養が必要となることもある．

d 治療

リンパ管炎は数時間以内に広がることがあり，すぐに治療を開始する必要がある（抗菌薬，鎮痛剤，抗炎症薬，局所の湿布など）．外科的に膿瘍の排出が必要な場合もある．

C リンパ浮腫

リンパ浮腫は，蛋白質を豊富に含む間質液が進行性に蓄積するさまざまな病態を指し，リンパ管機能の相対的障害の結果として生じる．リンパ管機能不全は，原発性または後天性（二次性）リンパ管欠損のいずれかに起因する．

1 病態生理

リンパ管機能の相対的障害の結果であり，例えばリンパの産生がリンパ管の最大輸送能力を上回れば，構造が解剖学的および機能的に正常であってもリンパ浮腫が生じる．逆に何らかの病的状態によりリンパの流れが悪くなってもリンパ浮腫は起こる．リンパ管の低形成や無形成，リンパ弁の機能不全や解剖学的欠如，あるいはリンパ収縮力の低下などがその原因となる．リンパ循環は間質液と蛋白質を血流に戻す役割を担っているため，リンパ液のうっ滞は細胞外腔に蛋白質と細胞代謝産物の蓄積を生じる．それに伴う組織コロイド浸透圧の上昇により，水分の蓄積と間質水圧の上昇が起こる．リンパ管輸送の障害は細胞外腔内にヒアルロン酸や他の糖蛋白質の蓄積をもたらす．続いて，マクロファージを含む単核球の蓄積とともに，罹患組織の線維芽細胞，ケラチノサイト，脂肪細胞の含量が二次的に増加する．最終的には，コラーゲンの沈着が増加し，典型的には皮膚および皮下組織における結合組織および脂肪組織の過剰増殖を伴い，その後皮下の線維化が進行する．

2 分類

標準的な臨床分類では，原因〔原発性（もともと

表 42-1 国際リンパ学会による病期分類

0期	リンパ液輸送が障害されているが，浮腫が明らかでない潜在性または無症候性の病態．
I期	比較的蛋白成分が多い組織間液が貯留しているが，まだ初期であり，四肢を上げることによりおさまる．
II期	四肢の挙上だけではほとんど組織の腫脹が改善しなくなり，圧痕がはっきりする．症状がひどくなると断端と組織線維化がみられ，圧痕がみられなくなる．
III期	圧痕がみられないリンパ液うっ滞性象皮症のほか，アカントーシス（表皮肥厚），脂肪沈着などの皮膚変化がみられるようになる．

リンパ管機能が弱くて生じるもの）か続発性（乳癌，子宮癌，卵巣癌，前立腺癌などの悪性腫瘍でリンパ節を切除したり，放射線治療でリンパ管が傷害されて生じるもの）か〕に基づいてリンパ浮腫を区別している．9割以上が続発性だが，原発性リンパ浮腫はさらに，遺伝（家族性か散発性か）および発症時期（先天性，早発性，晩発性）に基づいて分類される．アジアやアフリカなどの亜熱帯・熱帯諸国における続発性リンパ浮腫で最も多いのは寄生虫感染によるフィラリア症である．

また，病期分類としては国際リンパ学会の分類が広く普及している（表 42-1）．

3 ● 症状

症状としては，主に片側の上肢や下肢の浮腫，周径の増大，だるさや重さなどを自覚する．初期の頃は一般的に柔らかく，圧迫によって容易に変位し（圧痕性浮腫），四肢挙上によって改善する．長期にわたるリンパ浮腫では皮膚が厚く硬くなり，象の皮膚のようになった状態は象皮症と呼ばれている（図 42-5）．

4 ● 診断

進行した持続性リンパ浮腫のほとんどの症例では，特徴的な臨床症状，病歴，および身体所見により，ほぼ確実に診断が確定されるが，疾患の初期，特に浮腫が軽度または間欠的な場合は，診断の確定がより困難である．

a 病歴

家族歴で下腿の腫脹が陽性であれば，家族性リンパ浮腫の可能性がある．10歳代の少女に，原

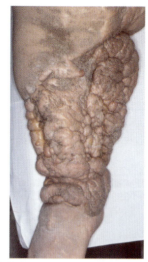

図 42-5 象皮症
リンパ浮腫が高度となり，象の皮膚のような外見となっている．

因が特定できない無痛性の下腿腫脹が生じた場合は，原発性リンパ浮腫を強く示唆する．下痢と体重減少の病歴は腸間膜リンパ管拡張症の手がかりであり，一方，皮膚の小水疱から乳白色の液体が断続的に排出される場合は乳びの逆流を示す．続発性リンパ浮腫の患者では，リンパ節郭清，放射線照射，腫瘍，外傷，感染などの既往歴を聴取する．熱帯諸国を旅行したことのある患者では，フィラリア症も疑われる．

b 身体診察

四肢リンパ浮腫は片側性であることが多い．リンパ浮腫に特徴的な皮膚弾力性の低下によって，指背，趾背などを指でつまんだときに皮膚が硬く，健常皮膚のように持ち上げられない Stemmer 徴候を認めることがある．

c 検査

リンパ管シンチグラフィ，ICGリンパ管蛍光造影，CT，MRI，超音波検査などによる客観的検査が有用である〔リンパ浮腫のCT，MRI，超音波検査に関しては前項「リンパ系の検査」（→691頁）参照〕．

5 ● 鑑別診断（図 42-6）

a 全身的原因

慢性四肢浮腫患者の評価では，まず全身性の原因を除外する必要がある．うっ血性心不全，慢性収縮性心膜炎，重度の三尖弁閉鎖不全などの心疾

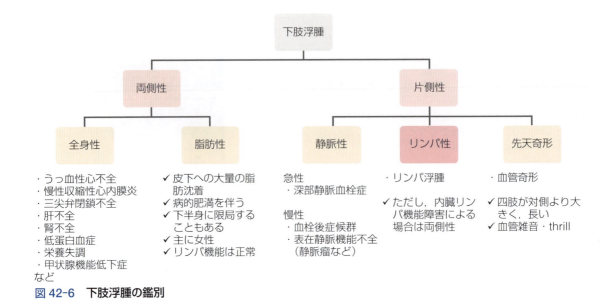

図 42-6 下肢浮腫の鑑別

患は，両側の下肢腫脹を引き起こす最も頻度の高い全身性の原因である．肝不全や腎不全，低蛋白血症，栄養失調，甲状腺機能低下症なども下腿腫脹の原因として考えられる．

b 静脈不全

四肢の局所的なむくみの原因のうち，慢性静脈不全はリンパ浮腫よりもはるかに一般的である．中枢側静脈閉塞の原因は通常，深部静脈血栓症または腫瘍や後腹膜線維症による静脈の外的圧迫である．リンパ浮腫が通常無痛であるのに対し，静脈高血圧症では，長時間の立位や一日の終わりに痛みや痙攣が生じる．深部静脈血栓症は急性発症することが多い．また静脈瘤，色素沈着，硬結，静脈潰瘍があれば静脈不全の診断は容易である．

c 血管奇形

先天性血管奇形患者では，リンパ浮腫との鑑別が困難なほど四肢が正常より大きくなることが多い．軟部組織や骨の肥大は間葉系の発育異常によって起こるが，先天性リンパ浮腫もこれらの患者にみられることがある．高シャント，高流量動静脈奇形の患者では，四肢が正常より大きく，しばしば長くなる．血管雑音および thrill が認められ，表在静脈は拡張し，しばしば拍動を認める．

d 脂肪性浮腫

皮下への多量の脂肪組織の沈着を特徴とする．患者のほとんどは病的な肥満である．一部の患者（主に女性）は，脂肪沈着が下半身に限局している．リンパシンチグラフィでは基本的に正常所見を示す．

6 予防ケアおよび治療

a 食事指導

塩分を控え，蛋白質を多く含む食事を心がける．肥満を防ぐことも重要である．

b 患肢挙上

c スキンケアと爪のケア

リンパ浮腫の皮膚は乾燥しやすく，バリア機能が低下し，易感染性となる．皮膚のひび割れや乾燥部位は細菌・真菌の感染経路となる．保湿剤を定期的に使用することで皮膚のひび割れを防ぐことができる．

d 運動

筋肉の収縮期にリンパはリンパ管を通ってリンパ節に押し出されるため，運動はリンパ浮腫による腫脹を減少させるのに役立つ．

e 用手的リンパドレナージ

皮膚に穏やかな圧力を加えて表在リンパ管を伸展させ，リンパ管の収縮と隔離を促進し，リンパの流れを助けうっ滞を解消させる．まず患肢（部）の中枢側の健常部をマッサージして，うっ滞したリンパを受け入れる準備をすることから始める．セラピストによる指導のあとに，本人・家族によ

る継続が必要である．

f 圧迫療法

弾性スリーブ（上肢）や弾性ストッキング（下肢），弾性包帯を用いて持続的に圧迫を行うことは非常に効果的である．圧迫圧はさまざまな強さのものがあるが，一般に下肢では 30～40 mmHg，上肢では 20～30 mmHg のものが推奨され，重症度によってより高圧のものを用いることもある．逆に末梢動脈疾患がある場合はより減圧する必要がある．

g 外科的治療

リンパ流出低下という根本的な問題が解決されない限り治療が困難な病態である．歴史的には過剰な線維組織や脂肪組織を切除する方法がとられたが，重篤な合併症も多く，現在ではほとんど行われない．侵襲の少ない方法として脂肪吸引が行われることがある．顕微鏡下手術の発達に伴い，わが国での外科的治療の主流はリンパ管静脈吻合である（図 42-7）．特に蜂窩織炎やリンパ管炎の既往がなく，発症後それほど時間の経過していない続発性リンパ浮腫で，保存的治療が奏効しない症例で候補となる．病期が進行してからはその有効性が低下する．ほかに，リンパ管移植術，リンパ節移植術，静脈間置術，リンパ管付き遊離組織片移植術などの報告もある．

D 腫瘍

1 ● リンパ管腫（リンパ管奇形）

胎生期のリンパ管発生・分化異常により生じる大小さまざまなリンパ濾胞の集まりを主体とした病変．多くの場合，病変の範囲拡大や離れた部位の新たな出現はない．血管病変を合併している場合もあり，診断・治療に注意を要する．生物学的には良性であるが，特に病変が大きく広範囲に広がるものは難治性で，機能面のみならず整容面からも患者の QOL は制限される．全身どこにでも発生しうるが，特に頭頸部や縦隔，腋窩，腹腔，後腹膜腔，四肢に好発する．内部の構造から単純性，嚢胞性，海綿状に分類される．治療方針はリンパ管腫の種類，部位によって異なるが，穿刺可能で周囲に危険な器官がない嚢胞性の場合にはまず硬化療法が適応となる．ただし多くの場合嚢胞性と海綿状の部分が混在しており，硬化療法だけでは完結せず，外科的切除術が必要となることが

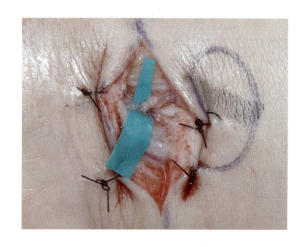

図 42-7　リンパ管静脈吻合

ある．また正常組織内に浸潤性に広がっていることも多く，完全切除は困難なことも多い．

2 ● リンパ管肉腫

慢性リンパ浮腫の結果として発生する二次性の悪性腫瘍．通常，重度かつ遷延する浮腫を有する患者にみられ，悪性腫瘍（特に乳癌）切除後の患者（Stewart-Treves 症候群），あるいは原発性リンパ浮腫，慢性フィラリア性リンパ浮腫で発生する．腫瘍はリンパ管ではなく，リンパ浮腫を伴う患肢の血管内皮細胞に発生する．そのため臨床的にも組織学的にも血管肉腫との鑑別は困難である．最初は斑状または丘疹状の紅紫色の皮膚病変として出現し，多くは多発する．皮下結節を伴うこともある．頻度は稀で，リンパ浮腫患者の 1% 以下と報告されている．進行は早く，予後不良な疾患であり，外科的切除，放射線治療などが行われる．

E 乳びうっ滞（逆流）

リンパ液が腸の外（例えば四肢）に由来する場合，一般にほぼ無色透明であるが，腸から生じたリンパ液は，カイロミクロンの形をしたコレステロールおよび長鎖脂肪酸を多く含み，乳白色であ

る．腸間膜乳び管，乳び槽，および胸管の機能障害は直接，乳び胸，乳び腹水，乳び尿，および蛋白漏出性胃腸症(腸リンパ管拡張症)の原因となる．悪性腫瘍(リンパ腫など)または外的損傷(多くは医原性)によって発生することもあれば，先天性リンパ管拡張症など原発性のこともある．

保存的治療は，高蛋白および中鎖脂肪酸食，場合により絶食および完全静脈栄養によって，リンパ液の産生を減少させることを目的とする．これらの患者ではリンパ球や重要な免疫グロブリンも喪失するため，蛋白質やカルシウムを補充することも重要である．同時に乳び胸，乳び腹水に対しては穿刺・ドレナージを行う．上記保存的治療が奏効しない場合に外科的治療を考慮する．高脂肪食のあとに開胸・開腹，あるいは胸腔鏡・腹腔鏡により漏出部の検索を行う．漏出部の閉鎖，胸管の結紮，拡張リンパ管の結紮・切除などを行う．蛋白漏出性胃腸症を合併し，小腸の一部に病変が限局している場合にはその腸管を切除する．

第43章 小児外科

小児外科(pediatric surgery)とは，小児期にみられる外科的疾患を扱う領域であり，一般に国内では15歳以下を対象とする．欧米では18歳以上を成人として，18歳未満を小児としている場合が多い．成人と異なり先天異常を原因とするものが多い．

1 小児の生理学的特徴

1 ● 新生児期

新生児期とは生後30日までを指し，出生時体重2,500 g未満を低出生体重児，1,500 g未満を極低出生体重児，1,000 g未満を超低出生体重児と呼ぶ．また，在胎週数から37週未満に出生した児を早期産児，37週以上42週未満を正期産児，42週以上を過期産児と分類している．

出生後，呼吸開始に伴い肺動脈圧は急激に低下し，動脈管・卵円孔が閉鎖して胎児循環を終了する．呼吸は腹式呼吸であり，呼吸数も30〜40回/minと速い．出生直後，体重は一時減少するが(生理的体重減少)，生後7〜10日で出生体重に回復する．

肺高血圧状態のため，胎児期にみられる動脈管を介する右-左短絡が続く病態を，新生児遷延性肺高血圧症(persistent pulmonary hypertension of the newborn：PPHN)という．この病態は重症仮死，先天性横隔膜ヘルニア(Bochdalek孔ヘルニア)などで出現しやすく，治療に難渋する．

2 ● 乳児期以降

生後12か月頃までに離乳を完了するが，この時期の成長は著しく，身長は1年で出生時の約1.5倍，体重は3〜4か月で約2倍，1年で約3倍となる．胸郭の発達とともに呼吸は腹式から胸式に徐々に移行し，新生児期には未熟であった腎機能も1〜3歳で成人とほぼ同様となる．5歳までには排便，排尿も自立する．

2 小児の輸液管理

1 ● 小児の体液生理の特徴

出生時，全体液量は体重の75〜80%を占めており，幼児期には60%まで低下して成人値に近づく．出生時は細胞外液量と細胞内液量はほぼ均衡しそれぞれ40%であるが，細胞外液量は2歳頃には20%まで低下する．小児は基礎代謝熱量が成人に比べて大きく(乳児で成人の約2倍)，不感蒸泄量も成人の約2倍である．したがって体重あたりの水分必要量は成人の約3〜4倍となる(表43-1)．

2 ● 輸液管理

- 維持輸液：生体が生理的に正常に維持されていくのに必要な水分と電解質を投与する．小児は不感蒸泄量が成人に比し多く，保育環境や病態によっても異なる．小児の維持輸液の水分・電解質量は，表43-1に示すとおりである．
- 欠乏輸液：輸液開始前に存在する水分・電解質欠乏の補正を目的として行う．欠乏水分量の評価は発病前後の体重減少量から行うか，もしくは尿量や皮膚ツルゴール低下，大泉門陥凹などの理学的所見から判定する．
- 補正輸液：嘔吐，下痢，胃管やイレウス管からの排液(胃液・腸液)，ドレーンからの排液(腹水・胸水)などの体液の異常喪失に対して，水分や電解質を投与して補正する(表43-2)．通常，喪失液を数時間ごとに集計し，その電解質組成に近似する電解質液を用いて補充する．

表43-1　維持輸液

		新生児		乳児	幼児	学童	思春期以降
		低出生体重児	成熟児				
水分 (mL/kg/day)		60〜70	80〜100	100〜120	80〜100	60〜80	30〜60
電解質 (mEq/kg/day)	Na	2〜4	2〜4	3〜4	3〜4	3〜4	3〜4
	K	0〜1	1〜2	2〜4	2〜4	2〜4	2〜4
	Cl	2〜4	2〜4	3〜4	3〜4	3〜4	3〜4

表43-2　喪失液の電解質組成(mEq/L)

	Na^+	K^+	Cl^-
胃液	20〜80	5〜20	100〜150
膵液	120〜140	5〜15	90〜120
胆汁	120〜140	5〜15	80〜120
腸液	45〜135	3〜15	20〜115
下痢	10〜90	10〜80	10〜110

❸ 小児の周術期管理

1 ● 術前管理

- **併存疾患のない患児に対する待期手術**：鼠径ヘルニア手術に代表される待期手術例の多くは，通常健康な日常生活を過ごしており，術前一般検査以外の特別な検査は不要である．

- **緊急疾患患児に対する手術**：バイタルサインを確認し，緊急手術に必要最低限な検査を速やかに実施するとともに，併存する呼吸困難，出血，脱水，電解質異常，ショック，低体温などに対する治療を開始する．呼吸困難に対しては酸素吸入を行い，場合によっては気管挿管・人工換気も実施する．出血・脱水に関しては，静脈ルートを確保して輸液・輸血を行う．電解質異常がある場合には，できるだけ術前に補正しておく．

2 ● 術中管理

　新生児は移送中の体温低下を避けるために，保育器で手術室に入室させる．また，手術室の室温を約30℃まで上げておき，ラジアントウォーマーなどによる輻射熱で加温するとともに，頭部・四肢の被覆も併用する．

3 ● 術後管理

- **呼吸管理**：術後は口腔と咽頭を吸引して分泌物を除去する．小児は頭や舌が大きいので，気道確保のために背部に枕を挿入し，側臥位にすることも気道確保のためには有用である．新生児や乳児には保育器で酸素投与を行う．
通常の人工呼吸器管理でガス交換が十分に行われない場合は，生理的な死腔量よりも少ない換気量と頻回の呼吸回数で換気する高頻度振動換気法(high frequency oscillatory ventilation：HFOV)や体外膜型人工肺(extra-corporeal membrane oxygenation：ECMO)による呼吸管理を行う．また，肺高血圧症のある患児の呼吸管理には，選択的肺血管拡張作用のある一酸化窒素(NO)吸入療法も行われる．

- **輸液・栄養管理**：術後の輸液は維持輸液と手術に伴い喪失した体液を補う補正輸液を合わせたものが基本となる．1週間以上経口摂取が不可能な例，経口摂取が不足する例，消化吸収障害がある例などに対しては，中心静脈カテーテルを留置して高カロリー輸液を行う．

- **疼痛管理**：術後は鎮痛薬を用いた十分な疼痛コントロールを行う．

- **感染防止**：新生児は感染防御機構が未熟であるため易感染性であり，しかも敗血症に移行するなど重症化しやすいので注意を要する．

❹ 栄養管理

　発育過程にある小児の栄養管理は，成人に比しはるかに重要な意味をもっている．栄養補給法は経腸栄養と非経腸栄養(静脈栄養)に大別することができる．必要熱量・蛋白量は年齢により異なる．

1 ● 経腸栄養

　経口投与が生理的であるが，不可能な場合には経鼻胃管，胃瘻・腸瘻などからミルク，食餌，経

腸栄養剤などを投与する．

2 ● 非経腸栄養（静脈栄養）

経腸栄養が不能なもの，あるいは経腸栄養で不足する場合，あるいは回復が遅延するものに対して行う．

- **中心静脈栄養法**：15〜20％の高張ブドウ糖液を主体とする高カロリー輸液用電解質液と小児用アミノ酸製剤に総合ビタミン剤，微量元素製剤を加えて輸液する．脂肪乳剤の投与も併用する．合併症として，血栓形成，カテーテル関連血流感染症および敗血症，肝機能障害，必須脂肪酸欠乏，微量元素欠乏などがある．
- **末梢静脈栄養**：静脈栄養が比較的短期の症例，中心静脈栄養の導入前，中心静脈栄養が困難な症例などに行う．高張液は静脈炎を併発するので，10％ブドウ糖液，アミノ酸1〜1.5％濃度が上限である．

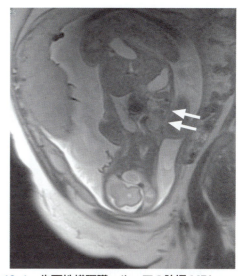

図43-1　先天性横隔膜ヘルニアの胎児MRI
胎児の腹腔内臓器（腸管）の胸腔内への脱出（矢印）を認める．

5 出生前診断

妊娠中の超音波・MRI検査などによって多くの胎児異常が診断可能となった．出生前診断により小児外科のある施設への母体搬送，計画分娩，出生後の速やかな外科治療が可能となり，新生児外科疾患の成績向上に寄与している．出生前診断可能な外科的疾患としては，水頭症，脊髄髄膜瘤，心奇形，先天性横隔膜ヘルニア（図43-1），囊胞性肺疾患，食道閉鎖，腸閉鎖，胎便性腹膜炎，臍帯ヘルニア，腹壁破裂，先天性胆道拡張症，胆道閉鎖症，水腎症，囊胞性腎疾患，卵巣囊腫，仙尾部奇形腫などがある．

出生直後に気道閉塞が予想される症例では，臍帯循環を維持したまま気管挿管や気管切開により気道を確保する分娩時胎盤循環持続下治療（ex utero intrapartum treatment：EXIT）が行われる．また，国内でも出生前診断により先天性横隔膜ヘルニアに対する胎児鏡下気管閉塞術（fetal endoscopic tracheal occlusion：FETO）や破裂性脊髄髄膜瘤に対する胎児治療も試みられている．

6 内視鏡外科手術，ロボット支援手術

小児外科領域においても，胸腔鏡，腹腔鏡，後腹膜鏡，膀胱鏡を利用した内視鏡外科手術が普及している．開胸・開腹手術に比較して術創が目立たず，低侵襲で術後の回復が早く，術後の癒着も少ない点が優れている．内視鏡外科手術の器具も小児に使用可能な細径のものが導入されている．また小児に対するロボット支援手術も先天性胆道拡張症や水腎症，縦隔腫瘍などに対して施行され，良好な成績が報告されている．

A 顔面，頸部

1 正中頸囊胞，正中頸瘻（甲状舌管囊胞，甲状舌管瘻）
median cervical cyst, median cervical fistula

甲状腺は胎生3週頃に舌根部に出現し，舌骨前面，気管前面へと移動する．その際，舌根部と甲状腺原基の間に形成される瘻管が甲状舌管であり，胎生7週頃までには消退する．この甲状舌管が遺残したものが正中頸囊胞・正中頸瘻（甲状舌管囊胞，甲状舌管瘻）である．

前頸部正中に小豆大〜胡桃大の腫瘤として触知される（図43-2）．感染を合併すると自壊し，膿性の排液を認めることもある．腫大した頸部リン

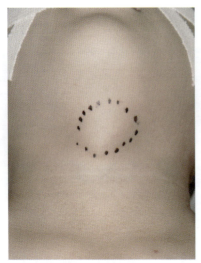

図43-2　正中頸嚢胞の術前所見
頸部正中に可動性のない嚢胞性腫瘤を認める（点線）．

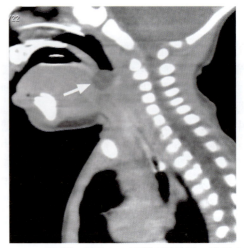

図43-3　舌根部に発生した甲状舌管嚢胞の造影CT
気道を閉塞するかたちで発生しており（矢印），呼吸障害を呈することがある．

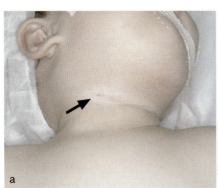
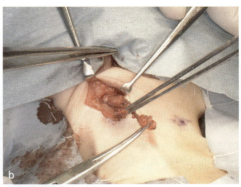

図43-4　第2鰓裂由来の側頸瘻の開口部と摘出手術
a：胸鎖乳突筋前縁の下1/3と扁桃窩を結ぶ線上に瘻孔が開口（矢印）している．
b：瘻管の完全摘出

パ節，異所性甲状腺，類皮嚢胞などとの鑑別を要する．

　感染併発時は抗菌薬投与を行い，時に切開排膿を要する．術前に超音波，甲状腺シンチグラフィを行い，異所性甲状腺の有無を確認しておく．炎症消退後に行う根治術の際には，嚢胞はあくまでも顕在化した甲状舌管の一部分であることから嚢胞を切除するのみでは再発率が高く，上皮組織の侵入している舌骨中央1/3を含め，そのさらに近位側（5 mm程度）までの完全切除（Sistrunk手術）を要する．舌根部に発生する甲状舌管嚢胞は，新生児期から乳児期に呼吸障害で発生することがあるので注意を要する（図43-3）．また慢性炎症を繰り返した成人例での発癌報告もある．

2　側頸嚢胞，側頸瘻（鰓原性嚢胞，鰓原性瘻）

lateral cervical cyst, lateral cervical fistula

　胎生4週頃から発生する鰓性組織の遺残であり第2鰓裂由来のものが多い．第1鰓裂由来のものでは下顎骨下縁と外耳道を結ぶ線上に，第2鰓裂由来のものは胸鎖乳突筋前縁の下1/3と扁桃窩を結ぶ線上に瘻孔・嚢胞が形成される（図43-4）．

　胸鎖乳突筋前縁に沿って走行する瘻孔や嚢胞と

して認められる．感染を合併していなければ無痛性であることが多い．第1鰓裂由来のものでは外耳道に開口し，耳漏を主症状とし，慢性外耳炎・中耳炎として治療されていることもある．難治性の外耳炎や中耳炎を認める場合には，MRIなどの画像検査が有用である．

手術は瘻孔または囊胞の全摘出を行う（図43-4）．感染例では感染の消退を待ち施行する．第1鰓裂由来の場合，顔面神経麻痺を起こさないよう注意が必要である．また，第2鰓裂由来のものは瘻孔が長く，開口部切開の頭側に横切開を追加する（stepladder incision）場合がある．

3 梨状窩瘻 pyriform sinus fistula

第3または第4鰓裂に由来し，下咽頭下端梨状窩から甲状腺上極に達する瘻管である．左側に多い．

新生児期に囊胞状に腫大して気管を圧迫し，呼吸困難，チアノーゼを呈する場合と，幼児期に甲状腺部に一致する有痛性の腫脹，腫瘤として発症する場合がある．感染により急性化膿性甲状腺炎の原因となる．甲状腺シンチグラフィでは患側上極の欠損像を認めることが多い．瘻孔を確認するためにCT，MRI，咽頭造影検査や内視鏡検査が行われる．摘出術の際には経口的に内視鏡を挿入し，梨状窩への色素注入，または梨状窩の瘻孔開口部にガイドワイヤーを挿入すると有用である．

B 気管・気管支，肺，縦隔，胸壁

1 声門下狭窄症 subglottic stenosis

声門直下から輪状軟骨の下縁までを声門下腔といい，内腔の閉塞をきたす疾患が発生しやすい．輪状軟骨の形成異常による先天性声門下狭窄症，後天性声門下狭窄症には気管内チューブによる外傷性狭窄の発生頻度が高い．前者では出生直後から呼吸困難をきたすこともある．後者は気管内チューブを抜去すると呼吸困難が出現するいわゆる抜管困難症となって現れる．気管支鏡またはCTにより診断され，治療には，喉頭気管形成術などが行われる（図43-5）．

2 気管狭窄症 tracheal stenosis

先天性気管狭窄症では，狭窄部の気管に膜様部が欠如し気管壁全周を軟骨が取り囲んでいる．気管支の分岐異常を合併し，約半数に先天性心疾患や肺動脈による血管輪を合併する．後天性の気管狭窄症は，鈍的胸部外傷，気管内チューブによる外傷，気道熱傷，薬剤誤嚥などに続発する．呼吸困難，喘鳴，チアノーゼ，反復する肺炎などが症状となる．胸部単純X線，CT，気管支鏡により診断する．治療はスライド気管形成術（sliding tracheoplasty）が行われることが多いが，病型に

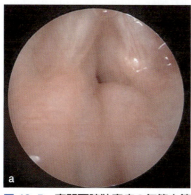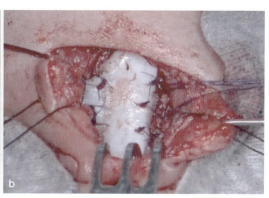

図43-5 声門下腔狭窄症の気管支鏡所見と喉頭気管形成術
a：気管支鏡検査で声門下に90％以上の狭窄を認める．
b：肋軟骨グラフトを用いた喉頭気管形成術．

よりレーザー焼灼，バルーン拡張が選択される．

③ 気管・気管支軟化症
tracheomalacia, bronchomalacia

気管・気管支軟骨の形成異常により，膜様部が広く気管軟骨が軟らかいために気管内腔がつぶれて閉塞するものと，大血管などの圧迫が原因で閉塞する場合がある．新生児期や乳児期からの喘鳴，換気不全，反復する肺炎などが主症状で，気管挿管や気管切開下に気道内圧を高く保つ保存的治療がまず選択される．近年では，非侵襲的陽圧換気(non-invasive positive pressure ventilation：NPPV)も選択肢となっている．多くは成長に伴い軽快するが，改善を認めない場合は，大動脈吊り上げ術や気管外ステント術，膜様部の後方気管固定術などが行われる．

④ 先天性嚢胞性肺疾患
congenital cystic lung disease

胎生期における肺・気道系の形成異常が原因と考えられる先天性肺気道奇形(congenital pulmonary airway malformation：CPAM)，気管支閉鎖(bronchial atresia：BA)，副肺芽(accessory lung bud)の異常による肺分画症，気管支原性嚢胞などがある．

1 ● 先天性肺気道奇形（CPAM）
終末細気管支の増生と腺腫様構造を特徴とし，気道と交通した多胞性嚢胞を形成する．肉眼と病理所見により0型から4型に分類されている(Stocker新分類，表43-3)．新生児期に呼吸障害を呈することが多いが，無症状で経過し肺炎で発症する場合もある．近年，胎児超音波やMRIで診断される症例が増えている．病巣を含む肺葉切除術が適応となり，開胸手術だけでなく胸腔鏡手術での肺切除も行われるようになっている．

2 ● 気管支閉鎖（BA）
気管支閉鎖症は左上葉で多くみられ，葉気管支，区域気管支，亜区域気管支の内腔もしくは分岐における閉塞・狭窄で生じる．閉塞部から末梢の分泌物が狭窄部を通過できず，粘液栓子や粘液

表43-3 Stocker新分類

分類	発生部位	嚢胞形状	予後
0型	縦隔，肺部門	異常気管支，肺芽組織	×不良
1型	肺実質	2〜10 cm以上 (単〜多房) 線毛(+)，粘液腺(+)，軟骨(+)	○良好
2型	肺実質	0.5〜2 cm 線毛(+)，粘液腺(−)，軟骨(−)	○良好
3型	肺実質	0.5 cm以下 線毛(±)	×不良
4型	末梢肺実質，胸膜下	肺胞，間質	○良好

嚢胞を形成することがある．末梢の肺区域には側副路を通じ空気が流入し，過膨張を生じる．そのため胸部X線およびCTでは，肺門側の気道分枝に一致する肺内腫瘤影を認め，その末梢側では肺野の透過性亢進像を特徴とする(図43-6)．

多くは無症状だが，感染を伴うと腫瘤影はair fluid levelを伴い，肺化膿症との鑑別が必要となる．感染を繰り返す例では外科的切除を検討する必要がある．

3 ● 気管支性嚢胞 bronchial cyst
肺芽から肺葉が発生する過程での区域気管支以下の狭窄が原因で，狭窄部位の末梢気管支が拡張し単房性嚢胞となる．嚢胞が原因の呼吸障害や感染により発症する．肺葉切除術，区域切除術，嚢胞部分切除術と気管支結紮遮断術などが行われる．

4 ● 肺分画症 pulmonary sequestration
副肺芽が肺へ向かって分化し，正常な気管支肺胞系とは全く関連のない肺組織が，肺葉内(肺内型 intralobar type)や肺葉外(肺外型 extralobar type)に存在するものである．大動脈系の異常動脈により栄養される．胎児超音波，MRI検査で発見されることもある(図43-7)．通常，乳児期以降の感染を契機にX線検査で発見される．CTやMRIにて異常動脈が確認されれば確定診断される．治療は肺内型では肺葉切除術，肺外型では分画肺切除術である．胸腔鏡下肺葉切除術・分画肺切除術も施行されている．

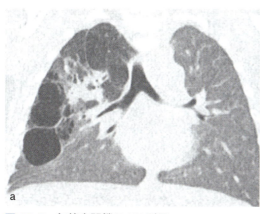
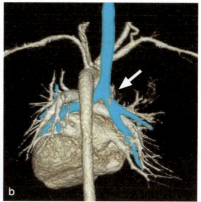

図 43-6　気管支閉鎖のCT所見
a：右肺上葉の気管支閉鎖で末梢肺の過膨張を生じている．
b：3DCTで右肺上葉気管支の途絶を認める（矢印：背側からのビュー）．

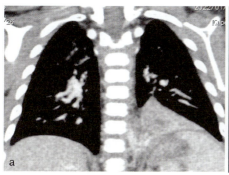
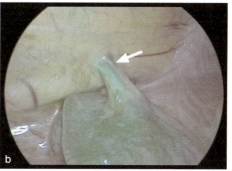

図 43-7　左肺葉外肺分画症CT像と手術所見
a：左横隔膜上に肺葉外肺分画症の分画肺を認める．
b：胸腔鏡手術における手術所見．ICG（インドシアニングリーン）を用いることで大動脈から分画肺に流入する異常血管（矢印）を確認できる．

5 ● 気管支原性囊胞 bronchogenic cyst

余剰な副肺芽が気管に向かって分化し，単房性囊胞となる．気管や気管支に接した上中縦隔に多く，気道の圧迫による症状を呈するものと，肺実質内に存在し感染を併発する場合がある．縦隔内のものは囊胞切除術，肺内のものは肺葉切除術や区域切除術を行う．時に異所性に横隔膜下の腹腔内に発生することもある．

5 ● 肺葉性肺気腫 lobar emphysema

肺葉の過膨張を呈する気腫性病変であり，乳児期前半までに発症する．上・中葉に多い．気管支軟骨の異常（内因性）や動脈管・肺動脈の圧迫（外因性）による葉気管支のチェックバルブ機構が原因である．著明な呼吸障害を呈する．外因性で原因が確定できればその処置を行うが，そのほかの場合は肺葉切除術を行う．

6 ● 気胸，膿胸

1 ● 気胸 pneumothorax

小児では分娩時の啼泣蘇生処置，人工陽圧換気中に発生することが多い．症状としてはチアノーゼや呼吸障害を生じる．年長児のブラ（bulla）の破裂による場合は，胸腔穿刺ドレナージの後に胸腔鏡下ブラ切除術を行う．緊張性気胸では，緊急で胸腔穿刺ドレナージを行う必要があり，その後

持続的吸引脱気を行う.

2 ● 膿胸 pyothorax

主にブドウ球菌を起炎菌として乳幼児に発生する. 膿瘍腔の胸膜が破れ膿胸を起こすことが多い. 持続ドレナージと抗菌薬投与を行う.

7 縦隔腫瘍 mediastinal tumor

1 ● 特徴

縦隔腫瘍においては発生部位と年齢が診断上重要な因子となる. 前縦隔には悪性リンパ腫, 奇形腫, 胸腺腫が, 中縦隔には悪性リンパ腫, 気管原性嚢胞が, 後縦隔には神経原性腫瘍, 消化管嚢胞（腸管重複症）が好発する. また年齢別にみると, 乳児や年少児には神経芽腫, 奇形腫, リンパ管腫などが多いが, 年長児では悪性リンパ腫や良性神経原性腫瘍（神経節腫など）が多い.

2 ● 症状

一般に胸郭が小さく, 気管・気管支が脆弱な乳児や年少児では腫瘍の圧迫による呼吸器症状（呼吸困難, 咳嗽, 発熱, 喘鳴など）を呈することが多い. 一方, 年長児では症状が軽度か無症状で偶然発見されるものが多い. 神経原性腫瘍では脊髄圧迫症状や Horner（ホルネル）症候群で発症するものもある.

3 ● 治療

悪性リンパ腫に対しては, 病理組織検査の目的で穿刺あるいは小開胸より生検が行われるが, ステロイド療法を含めた化学療法が著効するため, 外科的腫瘍摘出術の適応にはならない. その他の腫瘍に対しては, 原則的に外科的腫瘍摘出術を行う. 集学的な治療をスムーズに行う目的で, CT ガイド下生検や胸腔鏡手術による生検なども考慮される. ただし前縦隔に存在する巨大な腫瘍の場合には全身麻酔導入の際に腫瘍で気管が圧迫され換気不全に陥ることがあるため, 体外循環をバックアップするなどの準備が必要となる場合がある.

C 食道

1 先天性食道閉鎖症
congenital esophageal atresia

1 ● 発生・疫学

食道は胎生 5〜7 週に前腸に気管食道中隔が形成されることにより腹側の気管と背側の食道に分離し形成される. 本症はこの分離過程の異常により発生すると考えられており, 90% 以上の症例で気管食道瘻を伴う. 頻度は 3,000〜5,000 出生に 1 例程度で, 1.4：1 で男児に多い. 合併する VA (C) TER (L)連合 (vertebral defect, anal atresia, cardiac malformation, tracheo-esophageal fistula, renal dysplasia, radial limb anomalies) と呼ばれる脊椎, 直腸肛門奇形, 心奇形などの多発奇形を認める場合もある.

2 ● 病型分類

最も一般的な病型分類は Gross 分類で, 上下盲端と気管食道瘻との関係で A〜E 型に分類される（図 43-8）. 閉鎖部の上部食道は盲端で, 下部盲端部は気管食道瘻を形成している C 型が 90% 弱, 上下とも盲端で気管食道瘻のない A 型が約 10% で, この 2 型がほとんどを占める. 上下食道盲端間距離の長いものを long gap と呼ぶが, 基準はさまざまである.

3 ● 症状

出生後は泡沫状の分泌物, 唾液を吐き, チアノーゼ, 陥没呼吸等の呼吸不全症状を認める. C 型では胃内への空気流入により腹部膨満をきたす. E 型は繰り返す肺炎などにより乳児期に発見されることが多い.

4 ● 検査・診断

胸部単純 X 線検査で, 上部盲端での胃管の反転（coil-up サイン）, 胃泡の存在有無などで病型とともに診断される（図 43-9）. 予後と関連の強い心疾患の有無を確認する.

胎児エコーで羊水過多と胃泡の欠如, 嚥下時の上部食道盲端部の拡張を認め, 約半数は出生前診断される.

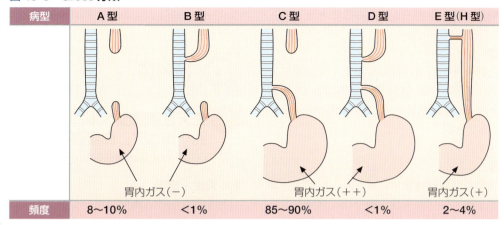

図 43-8　Gross 分類

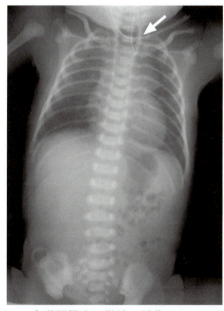

図 43-9　食道閉鎖症の単純 X 線像における胃管の coil-up サイン

5 ● 治療

診断後は，上部盲端に貯留する唾液を吸引して誤嚥を予防しつつ根治術に向けて呼吸・循環状態を整える．可及的速やかな外科的処置が必要である．根治術は食道気管瘻の切離と上下食道断端の縫合である．食道へのアプローチには，開胸と壁側胸膜を剝離して食道に到達する胸膜外アプローチがある．出生後，合併奇形や全身状態の程度により手術リスクを下げたい場合や食道の上下盲端の距離が長く端々吻合ができない場合(long-gap)

には，初回の緊急手術として胃瘻造設と，腹部食道結紮もしくは気管食道瘻離断のみを行い，二期的に根治術を施行する．long-gap に対しては回腸・結腸間置術や，種々の食道延長術の後の根治的吻合が行われる．胸腔鏡手術も増えている．

6 ● 予後

生存率は非常に向上し，全体としては約9割が生存する．予後は出生体重と重症心疾患の有無が大きく関連する(Spitz のリスク分類)．

術後早期には縫合不全，気管軟化症などが，長期的には食道吻合部狭窄，胃食道逆流症などが問題となり治療を要する．吻合部狭窄に対しては，数回のバルーン拡張術にて多くは軽快する．

❷ 先天性食道狭窄症
congenital esophageal stenosis

1 ● 発生・疫学

本疾患は 25,000 出生に 1 人程度ときわめて稀である．食道閉鎖症との合併が比較的多い．

2 ● 病型分類

狭窄には膜様狭窄型，筋線維肥厚型，気管原基迷入型の3つの型がある．狭窄部位は中部～下部に多い．

3 ● 症状

本症では液体は狭窄部を通過するため，乳児期前半には発見されることは珍しく，離乳食開始と

ともに嘔吐を認めるようになり初めて診断される．呼吸器感染，発育不良を認めることもある．

4 ● 検査

食道造影検査，食道内視鏡検査により狭窄部を診断する．造影では，筋線維肥厚型では tapered narrowing，気管原基迷入型では abrupt narrowing が特徴である．

5 ● 治療

膜様狭窄や筋線維性狭窄にはバルーン拡張術が有効であるが，気管原基迷入型では，バルーン拡張は無効で，狭窄部の切除端々吻合や粘膜を残しての筋層部切除が行われる．

③ 食道アカラシア
esophageal achalasia, or achalasia

1 ● 発生・疫学

下部食道括約筋(lower esophageal sphincter：LES)の弛緩障害により食道の通過障害と拡張をきたす疾患である．10万人に1～2名といわれ，学童期以降の発症が多いが，成因は不明である．

2 ● 病型分類

食道造影検査により，紡錘型，フラスコ型，S字型に分類される．

3 ● 症状

食後，胸のつかえ感があり，ひどい場合は吐き気や嘔吐を伴い，体重増加不良に至る．

4 ● 検査と診断

胸部単純X線検査にて鏡面形成を伴う食道拡張像を認める．上部消化管内視鏡検査(食道の拡張や液体，食物の貯留)，食道造影検査，(高解像度)食道内圧検査において ① LES 定常圧高値，② LES 弛緩不全，③ 食道一次蠕動波の消失を認めると確定診断される．

5 ● 治療

カルシウム拮抗薬および亜硝酸製剤の内服，ボツリヌス毒素局注，食道アカラシアバルーン拡張術，筋層を切開し噴門形成をする Heller-Dor 法，最近増えている経口内視鏡下筋層切開術(per-oral endoscopic myotomy：POEM)がある．

D 横隔膜

① 先天性横隔膜ヘルニア(Bochdalek孔ヘルニア，胸腹裂孔ヘルニア)
congenital diaphragmatic hernia

1 ● 発生・疫学

胎生期に胸腔と腹腔は単一であるが，横隔膜の形成により分離する．形成不全があると横隔膜欠損部がヘルニア門となり腹腔内臓器が胸腔側へ突出する．特に背側外側部の欠損部は Bochdalek 孔と呼ばれ最も多い．孔の大きさはさまざまで，縦隔側までほぼ横隔膜の形成が認められないような大きなものがある一方，スリット状の狭い孔のため出生前には脱出を認めず，出生後のある時期に腹圧が上がって初めて臓器が脱出して発症することもある．出生前に臓器脱出があるとその量に応じた肺の低形成を認める．2,000～5,000 出生に 1 人の発生率とされる．

2 ● 病型分類

横隔膜ヘルニアはヘルニア門の位置により Morgagni 孔ヘルニア，Larrey 孔ヘルニア，食道裂孔ヘルニアがあるが，肺低形成を生じ生命予後に大きな影響を与えるのは Bochdalek 孔ヘルニアである．

3 ● 症状

出生直後に蘇生に反応せず死亡する重症例から，新生児期を無症状で過ごす軽症例まで非常に幅広い．病態と症状は，腹腔内臓器の胸腔内脱出による肺圧迫により生じる肺低形成と，低形成肺により生ずる新生児遷延性肺高血圧の程度に依存している．重症例では生直後から著明な呼吸不全・循環不全により，チアノーゼ，徐脈，無呼吸などを呈し，蘇生処置を要する．出生直後に蘇生を要さない場合でも，大多数(約90%)は生後24時間以内に呼吸困難症状を発症する．

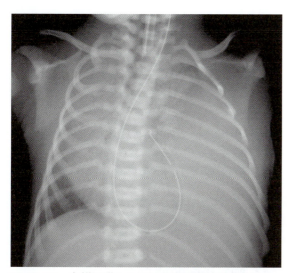

図43-10　左横隔膜ヘルニアの胸部単純X線像
胸腔内に挙上した胃内に胃管を認める．
縦隔は右側へ圧排され，左胸腔内は上部のみに気管支陰影を認める．

4● 検査・診断
　胸腹部単純X線検査にて消化管ガスが胸腔内に認められる．胸腔内に脱出した胃内に胃管の先端を認める．縦隔は右側へ圧排され，左胸腔内は上部のみに気管支陰影を認める（図43-10）．聴診では胸部に腸蠕動音を聴取することもある（特に遅発性発症例）．心エコーによる心・血管異常と血行動態の評価が重要である．

5● 治療
　本症は手術による横隔膜の修復が必要である．一般的に出生直後から呼吸・循環管理を始める．肺損傷を避けるためのgentle ventilationとしてHFOモードでの人工呼吸をしつつ，肺血管拡張薬としてのNO吸入，循環作動薬などにて安定化を図る．状態の安定化を確認してから根治術を行う．脱出臓器を胸腔から脱転させたあと，横隔膜の修復を行う．横隔膜の欠損孔が小さければ直接縫合閉鎖，大きければ人工布を用いてパッチ閉鎖を行う．
　経腹アプローチもしくは胸腔鏡下根治術が選択されることが多い．経過中，体外膜型人工肺（ECMO）を用いることもある．

6● 予後
　全体の生存率は80%程度であるが，急性期を乗り越えれば予後はよい．慢性呼吸障害，胃食道逆流症，成長障害，精神発達障害，聴力障害，腸閉塞の合併症がある．

❷ 横隔膜挙上症，横隔膜弛緩症
eventration of the diaphragm

1● 発生・疫学
　横隔膜の筋性部の形成不全や横隔神経麻痺により横隔膜が弛緩挙上した状態となっている疾患．分娩外傷や心臓手術後の横隔神経損傷によるものが多い．

2● 症状
　胸腔容積の減少により無気肺や，換気不全による頻呼吸などの呼吸症状を呈する．

3● 検査
　X線透視検査では吸気時に患側の横隔膜が挙上する奇異性運動を呈する．

4● 治療
　外科的に横隔膜を折りたたみ縫縮する．術後，横隔膜の動きは得られないが，挙上が改善し，胸腔容積が増加する．

❸ 食道裂孔ヘルニア hiatal hernia

1● 発生・疫学
　横隔膜の食道裂孔から腹部臓器が縦隔内へ脱出する．

2● 病型分類
　胃食道接合部が脱出する滑脱型，胃底部が食道脇から脱出する傍食道型，そして両者の混在型がある．

3● 症状
　胃・食道接合部の逆流防止機能が不十分なため胃食道逆流症がみられることが多い．

4 ● 治療

根治的には外科的治療を行う．噴門形成術として，左右の横隔膜脚を縫縮し食道裂孔を狭めるとともに逆流防止術を行う．

E 胃

1 胃食道逆流症
gastroesophageal reflux disease

1 ● 発生・疫学

嘔吐は生理的現象であるが，病的に胃内容が食道へ逆流する病態を胃食道逆流症という．下部食道括約筋（LES）の未発達や弛緩が原因となる．乳児期には自然に改善することが多い．

2 ● 症状

頻回の嘔吐，吐血，哺乳不良，体重増加不良などのほか，誤嚥性肺炎の反復，喘鳴などの呼吸器症状を呈する．

3 ● 検査と診断

上部消化管造影検査にて，噴門部 His 角の開大や胃から食道への造影剤の逆流を認める．24 時間食道 pH モニタリング，24 時間食道インピーダンス検査にて，下部食道の pH および電気抵抗の 24 時間での変化をモニタリングし，逆流の程度を確認する．食道内視鏡検査では逆流性食道炎を評価する．pH モニタリングでは pH 4.0 未満の時間が 24 時間の 4% 以上であれば異常とする．

4 ● 治療

保存的治療として，上体挙上による体位療法，粘稠ミルク使用，制酸剤，消化管蠕動作動薬投与などがなされる．無効例には，外科的に種々の方法（Nissen 法，Toupet 法，Dor 法など）の噴門形成術を行う．

2 新生児胃破裂
neonatal gastric perforation

1 ● 発生・疫学

新生児において胃大彎に大きな裂傷を生じ穿孔性腹膜炎となる重篤な疾患．胃壁の脆弱性や胃内圧の上昇が原因とされているが，明らかでない．周産期に呼吸障害が先行することが多い．低出生体重児に多い．

2 ● 検査・診断

腹部単純 X 線像では，腹部膨満に対応する大量の遊離ガスを認める（football sign）．

3 ● 治療

胃の裂傷部を縫合閉鎖し，腹腔ドレナージを行う．予後は手術時の全身状態による．

3 肥厚性幽門狭窄症
hypertrophic pyloric stenosis

1 ● 発生・疫学

幽門輪部の筋層の肥厚により内腔が狭窄し，胃内容の流出が妨げられる．新生児期後半から乳児期早期に発症する．1,000 人に 2 人程度であり，男女比は 4〜5：1 程度と男児に多く，第 1 子に多い．原因は不明である．新生児初期にマクロライド系抗菌薬の投与の治療を行うとリスクが高くなる．

2 ● 症状

ミルク摂取後しばらくしてミルクを大量に「噴水状」に嘔吐する．嘔吐の頻度は数日で悪化し，ミルクを欲しがるが飲んでもすべて吐いてしまい，体重減少，全身衰弱へ至る．

3 ● 検査・診断

触診にて上腹部正中やや右寄りに 2 cm 大の弾性硬の可動性のあるオリーブ状腫瘤を触知する．X 線上，胃の拡張と蠕動収縮輪，小腸以下の腸管ガス像の減少を認める．超音波検査では肝下面に肥厚した幽門部を認め（図 43-11），胃内容物が停滞して幽門部を通過しない．幽門筋部の筋層の厚みが 4 mm 以上，長さが 16 mm 以上で診断確定する．

4 ● 治療

胃液喪失による代謝性アルカローシスや脱水を輸液により補正し，幽門筋切開術（Ramstedt 法）

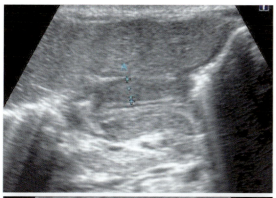
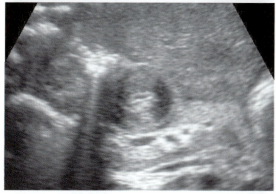

図 43-11　肥厚性幽門狭窄症の幽門部超音波検査像

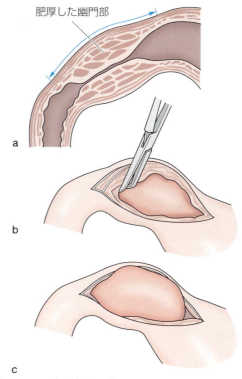

図 43-12　幽門筋切開術
a：肥厚した幽門部，b：幽門筋の切開，c：膨隆した粘膜．

(図 43-12)やアトロピン硫酸塩内服療法を行う．

F 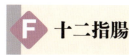 十二指腸

1 先天性十二指腸閉鎖症・狭窄症
congenital duodenal atresia and stenosis

1 発生・疫学
　十二指腸閉鎖・狭窄は 6,000〜10,000 出生に 1人の頻度でみられる．21-トリソミーに多い．原因として胎生期の消化管生理的閉塞後の再疎通障害や，膵発生異常による輪状膵形成などがあげられている．

2 病型分類
　離断型，膜様閉鎖型，狭窄を認める．離断型では輪状膵を認めることが多い．膜様閉鎖・狭窄で膜部分が肛門側腸管へ突出しているものを wind-sock 型とも呼ぶ．

3 症状
　十二指腸閉鎖は胎児期に羊水過多がみられることが多く，超音波検査で胃および十二指腸球部の拡張を認める．出生後は嘔吐がみられる．

4 検査
　腹部単純 X 線像で胃泡と拡張した十二指腸球部の double bubble sign (図 43-13)を認める．上部消化管造影検査にて閉鎖・狭窄部の位置や形態を確認する．

5 治療
　出生後には大量の胃内容の排液のため胃管を留置する．準緊急的に外科的に閉鎖・狭窄を解除する．離断型では十二指腸閉鎖部の上下を吻合する．閉塞部上下の大きな口径差に対して，近位は横，遠位は縦に切開して十字に側側吻合するダイヤモンド吻合が考案され一般的に用いられる．膜様閉鎖・狭窄では膜の一部を切除し，内腔を広く形成する．

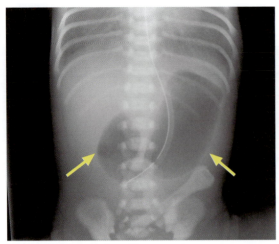

図 43-13　十二指腸閉鎖における double bubble sign
胃と十二指腸球部(盲端部)の2か所の腸管ガス．

穿孔する．胎生期に穿孔した場合には胎便性腹膜炎の状態で出生する．

4 ● 検査・診断

腹部単純X線検査では，閉塞部付近の口側腸管の拡張像と閉塞部以下の腸管の無ガス像が認められる．注腸造影検査では胎便がほとんど認められず microcolon 像を呈する．

5 ● 治療

胃管留置により胃内容をドレナージし，補液により全身の安定化を図ったのち，可及的速やかに閉鎖部を開通させる手術が必要である．膜様閉鎖に対しては閉鎖部上下に跨がる切開にて膜様物を切除し，十分な口径の腸管に形成する．閉鎖部口側盲端は非常に拡張し，大きな口径差を生じており，吻合にはさまざまな工夫がなされる．
胎便性腹膜炎にて炎症が強い場合には閉鎖部を人工肛門(腸瘻)とし，二期的に根治術を行う．

6 ● 予後

生命予後はよい．

G　小腸，大腸

1　先天性小腸閉鎖症・狭窄症 congenital intestinal atresia/stenosis

1 ● 発生・疫学

胎生期の腸管形成において再疎通が障害され閉鎖が残るという説や，胎内での腸重積や捻転などによる血流障害が原因とする説があるが，明らかでない．5,000～10,000 出生に1例程度の稀な疾患である．

2 ● 病型分類

Louw 分類で離断型，索状閉鎖型，膜様閉鎖型の3基本型に分けられる．さらに apple-peel 型，多発閉鎖型の特殊型を含めた分類が用いられることが多い．膜様閉鎖で膜部分が肛門側腸管へ突出しているものを windsock 型とも呼ぶ．

3 ● 症状

腹部膨満，胆汁性嘔吐が主症状．空腸閉鎖のほうが回腸閉鎖よりも腸閉塞症状が早く進行する．閉塞部口側腸管の減圧が行われないと拡張ののち

2　壊死性腸炎 necrotizing enterocolitis

1 ● 発生・疫学

腸管への血流障害や重症の腸炎により，部分的に腸管が壊死する病態である．心奇形により低酸素状態にある低出生体重児(特に 1,000 g 未満の超低出生体重児)でリスクが高く，腸管虚血により広範な小腸壊死となる．致命率は 10% 以上と高く，生存しても短腸症候群となる例が多い．

2 ● 症状

胆汁性嘔吐，腹部膨満，発熱，イレウス症状，ショックがみられる．

3 ● 診断・検査

全身症状の変化は著明であり，画像検査および血液生化学検査により診断する．
- 腹部単純X線検査：腸管拡張像，腸管壁内気腫像，門脈ガス像がみられる．穿孔がある場合には，腹腔内遊離ガス像がみられる．
- 血液生化学検査：白血球増多，血小板減少，CRP 上昇，凝固異常がみられる．
- 超音波検査：腸管の拡張像，門脈内ガス像，肝内門脈内ガス像，腹水，腸管壁血流低下像がみ

られる．

4● 治療

軽度の場合には消化管栄養を停止し，胃管による減圧，輸液，抗菌薬投与を行って回復を待ちつつ観察する．壊死が進むと腸管穿孔，ショックに陥る．急性期には，腹腔ドレナージ，壊死腸管切除，ストーマ造設など，状況に応じた救命のための外科的対応が必要となる．小腸の大量切除を要した場合，急性期を乗り越えたあとも短腸症候群に対して長期的に栄養管理，腸液喪失の補正が必要となる．

3 特発性腸穿孔，限局性腸穿孔
focal (or localized, spontaneous) intestinal perforation

低出生体重児では特発性に小腸の1点で穿孔を起こすことがあり，広範に壊死を起こす壊死性腸炎とは区別している．多胎，インドメタシン，ステロイド，心疾患などが危険因子とされる．単純X線検査にて遊離ガス像を認め，腹膜炎の程度により，端々吻合にて一期的に吻合するか，腸瘻造設して状態立て直し後に二期的に吻合するかを選択する．

4 腸回転異常症 intestinal malrotation

1● 発生・疫学

腸管は胎生期に急速に伸長し，一部腹腔外に突出し生理的臍帯ヘルニアになったのちに反時計回りに回転しつつ腹腔内に還納され，正常では最終的に270度回転で結腸は後腹膜に固定される．回転が不十分である場合に結腸と右後腹膜の間のLadd靱帯が形成され，十二指腸下行脚が圧迫される．

2● 病型分類

回転異常の程度により分類されている．

3● 症状

無回転型では，胆汁性嘔吐が特徴的である．特に新生児では中腸軸捻転を起こし，小腸大半の絞扼・壊死にて，急速にショック，多臓器不全に陥

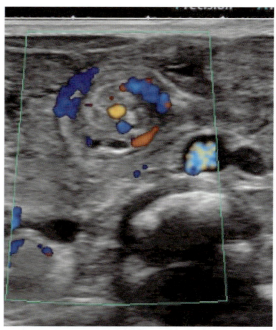

図 43-14 whirlpool sign
中腸軸捻転症の超音波像．

るリスクがある．新生児以降では食後の腹痛や嘔吐など非特異的な症状が慢性的に起こることもある．

4● 検査・診断

上部消化管造影検査により，十二指腸〜空腸に至る部にTreitz靱帯の形成がなく，右側に上部小腸が寄っている像を認める．注腸造影検査にて盲腸の位置異常を認める．超音波検査では，回転異常症では上腸間膜動静脈の左右の位置関係が逆転しており，中腸軸捻転状態では末梢に向かって渦巻き状に捻れていく像(whirlpool sign)を認める（図43-14）．

5● 治療

診断したら，緊急に捻転を解除する必要がある．開腹直視下もしくは腹腔鏡下に捻転を整復し，腸管血流回復の可否を判定する．温存が可能な場合には，Ladd靱帯切離と，腸間膜基部を上腸間膜動脈に沿って切開し腸間膜の基部を広げるLadd手術を行う（図43-15）．

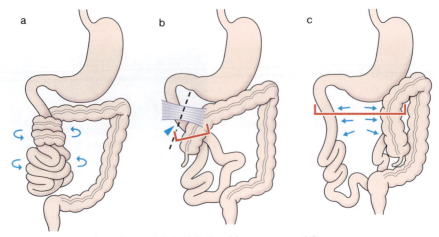

図 43-15　腸回転異常症＋中腸軸捻転症に対する Ladd 手術
a：上腸間膜動脈を軸とした腸管の捻転，b：Ladd 靱帯の切開，c：腸間膜の開大．
〔腸回転異常症診療ガイドライン（作成主体：日本小児外科学会，2023）より〕

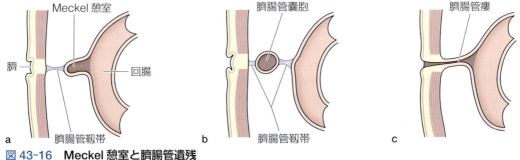

図 43-16　Meckel 憩室と臍腸管遺残
a：Meckel 憩室，b：臍腸管囊胞，c：臍腸管瘻．

6 予後

血流障害によって腸管の広範な壊死を生じ，短腸症候群となると予後不良である．

5 Meckel（メッケル）憩室
Meckel's diverticulum

回腸の一部に存在する腸間膜の対側を Meckel 憩室という．長さはさまざまで，盲端部に胃粘膜組織を有する場合に消化管出血を生ずることがある．また憩室の突出が小腸内腔側に反転して，腸重積の原因となることもある．

1 発生・疫学

胎生期の卵黄腸管の遺残であり，回腸末端から 40〜100 cm 口側の回腸腸間膜対側に認める突出した盲端のある腸管を Meckel 憩室という．卵黄腸管の遺残はさまざまな形態をとり，臍腸管瘻，臍腸管囊胞などを呈する（図 43-16）．

2 症状

無症状のことが多いが，腹痛を起こすこともある．腸重積による腹痛の場合には，間欠的である．時に輸血を要するほどの大量の下血を起こす．また Meckel 憩室先端が臍に連続しており機械的腸閉塞を生じることもある．

3 検査

Meckel 憩室を疑った場合には，^{99m}Tc による胃粘膜シンチグラフィが有用である（図 43-17）．胃粘膜に集積する核種を静脈投与すると，胃粘膜および排泄のために膀胱に集積するとともに別の部位に 1 か所点状に集積する．陰性の場合には Meckel 憩室の否定にはならない．

G 小腸，大腸 713

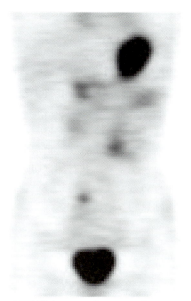

図 43-17　胃粘膜（Meckel）シンチグラフィ

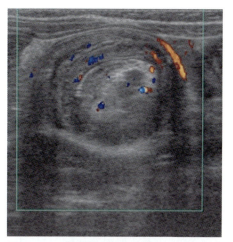

図 43-18　腸重積の超音波像（target sign）

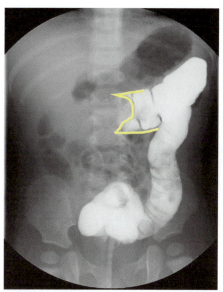

図 43-19　腸重積の注腸像
重積先進部のカニ爪様所見．

超音波検査・CT 検査で Meckel 憩室を検出することもある．

4 ● 治療
手術で憩室部の小腸を切除する．

6 腸重積症 intussusception

1 ● 発生・疫学
乳児期後半の男児に多いが，おおむね幼児期までである．先行するウイルス感染などにより回腸末端部のリンパ濾胞が増大して内腔に突出すると重積の先進部を形成することが知られている．ロタウイルスワクチンなどが原因となりうる．またポリープや反転した Meckel 憩室が先進部となることもある．

2 ● 症状
間欠的腹痛，嘔吐，イチゴジャム様便，不機嫌，腹部膨満などを呈する．

3 ● 検査と診断
腹部 X 線検査では，典型的には小腸ガス像と結腸ガス像の欠如を認める．超音波検査にて上腹部に腸管重積部横断像の target sign（図 43-18）や縦断像での pseudo-kidney sign を認める．その際，重積している内部の腸管血流があることをドプラにて確認する．また注腸造影検査で重積の先進部のカニ爪様所見（図 43-19）を認める．

4 ● 治療
発症後数時間以内で全身状態が良好な場合には，空気や水溶性造影剤（バリウムは禁忌）による高圧注腸造影を行う．明らかに重積腸管の血流不良や腹膜刺激症状，全身状態不良がある場合には，観血的整復術（外科手術）にて重積を解除する

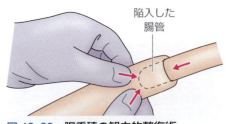

図43-20 腸重積の観血的整復術
陥入した口側腸管を引っぱらず，押し出す．

(Hutchinson手技)（図43-20）．重積部の壊死を伴う場合には部分切除を行う．Meckel憩室，ポリープなどが腸重積の原因である場合には，術中に可能であれば切除する．

5 ● 予後

重積状態で圧迫による血流障害が続けば腸管壊死を生じ致死的となることもあるが，その前に重積を解除できれば予後は良好である．整復後も数時間内に重積を繰り返すことがあるため，注意を要する．

7 重複腸管（腸管重複症）duplication

1 ● 発生・疫学

腸管重複症は，管腔もしくは嚢状の消化管の構造の組織が，正常の消化管に隣接しているものである．胎生初期に神経管から消化管原基が分かれる際の異常により発生すると考えられている．そのため重複腸管は正常な腸の腸間膜側に生ずる．

2 ● 病型分類

食道から直腸・肛門までのそれぞれの位置で重複を認める．形状は嚢状と管状に大きく分けられ，嚢状は正常消化管と交通がなく，管状は交通を認めることが多い．

3 ● 症状

無症状で偶然発見されることも多いが，発生部位での消化管通過障害症状や腹痛を認めることもある．

4 ● 検査

超音波検査，消化管造影検査，CT検査，MRIなどを行う．

5 ● 診断

腸管に隣接して腸間膜内に腸粘膜を有する管腔構造を認め一部は腸管と壁を共有する．

6 ● 治療

外科的切除を原則とするが，正常腸管と壁を共有していることが多く，共有部は切除しない選択をすることもある．また，特に長い管状の場合には切除せず姑息的な形成をする．

7 ● 予後

予後は良好である．

8 腸管ポリープ・ポリポーシス

1 ● 概念

よくみられるのは若年性ポリープである．S状結腸以下の発生が多く，排便時に肛門から出てくることもある．また，結腸-結腸の腸重積の原因となることもある．多くは良性である．一方，遺伝子異常により多発する場合もあり，将来の発癌リスクが高いため注意を要する〔Peutz-Jeghers（ポイツ・イェーガース）症候群，家族性大腸腺腫症〕．

2 ● 症状

無痛性の排便時出血，下血がみられる．排便後に，肛門に腫瘤として触れることもある．腸重積症状や腹痛などを起こすこともある．

3 ● 診断

直腸ポリープであれば，突出時の観察と，直腸指診による存在確認を行う．直視や指診できない位置にある場合には，注腸造影検査にて陰影欠損の確認と，大腸内視鏡検査を行う．経腹的に超音波検査で認めることもある．多発の場合には遺伝子検査を要する．

4 ● 治療

肛門から突出するような直腸のポリープは，肛門を広げて直視下に切除することもできる．直視できない部位であれば内視鏡的切除を行う．多発

例では継続的なフォローが必要であり，Peutz-Jeghers症候群では定期的な内視鏡的ポリープ切除が必要であり，家族性大腸腺腫症では思春期以降に大腸全摘を行う．

⑨ 急性虫垂炎 acute appendicitis

1 ● 発生・疫学
虫垂の感染による炎症である．10歳前後に多いが，就学前の幼児にもみられる．特に低年齢では炎症の進行が早く，受診時に穿孔性腹膜炎を生じていることも多い．

2 ● 症状
嘔気，心窩部痛などで発症し，痛みは上腹部から右下腹部に移動する．痛みは持続痛で徐々に増悪する．穿孔性腹膜炎を生ずると，腹部全体の圧痛，イレウス症状，高熱を示す．

3 ● 検査・診断
小児では特に超音波検査が有用である．一般的に，腹壁が薄く腹腔内の脂肪も少ないため，虫垂を描出しやすい．虫垂の最大径が6mm以上で腫大ありとする．虫垂の壁内の血流は初期に増加し，壊死に陥れば低下する．周囲に液体貯留，膿瘍形成を認めることもある．CT検査も有用であるが被曝の問題もあり，まずは超音波検査を選択し，診断できない場合に行う．
身体所見と血液検査所見から虫垂炎の可能性をアセスメントするのにPAS (Pediatric Appendicitis Score)による評価が有用である．

4 ● 治療
虫垂切除術が根治治療である．① 炎症の程度がきわめて軽い場合，② 穿孔して膿瘍形成を認める場合は，保存的加療が行われる．② に切除術を行うと創部感染や腸閉塞など合併の発生頻度が高いことが知られており，抗菌薬や膿瘍ドレナージで完全に炎症を治めて数週間経過してからの切除が推奨される．

5 ● 予後
保存的加療で軽快した場合に，計画的に虫垂切除を行うべきかどうかについては議論が残る．

H 直腸・肛門

① Hirschsprung（ヒルシュスプルング）病
Hirschsprung's disease, aganglionosis

1 ● 発生・疫学
腸管の蠕動運動を制御する腸管壁内神経節細胞が先天的に欠如している疾患である．その部分の腸管が動かず（広がらず），蠕動運動は手前で途絶するため，その先に便が進まず排便ができない．病変の口側は便やガスが貯留して拡張し，重篤な腸炎を起こすこともある．病変の範囲は肛門部から直腸・S状結腸までの場合が多いが，結腸を越えて小腸まで広範囲が病変の場合もある．胎生期に神経堤由来の神経細胞が迷走神経に沿って腸管壁内を食道から直腸に向けて遊走し，やがて壁内神経節細胞となるが，その遊走が途絶するため肛門側腸管に無神経節領域が発生すると考えられている．

2 ● 病型分類
無神経節細胞の領域の腸管の範囲によって分かれる．日本では図43-21のように大きく分けられている．

3 ● 症状
腹部膨満，嘔吐を生じる．強度の便秘，排ガス不良があり，ブジーによってガスと便が噴出する噴出性排便が起こる．腸炎に伴い悪臭便となる．重症の場合には貧血，ショックなどを起こす．多くは胎便排泄遅延を認める．

4 ● 検査と診断
- **腹部単純X線検査**：病変部の腸管の口側が著明に拡張した像が確認できる（図43-22）．直腸は無ガス像である．
- **注腸造影検査**：肛門付近の直腸の拡張不良と口側結腸の著明な拡張，その間の移行帯（管腔径差 caliber change）を認める（図43-23）．
- **直腸粘膜生検**：肛門から直腸粘膜を一部採取して病理学的に診断する．アセチルコリンエステラーゼ染色による粘膜下層での神経細線維増

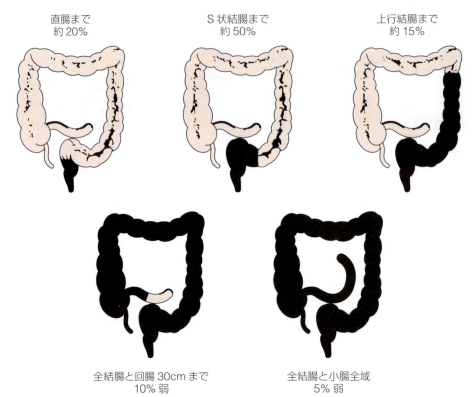

図43-21　Hirschsprung病の無神経節腸管の範囲

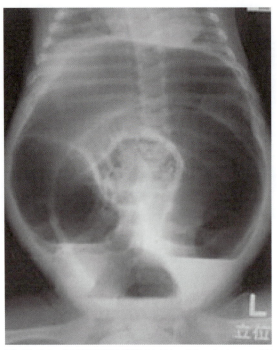

図43-22　腹部単純X線像（立位）：Hirschsprung病

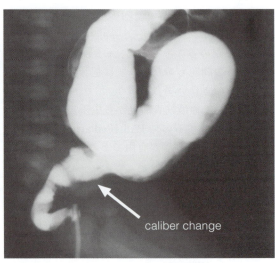

図43-23　Hirschsprung病の注腸造影

生，粘膜下神経叢や筋間神経叢部に神経節細胞が欠如するといった所見がみられる．

- **直腸–肛門反射試験**：肛門括約筋の律動的収縮の弛緩反射が認められれば，Hirschsprung 病は否定される．

5 ● 治療

根治治療は手術である．「肛門側の無神経節腸管をすべて切除して，口側の健常な腸を肛門に吻合する」のが基本である．根治手術を施行するまでは，健常部腸管を十分利用して栄養を摂取して排便する必要がある．そのため，病変が短い範囲の場合には肛門からの浣腸やブジー，洗腸などで管理して成長を待って根治術を行う．一方，病変が長くて排便を得られない場合には，人工肛門を造設したり経肛門的に洗腸用チューブを留置することにより管理する必要がある．根治術式としてSwenson 法，Duhamel 法，Soave (–Denda)法 がよく知られている．腹腔鏡を用いて腹部操作を行う場合と肛門からの操作で完結する場合とがある．口側の神経節細胞の存在を確認するため，術中迅速病理診断を要する．

6 ● 予後

根治術により運動不全の腸管は除去されるが，肛門機能は正常ではない．多くの場合良好な排便コントロールを得られるが，肛門排便コントロール機能不良により，腸炎，肛門狭窄，便失禁，便秘などの症状を呈するのが 20% 程度である．全結腸型より病変が長いと便性が水様となりコントロールに難渋する．

2 鎖肛・直腸肛門奇形
imperforate anus, anorectal anomaly

1 ● 発生・疫学

直腸肛門奇形とも呼ばれる．一般に，外観上肛門がないか，正常な位置に認められない(正常より前方に開口する)．直腸・肛門部を含む骨盤底部の発生異常により，肛門の位置異常や，尿道や腟などへ開口異常，完全な閉鎖などを生じる先天性の疾患である．

2 ● 病型分類

直腸盲端や盲端からの瘻孔開口部の位置によって分類される．すなわち，盲端が骨盤底の恥骨直腸筋を貫いて肛門に近い位置にある低位，骨盤底筋群より頭側に盲端のある高位，その中間位に分類される．

3 ● 症状

排便がないことにより肛門部を観察して，肛門がないことに気づかれる．ただし，直腸から細い瘻孔が会陰部皮膚や尿道や膀胱，腟に開口していることもあり，腟や尿から胎便の排出を認めることもある．排便困難が続けば，腹部膨満が進行する．

4 ● 検査・診断

肛門の欠如や位置異常によって，鎖肛(直腸肛門奇形)であることは診断される．鎖肛の病型(直腸と肛門位置との位置関係)を診断する検査には，生後 12 時間以上経過後に倒立位側面単純 X 線像を撮像する方法があり，直腸ガスの到達位置から判断する．また超音波検査で，会陰や腹部から胎便や空気の先進部を観察して，直腸盲端部を確認する方法もある．中間位・高位が疑われる場合には，速やかに人工肛門を造設するのが一般的である．その後，人工肛門から造影検査を行い，直腸盲端の様子を確認して，尿路への瘻孔の位置など細かい病型を診断する(図 43-24)．

5 ● 治療

まず排便する経路をつくる必要がある．会陰部に瘻孔がある場合には，瘻孔を広げるブジーや浣腸にて排便を可能としたうえで，あらためて肛門形成術を行う．検査で中間位・高位鎖肛が疑われる場合には，人工肛門を造設し，成長を数か月待ってから肛門形成術を行う．人工肛門は，肛門完成後に閉鎖する．肛門形成の際には，骨盤底から肛門に至る筋肉に正しく包まれるように経路を作成することが，便の保持，排便にきわめて重要となる．

6 ● 予後

さまざまな程度の骨盤底筋群の形成不全があり，完全に正常な排便コントロール機能を得るこ

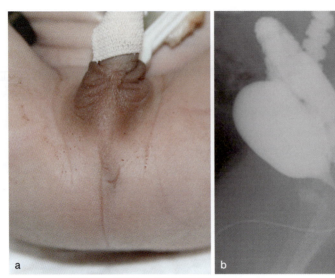

図 43-24　高位鎖肛（男児・直腸尿道瘻）
a：肛門の凹みは浅く，孔を認めない（外観）．b：直腸尿道瘻（人工肛門および尿道造影）．

とは難しいが，便性を安定化させ，場合によっては浣腸を併用しつつ日常生活を送っている．

3 肛門周囲膿瘍・乳児痔瘻
perianal abscess, anal fistula in infant

1 発生・疫学
主に男児の乳児に生じる．肛門管歯状線部と肛門周囲の皮膚の間に通ずる瘻孔である．皮膚側では皮下に膿瘍（肛門周囲膿瘍）を形成し，それが穿破して瘻孔が形成される．

2 症状
肛門周囲の発赤，腫脹，圧痛にて発見される．自潰すると肛門管内に通じる瘻孔を形成する．便性が水様の場合に生じやすく，母乳から人工乳への切り替え，離乳食開始による便性の変化により，自然軽快することも多い．

3 治療
皮下膿瘍に対しては抗菌薬は不要で，切開排膿がよい．水様便だと瘻孔はなかなか改善しないが，逆に便性が改善すると次第に閉じてくる．そのため，便性の改善目的の整腸剤を投与する．膿瘍を形成している急性期には，漢方薬の排膿散及湯，排膿後は十全大補湯が改善に効果がある．

4 予後
ほとんどは自然軽快するが，1歳以降に持続する場合や同じ部位に再発を繰り返す場合には，瘻孔切開開放，瘻管切除も考慮する．難治性の場合には，潜在性の炎症性腸疾患や免疫機能の異常を疑う．

4 裂肛 anal fissure

排便により肛門部粘膜皮膚接合部で亀裂を生じる．排便時痛，排便時出血，血液付着便を呈する．便秘，硬便を伴うことが多い．0時，6時の位置に発生し，繰り返すと裂傷部の皮膚辺縁が盛り上がり見張りいぼを形成する．局所に対して軟膏を塗布して改善を促すとともに，コンスタントな排便および便性の管理が重要である．

I 肝・胆・膵

1 胆道閉鎖症 biliary atresia

1 発生・疫学
肝外胆管が物理的に閉塞する疾患である．胆汁排泄ができないため黄疸・肝障害が進行し，肝硬変，肝不全へと至る．原因は不明であるが遺伝的素因，ウイルス感染，免疫異常などを含めて多く

の成因によると考えられている．アジア人種に多く，わが国では約1万出生に1人に発生する．女児が60%程度とやや多い．また10%程度に多・無脾症や心・血管奇形を伴う．

2 ● 病型分類

胆管閉塞部位と形状により分類されている．

3 ● 症状

新生児期の黄疸が遷延，もしくは新たに出現する．灰白色便と呼ばれる薄いクリーム色の便を認める．ただし，出生直後の便の色は正常な黄色で，徐々に黄色が薄くなる．胆汁が腸管に排泄されないため，脂肪吸収障害を生じビタミンK不足となる．そのため凝固障害を生じて頭蓋内出血を発症し，痙攣が発見契機になることもある．

4 ● 検査・診断

黄疸，灰白色便とともに，血液検査では直接ビリルビン値，AST/ALTの上昇を認める．

超音波検査では，胆嚢は萎縮して小さくなっているか見えないこともある．数時間の絶食後も胆汁が貯まらず，ミルクを飲んでもそれに対する収縮が観察されない．肝胆道シンチグラフィでは，胆汁の肝外への排出が全く認められない．

これらを総合しても乳児肝炎と胆道閉鎖の鑑別ができない場合には，肝外胆管の閉塞を確認する直接胆道造影を行うため手術となる．胆道閉鎖と診断された場合には，続けて根治術となる．

5 ● 治療

閉塞している肝外の胆管を含む肝門部瘢痕組織を切除し，断端からの胆汁の滲み出しを受け取るように空腸を縫合する肝門部空腸吻合術（葛西手術）を行う．有効な場合は胆汁の排泄が得られ，黄疸は消失するが，不十分であると胆汁うっ滞による肝硬変は徐々に進行する．また，胆管炎を繰り返すとやはり肝機能を損ない，肝硬変が進行する．肝不全に対しては，内科的治療は困難で，肝移植が唯一の治療となる．

6 ● 予後

葛西手術後の黄疸消失率は約60%である．しかしその後も肝線維化が進行する例も多く，成人期に至り長期に自己肝で生存する例は1/4〜1/3程度である．非代償性肝硬変が進み肝移植を要する症例が半数近い．肝移植後の予後はよく90%以上の長期生存が得られている．女性は妊娠・出産例も多いが，出産後に肝の状態が悪化することが知られており，慎重なフォローが必要である．

② 先天性胆道拡張症，膵胆管合流異常症 congenital biliary dilatation, pancreatobiliary maljunction

1 ● 発生・疫学

肝管・総胆管が拡張する疾患である．膵胆管合流異常がみられ，これにより膵液が胆管内へ逆流するため，内皮が障害されて拡張に至ると考えられている．膵液により障害された内皮のゴミや胆汁のよどみにより，胆泥，胆石を生じる．拡張部の出口で詰まると閉塞性黄疸や胆管炎を起こす．また，合流異常のため合流後の共通管で閉塞すると膵炎を併発する．胆管由来の発癌率が通常の約10倍高い．女児に多い．

2 ● 病型分類

拡張胆管の形態による分類（図43-25）と膵胆管合流形態の分類（図43-26）がある．

3 ● 症状

腹痛，発熱，黄疸，右上腹部の腫瘤などがよく知られている．穿孔して胆汁性腹膜炎として発症することもある．最近では，出生前に胎児超音波検査で発見されることも多くなっている．

4 ● 検査・診断

画像検査により診断を行う．
① 腹部超音波検査：拡張した総胆管や胆嚢，肝内の胆管の様子，内部の胆泥や結石，膵臓の腹水の有無が確認できる．
② MRI（MRCP）：拡張した胆管・胆嚢や膵管，また膵・胆管合流異常が描出される（図43-27）．

そのほかに胆道を描出するDIC-CT，胆道シンチグラフィ，合流異常の精査が可能なERCPなども必要に応じて行われる．

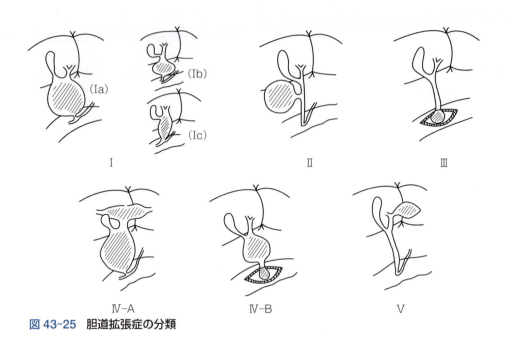

図 43-25 胆道拡張症の分類

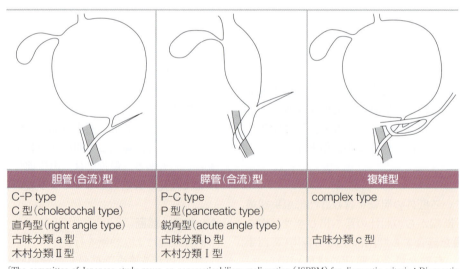

[The committee of Japanese study group on pancreaticobiliary maljunction (JSPBM) for diagnostic criteria : Diagnostic criteria of pancreaticobiliary maljunction. J Hepatobiliary Pancreat Surg 1 : 219-221. 1994]

図 43-26 膵・胆管合流異常の分類

5 ● 治療

根治治療は手術である．拡張している総胆管・胆嚢を切除して，肝門部で肝管空腸吻合を行う．これにより，膵液が胆管に逆流して胆管を障害することがなくなる．胆汁，膵液の排出路を分ける分流手術といわれる．

6 ● 予後

術後問題なく予後良好であることが多いが，遠隔期の合併症として肝内胆管内の胆石形成が

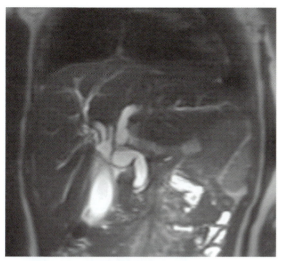

図 43-27　IV-A 型胆道拡張症（MRCP）

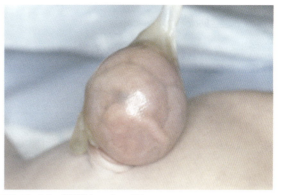

図 43-28　臍帯内ヘルニア
臍帯内に腸管が脱出しているのが透見可能である．

10% 弱で発症する．また胆管癌の発症率は高く，発症年齢も低いことが知られている．胆道閉鎖症と異なり，一般的に肝硬変は生じない．

J 腹壁，臍，鼠径部

1 臍帯ヘルニア omphalocele, exomphalos

腹部臓器が皮膚で覆われず，半透明のヘルニア囊（羊膜および腹膜）にのみで覆われ，脱出したものである．出生前診断される例が多く，特異的な外観より診断は容易である．

1 ● 発生

胸腹壁は，胎生 3～4 週頃に生じる中胚葉由来の 4 葉の皺襞（頭側，尾側，両側方）が上下左右から巾着を絞るように閉鎖し，臍輪を形成する．この臍輪の形成不全が臍帯ヘルニアの原因である．発生頻度は出生 2,500 人に 1 人の割合である．

2 ● 病型，特徴

- 臍上部型：頭側皺襞の形成異常による．しばしば胸骨形成異常，横隔膜欠損，心膜欠損，心奇形の重症合併奇形を生じる（Cantrell 五徴症）．
- 臍部型：4 皺襞による臍輪の形成異常による．ほとんどがこの型であり，他の型に比して合併奇形が少ない．
- 臍下部型：尾側皺襞の形成異常による．膀胱外反，鎖肛，外性器異常を合併する．
- 臍帯内ヘルニア（hernia into umbilical cord）：胎生 5～10 週における臍帯内脱出腸管（生理的ヘルニア）が腹腔内還納を完了せず，一部がそのまま臍帯内に残存したもので，欠損孔の直径が 4 cm 以下の小型の臍帯ヘルニアである（図 43-28）．

3 ● 治療

腹部臓器が脱出しているため，低体温，脱水，感染に注意し，全身状態の安定化を行ったのち，可及的早期に一期的または多期的に閉鎖を行う．

- 一期的手術：ヘルニアが小さい場合，脱出臓器を腹腔内に還納し，腹壁を閉鎖する．
- 多期的手術：ヘルニアが大きく一期的閉鎖が困難な場合には，腹直筋と人工膜を縫合し，サイロを形成して脱出臓器を覆い，人工膜を徐々に縮小して最終的には除去し，腹壁形成を行う（Allen-Wrenn 法）．最近では wound retractor®（手術中に創部を拡げるポリウレタン製の袋）を用いてサイロを形成し，徐々に絞って脱出を腹腔内に戻す方法が用いられている．呼吸障害，腸管壊死，下肢への血流障害，感染などに注意が必要である．

2 腹壁破裂 gastroschisis

胎生期の後期に生じた腹壁の異常であり，臍帯は正常に腹壁に付着しているが，その側方（右側が多い）に生じた腹壁欠損部から腹部臓器が直接脱出しているものである．よって欠損部と臍帯の間には皮膚が介在している．臍帯ヘルニアと同様に外観から診断は容易で，出生前診断が可能である．

1 ● 特徴

臍帯ヘルニアのようなヘルニア嚢はなく，脱出臓器は小腸，大腸の一部であることが多い．また，低出生体重児の場合が多い．合併奇形は臍帯ヘルニアに比して少なく，重症奇形の合併は稀である．低年齢出産（20歳以下），タバコ，コカイン，催奇形性物質がリスクファクターとしてあげられる．

2 ● 治療

腹部臓器が直接脱出していることから，低体温，脱水，感染の危険性がより高く，緊急手術が必要である．術式は臍帯ヘルニアに準じ，一期的手術もしくは人工膜や wound retractor® を用いた多期的手術を行う（図43-29）．

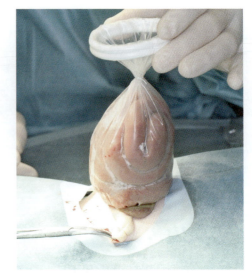

図 43-29 **腹壁破裂に対する wound retractor® を用いたサイロ形成**
腹壁欠損部に wound retractor® を装着し脱出腸管を保護し，感染および脱水を予防する．

3 臍ヘルニア umbilical hernia

臍帯脱落後，臍輪の閉鎖不全が原因で，腹圧により腸や大網などの腹部臓器が臍輪をヘルニア門として脱出するものである．

1 ● 特徴，症状

臍帯ヘルニアとは異なり，ヘルニア嚢は皮膚で覆われている．臍帯脱落後に臍部の突出として気づかれることが多く，啼泣などの腹圧上昇で突出が増強する（図43-30）．低出生体重児に多い．自然治癒の傾向が強く，1歳までに80％，2歳までに90％前後が自然治癒する．

2 ● 治療

嵌頓の危険性はきわめて低く，自然治癒傾向が強いため，2歳以降でヘルニア門の閉鎖がないもの，自然治癒はしたが余剰な皮膚があり外見上著

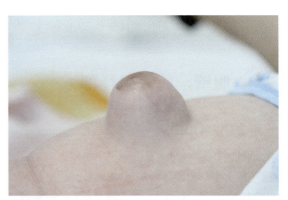

図 43-30 **臍ヘルニア**
啼泣により突出している．

しく変形しているものが手術の対象となる．手術はヘルニア門を閉鎖し，臍を形成する．最近は綿球などを用いた圧迫療法が行われており，治癒率には影響はないものの比較的早期に臍輪が閉鎖するため，小児科も含めて採用している施設が多い．

4 尿膜管遺残 urachal remnant

胎児期には尿膜管は尿嚢と胎児膀胱とを連絡しており，臍帯脱落後は索状物となるが，この尿膜管の閉鎖が障害され，尿膜管が遺残することに

よって生じる．

1 ● 病型，特徴
- 尿膜管瘻：臍と膀胱が完全に交通．新生児期より臍部湿潤，臍炎，臍周囲炎として発症する．
- 尿膜管嚢胞：臍と膀胱の間に嚢胞を形成．幼児期以降に膀胱臍間の正中皮下腫瘤，感染による膿瘍形成として症状を呈する．
- 尿膜管洞：臍から膀胱方向へ洞を形成．臍炎，臍周囲炎として発症する．
- 尿膜管憩室：膀胱頂部に憩室を形成．

2 ● 診断，治療
　超音波検査，膀胱造影検査，瘻孔造影検査，CT・MRI検査などの画像検査で診断される．膀胱憩室は尿膜管癌の発生母地になりうるため，切除の際は膀胱頂部までたどり完全摘出が推奨される．

5 鼠径ヘルニア inguinal hernia

　小児の鼠径ヘルニアはほとんどが外鼠径ヘルニアで，ヘルニア門は内鼠径輪，ヘルニア嚢は腹膜鞘状突起，ヘルニア内容は小腸，卵巣，卵管，大網などである．

1 ● 発生
　小児の外鼠径ヘルニアは胎生期の腹膜鞘状突起の開存が原因である．男児では胎生7〜8か月の精巣の陰嚢内への下降が関与している．女児では卵巣の下降は腹腔内にとどまるが，子宮円靱帯が同時期に下降して大陰唇に固定される．この下降に付随して，腹膜の一部が鼠径管に引き込まれ，腹膜鞘状突起を形成する．この腹膜鞘状突起は出生後閉鎖するが，その閉鎖が障害されたときに鼠径ヘルニアが生じる．また，腹膜鞘状突起は左側から先に閉鎖するため，鼠径ヘルニアの発症は右側に多い．

2 ● 症状，診断
　鼠径部から陰嚢，大陰唇にかけて腫瘤を認め，脱出臓器を触知し，用手圧迫にて腹腔内に還納することにより診断する（図43-31）．女児の場合，卵巣が脱出臓器となることもあり，球状の腫瘤が鼠径部に触知される（卵巣滑脱ヘルニア）．診察時

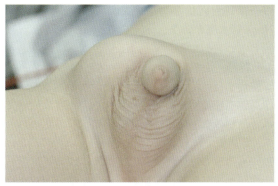

図43-31 鼠径ヘルニア（外鼠径ヘルニア）
右鼠径部に膨隆を認める．

に膨隆を認めない場合は，silk sign（鼠径部に示指を当て左右に動かすと，ヘルニア嚢があれば2枚の絹布が滑るように擦れる感触）の有無や，腹圧を上げる動作で鼠径部膨隆を誘発するなどして診断する．ヘルニア内容がヘルニア門に挟まり込んで用手的に腹腔内に還納できない状態をヘルニア嵌頓というが，ヘルニア嵌頓の約70％が1歳未満である．初期においては血行障害を伴わないが，放置すると脱出臓器の壊死を生じるため，用手還納できない場合には緊急手術が必要になる．

3 ● 治療
　小児鼠径ヘルニアの原因は腹膜鞘状突起の遺残にあることから，手術は原則としてヘルニア嚢の高位結紮を行う．診断確定しだい，可及的早期の手術が望まれるが，新生児または低出生体重児などの症例では麻酔のリスクを考慮し手術時期を検討する．手術は従来の鼠径部を切開する方法（Potts法，Lucas-Championnière法）に加え，近年では腹腔鏡下経皮的腹膜外ヘルニア閉鎖術（laparoscopic percutaneous extraperitoneal closure：LPEC）を行う施設が増えている．

6 精巣（陰嚢）水瘤，精索水瘤
hydrocele testis, hydrocele funiculi

　精巣水瘤は精巣鞘膜腔に液体が貯留したもので，精索水瘤は腹膜鞘状突起の退縮途中，その一部が嚢胞状に取り残され，その中に液体が貯留したものである．女児では腹膜鞘状突起（Nuck管）

の一部が囊胞状となり，液体が貯留したものを Nuck 管水瘤という．

1 ● 診断，治療

陰囊または精索部に波動と透光性のある表面平滑な無痛性腫瘤として認められる．超音波検査では浮遊物のない閉鎖性液体貯留腔として認められる．2 歳までに約 80％ は自然治癒するので，2 歳以降も治癒しない場合には，鼠径ヘルニアに準じて腹膜鞘状突起を高位結紮し，水瘤壁の開放を行う．

7 停留精巣
undescended testis, cryptorchism

正常の精巣下降が障害され，陰囊底部にまで下降していないものをいう．陰囊内の温度は体温に比して低く，精巣の発育に必要な低温度環境となっている．停留精巣のまま放置すると温度環境が高く，精巣は進行性に障害され，妊孕性は低下し，悪性腫瘍発生率は数十倍に増加する．

1 ● 症状，診断

患側の陰囊は未発達で，左右非対称であることが多い．停留精巣はその位置により，鼠径管外精巣，非触知精巣（鼠径管内精巣，腹腔内精巣）に分類され，停留位置が高いほど精巣組織の異常率が高くなる．精巣が触知できない場合，超音波検査，MRI 検査は有用である．

2 ● 治療

わが国では 1 歳前後〜2 歳で精巣固定術を行うことが推奨されている．しかし，停留精巣の多くは生後 3 か月までに自然下降はほぼ完了し，精巣の組織変化は 1 歳前より始まっていることから，欧米では 6 か月から遅くとも 1 歳半までに手術を行うことを推奨している．

8 精巣捻転症 testicular torsion

なんらかの原因で精索に捻転を生じ，精巣，精巣上体の血行障害が起こり，捻転を解除しないと壊死に陥る．いずれの年齢にも起こりうるが，発症のピークは新生児期と思春期の二峰性を示す．

1 ● 症状，診断

突然の陰囊部痛，下腹部痛が出現し，患側の精巣腫大，陰囊の腫大・発赤が認められる．悪心・嘔吐を伴うこともある．急性腹症に類似した症状を呈することがあり，腹痛を訴えている場合には陰囊の診察を同時に行ったほうがよい．精巣捻転では精巣を挙上すると疼痛が増強する(Prehn sign 陽性)が，精巣上体炎，精巣炎では逆に疼痛が軽減する．しかし，精巣垂捻転や精巣上体炎との鑑別は超音波検査が有用であるが，精巣捻転の可能性が否定できない場合には緊急手術を行う．精巣捻転の場合，発症から 6〜8 時間で壊死が始まるとされ，早期診断，早期治療がきわめて重要である．

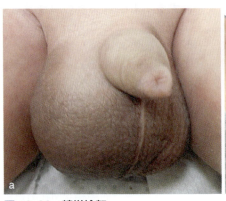
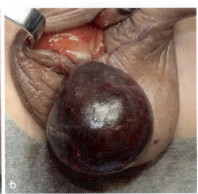

図 43-32 精巣捻転
a：右陰囊の腫大を認める．
b：陰囊切開すると，右精巣は暗赤色調で壊死に陥っており摘出した．

2 ● 治療

陰嚢を切開し，患側の精巣を観察する．捻転を解除し色調が改善すれば，温存して精巣を固定し，壊死に陥っていれば摘出せざるをえない(図43-32)．患側が除睾となった場合は，対側(健側)の精巣を捻転予防のため固定することが多い．

K 泌尿器

水腎症を含む先天性腎・尿路系の形態異常は，胎児超音波検査，胎児 MRI などの画像診断法の普及により，多くの症例が胎児期に診断される．病態は非常に多岐にわたるため，出生後の画像診断が確定診断には必要不可欠である．臨床上重要な点は，それが腎から尿管までの上部尿路の疾患なのか，膀胱以下の下部尿路の疾患なのかを判断することである．一般に片側の上部尿路奇形では総腎機能は良好に保たれており，出生後早期に尿路管理を必要とすることは少ない．一方，下部尿路奇形では，下部尿路のみならず両側の上部尿路が影響を受けやすく，迅速かつ適切な尿路管理が必要となる．

1 水腎症 hydronephrosis

1 症状，診断

腎盂尿管移行部狭窄症は，腎盂尿管移行部で通過障害が起こり，腎盂が拡張した状態をいい，狭義の水腎症である．原因は，尿管筋層の先天的低形成，方向性や連続性の異常，結合織の増生など内因性の通過障害によることが多い．一方，腎盂尿管移行部の位置が高い場合(高位付着)や異常血管などの外部からの圧迫などの外因性の通過障害による場合もある(図43-33)．胎児超音波・MRI による出生前診断で発見されることが多くなってきたが，出生後は，尿路感染，腹部腫瘤，血尿，蛋白尿，側腹部痛などの症状を呈し，精査により発見される．

水腎症は，超音波検査による腎盂腎杯の拡張を基準にした SFU 分類により 4 段階に評価する．Grade 2 以下では病的な意味は少ない．胎児水腎症では膀胱尿管逆流症(vesicoureteral reflux：VUR)を伴っていることが 10% 以上ある．通過障害の程度の評価は ^{99m}Tc-MAG 3 もしくは ^{99m}Tc-DTPA を用いた利尿薬負荷レノグラムを施行する．これにより分腎機能を評価し，利尿薬負荷後の放射性標識物質の排泄時間を測定する．

> **Frontier**
>
> **水腎症の SFU (The Society for Fetal Urology) grade 分類(超音波所見)**
>
> Grade 0：水腎症なし
> Grade 1：軽度拡張した腎盂のみが見える
> Grade 2：腎盂拡張に加え，1 個ないし数個の拡張した腎杯が見える
> Grade 3：すべての腎杯が拡張するが，腎実質は厚い
> Grade 4：Grade 3 の所見に加え，腎実質の菲薄化がみられる

2 ● 治療

先天性水腎症の経過はさまざまだが，約半数が自然軽快し，腎機能も正常に保たれる．腎盂尿管移行部狭窄症は乳児期に改善傾向があり，一側性

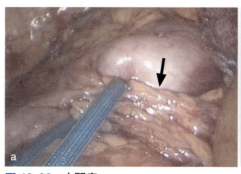
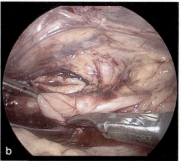

図 43-33　水腎症
a：腎盂の前方を交差する血管圧迫(矢印)による水腎症．
b：水腎症に対する腹腔鏡下腎盂形成術(dismembered Anderson-Hynes)．

のものが多く総腎機能としては良好なこと，術後の腎機能の改善が得られない場合があることなどから，外科的治療の方針，時期については統一した見解はいまだ得られていない．

出生前診断例や新生児期に発見されたものでは，1〜3か月時にレノグラムを行い，腎機能の低下があるものでは外科的なドレナージまたはレノグラムによる再評価を検討する．腎機能の低下がみられないものでは，3か月ごとの超音波検査と6〜12か月ごとのレノグラムで経過観察する．症候性または無症候性の水腎症でも分腎機能＜40%，尿ドレナージ不良，分腎機能低下率＞5〜10% などを基準に外科的治療を考慮する．

根治手術術式は，余剰腎盂を切除，その下端部で尿管と吻合する Anderson-Hynes 法が代表的である．最近では，内視鏡外科手術(腹腔鏡，後腹膜鏡)により盂形成を行う術式が採用され，低侵襲の手術が可能である(図 43-33)．また，ロボット支援下の腎盂形成手術が 2020 年に保険収載され，今後さらに普及するものと思われる．

② 多囊胞性異形成腎
multicystic dysplastic kidney (MCDK)

1 ● 症状，診断

MCDK は，発生異常による腎異形成の一形態であり，腎実質にあたる部分が多数の囊胞に置き換わった状態で，正常の皮質や髄質構造はみられない．出生 3,000 人に対し 1 人に認められる．通常は一側性で，胎児超音波検査で出生前に診断されることが多く，臨床症状を示すことは稀である．画像検査において，① 患側腎における多数の大小の囊胞の存在，② 患側腎が無機能であることの確認，の 2 つの条件を満たせば診断は可能である．① については超音波，CT，MRI 検査で大小さまざまな囊胞を確認する．また ② については DMSA シンチグラフィで患側腎に集積が認められない．

2 ● 治療

多くは無症状であり，長期的には自然消退や縮小が認められるため，保存的に経過観察する．MCDK の約半数が 5 歳までに自然退縮する傾向がある．高血圧を伴うもの，周辺臓器への圧迫症状を呈するものは腎摘出の適応となる．一方，本症の悪性化に関してはいまだ明らかな見解が得られておらず，明確な治療指針はない．最近では，腹腔鏡下または後腹膜鏡下に MCDK を摘出することが可能となり，患児への負担も軽減されている．機能的単腎であり，反対側の腎機能の温存がきわめて重要であるが，対側腎に膀胱尿管逆流症(VUR)や水腎症を伴うことがあり，これらの評価を早期に行い，対側腎の腎機能温存が危ぶまれる場合には，尿路異常に対する積極的な治療が必要となる．

③ 膀胱尿管逆流症
vesicoureteral reflux (VUR)

1 ● 症状，診断

VUR は先天的な膀胱尿管接合部の形成不全により生じる(原発性 VUR)．尿の逆流により尿路感染症を発症し，反復する尿路感染のため腎実質障害を生じ，進行して腎不全に至ることもある．また腎の低形成や異形成を伴っていることもある．一方，尿道狭窄や神経因性膀胱などの下部尿路の器質的もしくは機能的通過障害に伴うものを続発性 VUR という．逆流そのものはほとんど無症状で，臨床症状として最も多いのは尿路感染症で，高熱や背部痛などの腎盂腎炎症状をきたす．逆流の有無の確認は，排尿時膀胱尿道造影(voiding cystourethrography：VCUG)による．VUR の程度は International Reflux Study Group の分類が一般的に用いられる．VUR に伴う腎機能障害の検査には ^{99m}Tc-DMSA シンチグラフィにて分腎機能と腎瘢痕の有無を評価する．さらに全身麻酔下に膀胱鏡検査を行い，尿管口の形態，膀胱の内腔，尿道の閉塞病変の観察を行う．

Frontier

VUR の国際 Grade 分類(膀胱造影所見)

Grade Ⅰ：尿管のみへの逆流
Grade Ⅱ：腎盂まで逆流するが腎盂腎杯拡張のないもの
Grade Ⅲ：腎盂まで逆流し，中等度までの腎盂腎杯拡張を伴うもの
Grade Ⅳ：高度の逆流で，強い腎盂腎杯拡張と尿管の屈曲蛇行を伴うもの
Grade Ⅴ：高度の逆流で腎盂腎杯拡張と尿管の屈曲が著明なもの

2 ● 治療

　原発性 VUR の管理の基本は，VUR による腎への逆流負荷の除去と尿路感染の防止により腎機能を温存することである．尿路感染を繰り返す症例を除き，まず保存的に経過観察する．Grade Ⅲ以上，トイレトレーニング前，有熱性尿路感染症の既往，排尿排便障害を伴う症例には，抗菌薬の予防内服も考慮される．定期的に検尿，尿培養を行い，VCUG や腎シンチグラフィは半年〜1 年ごとに実施し，逆流の程度や腎瘢痕などを評価する．乳児 VUR の 1〜4 年間の自然消失率は 50%で，女児にやや消失率が高く Grade Ⅰ〜Ⅲ では71% が，Grade Ⅳ〜Ⅴ では 28% が自然消失し，その後は年に 9% の率で消失していくとされ，乳児の自然消失率は高い．手術適応に関しては議論があるが，改善の見込めない高度 VUR，尿路感染を反復する例，腎瘢痕の新生を認める腎機能低下例，予防的抗菌薬内服中の尿路感染を認める例，下部尿路機能障害を伴う高度 VUR 例は手術適応となる．また Grade Ⅴ は腎障害が進展する危険性が高いので原則として手術適応とされ，乳児では 1 歳まで経過観察をし，逆流の程度に変化がなければ手術を行う．手術は尿管と膀胱の移行部を再建する尿管膀胱新吻合術(Cohen 法やPolitano-Leadbetter 法)が行われ，治療成績は良好であった．

　近年，膀胱鏡下に尿管口の周囲にデキストランとヒアルロン酸の共重合体充填物質(Deflux®)を注入し，尿管口の周囲を膨張させ抵抗を上げることで VUR を防止する低侵襲な内視鏡治療が普及してきている．また，経膀胱的腹腔鏡下逆流防止術(気膀胱手術)も行われている．

4 尿管瘤

1 ● 症状，診断

　尿管瘤とは，尿管の下端が囊状に拡張した病態で，膀胱から尿道にかけて認められる．瘤が膀胱内に限局した膀胱内尿管瘤と，瘤下端が膀胱頸部あるいは尿道へ進展し膀胱三角部以外に開口する異所性尿管瘤がある．小児では特に，重複腎盂尿管を伴った異所性尿管瘤が問題となる．重複腎盂尿管を伴う場合，下位腎の尿管口より遠位側つまり膀胱頸部や後部尿道に，上位腎に付随した尿管

瘤が形成され，上位腎は水腎症や低形成をきたしやすい．超音波検査や MRI 検査により，尿管瘤の大きさや位置，水腎水尿管の程度，重複腎盂尿管の有無などの評価が可能である．さらに，膀胱鏡検査により尿管瘤の位置と開口部の確定診断ができる．また，VUR の合併も多く，排尿時膀胱尿道造影で VUR の有無や排尿時の尿管瘤の形態を確認する．重複腎盂尿管に伴う尿管瘤の場合，同側腎の約 60〜70%，対側腎の約 20〜40% にVUR を合併するとされる．

2 ● 治療

　上半腎の機能が悪い場合，上半腎の切除と尿管瘤の完全切除が根治的治療であるが，侵襲の大きい手術となる．近年，腹腔鏡下に瘤の下端に小切開を加えて瘤の縮小を促す治療や，膀胱鏡下にレーザーで穿刺する"watering-can technique"なども行われている．非常に低侵襲であるが，術後VUR の発症も少なくないため追加治療が必要となることもある．

5 後部尿道弁

1 ● 症状，診断

　前立腺部尿道に発生する先天性の膜様構造物(弁)で，後部尿道の通過障害による上部尿路の拡張や神経因性膀胱とそれに伴う VUR など，さまざまな症状をもたらす．弁の位置により，TypeⅠ(精丘の末梢から連続して形成)，TypeⅡ(精丘の膀胱頸部側)，TypeⅢ(精丘のさらに末梢側)に分類され，TypeⅠ が 90% 以上を占める．膀胱の拡張と水腎(両側性が多い)が特徴的である．重症のものでは胎児期より腎機能の低下から羊水過少となり，肺形成不全につながる．弁による下部尿路通過障害により膀胱のコンプライアンスが低下する病態を valve bladder といい，外科的治療後もこの病態が残存し，VUR や尿失禁などの症状が持続することがある．診断は超音波検査や，VCUG にて後部尿道の狭窄または途絶を確認する．狭窄が軽度の場合でも，長期的に神経因性膀胱を惹起することがあり，膀胱内圧測定が診断に有用である．

2 治療

症状が重度の場合，腎不全による致死的な転帰をとることがあるため胎児期，周産期，幼時期の各時点での適切な治療が腎機能の保全と生命予後に重要である．治療法は尿道カテーテル留置，膀胱皮膚瘻造設，膀胱鏡下膜（弁）切除術が一般的に行われる．長期的な低コンプライアンス膀胱の治療・管理として，薬物療法，間欠的導尿，VURに対する逆流防止術，腎機能障害に対する治療を行う必要がある．

6 尿道下裂

1 症状，診断

陰茎腹側の発育が障害され，外尿道口が本来の亀頭部先端ではなく，それよりも近位の陰茎，陰嚢，時に会陰部に開口する先天性尿道形成異常である．発生頻度は高く，男児300人に1人といわれている．遺伝性はないとされるが，時に家族内発生を認める．

本症の発症にはアンドロゲンの作用不全が関与していると考えられており，下部尿路および生殖器の系統的疾患である．実際，矮小陰茎や陰茎前位陰嚢，二分陰嚢，停留精巣などのほか，男性小子宮の拡張や男性腟などを伴うこともある．外尿道口の位置により，亀頭部型，冠状溝部型，陰茎部型，陰茎陰嚢部型，陰嚢部型，会陰部型に分類される．陰茎包皮となるべき皮膚は亀頭部に頭巾状にめくれており，陰茎腹側の包皮および皮下組織は欠如している．陰茎は索組織により腹側に屈曲することが多く，勃起によってより顕著となる．整容性の問題に加え，立位排尿困難，性交困難などの機能的な問題を伴う．

2 治療

ほとんどの場合，外科的治療が必要であるが，矮小陰茎の場合は手術困難例が多く，術前に男性ホルモン補充療法が行われることが多い．ポイントは索組織の切除による陰茎屈曲の是正と亀頭部までの尿道の延長の2つである．さまざまな術式が考案され，その数は約200ともいわれるが，索切除と尿道形成を同時に行う一期的手術と，これらを2度に分けて行う二期的手術に大別される．一般的に手術は患児への心理的影響などを考

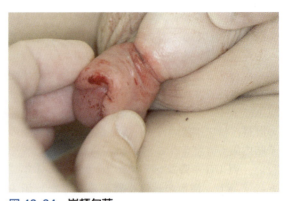

図 43-34 嵌頓包茎
包皮が著明な浮腫を起こして元に戻らない状態となっている．

えて就園，就学前には治療を完了するのが望ましい．尿道を形成するには，尿道板やその周囲の陰茎皮膚を管状化し，同部を有茎皮膚弁，遊離皮膚弁を用いて被覆する．

7 包茎

1 症状，診断

包皮口の狭窄のために包皮を翻転させて亀頭が露出できない状態を真性包茎，露出できる状態を仮性包茎という．真性包茎が占める割合は，新生児期のほぼ100%，乳児は約80%，幼児は約60%，小学生は約30%であり，思春期以降はその頻度はさらに低下する．亀頭包皮炎を生じると陰茎先端の発赤・腫脹により疼痛・排尿時痛を伴う．

包皮口が狭い状態で包皮を無理に冠状溝より翻転させたときに，包皮が著明な浮腫を起こして元に戻らない状態を嵌頓包茎という（図43-34）．

2 治療

保存的治療として，包皮口の狭小部にステロイド軟膏を塗布し，包皮が裂けないよう留意して両親または患児本人に用手的翻転を行ってもらう．包茎手術は，①繰り返す包皮炎，②嵌頓包茎，③尿路感染，④家族の希望，⑤宗教上の理由，などがある場合に適応となる．術式は余剰皮膚を環状に切開する環状切開術のほかに背面切開術，包皮形成術などが行われる．

L 小児固形腫瘍

1 神経芽腫 neuroblastoma

神経芽腫は胎生期の神経堤（neural crest）由来の腫瘍であるため，副腎髄質および体幹の交感神経節に主に発生する．なかでも副腎髄質に発生するものが多く，全体の約60%を占める．次いで後腹膜，骨盤，縦隔，頸部の交感神経節に発生する．

神経芽腫は小児悪性固形腫瘍中最も多く出現するもので，発生頻度は出生約4,000人に1人と推定されている（日本での年間発生頻度は200人以上）．6か月乳児を対象に神経芽腫マススクリーニングが施行されていたが，本腫瘍による死亡率低下に貢献しないなどの検証結果から2004年4月以降中止された．好発年齢は2歳以下，特に1歳未満が多い．平均診断時年齢は生後22か月で，95%は10歳以下で診断される．1歳半未満の乳児では，進行期でも予後が良好であることが多く，一部の腫瘍では自然退縮することも知られている．

1 症状

早期では無症状であることが多い．原発巣の症状としては腹部膨隆，腹部腫瘤（腫瘤は硬く，凹凸不整で可動性がない），頸部原発では頸部腫瘤，Horner症候群（縮瞳，眼瞼下垂，眼裂狭小）などであり，これに発熱，貧血，食欲不振，腹痛，嘔吐，下痢，高血圧などの全身症状を伴う．遠隔転移巣の症状としては，眼球突出，眼窩周囲の出血，跛行，骨・関節の疼痛，肝腫大，皮下結節などがみられる．

2 診断

- **腫瘍マーカー**：本腫瘍の約90%がカテコールアミンの代謝産物であるバニリルマンデル酸（VMA）・ホモバニリン酸（HVA）産生腫瘍で，尿中測定が腫瘍マーカーとして利用できる．また，特異的ではないが血清NSE，フェリチン，LDH高値，LDHアイソザイムパターン異常（Ⅲ，Ⅳ高値）を示す例もある．骨髄に転移している場合は，貧血や血小板減少が認められるこ

とがある．
- **画像診断**：単純X線検査，超音波検査，CT，MRI，RI検査が行われる．単純X線では腫瘍内に淡い微細な顆粒状石灰化像が認められることがある．カテコールアミン代謝が行われている部位に特異的に集積する^{123}I-MIBGシンチグラフィは原発巣のみならず骨・骨髄転移の診断に有用であり，^{99m}Tc-MDPは骨転移検索に利用できる．
- **骨髄穿刺・生検**：骨髄穿刺は骨髄転移の検索，病期決定の点から重要である．また，腫瘍生検を行って組織型の判断，予後判定因子として重要な N-myc 遺伝子（MYCN）増幅や Trk 遺伝子ファミリーの発現を検索する．

3 病期分類

神経芽腫の予後には，臨床病期の決定が重要である．特に，初発時の病期決定はその後の治療方針を決定するために不可欠である．これまで，1993年に提唱されたINSS（International Neuroblastoma Staging System）病期分類が頻用されてきたが，この分類は術後の病期分類を主体としており，術後に初発時の病期分類が変更される問題点があった．そこで，2009年にINRGR（International Neuroblastoma Risk Group Risk）が提言され，術前の画像検査で病期分類を決定するように提唱された．この病期分類は① 切除可能な限局性腫瘍（L1），② 切除不可能な限局性腫瘍（L2），③ 転移性腫瘍（M），④ L1，L2の腫瘍で骨髄，皮膚，肝臓へ転移のある4s腫瘍（MS）の4つに簡略化された（表43-4）．

現在は，このINRGRに基づいて本腫瘍の診断・治療を行う方向にある（図43-35）．このリスク分類では，INRG病期分類，診断時の年齢，組織学的分類，腫瘍分化度分類（MYCN増幅），染色体11qにおけるMYCNがん遺伝子座におけるコピー数，DNA倍数性の分析により，超低リスク（VL），低リスク（L），中間リスク（IM），高リスク（H）の4つに分類され治療が行われる．これらのリスク群の無病5年生存率はそれぞれ85%以上，75～85%，50～75%，50%以下に相当する．

表 43-4 INRGR (International Neuroblastoma Risk Group Risk)

INRG病期分類	年齢(months)	組織学的分類	MYCN増幅	11q欠失	DNA倍数性	リスクグループ
L1/L2		GN maturing GNB intermediate	−			VL
L1		Any except GN maturing GNB intermediate	−			VL
			+			H
L2	<18 m	Any except GN maturing GNB intermediate	−	−		L
				+		IM
	≧18 m	GNB nodular, differentiating NB, differentiating	−	−		L
			−	+		IM
		GNB nodular, poorly differentiated or undifferentiated NB, poorly differentiated or undifferentiated	−			IM
	Any		+			H
M	<18 m		−		2倍以上	L
			−		2倍	IM
			+			H
	≧18 m					H
MS	<18 m		−	−		VL
			−	+		H
			+			H

GN：ganglioneuroma，GNB：ganglioneuroblastoma，NB：neuroblastoma

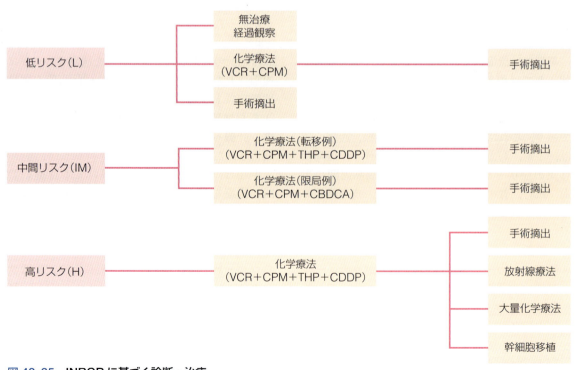

図 43-35　INRGR に基づく診断・治療
VCR：ビンクリスチン，CPM：シクロホスファミド，THP：ピラルビシン，CDDP：シスプラチン，CBDCA：カルボプラチン．

4 ● 治療

　低リスク群では，外科治療で腫瘍を全摘出できた場合，その後は経過観察を行う．症例に応じて内視鏡外科手術により摘出することもある．手術で腫瘍を全摘出できなかった場合には，低用量の化学療法が行われる．また，1歳未満で発症した症例では自然退縮することもあり，無治療経過観察が選択される場合もある．中間リスク群では，腫瘍生検後に化学療法を行ってから原発巣の摘出手術を行うのが一般的である．高リスク群では，腫瘍が周囲の臓器や血管を巻き込んでいたり，遠隔転移をきたしていたりすることが多いため，化学療法を先行し，周囲の臓器をできるだけ温存する手術と，局所の放射線治療，大量化学療法と自家造血幹細胞移植を行う．多施設での臨床試験として治療を行うことも多く，症例の豊富な医療機関で治療を行う必要がある．

② Wilms（ウィルムス）腫瘍（腎芽腫）
　　Wilms tumor (nephroblastoma)

　Wilms腫瘍は胎生5週に出現する後腎芽組織のうち，未分化腎芽細胞群（nephrogenic rest）が腎発生の後期まで遺残し，悪性化したものと考えられている．小児腎腫瘍の90%はWilms腫瘍である．神経芽腫，脳腫瘍に次いで多くみられる悪性固形腫瘍であり，多くは3〜4歳以下で発症する．小児人口100万人あたりの発生頻度は8.1人であり，小児がん症例の5〜6%を占める（年間70〜100例発生）．両側性に発生するものも約5〜10%に認められる．Wilms腫瘍には無虹彩症，精神発達遅滞，泌尿生殖器奇形（WAGR症候群）などを合併するものや，Beckwith-Wiedemann（ベックウィズ-ヴィーデマン）症候群，Denys-Drash（デニス-ドラッシュ）症候群を有する症例もある．家族性発症例などが報告されており，発症には遺伝的要因が濃厚である．無虹彩症を伴ったWilms腫瘍には染色体11pの欠失が認められ，11p13領域にはWilms腫瘍のがん抑制遺伝子である*WT1*と虹彩欠損原因遺伝子が位置している．

　腎動脈・大動脈周囲のリンパ節，肺に転移しやすい性質をもつ腫瘍である．

1 ● 症状

　腹部膨隆，腹部腫瘤が主症状で，血尿は約20%の症例にみられる．さらに腫瘍の進展に応じて高血圧，貧血，嘔吐，便秘，発熱などもみられる．一般に腹部腫瘤は無痛性の表面平滑な球形に近いものである．

2 ● 診断

　単純X線検査，超音波検査，CT，MRIを行う．腫瘍の局在部位，リンパ節転移の有無，腎静脈・下大静脈内腫瘍塞栓の有無，肺・骨などへの遠隔転移の有無，対側腎の病変の有無を確認する．血液検査で，血中レニン活性あるいはレニン濃度が上昇していることがある．

3 ● 病理組織分類

　未分化腎芽細胞，間質，上皮構造の3要素がさまざまな割合で混じて構成される．退形成（anaplasia）と呼ばれる巨大異型細胞を認めた場合，予後不良群（unfavorable history Wilms）に分類され，強力な化学・放射線療法を要する．Wilms腫瘍と組織学的に酷似しているために，しばしばWilms腫瘍と誤った病理組織診断を下される腫瘍として，新生児期〜早期乳児期にみられる先天性間葉芽腎腫（congenital mesoblastic nephroma：CMN）や，悪性横紋筋肉腫様腫瘍（malignant rhabdoid tumor of kidney：MRTK），幼児期以降の腎明細胞肉腫（clear cell sarcoma of kidney：CCSK）がある．

4 ● 病期分類

　画像診断による遠隔転移の有無および手術所見により病期が決定される．日本ウィルムス腫瘍スタディグループ（JWiTS）分類を表に示す（表43-5）．

5 ● 治療

　手術が原則であるが，病期と組織型によって付加する治療法は異なる．Stage 1，2に対しては手術とアクチノマイシンD（AMD）とビンクリスチン（VCR）による化学療法を行う．Stage 3，4およびStage 2でも組織学的に予後不良群に属する例に対しては，さらに放射線照射を併用するとともにアドリアマイシン（ADM）やシクロホスファ

表43-5 日本ウィルムス腫瘍スタディグループ（JWiTS）分類

Stage 1：腫瘍は腎に限局しており，完全摘出されている．腎被膜は完全に保たれ，術前もしくは術中の腫瘍破裂はない．腎洞の血管浸潤を認めない．切除断端を越えた腫瘍遺残はみられない．
Stage 2：腫瘍は腎被膜を越えて進展しているが，完全に摘出されている．切除断端を越えた腫瘍遺残はみられない．
Stage 3：腫瘍が腹部の範囲で遺残している．
Stage 4：Stage 3の領域を越えて，肺，肝，骨，脳などへの血行転移を認める．
Stage 5：両側腎に腫瘍を認める．

ミド（CPA）などを追加した強力な化学療法を実施する．

6 ● 治療成績

Wilms腫瘍の5年生存率は91%と良好である（組織学的予後良好群ではStage 1～3で2年生存率90～95%．Stage 4でも80%と報告されている）．しかしCCSKやMRTKなどの組織学的予後不良群の5年生存率は73%（CCSK），17%（MRTK）であり，MRTKは他の腫瘍に比してきわめて予後不良である．

③ 肝悪性腫瘍 malignant hepatic tumors

乳児期にみられる肝芽腫（hepatoblastoma）が小児の肝癌全体の約85%を占め，残りが学童期以上に多くみられる成人型肝細胞癌である．組織学的には高分化型，低分化型，未熟型の3型に大別される．肝芽腫の発生リスクが高まる要因として，① Beckwith-Wiedemann症候群，② 家族性大腸腺腫症，③ 出生体重1,500g未満の極低出生体重児，の3つがあげられる．

1 ● 症状

腹部膨隆，腹部腫瘤が主症状である．このほか，腹痛，発熱，貧血，嘔吐，体重減少などの症状もみられるが，黄疸は稀である．肝芽腫は腫瘍により産生されたβ-HCGにより，思春期早発症（precocious puberty）が約3%の症例でみられる．

2 ● 診断

• **腫瘍マーカー**：血清AFPは生後7か月頃までは正常児でも高値を示すため，解釈には注意を要するが，術前診断のみならず病勢を含めて治療効果の判定としてもきわめて有用である．
• **画像診断**：単純X線検査，超音波検査，CT，MRI，選択的肝動脈撮影を行う．特に，肺転移の頻度が高いため，遠隔転移の検索は必須である．

3 ● 病期分類

PRETEXT（Pre-Treatment Extent of Disease）の分類が用いられる（図43-36）．

4 ● 治療

化学療法と手術（肝切除）が治療の基本となる．肝芽腫の場合，切除不能なものに関しては術前化学療法〔シスプラチン（CDDP），ADMなど〕を先行させて腫瘍の縮小を図り，肝切除を試みる．治療抵抗例や遠隔転移例では造血幹細胞移植を併用とした超大量化学療法も行われる（図43-37）．切除不能例については，化学療法を行ったあとに肝移植を行う場合もある．

5 ● 治療成績

切除可能例の5年生存率は約80～90%，切除困難・不能例および遠隔転移例では約10～30%である．

④ 胚細胞腫瘍 germ cell tumor

性腺に限らず頭蓋内，頸部，前縦隔，後腹膜，仙尾部など体軸の正中線上ならびにその近傍に好発する．成熟奇形腫が全体の半数以上を占め，次いで未熟奇形腫，卵黄嚢癌が多くみられる．卵黄嚢癌・未熟奇形腫ではAFP，絨毛癌ではβ-HCGが高値を示す．

1 ● 仙尾部奇形腫 sacrococcygeal teratoma

性腺を除外すれば奇形腫としては発生頻度が最も多い．男女比は1：4と女児に多いのが特徴である．大部分は骨盤外へ発育する形態をとり，出生前の超音波検査または新生児期に大きな殿部腫瘤として診断される．本腫瘍の存在部位による分類としてAltman分類が用いられている．仙骨前

図 43-36　**PRETEXT 分類**

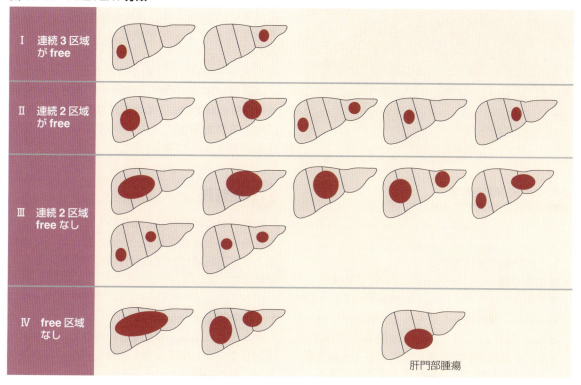

Ⅰ	連続3区域がfree	
Ⅱ	連続2区域がfree	
Ⅲ	連続2区域freeなし	
Ⅳ	free区域なし	肝門部腫瘍

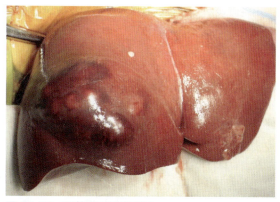

図 43-37　**肝芽腫の手術所見**
化学療法を先行し，切除可能まで縮小した状態で肝切除を行った．

面の骨盤内に進展するものは症状（排便障害，頻尿，下肢運動障害）発現が遅れ，乳児期以降に診断されることもある．特徴的な外観から診断は容易である．新生児期早期の尾骨も含めた摘出術が必要で，尾骨を取り残すと数か月後には悪性化して再発・転移する危険がある（図 43-38）．

Frontier

仙尾部奇形腫の Altman 分類

TypeⅠ：腫瘍の大部分が骨盤外成分
TypeⅡ：骨盤内への腫瘍の進展を伴うが，骨盤外成分が大きい
TypeⅢ：骨盤外にも進展するが，骨盤内・腹腔内成分が大きい
TypeⅣ：骨盤内・腹腔内成分のみで，骨盤外への発育を認めない

2　性腺奇形腫 gonadal teratoma

- **卵巣奇形腫** ovarian teratoma：学童期から思春期までが好発年齢である．成熟奇形腫がほとんどであるが，未熟奇形腫，卵黄嚢癌（yolk sac tumor）がこれに次いでみられる．腹部腫瘤か腫瘤の茎捻転による腹痛で発見される．腹部X線検査，超音波検査，CT，MRIによる画像診断を行う．腫瘍内の大きな石灰化像が半数以上に認められる．卵黄嚢癌，未熟奇形腫ではAFPの異常な高値が認められる．良性では腫瘤核出術や卵巣摘出術を行う．悪性では卵巣摘出術後，CDDP，エトポシド（VP-16）を中心と

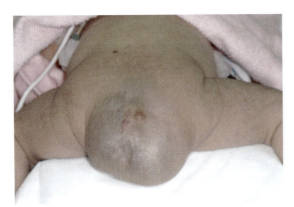

図 43-38　仙尾部奇形腫
腫瘍のために肛門が前方に偏位している.

した化学療法を併用する.
- **精巣奇形腫** testicular teratoma：乳児期または学童期以降に多く，無痛性の陰囊腫瘤として認められる. 卵黄囊癌が最も多く，腫瘍マーカーとして AFP が有用である. 画像診断では肺，肝などの遠隔転移の有無を観察することが重要となる. 後腹膜リンパ節転移を伴う例もあるため，精巣摘出術とともに後腹膜リンパ節郭清を必要に応じて行う.

5 横紋筋肉腫 rhabdomyosarcoma

横紋筋肉腫は小児の悪性軟部組織腫瘍の代表的疾患であり，悪性軟部組織腫瘍の半数以上を占める. 病理組織学的には胎児型，胞巣型，多形型，混合型に区別される. 小児では胎児型が最も多く(50〜60%)，次いで胞巣型が多い. 泌尿生殖器(膀胱，前立腺，腟，子宮，傍精巣)や頭頸部(眼窩，傍髄膜)に好発する. 胞巣型は6歳以上の年長児に多く認められ，発生部位は体幹や四肢が多い.

1 症状，診断
症状は発生部位によりさまざまである. 診断は各種画像診断を組み合わせて行うが，確定診断には組織学的検査(生検)が必要となる.

2 治療，治療成績
機能を温存しつつ，周囲組織を含めて腫瘍を全摘出することが原則である. そのため，多くの場合，化学療法，放射線照射(本腫瘍は放射線感受性が高い)を施行して，腫瘍の縮小を図ってから外科切除を行う. 化学療法はビンクリスチン(VCR)，アクチノマイシン D (AMD)，シクロホスファミド(CPA)の3剤を併用した VAC 療法にイホスファミド(IFM)，VP-16 を追加した多剤併用が行われている. 治療成績は発生部位，病期によって異なるが，遠隔転移例を除けば5年生存率は 70〜80% である.

6 血管腫

病理学的には増殖した血管からなる境界不明瞭な良性病変と定義される. 一方，臨床的には皮膚および皮下組織における血管の発達異常や奇形を総称している.

1 正中部母斑 salmon patch
上眼瞼，前額部，項部などにみられる皮膚から隆起していない境界やや不明瞭な濃淡のある淡紅色斑. 自然退縮することが多い.

2 単純性血管腫 simple hemangioma
出生直後からみられる境界鮮明で皮膚から隆起していない赤ブドウ酒色斑(port-wine mark). 自然退縮することはない.

3 苺状血管腫 strawberry hemangioma
境界明瞭，苺状，赤色で皮膚から隆起する. 生後1〜2週から出現し，6か月頃まで増大を続けるが，4〜5歳までには大部分が自然退縮する. しかし，発生部位によっては機能障害も生じるため，ステロイド剤，レーザー治療，β遮断薬投与による治療が行われることがある.

4 海綿状血管腫 cavernous hemangioma
出生直後から存在すると考えられているが，およそ 3/4 は 10 歳代になって発見される. 圧縮性のある境界不明瞭な軟らかな皮下腫瘤で，表面皮膚は青味を呈する. 弾性包帯での保存的圧迫療法で軽快・消退することもある. 大きなもののなかには Kasabach-Merritt (カサバッハ-メリット)症候群をきたすものもある. このような場合には副腎皮質ホルモン剤投与や放射線照射を行う.

> **Frontier**
>
> **Kasabach-Merritt 症候群**
> - 血管腫内での急激な血小板消費により血小板減少，凝固因子低下により全身の出血傾向を生じる．
> - 治療は血管腫自体の治療を行うことであり，① ステロイド療法，② 血管塞栓術，③ インターフェロン療法，④ 放射線療法が行われる．

7 リンパ管腫 lymphangioma

リンパ管腫は原始リンパ嚢の発生・分化障害により生じた嚢腫であり，頭頸部，腋窩に好発する．臨床的には比較的大きな嚢腫から形成される嚢胞状リンパ管腫(cystic hygroma)と，小さな毛細血管状のリンパ管腫の集合からなる海綿状リンパ管腫(cavernous lymphangioma)に区別できるが，両者の混合する形も認められる．

1 ● 症状・診断

リンパ管腫の2/3は出生時に認められ，大多数が2歳までに認められる．出生前診断例も増加している．嚢胞状リンパ管腫は皮下に軟らかい腫瘤として触知されることが多く，海綿状リンパ管腫はしばしば皮膚に浸潤しており，皮膚の凹凸不整あるいは肥厚，皮下の硬結として触知される．良性の腫瘍であり転移はないが，頸部発生巨大嚢胞例では気道圧迫による呼吸困難を呈し，緊急処置を要する例もある(図43-39)．

2 ● 治療

OK-432注入による硬化療法は嚢胞状リンパ管腫に対しては著効するものが多く，海綿状リンパ管腫でも一定の効果が得られるものもあるため，現在では整容性および低侵襲性の点から第一に選択されている．その他の硬化療法としてはブレオマイシン，エタノール療法などが報告されている．また近年では，mTOR阻害薬が治療薬として使用されている．良性腫瘍であるが，病変が頸部深部，胸腔に及ぶ症例では気道圧迫などを呈し，治療にきわめて難渋する．

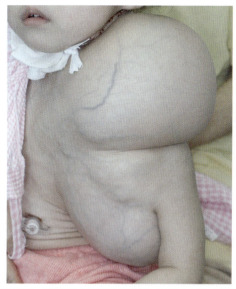

図43-39 頸部から腋窩に発生した巨大リンパ管腫
気道確保および経腸栄養のために気管切開と胃瘻造設を必要とした．

① 1字目の五十音ごとにカタカナ，ひらがな，漢字(1字目の読み．読みが同じ漢字は画数の少なさ)の順，2字目以降は単純五十音順によって配列した．
② 先頭の文字が記号や数字，欧文の用語は，すべて欧文索引に収めてある．略称が欧文の用語などは欧文索引も活用されたい．冠名疾患に関してはカタカナ表記の用語も和文索引に掲載した．
③「──」でつないだ用語はすぐ上の用語に続くものである．また「──，」のあとの語句は用語の補足のために付している．
④ **太字**のページ数は主要説明箇所を示す．

あ

アイゼンメンジャー症候群　368
アイソトープ療法　168
アカラシア　475
アクチノマイシン D　731, 734
アザチオプリン　218, 225
アシアロシンチグラフィ　630
アシネトバクター　66
アスピリン　259
アスベスト　327
アスペルギルス　66
アディポサイトカイン　671
アテゾリズマブ・ベバシズマブ併用治療　191
アドリアマイシン　731
アナフィラキシーショック　25
──，治療　29
アフェレーシス　106
アポトーシス　15, 150, 179
アミアンヘルニア　593
アミロイドーシス　236
アムステルダム診断基準 II　547
アメーバ性肝膿瘍　615
アルゴンプラズマ凝固療法　485
アロ認識　206
アロマターゼ阻害薬　312
アンチトロンビンIII製剤　104
アンドロゲン　316
亜急性甲状腺炎　289
悪液質　157, 269
悪性胸膜中皮腫　326
悪性黒色腫　576
悪性腫瘍　152
悪性胚細胞腫瘍　462
悪性リンパ腫
──，胃　503
──，甲状腺　286
──，縦隔　463, 704
──，小腸　525
──，大腸　548
圧挫症候群　26
圧痛　33, 46
圧迫止血　78
安定冠動脈疾患　409
安定狭心症　409
安楽死　11
鞍状鉤　73
鞍状塞栓　445

い

イニシエーション　149
イマチニブ　193, 502

イレウス　260
──，術後合併症　268, 519
イレウス管　88
インシデント・アクシデント・レポート制度　272
インスリノーマ　663
インスリン　646
インスリン依存性糖尿病　211
インターロイキン　179
インターロイキン 2　171
インドシアニングリーン(ICG)負荷試験　607
インドシアニングリーンリンパ管蛍光造影　691
インフォームド・コンセント　11, 278
インプランテーション　155
インレイ　600
医原性仮性動脈瘤　450
医原性気胸　323
医原性損傷，胆道　632
医原性内ヘルニア　604
医事紛争　278
医療安全　271
医療関連感染症　131
医療事故　271
医療事故情報収集等事業　272
医療事故調査制度　275
胃，解剖　492
胃悪性リンパ腫　503
胃液検査　495
胃炎　498
胃潰瘍　498
胃下垂　496
胃癌　504
──，再発　518
──，診断　508
──，組織型分類　505
──，治療　511
──，肉眼型分類　504
──，分子標的治療　190
胃空腸吻合術　515
胃憩室　523
胃軸捻転症　496
胃上部切除術　687
胃静脈瘤　682
胃食道逆流症　474
──，小児　708
胃神経内分泌腫瘍　502
胃石　497
胃切除術　513
胃全摘術　514
胃粘膜下腫瘍　501
胃ポリープ　500

胃隆起性病変の肉眼分類　501
胃瘻　89
異型大動脈縮窄症　418
異時性多重癌　160
異種移植　182, 205
異常呼吸　39
異常呼吸音　41
異常裂孔ヘルニア　604
異所性静脈瘤　682
異所性膵　650
異所性ホルモン産生腫瘍　157
異物
──，胃・十二指腸　497
──，食道　472
──，直腸・肛門　561
移植肺機能不全　225
移植片対宿主病　106
移植免疫　181
維持透析療法　236
維持輸液，小児　697
遺伝子組換え型ヒト可溶性トロンボモジュリン　104
遺伝子診断　162
遺伝子治療　173
遺伝子パネル検査　359
遺伝性悪性腫瘍　150
遺伝性球状赤血球症　676
遺伝性出血性毛細血管拡張症　340
遺伝性腫瘍　183
遺伝性大腸癌　545
遺伝性乳癌　300
遺伝性乳癌卵巣癌症候群　315
遺伝性非ポリポーシス大腸癌　183
一次止血　102
一時的閉腹法　120
一酸化窒素吸入療法　698
苺状血管腫　734
咽頭喉頭食道切除術　486
咽頭食道憩室　478
院内安全対策　271
院内感染対策　258
陰圧閉鎖療法　108
陰嚢水瘤　723

う

ウィリアムス症候群　391
ウイルス　66
ウイルス性肝炎　612
ウィルヒョーリンパ節転移　154
ウィルムス腫瘍　731
ウェーバー-クリスチャン病　581
ウェルシュ菌　130

和文索引（う，え，お，か）

ウォルフ-パーキンソン-ホワイト症候群 390
ヴァルサルヴァ洞動脈瘤(破裂) 372
うっ血肝 680
うっ滞性乳腺炎 296
右肝下面膿瘍 585
右肝切除 625
右室補助人工心臓 414
右心補助人工心臓 229
植込型補助人工心臓 414
運動負荷試験 337
運動誘発電位 425

え

エコノミークラス症候群 455
エストロゲン 316
エック瘻症候群 687
エプスタイン病 390
エベロリムス 214, 218, 663
エレファントトランク 424
エンドトキシン 129
エンドトキシンショック 582
エントリー 419
エンドリーク 433
えくぼ症状 37, 156, 302
会陰ヘルニア 602
壊死 150, 179
壊死性筋膜炎 130
壊死性膵炎 653
壊死性腸炎 710
栄養管理 256
——, 術後 201
——, 小児 698
栄養剤 256
栄養サポートチーム 255
栄養障害, 腫瘍の増殖 156
栄養状態の評価
——, 高齢者 199
——, 術前 255
鋭的剝離 78
衛星皮膚結節 302
液性拒絶反応 206
液性免疫 176
腋窩・鎖骨下静脈血栓症 456
腋窩リンパ節の触診 36
枝付きステントグラフト内挿術 431
円刃刀 70
炎症性サイトカイン 176, 179
炎症性大動脈瘤 427
炎症性乳癌 36, 314
炎症性ヘルニア 592
炎症性ポリープ 544
炎症反応 176, 179
遠位脾腎静脈吻合術 687
遠隔部位感染症 131
嚥下 471

お

オートクレーブ 68
オカルト癌 165
オクトパス開創器 73
オクトレオチド 684
オプソニン化 176

オンコーシス 15
オンレイ 600
緒方洪庵 5
往復性雑音 43
黄色肉芽腫性胆嚢炎 643
黄色ブドウ球菌 130
黄疸 629
横隔膜 466
横隔膜下膿瘍 586
横隔膜挙上症 469, 707
横隔膜弛緩症 469, 707
横隔膜上憩室 478
横隔膜損傷 123, 330
横隔膜ヘルニア 467
横隔膜麻痺 469
横行結腸間膜窩ヘルニア 603
横紋筋肉腫 734
男結び 79
音響陰影 54, 128, 635
温熱療法 172
女結び 79

か

カーラーの救命曲線 115
カウデン症候群 546
カサバッハ-メリット症候群 456, 616, 735
カテーテル感染 264
カテーテル関連血流感染 257
カニ爪様所見 713
カプセル内視鏡 58, 162
カルシニューリン阻害薬 182, 211, **218**, 225
カルタゲナー症候群 342
カルチノイド
——, 胃 502
——, 胸腺 461
——, 直腸 576
——, 肺 349
カルチノイド症候群 33, 502
カルバペネム耐性腸内細菌目細菌 137
カロリ病 631
カンジダ 66, 138
ガイドシース併用超音波診断法 355
ガス壊疽 130
ガストリノーマ 664
ガストログラフイン 57
ガベキサートメシル酸塩 104
がん(→「癌」もみよ) 148
がん遺伝子 149
がん遺伝子パネル検査 185
がん幹細胞 151
がんゲノム医療 171, 315
がん原遺伝子 149
がん疼痛 269
がん免疫療法 171
がん抑制遺伝子 183
下肢挙上試験 437
下肢静脈血栓症 49
下肢静脈瘤 453
下肢動脈性閉塞疾患 48
下垂試験 48
下大静脈フィルター 455

下大静脈閉塞 436
下腸間膜静脈 534
下腸間膜動脈 533, 559
下部消化管造影 56
下部食道括約筋 471, 706
化学放射線療法 168
——, 食道癌 490
化学療法 168
——, 胃癌 515
——, 横紋筋肉腫 734
——, 肝内胆管癌 620
——, 食道癌 490
——, 乳癌 313, 314
—— の有害事象 170
化膿性汗腺炎 570
加齢黄斑変性 248
仮性嚢胞, 膵 657
仮性波動 34
家族性腫瘍 183
家族性大腸腺腫症(ポリポーシス) 150, 183, 521, **545**, 714
家族性溶血性黄疸 33
痂皮 107
過形成性ポリープ 500, 544
過呼吸 33
過誤腫 343
——, 小腸 528
過誤腫性ポリープ 544
過酸化水素低温ガスプラズマ滅菌法 68
顆粒球吸着療法 106
顆粒細胞腫 479
画像診断, 肺癌 351
芽胞 65
海綿状血管腫 734
海綿状血管増生 679
海綿状リンパ管腫 735
開胸法 363
開創器 73
開腹術 587
開放性気胸 122
解體新書 5
解離腔 418
解離性大動脈瘤 419
潰瘍 107
潰瘍性大腸炎 548
外痔核 566
外傷 107
外傷死 115
—— の三徴 119
外傷初期診療ガイドライン 115
外傷性気胸 323, 329
外傷性血胸 329
外傷性ヘルニア 468
外鼠径ヘルニア 595
角針 73
角膜, 再生医療 248
拡散強調画像 55, 161
拡大手術 166, 361, 511
拡大内視鏡検査 58
拡張期雑音 42
拡張期ランブル 42
核医学検査 57
核酸合成阻害薬 218

核分裂指数　162
喀痰細胞診　338, 353
喀毛症　459
獲得免疫　176
活性化部分トロンボプラスチン時間　100
活性酸素　26
括約筋温存手術　564
括約筋間直腸切除術　574
割創　107
滑脱ヘルニア　589
肝3区域切除　625
肝悪性腫瘍, 小児　732
肝エキノコックス症　615
肝外胆道系, 解剖　628
肝外門脈閉塞症　679
肝芽腫　732
肝機能, 高齢者　199
肝機能（予備能）検査　260, 607
肝区域切除　625
肝血管腫　616
肝硬変　677
肝再生　609
肝細静脈閉塞症　679
肝細胞　607
肝細胞癌　617
　──, 診断　618
　──, 治療　191, 618
　──, 肉眼分類　617
　── の EOB 造影 MRI　57
肝細胞腺腫　617
肝細胞増殖因子　248, 609
肝障害度分類　261, 608
肝静脈　606
肝腎症候群　616
肝性脳症　682
肝切除術　623
肝切離　626
肝臓
　──, 解剖　605
　──, 再生医療　249
肝臓移植　208
肝損傷　124
肝濁音界　45
肝動静（門）脈短絡（シャント）　679
肝動脈　605
肝動脈化学塞栓療法　172, 618
肝内胆管癌　620
肝膿瘍　614
肝嚢胞　615
　──, 超音波検査　54
肝肺症候群　616
肝脾臓器相関　673
肝不全患者の術後管理　268
肝部分切除　625
肝包虫症　615
完全静脈栄養　257
完全大血管転位症　377
完全置換型人工心臓　413
完全腹膜外修復法　596, 598
冠動脈, 解剖　407
冠動脈バイパス術　29, 408, **410**
冠動脈瘻　394
陥没乳頭　296

間欠性跛行　48, 428, 437, 440, 442
間葉系幹細胞　243
間葉系腫瘍　464
嵌頓痔核　566
嵌頓ヘルニア　592
嵌頓包茎　728
幹細胞　241
感染症　128
　──, 心臓移植後　219
感染症法　61
感染制御　61
感染性心内膜炎　406
感染性膵壊死　653
感染性動脈瘤　427
感染対策　257
感染対策チーム　258
管腔内超音波　630
緩和ケア　173, 269
還納性ヘルニア　590
還流血調節法　626
環境癌　160
簡易知能検査　200
雁首徴候　369
癌（→「がん」もみよ）　148
　── の遺伝子治療　173
　── の告知　11
　── の手術療法　165
癌細胞　180
癌腫　152
癌集学的治療法　165
癌性胸水　352
癌性髄膜炎　154
癌性腹膜炎　507, 587
癌性リンパ管炎　154
癌取扱い規約　164
癌肉腫　361
癌免疫療法　181
顔面外傷　120

き

気管　332
気管・気管支損傷　123, 330
気管・気管支軟化症　702
気管狭窄症　701
気管呼吸音　41
気管支　332
気管支拡張症　342
気管支鏡検査　338, 354
気管支鏡的肺容量減量術　343
気管支結核　341
気管支原性嚢胞　340, 703
　── の MRI　52
気管支性嚢胞　702
気管支洗浄細胞診　354
気管支肺胞洗浄　338
気管支閉鎖　702
気管食道瘻　340
気管切開法　86
気管挿管　89, 116
気管内カニューレ　86
気管分岐部憩室　478
気胸　122, 320, 703
気腫性肺嚢胞　343

気道確保　86, 116
気道緊急　120, 121
気道閉塞　120, 121
奇異呼吸　40, 122, 329
奇形腫　462
起坐呼吸　40
基質特異性拡張型 β-ラクタマーゼ産生菌
　　　137
基底細胞癌　576
器械結び　79
機械灌流による臓器保存　207
機械的合併症　411
機械的腸閉塞　530
機械弁　233
機能性腫瘍　157
機能的残気量　336
機能的腸閉塞　532
偽腔　418
偽膜性大腸炎　264
逆流性食道炎　473
　──, 胃切除後　521
吸引針生検　60
急性胃拡張　496
急性胃粘膜病変　268
急性化膿性甲状腺炎　290
急性化膿性乳腺炎　296
急性冠症候群　408
急性肝不全　614
急性拒絶反応　182, 206, 218
　──, 肺移植　225
急性限局性腹膜炎　585
急性呼吸促迫症候群　330
　──, 術後合併症　267
急性縦隔炎　466
急性出血性直腸潰瘍　562
急性上腸間膜動脈閉塞症　449
急性腎不全, 術後　268
急性膵炎　651
急性促進性拒絶反応　182
急性胆管炎　128, 632
急性胆嚢炎　128, 632
　──, 術後　519
　── の超音波像　129
急性虫垂炎　129, 715
急性腸管虚血　429
急性動脈閉塞症　48, **445**
急性乳腺炎　296
急性膿胸　325
急性肺損傷　267
急性汎発性腹膜炎　582
急性腹症　139
　── の徴候　142
急性閉塞性化膿性胆管炎　633
急性放射線障害　113
急性溶血性輸血副作用　105
巨赤芽球性貧血　521
巨大気腫性嚢胞　343
巨大食道　477
巨大線維腺腫　298
拒絶反応　182, 205, 217
挙上試験　48
虚血/再灌流障害　25
虚血性心疾患　407

虚血性大腸炎　556
供血路　682
狭窄後拡張　392
狭心症　408
　　──，術後合併症　266
狭帯域光観察　58
胸郭出口症候群　319, **451**
胸郭動揺　116
胸郭の変形　39
胸郭肺コンプライアンス　337
胸管　324, 689
胸筋温存乳房切除術　310
胸筋合併乳房切除術　311
胸腔鏡下手術　94, 364
胸腔鏡下動脈管閉鎖術　367
胸腔鏡検査　338, 355, 460
胸腔穿刺　90
胸腔ドレーン　85
胸腔ドレナージ　90, 321
胸腔内感染　264
胸骨下甲状腺腫　464
胸骨後ヘルニア　467
胸骨正中切開　395
胸腺　464
　　──の無形成・低形成　464
胸腺カルチノイド　462
胸腺癌　462
胸腺腫　157, 461
　　──のMRI　52
胸腺上皮性腫瘍　461
胸腺肥大　464
胸部
　　──CT　338, 352
　　──MRI　352
　　──X線　50, 337, 351
　　──の診察法　39
胸部外傷　122, 328
胸部画像診断　50, 337, 351
胸腹部大動脈瘤　425
胸腹裂孔ヘルニア　706
胸部ステントグラフト内挿術　421
胸部大動脈損傷　123
胸部大動脈瘤　423
胸壁，解剖　317
胸壁損傷　328
胸壁動揺　40, 328
胸膜，解剖　317
胸膜陥入像　51, 352
胸膜切除/肺剝皮術　327
胸膜中皮腫　326
胸膜肺全摘術　327
胸膜播種　154
胸膜摩擦音　41
強皮症　477
鏡面形成　706
鏡面像　145, 530
局所再発　165
棘形成　352
近赤外光観察装置　59
金属音　530
筋腎代謝性症候群　446
筋性防御　46, 143, 553, 580
筋膜切開　588

筋無力症様症候群　157
禁煙　132, 201, 426
緊張性気胸　23, 117, **122**, 320

く

クーゲル法　598
クエン酸回路　19
クモ状血管腫　39
クライオ生検　338
クラッシュ症候群　26
クリッペル-トレノネー-ウェーバー症候群　455
クリプトコックス　66
クリンダマイシン　133
クルーケンベルグ腫瘍　154
クレアチニンクリアランス　199, 261
クローン病　550
グラフト　440
グラム陰性菌　65
グラム陽性菌　65
グリコカリックス　16
グリソン一括処理法　625
グリソン鞘　605
グルカゴノーマ　664
グルカゴン　646
グレーヴス病　285
空気容積脈波法　453
空腸間置法　513
空腸囊間置法　513
空腸瘻　89
空洞形成　352, 358
偶発癌　165

け

ケモカイン　176
ケント式開創　73
ゲノム編集　245
ゲフィチニブ　191
ゲムシタビン　620, 660, 662
外科　2
　　──の専門医制度　12
外科学の歴史　2
外科的気道確保(法)　**86**, 116
外科の侵襲　13
外科結び　79
形質細胞計　319
系統的肝区域切除　625
経回結腸静脈の静脈瘤塞栓術　685
経カテーテル的僧帽弁形成術　399
経カテーテル的大動脈弁置換術　405
経カテーテル動脈塞栓術　124, 126, 674
経管栄養　256
経管性転移　154
経気管支吸引細胞診　338
経気管支擦過細胞診　354
経気管支肺生検　354
経頸静脈的肝内門脈大循環シャント術　686
経口ブドウ糖負荷試験　647, 655
経肛門イレウス管　88
経静脈栄養　257
経静脈高カロリー輸液法　257
経仙骨的腫瘍切除術　576

経腸栄養　256
　　──，小児　698
経鼻胃管　88, 267
経皮経管血管形成術　439
経皮経管腎血管形成術　447
経皮経肝胆管造影法　648
経皮経肝胆道ドレナージ　90, 261
経皮経肝胆囊ドレナージ　91
経皮経肝的静脈瘤塞栓術　685
経皮経肝的胆管造影　631
経皮経肝の門脈塞栓術　609
経鼻小腸管　88
経皮的エタノール注入療法　167
経皮的冠動脈インターベンション　29
経皮的経静脈的僧帽弁交連切開術　401
経皮的血管形成術　430
経皮的心肺補助　29, 413
経皮的針生検　355, 460
経皮的補助循環用ポンプカテーテル　232, 413
経皮的輪状甲状靱帯穿刺法　87
経皮内視鏡的胃瘻造設術　89
経腹の腹膜外修復法　596, 598
経膀胱的腹腔鏡下逆流防止術　727
頸静脈の怒張　39, 42
頸髄損傷　127
頸動脈損傷　122
頸動脈狭窄症　446
頸動脈ステント留置術　446
頸動脈内膜剝離術　446
頸部外傷　121
頸部の診察法　34
頸部リンパ節の腫脹　294
頸肋　319
欠乏輸液，小児　697
血管　417
　　──，再生医療　247
血管奇形　694
血管腫　479
血管新生　155, 247
血管造影検査　161, 439
　　──，急性腹症　146
血管損傷　452
血管内カテーテル関連血流感染症　131
血管内焼灼術　454
血管内治療　430, 439
血管内皮細胞増殖因子　155, 247
血管内皮前駆細胞　247
血管縫合　82
血管輪　389
血胸　122
血行再建後症候群　446
血行再建術
　　──，上腸間膜動脈　429
　　──，閉塞性動脈硬化症　441
血行性転移　154
　　──，胃癌　507
　　──，直腸癌　571
　　──，乳癌　302
血行動態　417
血漿交換　237
血小板機能異常　100
血小板増多症　157

和文索引(け，こ，さ) ● 741

血小板由来増殖因子　247
血性腹水　146, 587
血栓症　423
血栓性外痔核　566
血栓性血小板減少性紫斑病　676
血栓性静脈炎　49, 454
血液，再生医療　247
血液型　205
血液凝固障害　119
血液浄化療法　235
血液透析　234
血液量分布不均衡性ショック　20
　──，診断　23
　──，治療　29
血液濾過透析　236
結核菌　66
結核性腹膜炎　586
結節性甲状腺腫　286
結節縫合　79
結腸，解剖　533
結腸癌　534
月経随伴性気胸　323
倦怠感，がん　269
嫌気性菌　137
限局性結節性過形成　616
　──　の MRI　611
限局性腸穿孔　711
限局性腹膜炎　585
原発性硬化性胆管炎　644
原発性線毛機能不全症候群　342
原発性副甲状腺機能亢進症　292
減圧症　112
減黄処置　261
減量手術　166, 512
減量・代謝改善手術　669

こ

コッヘル鉗子　72
コレステロール塞栓症　424
コレステロールポリープ　642
コロナウイルス　67
コンパートメント症候群　446
コンパニオン診断　309
ゴーシェ病　676
呼吸　336
呼吸音　41
呼吸管理，小児　698
呼吸器，高齢者　198
呼吸訓練　201
呼吸リハビリテーション　260
姑息手術　166
　──，大腸癌　542
孤立性線維性胸膜腫瘍　326
鼓音　40, 45, 116
誤嚥性肺炎　201
口腔ケア　201, 258
甲状舌管嚢胞　699
甲状舌管瘻　699
甲状腺　284
　──，解剖　282
　──　の腫大　284
　──　の触診　34, 284
甲状腺悪性リンパ腫　286

甲状腺癌　286
甲状腺機能亢進症　289
甲状腺ホルモン　284
交感神経切除術　440
好酸球増多症　157
好中球　175
光線性眼障害　112
光線力学的治療　172, 485, 518
抗 CD25 抗体　214, 215
抗 HBs ヒト免疫グロブリン　612
抗エストロゲン薬　312
抗炎症性サイトカイン　179
抗がん剤　168
抗凝固薬の手術前休薬　259
抗凝固療法　103
抗菌薬　133
　──　の Key Drug　137
　──　の予防的投与　264
抗菌薬関連下痢症　135
抗血小板薬の手術前休薬　259
抗原提示　177, 182
抗体関連型拒絶反応　206, 218
肛門管，解剖　557
肛門管癌　576
肛門機能不全　569
肛門鏡診　47
肛門失禁　569
肛門周囲膿瘍　718
肛門瘙痒症　570
肛門損傷　561
肛門内圧検査　569
肛門の診察法　46
拘束性換気障害　336
後腸仮説　671
後腹膜　578
後腹膜血腫　581
後腹膜腫瘍　587
後部尿道弁　727
高圧蒸気滅菌　68
高位前方切除術　574
高カリウム血症　263, 268
高カルシウム血症　158
高サイトカイン血症　180
高山病　112
高所脳浮腫　112
高所肺水腫　112
高浸透圧高血糖症候群　265
高頻度振動換気法　698
高分解能 CT　51
高齢者
　──　の術後管理　201
　──　の生理　196
高齢者総合的機能評価　196
降下性壊死性縦隔炎　466
硬化性肺胞上皮腫　346
硬化療法
　──，痔核　567
　──，リンパ管腫　735
硬癌　153
喉頭温存手術　486
喉頭気管形成術　701
項部硬直　34
絞扼性腸閉塞　530

絞扼性ヘルニア　592
鉤　72
鉤状突起　645
酵素抗体法　615
酵母　66
鋼刀メス　70
黒色表皮腫　157
極低出生体重児　697
骨シンチグラフィ　53
骨髄異形成症候群　676
骨肉腫　319
骨盤 C クランプ　126
骨盤外傷　125
骨盤隔膜　602
骨盤後腹膜パッキング　126
骨盤内診，急性腹症　143
骨盤膿瘍　585
骨盤部ヘルニア　601
根治手術　166
根治的放射線治療　167
根本原因分析　272

さ

サーファクタント　334
サイタフェレーシス　106
サイトカイン　179
サイトカインストーム　17
サイトメガロウイルス感染症　219
サルコペニア　199, 256, 270
サルベージ手術，食道癌　488
左胃静脈-下大静脈吻合術　687
左肝切除　625
左冠動脈肺動脈起始症　394
左室駆出率　401
左室形成術　415
左室自由壁破裂　411
左室補助人工心臓　228, 414
左室流出路狭窄　390
左心耳閉鎖術・切除術　412
左心低形成症候群　385
左心補助循環装置　411
左側(局所性)門脈圧亢進症　680
佐藤泰然　5
鎖肛　717
鎖骨下静脈穿刺　92
鎖骨下動脈盗血症候群　451
坐骨ヘルニア　601
挫創　107
再生医学　240
再発　165
再膨張性肺水腫　322
細菌性肝膿瘍　614
細菌性腹膜炎　586
細小血管症　443
細胞死　15, 150
細胞周期　151
細胞傷害性 T 細胞　176
細胞診　162
　──，胃癌　510
　──，結節性甲状腺腫　288
　──，乳腺疾患　38, 298
　──，肺疾患　338
細胞性拒絶反応　206

742 ● 和文索引（さ，し）

細胞性免疫　176, 177
臍　578
臍帯（内）ヘルニア　721
臍腸管遺残　712
臍部の異常　44
臍ヘルニア　600, 722
鰓原性囊胞　700
鰓原性瘻　700
三心房心　380
三尖弁形成術　390
三尖弁尖形成術　406
三尖弁置換術　390, 406
三尖弁閉鎖症　385
三尖弁閉鎖不全症　406
三尖弁輪縫縮術　406
酸化エチレンガス滅菌法　68
酸素供給量　20
残胃癌　521

し

シートン法　565
シクロスポリン　211, 214, 218, 225
シクロホスファミド　731, 734
シスプラチン　620
シドニー分類　498
シャーガス病　477
シャント手術　687
シュニッツラー転移　154
シュロッファー腫瘤　581
ショック　19, 117, 123
──，診断　22
──，治療　28
ショック指数　23
シロリムス　218
ジャックハンマー食道　477
止血　78, 102, 118
止血鉗子　72
止血剤　79
四肢外傷　127
市中感染症　128
死因　195
死因別死亡数・死亡率　158
糸球体濾過値　261
糸状菌　66
自然気胸　320
自然死　179
自然退縮　174
自然免疫　175
刺創　107
脂質メディエーター　176
脂肪腫，小腸　528
脂肪消化吸収試験　647
視診
──，急性腹症　142
──，胸部　39
──，頸部　34
──，肛門　47
──，乳房　35
──，腹部　44
試験開胸術　166
試験開腹術　166
自家移植　182, 205
自家蛍光気管支鏡　354

自家静脈グラフト　440
自己血輸血　104
自己調節鎮痛法　262
自己弁温存大動脈基部置換術　403
自己免疫性溶血性貧血　676
自動腹膜透析　236
自動縫合器　75
自律機能性甲状腺結節　289
持針器　73
持続的血液浄化療法　235
持続的血液濾過透析　236, 237
痔核　565
痔瘻　563
──，乳幼児　565
色素内視鏡検査　508
直達手術　687
膝窩動脈外膜囊腫　451
膝窩動脈捕捉症候群　451
膝窩動脈瘤　450
湿潤環境下療法　108
車軸様血管像　617
斜角筋前リンパ節生検　355
若年性線維腺腫　298
若年性ポリポーシス症候群　546
手術侵襲による生体反応　13, 179, 253
手術創管理　263
手術刀　70
手術のリスク評価，心臓血管外科手術　396
手術部位感染症　32, 65, 83, **131**, 263, 543
主肺動脈欠損症　334
主要組織適合遺伝子複合体　245
主要組織適合抗原　176, 182
主要組織適合複合体　205
腫脹　33
腫瘍　148
──　によるホルモン産生　157
──　の遺伝子診断　162
腫瘍壊死因子　179
腫瘍随伴症状　157
腫瘍随伴内分泌症候群　351
腫瘍性囊胞　656
腫瘍性分泌　155
腫瘍性瘻孔　156
腫瘍栓　153
腫瘍倍加時間　151
腫瘍マーカー　163
──，胃癌　510
──，肝芽腫　732
──，肝細胞癌　618
──，肝内胆管癌　620
──，縦隔腫瘍　460
──，食道癌　485
──，神経芽腫　729
──，膵癌　647, 662
──，大腸癌　538
──，胆道癌　630, 638
──，乳癌　305
──，肺癌　356
腫瘍免疫　180
腫瘍抑制遺伝子　149
腫瘤　33
──　の徴候　155

種子と土壌理論　153
受動的ドレナージ　84
樹状細胞　176
収縮期雑音　42
収縮性心膜炎　415
周術期管理，小児　698
修正大血管転位症　381
集学的治療　165
十二指腸，解剖　492
十二指腸潰瘍　498
十二指腸癌　521
十二指腸憩室　523
十二指腸腺腫　521
十二指腸損傷　523
十二指腸乳頭部　628
十二指腸乳頭部癌
──，手術　641
──，肉眼型分類　637
── の MRCP 画像　56
重症急性呼吸器症候群コロナウイルス　67
重症急性膵炎　147
重症虚血肢　428
重症筋無力症　157, **464**
重症大動脈弁狭窄　391
重症胆管炎　633
絨毛癌　463, 732
縦隔，解剖　457
縦隔炎　466
縦隔気腫　465
縦隔鏡検査　355, 460
縦隔血腫　465
縦隔腫瘍　457, 704
縦隔動揺　329
縦隔内甲状腺腫　464
縦隔内副甲状腺腫瘍　464
縮窄複合　387
縮小手術　166
──，胃癌　511
出血　**99**, 155
出血傾向をきたす疾患　100
出血性ショック　99, 117
出生前診断　699
術中照射　167
術後栄養管理　263
術後化学療法，乳癌　313
術後合併症，食道癌手術　488
術後感染症　263
術後肝不全　626
術後管理　262
──，高齢者　201
──，小児　698
術後出血　265, 519, 542
術後照射　168
術後せん妄　200, 269
術後腸閉塞　543
術後補助化学療法，胃癌　516
術前化学療法　170
──，胃癌　515
──，食道癌　490
──，乳癌　313
術前管理　254
──，小児　698

術前検査　255
術前シミュレーション　58
術前照射　167
術前評価，高齢者　196
純型肺動脈閉鎖症　393
循環　417
循環器，高齢者　198
循環血液量減少性ショック　20
　──，診断　23
　──，治療　29
女性化乳房　316
徐呼吸　33, 39
除痛　269
除毛　257
小球性低色素性貧血　520
小細胞癌　349, 358
小腸，解剖　524
小腸移植　212
小腸ガス像　144
小腸癌　525
小児外科　697
小網　578
小網裂孔ヘルニア　604
小葉癌　302
消化管間質腫瘍　501, 528, 548, 576
消化管穿孔の造影CT像　55
消化管造影検査　56, 161, 495
　──，急性腹症　146
消化管損傷　125
消化管内視鏡検査，急性腹症　146
消化管縫合　83
消毒　61
消毒法　62
消毒薬　62
症候性狭窄　446
逍遥性静脈炎　444
傷害関連分子パターン　15
障害　107
漿液性嚢胞腫瘍　657
上縦隔リンパ節郭清　487
上大静脈症候群　40, 350, 435
上大静脈閉塞　435
上腸間膜静脈　524, 534
上腸間膜静脈血栓　429
上腸間膜動脈　524, 533
上腸間膜動脈血栓症　429
上腸間膜動脈症候群　497
上腸間膜動脈塞栓症　429
上腸間膜動脈閉塞症　449
上皮化　108
上皮間葉転換　153
上部消化管造影検査　56, 495
　──，胃潰瘍　499
　──，胃癌　509
　──，胃粘膜下腫瘍　501
上部消化管内視鏡検査　495
　──，胃潰瘍　499
　──，胃癌　508
　──，胃粘膜下腫瘍　501
上部食道括約帯　471
上腹壁ヘルニア　600
情報ドレーン　84
静脈　417

静脈ステント　435
静脈性血管瘤　456
静脈穿刺　92
食道，解剖　470
食道アカラシア　475, 706
食道亜全摘　487
食道・胃静脈瘤出血　683
食道胃接合部癌　487
食道異物　472
食道癌　479
　──，診断　481
　──，治療　485
食道憩室　478
食道残胃吻合法　513
食道静脈瘤　680
食道切除術　486
食道損傷　472
食道離断術　687
食道裂孔ヘルニア　467, 707
触診
　──，急性腹症　142
　──，胸部　40
　──，頸部　34
　──，結節性甲状腺腫　288
　──，動脈　437
　──，乳房　35
　──，腹部　45
職業癌　160
心音の異常　42
心外閉塞・拘束性ショック　20
　──，診断　23
　──，治療　29
心奇形　418
心筋血流予備量比　409
心筋梗塞，術後合併症　266
心筋再生　248
心筋生検　218
心筋ダイレクトリプログラミング法　249
心筋保護液　396
心筋保護法　396
心原性ショック　20
　──，診断　22
　──，治療　28
心挫傷　331
心雑音　42
心室中隔欠損症　367
心室中隔穿孔　411
心室中隔破裂　411
心室頻拍　412
心尖拍動　42
心臓，再生医療　248
心臓移植　215, 415
心臓移植後悪性腫瘍　220
心臓移植後感染症　219
心臓外傷　415
心臓・血管系の診察法　42
心臓腫瘍　415
心臓弁膜症　397
心損傷　123
心タンポナーデ　23, 29, 123
心停止後症候群　26
心内膜床欠損症　368
心嚢穿刺　90

心嚢ドレナージ　90
心肺同時移植　220
心拍出量　20
心不全　412
　──，術後合併症　266
心房細動　412
心房中隔欠損症　372, 374
神経芽腫　729
神経系，直腸・肛門管　559
神経原性ショック　25
　──，治療　29
神経原性腫瘍　463
神経内分泌癌　663
神経内分泌腫瘍
　──，胃　502
　──，結腸・直腸　548, 576
　──，肺癌　349
神経内分泌反応　13
侵襲　13, 179
真菌　66
真腔　418
真性嚢胞，膵　655
浸潤性膵管癌　660
浸潤性発育　151
浸潤性非粘液性腺癌　347
浸潤性粘液性腺癌　348
浸透圧性脱髄症候群　263
浸軟　107
振戦　34, 42
進行癌　164
深部静脈血栓症
　　　　49, 201, 434, 453, **455**, 543
診察　32
新型コロナウイルス感染症　67
新生児胃破裂　708
新生児遷延性肺高血圧症　697
新生物　148
新鮮凍結血漿　237, 265
審査腹腔鏡　166
人工肝臓　237, 249
人工肝補助療法　237
人工血液　247
人工血管　233, 430, 440
人工血管置換術
　──，胸腹部大動脈瘤　425
　──，胸部大動脈瘤　424
　──，大動脈解離　421
　──，腹部大動脈瘤　426
人工肛門　717
人工呼吸器関連肺炎　131
人工呼吸器関連肺傷害　231
人工心臓　228, 413
人工腎臓　234
人工心肺　230, 395
人工膵臓　238
人工臓器　227
人工弁　232, 397
人工弁置換　391
人工弁輪　397
迅速簡易超音波検査法　117
腎盂尿管移行部狭窄症　725
腎芽腫　731
腎機能，高齢者　199

腎性副甲状腺機能亢進症　293
腎臓, 再生医療　250
腎臓移植　213
腎損傷　125
腎動脈狭窄症　447
腎動脈瘤　446, 448
腎ネフロン前駆細胞　250

す

スキルス癌　153
スチュワート-トレヴス症候群　695
ステイプラー　74
ステロイド　218
ステロイド服用患者の周術期管理　258
ステント　430, 439
ステントグラフト　234, 430-432
ステントグラフト内挿術　430, 432
ステント治療, 大腸癌　540
ストライダー　42
ストレス反応　13
スニチニブ　194, 663
スパイロメトリー　336
スピキュラ　37, 51, 302, 352
スリーブ状胃切除術　669
スワイヤー-ジェームス症候群　343
すりガラス濃度　51
ずり応力　417
水腎症　725
水平マットレス縫合　79
垂直マットレス縫合　79
推算糸球体濾過値　262
膵液　646
膵液瘻, 術後　519
膵炎　651
膵癌　660
膵管ドレナージ術　665
膵管内乳頭粘液性腫瘍　657
膵管癒合不全　649
膵神経内分泌腫瘍　663
膵腎同時移植　211
膵切除術　665
膵全摘術　667
膵腺房細胞癌　663
膵臓
　──, 解剖　645
　──, 再生医療　250
膵臓移植　211
膵損傷　125, 650
膵体尾部癌　663
膵体尾部切除術　651, 667
膵胆管合流異常症　648, 719
膵島移植　214
膵頭十二指腸切除術　522, 665
膵頭部癌　661
膵嚢胞消化管吻合術　665
膵嚢胞線維症　655
髄膜癌腫症　154
髄様癌　287, 302
杉田玄白　5
隅越分類　564

せ

セクレチン試験　647

セツキシマブ　190
セファゾリン　133
セフメタゾール　133
センチネルリンパ節　154, 311
　── 生検　162, 186, 311
　── ナビゲーション手術　59
せん妄　200, 201
生検　60, 162
生存率　167
生体肝移植　208
生体肺移植　222
生体弁　232
生物学的修飾　170
生命倫理　11
生理的ヘルニア　721
正所性ホルモン産生腫瘍　157
正中弓状靱帯圧迫症候群　449
正中頸嚢胞　699
正中頸瘻　699
正中部母斑　734
成熟奇形腫　462, 732
成分栄養剤　256
成分輸血　104
声音振盪　40
声門下狭窄症　701
性行為感染症　612
性腺奇形腫　733
星細胞　607
星芒状中心瘢痕　657
精索水瘤　723
精巣奇形腫　734
精巣水瘤　723
精巣捻転症　724
赤脾髄　672
脊髄外傷　127
脊椎外傷　127
切痕形成　352
切創　107
接触性転移　154
癤　130
鑷子　72
仙尾部奇形腫　732
尖圭コンジローマ　570
尖刃刀　70
先天性横隔膜ヘルニア　706
　──, 出生前診断　699
先天性肝線維症　679
先天性気管支閉鎖症　340
先天性血管奇形　694
先天性十二指腸閉鎖症・狭窄症　709
先天性小腸閉鎖症・狭窄症　710
先天性食道狭窄症　705
先天性食道閉鎖症　704
先天性心疾患　366
先天性胆道拡張症　631, 648, 719
先天性嚢胞　463, 655
先天性嚢胞性腺腫様奇形　339
先天性嚢胞性肺疾患　702
先天性肺気道奇形　339, 702
疝痛　140
穿孔　156
穿孔性潰瘍　499
穿孔性腹膜炎　129

穿刺吸引細胞診　162
　──, 結節性甲状腺腫　288
　──, 乳腺線維腺腫　298
穿通性潰瘍　499
穿通性頸部外傷　121
穿通性心臓外傷　331
剪刀　70
腺癌
　──, 食道癌　479
　──, 肺癌　347, 356
腺腫様甲状腺腫　286
腺扁平上皮癌　361
腺様嚢胞癌　362
線維芽細胞増殖因子　247
線維性縦隔炎　466
線維性癒着　580
線溶系異常　101
選択的シャント術　687
選択的動脈刺激静脈サンプリング　647
全身性炎症反応症候群　179, 263
前癌病変　164
前脊髄動脈症候群　425
前腸仮説　671
前方切除術　574
蠕動運動, 食道　471

そ

ソマトスタチン　646, 684
ソマトスタチン受容体シンチグラフィ
　　　　　　　　　　　　　　648, 664
ソラフェニブ　191
ゾリンジャー-エリソン症候群　664
ゾルベツキシマブ　518
組織再生　245
組織診, 乳腺疾患　38
鼠径部, 解剖　594
鼠径部除圧下伏臥位CT　592
鼠径(部)ヘルニア　593, 723
蘇生の手術　119
双極裸核　298
双手診　47
早期癌　164
挿管　91
創　107
創感染　519
創傷治癒　108
　──, 高齢者　200
僧帽弁狭窄症　400
僧帽弁形成術　399
僧帽弁置換術　399, 401
僧帽弁複合体　398
僧帽弁閉鎖不全症　398
総肝管　606, 628
総胆管　606, 628
総動脈幹(遺残)症　370
総肺静脈還流異常症　379
造影CT　54
造影剤　57
造影超音波検査　53
造血幹細胞　243
象皮症　693
臓器移植　202
　── の歴史　7

和文索引(そ，た，ち) ● 745

臓器移植法　8, 202
臓器再生　248
臓器損傷分類　107
臓器別癌死亡数・死亡率　158
臓器保存　207
足関節上腕血圧比　49, 438
足趾動脈圧　438
側頸囊胞　700
側頸瘻　700
側副血行路　677
側方内括約筋切開術　565
塞栓症　423
続発性気胸　323
続発性副甲状腺機能亢進症　293
尊厳死　11
損傷　107, 123-127
　──，十二指腸　523
　──，食道　472
　──，膵　650
　──，胆道　632
　──，直腸・肛門管　561
　──，脾　674
　──，腹部　580
　──，リンパ系　692

た

ターコット症候群　545
ターナー症候群　418
タクロリムス　211-214, 218, 225
タモキシフェンクエン酸塩　312
ダイジョージ症候群　464
ダイナミック CT　54
ダイレクトリプログラミング　245
ダウン症候群　368
ダブルスイッチ手術　381
ダブルバルーン内視鏡検査　58
ダンピング症候群　520
ダンベル状腫瘍　458
多遺伝子アッセイ　309
多呼吸　33
多剤耐性アシネトバクター　258
多剤耐性結核菌　341
多剤耐性緑膿菌　258
多剤併用療法　170
多重癌　160
多臓器機能不全症候群　26, 180
多臓器不全　264, 582, 652
多段階発癌　148
多断面再構成断面　51
多能性体性幹細胞　243
多囊胞性異形成腎　726
多発癌　160
多発性筋炎　157
多発性内分泌腫瘍症 1 型　292, 462, 664
多発性内分泌腫瘍症 2 型　287, 292
多脾症候群　386, 674
多包虫症　615
多列検出器型 CT　51, 54
打診
　──，急性腹症　142
　──，胸部　40
　──，腹部　45

唾液腺型腫瘍　362
大量血胸　122
代謝異常，腫瘍の増殖　156
代謝拮抗薬　207, 225
代謝性アシドーシス　19, 119
対称肝　386
体位変換　262
体外循環　230, 395
体外膜型人工肺　231, 413, 698
体性感覚誘発電位　425
体性幹細胞　242
胎児鏡下気管閉塞術　699
胎盤増殖因子　247
大血管症　443
大血管スイッチ手術　378
大血管損傷　331
大細胞癌　349, 358
大細胞神経内分泌癌　349
大腿ヘルニア　596
大腸，解剖　533
大腸癌
　──，治療　539
　──，分子標的治療　190
　── の肝転移　623
　── の造影 CT　55
　── の転移　535
大腸菌　66
大腸憩室症　554
大腸腺腫　544
大腸内視鏡検査　538, 572
大腸粘膜下腫瘍　547
大腸ポリープ　544
大腸ポリポーシス　544
大滴性脂肪沈着　613
大動脈　417
大動脈炎症候群　428
大動脈解離　418
　──，血管内治療　432
大動脈基部置換術　402
大動脈弓部再建術　389
大動脈弓離断症　371, 388
大動脈縮窄症　387, 418
大動脈中隔欠損　371
大動脈腸骨動脈閉塞症　428
大動脈内バルーンパンピング
　　　　　　　　　29, 232, 412
大動脈弁狭窄症　403
大動脈弁形成術　402
大動脈弁置換術　402, 404
大動脈弁閉鎖不全症　401
大動脈弁輪拡大術　404
大動脈弁輪拡張症　418
大動脈瘤　421
　──，血管内治療　432
大網　578
大網裂孔ヘルニア　604
代償性抗炎症反応症候群　179
代償性ショック　20
高安病　428
濁音　40, 45, 116
竹内法　394
脱出　589
玉ねぎ状線維化　644

丹毒　130
胆管　606
胆管癌
　──，手術　639
　──，肉眼型分類　637
胆管細胞　607
胆管内乳頭状腫瘍　637
胆汁　629
胆汁性の嘔吐　141
胆汁ドレナージ　261
胆汁漏　627
胆石イレウス　636
胆石症　634
　──，超音波検査　54
胆石性膵炎　636
胆道　628
胆道鏡　631
胆道系感染症　128
胆道損傷　632
胆道ドレナージ　631, 638
胆道閉鎖症　680, 718
胆嚢，解剖　628
胆嚢癌
　──，手術　641
　──，肉眼型分類　637
胆嚢腺筋症　643
胆嚢摘出後症候群　636
胆嚢ポリープ　642
単球　175
単純血漿交換　106
単純性血管腫　734
単純性甲状腺腫　285
単純性腸閉塞　530
単純性ヘルニア　590
単心室症　382
単発性乳頭腫　346
単包虫症　615
蛋白分解酵素阻害剤　653, 655
男性乳癌　316
断続性ラ音　41

ち

チアノーゼ性心疾患　374
チクロピジン　259
治癒切除　166
治療効果判定法　173
治療的ドレーン　84
中心型肺癌　349
中心静脈栄養　257
　──，小児　699
中心静脈カテーテル挿入　92
中東呼吸器症候群コロナウイルス　67
中皮腫　586
虫垂炎　551
注腸造影検査　538, 572
貯留囊胞　153, 656
重複癌　160
重複腎盂尿管　727
重複大動脈弓　389
重複腸管　714
超音波気管支鏡　338, 355
超音波気管支鏡ガイド下針生検　355
超音波凝固切開装置　70

超音波検査　161
――，肝臓　609
――，血管　438
――，静脈疾患　453
――，膵　647
――，膵癌　661
――，胆道　630
――，乳腺症　297
――，乳腺線維腺腫　298
――，腹部　53
超音波内視鏡　58, 496
――，膵　647
――，胆道　631
超音波内視鏡下吸引針生検　58
超音波内視鏡下穿刺吸引法　496
超急性拒絶反応　182, 206, 218
超多剤耐性結核菌　341
超低出生体重児　697
腸回転異常症　711
腸管壊死　525, 530
腸管虚血　429
腸管重複症　714
腸管ポリープ　714
腸管ポリポーシス　714
腸間膜静脈血栓症　456
腸間膜静脈硬化症　525
腸間膜損傷　125
腸間膜動脈閉塞症　525
腸間膜リンパ管拡張症　693
腸間膜裂孔ヘルニア　604
腸管リハビリテーションプログラム　212
腸結核　524
腸雑音　45
腸重積症　532, 713
腸内細菌目細菌　137
腸閉塞　260, 530
――，術後合併症　268
――の腸雑音　45
腸壁ヘルニア　593
腸ベラ　72
腸瘻　89
聴診　41, 42
――，急性腹症　142
――，腸雑音　45
――，動脈　438
直視下交連切開術　401
直視下肺動脈弁切開術　392
直接作用経口抗凝固薬　435
直腸，解剖　557
直腸炎　562
直腸潰瘍　562
直腸癌　570
――，診断　572
――，治療　573
直腸肛門感覚検査　569
直腸肛門奇形　717
直腸肛門周囲炎　563
直腸肛門周囲膿瘍　563
直腸肛門内圧検査　558
直腸・肛門内異物　561
直腸指診　47, 572
――，Douglas 窩膿瘍　585
――，急性汎発性腹膜炎　583

――，急性腹症　143
――，腫瘤　160
直腸損傷　561
直腸脱　567
直腸腟壁弛緩症　570
直腸粘膜脱症候群　562
直腸の診察法　46
直腸ヘルニア　570
直腸瘤　570

つ・て

対麻痺　425

テネスムス　572, 585
ディジョージ症候群　464
デコルマン　107
デスモイド　586
デブリードマン　108, 130
デルマドローム　157
手洗い　64
手指消毒法　63
低 K 血症　263
低 Na 血症　263
低位前方切除術　574
低血糖症　158
低血糖性昏睡術後合併症　265
低出生体重児　697
低侵襲手術　166
低侵襲心臓外科手術　395
低体温　119
定型手術　166
停留精巣　724
溺死　114
溺水　114
鉄亜鈴状腫瘍　458
点滴静注胆嚢胆管造影法　648
転移　153
――，直腸癌　571
転移性肝癌　621
――の画像検査　610
転移性再発　165
転移性肺腫瘍　362
転移性卵巣癌　507
電気メス　70
――による止血　78
電撃傷　110

と

トラスツズマブ　190, 518
トランスフォーミング増殖因子　247
トロッカー　75
トロッカーサイトヘルニア　601
トロンビン・アンチトロンビンⅢ複合体　100
トロンボテスト　100
ドナー　207
ドプラ聴診器　453
ドプラ法　53
ドライバー遺伝子　183
ドレーン　84
ドレーン管理　263
ドレッシング　83
ドレナージ法　84

戸谷分類　631
努力呼吸　116
努力性肺活量　336
凍結手術　166
凍傷　109
凍瘡　109
疼痛　31, 269
疼痛管理　262
橈骨動脈への挿管　91
糖代謝，高齢者　200
糖尿病合併患者
――の周術期管理　258, 265
糖尿病患者に対する減量・代謝改善手術　670
糖尿病性足疾患　443
糖尿病性壊疽　443
糖尿病性昏睡，術後合併症　265
橙皮様皮膚　302, 314
橙皮様変化　36
頭部外傷　120
同系移植　182, 205
同種移植　182, 205
同種血輸血　104
動静脈形成異常　456
動脈　417
動脈管開存症　366
動脈血酸素飽和度　382
動脈穿刺　91
特発性気胸　320
特発性血小板減少性紫斑病　674
特発性細菌性腹膜炎　128, 586
特発性食道破裂　473
特発性腸穿孔　711
特発性門脈圧亢進症　679
鈍的剝離　78

な

ナショナルクリニカルデータベース　197
ナチュラルキラー細胞　175
ナットクラッカー症候群　456
ナビゲーション手術　59
ナファモスタットメシル酸塩　104
内痔核　566
内視鏡下筋層切開術　476
内視鏡外科手術　9, 94
内視鏡検査　58, 161
内視鏡手術で使用する器械　75
内視鏡的逆行性胆管膵管造影　57, 522, 630, 647
内視鏡的逆行性胆道ドレナージ　261
内視鏡的経鼻胆管ドレナージ　91, 261
内視鏡的硬化療法　684
内視鏡的静脈瘤結紮術　684
内視鏡的粘膜下層剝離術　485, 511, 544
内視鏡的粘膜切除術　485, 511, 544
内照射療法　168
内臓錯位症　386
内臓動脈の側副血行路　450
内臓動脈瘤　448
内鼠径ヘルニア　596
内胆汁瘻　636
内腸骨動脈　559
内毒素　129

和文索引(な, に, ね, の, は) ● 747

内分泌異常　157
内分泌腫瘍　663
内分泌療法　171
内ヘルニア　602
内膜摘除術　411
楢林鎮山　5
軟骨, 再生医療　246
軟骨腫　319
軟骨肉腫　319
軟部組織感染症　130

に

ニトログリセリン　684
ニボルマブ　194, 518
二次止血　102
二次性脳損傷　118, 120
二次性副甲状腺機能亢進症　293
二次性腹部コンパートメント症候群　28
二重造影法　495, 509
二重濾過血漿交換　106
日本ウィルムス腫瘍スタディグループ
　(JWiTS)分類　731
日本住血吸虫症　679
肉芽組織　108
肉腫　152
肉腫様癌　361
乳癌　300
　――, 炎症性　36, 314
　――, 画像診断　37, 302
　――, サブタイプ分類　309
　――, 組織型分類　301
　――, 治療　307
　――, 分子標的治療　190
　―― のセンチネルリンパ節生検　186
乳管内乳頭腫　299
乳児痔瘻　718
乳腺, 解剖　295
乳腺脂肪壊死　296
乳腺疾患の診察法　35
乳腺症　297
乳腺線維腺腫　298
乳腺肉腫　315
乳頭括約筋　628
乳頭癌　286
乳頭陥凹　296, 302
乳頭筋断裂　411
乳頭腫症　346
乳びうっ滞　695
乳び胸　323
乳房温存手術　310
乳房再建手術　312
乳房超音波検査　37
乳房の診察法　35
乳房部分切除　310
乳輪下膿瘍　296
尿管膀胱新吻合術　727
尿管瘤　727
尿道カテーテル　90
尿道下裂　728
尿膜管遺残　722
尿留置カテーテル関連尿路感染症　131
尿路感染　264
妊娠・授乳期乳癌　314

認知機能, 高齢者　200

ね

ネクローシス　15, 150, 179
ネクロトーシス　15
熱傷　109
　―― の重症度判定　111
粘液性囊胞腫瘍　656
粘表皮癌　362
粘膜外筋層切開術　477
捻髪音　34, 41

の

ノロウイルス　66
能動的ドレナージ　85
脳血管障害, 周術期　269
脳死　202
脳死肝移植　208
脳死肺移植　222
脳脊髄液ドレナージ　425
脳損傷　120
脳ベラ　73
膿胸　324, 704
膿性腹水　146
膿皮症　570
囊腫　152
囊胞　153
囊胞状リンパ管腫　735
囊胞性線維症　342, 655
囊胞性膵疾患　655
囊胞腺癌　152
囊胞腺腫　152

は

ハートチーム　396
ハイブリッド TEVAR　432
ハウストラ像　144
ハサミ　70
ハロー　609
バージャー病　444
バイオ人工肝臓　237
バイオ人工膵臓　239
バイオマーカー, 胃癌　510
バイパス手術　440
　――, 閉塞性動脈硬化症　442
バシリキシマブ　212, 214
バセドウ病　285
バソプレシン　684
バッド-キアリ症候群　436, 679
バルーン下逆行性経静脈的塞栓術　685
バルーン拡張術　476
バルーン心房中隔裂開術　377
バルーンタンポナーデ法　683
バルーン弁形成術　392
バレット食道　475
バンコマイシン耐性腸球菌　65, 258
パジェット-シュレッター症候群　456
パジェット病　36, 302, 577
パッセンジャー遺伝子　183
パッチ閉鎖術　411
パンコースト腫瘍　156
パンコースト症候群　350
波動　34

破壊性増殖　153
破傷風　130
破綻性出血　99
　―― の止血　102
播種　154
播種性血管内(血液)凝固　26, 102, 158
肺, 解剖　332
肺, 診察　39
肺アスペルギルス症　341
肺移植　222
肺炎, 術後合併症　266, 519
肺拡散能　337
肺過誤腫　343
肺芽腫　361
肺活量　336
肺化膿症　341
肺癌　347
　――, 画像診断　50
　――, 診断　351
　――, 治療　359
　――, 病期分類　355
　――, 分子標的治療　191
肺肝境界　40, 45
肺気腫　343
肺基底動脈大動脈起始症　339
肺気量　336
肺クリプトコッカス症　342
肺結核症　340
肺血管造影　352
肺血栓塞栓症　23, 29, 455
　――, 術後合併症　267
肺血流シンチグラフィ　53
肺血流スキャン　338
肺コンプライアンス　337
肺挫傷　123, 329
肺静脈隔離術　412
肺静脈閉塞　379
肺真菌症　341
肺切除　360, 365
肺損傷　123
肺動静脈瘻　340
肺動脈血栓塞栓症　434
肺動脈絞扼術　368, 369, 379, 383
肺動脈スリング　389
肺動脈短絡術　375
肺動脈弁狭窄症　392
肺動脈弁切開術　393
肺分画症　339, 702
　―― の 3DCT 像　51
肺胞呼吸音　41
肺葉性肺気腫　703
肺容量減少手術　343
肺裂傷　123
胚細胞腫瘍　462, 732
胚性幹細胞　241
胚盤胞補完法　244, 251
敗血症　264
敗血症性ショック
　――, 診断　23
　――, 治療　29
排血路　682
排尿時膀胱尿道造影　726
排便　560

白線　578
白癬　66
白脾髄　672
白血球除去療法　106
剝皮創　107
剝離　77
剝離鉗子　71
橋本病　285
発癌　148
発熱性好中球減少症　171
抜管困難症　701
抜糸　80
鳩胸　39, 319
華岡青洲　5
針　73
針生検　38, 60
反回神経　284
反回神経損傷　290
反回神経麻痺　156
反跳痛　46, 143, 580
半月状線ヘルニア　600
汎発性腹膜炎　582
　── の造影 CT 像　55
斑状形成　44
板状硬　46, 553, 582
板状鉤　72

ひ

ヒトクローン胚　240
ヒト胚性幹細胞　240
ヒト白血球抗原　205, 245
ヒト免疫不全ウイルス　66
ヒポクラテス顔貌　157, 583
ヒヤリ・ハット事例　273
ヒルシュスプルング病　715
ビール樽状胸　39
ビュルガー病　444
ビリルビン　629
ビンクリスチン　731, 734
ピンセット　72
びまん性甲状腺腫　285
びまん性食道痙攣　477
びまん性大細胞性 B 細胞リンパ腫
　　　　　　　　　　　286, 503
びらん　107
皮下気腫　40, 330
皮下埋没縫合　79
皮膚　108
　──, 再生医療　245
皮膚感染症　130
皮膚筋炎　157
皮膚消毒　133
皮膚切開　77, 587
皮膚損傷の治癒　108
皮膚弁移動術　565
非 ST 上昇型心筋梗塞　409
非アルコール性脂肪肝炎　613
非アルコール性脂肪性肝疾患　613
非開胸経裂孔的食道切除術　487
非還納性ヘルニア　592
非機能性膵神経内分泌腫瘍　665
非結核性抗酸菌症　341
非代償性ショック　20

非直視下肺動脈弁切開術　392
非閉塞性腸管虚血症　429, 450
非閉塞性腸間膜虚血　525
肥厚性幽門狭窄症　708
肥大性骨関節症　157
肥満症　668
脾機能亢進症　676, 682
脾固定　674
脾腫　682
脾腫瘍　673
脾臓, 解剖　672
脾損傷　125, 674
脾摘後重症感染症　673
脾摘術　676
脾動脈瘤　448, 674
脾囊胞　674
脾膿瘍　674
尾側膵切除術　667
微細石灰化像　38, 302
微少浸潤性腺癌　347
標準手術　166
標準予防策　61
病期分類　164
病原体関連分子パターン　14
病歴　30
貧血　259
頻呼吸　33, 39

ふ

ファロー四徴症　374
フィブリノーゲン/フィブリン分解産物
　　　　　　　　　　　　　　101
フェルティ症候群　676
フォン・レックリングハウゼン病　463
フルニエ壊疽　130
フルニエ症候群　563
フレイル　197, 256
フレイルチェスト　40, 116, 122, 328
ブールハーフェ症候群　473
ブラ　320, 343
ブランド-ホワイト-ガーランド症候群
　　　　　　　　　　　　　　394
ブリッジング抗凝固療法　259
プラズマフェレーシス　106
プラスミン・α_2-プラスミンインヒビター
　複合体　101
プラトー試験　302
プランマー病　289
プレドニゾロン　218
プレハビリテーション　201
プログレッション　150
プロトロンビン時間　100
プロトンポンプ阻害薬　474
プロモーション　150
不安定型骨盤骨折　125
不安定狭心症　409
不規則抗体検査　105
不整脈, 術後合併症　266
振り子様空気　329
腐食性食道炎　473
部分的脾動脈塞栓術　677, 686
部分肺静脈還流異常症　374
副甲状腺　291

　──, 解剖　282
副甲状腺機能亢進症　292
副甲状腺機能低下症, 術後合併症　290
副甲状腺ホルモン　291
副雑音　41
副腎皮質機能低下症, 術後合併症　265
副腎皮質ステロイド　218, 258
副乳　296
副脾　674
副鼻腔気管支症候群　342
腹会陰式直腸切断術　574
腹腔鏡下胃切除術　514
腹腔鏡下経皮的腹膜外ヘルニア閉鎖術
　　　　　　　　　　　　　　723
腹腔鏡下(鼠径部)ヘルニア修復術　598
腹腔鏡下胆囊摘出術　636
腹腔鏡検査, 急性腹症　146
腹腔鏡手術　94
腹腔静脈シャント術　686
腹腔穿刺　90
　──, 急性腹症　146
腹腔動脈閉塞症　449
腹腔ドレナージ　90
腹腔内感染症　128, 264
腹腔内高血圧　28
腹腔内ドレーン　267
腹腔内膿瘍　267, 585
腹腔内遊離ガス像　144
腹水　46, 146, 579, 682, 686
腹痛　139, 580
腹部アンギーナ　429
腹部外傷　124
腹部画像診断　53
腹部コンパートメント症候群　28
腹部ステントグラフト内挿術　426
腹部大血管損傷　125
腹部大動脈瘤　426
腹部単純 X 線検査　144
　──, 膵　647
　──, 胆道　630
腹部超音波検査　145
腹部の診察法　43
腹壁　578
　── の静脈怒張　44
腹壁結核　581
腹壁破裂　722
腹壁瘢痕ヘルニア　600
腹壁ヘルニア　599
腹壁放線菌症　581
腹膜　578
腹膜炎　128, 581
腹膜窩ヘルニア　603
腹膜偽粘液腫　154, 586
腹膜刺激症状　45, 46, 143, 580, 582
腹膜鞘状突起　595
腹膜切開　588
腹膜転移　507
腹膜透析　236
腹膜播種　154
腹膜播種性転移　586
福澤諭吉　5
複雑性腸閉塞　530
複雑性ヘルニア　590

和文索引（ふ，へ，ほ，ま，み，む，め） ● 749

吻合部通過障害　519
噴門側胃切除術　513
分化抗原群　176
分枝灌流障害　420
分子標的薬　181, 185-194
　──，胃癌　517
　──，肝細胞癌　619
分娩時胎盤循環持続下治療　699

へ

ヘガール型持針器　73
ヘパプラスチンテスト　100
ヘパリン　103
ヘルシンキ宣言　11
ヘルニア　589
ヘルニア嵌頓　723
ヘルパー T 細胞　176
ベーチェット病　524
ベバシズマブ　190
ペアン鉗子　72
ペムブロリズマブ　518
ペル-エブスタイン熱型　158
ペンローズドレーン　84
平滑筋腫　479
平均動脈血圧　20
平方根サイン　415
閉胸法　365
閉鎖孔ヘルニア　601
閉塞性黄疸　629
閉塞性換気障害　336
閉塞性血栓血管炎　444
閉塞性ショック　117, 122, 123
閉塞性腸閉塞　530
閉塞性動脈硬化症　440
閉塞性肺炎　341
閉塞性ヘルニア　592
閉腹　588
壁深達度診断，食道癌　482
扁平鉤　73
扁平上皮癌
　──，食道癌　479
　──，肺癌　349, 358
扁平上皮癌関連抗原　356
扁平上皮乳頭腫　346
弁輪拡大術　391
弁輪形成術　406
便失禁　569
便中潜血反応　155

ほ

ホーミング　690
ホルネル症候群　40, 156, 350
ホルモン療法　312, 314
ボーエン病　577
ボーリングバイオプシー　501
ボツリヌス毒素注入療法　476
ポイツ-ジェガース症候群　545, 714
ポートサイトヘルニア　601
ポリープ　152
　──，胃　500
　──，大腸　544
ポリオウイルス　66
保存的加療　124

補助化学療法　170
補助人工心臓　228, 413
補正輸液，小児　697
補体　176
包括的高度慢性下肢虚血　428, 441
包茎　728
放散痛　141
放射性核種標識ペプチド療法　665
放射性ヨウ素内用療法　285
放射線照射性直腸炎　562
放射線治療　167
　──，胃癌　518
　── の有害事象　168
放射線腸炎　525
放射線の単位　113
蜂窩織炎　130
縫合糸　74
縫合不全　267, 519, 542
縫合法　79
房室中隔欠損症　368
傍十二指腸ヘルニア　603
傍ストーマヘルニア　601
膀胱上窩ヘルニア　603
膀胱尿管逆流症　726
膨張性発育　151, 152
膨隆　33, 44
発赤所見　680
骨，再生医療　246
奔馬調律　42

ま

マイクロ波凝固療法　166
マイナー組織適合抗原　182
マクロファージ　175
マチュー型持針器　73
マルチスライス CT　51
マルファン症候群　39, 418
マロリー-ワイス症候群　473
マントルサイン　427
マンモグラフィ　37, 302
　──，乳腺症　297
　──，乳腺線維腺腫　298
麻酔の種類　254
麻痺性イレウス　543
麻痺性腸閉塞　532
前野良沢　5
末梢型肺癌　349
末梢血幹細胞移植　106
末梢静脈栄養　257
　──，小児　699
末梢穿刺中心静脈カテーテル　92, 257
丸針　73
慢性拒絶反応　182, 206, 218, 225
慢性甲状腺炎　285
慢性骨髄性白血病　676
慢性縦隔炎　466
慢性上腸間膜動脈閉塞症　449
慢性静脈不全症　455
慢性膵炎　654
慢性腸管虚血　429
慢性動脈閉塞症　428
慢性乳腺炎　296
慢性膿胸　325

み

ミコフェノール酸モフェチル
　　　　　　211-215, 218, 225
ミスマッチ修復遺伝子　547
ミニ肝臓　249
ミニ気管切開法　86
ミラノ基準　211, 618
ミリッツィ症候群　636
三日月型透亮像　342
三日月刀症候群　374
見張り疣　565
密封小線源治療　168
脈管形成　247
脈管系の診察法　48
脈拍　33
脈波伝播速度　438

む

ムーコル　66
無気肺　352
　──，術後合併症　266
無菌手術　61
無菌性保証水準　68
無酸素発作　374
無症候性狭窄　446
無症候性原発性副甲状腺機能亢進症　292
無痛性甲状腺炎　289
無脾症候群　386, 674

め

メイズ手術　412
メス　70
メタボリックシンドローム　668
メチシリン耐性黄色ブドウ球菌
　　　　　　　　65, 136, 258
メチルプレドニゾロン　218, 219
メッケル憩室　712
メッシュプラグ法　598
メッシュ法　597
メドゥーサの頭　45
迷走神経，胃　494
迷入膵　650
滅菌（法）　61, 68
免疫　175
免疫遺伝子療法　173
免疫寛容　182
免疫機能，高齢者　200
免疫チェックポイント阻害薬　172, 194
　──，胃癌　518
　──，肝細胞癌　619
免疫チェックポイント分子　179
免疫賦活栄養法　256
免疫抑制薬　206
　──，肝臓移植　211
　──，心臓移植　218
免疫抑制療法
　──，小腸移植　213
　──，心臓移植　217
　──，腎臓移植　214
　──，膵臓移植　212
　──，膵島移植　215
　──，肺移植　225

免疫療法　171, 181
面皰癌　301
綿花状濃染像　616

も

モザイクパターン　609, 682
モスキート鉗子　72
モンドール病　296, 581
毛細血管再充満時間　21
毛巣疾患　570
盲管症候群　520
盲腸周囲ヘルニア　603
網嚢　578
網嚢孔　578
網膜, 再生医療　248
門脈　677
門脈圧減圧　686
門脈圧亢進症　677, 685
　──, 治療　683
門脈圧亢進症性胃腸症　682
門脈血栓症　456
門脈側副血行路塞栓術　685
門脈-大循環シャント　677
門脈-大循環シャント術　687
門脈肺高血圧症　616
問診　30

や

薬剤コーティングステント　439
薬剤コーティングバルーン　439
薬剤溶出性ステント　439

ゆ

ユーイング肉腫　319
輸液管理　263
　──, 小児　697
輸液の組成　257
輸液療法, 熱傷　109
輸血　104
　── の副作用　105
輸血後 GVHD　106
輸入脚症候群　520
癒着性イレウス　519
癒着性腸閉塞　530, 543
有痛性脂肪腫　155
有痛性白股症　455
幽門筋切開術　708
幽門側胃切除術　513
幽門保存胃切除術　514
遊走性静脈炎　444
遊走胆囊　631
遊走脾　674
遊離ガス　583

遊離腸管移植　486

よ

ヨード染色　481
予防抗菌薬　133
予防的ドレーン　84
葉状腫瘍　300
溶血性貧血　676
溶血性輸血副作用　105
腰ヘルニア　600
癧　130
抑うつ感, がん　270
杙創　107

ら

ラ音　41
ラジオ波凝固療法　166
ラジオ波焼灼療法　618
ラテント癌　165
ラムシルマブ　518
ランゲルハンス島　645
ランデュ-オスラー-ウェーバー病　340
ランバート-イートン症候群　157, 350
雷撃症　111
卵黄囊癌　732
卵黄囊腫　463
卵巣奇形腫　733
卵巣機能抑制療法　312
卵巣囊腫　141

り

リエントリー　419
リスク低減乳房切除術　315
リスク低減卵管卵巣摘出術　315
リツキシマブ　214, 219
リトレヘルニア　593
リヒターヘルニア　593
リンパ液　690
リンパ管炎　692
リンパ管奇形　695
リンパ管腫　695, 735
リンパ管静脈吻合　695
リンパ管造影　691
リンパ管肉腫　695
リンパ系　690
　──, 胃　506
　──, 解剖　689
　──, 頸部　282
　──, 頸部・縦隔・腹部　487
　──, 結腸　537
　──, 直腸・肛門管　559
　──, 肺　334
リンパ行性転移　154, 506

　──, 直腸癌　571
リンパ節炎　692
リンパ節転移, 乳癌　302
リンパ浮腫　692
リンホカイン活性化キラー細胞　180
梨状窩瘻　701
両心補助人工心臓　229, 414
両大血管右室起始症　376
両方向性 Glenn 手術　383
良性腫瘍　152
緑膿菌　66
輪状咽頭筋切開　478
輪状甲状靱帯切開(法)　86, 116
輪状膵　649

る

ルリッシュ症候群　442
類基底細胞癌　576
類腱腫　586
類白血病反応　157

れ

レイノー病　450
レノグラム　726
レンメル症候群　523
裂肛　565, 718
裂創　107
連続携行式腹膜透析　236
連続性雑音　43
連続性ラ音　41
連続縫合　79

ろ

ロイス-ディーツ症候群　418
ロサンゼルス分類　474
ロボット支援手術　9, 76, 96, 576
　──, 胃切除　515
　──, 小児　699
　──, 食道切除　487
濾胞癌　287
濾胞性腫瘍　287
濾胞腺腫　286
老年人口　195
漏出性出血　99
漏斗胸　39, 318
瘻管切開術　565
瘻孔形成　156
肋骨骨折　328

わ

ワルファリン　259
輪ゴム結紮療法　567

欧文索引

① アルファベットの語順によって配列した．ラテン文字の前に記号，アラビア数字，ローマ数字，ギリシャ文字を1字目とする用語をまとめて掲載した．
② 略称がある用語は略称で掲載し，略称に続けてスペルアウトを記した．
③ 先頭の文字が和文の用語は，すべて和文索引に収めてある．冠名疾患に関してはカタカナ表記の用語も和文索引に掲載した．
④「――」でつないだ用語はすぐ上の用語に続くものである．また「――,」のあとの語句は用語の補足のために付している．
⑤ **太字**のページ数は主要説明箇所を示す．

記号，数字，ギリシャ文字

%VC　336
1回拍出量　20
1型糖尿病　211, 214, 250
1秒率　336
1秒量　336
3次元CT　51, 54
3種混合ワクチン　131
4M-4E マトリックス　272
4種混合ワクチン　131
5-5-500 基準　211
5P　21, 141
5年生存率　167
5の法則　110
21-トリソミー　368
γ-GTP（γ-glutamyl transpeptidase）　630

A

A型肝炎　612
A型肝炎ウイルス　66
A群溶血性連鎖球菌　130
ABCDスコア　671
abdominal aortic aneurysm　426
abdominal burn　652
abdominal major vessel injury　125
abdominal pain　580
abdominal wall　578
aberrant pancreas　650
ABO血液型検査　104
AB(P)I（ankle brachial pressure index）　49, 438
acanthosis nigricans　157
accessory breast　296
accessory spleen　674
achalasia　706
acinar cell carcinoma of pancreas　663
Acinetobacter baumannii　66
acoustic shadow　635
ACS（abdominal compartment syndrome）　28
actinic eye injury　112
actinomycosis　581
acute appendicitis　129, 715
acute arterial occlusion　445
acute liver failure　614
acute mediastinitis　466
acute pancreatitis　651
acute purulent mastitis　296
acute radiation injury　113
acute secondary suppurative diffuse peritonitis　582

acute secondary suppurative localized peritonitis　585
acute superior mesenteric arterial occlusion　449
Adamkiewicz動脈　425
ADCC（antibody-dependent cell-mediated cytotoxicity）　178, 180
adenocarcinoma　356
adenoid cystic carcinoma　362
adenoma-carcinoma sequence　150, 534, 657
adenosquamous carcinoma　361
adjuvant chemotherapy　170, 516
ADM　731
adventitial cyst of popliteal artery　451
adventitious sounds　41
AESOP（Automated Endoscopic System for Optimal Positioning）　9, 96
AFP（α-fetoprotein）　163, 618
AFP-L3分画　618
AI（artificial intelligence）　306
　――による画像診断　58
air-fluid level　145
AIS（adenocarcinoma *in situ*）　347
Albert-Lembert縫合　82
ALCAPA（anomalous origin of left coronary artery from pulmonary artery）　394
ALDH2ヘテロ欠損　479
ALI（acute lung injury）　267
Allen-Wrenn法　721
allo-graft　182
allotransplantation　205
Almeida　5
ALP（alkaline phosphatase）　630
ALS（artificial liver support）　237
ALT（alanine aminotransferase）　630
Altemeier法　568
Altman分類　733
AMD　731, 734
amebic liver abscess　615
AMS（acute mountain sickness）　112
Amyand'sヘルニア　593
anaerobe　137
anal canal　557
anal fissure　565, 718
anal fistula　563
　―― in infant　718
anal incontinence　569
Anderson-Hynes法　726
aneurysm of sinus of Valsalva　372
aneurysm of the visceral artery　448
angiogenesis　155, 247
annular pancreas　649

annuloaortic ectasia　418
anomalous systemic arterial supply to basal segments of the lung　339
anorectal anomaly　717
anoxic spell　374
aortic aneurysm　421
aortic dissection　418
aortic septal defect　371
aortitis syndrome　428
aorto-iliac occlusive disease　428
aorto-pulmonary window　371
AOSC（acute obstructive suppurative cholangitis）　633
APC（adenomatous polyposis coli）　162, 545
APC（argon plasma coagulation）　485
APD（automated peritoneal dialysis）　236
apex beat　42
apoptosis　150
appendicitis　551
APR（abdominoperineal resection）　574
APTT　100
AR（aortic regurgitation）　401
ARDS（acute respiratory distress syndrome）　267, 330
arterial injury　452
arteriovenous malformation　456
AS（aortic stenosis）　403
ASA-PS　196
ascites　682
ASD（atrial septal defect）　372
ASO（arteriosclerosis obliterans）　440
asplenia syndrome　386
AST（aspartate aminotransferase）　629
ASVS（arterial stimulation venous sampling）　647
ATG　207, 213, 215
Auerbach神経叢　534
Austin Flint音　43
auto-graft　182
autoimmune hemolytic anemia　676
autotransplantation　205
AVA（avascular area）　483
AVP（aortic valvuloplasty）　402
A-V(P)shunt　679
AVR（aortic valve replacement）　402
AVSD（atrioventricular septal defect）　368
avulsed wound　107

B

B型肝炎　612
B型肝炎ウイルス　66
B細胞　176

BA(biliary atresia)　680, 718
BA(bronchial atresia)　702
bacterial translocation　28, 257, 586
BAL(bioartificial liver)　237
BAL(bronchoalveolar lavage)　338
balloon-valvuloplasty　392
barium trapping　570
barrel chest　39
Barrett 食道　475
BAS(balloon atrial septostomy)　377
Basedow 病　285
Bassini 法　597
BCPS(bidirectional cavopulmonary shunt)
　383
Beck の三徴　123
Behçet 病　524
Bellocq タンポン法　78
benign tumor　152
Bentall 手術　403, 418, 420, 424
biliary tract infection　128
Billroth　7
Billroth Ⅰ法　513
Billroth Ⅱ法　513
biochemical modulation　170
biopsy　60, 162
Biot 呼吸　40
bird-peak appearance　475
Bismuth 分類　639
Bjork 法　87
Blalock-Park 手術　389
Blalock-Taussig 手術　375, 379, 383
Blalock-Taussig 変法手術　393
Bland-White-Garland 症候群　394
blind loop syndrome　520
blue toe 症候群　424
Blumberg 徴候　46, 143, 553, 580
BLVR(bronchoscopic lung volume
　reduction)　343
BMS(bare metal stent)　442
board like　582
Bochdalek 孔ヘルニア　467, 706
Boerhaave 症候群　473
Borchardt の三主徴　497
Bowen 病　577
brachytherapy　168
bradypnea　33
Branham 徴候　456
Braunwald 予後曲線　403
Braun 吻合　515, 520
BRCA　315
breast cancer during pregnancy and
　lactation　314
breast conserving surgery　310
bridge to surgery　540
bridging fold　501
Brock 手術　392
Brom 法　392
bronchial cyst　702
bronchial injury　123
bronchial washing cytology　354
bronchiectasis　342
bronchogenic cyst　340, 703
bronchomalacia　702

bronchoscopy　354
B-RTO(balloon-occluded retrograde
　transvenous obliteration)　685
BT-PABA 試験　647, 655
BTT(bridge to transplantation)　228
Budd-Chiari 症候群　436, 618, 679
Buerger 病　444
bulla　320
bull's eye sign　610
burn　109
BVAD(biventricular assist device)
　229, 414

C

C 型肝炎　613
C 型肝炎ウイルス　66
CA15-3(carbohydrate antigen 15-3)　163
CA19-9 (carbohydrate antigen 19-9)
　163, 510, 538, 620, 630, 638, 647, 662
CABG(coronary artery bypass grafting)
　29, 408, **410**
cachexia　157, 269
CAD(coronary artery disease)　440
CAF 療法　170
caliber change　715
Calot 三角　632
cancer stem cell　151
Candida 属　138
cannula cricothyroidotomy　87
CAPD(continuous ambulatory peritoneal
　dialysis)　236
caput medusa　45
carbuncle　130
carcinoembryonic antigen　510
carcinogenesis　148
carcinoid tumour　349
carcinoma　152
　―― of anal canal　576
　―― of body and/or tail of pancreas　663
　―― of head of pancreas　661
carcinomatous lymphangiomatosis　154
carcinosarcoma　361
cardiac contusion　331
cardiac injury　123
cardiogenic shock　20
cardioplegia　396
cardiopulmonary bypass　230
Caroli 病　631
carotid artery stenosis　446
Carpentier 手術　390
Carrel　8
　―― の環状血管縫合法　82
Carrel patch 法　403
CARS(compensatory anti-inflammatory
　response syndrome)　18, 179
CAS(carotid artery stenting)　446
catamenial pneumothorax　323
Cattell 法　522
CAUTI(catheter-associated urinary tract
　infection)　131
cavernomatous transformation　679
cavernous hemangioma　734
cavernous lymphangioma　735

cavity formation　352, 358
CCAM(congenital cystic adenomatoid
　malformation)　339
Ccr　199, 261
CD(cluster of differentiation)　176
CD25 抗体　207, 212, 213
CDC(antibody-mediated complement-
　dependent cytotoxicity)　178, 181
CDI　136
CDK4/6 阻害薬　314
CEA(carcinoembryonic antigen)　163,
　356, 485, 510, 538, 620, 630, 647, 662
CEA(carotid endarterectomy)　446
cell cycle　151
Celsior 液　207
Celsus　3
cervical rib　319
CGA(Comprehensive Geriatric
　Assessment)　196
Chagas 病　477
Chamberlain 法　460
Charcot 三徴　629
CHDF(continuous hemodiafiltration)
　236, 237
chemoradiotherapy　168
chest trauma　328
chest wall　317
Cheyne-Stokes 呼吸　40
chilblains　109
Child 法　522
Child-Pugh 分類　260, 607
choledochoscope　631
chondroma　319
chondrosarcoma　319
choriocarcinoma　463
chronic coronary syndrome　409
chronic mastitis　296
chronic mediastinitis　466
chronic pancreatitis　654
chronic superior mesenteric arterial
　occlusion　449
chronic thyroiditis　285
chronic venous insufficiency　455
chylothorax　323
circular stapler　75
CLI(critical limb ischemia)　428
Clostridioides(Clostridium)difficile
　65, 135, 264
Clostridium 性筋壊死　130
CLTI(chronic limb threatening ischemia)
　428, 441
CoA(coarctation of the aorta)　387
coarctation complex　387
coarctation of the aorta　418
CO(cardiac output)　20
coffee bean sign　145, 556
Cohen 法　727
coil-up サイン　704
colon cut-off sign　145, 653
comedo carcinoma　301
Common Terminology Criteria for Adverse
　Events　170
common bile duct　606

欧文索引（C，D，E） ● **753**

common hepatic duct 606
community-acquired infection 128
computed tomography 161
Cone 手術 390
congenital biliary dilatation 648, **719**
congenital bronchial atresia 340
congenital cyst 463, 655
congenital cystic lung disease 702
congenital diaphragmatic hernia 706
congenital duodenal atresia and stenosis 709
congenital esophageal atresia 704
congenital esophageal stenosis 705
congenital hepatic fibrosis 679
congenital intestinal atresia/stenosis 710
congestive liver 680
contact metastasis 154
continuous sounds 41
contra-coup injury 120
contusion 107
conversion surgery 623
cor triatriatum 380
coring out 法 564
coronary artery fistula 394
corrected transposition of great arteries 381
corrosive esophagitis 473
cotton wool appearance 616
Couinaud の肝区域 606
coup injury 120
Courvoisier 徴候 629, 661
Cowden 症候群 546
CPA 732, 734
CPAM(congenital pulmonary airway malformation) 339, 702
CPN(central parenteral nutrition) 257
Crawford 分類 425
CRBSI(catheter-related blood stream infection) 131, 257
CRE(carbapenem-resistant Enterobacteriaceae) 137
crepitation 34
cricothyroidotomy 86
cricothyrotomy 116
critical AS 391
critical view of safety 632
Crohn 病 550
CRT(capillary refilling time) 21
cryosurgery 166
crypt-glandular infection theory 563
cryptorchism 724
CSFD(cerebrospinal fluid drainage) 425
CT(computed tomography) 50, 161
——，胃癌 509
——，肝臓 610
——，急性腹症 145
——，胸部 50
——，縦隔腫瘍 459
——，食道癌 484
——，膵 647
——，膵癌 661
——，胆道 630
——，肺 338

——，腹部 54
——，ヘルニア 591
CT air enema 538
CT アンギオグラフィ 161
CTCAE 170
CTEPH(chronic thromboembolic pulmonary hypertension) 434
CTL 176
Cullen 徴候 653
curative surgery 166
Cushing 症候群 462
cut-off sign 497
cut wound 107
CYFRA(cytokeratin 19 fragment) 356
CYFRA21-1 485
cyst in cyst 656
cystadenocarcinoma 152
cystadenoma 152
cystic fibrosis 342, 655
cystic hygroma 735
cytological examination 162

D

D 型肝炎 613
D ダイマー 101
da Vinci 4, 9, 76, 96
Daggett 法 411
damage control surgery 124
DAMPs(damage-associated molecular patterns) 14
Danielson 手術 390
David 手術 403, 411, 418, 420, 424
DCB(drug coated balloon) 439
DCS(damage control surgery) 120
DCS(drug coated stent) 439
de novo sequence 534
de novo 肝炎 612
de novo 発癌 148
deadly triad 119
DeBakey 分類 419
debridement 108, 130
decollement 107
decompression sickness 112
decompression sickness 112
definitive radiation therapy 167
DeLeval 法 381
Delorme 法 568
dermadromes 157
DES(drug eluting stent) 439
desmoid 586
destructive growth 153
Devine 変法手術 515
DFPP(double filtration plasmapheresis) 106
diabetic foot 443
diabetic gangrene 443
diaphragm 466
diaphragmatic eventration 469
diaphragmatic hernia 467
diaphragmatic injury 123
diaphragmatic paralysis 469
diaphragmatic relaxation 469
DICCT(drip infusion cholecystocholangiography CT) 630

DIC(disseminated intravascular coagulation) 26, 102, 158
DIC(drip infusion cholecystocholangiography) 648
diffuse esophageal spasm 477
DiGeorge 症候群 464
digital rectal examination 47
dimpling sign 156, 302
dip and plateau 415
discontinuous sounds 41
dissection 77
dissector 71
dissemination 154
distal gastrectomy 513
distension 33
distributive shock 20
diverticulosis of large intestine 554
DLBCL(diffuse large B cell lymphoma) 286, 503
D$_{LCO}$ 337
DNA 修復機構遺伝子 150
D̀O$_2$(delivery O$_2$) 20
DOAC(direct oral anticoagulants) 435
DORV(double outlet right ventricle) 376
Dor 法 477
Doty 法 392
double bubble sign 497, 650, 709
double cancer 160
double tract 法 513
Douglas abscess 585
Douglas 窩膿瘍 585
Down 症候群 368
DP(distal pancreatectomy) 667
DP-CAR(distal pancreatectomy with en bloc celiac axis resection) 667
drain 84
drainage 84
drowning 114
DSA(digital subtraction angiography) 439
DSRS(distal splenorenal shunt) 687
ductal shock 388
dull 45
duodenum 492
duodenum-preserving pancreatic head resection 665
duplication 714
DVT(deep venous thrombosis) **455**, 543
DWI(diffusion weighted image) 55, 161

E

E 型肝炎 613
E 型肝炎ウイルス 66
EB ウイルス感染症 220
Ebstein 病 390
EBUS(endobronchial ultrasonography) 338, 355
EBUS-GS(endobronchial ultrasonography with a guide-sheath) 355
EBUS-TBNA(endobronchial ultrasonography-guided transbronchial needle aspiration) 355
echinococcosis of the liver 615

欧文索引

Eck 瘻症候群 687
ECMO(extra-corporeal membrane oxygenation) 231, 413, 698
ectopic pancreas 650
ectopic varices 682
eCura システム 511
effort thrombosis 456
EGFR(epidermal growth factor receptor)遺伝子異常 359
eGFR(estimated glomerular filtration rate) 262
EHO(portal vein obstruction) 679
EIS(endoscopic injection sclerotherapy) 684
Eisenmenger 症候群 368
electric injury 110
electrocautery 70
elephant trunk 424
ELISA(enzyme-linked immunosorbent assay) 615
embryonic stem cell 241
EML4-ALK(echinoderm microtubule associated protein-like4-anaplastic lymphoma kinase)融合遺伝子 359
empyema 324
EMR(endoscopic mucosal resection) 485, 511, 544
EMT(epithelial-mesenchymal transition) 153
ENBD(endoscopic nasobiliary drainage) 91, 261
endotoxin shock 582
endovascular treatment 430
Enterobacteriaceae 137
entry 419
environmental cancer 160
EOB 造影 MRI 56
eosinophilia 157
EPC(endothelial progenitor cell) 247
epiploic foramen 578
epithelialization 108
EPP(extrapleural pneumonectomy) 327
ER(estrogen receptor) 308
ERAS(enhanced recovery after surgery) 253
ERBD(endoscopic retrograde biliary drainage) 261
ERCP(endoscopic retrograde cholangiopancreatography) 57, 522, 630, 647, 648
erosion 107
erysipelas 130
ES 細胞 240, 241
ESBL(extended-spectrum β-lactamase)産生菌 137
Escherichia coli 66
ESD(endoscopic submucosal dissection) 485, 511, 544
esophageal achalasia 706
esophageal diverticula 478
esophageal transection 687
esophageal varices 680
EuroSCORE Ⅱ 396

EUS(endoscopic ultrasonography) 58, 484, 496, 631, 647
EUS-FNA(endoscopic ultrasound-guided fine needle aspiration) 58, 496
EVAR(endovascular aortic repair) 426, 432
eventration of the diaphragm 707
EVL(endoscopic variceal ligation) 684
Ewing 肉腫 319
EXIT(ex utero intrapartum treatment) 699
exomphalos 721
expansive growth 151
exploratory laparotomy 166
exploratory thoracotomy 166
extended surgery 166
extended thymectomy 465
extracorporeal circulation 230
extrahepatic 679

F

Fallot 四徴症 374
FAP(familial adenomatous polyposis) 521, **545**
FAST(focused assessment with sonography for trauma) 101, 117
fat necrosis of breast 296
FDG 57
FDG-PET
　——，肝細胞癌 611
　——，食道癌 484
FDP(fibrinogen/fibrin degradation products) 101
fecal incontinence 569
Felty 症候群 676
femoral hernia 596
FET(frozen elephant trunk) 421
FETO(fetal endoscopic tracheal occlusion) 699
FET 法 424
$FEV_{1.0}$ 336
FFP(fresh frozen plasma) 237, 265
FFR(fractional flow reserve) 409
FGF(fibroblast growth factor) 247
fibrocystic disease 297
fibrosing mediastinitis 466
fibrous adhesion 580
finger grip 73
FISH(fluorescence *in situ* hybridization)法 309
flail chest 40, 116, 122, 328
Fletcher 分類 502
fluctuation 34
FN(febrile neutropenia) 171
FNAB(fine needle aspiration biopsy) 60
FNH(focal nodular hyperplasia) 610, 611, 616
focal intestinal perforation 711
FOLFILI 療法 170
FOLFOX 療法 170
Fontaine 分類 48, 428, **440**
Fontan 原法 384
Fontan 手術 383

football sign 708
foregut hypothesis 671
Fournier 壊疽 130
Fournier 症候群 563
fracture of rib 328
frail 197
FRC(functional residual capacity) 336
free air 583
Frey 手術 665
frostbite 109
functioning tumor 157
funnel chest 39, 318
furuncle 130
FVC(forced vital capacity) 336

G

Galenus 3
gallop rhythm 42
Gambee 縫合 83
Gant-三輪法 568
gas gangrene 130
gastric varices 682
gastrinoma 664
gastroesophageal reflux disease 708
gastrointestinal injury 125
gastroschisis 722
Gaucher 病 676
GCAP(granulocytapheresis) 106
GCS(Glasgow Coma Scale) 118
genus *Acinetobacter* 66
GERD(gastroesophageal reflux disease) 474
germ cell tumor 462, 732
GFR(glomerular filtration rate) 261
giant emphysematous bulla 343
giant fibroadenoma 298
GIST(gastrointestinal stromal tumor) **501**, 528, 548, 576
　——，分子標的治療 192
Glissonian sheath 605
glucagonoma 664
Goligher 分類 566
gonadal teratoma 733
Goodsall の法則 564
goose neck sign 369
granular cell tumor 479
granulation tissue 108
Graves 病 285
Grey Turner 徴候 653
groin hernia 593
Gross 分類 704
gynecomastia 316

H

H. pylori(*Helicobacter pylori*) 475, 498, 504, 675
H. pylori 除菌治療 499
H_2 受容体阻害薬 474
HACE(high altitude cerebral edema) 112
halo 609
Halsted 61, 311
HAPE(high altitude pulmonary edema) 112

欧文索引（H, I, J） ● 755

HAR（high anterior resection） 574
hard sign 121
Hartmann 手術 555
Harvey 4
Hassab 手術 618, 687
haustra coli 像 144
HAV（hepatitis A virus） 612
HBIG（human anti-HBs immunoglobulin）
　　612
HBOC（hereditary breast and ovarian
　　cancer syndrome） 315
HBV（hepatitis B virus） 66, 612
HCC（hepatocellular carcinoma） 617
HCV（hepatitis C virus） 66, 613
HD（hemodialysis） 235
HDF（hemodiafiltration） 236
HDV（hepatitis D virus） 613
Healey & Schroy の肝区域 606
healthcare-associated infection 131
Heller 手術 477
hemangioma 479
hematogenous metastasis 154
hemi-hepatectomy 625
hemolytic anemia 676
hemorrhoid 565
hemostasis 78
hemostatic forceps 72
hemosuccus pancreaticus 674
hepatic encephalopathy 682
hepatic hemangioma 616
hepatic resection 623
hepatoblastoma 732
hepatocellular adenoma 617
hepatorenal syndrome 616
HER2 遺伝子異常 171
HER2 蛋白 309, 517
hereditary spherocytosis 676
hernia 589
—— into umbilical cord 721
—— of foramen of Winslow 603
—— of sigmoid mesocolon 603
—— of transverse mesocolon 603
Hesselbach 三角 594
HEV（hepatitis E virus） 613
HFOV（high frequency oscillatory
　　ventilation） 698
HGF（hepatocyte growth factor） 248, 609
HHT（hereditary hemorrhagic
　　telangiectasia） 340
hiatal hernia 467, 707
high-flow CHDF 237
high low pattern 610
hindgut hypothesis 671
Hippocrates 2
hippocratic face 583
Hirschsprung 病 715
HIV（human immunodeficiency virus） 66
HLA（human leukocyte antigen）
　　205, 218, 245
HLHS（hypoplastic left heart syndrome）
　　385
HNPCC 183
Homans 徴候 455

Homans テスト 49
homeostenosis 197
Horner 症候群 40, 156, 350, 729
Howell-Jolly 小体 386
Howship-Romberg sign 601
HPT 100
HRCT（high-resolution CT） 51
HTK 液 207
HTR（hemolytic transfusion reaction） 105
Hutchinson 手技 714
hydrocele funiculi 723
hydrocele testis 723
hydronephrosis 725
hypercalcemia 158
hypercytokinemia 180
hyperparathyroidism 292
hyperpnea 33
hypersplenism 676, 682
hyperthermia 172
hypertrophic osteoarthropathy 157
hypertrophic pyloric stenosis 708
hypoglycemia 158
hypovolemic shock 20
hypovolemic state 652

I

IAA（interruption of aortic arch） 388
IABP（intra-aortic balloon pumping）
　　29, 232, 412
IADSA（intra-arterial DSA） 439
IAH（intra-abdominal hypertension） 28
iatrogenic pneumothorax 323
IBMIR（instant blood mediated
　　inflammatory reaction） 215
IC（informed consent） 11
ICG（indocyanine green） 59
ICG 15 分停滞率（ICG R$_{15}$） 607
ICG 負荷試験 607
ICG リンパ管蛍光造影 691
ICI（immune checkpoint inhibitor） 172
ICT（infection control team） 258
idiopathic esophageal rupture 473
IDP（intraductal papilloma） 299
IDUS（intraductal ultrasonography） 630
IED（immune enhancing diet） 256
IE（infective endocarditis） 406
IgG4 関連硬化性胆管炎 644
IHC（immunohistochemistry）法 309
IHCC（intrahepatic cholangiocarcinoma）
　　620
IL-1 179
IL-2 171
IMA（inferior mesenteric artery） 534, 559
immotile cilia syndrome 342
immunonutrition 256
immunotherapy 171
impalement wound 107
IMPELLA 232
imperforate anus 717
implantation 155
IMV（inferior mesenteric vein） 534
incarcerated hemorrhoid 566
incarcerated hernia 592

incidental cancer 165
incised wound 107
incisional hernia 600
induced pluripotent stem cell 242
infiltrative growth 151
inflamed hernia 592
inflammatory breast cancer 314
informative drain 84
inguinal hernia 723
initiation 149
injury 107
inlay 600
INRGR（International Neuroblastoma Risk
　　Group Risk） 729
instrument tie suture 74
insulinoma 663
interleukin 171, 179
internal hernia 602
internal iliac artery 559
intestinal malrotation 711
intestinal tuberculosis 524
intraabdominal abscess 585
intra-abdominal infection 128
intussusception 713
invasive airway access 86
invasive ductal carcinoma 660
invasive mucinous adenocarcinoma 348
invasive non-mucinous adenocarcinoma 347
inverted nipple 296
IOR（intraoperative radiation） 167
IPCL（intra-epithelial papillary capillary
　　loop） 483
IPH（idiopathic portal hypertension） 679
IPMN（intraductal papillary mucinous
　　neoplasm） 657
IPNB（intraductal papillary neoplasm of bile
　　duct） 637
iPS（induced pluripotent stem）細胞
　　238, 242
IRP（intestinal rehabilitation program）
　　212
irreducible 590
irreducible hernia 592
ischemic colitis 556
islet of Langerhans 645
iso-graft 182
isotransplantation 205
ISR（intersphincteric resection） 574
ITP（idiopathic thrombocytopenic purpura）
　　674
IVDSA（intravenous DSA） 439
IVH（intravenous hyperalimentation） 257
IVR（interventional radiology） 172, 685

J

J-VAC 85
jack hammer esophagus 477
JapanSCORE 396
JATEC（Japan Advanced Trauma
　　Evaluation and Care） 115
Jatene 手術 378
JPTEC（Japan Prehospital Trauma and
　　Evaluation and Care） 116

juvenile fibroadenoma 298
JWiTs 分類 731

K

Karnofsky 癌治療効果判定基準 174
Kartagener 症候群 342
Kasabach-Merritt 症候群 456, 616, 735
Kerckring 襞像 144
keyboard sign 145
Ki 67 162
Killian 三角 478
Kirwan 分類 569
kissing ulcer 499
Klippel-Trénaunay-Weber 症候群
　　　　　455, 456
knife 70
Kohlrausch 皺襞 557
Konno 法 404
Krukenberg 腫瘍 154, 507
Kugel 法 598
Kupffer イメージング 53
Kupffer 細胞 607
Kussmaul 呼吸 33, 39
Kussmaul 徴候 42, 123

L

laceration 107
Ladd 手術 711
LAK 細胞 180
Lambert-Eaton 症候群 157, **350**
Langer 皮膚割線 77, 587
Lanz 点 553
Laplace の法則 417
large cell carcinoma 358
LAR(low anterior resection) 574
Larrey 孔ヘルニア 467, 706
latent cancer 165
lateral cervical cyst 700
lateral cervical fistula 700
lateral inguinal hernia 595
lay open 法 565
LC(liver cirrhosis) 677
LCAP(leukocytapheresis) 106
LCNEC(large cell neuroendocrine
　　carcinoma) 349
LEAD(lower extremity arterial disease)
　　　　　440
left gastric vena caval shunt 687
left hepatectomy 625
left renal vein entrapment syndrome 456
Lembert 縫合 82
Lemmel 症候群 523
Leriche 症候群 442
LES(lower esophageal sphincter)
　　　　　471, 706
Letton & Wilson 法 651
leukemoid reaction 157
Lichtenstein 法 598
lightning injury 111
limited surgery 166
linea alba 578
linear stapler 75
lipoma dolorosa 155

Lister 7, 61
LITA-LAD 410
Littre ヘルニア 593
liver abscess 614
liver cysts 615
liver injury 124
liver span 45
load and go 116
lobar emphysema 703
lobular carcinoma 302
Loewenberg テスト 49
Loeys-Dietz 症候群 418
long gap 704
Louw 分類 710
Lowenberg 徴候 455
LPEC(laparoscopic percutaneous
　　extraperitoneal closure) 723
LSIS(lateral subcutaneous internal
　　sphincterotomy) 565
Lund and Browder の法則 110
lung cancer 347
lung contusion 123
lung laceration 123
LVAD(left ventricular assist device)
　　　　　228, 414
LVEF(left ventricular ejection fraction)
　　　　　401
LVOTO(left ventricular outflow tract
　　obstruction) 390
LVRS(lung volume reduction surgery)
　　　　　343
lymphangioma 735
lymphogenous metastasis 154
Lynch 症候群 183, 547

M

maceration 107
macroangiopathy 443
magnetic resonance
　　cholangiopancreatography 647
magnetic resonance imaging 161
major histocompatibility complex 176
malignant hepatic tumors 732
malignant lymphoma 286
malignant pleural mesothelioma 326
malignant tumor 152
Mallory-Weiss 症候群 473
Mallory 小体 613
malperfusion 420
MALT(mucosa-associated lymphoid
　　tissue)リンパ腫 **286**, 463, 504
mammary sarcoma 315
Manouguian 法 404
map-guided 手術 412
MAP(mean arterial pressure) 20
Marcy 法 597
Marfan 症候群 39, 418
MARS(molecular adsorbent recirculating
　　system) 237
massive hemothorax 122
master-slave manipulator system 9
mastopathy 297
materials for suture 74

McBurney 圧痛点 46, 142, 553
MCDK(multicystic dysplastic kidney)
　　　　　726
MCN(mucinous cystic neoplasm) 656
MCT(microwave coagulation therapy)
　　　　　166
McVay 法 597
MDCT(multi-detector-row CT) 51, 54
MDRP(multiple drug-resistant
　　Pseudomonas aeruginosa) 258
MDR-TB 341
Meckel 憩室 712
medial inguinal hernia 596
median cervical cyst 699
median cervical fistula 699
mediastinal emphysema 465
mediastinal flutter 329
mediastinal goiter 464
mediastinal hematoma 465
mediastinal tumor 457, 704
mediastinitis 466
mediastinoscopy 355
mediastinum 457
medical ethics 11
medullary carcinoma 302
megaesophagus 477
Meissner 神経叢 534
MELD(model for end-stage liver disease)
　　スコア 208, 261
MEN(multiple endocrine neoplasia)
　──　1 型 292, 462, 664
　──　2 型 287, 292
meniscus sign 342
MEP(motor evoked potential) 425
MERS-CoV 67
Merseburg の三徴 285
mesenchymal stem cells 243
mesenteric arterial occlusion 525
mesenteric hernia 604
mesenteric injury 125
mesenteric meandering artery 449
mesenteric phlebosclerosis 525
mesenteric venous thrombosis 456
mesothelioma 586
metabolic surgery 669
metallic sound 530
metastasis 153
metastatic lung tumor 362
methicillin-resistant *Staphylococcus aureus*
　　　　　136
mHA(minor histocompatibility antigen)
　　　　　182
MHC(major histocompatibility complex)
　　　　　176, 182, 205, 245
MIA(minimally invasive adenocarcinoma)
　　　　　347
microangiopathy 443
microcalcification 302
MICS(minimally invasive cardiac surgery)
　　　　　395
mid-esophageal diverticulum 478
Miles 手術 574
Milligan-Morgan 法 567

欧文索引（M，N，O，P） ● **757**

minimally invasive surgery 166
Mirizzi 症候群 636
mitotic index 162
MMF 218
MMSE（Mini-Mental State Examination） 200
MNMS（myonephropathic metabolic syndrome） 446
MODS（multiple organ dysfunction syndrome） **26**, 180
MOF（multiple organ failure） 265, 582
moist wound healing 108
Mondor 病 296, 581
Morgagni 孔ヘルニア 467, 706
Morton 7
mosaic pattern 609, 682
Moschcowitz 法 569
mottling 44
MP（middle pancreatectomy） 667
MPO（myopectineal orifice） 594
MPR（multiplanar reconstruction） 51
MPS（mucosal prolapse syndrome） 562
MR（mitral regurgitation） 398
MRCP（magnetic resonance cholangiopancreatography） 55
――, 十二指腸癌 522
――, 膵癌 662
――, 膵疾患 647
――, 胆道疾患 630
MRI（magnetic resonance imaging） 161
――, 肝臓 611
――, 胸部 52
――, 縦隔腫瘍 459
――, 食道癌 484
――, 膵 647
――, 胆道 630
――, 直腸癌 573
――, 腹部 54
MRSA（methicillin-resistant *Staphylococcus aureus*） 65, 136, 258
MSCT（multi-slice CT） 51
MSI-High 150
MS（mitral stenosis） 400
mTOR 阻害薬 207, 214, 218
mucoepidermoid carcinoma 362
multicentric cancer 160
multilineage-differentiating stress enduring cell 243
multilocular echinococcosis 615
multiple organ failure 652
multiple primary cancer 160
Murphy 徴候 46, 142, 629
muscle guarding 580
muscular defense 46, 143, 580
muscular guarding 143
Muse 細胞 243
Mustard 手術 379
MVR（mitral valve replacement） 399, 401
myasthenia gravis 157, 464

N

NAFLD（nonalcoholic fatty liver disease） 613

naked bipolar nuclei 298
NASH（nonalcoholic steatohepatitis） 613
NBI（narrow band imaging） 58, 481, 496, 508
NCD 197
NEC（neuroendocrine carcinoma） 576, 663
necrosis 150
necrotizing enterocolitis 710
necrotizing fasciitis 130
needle 73
needle holder 73
neoadjuvant chemotherapy 170, 515
neonatal gastric perforation 708
neoplasm 148
neoplastic cyst 656
NET（neuroendocrine tumor） 502, 576
―― of pancreas 663
NETosis 15, 16
NETs（neutrophil extracellular traps） 15, 16
neuroblastoma 729
neuroendocrine neoplasm 576
neuroendocrine tumor of the stomach 502
neurogenic tumor 463
Nicks 法 404
nipple retraction 296, 302
Nissen 法 474
niveau 像 145, 530
NK 細胞 175
NO 吸入療法 698
NOM（non-operative management） 124
NOMI（non-occlusive mesenteric ischemia） 429, 450, 525
non-functional neuroendocrine tumor 665
non-reducible hernia 590
non-selective shunt operation 687
non-shunt operation 687
Norwood 手術 386
notch 352
NPC（human nephron progenitor cells） 250
NPWT（negative pressure wound therapy） 108
NSE（neuron specific enolase） 356
NST（nutrition support team） 255
NSTEMI（non-ST elevation myocardial infarction） 409
NTM（nontuberculous mycobacteriosis） 341
Nuck 管水瘤 724
Nuss 法 319
nutcracker syndrome 456
NYHA 分類 259

O

obesity 668
obesity disease 668
obstructed hernia 592
obstructive shock 20
obturator hernia 601
occlusion of the celiac artery 449
occult cancer 165

occupational cancer 160
Oddi 括約筋 628
ODS（osmotic demyelination syndrome） 263
OGTT（oral glucose tolerance test） 647
OMC（open mitral commissurotomy） 401
omental bursa 578
omphalocele 721
OMT（optimal medical therapy） 410
oncogene 149
onion-skin appearance 644
onlay 600
on-lay patch grafting 法 411
OPCAB（off-pump CABG） 410
open pneumothorax 122
OPSI（overwhelming postsplenectomy infection） 673
OSCE（Objective Structured Clinical Examination） 30
OSNA（one-step nucleic acid amplification）法 311
osteosarcoma 319
out-flow control method 626
ovarian teratoma 733
Overholt 法 365

P

p53 183
PAB（pulmonary artery banding） 368
PAD（peripheral arterial disease） 440
Paget-Schroetter 症候群 456
Paget 病 36, 302, 577
palliative surgery 166
palm grip 73
PAMPs（pathogen-associated molecular patterns） 14
Pancoast 腫瘍 156
Pancoast 症候群 350
pancreas 645
pancreas divisum 649
pancreatectomy 665
pancreatic cystenterostomy 665
pancreatic duct drainage procedures 665
pancreatic head resection with segmental duodenectomy 667
pancreatic injury 125, 650
pancreaticobiliary maljunction 648
pancreatitis 651
pancreatobiliary maljunction 719
Papanicolaou 分類 162
papillomatosis 346
PAPVD（partial anomalous pulmonary venous drainage） 374
parabronchial diverticulum 478
paradoxical respiration 40, 329
paraduodenal hernia 603
paraneoplastic syndrome 157, 351
parastomal hernia 601
Paré 4
PARP 阻害薬 171, 309
partial hepatectomy 625
partial mastectomy 310
Partington 手術 665

欧文索引

PAS(Pediatric Appendicitis Score) 715
Pasteur 7
PBSCT(peripheral blood stem cell transplantation) 106
PCA(patient-controlled analgesia) 262
PCAS(post-cardiac arrest syndrome) 26
PCI(percutaneous coronary intervention) 29, 408
PCPS(percutaneous cardiopulmonary support) 29, 413
PCR 法 190
PCS(pink color sign) 481
PD(pancreatoduodenectomy) 665
P/D(pleurectomy/decortication) 328
PDA(patent ductus arteriosus) 366
PDDT(pulmonary ductus-descending aorta trunk) 388
PDGF(platelet-derived growth factor) 247
PDT(photodynamic therapy) 172, 485, 518
PE(plasma exchange) 106, 237
peau d'orange 36, 156, 302, 314
pediatric surgery 697
PEG(percutaneous endoscopic gastrostomy) 89
PEIT(percutaneous ethanol injection therapy) 167
PELD スコア 261
Pel-Ebstein 熱型 158
pelvic abscess 585
pelvic C-clamp 126
pelvic diaphragm 602
pelvic hernia 601
pelvic injury 125
pendulum air 329
penetrated ulcer 499
penetrating cardiac trauma 331
percutaneous needle biopsy 355
perforated peritonitis 129
perforated ulcer 499
perianal abscess 718
pericecal hernia 603
perineal hernia 602
peritoneal dialysis 236
peritoneal dissemination 154, 586
peritoneal pseudomyxoma 154
peritoneovenous shunt 686
peritoneum 578
peritonitis 128, 581
peritonitis carcinomatosa 587
pernio 109
persistent truncus arteriosus 370
Perthes 試験 453
PET(positron emission tomography) 57, 161, 338
――, 胸部 52
PET-CT 52
――, 縦隔腫瘍 459
――, 胆道 630
――, 肺癌 352
Petersen's hernia 604
Peutz-Jeghers 症候群 545, 714

PFD 試験 647, 655
PGD(primary graft dysfunction) 225
PgR(progesterone receptor) 308
pharyngo-esophageal diverticulum 478
PHGE(portal hypertensive gastroenteropathy) 682
phlegmon 130
PIC(plasmin-α_2-plasmin inhibitor complex) 101
PICC(peripherally inserted central venous catheter) 92, 257
pigeon chest 39, 319
PIGF(placenta growth factor) 247
PIICS(persistent inflammation, immunosuppression, and catabolism syndrome) 18
PIVKA-Ⅱ 618
plasmacytoma 319
plasmapheresis 237
plateau test 302
pleura 320
pleural dissemination 154
pleural friction rub 41
pleural indentation 352
Plummer 病 289
pneumothorax 122, **320**, 703
POCS(per-oral cholangioscopy) 631
POEM(per-oral endoscopic myotomy) 476
Politano-Leadbetter 法 727
polycystic disease 615
polypnea 33
polysplenia syndrome 386
popliteal arterial entrapment syndrome 451
port-site hernia 601
portal hypertension 677
portal vein 677
portal venous collateral obliteration 685
portopulmonary hypertension 616
portosystemic shunt operation 687
positron emission tomography 161
POSSUM score 196
postoperative radiation 168
post-stenotic dilatation 392
PPG(pylorus-preserving gastrectomy) 514
PPH 法 567
PPHN(persistent pulmonary hypertension of the newborn) 697
PPI 474
PPN(peripheral parenteral nutrition) 257
PPPD(pylorus-preserving pancreatoduodenectomy) 665
prehabilitation 201
Prehn sign 724
preoperative radiation 167
preperitoneal pelvic packing 126
prescalene lymph node biopsy 355
PRETEXT(Pre-Treatment Extent of Disease)分類 732
preventable trauma death 115
primary ITP 675

primary survey 116
Pringle 法 78, 626
procedure for prolapse and hemorrhoids 567
progression 150
pro-GRP(pro-gastrin releasing peptide) 356
prolapse 589
promotion 150
proto-oncogene 149
proximal gastrectomy **513**, 687
PRRT(peptide receptor radionuclide therapy) 665
PSA(prostate specific antigen) 164
PSE(partial splenic embolization) 677, 686
pseudo-kidney sign 713
pseudocyst 657
pseudofluctuation 34
Pseudomonas aeruginosa 66
pseudomyxoma peritonei 586
Psoas 徴候 553
PS(Performance Status) 196
PS(pulmonary valvular stenosis) 392
PT 100
PTA(percutaneous transluminal angioplasty) 430, 439
PTBD(percutaneous transhepatic biliary drainage) 90, 631
PTC(percutaneous transhepatic cholangiography) 631, 648
PTCD(percutaneous transhepatic cholangiodrainage) 261
PTD 115
PTGBD(percutaneous transhepatic gallbladder drainage) 91, 631
PTH 291
PTMC(percutaneous transvenous mitral commissurotomy) 400, 401
PTO(percutaneous transhepatic obliteration) 685
PTPE(percutaneous transhepatic portal vein embolization) 609, 625
PTRA(percutaneous transluminal renal angioplasty) 447
Puestow 手術 665
pulmonary angiography 352
pulmonary arteriovenous fistula 340
pulmonary artery sling 389
pulmonary aspergillosis 341
pulmonary atresia with intact ventricular septum 393
pulmonary blastoma 361
pulmonary contusion 329
pulmonary cryptococcosis 342
pulmonary emphysema 343
pulmonary hamartoma 343
pulmonary injury 123
pulmonary mycosis 341
pulmonary sequestration 339, 702
pulmonary suppuration 341
pulmonary thromboembolism 434

欧文索引(P, Q, R, S) ● 759

pulmonary tuberculosis 340
PVO(pulmonary venous obstruction) 379
PWV(pulse wave velocity) 438
pylethrombosis 456
pyogenic liver abscess 614
pyothorax 324, 704
pyriform sinus fistula 701

Q, R

qSOFA(quick SOFA) 24

R 分類 166
radiation induced enterocolitis 525
radical surgery 166
Ramstedt 法 708
RAS(renal artery stenosis) 447
Rastelli 手術 379
Raynaud 症候群 450
Raynaud 症状 450
Raynaud 病 450
RC(red color sign) 680
RCRI(Revised Cardiac Risk Index) 198
rebound tenderness 46, 143, 580
RECIST ガイドライン 173
rectal carcinoma 570
rectal prolapse 567
rectum 557
reducible hernia 590
reduction surgery 166, 512
re-entry 419
re-expansion pulmonary edema 322
reflux esophagitis 473
remote infection 131
renal artery aneurysm 446
renal injury 125
Rendu-Osler-Weber 病 340
repair gene 150
resuscitative surgery 119
retention cyst 153, 656
retractor 72
retroperitoneal tumor 587
retroperitoneum 578
retrosternal hernia 467
revascularization syndrome 446
Rex-Cantlie 線 606
Reynolds 五徴 629
RFA(radiofrequency ablation) 166
Rh 血液型検査 105
rhabdomyosarcoma 734
rh-TM(recombinant human soluble thrombomodulin) 104
RIBS 法(retrograde in-situ branched stentgrafting) 431
Richter ヘルニア 593
right hepatectomy 625
right subhepatic abscess 585
rigidity 46
Ripstein 法 569
Rivero-Carvallo 徴候 43
Rokitansky-Aschoff 洞 643
Rokitansky 憩室 478
Root Cause Analysis 272
Rosenstein 徴候 553

Ross 手術 391
Rouvière の法則 355
Roux-en-Y 胃バイパス術 669
Roux-en Y 法 513
Roux stasis syndrome 519
Rovsing 徴候 553
RSTL(relaxed skin tension line) 77
RTP(rapid turnover protein) 255
rumbling murmur 42
ruptured 372
RUSH exam(rapid ultrasound in shock and hypotension examination) 25
Rutherford 分類 428,440
RVAD(right ventricular assist device) 229, 414
RYGB(Roux-en-Y gastric bypass) 669

S

S 状結腸間膜窩ヘルニア 603
S 状結腸軸捻転 556
——, 単純 X 線像 145
S-1 516, 620, 642, 660, 662
sacrococcygeal teratoma 732
saddle embolism 445
salivary gland-type tumours 362
salmon patch 734
SAL(sterility assurance level) 68
SaO_2 382
sarcoma 152
sarcomatoid carcinoma 361
sarcopenia 199
SARS-CoV 67
satellite skin nodule 302
Sauer's danger zone 122
SAVR(surgical aortic valve replacement) 404
S-B(Sengstaken-Blakemore)チューブ 683
SBP(spontaneous bacterial peritonitis) 128, 586
scabs 107
scalpel 70
SCC(squamous cell carcinoma) 485
SCC 抗原 164, 356
schistosomiasis japonica 679
Schloffer 腫瘤 581
Schnitzler 転移 154, 507, 587
sciatic hernia 601
scimitar 症候群 374
scirrhous carcinoma 153
scissors 70
scleroderma 477
sclerosing pneumocytoma 346
SCN(serous cystic neoplasm) 657
secondary hyperparathyroidism 293
secondary pneumothorax 323
sectionectomy 625
seed and soil 理論 153
segmentectomy 625
Seldinger 法 87, 92
selective shunt operation 687
Semmelweis 7, 61
Senning 手術 379

sentinel loop sign 145, 653
sentinel node navigation surgery 9
sentinel pile 565
SEP(somatosensory evoked potential) 425
serrated-neoplasia pathway 534
Seton 法 551, **565**
SFT (solitary fibrous tumor) of pleura 326
SFU(The Society for Fetal Urology)分類 725
SG(sleeve gastrectomy) 669
—— および十二指腸空腸バイパス術 (SG-DJB) 669
shaggy aorta 423
shear stress 417
SHELL モデル 272
shock index 23
shunt operation 687
shutter mechanism 594
Siebold 5
silk sign 723
simple hemangioma 734
sinobronchial syndrome 342
SIRS(systemic inflammatory response syndrome) 17, 24, 179, 263
Sister Mary Joseph's nodule 44
Sister Mary Joseph 転移 154
Sistrunk 手術 700
skin incision 77
sliding hernia 589
SLN(sentinel lymph node) 311
SLNB(sentinel lymph node biopsy) 311
SLX(sialyl Lewis^X) 356
small cell carcinoma 358
SMA(superior mesenteric artery) 524, 533
SMV(superior mesenteric vein) 524, 534
snake-skin pattern 682
SOFA(Sequential Organ Failure Assessment)スコア 24
soft sign 121
solitary papilloma 346
spicula 352
spiculation 302
SPK(simultaneous pancreas and kidney transplantation) 211
spleen 672
splenic abscess 674
splenic artery aneurysm 674
splenic cyst 674
splenic injury 125, 674
splenic red pulp 672
splenic tumor 673
splenic white pulp 672
splenomegaly 682
splenopexy 674
spontaneous intestinal perforation 711
spontaneous pneumothorax 320
sputum cytology 353
squamous cell carcinoma 358
squamous cell papilloma 346

欧文索引

SRS(somatostatin receptor scintigraphy)
　648, 664
SSA/P(sessile serrated adenoma/polyp)
　544
SSG(sliding skin graft)　565
SSI(surgical site infection)
　32, 65, 83, **131**, 263, 543
SSPPD(subtotal stomach-preserving
　pancreatoduodenectomy)　665
stab wound　107
stable angina　409
standard precautions　61
standard radical mastectomy　311
Stanford 分類　419
ST 上昇型心筋梗塞　409
STD(sexually transmitted disease)　612
stellate central scar　657
stem cell　241
STEMI(ST elevation myocardial
　infarction)　409
Stemmer 徴候　693
stepladder incision　701
Stewart-Treves 症候群　695
Stocker 新分類　702
Stocker 分類　340
stomach　492
strangulated hernia　592
strawberry hemangioma　734
stridor　42
subareolar abscess　296
subclavian flap 法　387
subclavian steal syndrome　451
subglottic stenosis　701
subphrenic abscess　586
substernal goiter　464
sucking chest　122
superior mesenteric arterial occlusion　449
superior vena cava syndrome　435
supravesical hernia　603
Surgical Safety Checklist　274
surgical cricothyroidotomy　86
surgical diabetes　200
survival rate　167
suture　79
SV(stroke volume)　20
SVC syndrome(superior vena cava
　syndrome)　156
Sweet 法　365
swelling　33
Swyer-James 症候群　343
symmetrical liver　386
SYNTAX スコア　409
systemic inflammatory response syndrome
　24
systolic pressure amplification 現象　417

T

T 細胞　176
── の種類　178
T 細胞関連型拒絶反応　206
T1 強調画像　54
T2 強調画像　54

TACE(transcatheter arterial
　chemoembolization)　172
tachypnea　33
TAE(transcatheter arterial embolization)
　124, 126, 674
TAH(total artificial heart)　413
Takayasu disease　428
TAO(thromboangiitis obliterans)　444
TAPP(transabdominal preperitoneal repair)
　596, 598
TAPVR(total anomalous pulmonary venous
　return)　379
target sign　532, 713
TASC II 分類　442
TAT　101
Taussig-Bing 複合　376
TAVR(transcatheter aortic valve
　replacement)　405
TBAC(transbronchial aspiration cytology)
　338
TBBC(transbronchial brushing cytology)
　354
TBLB(transbronchial lung biopsy)
　338, 354
TBLC(transbronchial lung cryobiopsy)
　338
TCA 回路　19
TCPC(total cavo-pulmonary connection)
　法　384
temporary abdominal closure　120
tenderness　33, 46
tenesmus　585
tension-free 法　597
tension pneumothorax　117, 122
TEP(totally extraperitoneal repair)
　596, 598
testicular teratoma　734
testicular torsion　724
tetanus　130
tetralogy of Fallot(ToF)　374
TEVAR(thoracic endovascular aortic
　repair)　421, 424
TGA(complete trans-position of great
　arteries)　377
TGF-α/β　247
Th₁/Th₂ バランス　179
therapeutic drain　84
Thiersch 法　568
Thomford の 4 原則　362
thoracic aortic aneurysm　423
thoracic aortic injury　123
thoracic outlet syndrome　319, 451
thoracoabdominal aortic aneurysm　425
thoracoscopy　338, 355
thrill　34, 42
thrombocytosis　157
thrombophlebitis　454
thumb forceps　72
thymic carcinoma　461
thymic epithelial tumor　461
thymoma　461
TIO(transileocolic obliteration)　685

TIPS(transjugular intrahepatic
　portosystemic shunt)　686
tissue stem cell　242
TLR　176
TME(total mesorectal excision)　573, 575
TNF-α(tumor necrosis factor)　179
TNM 分類　164
Toll 様受容体　176
total gastrectomy　514
total mesorectal excision　573
Toupet 法　474, 477
TP(toe pressure)　438
TP(total pancreatectomy)　667
TPN(total parenteral nutrition)　257
TP53　150, 162
tracheal breath sounds　41
tracheal injury　123
tracheal stenosis　701
tracheoesophageal fistula　340
tracheomalacia　702
tracheotomy　86
transcanalicular metastasis　154
transplant oncology　210
Traube 三角　45
trauma　107
traumatic hemothorax　329
traumatic hernia　468
traumatic pneumothorax　323, 329
Trendelenburg 試験　453
trichoptysis　459
tricuspid atresia　385
tri-sectionectomy　625
TR(tricuspid regurgitation)　406
trocar-site hernia　601
true cyst　655
TSME(tumor-specific mesorectal excision)
　573, 575
tuberculous peritonitis　586
tumor　33, 148
tumor doubling time　151
tumor specific mesorectal excision　573
tumor suppressor gene　149
tumor thrombus　153
Turcot 症候群　545
Turner 症候群　418
Tuttle 分類　568
tympanic　45

U

UES(upper esophageal sphincter)　471
ulcer　107
ulcerative colitis　548
umbilical hernia　722
uncinate process　645
undescended testis　724
unilocular echinococcosis　615
univentricular heart　382
unstable angina　409
urachal remnant　722
UW(University of Wisconsin)液　207

V

VA(C)TER(L)連合(vertebral defect, anal atresia, cardiac malformation, tracheo-esophageal fistula, renal dysplasia, radial limb anomalies)　704
VA-ECMO(veno-arterial ECMO)　231
VAD(ventricular assist device)　228, 413
Valsalva 操作　34
Valsalva 洞動脈瘤(破裂)　372
valve bladder　727
VAP(ventilator-associated pneumonia)　131
varicose vein　453
vascular ring　389
vascular spider　39
vasculogenesis　247
Vater 乳頭　628
VATS(video-assisted thoracoscopic surgery, video-assisted thoracic surgery)　360, 364
VC(vital capacity)　336
VCR(vincristine)　731, 734
VCUG(voiding cystourethrography)　726
VEGF(vascular endothelial growth factor)　155, 247

venous aneurysm　456
vesicular breath sounds　41
VILI(ventilator induced lung injury)　231
VIPoma　664
viral hepatitis　612
Virchow 三徴　423, 455
Virchow リンパ節転移　154
VOD(veno-occlusive disease of liver)　679
von Recklinghausen 病　463
VRE(vancomycin-resistant enterococcus)　65, 258
VSD(ventricular septal defect)　367, 376
VUR(vesicoureteral reflux)　726
VV-ECMO(veno-venous ECMO)　231

W

wandering spleen　674
warm shock　21
Warren & Gates　160
watering-can technique　727
WDHA 症候群　664
Weber-Christian 病　581
Wells 法　569
Westermark 徴候　435
Wexner スコア　569

Whipple の三徴　663
Whipple 法　522
whirlpool sign　711
WHO 三段階除痛ラダー　269
Williams 症候群　391
Wilms 腫瘍　731
Windkessel 作用　417
Winslow 孔　578
Winslow 孔ヘルニア　603
WPW(Wolff-Parkinson-White)症候群　390

X

XDR-TB　341
xeno-graft　182
xenotransplantation　205

Y

Yacoub 手術　403, 418, 420, 424
Yamanaka 因子　242
yolk sac tumor　463

Z

Z 縫合　78
Zenker 憩室　478
Zollinger-Ellison 症候群　664

今日の医学教育に即応した Standard Textbook 標準医学シリーズ

標準分子細胞生物学
編集／坂井建雄・櫻井裕之
編集協力／横溝岳彦
● B5 予定頁240　2025年刊行

標準解剖学
坂井建雄
● B5 頁662　2017年

標準組織学 総論 第6版
原著／藤田尚男・藤田恒夫
改訂／岩永敏彦・岩永ひろみ・小林純子
● B5 頁376　2022年

標準組織学 各論 第6版
原著／藤田尚男・藤田恒夫
改訂／岩永敏彦・渡部　剛
● B5 頁568　2022年

標準生理学 第10版
監修／大森治紀・大橋俊夫・河合康明・
　　　黒澤美枝子
編集／鯉淵典之・伊佐　正・河合佳子・
　　　八木田和弘・横山詩子・久場博司
● B5 予定頁1200　2025年改訂

標準生化学
藤田道也
● B5 頁368　2012年

標準薬理学 第8版
監修／飯野正光
編集／鈴木秀典・金井好克
● B5 頁690　2021年

標準病理学 第7版
監修／北川昌伸
編集／仁木利郎・小田義直
● B5 頁856　2023年

標準免疫学 第4版
監修／宮坂昌之
編集／小安重夫・椛島健治
● AB判 頁432　2021年

標準微生物学 第15版
編集／錫谷達夫・松本哲哉
● B5 頁688　2024年

標準医動物学 第2版
編集／石井　明・鎮西康雄・太田伸生
● B5 頁336　1998年

標準法医学 第8版
編集／池田典昭・木下博之
● B5 頁352　2022年

標準公衆衛生・社会医学 第2版
編集／岡﨑　勲・豊嶋英明・小林廉毅
● B5 頁440　2009年

標準外科学 第17版
監修／田邉　稔
編集／池田徳彦・大木隆生・猪股雅史・
　　　篠原　尚
● B5 頁792　2025年改訂

標準救急医学 第5版
監修／日本救急医学会
編集／有賀　徹・坂本哲也・嶋津岳士・
　　　山口芳裕・横田裕行
● B5 頁520　2014年

標準小児科学 第9版
監修／原　寿郎
編集／高橋孝雄・細井　創・齋藤昭彦
● B5 頁788　2022年

標準産科婦人科学 第6版
監修／綾部琢哉
編集／板倉敦夫・髙井　泰
● B5 予定頁732　2025年改訂

標準精神医学 第9版
監修／尾崎紀夫・三村　將
編集／水野雅文・村井俊哉・明智龍男
● B5 頁604　2024年

標準神経病学 第2版
監修／水野美邦
編集／栗原照幸・中野今治
● B5 頁632　2012年

標準脳神経外科学 第16版
監修／冨永悌二
編集／齊藤延人・三國信啓・吉本幸司
● B5 頁456　2024年

標準整形外科学 第15版
監修／井樋栄二・津村　弘
編集／田中　栄・髙木理彰・松田秀一
● B5 頁1112　2023年

標準形成外科学 第8版
監修／鈴木茂彦
編集／岡崎　睦・森本尚樹
● B5 予定頁274　2025年改訂

標準小児外科学 第8版
監修／上野滋
編集／仁尾正記・奥山宏臣・田尻達郎
● B5 頁452　2022年

標準皮膚科学 第12版
編集／石河　晃・奥山隆平・阿部理一郎
● AB判 予定頁650　2025年改訂

標準泌尿器科学 第10版
監修／並木幹夫
編集／市川智彦・久米春喜
● B5 頁352　2021年

標準眼科学 第15版
監修／中澤　満・村上　晶
編集／園田康平・中澤　徹
● B5 頁440　2024年

標準耳鼻咽喉科・頭頸部外科学 第4版
編集／大森孝一・野中　学・小島博己
● B5 頁464　2022年

標準麻酔科学 第7版
監修／古家　仁
編集／稲田英一・森崎　浩・西脇公俊
● B5 頁360　2018年

標準臨床検査医学 第5版
監修／高木　康
編集／山田俊幸・大西宏明
● B5 頁448　2023年

標準放射線医学 第7版
編集／西谷　弘・遠藤啓吾・松井　修・
　　　伊東久夫
● B5 頁860　2011年

標準リハビリテーション医学 第4版
監修／上田　敏・伊藤利之
編集／佐伯　覚・高岡　徹・藤谷順子
● B5 頁432　2023年

最新情報につきましては、ホームページをご覧ください。
https://www.igaku-shoin.co.jp

医学書院

〒113-8719　東京都文京区本郷1-28-23　［WEBサイト］https://www.igaku-shoin.co.jp
［販売・PR部］TEL:03-3817-5650　FAX:03-3815-7804　E-mail:sd@igaku-shoin.co.jp

（2024年10月作成）